清·陳夢雷 等編

古今圖書集成

# 醫部全録

（點校本）

第十一册

兒科下

（卷四五九—五〇〇）

人民衛生出版社

圖書在版編目（CIP）數據

古今圖書集成醫部全録. 第十一册，兒科. 下/（清）陳夢雷等編. —北京：人民衛生出版社，1991.9（2006.9 重印）

ISBN 978-7-117-00743-6

Ⅰ. 古…　Ⅱ. 陳…　Ⅲ. ①中國醫藥學-古籍-匯編②中醫兒科學-古籍-匯編　Ⅳ. R2-52

中國版本圖書館 CIP 數據核字（2006）第 110008 號

| | | |
|---|---|---|
| 人衛社官網 | www.pmph.com | 出版物查詢，在綫購書 |
| 人衛醫學網 | www.ipmph.com | 醫學考試輔導，醫學數據庫服務，醫學教育資源，大衆健康資訊 |



古今圖書集成醫部全録（點校本）

第十一册

兒　科（下）

（卷四五九—卷五〇〇）

編　　者：清・陳夢雷等
出版發行：人民衛生出版社（中繼綫010-59780011）
地　　址：北京市朝陽區潘家園南裏19號
郵　　編：100021
E - mail：pmph @ pmph.com
購書熱綫：010-67605754　010-65264830
　　　　　010-59787586　010-59787592
印　　刷：三河市宏达印刷有限公司
經　　銷：新華書店
開　　本：787×1092　1/16　印張：62.25
字　　數：906千字
版　　次：1991年7月第1版　2023年12月第1版第13次印刷
標準書號：ISBN 978-7-117-00743-6/R・744
定　　價：87.80元
打擊盜版舉報電話：010-59787491　E-mail：WQ @ pmph.com
（凡屬印裝質量問題請與本社銷售中心聯系退换）

# 内容提要

本書是《古今圖書集成醫部全録》的「兒科」部分（原卷次401—500）。本書的内容，主要分爲二個部分，一爲小兒疾病；一爲痘疹專論。在小兒一般疾病部分，分爲二十五門，包括胎養、初生護養、診斷以及各種疾病的治療；在治療的方法上，除了一般方藥外，還有針灸、單方等。在「痘疹」專論部分，詳盡地叙述了中醫對天花、麻疹的治療經驗。對於目前研究中醫兒科療法很是實用；尤因本書選列的文獻資料，有一部分録自現已少見的古代兒科名著，因此，除了可供中西醫臨床參考外，也可供學術研究者的參考。

本書（兒科）分上下兩册，這是下册，内容爲「痘疹」專論。

# 出版者的話

在浩如煙海的古醫籍中，保存了中國醫藥學精湛的醫學理論和豐富的臨證經驗。爲繼承發揚祖國醫藥學遺産，過去，我社影印、排印出版了一批古醫籍，以應急需。根據中共中央和國務院關於加强古籍整理的指示精神，以及衛生部一九八二年制定的《中醫古籍整理出版規劃》的要求，今後，我社將經過中醫專家、學者和研究人員在最佳版本基礎上整理的古醫籍，做到有計劃、有系統地陸續出版。以滿足廣大讀者和中醫藥人員的需要。

這次中醫古籍整理出版，力求保持原書原貌，並注意吸收中醫文史研究的新發現、新考證；有些醫籍經過整理後，可反映出當代學術研究的水平。然而，歷代中醫古籍所涉及的内容是極其廣博的，所跨越的年代也是極其久遠的。由於歷史條件所限，有些醫籍夾雜一些不當之説，或迷信色彩，或現代科學尚不能解釋的内容等，希望讀者以辯證唯物主義的觀點加以分析，正確對待，認真研究，從中吸取精華，以推動中醫學術的進一步發展。

人民衛生出版社

# 古今圖書集成醫部全録目録

## 卷四百六十一

卷四百六十四

## 卷四百六十八



## 卷四百六十九



## 卷四百七十

卷四百七十二

卷四百七十三

痘疹門



卷四百七十四

## 卷四百七十五

卷四百七十六

痘疹門……四二一

證治準繩　明・王肯堂……四二一

## 卷四百七十七

卷四百七十八

## 卷四百七十九

## 卷四百八十

## 卷四百八十一

卷四百八十二



卷四百八十三

## 卷四百八十四



## 卷四百八十五



## 卷四百八十六

卷四百八十八

卷四百八十九

## 卷四百九十

卷四百九十二

卷四百九十三

卷四百九十四

卷四百九十五

卷四百九十六

# 古今圖書集成醫部全録卷四百五十九

## 痘疹門

### 小兒直訣 宋·錢乙

#### 五臟瘡疹證治

小兒在胎，食五臟血穢，伏於命門，若遇天行時熱，或乳食所傷，或驚恐所觸，則其毒當出。初起之候，面燥顋赤，目泡亦赤，呵欠煩悶，乍涼乍熱，欬嗽噴嚏，手足梢冷，驚悸多睡。宜究其何臟所發，察其何因所起。令乳母亦須節飲食，慎風寒。

五臟各有一證：肝臟水疱，色青而小；肺臟膿疱，色白而大；心臟斑色赤而小；脾臟疹小次斑，故色赤黄淺也。先發膿疱，後發疹子者順，先疹子後斑子者順，反此爲逆。惟腎無候，但見骩冷耳冷是也。若寒水來侮，故黑陷而耳骩反熱爲逆也。急用百祥丸、牛李膏各三服，不愈者死。

如發潮熱三日已上，出不甚多，而熱不止者，未盡也。潮熱隨出，如早食潮熱不已，爲水疱之類也。一發便出盡者重，瘡夾疹者半輕半重也，出稀者輕。裏外微紅者輕，外黑裏赤者微重，外白裏黑者大重也。瘡端裏黑點如針孔者，勢最劇也。青乾紫陷，昏睡汗出，煩躁熱渴，腹脹啼喘，二便不通者，困也。有大熱，利小便，解熱毒。若紫黑乾陷，或寒戰咬牙，或身黄腫紫者，急以百祥丸下之；復惡寒不已，身冷出汗，耳骩反熱者，死證也。此腎氣大旺，脾虚不能制故耳。下後身熱氣温，飲水者可治，以脾土勝腎，寒去而温熱也。不黑者不可下，下則内虚歸腎。大抵瘡疹屬陽，在春夏爲順，秋冬爲逆。冬月腎旺盛寒，病多歸腎變黑。又當辨春膿疱、夏黑陷、秋斑子、冬疹子者，十活四五；黑者，十難救一。

身熱煩渴，腹滿而喘，便濇面赤，悶亂大吐，此當利小便；不瘥者，宣風散下之。若能食而痂頭焦起，或未焦而喘實，亦可下之。若五七日痂不焦，是内熱也，宣風散導之，生犀汁解之。

斑疹作搐，爲脾虚而肝則乘心火妄動，風熱相搏也，當用瓜蔞湯瀉心肝、補脾土。

瘡黑而忽便膿血幷痂皮者，乃脾氣實，腎邪退而病安也；及瀉而乳食不化者，脾虚不能制腎，故難治。

註　痘疹，大要與癰疽治法無異，宜辨表裏虚實寒熱。蓋表虚而用發表之劑，輕則斑爛，重則不能起發而死；裏實而用托裏之劑，輕則患痘毒，重則喘急腹脹而死。裏虚而用疏導之劑，輕則難以貫膿結痂，重則不能結靨落靨而死，治者可不慎哉！若胷赤發熱，疼痛作渴，飲冷便秘，此形氣病氣俱實也，雖在嚴冬，必用四順清涼飲以救其陰；若黑陷不食，嘔吐泄瀉，寒戰咬牙，手足逆冷，此脾土虚敗，寒水所侮也，雖在盛暑，必用六君、薑附，或十二味異功散，以回其陽，此《内經》舍時從證之法也。若起發遲，不紅活，不作膿，不結痂，或發熱作渴，飲食少思，此脾胃虚弱也，用參芪四聖散以補之。若雖起而色白，雖貫膿而不滿，雖結痂而不落，或癢塌，作渴飲湯，腹痛不食，嘔吐泄瀉，此脾胃虚寒也，用十一味木香散以温之。其在四五日間死者，毒氣盛，真氣虚而不能起發也；六七日間死者，元氣虚而不能貫膿也；旬日之外死者，邪氣去，脾胃敗而元氣内脱也。治者但能決其死，而不知其死必本於血氣虧損，苟能逆推其因而豫爲調補，豈斷無生理哉！蓋起發、貫膿、結痂三者，皆由脾胃榮養，不可妄投剋伐之劑，以致夭枉也。至於大人患此，治法迥異。昔丹溪嘗治一老人，初患痘，昏憒不知，亟用大補四十餘劑，遂出痘而愈。觀此可見。

瘡疹始出之時，五臟證見，惟腎無候，但見平證耳，骫冷耳涼是也。骫耳俱屬於腎，其居北方，主冷也。若瘡黑陷，耳骫反熱者，爲逆也。若用牛李膏、百祥丸各三服不愈者，死。病此瘡疹，當乳母愼口，不可令飢受風冷，必歸於腎，變黑難治也。有大熱當利小便，有小熱宜解毒。若黑紫乾陷者，百祥丸下之，不黑者愼勿下！更時月輕重，故春夏爲順，秋冬爲逆。冬月腎旺，又盛寒，病多歸腎變黑者，無問何時，十難救一。又曰瘡疹始出，未有他證，不可下也，但當用平和之藥，頻與乳食，不受風冷耳。如瘡疹三日不出，不快者，即微發之；微發不出，即加藥發之；加藥不出，即大發之；後若不多，及脈平無證者，即瘡疹稀少，不可更發也。腎旺盛脾土不尅水，故脾虛寒戰則難治矣。所以百祥丸者，瀉膀胱之腑，腑若不實，臟自不盛也。何以不瀉腎？曰：腎主虛，不受瀉，故二服不效，反加寒而死矣。

## 活人書 宋·朱肱

### 治痘疹論

小兒瘡疹，與傷寒相類，頭疼身熱，足冷脈數，疑似之間，只與升麻湯。緣升麻湯解肌，兼治瘡子，已發未發皆可服。但不可疏轉，此爲大戒！傷寒身熱，固不可下；瘡疹發熱在表，尤不可轉。世人不學，乃云初覺以藥利之，宣其毒也，誤矣。又云瘡痘已出，不可疏轉，出得已定，或膿血太盛，却用疏利，亦非也。大抵瘡疹首尾皆不可下。小兒身熱，耳冷，尻冷，欬嗽，輒用利藥，即毒氣入裏殺人，但與化毒，紫草木通湯、鼠黏子湯；出得太盛，即用犀角地黃湯解之。若瘡痘出不快，煩躁不得眠者，水解散、麻黃黃芩湯、升麻黃芩湯、活血散主之。黑瘡倒靨，猪尾膏、無比散、龍腦膏子，無不驗也。若熱毒攻咽喉痛，如聖湯。瘡痘入眼，決明散、撥雲散、密蒙花散、通聖散、蛤粉散主之。治瘡疹法，無出此矣。

## 痘疹方論 宋·陳文中

### 序引

嘗謂小兒病證雖多，而瘡疹最爲重病。何則？瘡疹之病，蓋初起疑似難辨，投以他藥，不惟無益，抑又害之。況不言受病之狀，孰知畏惡之由？父母愛子，急於救療，醫者失察，用藥差舛，鮮有不致夭横者。文中每思及此，惻然於心，因取家藏已驗之方，集爲一卷，名之曰小兒痘疹方論。刻梓流布，以廣古人活幼之意，顧不韙歟？和安郎判太醫局兼翰林良醫陳文中謹書。

## 論受病之由

夫小兒在胎之時，乃母五臟之液所養成形也。其母不知禁戒，縱情厚味，好啖辛酸，或食毒物，其氣傳於胞胎之中，此毒發爲瘡疹，名曰三穢液毒。

一、五臟六腑穢液之毒，發爲水泡瘡。

二、皮膜筋肉穢液之毒，發爲膿水泡瘡。

三、氣血骨髓穢液之毒，發爲膿血水泡瘡。三毒旣出，發爲疹痘瘡也。子母俱忌食葱韭薤蒜，酢酒鹽醬，獐兔鷄犬魚腥等物。世俗未曉，將爲發舉，往往不顧其後，誤傷者多矣。

## 論治法

凡小兒瘡疹未出已出之間，有類傷寒之狀，增寒壯熱，身體疼痛，大便黄稠，此正病也。若無他疾，不必服藥。

註　痘疹，若小兒首尾平和，自有勿藥之喜。蓋其腸胃軟弱，易爲虛實，故必不得已，折其太過，益其不足，可也。

凡療瘡疹，先分表裏虛實：如表裏俱實者，其瘡易出易靨；表裏俱虛者反是。表實裏虛者，其瘡易出難靨；表虛裏實者亦反是。若始出一日至十日，渾身壯熱，大便黄稠，乃表裏俱實，其瘡必光澤，起發肥滿，且易靨也。

註　治痘疹之法，與癰疽無異。若邪氣在裏而實熱者，用前胡、枳殼散；元氣怯而虛熱者，用參芪四聖散；虛弱者，用紫草木香湯；虛寒者，用參芪内托散；虛寒内脱者，用木香散。若邪氣在表而實熱者，用麻黄甘葛。此要法也，餘見各證。

凡瘡疹已出未出之間，或瀉渴，或腹脹，或氣促，謂之裏虛，急用十一味木香散治之。

註　經云：真氣奪則虛，邪氣勝則實，實謂邪氣實而真氣虛也。然倒靨瀉渴等證，若喜熱飲食，手足幷冷，或不食嘔吐者，是爲陽氣虛寒也，用辛熱劑補之；喜冷飲食，手足不冷，或唇舌黑裂者，陽氣實熱也，用苦寒之劑瀉之。

凡瘡疹已出未愈之間，不光澤，不起發，不紅活，謂之表虛，急用十二味異功散治之。

註　張翼之云：吐瀉少食爲裏虛，陷伏倒靨灰白爲表虛。二者俱見爲表裏俱虛，用異功散救之，甚至薑附靈砂亦可用。若止裏虛，減官桂；止表虛，減肉荳蔻。若能食便閉而陷伏倒靨者，爲裏實，輕用射干鼠黏子湯，重用前胡枳殼散。下痢吐瀉能食爲裏實，若用實裏，則結癰毒；紅活綻凸爲表實，若用補表，則潰爛不結痂。凡痘一見斑點，便忌葛根湯，恐發得表虛也。

凡痘瘡已出未愈之間，不光澤，不起發，不紅活，或腹脹，或瀉渴，或氣促，謂之表裏俱虛，急用十二味異功散，送七味肉荳蔻丸治之。

註　前證審係表裏虛寒，急用前法治之，緩則不可救也。

凡小兒斑駮疹毒之病，俗言疹子，是肺胃蘊熱，因時氣熏發於外，壯如蚊蚤所咬，赤者十生一死，黑則十死一生。大抵遇春而生發，至夏而長成，乃陽氣熏蒸，故得生成者也。臟腑調和，血氣充實，則易出易靨，蓋因內無冷氣外常和煖也。凡痘疹熱渴，切不可與瓜柿蜜水等物，及清涼飲、消毒散等藥，恐損脾胃，則腹脹喘悶，寒戰咬牙而難治。蓋咬牙者，齒槁也，乃血氣不榮，不可妄作熱者。

注　前證若兼吐瀉，手足指冷者，屬內虛寒而外假熱也，急用木香散；如不應，用異功散。若大便不通，渴欲飲冷者，則前所禁蜜水之類，又當用矣。但宜審其熱之虛實：若屬虛熱者，雖欲水，拒之而不飲，當用人參白朮散，熱渴自止；屬實熱者，自甚索水，且喜而飲之，當以犀角磨水服，諸證即解，其後亦無餘毒之患矣。北方出痘，不拘冬夏，若喜冷者，再不用藥，但與水飲，無有不愈。蓋北方地燥而又睡熱炕故也。

凡痘疹出不快，多屬於虛。若悮謂熱毒壅盛，妄用宣利之劑，致臟腑受冷，榮衛濇滯，不能運達肌膚，則瘡不能起發，充滿後不結實，成痂癢塌，煩躁喘渴而死。

註　前證亦有各經熱盛壅遏而出不快者，亦有毒甚痘疔而不發起者，亦有餘毒而潰癢者，當細審其因而藥之。

凡小兒才覺傷風身熱，是否瘡疹，便服四味升麻葛根湯。

註　痘疹未明而元氣實者，最宜前湯。若元氣虛者，又當詳治，恐發得表虛而痘難出也。

凡痘疹始出，一日至五七日之間，雖身熱或腹脹，足梢冷，或身熱瀉渴，或身熱驚悸腹脹，或身熱出汗者，服十一味木香散。

註　前證屬脾氣虛寒假熱，非此藥不救；如未應，佐以六君子專補脾氣；更不應，加木香、補骨脂、肉荳蔻兼補腎氣。

凡瀉水穀，或白色，或淡黃，煎十一味木香散，送七味肉荳蔻丸治之，瀉止者住服，不止者多服。

註　前證若察其外證：若脣青指冷，睡而露睛，口鼻氣寒，瀉色青白，脾腎虛寒也，用前藥六君子湯加補骨脂、肉荳蔻；若煩赤體熱，睡不露睛，口鼻氣熱，瀉色黃赤，脾土實熱也，用瀉黃散。

凡瀉頻津液內耗，血氣不榮，瘡雖起發，亦不能靨也。如身溫腹脹，咬牙喘渴者，難治。緣穀食去多，津液枯竭，飲水蕩散真氣，故多死矣，速與十一味木香散救之；如不應，急用十二味異功散。

註　前證兼手足指冷，面色青白等證者，屬陽氣虛寒，急用木香散；陽氣脱陷，用異功散；脾氣虛弱，用六君子湯；血氣虛弱，用八珍湯；不應，用十全大補湯。

凡四五日不大便，用嫩猪脂一塊，以白水煮熟，切豆大與食之，令臟腑滋潤，使瘡痂易落；切不可妄投宣瀉之藥，元氣內虛，則瘡毒入裏，多傷兒也。

註　前證若因熱內蘊，宜用射干鼠黏子湯解之；或發熱作渴，或口舌生瘡，或咽喉作痛，亦宜并用前湯。

凡瘡疹初出兩三日至十三日，當忌外人及卒暴風寒穢惡之氣。輕者三次出，大小不一，頭面稀少，眼中無根，窠紅肥滿光澤也；重者一齊出，如蠶種灰白色稠密，瀉渴身溫，腹脹頭溫足冷也。輕變重者，犯房室，不忌口，先曾瀉，飲冷水餌，涼藥也；重變輕者，避風寒，常和煖，大便稠也。

註　丹溪先生云：痘疹密則毒甚，用人參敗毒散、犀角地黄湯，或以凉藥解之，雖數貼不妨。

凡身熱發煩渴者，宜用六味人參麥門冬散治之；如不應，用七味人參白朮散。

註　前證若渴而飲冷者，脾胃實熱，宜用麥門冬散；若渴而飲湯者，氣虛熱渴，宜用白朮散；若大渴引飲面赤，血虛發躁也，用當歸補血湯。

凡痘瘡欲靨已靨之間，而忽不能靨，兼腹脹煩渴者，急用十一味木香散。

註　前證若兼惡寒，或四肢冷，瘡毒去而脾胃虛寒也，宜用前藥；若十指逆冷咬牙等證，陽氣脱陷也，用十二味異功散；脾氣虛陷，用六君加川芎、當歸、黄芪主之。

凡痘瘡欲靨已靨之間，忽頭面温，足指冷，或腹脹瀉渴氣促者，急服十二味異功散；若十一二日當靨不靨，身不壯熱，悶亂不寧，卧則哽氣煩渴嚙牙者，急用十二味異功散加歸、朮以救陰陽表裏。

凡痘瘡已靨，煩渴不止，或頭温足冷，或腹脹，或瀉，或嚙牙，多致難愈，急用十一味木香散以救之。已上之證，若誤與蜜水生冷之物，則轉加熱渴而死。

註　前證屬脾胃虧損，内真寒而外假熱耳，非温補不救。如前藥未應，用十全大補湯加附子以純補之。

凡身壯熱，經日不除，如無他證，用六味柴胡麥門冬散治之，熱退即止；如不止，服七味人參白朮散。

註　前證若肝膽熱毒，柴胡麥門冬散；若肝經血虛，用四物湯加黄芪、柴胡；若中氣虛熱，用人參白朮散。

凡身壯熱，大便堅實，或口舌生瘡，咽喉腫痛，皆瘡毒未盡，用四味射干鼠黏子湯；如不應，用七味人參白朮散。

註　前證若壯熱飲冷，屬熱毒，在表，宜用前湯；若兼大便不通，屬熱毒在内，少用四順清凉飲；若熱毒既去，胃氣虛而發熱，用七味人參白朮散；若因陰血虧損而發熱，用四物湯。

凡風熱欬嗽，咽膈不利，用三味桔梗甘草防風湯治之；如不應，用七味人參白朮散主之。

註　前證如痘熱内作，宜用桔梗甘草防風湯；如兼痰熱欬嗽，佐以抱龍丸；若氣虛痰涎壅上，宜人參白朮散以補脾肺。

凡涕唾稠黏，身熱鼻乾，大便如常，小便黄赤，用十六味人參清膈散；如不應，用七味人參白朮散。

註　前證屬脾肺蘊熱，痘邪爲患，用清膈散，解散邪氣；若脾肺虚熱，不能司攝，用人參白朮散，調補中氣。

凡痰實壯熱，胷中煩悶，大便堅實，臥則喘急，速用五味前胡枳殼湯治之。

註　前證若因腸胃蘊熱，宜急用前湯，緩則熱毒延内，多致有悞。

凡飲冰雪不知寒者，陽盛陰虚也；飲沸湯不知熱者，陰盛陽虚也。陽盛則補陰，木香散加丁香、官桂；陰盛則補陽，異功散加木香、當歸。每一兩藥共加一錢。

註　陽盛者當用清涼飲以補陰，陰盛者用異功散以補陽，須審的實而用，若或少差，死在反掌。前云乃傳寫之誤。

凡痘瘡首尾，若誤飲冷水，瘡靨之後，其痂遲落，或生癰腫，或成疳蝕。蓋脾胃屬土而主肌肉，水濕所傷則津液衰少，榮衛濇滯，不能周流，故瘡痂遲落而生癰腫。

註　痘癰之類屬血熱未解而内作，外邪搏於肌膚之間，或餘毒蘊結經絡，輕則肌表浸淫瘙癢，重則肢節壅腫作痛。若餘毒熾盛，先用仙方活命飲以解其毒，却用托裏消毒散；毒氣將盡，用四君、歸、芪以補托元氣。大凡痘瘡始末，皆係脾胃之氣所主，若飲食藥餌失宜，多致變證。故凡飲食少思，内熱晡熱者，屬脾胃氣虚血弱，佐以四君、芎、歸、黄芪、升麻。若飲食如常，發熱作痛者，屬氣血虚弱，餘毒爲患，佐以射干鼠黏子湯。若飲食如常，發熱作痛，大便秘結者，屬熱毒内蘊，用大連翹飲；如不應，仙方活命飲。若根赤而作癢，血虚也，四物加牡丹皮。色白而作癢，氣虚也，四君加當歸、芍藥。色赤而作痛，血熱也，四物加連翹、金銀花。腫而不潰，血氣虚也，用托裏消毒散。潰而不愈，脾氣虚也，用六君子湯。

凡瘡疹已靨未愈之間，五臟未實，肌肉尚虚，血氣未復，被風邪相搏，則津液濇滯，遂成疳蝕，宜用雄黄散、綿繭散等藥治之；久而不愈則潰，多致不起。

註　前證屬足陽明胃經，其方解毒殺蟲之劑，若毒發於外，元氣未傷者，用之多效；若胃氣傷損，邪火上炎者，用蕪荑湯、六味丸；若赤痛者，用小柴胡湯加生地黄；肝脾疳證，必用四味肥兒丸及人參白朮散，佐以九味蘆薈丸。

# 痘疹心傳必效良方

宋・沈氏

## 有餘不足分治

小兒出痘，發熱三日後見苗，熱緩色淡紅，光明稀朗尖起，飲食如常，睡寧，此陰陽適均，不藥自愈。又有色甚紅稠，睡寧，飲食如常，一變則不可救，患家切不可目爲吉證，亦須預先清解。

一如暴熱暴出，色赤稠，或額上先出，腹痛脹滿，煩躁不食，驚搐失音，嗽喘發渴，此有餘之證，乃屬腎經真陰不足陽極之證，經曰獨陽不長之謂。色紅有頂陷者，與色白頂陷者不同。紅陷非氣虛，乃熱則傷氣。治者切不可吃黄酒、葡萄、荔枝、人牙、胎衣、天靈蓋、及魚羊等熱物，又不可輕用人參、黄芪、白朮、白芍藥補藥，及穿山甲、麝香泄藥，及木香、丁香熱藥，謂補能助氣，熱能發散。旣知痘毒屬陰臟，在骨中不動，即經曰陰臟遇熱則動，即經曰陽行陰也。陽行則爲陽證，再用熱藥，陽極則亢，熬盡陰血，何以成膿？經又曰：陽生陰長，陽殺陰藏。如豆種於地，非陽不生，非陰不長，陽極則苗槁矣，即此陽殺之謂。治者滋陰以制陽。庸醫反説清涼傷胃，飲食何進？當補起胃氣，吃得飲食，痘自起長。此説易足惑人，殺人不淺。豈知飲食不進，正以滿腹皆邪氣，如何進得飲食？誠能於大熱之證，投以清解之藥，如亢旱而得陰雨，邪散胃清，飲食自進，膿自起長。又説發表太虛，痘何以成就？豈知毒在皮内，熬煎陰血，若大開門户，邪散氣暢，豈不妙哉！若專以補胃，豈知邪盛用補，正氣未復而邪氣愈盛，如火上添油。況補土太實，土能剋水，水盡血枯者死！此非虛談，皆出自《内經》推理而來，自出《痘疹辨》一書，屢施屢驗。且看痘只在三日間，血尚未虧，如遇大毒大清解之藥，時時屢進不斷，必食進心安，藥漸漸減少，必至痘成白膿，根下只有一綫紅者藥方止。若怠緩過四五日，到那血枯水乾時候，發癢變黑，歸腎田地，仙丹難救。故治痘者早治多服藥，此上策也。飲藥又不可大碗一進，恐吐傷胃，須細細陸續服，如細雨之潤苗。或一服不效，則杯水之意，必至再三見效方緩。若疹證加沙加斑，皆屬陽證，皆以清解爲主，切不可用參。近説有南北不同，然陰陽無二理，陽證定然不可生陽，陰證定然不可生陰。

一如色白頂陷，腹脹煩躁，身不大熱，便白不赤，口氣涼，不進飲食及嘔噦，此不及之證，乃心經之元陽不足也，即經曰孤陰不生之意。治者專以助陽爲主，切不可用清解。

# 河間六書　金・劉完素

## 涼膈散論

小兒瘡痘未出，誤以熱藥發汗，致使陽熱轉甚，則重密出不快，多致黑陷而死，因以世俗多斑疹不敢服藥，以誤小兒諸病多矣。亦不知古人所留涼瀉之藥，通治風驚積熱，傷寒熱病，縱誤是斑瘡，亦使熱勢稍退而稀少出快，早得痊安也。若用此，最爲妙也。

閻孝忠集《小兒方論》，未達錢氏本意，不明造化之理，反妄言疹病黑陷爲寒，及曰凡斑疹始終不可服涼瀉之藥，後人因之，反致熱甚黑陷而死者，不可勝計也。閻公豈不詳自所編錢氏方治斑疹黑陷，用牛李膏及百祥丸？凡寒藥下之而多得痊愈者，一不救則必死，然則痘疹之爲熱病，豈不明哉！況經曰諸痛癢瘡瘍皆屬於心，及夫斑瘡黑陷，無不腹滿喘喝嘆聲而小便赤澀不通，豈不是熱極乎？況痘疹本因熱而生，病勢轉甚，豈能反爲寒者耶？

## 斑疹論

斑疹之病，其狀各異：瘡發焮腫於外，屬少陽三焦相火，謂之斑；小紅隱行於皮膚之中不出者，屬少陰君火也，謂之疹。凡顯斑證，若自吐瀉者，慎勿亂治則多吉，謂邪氣上下皆出也。大凡瘡疹首尾皆不可下，恐安動而生變。此謂少陽，通表裏，宜和之也，當先安其裏以解毒，次微發之。安裏解毒者，謂能安和五臟，防風湯是也。如大便不秘，須微發之。微發之藥，錢氏方甚多，宜選用之。如大便過秘，宜微利之，當歸丸、棗變百祥丸是也。初知是斑疹，若便發之，令斑併出，小兒難禁，是使别生他證也。首尾不可下者，首曰上焦，尾曰下焦。若已吐利，尤不可下也，便宜安裹藥三五服。如能食，大便秘，内實者，宜微疏利之。若内虚而利者，宜安裹藥三五服，末後一服調微發之藥服之。大抵用安裏之藥多，發表之藥少，秘則微疏之，邪氣不併出能作番次，使小兒易禁也。身温者順，身凉者逆，二者宜服防風湯以和之。若大便實秘，能飲食而内實，宜當歸丸微利之。

## 五臟病各有所見證

熱則從心，寒則從腎，嗽而氣上則從肺，風從肝，瀉從脾。假令瀉見嗽而氣上，脾肺病也，瀉白、益黄散合而服之，又宜黄芩厚朴湯、白朮厚朴湯。謂脾苦濕，肺苦燥，氣則上逆也，其證先瀉又兼面色黄，腸鳴呦呦者是也。如見渴，熱多者，當服厚朴湯；不渴，熱少者，當服白朮厚朴湯。其他五臟若有兼證，皆如此類。

## 四時經移用藥

假令春分前，風寒也，宜用地黄、羌活、防風，或地黄丸及瀉青相間服之。春分後，風熱也，宜用羌活、防風、黄芩，或瀉青丸用導赤散下之。立夏之後，熱也，用三黄丸、導赤散。夏至後，濕熱也，宜導赤、瀉黄散合而服之，或黄芩、甘草、白朮、茯苓之類爲勝濕之藥。立秋後，宜用益黄散、瀉白散、陳皮、厚朴、人參、木香之類。秋分後，用瀉白散。立冬之後地黄丸主之，謂腎不受瀉也。大凡小兒斑疹已發有瘡，有聲音者，乃形病氣不病也；無瘡無聲音者，乃氣病形不病也；有瘡而無聲音者，是形氣俱病也。後一證當清利肺氣，八風湯或凉膈散，大黄、芒硝亦可，或如聖湯加大黄，或八味羌活湯加大黄。此是春時發斑，謂之曰風斑耳。瘡疹者，《内經》云痛癢瘡瘍皆屬心火，斑子者，是相火行命三焦，真陽氣之所作也，若氣入肺，變膿疱，入肝爲水疱，自病爲斑。心乃君火，入於皮作癮疹，爲肺主皮毛，心不害肺金，此乃君之德也。未瘡而發搐，而外感寒邪，内發心熱而發搐，用茶粉下解毒丸，或犀角地黄湯主之。已發便稠密，形勢如針頭者，當輕發其表，凉其内，連翹升麻湯主之。若斑已發，稠密甚而微喘飲水，有熱證，當以去風藥微下之。若出不快，清便自調，知爲在表不在裏，當微發之，升麻葛根湯主之。若青乾黑陷，身不大熱，大小便濇，則知熱在内，當煎大黄湯下宣風散。身表大熱者，表證未罷，不可利大便。若斑疹已出，見小熱小便不利者，當利小便。已發後有餘毒不散，或復有身熱癰瘡之類，當用解毒之藥。

# 儒門事親　元・張從政

## 瘡疱丹熛癮疹舊蔽記

兒之在母腹也，胞養十月，蘊蓄濁惡熱毒之氣非一日，及歲年而後發，雖至貴與至賤，莫不皆然。輕者稀少，重者稠密，皆因胞胎時所感濁惡熱毒之氣有輕重。非獨人有此疾，凡胎生血氣之屬，皆有蘊蓄濁惡熱毒之氣。有一二歲而發者，有三五歲至七八歲而作者；有年老而發丹熛癮疹者，亦有傷寒中温毒而發斑者，亦有陽毒發斑者。斑有大小，色有輕重。大者爲陰，小者爲陽，均是熱也，但色重赤者熱深，色輕紅者熱淺。凡治此，輕者因而揚之，重者因而減之。《内經》曰：少陽客勝則丹疹外發及爲丹熛。手少陽者，三焦少陽相火也。啓元子云：是五寅五申之歲，即少陽相火司天故也，他歲亦有之。但《内經》獨明瘡疹者，少陽相火之所爲也，俗呼曰斑疹傷寒。此言却有理，爲此證時與傷寒相兼而行，必先發熱惡寒，頭項痛，腰脊强，從太陽傳至四五日，熛疹始發，先從兩脅下有之，出於脅肋，次及身表，漸及四肢。故凡小兒瘡疱丹熛癮疹，皆少陽相火客氣勝也。《内經》曰：諸痛癢瘡瘍，皆屬心火。豈有寒乎？故治瘡疱與治傷寒時氣同法。初覺頭痛身熱惡寒，此小兒初發瘡疱之候也；其脈息皆浮大而有力，亦與傷寒、時氣、冒風、驚風、宿乳一概難辨，宜先解之，有二法：遇亢陽炎熱之時，以辛涼解之；遇大寒凝冽之時，以辛温解之。辛涼之劑者，涼膈、通聖之類是也；辛温之劑者，升麻葛根之類是也。此二法慎勿互用之。既用此二法之後，次以白虎湯加人參冷服之勿輟，蓋防瘡疹發喘，喘者必死，人參止喘故也。或云立秋之後，不宜服白虎湯者，非也。假如秋深發瘧，瘧者中暑而得之，白虎大解暑毒，既有白虎湯證，豈可間以秋冬乎？瘡疱癮疹丹熛，皆是火之用也，是肺金之不及也，故曰白虎湯加人參，一日不可闕也。瘡疱熛疹，或出不均，大小如豆麥相親，見其不齊也，相天之寒温，以蟬殼燒灰抄半字或一字，以淡酒調少許飲之，大人以淡酒温調之，不半日則均齊。如或用百祥丸、紫草飲子，皆可服之。俗以酒醋熏之者，適足增其昏瞀耳。至六七日疱疹出全，可調胃、涼膈下之，同調理傷寒法。或言瘡疹首尾俱不可下者，此朱奉議公之言也，適足使人戰戰兢兢而不敢用藥也。錢仲陽之用百祥丸，其間有大戟，豈奉議公猶不見耶？自奉議公斯言一出，死者塞路矣。予家某親屬故舊小兒，有患瘡疱黑陷腹内喘者，余以白虎湯加人參，涼膈散加當歸、桔梗，連進數服，上灌下泄，晝夜不止。又使睡臥於寒涼之處，以新水灌其面目手足，膿水盡去。蓋四肢者諸陽之本也，兒方爲瘡疱外燔，沃以寒水，使陰氣循經而入達於心肺，如醉得醒，是亦開昏破鬱之端也。如此救活者，豈啻千數！夫瘡疱黑陷，喘而滿者，十死八九；若依此法，尚能活其六七，何世醫與病家至今猶未悟也？近年予之莊鄰於蔡河來往之舟，常艤於此。一日，舟師偶見敗蒲一束，沿流而下，漸迫舟次，似聞啼聲而微。舟師疑其人也，探而出之。開視之，驚見一兒四五歲許，瘡疱周匝，密無容隙，兩目皎然，飢而索食，因以粥飽之。其舟師之妻怒曰：自家兒女多惹瘡疱傳染，奈何私料此兒？沿蔡河來，其流緩，必不遠，持兒一鞋迎流而上，遍河之人皆曰無此兒。行且二十里，至一村落，舟師高唱曰：有兒年狀如許，不知誰是瘡疱病死，棄之河中，今復活矣！聞酒邸中飲者喧嘩，有人出曰：我某村某人也，兒四五歲，死於瘡疱。舟師出其鞋以示之，其父泣曰：真吾兒也！奔走來視，驚見兒活，大痛流涕，拜謝舟師，喜抱兒歸。今二十餘歲矣。此兒本死，得水而生，伏諗來者瘡疱之疾，熱耶寒耶？經曰：諸痛癢瘡瘍，皆屬心火。啓元子注云：心寂則痛微，心燥則痛甚。百端之起，皆自心生。瘡疱之疾，豈有寒歟？余承醫學於先人，閲病多矣，苟誑後人，罪將安逃？誠如此法，則原上之丘以瘡疱而死者，皆誤殺人也！故療小兒惟錢仲陽書中可采者最多，但其方爲閻孝忠所亂，有識者宜擇而取之！

## 瘡疱癮疹論

夫小兒瘡疱、癮疹、趺瘡、丹熛等疾，如遇火運勝時，不可便用升麻湯解之。升麻湯者，是辛温之劑，太平之時可用，發散後便可用涼膈加當歸白虎湯、化斑湯、玉露散煎服之，甚者解毒湯、調胃承氣湯投之。古人云：瘡瘍者首尾俱不可下，此言誤人久矣。豈不聞揚湯止沸，不如釜底抽薪？《内經》云：五寅五申歲，多發此病，此病少陽相火之歲也。少陽客氣勝，丹熛瘡疱癮疹之疾生矣。又《内經》曰：諸痛癢瘡瘍，皆屬於心火。由是言之，皆明心火，不可用辛温之劑發散，以至熱勢轉增，漸成臟毒下血，咬牙搐搦，爲大熱之證明矣。如白虎湯加人參、涼膈加桔梗當歸，不論秋冬，但有瘡疱之證，便可用之。亦且瘡疱癮疹丹熛趺瘡者，是天之一氣以傷人也。且如瘡疱癮疹，以少爲吉，以稠爲凶。稀少者不服藥而自愈，稠密者以寒涼藥舍死而治之，十痊其一二。敝家親眷相知，信服此藥，獲效多矣。

# 斑論萃英　元·王好古

## 瘡疹標本

昔睦親宫十太尉病瘡疹，衆醫治之。王曰：疹未出，屬何臟腑？一醫言胃氣熱，一醫言傷寒不退，一醫言在母腹中有毒。錢氏曰：若言胃氣熱，何以乍涼乍熱？若言母腹中有毒，屬何臟也？醫曰：在脾胃。錢氏曰：既在脾胃，何以驚悸？醫無對。錢曰：夫胎在腹中，月至六七，則已成形，食母穢液，入兒五臟，食至十月，滿胃脘中，至生之時，口有不潔，産母以手拭淨，則無疾病，俗以黄連汁壓之，方下臍糞及涎穢也。此亦母之不潔，餘氣入兒臟中，本先因微寒入而成瘡疹。未出五臟，皆兒病證，內一臟受穢多者乃出瘡疹。初欲病時，先呵欠煩悶驚悸，乍涼乍熱，手足冷，面腮赤燥，欬嗽噴嚔。此五臟證俱見：呵欠煩悶，肝也；時發驚悸，心也；乍涼乍熱，手足冷，脾也；面赤腮頰赤，噴嚔，肺也。惟腎無候，以在腑下不能食穢故也。凡瘡疹乃五臟毒，若出歸一證，肝水疱，肺膿疱，心斑，脾疹，惟腎不食穢毒而無諸證。瘡黑者屬腎，由不慎風冷而不飽內虛也，又用抱龍丸數服愈。以其別無他候，故未發出則見五臟證，已出則歸一臟矣。

海藏云：本先因微寒入一句，幷由不慎風冷而不飽內虛一句，勿認作寒證，當識用抱龍丸，即知斑疹多熱也。

治小兒壯熱昏睡，傷風風熱，瘡疹傷食，皆相似，未能辨認，間服升麻葛根湯、惺惺散、小柴胡湯，甚驗。蓋此數藥通治之，不致悞也。惟傷食則大便酸臭，不消化，畏食，或吐，宜以藥下之。

海藏云：傷食宜以藥下之者，當詳其所傷何物，生硬寒熱不等，不可遽用巴豆之類大毒之藥下之。升麻葛根湯，太陽陽明也。惺惺散，風熱咽不利，脾不和，少陽渴，小便不利也。小柴胡湯，往來寒熱，胷脅微痛，少陽也。然欲知其經，當以脈別之。

小兒耳冷骫冷，手足乍煖乍涼，面赤，時嗽時嚔，驚悸，此瘡疹欲發也，未能辨認，間服升麻湯、消毒散，已發未發皆宜服；仍用胡荽酒、黃蘗膏。暑月煩躁，食後與白虎湯、玉露散，熱盛與紫雪，咽喉或生瘡與甘桔湯、甘露散，餘依錢說。大人小兒同治法，惟劑小大不同耳。

海藏云：消毒散，太陽藥也。白虎湯，治身熱目痛，鼻乾不得臥，陽明藥也，正爲泄時暑之劑。甘露飲子，肺腎藥也。甘桔湯，少陰藥也。紫雪、天門冬、麥門冬、黄芩、地黄爲血劑。玉露散，肺腎藥。石膏、寒水石爲氣劑。

## 斑論

夫斑之爲病，皆由子在母腹，時時浸漬，食母血穢，蘊而成毒，皆太陰濕土壅滯，君相二火之所作也。因小兒真氣既盛，正氣又旺，邪無所容，或因天冷，或因傷表，或因傷裏，斑由是而生焉。治當何如？外者外治，内者内治，中外皆和，其斑自出。至於惡寒者發之，表大熱者奪之，渴者清之，大便秘結者下之，小便不通者利之，驚者安之，泄者分之，何以執一爲哉？大抵傷寒同治，最爲高論，隨經用藥，不可闕也。假令五日已裏，諸病與斑疹不能辨别者，不可疑作斑疹，必須發之，但各從其所傷應見治之，皆不妨斑出。若强發之，其變不可勝數矣。前人言首尾俱不可下者，何也？曰首不可下者，爲斑未顯於表，下則邪氣不得伸越，此脈證有表而無裏，故禁首不可下也。尾不可下者，爲斑毒已顯於外，内無根蒂，大便不實，無一切裏證，下之則斑氣逆陷，故禁尾不可下也。又如所言温煖蓋覆，不令通風，以其斑未出，或身表涼而惡寒，或天令寒而惡冷，温煖蓋覆不令通風，可也。斑若已出，身熱天暄，何必用蓋覆而不使之通風乎？後人執此二句，首尾俱不敢下，温煖不令通風，不知天令之所加，人身之所感，致使誤人多矣。大抵前人之言，隨時應變，以其所可者而言之，後人不知其變，故執常而不移也。噫！首尾俱不可下者，以其始終臟腑元無凝滯也。若有一切裏證及大便結者，安得不下？温煖不使之通風，以其發在冬時，故如此也。若發在夏時，斑雖未出亦不用於此也。斑之用藥，大率以脈爲主，浮中沉之診，平舉按之候，察其虚實，定其中外，則可以萬全矣。

## 未顯斑證所用之藥

外傷，升麻湯主之。

内傷，枳實丸主之。

大便軟者，枳朮丸主之。

若傷冷者温之，神應丸主之。

惡寒者發之，宜防風蒼朮湯。

表大熱者奪之。此表者通言三陽也。夫陽盛則氣必上行。言奪者，治法不令上行也。

渴者清之，大渴者白虎湯，小渴者涼膈散。

大便不通者下之，桃仁承氣湯、四順飲子、柴胡飲子選用，察其在氣在血。
小便不通者利之，導赤散、八正散之類，當求上下二焦何經而用之。
驚者安之，涼驚丸，重者瀉青丸。
泄者分之，寒則異功散、四君子湯，熱則澤瀉茯苓湯。

## 已顯斑證所用之藥

出不快，化毒湯。
出太多，犀角地黄湯、地骨皮鼠黏子湯。
咽不利，桔梗甘草鼠黏子湯。
煩者，桔梗甘草梔子湯。
肺不利，紫草茸甘草枳殼湯。
太陽出不快，荆芥甘草防風湯。
陽明出不快，升麻加紫草湯。
少陽出不快，連翹防風湯。
四肢出不快，防風芍藥甘草湯。

## 瘡疹輕重候

凡未出而發搐者，是外感風寒之邪，内發心熱之所作也，當用茶粉下解毒丸、犀角地黄湯主之。
一發便密如針頭，形勢重者，合輕其表而涼其内，連翹升麻湯。
若斑已發密重，微喘飲水者有熱證，用去風藥微下之。

若出不快，清便自調，知其在表不在裏，當微發散，升麻葛根湯。

若青乾黑陷，身不大熱，大小便濇，則是熱在内，煎大黄湯下宣風散。

若身表大熱者，表證未罷，不可下。

若斑疹已出，見小熱、小便不利，當利小便，八正散。

若已發後有餘毒未散，復有身熱瘡腫之類，當用茶粉下解毒丸。

瘡疹已出後有聲音者，乃形病氣不病也。

瘡疹未出，先聲音不出者，乃形不病而氣病也。

若瘡疹出而聲音不出者，是形氣俱病也，當清其肺氣，宜用八風湯幷涼膈散，去硝、大黄亦可。

## 東垣十書　元・李杲

### 斑疹論

夫斑疹始出之證，必先見面燥腮赤，目泡亦赤，呵欠煩悶，乍涼乍熱，欬嗽嚏噴，足梢冷，多睡驚；幷瘡疹之證，或生膿疱，或生小紅斑，或生癮疹，此三等不同。何故俱顯上證而後乃出？蓋已上諸證，皆太陽寒水起於右腎之下，煎熬左腎足太陽膀胱寒水，夾脊逆流，上頭下額，逆手太陽丙火，不得傳導，逆於面上，故顯是證。蓋壬癸寒水剋丙丁熱火故也。諸斑證皆從寒水逆流而作也，醫者當知此理，乃敢用藥。夫胞者，一名赤宫，一名丹田，一名命門，主男子藏精施化，婦人繫胞有孕，俱爲生化之源。非五行也，非水亦非火。此天地之異名也，象坤土之生萬物也。夫人之始生也，血海始淨，一日二日精勝其血則爲男，三日四日五日血脈已旺，精不勝血則爲女子。二物相搏，長先身生謂之神，又謂之精，道釋二門言之，本來面目是也。其子在腹中，十月之間，隨母呼吸，呼吸者陽氣也，而生動作，滋益精氣神，飢則食母血，渴則飲母血，兒隨日長皮肉筋骨血脈，形氣俱足。十月降生，口中尚有惡血，啼聲一發，隨吸而下，此惡血復歸命門胞中，僻於一隅，伏而不發，直至因內傷乳食濕熱之氣，下流合於腎中，二火交攻，致營氣不從，逆於肉理，惡血乃發。諸斑疹皆出於膀胱壬水，其證後聚肉理，歸於陽明，故三番斑始顯之證，皆足太陽壬膀胱剋丙小腸，其始出皆見於面，終歸於陽明肉理，熱化爲膿者也。二火熾甚，反勝寒水，遍身俱出，此皆出從足太陽傳變中來也。當外發寒邪，使令消散，內瀉二火，不令交攻其中，令濕氣上歸，復其本位，可一二服立已，仍令小兒以後再無二番斑出之患。此《內經》之法，覽者詳之。

### 辨斑證

或久噴嚏，睡中發驚，或耳尖冷、眼濇，或辨傷食傷寒口熱，或口酢氣孎癖不消，或腹中痛。如斑證少具，其斑未發，乃與升麻湯三五錢帶熱服之，待身表温和，斑疹已顯，服藥乃止。如其身涼，其斑未出，辨得是斑證，無問服數，直候是表温和及斑瘡已顯，然後乃止。只時時與桔梗湯寬胷膈、利咽喉。

## 原機啓微　元·倪維德

### 斑疹餘毒之病

東垣李明之曰：諸斑疹皆從寒水逆流而作也。子之初生也，在母腹中，母呼亦呼，母吸亦吸，呼吸者陽也，而動作生焉；飢食母血，渴飲母血，飲食者陰也，而形質生焉；陰具陽足，十月而降，口中惡血因啼即下，却歸男子生精之所，女子結胎之處，命宗所謂元牝元關者也。此血僻伏，而不時發，或因乳食內傷，或因濕熱下溜，營氣不從，逆於肉理，所僻伏者，乃爲所發。初則膀胱壬水夾脊逆流，而剋小腸丙火，故頸項已上先見也；

次則腎經癸水又剋心火，故胷腹已上次見也；終則二火熾盛，反制寒水，故胷腹已下後見也。至此則五臟六腑皆病也。七日齊，七日盛，七日謝，三七二十一日而愈者，七爲火數故也。愈後或有病痘病瘡者，是皆餘毒尚在不去者，今其病目者亦然。所害者與風熱不制之病，稍同而異，總以羚羊角散主之；便不鞕者，減硝黄。未滿二十一日而病作者，消毒化斑湯主之。此藥功非獨能於目，蓋專於斑者之藥也，不問初起已著，服之便令消化，稀者則不復出，方隨四時加減。

## 格致餘論　元·朱震亨

### 陳氏痘瘡方論

讀前人之書，當知其立言之意。苟讀其書而不知其意，求適於用，不可得也！痘瘡之論，錢氏爲詳，歷舉源流經絡，分明表裏虛實，開陳其施治之法，而又證以論辯之言，深得著書垂教之體，學者讀而用之，如求方圓於規矩，較平直於準繩，引而伸之，觸類而長之，可爲無窮之應用也。今人不知致病之因，不求立方之意，倉卒之際，據證檢方，漫爾一試；設有不證，并其書而廢之，不思之甚也！近因《局方》之教久行，《素問》之學不講，抱疾談醫者，類皆喜温而惡寒，喜補而惡解利，忽得陳氏方論皆燥熱補劑，其辭確，其文簡，懽然用之，翕然信之，遂以爲錢氏不及陳氏遠矣。或曰：子以陳氏方爲不足歟？曰：陳氏方誠一偏論，雖然，亦可謂善求病情者。其意大率歸重於太陰一經，蓋以手太陰屬肺主皮毛也，足太陰屬脾主肌肉，肺金惡寒而易於外感，脾胃土惡濕而無物不受。觀其用丁香、薑、桂，所以治肺之寒也；用附、朮、半夏，所以治脾之濕也。使其肺果有寒，脾果有濕而兼有虛也，量而與之，中病則止，何傷之有？今也不然，徒見其瘡之出遲者，身熱者、泄瀉者、驚悸者、氣急者、渴思飲者，不問寒熱虛實，率投木香散、異功散，間有偶中，隨手獲效，設或誤投，禍不旋踵。何者？古人用藥製方，有向導、有監制、有反佐、有因用，若錢氏方固未嘗廢細辛、丁香、白朮、參、芪等，率有監制反佐之藥，不專務於溫補耳。然其用涼寒者多，而於輔助一法，略開端緒，未曾深及，癡人之前，不可説夢，錢氏之慮至矣！亦將以候達者擴充推廣而用。雖然，渴者用溫藥，癢塌者用補藥，自陳氏發之，迥出前輩，然其多用桂、附、丁香等燥熱，恐未爲適中也。何者？桂、附、丁香輩，當有寒而虚，固是的當，虚而未必寒者，其爲害當何如耶？陳氏立方之時，必有挾寒而痘瘡者，其用燥熱補之，固其宜也。今未挾寒而用一偏之方，寧不過於熱乎？予嘗會諸家之粹，求其意而用之，實未敢據其成方也。試舉一二以證之：從子六七歲時，患痘瘡發熱，微渴自利，一小方脈視之，用木香散，每貼又增丁香十粒。予嘗疑焉。觀其出遲，固因自利而氣弱，察其所下，皆臭滯陳積，因腸胃熱蒸而下也，恐非有寒而虚，遂急止之，已投一貼矣。繼以黃連解毒湯加白朮，與十貼，以袪丁香之熱，利止瘡亦出。其後肌常有微熱，而手足生癰癤，與涼劑調補，踰月而安。又一男子年十七歲，發熱而昏，目無視，耳無聞，兩手脈皆豁大而略數，知其爲勞傷矣。時里中多發痘者，雖不知人，與藥則飲，與粥則食，遂教參、芪、當歸、白朮、陳皮，大料濃煎與之飲，至三十餘貼，痘始出；又二十餘貼則成膿泡，身無全膚。或曰：病勢可畏，何不用陳氏全方治之？余曰：此但虚耳，無寒也。只守前方，又數十餘貼而安。後詢其病因，謂先四五日恐有出痘之病，遂極力樵采，連日出汗甚多，若用陳氏全方，寧無後悔！至正甲申春，陽氣早動，正月間，邑間痘瘡不越一家，卒投陳氏方，童幼死者百餘人。雖由天數，吾恐人事亦或未之盡也。

## 平治會萃 元·朱震亨

### 痘瘡

分氣虚血虚補之。氣虚用人參、白朮加解毒藥，血虚四物湯加解毒藥。酒炒芩、連，名解毒藥。但見紅點，便忌升麻葛根湯，恐發得表虚也。

吐瀉少食爲裏虚，不吐瀉能食爲裏實。裏實而補，則結癰腫。陷伏倒靨，灰白爲表虚，或用燒人屎；黑陷甚者，多用燒人屎。紅活綻凸爲表實，而復用表藥，則要潰爛不結痂。二者俱見，爲表裏俱虚。

痘瘡或初出，或未出時，人有患者，宜預服此藥，多者合少，重者合輕。方用絲瓜近蒂三寸，連瓜子皮燒灰存性爲末，砂糖拌吃；入朱砂末亦可。

解痘瘡毒藥，絲瓜、升麻、酒芍藥、生甘草、糖毬、黑豆、犀角、赤小豆。

解痘瘡法，已出未出皆可用：朱砂爲末，以蜜水調服，多者可減，少者可無。

## 癮疹

黑斑紅斑瘡癢，用通聖散調服。

## 斑疹

脈浮者消風爲主，脈浮數者祛風清熱，脈沉數者瀉火爲主，脈數按之沉實者解表攻裏。戴云：疹浮小有頭粒者，是隨出即收，收則又出者是也，非若斑之無頭粒者，當明辨之。

屬熱與痰在肺，清肺火降痰，或解散出汗，亦有可用者。

# 古今圖書集成醫部全録卷四百六十

## 痘疹門

### 幼科全書 元·朱震亨

#### 原痘賦

痘本胎毒，號曰天瘡。傳染由於外感，輕重視夫内傷。初起太陽，壬水克乎丙火；後歸陽明，血水化爲膿漿。所喜者紅活滋潤，可畏者黑陷乾黄。勢若燒眉，變如反掌。皮膚臭爛，血氣狼猫。若救焚兮徙薪，何如焦額！似拯溺兮落井，不及寬裳。原夫一元肇化，二氣成祥。慾火動而妄作，胎火熾而流殃。啼聲驟發，穢毒深藏。命門養虎，胞户收鋩。特四時之疫癘，動五臟之皮囊。營氣逆於肉裏，惡血發於膀胱。二火相扇，四大成瘡。毒之輕者發則微，貴乎調養；毒之重者發則甚，急於隄防。至若運氣推遷，有干勝負升降；時令乖異，無非寒熱温凉。苟陰陽之逆理，爲氣候之反常。五行鬱而災見，九曜窒而變張。癘氣流行，不論郡邑鄉黨，惡毒傳染，豈分黎庶侯王。此則辨形於診，貴在能製其方。先事解散兮，十全八九；臨時區處兮，算爲尋常。大抵氣運先歳，瘡疹屬陽。春夏爲順兮，樂其生長；秋冬爲逆兮，惡其收藏。暴寒兮，恐邪毒之鬱遏；暴熱兮，慮腠理之開張。膿泡春而莫療；黑陷夏而爲殃。秋斑慮惡，冬疹非祥。此逆四時之令，休誇三世之方。知其凶而治之，自求怨謗；明其吉而往也，得號賢良。且如證候殊形，臟腑異狀。肝主淚而水泡，肺主涕而膿漿。心斑紅艶，脾疹赤黄。惟腎經之有病，爲變黑而可防。所以觀其外證，因而知其内臟。呵欠煩悶兮，肝木之因；欬嗽噓噴兮，肺金之象。手足梢冷而昏睡兮，脾困於中央；面目帶赤而驚悸兮，心火炎於膈上。耳尻屬腎，温煖如常。二處灼熱兮，下極火炎而必斃；四肢厥冷兮，中州土敗而須亡。先分部位，次察災祥。陽明布於面中，太陽形於頭上。心肺居胷膈之内，肝膽主脅肋之傍。手足司乎脾胃，腰背統乎膀胱。外證分明，用心想像。泄瀉者邪盛於下，嘔吐者邪盛於上。氣逆而腹痛隱隱，毒甚而腰痛惶惶。心熱甚而驚搐，胃邪實而顛狂。口燥咽乾，肺受火邪而液竭；屎硬溺濇，腎因火旺而精亡。氣弱食少者，不任其毒；神强能食者，不失其常。欲決重輕，但觀發熱；如古順逆，須認其瘡。毒甚兮身如炎火，熱微兮體或清涼。因寒熱之來往，定徵兆之凶祥。數番施出兮，春回寒谷；一齊涌出兮，火裂崐岡。蚊跡蚤斑，刻期而登鬼録；蛇皮蠶殼，引日而返泉鄉。不喜朱紅，更嫌灰白；最宜蒼蠟，切忌紫黄。常要明潤兮，恐薄嫩之易破；不宜乾枯兮，又搔癢之難當。惡候形現，上工審詳。面頬稀而磊落，清安可保；胷膈密而連串，凶吉難量。頂要尖圓，不宜平陷；漿宜飽滿，切忌空洋。顔色喜老而愁嫩，皮膚愛糙而怕光。欬起根窩，終妨癢塌；丹浮皮肉，必主禍殃。頭面預腫兮三陽亢甚，手足發厥兮五臟摧傷。瘡堆喉舌，毒纏頸項。咽喉痛而呼吸則難，飲食少而吞吐則嗆。此天命之安排，豈人力之倚仗。煩躁悶亂兮，七神離散；譫妄眩冒兮，五毒猖狂。鼓頷戰慄兮肺敗，咬牙口噤兮腎强。渴不住兮焦膈，瀉不止兮滑腸。失聲兮咽爛，吼氣兮腹脹。晝夜抓搔兮，將營氣之外脱；飲食斷絶兮，必胃氣之中傷。腫忽消而毒歸於内，色變黑而疔起於瘡。食穀則噦兮，在人之夭壽；飲食則噴兮，較醫之短長。輕重反復，調理乖張。輕變重而可畏，重變輕而莫慌。風寒素謹，飲食如常。出入禁乎男女，蓋覆適其温涼。内無妄動，治不乖方。此則變輕之候，實爲保命之良。若常犯乎禁忌，或誤服乎丸湯。徒自肆乎房害，不知順乎陰陽。外感不正之氣，内傷不時之糧。平人且病，患者何當！是以順則逆而逆則險，宜乎輕者重而重者亡。發自肺經，相連脾臟。氣熱味辛，燥金受剋；形寒飲冷，華蓋先傷。浩飲則水來侮土而成瀉利，過食則脾不消穀而作痞脹。皮毛虧損，肌肉羸尫。起發遲而不能胖壯，故靨緩而反作膿瘡。輕則延綿於時日，重則泣送於郊邙。何愚夫之不曉，致生命之早亡。不信醫而禱諸神鬼，枉殺牲而號乎穹蒼。藥貴中病，醫不執方。喜行溫補者，動稱乎文仲；專用涼解者，祖述乎仲陽。孰知因人而治，毋虛虛，毋實實；相時而行，必遠熱，必遠涼。正氣爲先，戒開門而延寇；解毒爲急，休視虎以如狼。首尾不宜汗下兮，治之要略；緩急各有權宜兮，法之經常。執其繩墨者，如守株之待兔；惑於方書者，似多歧之亡羊。且如紅紫焮腫兮，涼血爲上；灰白平陷兮，補氣最良。出不快兮，則表實而發散可用；便或秘兮，則裏實而疏利何妨。毒不能以速解，毒盛者令微汗之發越；熱不可以盡除，熱劇者使小便之清長。三陰盛而多寒兮，必投辛熱；三陽數而多熱兮，無過苦涼。安可惡寒而喜熱；莫執貴陰而賤陽。是故補氣者參芪白朮，養血者歸芎地黃。發散表邪，輕柴葛而重官桂；疏通裏實，微枳殼而甚大黃。解毒兮連芩梔子，快斑兮牛蒡荆防。連翹，瘡中之要領；甘草，藥中之君王。咽痛求諸甘梗，頭腫取夫荆防。木通利其小水，人屎救其黑瘡。氣逆兮青皮陳皮，胃寒兮丁香木香。泄瀉莫如訶蔻，嘔吐無過橘薑。麥冬乾葛而止渴，厚朴腹皮而治脹。五味杏仁，傷風者以之定喘；山楂枳實，善食者用之消糧。良工司命，推惻隱之仁心；神物效靈，起沉疴於反掌。諸凡藥味，各有主張。春夏桂枝而少服，秋冬連芩而莫嘗。瘡若乾枯，白朮非其所益；色如紅艷，黃芪豈其攸良。裏虛少食兮，勿投枳實；表實多毒兮，休使生薑。汗自出兮用乾葛重虛其表；溲自數兮加木通再虧其陽。泄瀉酸臭兮，訶蔻不可以遽止；嘔吐清冷兮，連梔安得以作湯。凡用芩連，必須炒製；如加丁桂，必假寒涼。應制伏而不誅其過，得平和而保壽無疆。大勢若平，餘邪須講。毒氣流肝兮雙睛生瞖，火邪入脾兮四肢成瘍。口內生瘡兮爛齦破舌，腹中作痢兮腐胃敗腸。皮膚嫩而洗浴太蚤，因添餘熱；臟腑虛而肥甘太過，遂至內傷。若中風寒，多爲欬嗽；無時搯抓，即灌蝕瘡。既多異證，必有奇方。望月砂退瞖有準，穿山甲排毒無雙。枳實麴芽山楂子，消宿食而剋化；大黃柴葛地骨皮，解餘熱以清涼。欬嗽以款冬杏仁，痢疾以黃連木香。苦參主乎熱毒，溺白治其疳瘡。用之合宜，工可謂良。嗟夫！罹此證候，勢非尋常，外纏皮肉，內連腑臟。換改形容，如蛇蛻皮龍蛻骨；淋漓膿血，若蚓在灰鱔在湯。軒岐置而未言，秦漢棄而無方。古無其疾，或云起於建武；今有是證，相傳得於南陽。拘於日數者，不知重輕之病；執其偏見者，罔察虛實之當。本溫再熱，已寒又凉。徒膠固而不變，反赤子而見殃。泄骨髓之真詮，非子孫而莫示；授肺腑之秘的，牢記誦而莫忘。

## 西江月

痘瘡毒從何起，母胎火毒流傳。生來穢物下咽喉，藏在命門裏面。一旦天行時氣，感令相火熬煎。毒從骨髓見皮間，彼此一般傳染。

五臟各般形證，認時須要分明。往來潮熱睡脾經，呵欠煩悶肝證。欬嗽噴嚏屬肺，面紅驚悸屬心。惟腎清淨忌邪侵，手足耳尻俱冷。

五臟各有一證，其間治法難同。肝爲水疱肺爲膿，大小瘡形異種。脾證發爲疹子，心經見作斑紅。腎爲黑陷病多凶，縱有靈丹何用！

痘疹須明順逆，天時人事相隨。大都陽火是根基，若遇陰寒不喜。春夏順而多吉，秋冬逆以何疑？如逢稠密必凶危，稀少爲輕治易。

治法如今不定，清凉温補分明。各持一見論紛紛，俱曰予爲神聖。解毒喜行凉瀉，補中愛使辛温。不明時令與元神，枉自捕風捉影。

假使天時煊熱，辛温助火爲殃。嚴寒凉解雪加霜，病者如何抵當？勇實再行温補，羸虚又使寒凉。虛虛實實伐元陽，好似隔鞾爬癢。

看取時行疫癘，天時熱氣炎炎。精神壯健又能餐，解毒清凉甚便。若是寒凝太甚，虛羸吐瀉連綿。此宜温補法爲先，又在醫人活變。

痘疹要知輕重，吉凶順逆精通。毒輕瘡少順家風，湯藥不宜妄用。痘密毒重爲逆，皮膚寸寸成膿。此般形證例多凶，仔細扶持休縱。

輕者三四次出，頭面胷背稀疎。小便清利大便稠，飲食如常充足。重者遍身齊出，狀如麻子麥麩。咽痛泄瀉悶啾啾，飲食不思可惡。

輕者不須服藥，重者凶吉難明。出時紅點如蠶蚊，密似針頭血浸。頭面預先浮腫，皮膚黑爛黄昏。四肢逆冷啞無聲，悶亂爲凶死證。

多有先輕後重，只因觸犯風寒。房事不避臭腥傳，縱口只思生冷。閙雜人帶穢物，諸般禽獸腥羶。庸醫淺術誤湯丸，致使痘瘡改變。

重者變輕何以，常常和煖衣裳。房中緊密少人行，飲食如常添進。不曾誤投湯藥，亦未妄啖酸辛。此爲人事奪天靈，安可歸乎有命？

要識痘瘡死證，無過五證分明。紫黑喘渴悶何寧，癢塌咬牙寒噤。灰白頂陷腹脹，皮嫩易破成坑。泄瀉氣促見鬼神，聲啞頭温足冷。

既識五般死證，其間吉病如何？瘡頂飽滿作膿窠，任是指摩不破。四畔根兒紅活，安眠静睡平和。光壯收靨不蹉跎，管取痘證勿藥。

黑陷乾枯腎敗，咬牙寒戰肝傷。失聲氣喘肺郎當，泄瀉脾虚腹脹。癢塌悶亂心死，狂言見鬼神亡。嫩皮易破氣無陽，便血陰崩模樣。

首尾不宜汗下，汗時腠理開張。風寒易入透斑瘡，收靨不齊火旺。誤下必害脾胃，無事自取内傷。泄瀉黑陷必傾亡，枉使神魂飄蕩。

大抵痘瘡未出，先須升葛參蘇。如斯不出汗令疎，紅點見時藥阻。大便若還閉結，輕輕四順相扶。假饒自利莫糊塗，只與閻王掌簿。

治痘無過二法，補中解毒兼行。補中參朮草芪苓，枳實山楂有應。解毒芩連梔蘗，連翹枳實防荆。歸芎養血妙如神，加減消詳前定。

氣血要分虛實，但與痘色中求。紅焮紫腫血實由，四物內加消毒。灰白中陷氣弱，四君子是良謀。略加解毒藥相扶，莫使丁香桂附。

但見痘瘡初出，如逢熱甚昏沉。解毒發散藥先行，莫教臨渴掘井。桔梗升麻乾葛，連翹甘草黄芩。牛蒡梔子木通荆，蟬蜕防風作引。

若是如常潮熱，只須乾葛升麻。芩連甘草赤芍加，枳實連翹無價。或用參蘇飲子，青皮木香內加。煎來一服勝靈砂，痘見表疎才罷。

初出若生驚搐，急將導赤疏通。木通甘草與防風，生地黄連同用。再加辰砂調服，須臾救醒朦朧。此方端的有神功，管取百發百中。

壯熱不曾出見，大便閉結難通。顛狂脣裂眼珠紅，此證凶危堪痛。急與芩連梔蘗，大黄酒炒疏通。連翹枳實與木通，貫仲射干俱用。

自此出而稠密，認他虛實調醫。虛家泄瀉色如灰，大補煨薑堪取。若是腫焮紅綻，芩連梔蘗芎歸。升葛翹蒡桔甘奇，此個真機秘的。

色似塗朱滿面，身如蚊蚤傷痕。不消三日喪黄泉，切莫再行丸散。若彼爺娘强勒，要伊死裏求生。但將四物入連芩，翹枳梔甘桔梗。

灰白不能起發，又加泄瀉頻仍。温中丸散不宜停，急急扶危濟困。當歸黄芪白朮，乾薑甘草人參。木香訶子及青陳，官桂丁香靈應。

毒甚常生咽痛，可憐飲食難嚐。射干甘梗與牛蒡，連翹升麻穩當。若是痘堆頸項，此名鎖膈恓惶。一朝惆悵命將亡，變作咽啞水嗆。

發起狀如蠶殼，乾枯不見水漿。此名血竭毒歸臟，不治必然命喪。當歸地黃養血，參芪甘草温良。連翹牛蒡與木香，青皮桔梗發旺。

發起常常檢視，須防黑陷來攻。若見黑陷現其中，藥點許多妙用。菀豆七粒燒過，亂髮火煅和同。珍珠水浸胭脂紅，針破搽時脹腫。

藥點轉加黑陷，喪門弔客匆匆。百祥牛李及宣風，總是脫空賣弄。不如人猫猪屎，各燒存性和同。木香湯引妙無窮，萬兩黃金何用？

起發若生搔癢，此與癢塌差殊。傷風身癢正相宜，血蟲瘡窠不愈。宜用疏風凉血，荆防翹實歸芎。生地乾葛木通宜，竹葉引煎癢住。

大抵痘宜脹痛，若加虛癢顛連。只因飲食冷邪干，心火刻而悶亂。外用茵陳艾炷，内服參朮調元。若還癢住便回生，又怕抓傷正面。

何以正面怕癢，内含五臟精華。假如破損實堪嗟，氣散魂飛魄罷。尤忌先傷正額，心經火帶虛邪。幾番試驗不參差，教與兒孫休錯。

相火居於正額，出現胖靨休先。果然額上露其端，記取決依死斷。最喜兩頤口鼻，始終都在其間。任從稠密勢纏綿，到底終無傾險。

起發成漿欲靨，忽然泄瀉來攻。此時脾胃不宜空，變出百端可痛。多是内傷飲食，只求藥有神功。若還腫消泄淋膿，父母爬坑泣送。

先用人參白朮，黃芪甘草乾薑。茯苓訶子及木香，大劑切來温養。不效次求豆蔻，木香陳氏良方。三番只有異功良，此是盡頭模樣。

記取成漿時候，最防穢物風寒。大黄蒼朮共燒煙，可解一切穢厭。内服調元飲子，黄芪甘草人參。當歸蒼朮酒芩連，莫犯荆防發散。

得到漿成痘熱，依時都要成痂。若還腐爛臭腥加，此是表虚堪訝。急進參芪桂朮，荆防蒼葛升麻。連翹枳實密蒙花，休得弄真成假。

若是痘瘡潰爛，皮破血膿淋漓。内服參朮與歸芪，枳實連翹官桂。外用多年敗草，晒乾切細成灰。展來席上任施爲，最解火邪毒氣。

痘熱不能收靨，反將破損成瘡。一時焦痛甚難當，請問如何度量？但取甘草滑石，辰州真粉清涼。蜜調塗上便安康，此法不留書上。

有等痘瘡正氣，緣何日久難收？請君仔細問根由，不可臨時差誤。或是曾傷冷水，或因便結熱留。此般治法各追求，不枉秘傳肺腑。

果是曾傷冷水，濕傷脾胃中虚。脾主肌肉待何如？怪的血膿流注。可用參芪蒼白，青皮甘茯無拘。丁香薑桂照方書，救裏收表妙處。

於是大便秘結，三朝一七未通。此爲熱氣内蒸烘，因此毒難開縱。内服歸黄麻子，大黄略用相攻。再行膽導妙無窮，管取痂成去壅。

收後許多餘證，醫人各要分明。毒流肝臟目生疔，瞖障瞳人隱隱。毒流脾肺壅腫，責歸手足太陰。内傷外感一時辰，變作百般怪證。

兩目忽然腫痛，痘家毒入肝經。輕爲浮瞖掩瞳人，重則終身廢病。去瞖菊花蟬蜕，密蒙蒺藜穀精。各爲細末共和匀，别用猪肝作引。

癰毒發於肢節，常常膿水不乾。不知調理早求安，廢疾終身貽患。内服千金托裏，外塗萬病金丹。排膿長肉未爲難，任是千金勿換。

痘後不宜澡洗，瘡斑皮嫩易傷。不知禁忌受寒涼，遍體熱生痛僵。此因傷寒勞後，不用官桂麻黃。只消九味羌活湯，又以補中調養。

痘後或傷飲食，致令腹痛難禁。不宜轉下損脾經，消導方爲對證。白朮人參枳實，黃連麯麥青陳。山楂白茯與砂仁，積化腹疼俱定。

痘爛不齊收靨，正面灌痛流膿。急防兩目毒來攻，解毒清涼好用。酒炒芩連枝蘗，連翹蟬蛻木通。升麻蒡子苦參同，研細酒丸湯送。

大凡痘瘡一證，名爲百歲聖瘡。如龍退骨換心腸，又似蟬蛻殼樣。出現光壯收靨，落痂顏色相當。不宜黑色在中央，犯著實爲魔障。

痘瘡終始日子，難以定日爲言。俗人不解妙中元，專把日期來算。人有虛實勇怯，毒分疎密淺深。密深虛怯定延綿，勇實淺疎日短。

痘瘡苦難捉摸，假如用藥如何？常行參朮芎歸多，甘草黃芪白芍。枳殼木通黏子，連翹桔梗相和。青皮木香茯苓訶，調理陰陽不錯。

痘瘡若見血證，或從口鼻長流。從口出者勢多凶，從鼻出者可救。藥用當歸芍藥，川芎生地升麻。薑炒黃連入內加，服吃血止不怕。

大便若下血餅，痘色灰黑其形。六脈浮洪氣紛紛，定是臟腑熱蘊。白朮猪苓澤瀉，更兼肉桂赤苓。生地加入內中存，一服血止爲幸。

痘瘡雖已泛漲，若見膿不貫充。此爲氣血內虛空，大補湯宜急用。當歸川芎白芍，地黃人參相同。肉桂白朮茯苓從，甘草黃芪炙用。

出痘要知凶吉，須將部位消詳。如從腮頰及承漿，口耳鼻邊先放。此者當爲吉論，其他正額堪防。天庭方廣兩眉眶，切忌如丹模樣。

## 治痘節要總論

痘疹源流，諸書已詳。或謂方母懷胎之時，不肯禁口，恣食辛酸煎炒而成者；或謂父母交姤之時，淫火熾盛，流注於胞而成者。論雖不同，大抵同歸於胎毒。但視其瘡有稠稀，則知其毒有淺深。毒淺瘡本稀者，不必服藥；若不知禁，誤服湯丸，漸次變成重證者有之。毒深瘡勢稠密者，臨機應變，因時制宜，必使元氣得實，毒氣得退而後已。苟病家縱意以違工，醫者隱忍而冀瘥，漸成死證，不可爲者有之。又有廛市村落相傳染者，輕則俱輕，重則俱重，此係天行疫癘，豈可概謂胎毒哉？凡遇此等必先立其年以定其氣，次視其人虛實以審其治，要在於解表、和中、解毒而已。

痘疹治法，久無定論。喜行温補者，不問其人壯實，概行丁桂薑附之屬，以致皮肉潰爛，咽瘡目昧，傳諸惡毒不可治者多矣；喜行涼瀉者，不問其人虛弱，概行芩連梔蘗之屬，以致脾胃損傷，嘔吐泄瀉，不食癢塌而死者有矣。予深痛之，故立治法，先定歲年，次察色脈，以審病勢。如果天令嚴凝，形體虛瘦，六脈微弱，或曾經大病而未愈，或初起而吐瀉之交作，此當從虛而治，宜行温補，使正氣勝而邪氣退也。如果天時煊熱，形體壯盛，六脈洪數，飲食如常，大小便閉，此當從實而治，宜行清涼解毒之法，使邪氣無留滯之處，以爲正氣之賊也。今分別門類，收集歌括，詳裁方藥。其命方也，以預防、通解、托裏、化毒、快斑、和氣、復元，其實不出古方，庶臨病之醫擇而取之，因病得方，合宜用藥，以收十全之功，非敢謂得魚而忘筌也。

## 治痘總括

痘疹原因胎毒成，發生須是待天行。如逢疫癘時行候，預解湯丸總有靈。

痘疹之病，皆由父母胎毒，蓄於命門之中。命門者右腎相火也，爲人身生化之本，或遇冬溫陽氣暴泄，人則感之，能動相火，至春夏生長之時，其毒即發，傳染相似，是謂天行疫癘也。未出痘疹者，但覺冬溫，或天時不正，鄉邑痘瘡盛發，此天時之正令也，欲預防者，宜先解毒，如辰砂散、三豆湯，或只用代天宣化丸頻頻與之，使瘡易出易靨，無平陷留連之患也。如脾胃素弱者，更宜調其胃氣。此藥只宜服於未出之先，若旣出之後，當隨證而治之。

## 預占痘疹輕重

預知痘疹吉凶機，氣色俱於面部推。年上山根爲緊要，紅光吉兆暗凶危。

凡痘疹未出之先，欲知吉凶輕重者，但於面部推之：其色紅黃明潤者吉，暗黑者凶。相法以山根管命宮，年上管疾厄，故此二處爲緊要也。

## 首尾皆宜汗下

首尾汗下固非宜，能通時變在良醫。虛實不分徒執一，罔知寒熱亂施爲。

首尾不可汗下，此特言平順之證。若遇風寒外襲，應出不出，則汗劑亦可用也。如大便連日不行，煩悶狂躁，下劑亦可用也。但能消息虛實，與時權衡，斯稱良醫。

## 通利大小便

治終清利自調佳，便溺多艱事可嗟。腹脹喘呼多冷滯，急行疏導解留邪。

此可利則利者也。大抵痘瘡首尾小便長，大便潤者爲順。若小便閉塞，急宜利小便，八正散主之；大便閉三五日不行，宜利其大便，通幽湯、三黄丸主之。

## 脈候

痘疹脈候宜和平，胃氣開中最要清。弦急浮洪爲太過，微遲短濇是虚因。

人以胃氣爲主，所謂弦不弦，石不石，太過爲實，不及爲虚，最宜詳看。

## 不可汗下

痘疹傷寒證一般，上醫臨證細詳看。莫將汗下輕相試，疏表和中併快斑。

痘疹發熱，與傷寒相似，但傷寒只見一經形證，若痘瘡五臟之證皆見。如呵欠煩悶，肝證也；乍冷乍熱，手足梢冷，多睡，脾證也；面燥腮赤，噴嚏欬嗽，肺證也；尻冷耳涼，腎之平證也。已上諸證，獨見多者，即主其臟之毒特甚，治之者要識此意。如肝證多用川芎、梔子仁、青皮之屬；肺證多用黄芩、知母、地骨皮之屬；心證多用黄連、木通之屬；脾證多用防風、甘草之屬；惟腎不可有證，如耳熱骫熱則邪在於腎，用黄蘗、木通、茯苓、猪苓之屬，此其大略也。臨期應運，存乎其人。凡痘疹未出，疑似之間，不可妄用汗下之藥。蓋痘疹首尾不可汗下，汗則虚其表而難成就，下則虚其裏而易倒陷。古人戒汗下，衞生嚴矣。大抵治痘，不過疏表、和中、解毒而已。疏表如防風、荆芥、升麻、葛根之類；和中如人參、白朮、當歸、川芎、陳皮、甘草之類；解毒如酒芩、黄連、牛蒡、連翹之類。古人謂如庖人蒸籠之法，但欲其鬆者，正此之謂也。

## 不除熱

痘疹爲陽待熱成，徵之發熱始和平。假如大熱身如火，解毒常令小便清。

凡痘疹屬陽，非熱不能成就，故治痘疹者，不可盡除其熱。如熱太甚，毒未發盡，只解其毒利小便，加味連翹升麻湯主之，兼服牛黄丸。

### 不可妄補

痘疹皆言要補脾，補中有害少人知。虚虚實實休輕易，審證施方貴合宜。

痘疹始終以補脾胃爲主。若飲食如常，臟腑充實，此脾胃本强，不須服藥。今人不論虚實，概以四君子湯，愈增煩熱躁悶昏亂，貽害匪輕。大抵不能食，常泄瀉，瘡灰白者，此氣虚也，四君子湯主之；能食大便閉，瘡焮腫者，此血熱也，四物湯主之。

### 可表

表解升麻湯最良，紅斑須現飲何妨。時師膠柱無通變，一見紅斑不可當。

時師治痘疹者，方其發熱但知用葛根湯，一見紅斑便禁用葛根湯，此膠柱鼓瑟之流，不能清濁相濟而合羽商也。或曰：醫者意也，藥不執方，合宜即用。如瘡見熱除，此表裏無邪，不須服藥，所以不可再服葛根湯；若瘡已見，熱盛不退，此毒深於裏，尚恐葛根湯力少不足以勝之，豈可止而不飲乎？凡痘疹發熱，初用解表之劑，要在審證用藥，不可草草，詳見此門之下，庶不重述。但附葛根湯加減之例於後，臨時看病之大小，擇而用之可也。

### 四時施治

治痘先須審四時，風寒暑濕亦同推。莫教異氣來相觸，方泄乾坤造化機。

大凡養生之道，春夏養陽，秋冬養陰。故春病者治在肝，夏病治在心，秋病治肺，冬病治腎，不可逆也。治痘之醫，切須識此，勿使有誤。如天時有飄風暴雨，酷暑嚴寒，常要謹其帷帳，適其寒温，故寒則蓋覆欲厚，熱則居處欲清，苟偏熱則血氣醖釀而瘡易腐爛，偏寒則血氣凝濇而瘡難起發，一有觸犯，則輕者變重，立生異證。如暴風連日，則有傷風之證，桂枝葛根湯主之；若嚴寒凛烈，則有寒病，正氣散主之；若酷暑熏蒸，則有熱病，人參白虎湯主之；久雨濕淫，則有濕病，胃苓湯主之。要在適中，無犯正氣。

## 發熱

痘疹未形先發熱，吉凶輕重如何説。熱輕毒淺吉堪期，熱重毒深凶可決。

凡發熱乍進乍退者其痘必稀；熱少者其痘亦稀，蓋熱淺則毒輕故也。若熇熇發熱，或蒸蒸發熱，煩躁昏眩者，其痘必盛，蓋毒深則熱甚也。宜發表解毒托裏，加味葛根湯主之。

## 發熱不出

發熱綿綿不見形，其中凶吉事難明。解肌托裏須斟酌，施治詳分外内因。

熱三朝便出者，此常期也。如過四五日不出者，熱勢綿綿，無有休歇，吉凶之兆，未可卜也。急與解毒托裏，分外内因而治之。疎者吉，密者凶。如勞苦之人，皮膚粗厚，腠理閉密，及外感風寒，其痘被外邪所遏而不易出，此外因也，麻黄解表湯。如内虚吐瀉，毒氣内陷而不出，及傷飲食陳積腸胃之間，而毒合併，鬱而不出者，此内因也，内虚托裏十補散，内實則枳實導滯散主之。

## 渴

發熱而渴熱在裏，切忌生冷及冰水。生津解毒口中和，小渴任之而已矣。

凡發熱作渴，此毒火內蒸，消鑠津液，故口乾而渴也。微渴者，頻以炒米湯飲之。切不可以冷水紅柿甘梨西瓜等物，反傷胃氣，必有後災；亦不可以薑椒湯飲之，恐助瘡而成他變也。渴甚不止者，人參麥門主之；如吐瀉不止而更作渴者，此脾胃虛弱也，參苓白朮散主之。

## 腹痛

發熱腹中急痛時，毒攻於內不須疑。大便鞕結須當下，莫待臨危悔却遲。

訣曰：發熱腹中痛，斑瘡腹內攻。發多防不透，發少更防癰。言痘疹腹痛者，乃惡候也。凡痘疹發熱，但覺腹痛即當托裏解毒，俾毒得散，不可逡巡以致後艱也。若能飲食，大便如常，腹痛者，化毒湯主之；大便鞕結，煩躁作渴，腹痛者，三黃解毒湯主之；泄瀉腹痛者，建中托裏湯主之。

## 腰痛

發熱腰疼毒氣深，人或病此或惺惺。人參敗毒真奇絶，病減瘡稀免殞傾。

凡痘疹發熱腰痛者，最惡，治之宜蚤也。但覺腰微痛者，即與人參敗毒散。如痛止者吉，不止者凶。

## 發搐

若遇痘疹時發搐，須知病屬於肝木。木能勝土又歸心，風火相爭脾不足。

凡痘發熱有驚搐者，以導赤散加辰砂末服之。此驚痘甚好，以驚搐發於四肢也。如痘應出不出，驚搐不止，以瀉青導赤散主之。如不作搐，但心煩啼哭者，以麥門冬導赤散主之；如瘡已收靨，餘熱不退而發搐者，此慢驚之類也，多致不治。但父母不忍坐視，責而治之，以寧神湯、抱龍丸合而治之，輕者可愈。

## 吐利

發熱之時吐利頻，不須驟止毒攻身。久而不止瘡形見，方可調中養胃純。

凡痘發熱，有嘔吐者，有泄瀉者，有吐瀉并作者，不可驟止，令毒氣上下得出也。但痘見形，吐瀉即止者，吉兆也。如久不止，先用理中湯和之；瀉仍不止者，以豆蔻丸治之。吐瀉既止之後，更以調中湯服之，使脾胃氣實，其瘡易壯易靨。

## 譫語

譫語狂言見鬼神，皆緣熱毒亂天君。辰砂導赤安魂魄，莫聽巫師誤世人。

凡痘發熱，妄有所見而譫語者，或昏昏好睡夢中言語喃喃者，或狂妄欲走循衣摸牀者，皆毒氣内攻，神識不清故也，急用鎮神解毒之藥，辰砂導赤湯主之。人事清爽，神采復舊者，吉；若連綿不止，則魂魄將離之兆也。

## 四肢厥冷

遍身有熱四肢寒，脾胃俱虚仔細看。急用補中併益氣，仍前厥冷治應難。

凡痘遍身皆熱，獨耳尻一處宜涼，所以痘瘮之證，頭宜涼，手足宜温。如手足發冷者，此脾胃虚弱也，可用補中益氣湯治之。服後手足和煖者生，厥逆不退者死。

## 失血

熱毒熏蒸血妄行，此名惡候令人驚。一身出血俱難治，鼻衄須知病稍輕。

凡人身之血不可妄行，痘瘮之火熏灼於内，迫血妄行，隨火而動，或從口出鼻出、大小便出，皆死證也。

但鼻出者或有可治之理，元參解毒湯主之。痘疹潰爛不能收效，出血不止者，多不可治。

口舌生瘡

晝夜發熱渾不歇，口舌生瘡脣破裂。咽喉塞痛食難嘗，解毒黄連併甘桔。

凡痘未出之時，一向熱不退，晝夜煩躁，口舌生瘡，脣破喉痛者，此毒火内蒸，其熱誠急，治之不可緩也，急用黄連解毒湯合甘桔湯治之；不已者勿治。

多汗

發熱身汗不須疑，腠理疏通痘發稀。但恐汗多陽氣弱，調元端的有神奇。

凡痘發熱自汗者，此不必治，腠理疏通，毒氣越泄，無鬱遏也。所以古人謂庖人蒸籠之法，但欲其鬆者，正此意也。如恐出汗太過，胃氣反陷，痘不能成就，治法以調元湯主之。

發戰

寒熱時時且戰兢，表虚邪與正相爭。但將柴葛加官桂，入口能令大勢平。

痘瘡所懼者，寒戰也。如發熱之時，增寒壯熱，其身振振戰動者，其人表氣素虚，瘡毒欲出不出，留連於腠理之間，邪正相爭，故振振如戰慄之狀，治法以柴胡加桂枝湯主之。

能食不能食

始終能食最爲良，平日其人脾胃强。食少即防中氣弱，滲流引日變瘡瘍。

始終能食，其人脾胃素强，自然血氣充實，易出易靨。如平日能食，一旦食減者，即問其人咽痛否？或傷於飲食，依法治之。咽痛者，加味甘桔湯；傷食者桔皮湯。如無上證，只食少者，此脾胃氣弱，不能消食，以參苓白朮散治之。

煩躁

痘瘡安靜號和平，表裏無邪患自寧。煩躁忽然宜細審，癢虚痛實熱呻吟。

凡痘疹以安靜爲貴，此表裏無邪，不必服藥。但有煩躁者，必毒氣壅塞，併表裏不寧，宜審視之。如搔爬不停者瘡癢也，起臥不寧者裏熱也，呻吟者痛也，非折肱之妙手，焉能識其病而藥之哉？

見形

發熱三朝痘出稀，此爲吉兆不須疑。先期毒盛渾無制，過此多因氣血虚。

凡痘疹發熱，三日而出，此常期也。依期而出稀者，不須服藥。如不及期，發熱一二日即出者，此毒氣太甚，冲擊榮衛，一齊涌出，無所制伏，大凶之象也。必欲治之，不過解毒輕軟托裏，使無陷伏，消毒快斑湯主之。如過期至四五日始出者，氣血本虚，不能戰毒，使之即出，當補中托裏發表，增損八物湯主之。

出形遲

瘡出遲遲有數般，皮膚閉塞屬風寒。裏虚吐瀉宜分治，癰毒三焦治却難。

痘疹出自有常期，如應出不出，責而治之。苟外感風寒，皮膚閉塞，不能即出，其證頭痛身熱，及痛無汗，喜蓋衣服，偎倚懷中，此惡風寒之象也，當與發散之，用加減參蘇飲。若曾吐瀉多，當温其裏，裏虚不能快出故也，用加減調中湯主之。如發熱，煩躁狂妄，大渴唇躁，其毒氣壅併，流而不泄，上焦主頭面至胷，中焦主胷至臍，下焦主臍至足，毒火蘊於三焦，營衞不行，上下不通而死矣。

### 應出不出

應出不出是如何？發表奇方效驗多。腹脹便堅煩悶苦，消斑承氣救沉疴。

凡痘應出不出，或外感風寒，或内虛吐瀉，治各不同。如前參蘇飲、葛根湯、敗毒散、調中湯，皆奇方也。若熱甚，腹脹氣粗，煩渴悶亂，大便閉結者，此毒火内蓄，宜急解之，用消斑承氣湯。

### 瘡出熱未退

瘡出熱退毒已盡，熱還不退毒還甚。纍纍常出無定期，外邊最怕乖形證。

痘瘡之熱毒，火所致也。未出之時，其毒在裏，煎熬氣血，熏蒸營衞，故熱發於外。及其見形則毒泄而熱解，所以瘡疹出而熱退者，其毒本輕，瘡勢亦稀。若痘既出，熱還不減，此毒積於中，其熱方盛，未可言其爲輕也，當急解之，用解肌化斑湯，服後其熱漸退者可言輕。熱更不退，其瘡纍纍旋出於空痘之間，始疎而終密，如此者，最怕生出他證，或煩渴，或狂妄，或泄瀉，或腹脹，或搔癢，或寒顫咬牙，或失聲，或錯喉，或乾嘔，或黑陷，或喘促，諸如此類，皆不可治而死。

### 觀痘出處定吉凶

出現先於面部中，其間凶吉妙難通。繞唇頦頰方爲吉，額上眉間定是凶。

人之面部，左頰屬肝木，右頰屬肺金，額屬心火，頦屬腎水，鼻屬脾土；又正額者太陽脈之所會，頦者陽明脈之所經，兩耳傍少陽脈之所過。痘爲陽毒，故隨陽先見於面。但陽明者，胃與大腸也，積陳受污，氣血俱多，先於其位出現者吉。若太陽則水火交戰之位，少陽則木火相戰之宫，於其位出現者凶。不但出形忌於正額眉間及兩耳之前後，凡收靨起漿，但於此數處先者，皆逆象也，多不可治，故不立方。

頭面呼爲元首尊，咽喉緊隘譬關津。若還瘡痘多稠密，鎖項蒙頭事可驚。

經曰頭者精明之府，又言養氣者病在頭，可見頭爲諸陽之會，發生之本也。五臟精華，皆會見於面，是頭面者爲元會之首，至尊貴而不可犯也。咽者水穀之道路也，主内而不出；喉者呼吸之所關也，主出而不内。人非此則水穀呼吸廢而死矣，故在人身，譬之關津隘口焉。痘疹之出，須頭面頸項稀少。如頭面多者謂之蒙頭，頸項多者謂之鎖項。蒙頭則視聽俱廢，鎖項則外者不入内者不出，死之候也。

## 稀密

頭面胷前總要稀，四肢多也不須疑。遍身碎密堪惆悵，解毒當令髮透齊。

頭面者，諸陽之所會也。胷者，諸陽之所受也。陳氏曰：痘疹輕者，作三四次出，頭面稀少，胷前無，以陽分不可犯也。若遍身稠密瑣碎者，急與解毒，疏通營衛，使氣得其均，血得其活，齊齊起發，無乾枯黑陷之變，可與疏毒快斑湯主之。

痘瘡磊落最爲奇，只怕相黏成聚堆。蠶殼蛇皮生不久，蚤斑蚊跡鬼相隨。

凡痘瘡初出，視其相去遠近多少何如：相去三五寸一粒者必輕而稀，相去一二寸者頗密。如三兩成叢而出者，必密而重，其後多變癢塌也。如蠶殼蛇皮者，氣至而血不隨也，當用行氣補血之藥，歸芎均氣飲主之。如蚤之斑、蚊之跡者，血至而氣不至也，當用涼血補血之藥，參芪和血飲主之。服後氣血相隨者吉，瘡如舊者凶。

## 虚實

一出形來色艷嬌，瘡空皮嫩不堅牢。溶溶破損生難久，個個成膿死可逃。

痘瘡出形如平日皮肉正色者吉；若瘡色常帶艷而赤，其後多癢塌而不可救也。但見帶艷者，即防後日癢塌之變，早用疏風固表，消毒之藥，使血氣充實，邪火漸退，正氣不虧，光壯乾收，如期不亂可也。治法用固陽散火湯爲主。

最怕頭焦形焠焠，又嫌皮嫩水溶溶。頭焦變黑瘡歸腎，皮嫩逡巡癢塌攻。

痘瘡先出最可喜者，明潤而鮮也。若瘡頭帶黑，此毒在血分，治法以涼血解毒爲要。

咽喉

痘瘡初要解咽喉，喉痹咽瘡毒火燒。只恐一朝封管籥，錯喉嗄啞却徒勞。

凡痘疹有咽喉瘡痛者，如烟囱之狀，火焚於下，其燄上熏而痛，急用鼠黏子湯解其毒；痛甚者，用一聖散吐之。若不早治，以致咽瘡潰爛，喉門腫塞，水入則嗆，食入則錯，咽啞失聲，則難治矣。

痘瘡入眼

若怕痘斑入眼中，膏煎黄蘗妙無窮。但觀眼肉多紅腫，急瀉心肝免毒攻。

痘瘡之毒，爲害者咽喉最甚，眼次之，所以古人用黄蘗膏爲護眼法，其慮深矣。但兩眼紅脈縈纏，或眼閉不開，以致多生瞖淚，急瀉心肝之火，庶免他日喪明之患。

痘兼斑疹

痘瘡只出一般奇，夾疹夾斑總不宜。解毒化斑除火熾，若還不減勢傾危。

錢氏曰：痘瘡只出一般者善，其間碎密若疥子者，此夾疹也；皮肉先紅成塊者，此夾斑也。皆毒火熏灼於中，故斑瘆夾出於外也。宜急解毒，使斑瘆消散，荆防解毒湯主之。服後不退者凶。

## 身癢

痘標才見二三點，爬掐渾身癢不禁。此是火邪留腠理，便須發散瀉肝心。

凡痘初出之時，遍身作癢，爬掐不寧，此是邪火停於肌膚皮肉之間，不能即出，故作癢也。與傷寒汗不出而身癢者同。況諸瘡癢痛屬心火，又肝主風，抓癢不寧者，風使之也；肝屬筋而運乎爪，經曰在變動爲握，可見瘡癢而爬者，心肝二臟之證，治宜瀉心肝之火邪，其癢自止，風火併治湯主之。

## 口臭

口中出氣多腥臭，肝臟火邪焦爛朽。清金瀉火急治之，七日以後應難救。

凡痘初出，口中腥臭，勃出沖人者，肺中火邪煎熬潰爛故也，急以瀉火清金之藥治之。若淹延不治，至七日以後必死。經曰：肺絶者七日死。此證多或失聲而喘，或乾嘔，皆其候也，清金瀉火湯爲主。

## 起發

五六日間起發時，俗人計日强猜疑。不知毒氣分深淺，妄執方書只補脾。

俗云：三日發熱，三日出形，三日起發，此俗論也。蓋毒有淺深，氣有厚薄，出之先後，狀亦因之。大抵不出五六日間，被毒淺而氣厚者，起發常易，被毒深而氣薄者，纏綿延捱至六七日始壯者有之，未可以常期論也。俗醫見其起發之遲，不論毒之淺深，氣之厚薄，概謂中氣不足，妄用補脾之藥。殊不知曾吐瀉而不能食者，補脾以助長可也；若未經吐瀉，能食而六腑堅實，復用補脾之藥，不免黨邪爲虐，非徒無益而又害之。

起發如期貴適中，太過不及總成凶。先期毒盛充膚腠，過此瘡成腹内癰。

凡痘瘡起發，只在六七日間，謂之中。自發熱算起，正當在六七日也。如未及期而先起發，此毒火太甚，營衛氣虚，直犯清道而出，謂之邪氣太過，法當固表解毒，以防癢塌之患，黄芪芍藥湯主之。如過六七日，又不起發者，此臟腑虚弱，毒留於中，壅塞不出，謂之正氣不及也，法當托裏解毒，以防倒塌干中之變，内托護心散主之。

## 出形紫黑

出形已定視根窩，紅活光肥氣自和。若是青乾多紫黑，急宜解毒莫蹉跎！

痘瘡出見已盡，當起發時謹視根窩，以决輕重。如形充肥色紅活者，氣血和暢，毒氣發越，大吉之兆也，不須服藥。若見形扁而塌，色枯而黑者，此氣血虚乏，毒氣壅遏，不能起發，急用解毒托裏之藥，如十宣内托散之類。

## 稠密

大抵痘瘡只要稀，如期平順不須疑。若還稠密休輕易，解毒時時免險危。

凡痘稀者毒淺，不須服藥。若見稠密，其毒必甚，切防血氣不足，起發不透，漸生變異。常服解毒托裏散，令其易壯易靨可也。如服此藥，紅活光壯者，毒不能留，血氣内實，此爲可佳。若服後病勢連延者，邪氣盛，正氣衰，不能成就，宜屢服之。如服此藥，當起不起，必致變證，不可治也。

## 囂薄破損

郛郭充肥實且堅，色多蒼蠟或紅鮮。若逢破損多囂薄，縱有良方命不痊。

郛郭充肥，皮裏堅實，以指捺之，堅實不破；又有蒼蠟色或紅活者，皆順候也，不喜乾燥淫濕。若瘡紅鮮及乾燥而不充肥者，此火盛而血不足也，宜退火涼血輕清之劑，四物快斑湯主之。如瘡光潤而帶淫濕者，此濕盛而氣不足，宜瀉濕補氣兼風藥而治之，蓋風能勝濕也，四君子快斑湯主之。如紅活充肥，以手捺之，隨捺即破，此乃皮嫩易破，後多癢塌而死，宜大補養命湯。如但起發而浮囊空殼，如麩皮中無水色者，此血氣俱虛，用大補快斑湯主之。其瘡轉潤澤而中含水者可治；無水者必增癢搔煩躁，啼哭而死。

## 觀形色

痘瘡將起辨形色，虛實寒熱分氣血。莫教差錯半分毫，仔細參詳用補泄。

凡痘瘡起發，常須視其形色，以定吉凶輕重。如根窠紅潤而頂肥者，吉；根窠紅，頂灰白者次之。根窠赤而頂紅帶艶色者，此火勝也，用解標瀉火湯主之，退者生，不退者死。如純灰白色者，此虛寒也；如純紫赤色而齊涌者，此實熱也。虛則補之，實則瀉之，以平爲期。服藥瘡色不回者，十死一生。

## 中枯黑子

四圍起後陷居中，中氣虧虛尚未通。若是中虧成黑子，又名疔毒急須攻。

痘瘡起發，其名不一：有緊小而充實者，俗呼珍珠痘是也，則易壯易靨；有高大而飽滿者，俗呼大痘是也，則蚤壯遲靨；有四圍起而中落者，俗呼爲茱萸痘是也，此則有凶有吉，有輕有重。密者蓋由中氣不足也，所以時日未到，但四圍起發而中心尚是好肉，未得起發，再時日既至，自然充壯而成血漿，輕稀者不須治之，重密者解毒化斑湯。若先有水而忽乾枯黑陷者，此名惡候也，不可與中氣不足者例論。

## 四圍乾枯

中心起發四圍乾，不久焦枯變一般。毒火熏蒸津液竭，開關啓鑰治應難。

痘本稀者，自然易壯易靨；痘本密者，常防不透之害。有中心微起，含水色，而四畔却乾枯者，此毒火熏蒸津液乾枯之兆，急宜治之，如痘疔之法。失此不治，則盡焦枯，復入於裏，煩躁叫哭，腹痛喘渴而死。

## 痘疔

痘疔治法古多般，只要開通毒氣先。解毒透肌須發散，胭脂四聖保平安。

大抵痘疹初出一點血，爲正氣被毒氣衝擊腠理而出現也。其後毒與血併，血化爲水，水化爲膿，膿成而毒解矣。故毒火太甚，煎熬陰血，其血乾枯而變黑色，不得化水，反塞其毒之路，以致毒氣陷伏而不得出，此名倒陷是也。其人煩躁喘渴，多不可治。故古方外用針刺破而吮去其血，或因疔碎之者，無非欲其開關啓鑰而後毒氣得出也，然不如四聖散有效。内服山甲燒人牙者，亦解毒發表之意，又非托裏快斑之法，然不如加味四聖快斑散用之多效。錢氏用牛李膏，必其人大小便閉結，煩熱作渴，故宜服之。若大小便自調，身無大熱者，則不可用。故用牛李膏、百祥丸，以宣風快斑湯代之。若或泄瀉其瘡由灰白而變黑陷者，此名倒伏倒靨也，以木香快斑散治之。中病即止，不可多服；若多服，反增熱證。

## 黑陷

黑陷瘡中最所嫌，此名惡候古今傳。莫教見出渾身上，縱有靈丹治亦難。

凡黑陷亦有可治者。如用前藥，其瘡紅活，依期先壯者，吉；若服藥後而瘡如故者，不治。但瘡本稀或瘡稠密，其中起發者多，略有數個黑陷者，可治；稠密如縫，又不起發，或灰白，或紫色，或青乾又加黑陷，此等治之，則無功矣。大抵痘疹之出，紅鮮者吉，黑乾者凶，其變黑歸腎之説乎？

## 紫紅灰白二證

灰白遲延頂又平，紫紅掀腫候須明。只將氣血分虛實，莫學庸醫執一評！

凡痘喜紅活充實。不紅活充實者虚也，紅腫太過者實也。假如灰白色當起不起，其頂平陷者，此氣虚也，必問其人初起證候，若初起時吐瀉不能飲食，其後瀉止而瘡灰白頂平者，此正氣虚弱，用十全快斑湯；其瀉不止者，用異功快斑湯、豆蔻丸，甚者用附子理中湯；若未吐瀉，其人素怯，元氣不足，用補元快斑湯；或誤服解毒涼藥及冷水者，用調中快斑湯。若灰白色又加癢搔，頂平陷，腹作脹者，此不治之證也。假如紅紫掀腫，此血熱也，用涼血快斑湯。或其人素實，初起時誤服熱藥，以致此證者，用三黄解毒湯。紫赤變黑，併喘渴不寧者，此亦不可治也。庸醫不知氣血虚實之分，喜温補者，不問内實，概用木香異功散；喜解毒，不問中虚，俱用芩連梔蘗。以致實實虚虚，執著一偏，誤人多矣！

## 餳〔一〕餅

初發猶如餳〔二〕面形，皮膚浮腫勢猙獰。其人能食方無慮，不食昏迷鬼伴行。

凡痘稠密，要依次起發，紅活尖長者，吉。如一齊起發，遍身白色，如餳〔三〕餅形，頭面浮腫者，此惡候也。但看其人飲食何如？若其人能食，大便堅，小便清，無他證者，往往捱至日久，渾身皮脱而愈。若不能食，又加吐瀉熱渴搔癢者，此必死之證也。能食者，宜清導解毒之藥，用助脾快斑湯，頻頻與之，不可過多也。

## 口脣瘡色焦黄

起發初時未試漿，口脣瘡色早焦黄。如斯惡候無人識，謾自多方立紀綱。

口脣者脾之候也，脾司水穀以養氣血，所以痘瘡不宜脾胃受病。如初發之時，漿水未試，口脣瘡色便帶黄漿，此惡候也。時人不知，喜其成漿，便呼爲吉，延至五六日間，其瘡先靨，脣皮剥破，一層又一層，加病而死矣。

注〔一〕〔二〕〔三〕餳　原作「錫」，誤。據文義改。

## 瘡頭帶白漿

起發瘡頭帶白漿，不拘何處總爲殃。謾勞妙手調湯藥，七日之中見不祥。

凡痘由紅點而水疱，由水疱而膿疱，由膿疱而結痂，有自然之次第。若初起發瘡，頭帶白漿者，此疫癘也，不問何處，但有此證，便不可治，主七日内而死。

## 牽連相串

發時磊落最堪誇，相串牽連事可嗟。若是四圍添小粟，定然搔癢證來加。

凡痘瘡起發，顆粒分明，尖圓磊落者吉；如彼此相串，牽連一片者重。仍要看虚實，用解毒化斑之藥，如前所論，分氣血而治之。若本痘起發而根窩四畔又旋出小痘，與本痘成叢，不待漿來，加搔癢而死。

## 手足發不透

起發時常看手足，發而不透多反復。此緣脾胃弱中來，發散補脾兼解毒。

但痘起發之時，常要看其手足發達如何？手足循序起發，此毒得發越，脾胃素强，不必憂慮。若遍身俱起，手足起不透，此脾胃弱也。蓋脾胃主灌溉四肢，脾胃虚，不能行其津液，所以手足起發不齊，用補脾快斑湯治之。若手足之瘡，見而復隱，起而復塌者，必死之候，此根本已廢，枝葉未枯之象也。

## 護持

變輕變重在斯時，調養看承勿縱弛。禍發卒然難救療，噬臍束手悔應遲！

痘瘡始終有輕變重者，犯禁戒，誤醫藥，受風寒也。有重變輕者，守禁戒，擇醫藥，適寒温也。然輕重吉凶之變，又存乎起發之時，所以調護不可縱弛也。凡痘瘡起發，或遇迅雷卒風暴雨之變，即當密帷幄，謹飭房户，以防客氣之侵。如有失於調護，爲寒涼所鬱，不能起發者，用正氣快斑湯治之。遇久雨而不能起發者，用平胃快斑湯治之。凡遇天時熇熱，俗人不知，謂痘欲温，蓋覆太厚，以致毒火鬱遏而不得發越者，此壯火食氣反虚其氣也，用白虎快斑湯主之。凡痘起發，誤食生冷，以致脾虚而不能發透者，用理中快斑湯治之。凡痘起發，内傷飲食，腹中飽悶或痛，以致中氣鬱遏而不能發透者，用寬中快斑湯治之。凡痘起發，誤服湯丸，偏寒偏熱，以致不透者，必詳問其所服之藥，若誤服寒涼者，用調中快斑湯治之；誤服熱燥者，用三黄解毒湯治之。

## 泄瀉

痘疹常宜大便堅，清長小便主無艱。若逢泄瀉無休歇，寒熱須教仔細看。

痘自起發之後，大便要堅，雖三四日不大便亦無妨。惟小便常欲流利，若見赤少，用四苓新加湯。如有忽然泄瀉者，要分寒熱治之。又視其所泄之物何如？其焦黄酸臭者，此内熱或傷食也，用胃苓和中飲；若所出之物，清白澄冷者，此裏寒也，用附子理中湯；久泄不止，以理中湯吞豆蔻丸，甚效。

其人能食素脾强，大便雖無也不妨。但用補中兼消導，二陳君子是奇方。

如其人能食，雖有泄瀉，不能爲害。但以補中之藥，用六君子湯主之。

## 頭腫

起發瘡頭預腫時，大頭時氣亦兼醫。瘡頭磊落色宜潤，反此須妨命必危。

凡痘瘡起發，有頭面以漸而腫者，此毒氣發越，聚於三陽，欲作膿血，故頭面皮肉掀腫也。此雖正病，亦當解毒護咽，與咽喉兼治之，用大化毒湯。有頭面不腫者，此瘡本稀疎磊落，毒根必輕淺，雖作膿血，却不相黏，故不腫痛，不必治之。若痘稠密，應腫不腫者，此毒積於內，不能發透，急服托裏快斑湯，瘡起者吉，不起者凶。至於腫時，又要觀其氣色，瘡本磊落，皮色活者吉；瘡本稠密，皮色黄黑暗灰色者，多不可治。亦有瘡將起發，便先頭面腫者，此天行疫癘，俗呼爲大頭瘟也，急宜解毒，用救苦散治之，效者吉；不效則易腫易消，漸變搔癢，飲食錯喉，聲啞倒陷，百無一生。

## 目閉

頭面腫胖雙目閉，毒氣壅塞在經隧。此爲惡候謹隄防，腫退目開事不濟。

痘瘡起發時頭面腫，有目閉者，有目不閉者，亦觀其瘡疎密，與毒氣輕重：若瘡疎毒輕者，目自不閉；瘡密毒甚者，其目應閉而不閉者凶。但遇目閉之證，必待收斂而後漸開者吉；未收漸生搔癢，腫消目開者凶。

## 痛癢

痘瘡痛癢作何評？癢虛痛實自分明。都來痛者終爲吉，諸癢元來不吉云。

大凡諸痛爲實，諸癢爲虛。謂之實者，邪氣實也；謂之虛者，正氣虛也。蓋痘瘡終始氣以載之，血以養之，氣血充盛，則禁固綳束，其毒不得横行，所以緊實而爲痛也。痛者是美事，不須服藥。苟欲治之，用涼血芍藥湯。氣血若虛，則邪氣横行，泛溢皮内，燎灼侵螫而癢也。蓋痘瘡回頭作癢者，容或有之，此否極泰來之象也。若發熱及養漿之時而作癢者，此危證也。治法内用托裏解毒之藥，外用熏浴之法，令其不致癢塌破陷可也。仍要分虛實而治：若能食大便閉結者，此邪氣内實，正氣外虛也，用加味四聖解毒湯主之，外用熏浴之法；如泄瀉者，正氣内虛，邪氣外實也，用調元托裏湯主之，外用熏浴之法。如用上二法而癢即止者吉，不止者凶，反甚者不治。

### 熱渴

起發之時熱渴加，火邪内迫事堪嗟。急宜解毒生津液，休得俄延恨落花。

凡痘起發時身熱者，勿除其熱，蓋不熱則痘不起發。如熱太甚過常，脣焦舌燥，小便短小，此則可治，用導赤解毒湯，熱平即止，勿過其劑可也。凡痘瘡作渴，此是常事，蓋由胃中津液不能滋養本源，内則熾於毒火，外則灌潤瘡本，故作渴也。凡渴之時，不可與以西瓜紅柿及蜜水梨菱之類。又或有飲冷水椒薑湯而安者，此僥倖，不可爲常。但渴太甚者，看其虛實而治：如大便堅實而作渴者，此内實作熱也，用生津地黄湯；如泄瀉而作渴者，此内虛作熱也，用白朮散。

### 失聲咬牙寒戰

幾番起發便無聲，咬齒增寒神識昏；乾嘔錯喉痰氣急，瀉清腹脹總歸冥。

痘瘡始終要聲音清亮，人事安靜，六腑堅實，飲食如常。如起之時，便咽啞失聲，咬牙寒戰者，煩躁昏迷者，乾嘔者，嗆食錯喉者，痰氣喘急，泄瀉不止，腹脹悶亂者，皆凶證也。人皆知瘡已出而聲不變者，形病也，瘡未出而聲變者，氣病也，瘡出而聲不出者，形氣俱病也，將欲治之，誠難爲力。吾見失聲而死者多矣。有欬嗽而失聲者，則不在此例。

### 嘔噦

病人嘔噦勢堪驚，莫聽寒邪在胃停。妄進湯丸如獨聖，内傷臟腑死將臨。

痘瘡乾嘔無物或時噦逆者，此肺腑内傷，衝任之水，上犯清道而出聲，爲嘔噦之聲。嘔噦者惡聲也。經曰：

絃敗者聲必嘶，木陳者葉必落，臟壞者聲必噦，此之謂也。若飲食而嘔吐者，當分寒熱而治：如胃傷冷物，受寒氣，此寒嘔也，二陳理中湯；如未傷冷物，未受寒氣，此熱嘔也，二陳一連湯、鼠黏子湯主之。要用控涎散與獨聖散吹之，殊效。

## 狂躁

遍身稠密發未透，啼哭呻吟更煩躁。狂言妄語見鬼神，臟腑敗傷大限到。

痘瘡稀疎磊落者，自然起發光壯；若是稠密者，切防氣血虧損。起發不透，即視病之所在，如前法治之：虛則補之，實則瀉之，在氣治氣，在血治血。如藥不效，反增沉重，或啼哭不止，日夜呻吟，煩躁悶亂，狂言妄語，如見鬼神，此臟腑敗傷，神魂離散，復何爲哉！

# 古今圖書集成醫部全録卷四百六十一

## 痘疹門

### 幼科全書 元·朱震亨

#### 成實

起發已透漸成膿，毒隨膿化決無凶。或逢空殼及清水，毒氣流連可慮終。

痘瘡起發後血化爲水，水化爲膿，至此膿已成而肉已化，飲食如常，自無所苦，可以言吉也。若但起發，殼中無水，此氣至而血不隨；或含水色，平塌不起，此血至而氣不隨；或窠囊浮腫，含清水而如水泡之狀者，此氣血俱虚，不能制毒，反爲毒迫漸變癢塌也。治此之法，血不足者益其榮，用四物化毒湯；氣不足者益其衛，用保元化毒湯；氣血俱不足者托其毒，固其榮衛，用十全化毒湯。中病者吉，不效者凶。亦有飲食如常，六腑充實者，其見空殼清水之證，雖能收斂，未免爲癰毒也，不可不早待之，治法如上。痘至膿疱，乃收功之時，手足常要和煖，過冷過熱者，變也；人事常靜，煩躁昏悶者變也；六腑要充實，忽吐利者變也；聲要清亮，忽然啞者變也；飲食要漸進，忽不飲食，反作渴者，變也；色要蒼蠟飽滿，忽灰白平塌者變也；瘡要平安，忽癢痛者變也。或觸風寒，或犯禁忌，或傷飲食，或誤湯丸，審而治之可也。

## 寒熱異常

四肢温煖最相宜，寒熱乖常勢漸危。補瀉中間能謹慎，折肱端的是良醫。

痘疹始終手足常要温和，不可太熱太寒：太熱則火盛，太寒則水甚，偏勝則殘矣。假如病人六腑閉結，狂妄煩躁，口乾作渴，脈洪數沉緊者，此實也，宜瀉之。手足熱者，本病也，冷者陽極似陰，謂之陽厥，下之勿疑，用承氣化毒湯。如病常吐利，脈微弱沉細者，此虛也，宜補之。手足冷者，本病也，熱者陰極似陽，謂之陽脱，用四物化毒湯。

## 戰慄咬牙

養漿安静始爲奇，戰惕鳴牙總可疑。癢痛煩躁雙足冷，縱然盧扁也難醫。

痘已成膿，或寒戰，或咬牙，單見一證者，或可治之。蓋寒戰者，痘出太甚，表蒸而振振摇動也，養衞化毒湯主之；咬牙者，心肝火旺，其牙相戛而鳴也，清神化毒湯主之。若寒戰咬牙并作者，陽脱神喪，則不可治。瘡痛者，膿血綳急而脹痛也，芍藥化毒湯主之。瘙癢者，血螫而癢也，外用前熏法可解。若煩者，内熱也，導赤化毒湯主之。煩躁不止，反增昏亂悶者死。吐利而手足冷者，用四物化毒湯。

## 吐利

有膿有血毒歸瘡，只要其人正氣强。莫遺中虚兼吐利，功虧一簣費猜詳。

痘疹成膿之時，不宜輕利。如嘔而無物，多乾嘔，爲忌證，此衝任之火上衝於胃，直犯清道，故逆出之。吐而有物者，用養胃化毒湯。其瀉者，視所出之物色黄而臭者，熱也，用香連化毒湯；瀉青者寒也，用理中化毒湯。瀉久不止，不論寒熱，通以前理中豆蔻丸兼而治之。而吐利不止手足冷者，用附子化毒湯或陳氏木香異功散，可選而用。但其藥性猛峻，不可不慎。或有無時溏泄，手足和煖，飲食如常，治之不止，亦不可言無事也。

## 失聲

痘出身中膿血成，咽喉從此漸和平。反加嗆水聲音啞，咽爛喉穿敢料生？

初時失於調解咽喉，以致毒火熏蒸，喉舌多瘡；又失於解毒，其瘡稠密。然外瘡未熟，內瘡先熟，於養漿之時，則熟又先靨矣。所以咽喉宜漸寬平，飲食無苦，聲音清亮爲吉。當此之時，飲水則嗆，食穀則噦，甚者失聲，此痘瘡糜爛，舌上成坑，咽喉腐壞，肺管壅塞，呼吸俱廢，飲食俱絶，必死之證也。亦有先本無瘡，而因食辛熱之物，或服辛熱之藥，變成此證者，可急用甘桔化毒湯。病退者吉，不退者凶。或有喉中無瘡而暴啞者，此少陰之脈不榮於血也，用養心化毒湯。中病者吉，不中者勿治。

## 灰白色

陷起平尖脚潤紅，窠囊飽滿盡成膿。自然血氣都如舊，略有差池便是凶。

養漿之時，則平日中陷者盡起，頂平者盡尖，自然根脚紅活。若色灰白者，雖膿之正色，亦由氣血不足，用大補化毒湯。或因泄瀉而致者，用固本化毒湯。若氣有腥臭者，此有濕熱，當解其標，用解肌化毒湯，更敷益元散，令瘡不致潰爛可也。

## 搔癢

每怕成漿搔癢攻，用心調護極疲癃。不分乾濕皆凶兆，只要瘡中有血膿。

瘡灌漿成功，切妨搔癢抓破，以泄其氣。俗言抓破出血者吉；不出者凶。殊不知起發之時，其瘡未熟而内裹血，故抓破則血出；養漿之時，其瘡已熟，而内是膿，故抓破則無血。何以辨吉凶？大抵不宜作癢；如作癢而病人精爽，自知其誤抓，或自言其癢而欲人之拊之者吉；作癢而悶亂煩躁，語之不聽，禁之不止，摇頭紐頸，手舞足亂者凶。其精爽而搔癢者，視其形體壯實，曾無吐瀉者，用四聖化毒湯。元氣素怯而又加吐瀉者，用參歸化毒湯。已上俱要用熏法。更看其抓破者，若復灌漿成瘡則吉；破而不溢，皮肉焦黑，俱不可治。

## 死證

眉心鼻準耳輪邊，唇口諸瘡要活鮮。但有焦枯幷黑靨，慢求醫卜早尋棺。

凡痘欲成膿時，眉心、鼻準、耳輪、唇口及兩頰，若見焦枯黑靨者，此名倒陷，決主凶，決不可治。痘至養漿之時，便成漿，如當養漿，反不見漿，依舊平塌，與未發時相似，或止起發，内却無水，乾枯虚空，此名倒伏。謂之倒者，膿根在脾也；謂之伏者，毒伏不出也；謂之陷者，毒出而復入也。於此時候，人事清爽，飲食如常者，别而治之。小便少，大便閉，壯熱煩渴者，宜下之，用承氣化毒湯。吐利頻數，六脈微弱者，宜温之，用回陽化毒湯。若人事昏悶，寒戰咬牙，足冷腹脹，氣滿喘促者，此必死之證也。

額上渾如滚水澆，溶溶破爛不堅牢。漸延兩頰皆虧損，泄盡元陽命莫逃。

痘瘡起發養膿，額上如滚水澆之狀，皮溶易破，不成顆粒，大片潰爛，此衞氣不生，毒火熏灼，漸延兩頰破損，水去皮乾，似靨非靨，則陽脱陰留，復增躁哭，此亦必死之證也。

痘瘡有孔流膿水，結聚成堆鷄屎形。此證未聞人救得，不須醫治費辛勤。

痘瘡要皮厚包裹完全。若瘡頭有孔，膿水漏出，乾聚乾結，其色灰白，如天泡瘡及癩頭瘡之形者，或清水自破，水盡而乾黑者，此皆癘氣傳染相似，俗云漏瘡，未有能治者矣。凡瘡稠密，臂髀腰股之間，其處久著牀蓆，輾轉揩摩，若非堅牢厚實，未有不破者。但破損之處，定須灌爛，急難成痂。苟破成片，其色焦乾，黧黑，如火燒湯澆之狀者，必死。凡手足破爛成片，不灌者，亦難治。

## 避忌

略見漿膿謹護持，莫教人物往來馳。邪風穢氣相侵觸，變化無常悔却遲。

痘瘡起發之後，漸漸養漿，即須謹防門户，禁止人物，内者休出，外者休入，恐防厭穢觸犯其瘡，輕者作癢作痛而變爲重，重者作癢抓破煩悶而死。故房中内外，常要燒蒼朮、大黄，以避不正之氣。今人出入用稻草燒灰亦可。切不可燒諸香，香能助火透入關節，所以忌之。凡諸厭穢，房事最毒，酒次之，五辛又次之。死尸之氣，烈於糞穢；狐臭之氣，甚於犬羊；烈風暴雨，亦能爲害；飲食之間，偏寒偏熱者，不可恣口也。故遇天時大熱則薄其衣，令常清涼；大寒則厚其蓋，令常温煖。皆調治切要之法，不可不知。世俗喜用僧道於家誦經噀酒，噴水解厭，以密呪靈章却不祥，用之雖無忌，但僧道恐有不潔而反爲害。若解厭之時，慎毋以法水與病者飲之，尤害之甚者也。凡被經水房事及生産之污所犯者，以大棗燒煙解之；被酒厭者，以菊根、茵陳槁燒煙解之；被五辛厭者，以生薑燒煙解之；被死尸及疫癘之氣所犯者，以蒼朮、大黄燒煙解之；被狐臭犬羊所犯者，以楓裘子燒煙解之；遇風雨日久，以蒼朮、楓裘子燒煙解之。

## 讝語

膿血淋漓心臟虚，含空神亂被邪如。睡言妄語難甦醒，養血安神病自除。

痘瘡稠密者，成漿之時，或有昏昏而睡，呼之而醒，或有喃喃而語，如被邪之狀，時人不知，多生驚恐。殊不知此因膿血去多，心中空虚，神無所依而致。法當養血安神，其病自愈，寧神化毒湯及安神丸。服藥不醒，反昏亂者必死。

## 腹痛

瘡成腹痛是何因？便閉腸中燥糞侵。轉下頓教人爽快，若曾受冷却宜温。

痘出之初腹痛者，方可言毒氣；瘡成爲膿而腹痛者，非毒也。若一向未大便，此燥糞在裏，用大黄化毒湯。不可泥首尾不可汗下之説，坐以待之，反生他變。若誤食生冷，或飲冷水而痛者，可温之，用温中化毒湯，中病即止。

## 腹脹

瘡毒無邪膿血成，忽然腹脹喘難平。多因穀食傷脾胃，消導寬中病自寧。

痘瘡順證，表裏無邪，膿血已就。忽然腹脹喘促，痘瘡色變，又加煩躁者，此必傷食而得也。何以知之？瘡正故也。輕者消導之，用助脾化毒湯；甚者用不二丸，以所傷之物爲引送下，再服補中化毒湯。

## 收靨

收靨難拘日數論，但憑稀密實虚分。緩收循序多平穩，大意須防餘毒侵。

收靨不可拘日數。大抵痘稀元氣實者，易出易收；若痘密元氣虚者，難出難收。只要循序緩收，飲食如常，更無他證者，吉；如收太急，乃毒火煎熬，熏灼血枯，非正收也，必生癰毒發怪證，甚則夭亡，不甚則殘形損目，慎之哉！

## 毒氣内攻

人中上下別陰陽，收靨先從此處良。若是足顛先靨黑，多凶少吉早隄防。

人中者任督二脈交會之處也，痘瘡出壯收靨，俱要在此部位先見者，謂之陰陽和暢。若於額頭手足心先收者，此邪氣攻内，臟腑先壞，不可救也。

## 臭爛

收靨元來要整齊，臭腥潰爛更蹺欹。中間順逆須詳審，不可逡巡當局迷。

收靨貴於整齊乾圓如螺靨者上也；頂破膿出聚如鷄糞者次也；破損血痂者下也。凡遇此等收靨，便須詢察曾犯何逆？如血氣未實，曾誤投補藥者，此邪氣因補，反蝕正氣，如火灼爛，宜用天水散以解其標，則邪火退而收靨齊矣。如曾多飲冷水，濕浸脾胃，以致收靨不齊者，宜用除濕湯，内滲其濕，外燥其表，令好收靨也。若頭面潰爛，其氣腥臭，及遍身手足和皮脱者，宜分順逆：其膿成毒化，飲食如常，更無他苦者順也；膿水未成，是名倒靨，逆也，逆則生變。

## 倒靨翻生

但逢倒靨細猜詳，復腫翻生却不妨。頭面腫消空不補，毒根深入剥膚牀。

凡痘出時一點血化爲水，水化爲膿，膿成結痂，封藏斂束，渾如螺靨，此毒從外解正也。若膿成之後不結痂，反成腐爛，和皮脱去者，此倒靨也。痘瘡倒靨，皆緣中氣不足，急用補中托裏之法。其頭面瘡已破者，後復加腫灌，手足遍身，原無痘處，又復出一層，謂之補空，俗呼翻生痘是也。此正氣不虧，邪氣不留而復出外，雖綿延日久，不爲大害；若服補中托裏之藥後，頭面手足不復腫，灌不補空，此毒氣深入於裏，所謂剥牀以膚，切近災者矣，安可救哉！

## 死證

頭面深如堆糞形，鼻端黄黑勢猙獰。唇皮塌破多艱苦，嗆水之時又失音。

滿面臭爛不成形，寒戰咬牙更失音。飲食能多幸無事，食艱嗆水命應終。

靨時泄痢忽頻頻，逆順中間仔細評。膿血痂皮爲順候，不分水穀逆堪云。

凡痘瘡收靨之時，忽然泄瀉者，看其所出之物何如：如膿血痂皮者，此倒靨之證，凡脾强腎弱爲順，利盡膿血則愈，不可强施治法。如利下水穀不化者，此腎强脾弱，急用陳氏木香散、豆蔻丸，利止則吉，不止則凶。

## 潰爛

過期不靨病遲遲，臭爛渾身靨不齊。黏席黏衣多苦楚，白龍敗草任扶持。

凡痘瘡之沒過期不靨，渾身潰爛，以致黏席黏衣，治法用白龍敗草散，黏襯鋪敷最佳。

## 難靨

當靨不靨候難諳，治法分來有幾般。縱意違師徒自斃，臨危方悔噬臍難。

凡痘當靨不靨，須要詳審：如冬寒之時，蓋覆稍薄，被寒氣所遏而不能靨者，用桂枝解毒湯。如夏月之氣，蓋覆太厚，被熱氣蒸熏而不能靨者，宜去衣被令清涼，用甘露解毒湯。如不大便，裏熱太甚，不能靨者，用陳氏木香散；如曾服補藥，以致難靨者，此只收漿不齊，俗呼寫坐漿遊是也，不須醫治。如元氣素弱，以致難靨者，用參歸解毒湯。世人不知此等，關係匪輕，視若泛常，不早治而徒斃，悔何及哉！

## 犯禁

膿水將乾易靨時，紛紛庸俗欠扶持。不知禁忌多翻變，卻似爲山一簣虧。

世俗於痘瘡結靨之時，即殺鷄食之，或用薑椒之類，謂其和煖，使瘡易收。殊不知鷄能動風，辛能助火，脾胃素强者幸免，如脾胃虚者反助火邪，以致發癰傷眼，口舌生瘡，馴致壞證者多矣，可不愼邪！又或妄稱痘要温煖，不宜寒涼，於亢熱之時蓋覆重綿，以致當靨不靨，變生他證，雖有善者，無如之何矣！

## 發熱

頭面渾身涼且和，靨時發熱事如何？微微作熱乾膿水，太甚焦煩病轉多。

痘瘡始末要有微熱，不可盡去；若至收靨之時，反增大熱發渴煩躁者，此毒火在内，更防陷伏，治法急用葛根解毒湯。

## 頑瘡

先前破損灌成瘡，到得收時不斂漿。此等頑瘡須急治，淋漓膿血久難當。

凡痘瘡犯著皮嫩易破者，本不治之證。如破損之時重復腫灌者，此正氣尚强，毒不能入而發於外。至於收靨之時，亦當依期乾斂。設不靨者，此正氣被邪氣剥削，雖能逐邪於外，不能逼邪成痂也，急用大補湯治之，不可因循生戾！

數個頑瘡不肯收，爬時鮮血却長流。如逢此證休輕視，日久須教一命休！

其痘瘡破損，灌膿作痛，不能乾結者，一名疳蝕瘡，但犯著即出血不止，又名陽瘡出血，極難治之證也。内服大補湯，外用綿繭散敷之，逡巡不治，以致潰筋傷骨，穿膜破空，夭命者多矣！

滿面瘡灌血膿多，敗面傷形怎奈何？却在良醫施妙手，調和中外救沉痾。

如痘瘡盡破，又復腫灌膿血浸淫者，切防壞眼崩鼻墮脣敗面也，宜服升麻解毒湯，庶免傷殘之患。

痘瘡抓破狀多般，出血乾枯或作坑。搔癢焦疼渾小事，穿皮潰爛致傷殘。

痘瘡抓破者，證非一般。有破而血出者，此陽瘡出血也，宜用當歸涼血湯；有破而血水俱乾枯者，此陷伏也，要瘡更灌，肉更腫者爲妙，内服托裏回生散；有破而成坑者，此内陷也，急用白袱散敷罨其瘡，内服托裏回生散。如此三者，不知施治，微則成瘡，淹延歲月，不能痊可；甚則潰筋穿膜，殘人性命，醫者其詳慎之。

## 戰慄

收靨依期要看痂，或時戰慄或言邪。三元正氣將回復，不必良醫病自瘥。

常見收靨之時，痂面員淨，或時戰慄者，或時言語妄誕者，此皆正氣將復，不能自持之兆，不必驚疑，須臾自定。

## 落痂

痂皮應脱都不脱，此際誰知復有憂。固表調元湯可服，免教日久病難收。

瘡若收靨，痂殻自脱，或黏著皮肉，不肯脱落者，此表虚也，尤當禁忌，不可以其易而忽之，治法服調元固本湯。

收靨之時不落痂，昏昏喜睡事堪嗟。只緣脾胃多虚弱，調治專宜戊己家。

設若痂皮不落，更加昏睡者，此脾胃氣虚故也，蓋脾虚多睡，治法用調元清氣湯。

落痂之後察瘡形，平整紅鮮日漸寧。若是凸凹併點黑，急宜敷治免憂驚。

其瘡落痂之後，根瘢平正紅活者吉；若瘢血或凸起，或凹陷，其色或白或黑，此吉凶未可知也，用滅瘢散敷之。如瘢色鮮者吉，否則凶。

靨脱精神已自由，緣何頭足更遲留。陰陽總犯如鰥寡，安得同時取次收！

凡痘陽生者以陰成之，陰生者以陽成之。經云：孤陽不生，孤陰不成。《玉函經》云：孤陽寡陰即不中，譬取鰥夫及寡婦。其痘瘡收靨，自人中平分上下，髮際以上陽之陽也，足膝以下陰之陰也，陽謂之孤陽，陰謂之寡陰，所以瘡之收靨，到此二處，每每遲留，不便乾較也，不可服藥。

## 餘毒

痘後緣何發痘癰？只因平塌少成膿。毒邪藴聚難消散，透節尋關出空中。

癰毒者，蓋痘出之時，一點血須臾化成水，水化成膿，膿成而毒解矣。若痘出形之後，應起發而不起發，應作膿而不作膿，一片空殼，狀如蛇皮，或平塌破損，却無膿水，此本死證，以脾胃素强，尚能飲食，亦可延至收斂，只是毒邪蓄於中不能發泄，以尋出路，故於關節之處透出而爲癰毒也。但發一二處者可治，若流注於足，灌腫不愈者，綿延日久而死。

癰毒先要分經絡，解毒調元兼裏托。決膿去毒急施功，莫待殘形變爲惡！

凡癰毒之後，先看在何經絡，分氣血多少而治；次看人之虛實，以解毒托裏爲先，不可妄施苦寒敷貼之藥，反使毒不得出，内潰筋骨。如腫未成膿，以必勝膏貼之；已成膿者，以針決去其膿，用生肌散敷之。腫瘍者，用一十六味流氣飲、連翹解毒湯治之；潰瘍者，只以十全大補湯治之。凡見瘡癰，即依上法治之，不可因循以成大患；微則傷殘肢體，必爲廢人；甚則脱腕腐筋，以殞性命。

痘後緣何發大丹？只因毒火鬱成斑。看他所發歸何部，若歸心腎治應難。

痘後發丹瘤者，只因毒火太甚，不能發泄，鬱於肌肉之間，故發而爲丹。從頭上起者至心即死；從脚下起者，至腎即死。治法内服元參化毒湯，外用蜞針斷之。

痘後緣何癮疹成？只因毒火未全形。若敎發盡無停滯，免得重重怪證生。

癮者，皮膚間隱隱起成疙瘩也。疹者，皮間點點如蚊蚤所咬之狀。痘後發癮疹者，由毒氣發泄未盡，藏於皮膚之間，或因搔癢爬而成者，或因受風火相搏而成者，此是吉兆，正宜發泄，無使停留，以變他疾。如發太甚不已者，内服防風敗毒散，外用蜆子水洗之；如無，以天花水沸拭之。

痘後緣何成血風？妄加搔掐遍身膿。苦參丸與花蛇酒，不至瀰漫可免凶。

凡痘收靨之後，切忌以手搔掐；如犯此忌者，必成血風瘡，至逢春時便發遍身膿疱，俗名痘風瘡是也。治法用苦參丸、花蛇酒，更須灸風池、曲池、血海、三里，則永不發矣。

痘後緣何靨不乾？或時出血病難安。只因毒氣藏肌肉，壞筋腐骨作夭殘。

凡痘靨之後，内有不著痂者，内蝕肌肉，膿血日久不乾，或時作痛，謂之陽瘡出血，又謂之疳蝕瘡，壞筋腐骨，乃不治之證也。但當靨不靨，即防此證，内服大補湯，外用綿繭敷之。

痘後緣何瞖膜睛？只因熱毒壅肝經。還睛去瞖多奇術，點洗常教作廢人。

出痘之時，先用黄蘗膏和胭脂塗眼四圍者，正以防斑瘡之入眼也。斑瘡入眼，不在於初，在於初靨之時，或滿面痘瘡爛破，重復腫灌者，毒火鬱蒸，内攻於眼，故其斑入眼。又或瘡出已甚，成就遲緩，醫用辛熱之藥發之，致令斑瘡入眼；或又於收較之時，喜啖辛熱，謂之乾漿，以致二火相扇，令其斑瘡入眼。在白珠者久當自去，在黑珠者或掩瞳子者，急用密蒙花散治之，切不可用洗藥，反爲大害。如瞳仁損破與突出，併下陷，俱不可治。

痘後緣何目畏明？肝虚又帶火邪侵。涼肝養血功無比，解使雙眸得見人。

凡痘靨之後，兩目不開，惡見明者，謂之羞明證，向暗處則敢開也。若向暗處亦不開者，此目中有瘡，如上法救之。只羞明者，治以涼肝散。

痘後緣何利血膿？只因倒陷熱腸中。利盡血膿應自愈，莫教饒舌枉施功。

膿血痂皮一路來，待他自止莫疑猜。和中清熱施妙著，劫濇輕投病轉乖。

痘靨之後，忽然便下膿血，此由痘瘡不能正靨，和皮破爛，倒陷於内，本危證也。其人脾胃素强，毒不能留，却流入大腸，所以膿血從便出也，痢盡膿血自止，最宜詳審，不可亂治。若膿血痂皮，一路下者，此非倒靨，裏素彊不能停留，故膿血痂皮從便中出也。待其自愈後，用清裏和中之劑，不可便投豆蔻丸，及諸劫濇之藥，使毒不出，流於腸胃之間，必生腹滿之病。正猶寇在堂奥之間，欲驅而反閉其門，安得不爲禍乎？勢甚者，黄連解毒湯主之；膿血盡，用和中湯。

痘證曾無倒陷形，緣何膿水利頻頻？只爲大腸多火毒，解毒通腸效若神。

如痘收較之時，一齊結靨乾淨，并無倒靨，却有便下膿血者，此由平日多食煿炙，素有積熱，今因痘後氣血一虚，不能勝積，故便膿血，故腸鳴作痛，裏急後重；或因痘出之後，飲水太多，停留作泄，熱毒乘虚而入，便下膿血，此名腸垢。經云：挾熱而利者，腸必垢是也。并宜先與調胃承氣湯，次以黄芩湯，切忌劫濇；如久者，香連丸主之。

痘後緣何泄利多？看他所出物如何。痂皮膿血斯爲順，無分水穀夢南柯。

痘瘡之後，氣血兩虚，最怕瀉利，裏氣不實，變生諸疾。凡看所下之物，痂皮膿血爲順，少以四君子湯調之；水穀不分爲逆，以理中丸四苓湯主之；久不止，用豆蔻丸。

痘後緣何嘔噦頻？只因胃家毒氣停。錯喉嗆水宜施治，失聲乾噦枉勞心。

胃之上口名曰賁門，納而不出者也。凡痘瘡之後，吐而有聲有物者，謂之嘔；有物無聲者，謂之吐；有聲無物者謂之噦；食穀而噴出者謂之錯喉；飲水而噴出者，謂之嗆水。此由熱毒壅於胃之上口，毒火上炎，故令嘔吐；喉門閉濇，故令錯喉嗆水也。惟乾噦證，乃胃瘡腐爛，不能消穀。故時時張，口似吐不吐，乃惡證也。亦有咽喉作痛，不能納食而嘔吐者，若是失聲，則咽喉腐壞，不可治矣。嘔吐者，用陳皮竹茹湯；咽痛者，用甘桔湯。

痘後緣何熱不除？或因毒甚或元虚。調元解毒分投用，引日須敎保幼軀。

痘既收靨，則毒解而熱當除；若熱仍在者，非毒氣之餘烈，必元氣之素虚，惟以脈證辨之：如脈有力而煩熱者，此邪實也，用知母解毒湯；如脈微遲無力，又喜睡者，此心氣虚也，用黄芪調元湯。

痘後渾身一向温，忽然發熱不堪論。内傷外感分投治，此個真機説與人。

痘靨後并無餘熱，忽然發熱者，又不可以餘毒未解及正氣虚同論也。此因外感風寒，其證惡寒，頭痛脈浮，用桂枝解肌湯。或因内傷飲食，其證肚腹飽悶，不喜飲食，其脈弦滑，用補中益氣湯加消導之法。

痘後緣何腹裏痛？或因傷食不能安。看他虚實行消導，方顯良醫是折肱。

痘靨後，忽作腹痛，或嘔或利，不思飲食，此傷飲食也，虚則用上補中益氣湯；如無吐利，只腹脹而痛煩躁氣急者，以脾積丸下之。若未傷飲食，忽然腹滿而痛，煩悶不寧者，毒氣入裏，急以雄黄解毒湯治之。若漸加喘急，手足厥冷者，難治。

收後緣何食不思？只因傷食少人知。誰知消導爲良法，强忍成痞悔是遲。

如一向能食，至痘收後反不能食，聞食氣即嘔逆者，此必過食。問其所食何物？甚則以原物爲引送下脾積丸，微則以保和湯調之，如久不治，則成痞勢，用集聖丸主之。

收成緣何寒氣攻？只因正氣受虛空。戰惕畏寒還作熱，大補湯丸藥有功。

寒熱往來似瘧形，不分早晚依期臨。只因脾胃多虛弱，補中益氣有神靈。

痘發之後，忽然寒熱大作，乍寒而戰慄，乍熱而躁亂，此皆正氣虛也，用補中益氣湯。

收後緣何手足寒？好將元氣補虛看。六脈細沉如欲絶，治若乖方自惹愆。

痘收之後，手足厥冷，六脈沉細者，此因元氣素弱，以調元生脈散；不可妄認手足厥冷，遂投木香異功散，以取敗亡。

痘後緣何神識昏？終朝喜睡不惺惺。只因毒解神虛倦，氣血和平四體寧。

痘後緣何不識人？口中妄語似邪侵。只因熱伏心包絡，治此無差妙入神。

痘出太甚，至於既收之後，多有昏昏喜睡。俗人不知，見其昏睡，妄生疑怪；醫者不察其形與脈，乘人之疑，恐嚇取利，其立心之無恆，固不足惜；然而妄投湯藥，實實虛虛，誤人性命，不遭陰譴亦倖矣哉！其痘後昏昏睡者，設若連日不醒，口中喃喃自語，或有睡而復醒，但精采不與人相當，形如醉人，亦多妄語，此邪熱入心，心爲君主之宫，不肯受邪，傳於包絡，治法以導赤散解毒湯主之，或安神丸亦佳。

痘後緣何又發驚？只因毒火内攻心。清心散火驚宜退，發作無休命必傾。

痘出發熱，心惡熱，候多驚搐，此驚證也。若於收靨之後，毒從外解，反又驚搐者，何也？蓋由痘發未盡，毒火内蓄，攻於心，故發搐也，用清神散火湯主之。此疾得於痘收之後，氣血已衰，治之甚難。只要藥值時早，病勢易退者可治；連綿不息，則死證也，以脾虛而肝木乘之，動於心火故也。

痘後緣何手足攣？只因血少受邪干。補血養血神仙訣，不遇知音莫浪言。

凡痘收後，手足忽然拘攣，不能屈伸運轉者，此因血少不能養筋，又或感以風濕之氣而然。治之不可輕用發散，恐反耗其血；只補血養血，此秘訣也，用當歸桂枝湯。

痘後緣何欬嗽多？只因毒火肺中魔。清金降火平和氣，肩息胷高夢南柯。

痘疹之後惟肺受傷，至於既收，毒解而肺寧矣。若又欬嗽喘急者，何也？良由毒火流入肺中，肺焦葉舉，故令欬嗽喘急也。治宜清金降火，用寧肺湯；久而不已，加龜殼。肩息者不治。

痘後緣何腫脹生？或風或水食傷成。腫屬肺經宜汗解，脹屬脾經利解寧。

凡痘收之後，或面目虚浮，四肢腫滿者，此屬於肺，因表虚受風濕之氣，宜以汗解，用五加皮湯。或腹脹如鼓目泡微腫者，此屬於脾，因脾胃素虚，飲水太多，以致水蓄於中，滿而不去，又或傷食，脾不能消，濕熱内蓄，宜以利解，厚朴湯主之。若虚腫者，不可妄投。又宜萊菔丸主之。

痘後緣何小便遲？膀胱蓄熱少人知。不將導赤爲良法，只恐遲延有變時。

痘收之後，小便不利，此熱蓄於膀胱也，治法以導赤散主之。

痘後緣何大便難？只因腸胃津液乾。潤腸暗導宜兼用，縱有餘邪糞後安。

收靨後大便鞕結及難者，此由瘡出太虚，血枯氣不能運，腸胃津液乾燥故耳，用潤腸湯主之。若因誤食熱藥，及辛燥煎炙，以致陰血受虧，不能滋潤六腑而大便難者，用涼血潤腸湯主之。

痘後反渴者，此由痘出太甚，津液枯燥，津液主胃脘，故作渴也。不可縱飲，以法救之，免生水蓄之證，人參生津散主之。

痘後緣何雨汗淋？只因弱衞熱其榮。自汗黄芪湯最勝，盗汗當歸藥有靈。

浸浸渾身汗未休，膚濡髮潤亦堪憂。胃中氣弱榮中熱，莫待亡陽治不瘳。

痘瘡出後，衞氣最不宜傷，故收靨之後，衞弱而汗出也。汗常出者，謂之自汗；睡中汗，寤則乾者，謂之盗汗。此由胃弱不能斂束，六腑榮間有熱而爲汗，此證在内爲血，在外爲汗。自汗以黄芪湯爲主，盗汗以當歸湯爲主。

痘後緣何吐衄侵？只因毒甚血狂奔。要他血止宜清血，不止終爲薤露人。

痘收之後，忽然衄血不止者，血出於肺也；吐血不止者，血出於胃也；尿血不止者，血出於小腸也；便血不止者，血出於大腸也。此皆由毒入於裏，迫血妄行，急以涼血地黄湯主之；不止者必死之候。

痘後緣何忽吐蛔？只因内熱又傷肌。但聞食臭蟲應出，吐嘔心煩急早醫。

傷寒吐蛔，則知臟寒；痘疹吐蛔，則知裏熱。由熱氣拂鬱於裏，又不能食，蟲無所養，爲熱所迫，但聞食臭則上涌吐出也。用黄連止蛔湯治之；若不急治，蟲無所食，則食臟肛而爲狐惑之死證矣。

痘後緣何發口瘡？只因辛熱助諸陽。牙齦臭爛防穿頰，唇口生瘡怕啞張。

凡痘疹牙齒生瘡，時時出血謂之齦宣，呼吸臭出謂之息露，此走馬牙疳也。由熱在陽明少陰，宜用蠶蛻散敷之。如唇面浮腫，穿鼻破頰，潰喉腐肉者，不治。又加生瘡破爛，上唇有瘡，蟲食其臟，謂之狐；下唇有瘡，蟲食其肛，謂之惑。由熱在裏，蟲無所食，不肯吐出，内蟲食其臟肛，而證見於唇也。其人好睡，默默不食，其聲啞嗄，謂之狐惑證，宜用黄連除䘌丸治之。如唇落鼻崩，牙脱失聲者，不治。又如舌上生瘡，赤者謂之赤口瘡，白者謂之白口瘡，此皆熱在心脾二經，赤瘡用陰陽散，白瘡用朱礬散，通以洗心散主之，外以珍珠散主之。

痘後緣何不長肌？只因血氣兩相虧。平和丸散宜常服，不可偏傷氣血機。

凡人素肥，痘後一旦瘦弱，雖能飲食，不作肌膚者，此由氣血兩虚故也。治之宜兼氣血，不可一偏；偏陽則傷血，偏陰則傷氣。陽日服參苓白朮丸；陰日服當歸益榮丸，此不傳之妙。

## 痘後多疾

痘後緣何多怪疾，問其元日犯何逆。隨其所犯法治之，此是家傳真秘的。

痘後以漸平復者，不須用藥。如生諸疾，不由痘中來者，謂之怪異，必先詳審服何湯藥，啖何飲食，或感冒風寒暑濕，知犯何逆，即以所犯治之。

## 痘後調理

痘後渾身肌肉薄，如蛇蜕皮蟬蜕殼。最宜調養忌衝風，洗拭動勞諸證作。

痘既收靨，肌肉嫩薄，榮衛不密，只宜隨其寒暑，慎其起居，不可衝冒寒暑之氣。設遇卒風暴雨，宜謹避之。尤不可洗浴身體，梳頭洗面，出外行動，恐生變證也。

痘後腹中若換腸，生硬辛熱莫輕嘗。若還貪口渾無忌，犯却中和變内傷。

又痘收之後，腸胃氣傷，凡有飲食，不可太熱太寒，尤不可忍飢過飽，恣食甘肥生冷難化之物，使犯腸胃衝和之氣，變爲内傷，貽患終身者有之，可不慎哉！

## 婦人痘疹

女人痘疹最難醫，分明陰質血先虧。出形起發乾收日，生怕時逢天癸期。

經曰：小兒女子，益以滋甚，以女人陰質血常不足也。痘疹始終以氣血爲主，氣以充之，血以濡之，一有不足，則變生焉。所以女人十四以後有出痘者，常恐起發成就之時，天癸一行，内動其血，未免裏虚，終成陷伏也。

發熱適逢經水斷，神識不清多妄誕。血室空虚熱入來，涼血瀉肝金不換。

若女子天行痘疹發熱之時，經水適斷，增寒壯熱，神識不清，妄有所見，言語妄誕，此爲熱入血室。血室衝脉是也，肝主之，肝藏血，衝爲血海，行經之後，血室空虚，天行邪熱，乘虚入裏，肝藏魂，開竅於目，神不清者魂亂也，目妄視者視亂也，讝語者肝移熱於心也，用瀉肝散主之。

發熱經行非正期，火邪迫血事堪疑。急須解毒兼涼血，莫待中虚却責醫！

若發熱之時，經水適來，却非正經之期，此因毒火内甚，擾亂血海，迫血妄行，故月事不以時下也，急以涼血地黄湯加以解毒之藥，使熱得發而毒得解。

發熱適逢經水來，熱邪得出移之胎。如過四日經無盡，又恐中虛有後災。

發熱之時，經水以期而至，此蓄血得出，熱隨血解，乃吉兆也。但至四五日，其經當止。若不止者，此亦熱入血室，迫血妄行，用涼血地黄湯加人參主之。

女人經閉不爲月，天行痘疹時發熱。血海滿實痘彌留，治宜二陽依秘訣。

女人一向經閉未行，血海蓄血，至天行痘疹發熱之時，毒氣拂鬱衝任之間，其病必甚，治不可攻擊，輕動其血。經云：二陽之病發心脾，女子不月。但治其心脾，使毒得以泄於外可也，用瀉火越毒湯主之。

崩漏時時血已枯，瀉而不滿臟中虛。豈堪當此天行證？濟弱扶危救病軀。

女子一向崩漏不止，氣血已虛，若當天行痘疹之時，必不能任其毒，先宜大補氣血，使裏充實，毒不得留，易出易收也，十全大補湯主之。

起發泡漿忽輕動，莫將厭穢乍心驚。急防陷伏乘虛起，大補湯丸妙入神。

凡痘疹起發，至泡漿數日，最宜表裏無病，飲食如常。若當此時忽然行經者，人但知厭穢以觸正痘，殊不知此乃己身之血，安得爲厭？但恐血去裏虛而生陷伏之變，急宜救裏解毒大補湯主之。

經行暴啞勢堪驚，血去津枯舌不榮。養血通心言語出，一時聲價重千金。

若起發泡漿之時，其經忽行，其聲忽喑啞而不能言者，此乃血少，少陰之脈不能上榮舌也，當以當歸養心湯主之；其能言者，用上大補湯爲正。

月事如來變壞瘡，神虛陷伏豈尋常。補中托裏休輕慢，瘡若回時免損傷。

如起發泡漿之時，月事大來，瘡應起不起，漿應灌不灌，頂平形塌，或灰白或黑陷者，此皆陷伏，乃壞瘡也，急宜托裏，以調元内托散主之，外用胡荽酒噴之。其瘡起發腫脹，或於空隙中再出一層者，此乃大吉之兆也；若加腹脹喘急，寒戰咬牙，手足厥冷，凡此皆必死之兆也。

## 孕婦痘疹

姙娠痘瘡治應難，表裏煩熱胎不安。清熱安胎爲秘的，胎元觸動命中殘。

如孕婦出痘，只以清熱安胎爲主，不可觸動其胎，治法以安胎如聖散主之。痘出之時逢產育，表裏無邪愼不足。大補氣血急施功，腹痛微微行惡露。

如孕婦出痘，正當其時有正產者，只以大補氣血爲主，用大補湯。若小腹急痛，恐有惡露，微與行之無妨，用黑神散。

產後天行出痘瘡，此時平順不須忙。只將大補收功效，謾向諸書再撿方。

凡產後遇天行瘡疹，無胎繫累，不必驚惶，只補血氣，用大補湯主之。

## 原疹賦

疹雖毒結，多帶時行。氣候喧熱非令，男女傳染而成。其發也與痘相類，其變也比痘匪輕。愚夫愚婦，常視如泛常；若死若生，總歸於天命。不知毒起於脾，熱流於心。始終之變，腎則無證。臟腑之傷，肺則尤甚。閉門問塗，不如路中尋逕；揚湯止沸，不如灶裏抽薪。初則發熱，亦似傷寒。目出淚而不止，鼻流涕而不乾。欬嗽太急，煩躁難安。以火照之，隱隱皮膚之下；以手摸之，磊磊肌肉之間。其形若疥，其色若丹。隨出隨沒，乍隱乍現。根窠若腫兮，疹而兼癮；皮膚若赤兮，疹以夾斑。似錦而明兮，十有九效；如煤而黑兮，百無一生。疹毒最重，治法不同。微汗常出，熱勢越而不留；清便自調，邪氣行而無壅。腠理拂鬱兮，則當發散；腸胃閉結兮，急與疏通。苟視大而若細，恐變吉而爲凶。故衄不必憂，邪從衄解；利不必止，毒以利鬆。所喜者，身上清凉；可畏者，咽中腫痛。飲水不休，法在生津養血；飲食欲減，方須救胃和中。且如出之太遲，發表爲貴；

出之太甚，解毒其宜。毋伐天和，常視歲氣。寒風凛凛，毒氣鬱而不行；火日炎炎，邪氣乘而作厲。或施温補，勿助其邪；若用寒涼，休犯其胃。制其過但取其平，誅其暴必欲其已。遠寒遠熱，陰陽之勝復不齊；責實責虛，人品之强弱或異。防風荆芥散，腠理之留邪；升麻葛根，開榮衛之蘊熱。人參養氣，地黄涼血。黄連入心而瀉火，黄芩入肺而定喘。元參石膏，治邪火之浮遊；梔子連翹，開惡毒之鬱結。瓜蔞潤肺，止渴須合麥冬；知母降火，生津必同黄蘗。芍藥住乎腹痛，白朮止乎脾泄。溲若澀兮苓通，咽常痛兮甘桔。心神驚妄兮鎮以辰砂，臟腑閉結兮利以大黄。牙齒生疳，文蛤配乎溺白；咽喉若痹，射干助以牛蒡。五味杏仁，治喘欬之吤吤；薄荷竹葉，解膚熱之烊烊。火燒人屎，蜜炒麻黄。發斑毒之出現，令邪氣之舒張。枳實山楂，消脾熱而化毒；兜鈴地骨，清肺熱以回瘡。瘡疹既出，調理甚難。坐臥欲煖，飲食宜淡。風寒若受兮爲腫爲熱；酸鹹不禁兮爲欬爲喘。異氣既感，變證宜參。便多膿血兮，倉廩夾熱；欬多涎沫兮，華蓋傷寒。口爛脣瘡，心脾之火未退；皮焦髮槁，榮衛之液將乾。苟不詳於臨證，何以見其折肱。當此變證，各有奇方。身熱不除，柴葛合乎四物；口瘡若甚，甘桔對乎三黄。消腫定喘兮，葶藶取效；化痰止欬兮，順氣爲良。血氣已虛，八物增損而可飲；水穀不納，二陳斟酌以堪嘗。利血兮，香連丸去蔻而加秦皮黄蘗；欬血兮，五拗湯去麻而加茅根地黄。此疹科之治法，繼痘科而再詳。

## 西江月

斑疹俗呼麻子，蓋因火毒熏蒸。遍身紅點朱砂形，發自心脾二經。最忌黑斑死候，最宜赤似朱砂。大都治法喜清涼，不可辛甘犯禁。

疹子何因欬嗽？只因肺與心連。肺經被火苦熬煎，以致欬嗽氣喘。治要清金降火，不宜誤用甘辛。譬如包子蒸籠然，只要氣鬆火緩。

疹子如何辨認？分明狀似傷寒。此多欬嗽有紅斑，噴嚏眼中水現。或見腹中疼痛，或時吐瀉相兼。疹家吐瀉不須安，正要毒除熱散。

疹與痘瘡異治，二家不可同方。痘宜温解疹清涼，又要形見爲上。若受風寒不出，其間凶險難當。急爲發散保平安，切忌神昏腹脹。

若遇疹子出現，詳看天令如何。假如日煖又風和，敗毒荆防堪可。若是時分疫癘，芩連消毒宜多。用心調理救沉疴，莫學觀天井坐！

且説荆防敗毒，此爲發散仙方。防風荆芥生地黄，酒炒芩連二樣。桔梗人參甘草，連翹升麻牛蒡。元參酒蘗炒真良，竹葉水煎停當。

又有芩連消毒，散火解毒尤佳。芩連梔子及升麻，桔梗甘草多把。石膏人參知母，連翹蒡子紅花。引用竹葉更多加，此個方兒無價。

若是發散不出，令人真個憂疑。麻黄酒蜜炒如煤，梔蘗芩連一例。更著大黄酒炒，連翹蒡子相宜。石膏蟬蜕紅花子，不效命離塵世。

如見出時紫黑，此般今古多凶。急求人糞路歸東，火燒存性取用。細研酒調吞下，須臾黑色變紅。若還依舊黑朦朧，管取黄粱一夢。

疹子見時發熱，尋常只用化斑。石膏甘草及人參，桔梗連翹有驗。若見毒多熱甚，芩連消毒爲先。大腸閉結大黄添，務取微溏數遍。

疹毒頬多咽痛，火邪熏灼無他。連翹甘桔要多加，射干蒡子多把。外用十宣妙散，吹喉休要吁嗟。假如見效莫爭差，消毒芩連無價。

疹子若兼瀉利，預先用藥調醫。瀉時加減五苓宜，加上甘草滑石。如見利兼赤白，香連丸子相隨。大端利止便爲奇，不效令人疑忌。

疹欬聲聲氣促，只消降火清金。黄芩梔子赤茯苓，桔梗石膏一定。知母人參地骨，瓜蔞麥冬杏仁。元參蒡子妙如神，竹葉前來作引。

疹後須防四證，不治常致誤人。遍身餘熱欠清寧，欬嗽連聲牽引。牙齒疳生走馬，利下赤白難禁。各求方法謾評論，才顯小兒醫聖。

問甚身間壯熱，只因餘毒留連。金花丸子是靈丹，梔子芩連龍膽。郁金雄黄解毒，燈心地骨湯呑。若還胃弱熱綿延，集聖胃苓任選。

欬嗽頻頻不止，或因不禁酸鹹。又如火毒肺家延，尤恐胷高氣喘。體實兼行葶藶，肺虚清肺神丹。如斯調理保平安，莫向風波弄險。

葶藶丸除肺熱，杏仁葶藶防己。牽牛萊菔子相隨，棗肉搗成爲劑。清肺神丹降氣，鹽水煮焙陳皮。芩連甘桔杏仁泥，蘇子稀糊丸易。

口齒生瘡臭爛，此名走馬牙疳。金花丸子内求安，外用除疳妙散。先收尿桶白泥，火燒白色如鹽。五倍銅緑退絲蠶，砒棗燒成黑炭。

赤痢下時鮮血，黄連蘗葉槐花。枳殼荆芥穗同加，利止血除才罷。白痢茱萸滑石，外加枳殼升麻。烏梅取肉作丸佳，赤白香連可下。

四疾須防死證，臨時休得殊差。兒多體熱瘦如麻，欬嗽面青聲啞。走疳脣齒肉落，痢疾噤口吁嗟。此般就是死冤家，不可騎牛問馬。

## 治疹雜科

疹爲熱毒屬於心，肺與相連毒易侵。欬嗽鼻中清涕出，更加兩目淚盈盈。

疹痘皆胎毒所發，瘡發掀腫於外者，屬少陽三焦相火也，謂之斑；色小紅而行於皮膚中出者，屬少陰君火也，謂之疹。蓋人之五臟，心肺相連而位乎上，故斑疹之發，唯肺受毒最甚，視其欬嗽鼻涕之交出則可徵矣。

大抵疹子治法，宜以瀉火清金爲主，瀉火如芩、連、梔子、連翹、大青、元參之屬；清金如知母、石膏、麥門冬、牛蒡子、天花粉之屬。

大抵冬温最不祥，民多受熱發瘡瘍。如逢斑疹相傳候，急與湯丸預解良。

春温夏暑，秋涼冬寒，此四時之正氣也，若冬反煖，則陽氣發泄太早，至來春必發痘疹之證。夫痘疹雖曰胎毒，然未有不由天行而發者，故一時傳染，彼此皆出，治此之法，與疫癘同。

斑疹須明歲氣先，勿輕汗下似傷寒。看人虛實施良劑，莫犯天和損壽元！

大抵疹痘之發，與傷寒相似，必先明其歲氣。如時令温煖，以辛涼之藥發之，不可悞作傷寒，妄施汗下，及伐天和也。經云：必先歲氣，毋伐天和，正此之謂也。却又要詳看其人之虛實：如下腑秘結，煩熱太甚者，宜以酒大黄微利之；吐利不止者，宜以參歸之類補之。經又云：毋虛虛，毋實實，損不足，補有餘，夭人性命也。能如此者，謂之良工，豈尋常所能及哉！

疹喜清涼痘喜温，誰知疹痘不同論。疹苗痘實分輕重，首尾調和用意斟。

夫疹痘之證，皆屬於火，而治法則不同。大抵治疹者，多喜清涼之劑，如化斑湯之類是也。治痘者多喜温補之藥，如調元湯之類是也。然疹痘雖皆胎毒，却與天行正病相類，故以傳染而發，但毒解有先後耳。疹只於發苗之初，一得毒出，則毒便解矣；若痘必待苗而秀，秀而實，膿成而後毒解。所以治疹貴慎乎始，治痘貴慎乎終，用意調和，庶無忝人之司命。

疹毒從來解在初，出形毒解即無憂。腹中脹痛邪猶伏，喘息昏煩命必殂。

疹子只怕一時不得出，所以要先明歲氣，要看時令寒熱，用前發散解毒之藥。但發得出則毒盡解；如發不出，再作前藥，外用胡荽酒煮苧麻和酒，遍身刮之，令其毛孔盡開，庶疹毒得發也。若如此三四作，未有不出者；再不得出，反加腹脹而痛，上喘氣急，昏眩悶亂，煩躁不寧者，必死之證也。

過期不出毒猶藏，孔閉膚乾勢可惶。刻限必求斑疹露，麻黄散子是仙方。

如疹子淹延不出，毛孔盡閉，皮膚乾燥，毒氣拂鬱於內，急以麻黃散發之。

過期不出勢淹延，毒伏身中出現難。急用透肌休怠慢，豈堪臟腑受熬煎。

發熱蒸蒸欬嗽頻，涕流鼻孔淚漫睛。面浮眼腫雙腮赤，此是天行疹毒徵。

時行疹子與傷寒相似；惟疹子則欬嗽噴嚏，鼻流清涕，眼泡腫，其淚汪汪，面浮雙頰赤爲異耳。但見此候，即是疹子，宜用前解毒之藥發散之。

發熱渾身汗最宜，衄流於鼻不須疑。惟知毒向其中解，血汗俱多又在醫。

凡痘疹發熱自汗出者，毒從汗散，元府開，疹毒得出也。衄者毒從血解，不須遽止；若自汗多者，則爲火所迫，急與止之。經曰：奪血者無汗。止汗，宜用黃連湯；止血，宜用茅花湯。

毒熱熏蒸汗滿身，火邪壅迫血違經。汗宜表解邪從散，血出榮中毒亦輕。

發熱蒸蒸吐利并，或時滯下作腸鳴。火邪內迫宜清解，法向時行疹毒尋。

疹毒發熱之時，或吐或利或滯下，皆火邪內迫，上行則吐，下行則利，又甚則裏急後重而爲滯下也。法於疹家求之，不可作吐利滯下而治。吐多以竹茹石膏湯主之；自利以猪苓湯主之。滯下以黃芩湯主之。此皆疹家治法也，醫者詳之！

火邪拂鬱咽喉痛，甘桔牛蒡湯可用。吹喉唯有十宣良，莫犯金針病增重！

夫疹痘類多咽痛者，何也？皆緣毒火拂鬱，上熏咽喉，故令咽腫而痛也；不可誤認他證，以針去血，宜以甘桔牛蒡湯、十宣散主之。

熱甚作渴少飲水，毒解生津功莫比。若然縱飲不知休，水蓄於中災異起。

大凡疹痘發熱，未有不渴，宜用菉豆芝蔴炒米湯飲之，不可與以涼水；更宜生津解熱，用人參白虎湯主之。若恣飲冷水，恐生水蓄之證。故水入於肺爲喘爲欬，宜用葶藶以泄肺中之火；水入於脾爲腫爲脹爲自利，水入於胃爲嘔爲噦爲利，宜用猪苓、澤瀉、茯苓以泄脾胃之水；水入於心爲悸爲驚，宜用木通、赤茯苓以泄心中之水；水入於肝爲脅痛，用芫花以泄肝中之水；水入於腎與膀胱爲小便不利，用車前子、木通以泄膀胱之水。

疹子之出，渾身如錦文者，用化斑湯主之。色白者，此血不足也，宜養其血，用益榮湯主之。黑斑者十死一生，急用大青湯主之。

赤疹渾身似錦文，白斑血少要滋榮。黑斑十死爲凶惡，解毒消斑用大青。

疹發於心肺受先，口乾欬嗽更心煩。瀉心清肺多奇效，治不違時病早安。

一齊涌出莫驚惶，頃刻渾身朱錦藏。似痘出時隨又沒，如斑紅處却成瘡。

旋出旋收病勢輕，連綿不盡勢堪驚。化斑解毒令消滅，莫使餘邪集病身。

疹子之出，大率以六個時辰即收。如子後爲陽，午後即收；午後爲陰，子後即收。乃陽生陰成，陰生陽成，造化自然之妙也。凡疹旋出旋收者，其勢本輕。若一出連綿，至三四日不收者，此火毒太甚，須用化斑解毒湯，使毒發於外，裏無餘邪，庶免生後災也。

疹邪出盡得安寧，邪未盡時氣不平。拂拂熱煩邪尚熾，頻頻嘔泄毒還蒸。

疹家出沒合陰陽，出以温和沒以涼。連出不收陽太甚，遲遲間出是陰强。

疹出渾身似火燒，毒邪壅盛急難消。疏風只許皮膚老，救裏常宜便溺調。

疹毒餘邪最作殃，幾曾見此病郎當。一時戾氣傳相似，疫鬼頻催赴北邙。

疹毒之出，貴於預先發散，以解其毒，則無餘邪之爲後災也。若不能解之於初，令毒得散，以致停蓄於中，未有不爲後殃者。此乃一時戾氣之染，彼此相傳。但見前之有病者，發餘邪而死，既不可治矣，則後之有病者，證相似，死亦相似，又寧可以救療耶？此下皆言餘邪之爲病如此，醫者不可不審！

疹毒流連熱不除，渾身似火髮毛枯。尫羸漸漸成疳瘵，得遇良醫病可甦。

若疹子既收，而其毒不解，邪火拂鬱，渾身發熱，晝夜不退，髮枯膚瘁，漸成疳瘵，治法以清熱除疳丸主之。若不早治，以致睡則揚睛，口鼻氣冷，手足厥逆，微微瘈瘲，變爲慢風不治者，多矣。

疹毒流連爲壯熱，煩躁不寧時搐掣。養陰散火積心肝，神爽身涼生可決。

如渾身壯熱，未至羸瘦，但多搐掣煩躁者，此熱在心脾二經也，治法須用當歸養血湯、黃連安神丸，相間而服之，以神爽身涼爲度。

疹毒流連走馬瘡，牙齗臭爛食難嘗。唇瘡聲啞傳狐惑，破頰穿喉旦夕亡。

疹毒之後，牙齦黑爛，時時出血，呼吸氣息，名爲走馬牙疳，治用文蛤散主之。若面頰浮腫，環口青黑，久而穿頰齒崩，唇脱鼻壞，必死之證也。

疹毒流連休息痢，晝夜不停真窘急。行氣養血遵格言，禁口滑腸尤可畏。

疹前曾有泄痢，未曾清解，至於疹後變爲休息痢，下多赤白，裏急後重，晝夜無度，以黃芩湯主之。河間劉氏謂：養其血而痢自止，行其氣而後重除，此格言也。如壯盛之人，内有鬱熱夾食積，能食者，須以三黃丸微利之；如不肯服煎藥者，香橘丸主之。

疹毒流連上氣欬，發作百聲終不歇。胷高肩聳衄長流，擺手摇頭泉下客。

疹子收後，微微欬嗽者，此餘邪未盡也，不須調治。若欬甚氣喘，連聲不住者，此毒流於肺，肺葉焦舉，故爲欬也。但見胷高如龜殼，肩聳而喘，血出口鼻，擺手摇頭，面色或青或赤，或白而枯者，皆不可治也。未至此甚者，用門冬清肺湯主之。

疹家禁忌是魚鷄，瘥後當過七七期。鹽酸五辛通是禁，須知爽口是危機。

疹家禁忌，比痘家禁忌尤甚。若誤食魚鷄，則終身但遇天行之時，又令重出也。鹽酢食之，令欬不止，五辛食之，令人驚熱，所以通禁，必待四十九日之後，方無禁也。

疹家禁忌法須防，酢鹽鷄魚不可嘗。欲莫縱心終是福，物多爽口定爲殃。

疹子收完幸平復，動止如常飲食足。心腹絞痛忽傾亡，還是氣虚中惡毒。

幾見疹子收完之後，出入動止如常，忽然心腹絞痛者，還是元氣虚弱，曾受疫癘之氣，外雖無病，裏實虧損，所以一發而死也，謂之中惡。

嬰稚初離胎殼中，遍身點駁似朱紅。此由胎熱爲斯候，莫作時行斑疹同！發熱蒸蒸便已鞕，皮紅似錦是名斑。莫將疹毒雷同論，笑殺時人一樣觀。

# 古今圖書集成醫部全録卷四百六十二

## 痘疹門

### 奇效良方 明·方賢

#### 瘡疹論序

醫之爲難，古今通患。且大人之有疾，能言致疾之因與目即所苦，醫者因參脈證，隨虚實冷熱療之，亦易爲愈。若夫小兒不能言得疾之由及目即所苦，醫之診治，倍見其難。兼小兒瘡疹欲出未見之間，或發壯熱，或發驚悸，不止一端，疑似難明，非深於醫者不能辨也。新學小生諳歷未久，多執偏見，率以小兒爲純陽，胃熱則發斑，每投涼劑。夫以瘡疹爲熱，固是一説，然盡以爲熱則又不可。世徒知用熱藥太過，往往損目，曾不知服冷藥太過，比比傷生，利害皆是不細。況嬰孩腸胃嬌脆，胎氣稟受虚實不同，運氣天時寒暑燥濕不齊，隨證施藥，以收十全之功則善矣，詎可執一偏之見乎！比年書肆刊行方書，充棟汗牛，獨瘡疹一證，散漫難考，檢閲彌艱，或收方之家，未能全備，設遇此疾，憂惶窘迫，不過付庸醫之手以僥倖萬一。吁！可勝惜哉！今《痘疹方論》，予家藏是編久矣，有論有方，有證有治，門類綱目，靡不畢備，明效大驗，彰灼弗誣，不敢私祕，紹定庚寅春，謹鋟梓以廣其傳，庶好事者便於觀覽云。

## 論瘡疹

此已下論瘡疹初出證。

世嘗治瘡疹，與傷寒時疫傷食風熱潮熱疳熱疑似之間，便與一藥，均而治之，殊不知邪正不同，虛實各異，輕者至重，重者性命危於風燭，束手待斃，誠爲可哀。今試論之：且瘡疹與傷寒時疫等證，始者均爲發熱，又有他證不同，可相爲別，證則列之次篇。小兒身熱，耳冷骫冷，欬嗽，固瘡疹也，雖然五臟證各別，究之則歸一臟也。瘡疹爲內實而生，熱毒由兒在母腹所受，非若內虛而感外寒之比。蓋古方論云：風熱傷胎，生兒口噤；風冷傷胎，生兒軀啼。納污則爲血癖，胎弱則爲諸癎，積驚而夜啼，蘊熱而斑毒。以此觀之，子之虛實，由母之盛衰所致也。母若有疾，亦爲子患。故知瘡痘在母腹中，蘊熱毒也。非若一歲中有異氣暴寒時疫風熱傷食之比，學者不可不察。

## 五臟各有一證

夫人始生而蒙沖和，均稟五行陰陽，形態變易，蓋母導胎育，有盛衰虛實，在其子也，皆是母胎所受，是知積穢，故生下有瘡疹，則五臟各見一證。其呵欠煩悶者，肝也；時發驚悸者，心也；乍涼乍熱手足冷者，脾也；面目顋赤欬嗽時嚏者，肺也；腎在腑下，不納穢濁，瘡黑者屬腎，由胃風冷內虛之所致也。且以嬰兒初生下，惡血未咽，綿指拭兒之呑，惡血在胷膈者吐以甘草，如惡血入腹中者利以黃連、菉豆粉，皆所以革惡穢也。此乃世用保子之常法。觀已生既出腹外，其母之虛實邪正在於子也；況在腹中，同母氣血呼吸出入，豈非受積穢而成者？錢氏論之當矣。

## 論日數

熱毒蒸三日，則熱運於肌而紅斑生。惟紅斑生至足爲出齊，不可拘多少，重者遍身，輕者數枚而已。以紅斑生血疱，血疱起如豆，在肌皮之上，故以痘名焉。血疱結膿疱，膿疱結痂疕，方爲愈也。紅點出者，以紫草飲子；欲出速，用胡荽酒。紅點出齊之後作血疱，血疱七日則當結膿窠，此皆大略之言爾。病人虚實不等，不可拘以日數，但正應病日形證以爲活法。古人云：熱三日而成斑，有熱五七日而生斑者，有至十餘日而生斑者，但足上有斑爲出齊，不可拘以日數也。自斑至足有爲出齊，出齊之後長成血疱，血疱七日當結膿疱。苟若血疱中，又尚有紅斑點相夾而生，則不可拘以日數，待其皆作血疱爲齊。爲血疱當結膿血痂疕，至七日已上而不結膿血痂疕，此恐毒氣内外貫注倒靨，急與猪尾膏服，則隨時結痂疕，故以血疱出七日爲齊。若七日爲期，膿疱血疱出齊而不結膿血痂疕，則失其平矣。大抵小兒有病發熱，日數稍久，用藥者便當預防爲瘡疹證，蓋熱不解而熱毒運於肌中，變爲瘡疹故也，所以不可不防也。如紅斑出齊生血疱，血疱七日結膿疱，此乃榮衛調和，内外無諸感冒，方能如期。且如血疱正作之際，遇天令寒暑燥濕，風火不節，氣候異宜，遲速因而失叙，亦不可拘日數，但以紅斑皆爲血疱日爲齊。若出血疱七日，病人氣虚，尚有紅斑未能結成血疱者，毒氣爲未盡，當此合宜温肌快榮衛藥以托之，且以守出血疱七日爲期，膿疱如期結痂疕矣。如當結膿疱而不結，此是毒氣彌盛而不斂，用猪尾膏以解之，此爲急務。然猪尾膏是治毒氣盛，血疱脹起不結膿血痂疕，血熱瘡毒，能復入心故也，非若外感風寒，倒靨内虚，吐瀉陷伏者，更宜詳之。

## 出於心則先驚搐

夫熱吐熱瀉，不可投燥藥；傷寒而身熱，不可便投涼藥；瘡疹發搐，不可投驚藥，此皆外同而内異也。《素問》云：瘡瘍煩躁痛癢，皆出於心。今瘡疹出於心，驚搐亦出於心也。瘡疹毒氣始作，心火大盛則生風，生風則驚悸，甚則搐搦，熱氣蒸盛則煩躁，爲瘡疹則痛癢矣。所以爲驚搐、爲煩躁、爲痛癢、爲瘡疹數證，心所主者必備，無一闕焉。如始者毒氣藴於心臟，則驚悸搐搦，醫者不以内外證辨明之，不爲瘡疹防之，便以銀粉、腦、麝、青黛、朱砂、硝石等投之，則心寒而肌斂，毒氣内伏，是瘡疹而驚搐者，無由而出也。此證似驚風，用藥當作瘡疹防備之。蓋瘡疹之初，似驚風者多，醫者不審，便作驚風治之，爲害不淺。大抵瘡疹必有他證相雜，必先有欬嗽痰涎，心神驚悸，煩躁嘔吐，脣紅頰赤發渴，耳冷足冷，脈數舌白，如有此數證，則銀粉涼心藥切不可用之。心一涼而肌斂伏，何由運出？又有小兒平常安樂，皆無疾病，忽然發搐者，必是瘡疹，尤當審諦之。蓋毒氣内盛，但以發散毒氣，如惺惺散、消毒散、升麻湯、紅綿散，兼以快氣利小便祛風等藥與服之，此等藥雖未能即效，亦不至敗事，亂其次第，待其熱氣得泄於肌膚，心氣亦自定矣。有風寒與内熱相搏而驚搐者，則各見其證，治之亦如前法，但加匀氣藥爲妙。張氏云：瘡疹氣匀即出快，氣行即榮衛無滯，有寒亦散，瘡疹當自出矣。

## 似出不出

紅斑點隱隱在肌中，似出不出者，此由榮衛有病也。蓋蘊熱而生斑毒，非熱毒則不能成斑瘡矣。小兒所稟，有虚有實。且《寶鑑》云：受父精不足者，頭骨巨顱顱開，母氣衰微，則體虚而肉極，此皆所稟不足者。大抵瘡疹緣兒在母腹中食穢而成蘊熱，却能隨天氣非節之暖而蒸出。如冬月應寒而反熱，謂之冬温。亦有隨春氣暄暖而出者，有因他病發熱而蒸出者，此皆發熱於外，所蘊熱毒隨之出於肌中爲瘡疹。醫者不能防備，見其熱而攻其熱，殊不知因他病蒸發，而其中有瘡子證已存焉者。若蒸既成斑疹而出，使内虚而無熱以應之，故瘡疹雖見，則外無壅盛之氣而不得泄，内無由復入，當此之際，其人面青而惡寒，肌肉慢而不食，精神昏倦，令瘡疹隱隱在肌膚，似出不得出者，内虚寒也。有身熱面赤者，又大便利小便清，有此證者，但温中進食，然後榮衛自復，則毒氣隨多少出，而不至太過與不及矣。有人於此，見瘡疹出遲，不能温裏，但用發散與之，又豈知内無陽以相應，更發陽氣外出，令瘡疹色白，其人必脱。當此反言既出得甚好，忽然而斃，如此者不可勝數，此爲虚脱也，世常患之。《活人書》云：瘡疹出遲者，以活血散用白芍藥末入酒數點，湯調服之，及人齒散。

## 出有逆順

瘡疹既出而有逆順者三：有時之逆順，有虚實之逆順，有出入之逆順。且春夏陽氣發生，瘡疹出之爲順；秋冬陽氣伏藏，瘡疹出之爲逆，此時之逆順也。何謂虚實之逆順？大小便秘而能食者，此爲實，順也；大小便利而不能食者，此爲虚，逆也，此虚實之逆順也。何謂出入之逆順？起發紅活者則爲順，倒靨陷伏者爲逆，此出入之逆順也。原本闕十一字。〔一〕下者，裏虚不能作汗而解故也。瘡疹發熱，在表結膿痂，必先得其裏實，則外方不陷伏，此簡易平直之理，人之通論也。又有禀氣弱而内虚冷，因出瘡疹間，大便自利，懼其陷伏，至於服薑、附、硫黃、豆蔻、鍾乳、桂、朮等藥以助之，至於平安者固有之。又有到實皮厚，肉密難出，毒氣不得宣泄，至於服大黃、硫石、龍膽、乾葛、大青、梔子、木通、石膏服之，至於平安者亦有之。此皆臨用則隨時變通，豈可執泥於一曲哉！

## 出遲有數證

瘡疹出遲有數證，不可不辨：一者出紅斑於肌膚之中，紅點生爲血疱，血疱生膿疱，膿疱結痂疕而方愈。若紅點見，至數日而反不出者，此爲毒氣復陷，其證危也。蓋小兒熱毒在内，又遇冬温，或春夏煊煖，内外皆熱，鬱發腠理，遂爲瘡疹。始者瘡疹出，必先爲紅斑點，當此之時，或遇天氣大寒，肌膚閉密，毒氣反伏而不出，則身涼内躁，面青而煩，或譫言妄語，當此之際，宜用解肌表出之藥，如紫草散、猴梨酒，蓋斑毒未甚出也。發散，如活血散之類。又有紅斑點方出於外，或内虚，或食生冷，或投涼劑宣瀉，致令臟腑虚冷，不食自利，亦復陷而不出者，宜用温裏之藥，蓋謂裏虚寒故也，益黄散、活血散、參朮丸之類以温之。此紅點既見不可復入者，但宜温出者一也。二者瘡疹已見斑點，斑點盡生成血疱者，期七日而結膿疱。今一半尚爲斑點，未全皆爲血疱，此毒氣半出故也。緣瘡疹遇冬温或春月陽氣半煊，其熱毒一時隨天氣運出於肌中，當其未出，則

註〔一〕原本闕十一字　《奇效良方》：「要之，傷寒熱在表，而不可下者，恐裏虚不能作汗而解故也。」

內外皆熱，及其出也，則外盛而裏虚。大抵五行四時寒暑，則從漸而久，非節氣之冬温而夏冷，來暴而去速。小兒爲暴熱運行，內熱出外，天之暴熱一退，令兒外盛而裏虚，虚則無陽以應，瘡疹故出遲，令半出半未出也，故半爲斑點，半爲血疱。當此必不能食乳，大便如常，小便清白者，宜用半温裏、半發表藥，如紫草、蟬殼、芍藥、葡萄酒以表之，如活血散、人齒散以温之。內虚甚者生寒，寒則大便或溏或泄，宜理中、益黄、豆蔻、丁香之類以温裏，裏温則氣不消削，氣不消削則不伏陷矣。蓋胃腑爲裏，既得温煖，與肌膚相應，血氣温深，方能蒸出也。三者瘡疹既出太盛而不出者，尋之臟腑無病，榮衞自和，無諸虚實寒熱爲害，但遲遲不結痂疕而反成血片，甚者至於內陷，其瘡黑靨爛臭，痛如刀剜，由毒氣入心，悶亂而危，此由雜氣衝之，房室觸犯故也。故仲景云：瘡疹未生之間，宜燒赤朮、猪甲以辟邪氣，勿令外人入房，恐有觸犯，最宜防備。其中縱得安者，亦必瘢痕經年黑色也。又勞力人狐臭人熏觸，坐卧切忌當風寒，愈而成瘡疥，宜燒黑牛糞貼之，貴速愈而無瘢痕矣。左右上下，安胡荽酒以禦汗氣惡氣，食葡萄以利小便。大凡患瘡疹處，常燒乳香，最辟諸惡氣，不可不知。人之榮衞遇香則行，遇臭則止，故惡氣不可不辟。譬如物理相感，木得桂而枯，雌黄遇胡粉而黑，亦如此之意，在前人既有所戒，在後人不得不遵之。

## 論諸熱失治變爲瘡疹候

病有初同而後異，有初異而後同者，此皆物極則反，勢使之變也。若不通而變之，則似是而非，若同而異，迷而不反者有矣。且傷寒傷風傷食風熱，均是熱也，須詳辨之。且如手足指微冷，面青煩躁而惡寒，左額有青紋者，傷寒也。面赤而鼻流清涕，手足煩躁，自汗惡風者，傷風也。眼胞腫而右額有青筋，頭與肚俱熱，胷滿不食腹脹者，傷食也。面青紅額，正中有青紋，手掌心有汗，獨處不安，時發驚悸，手絡肚微動似驚惕，此驚熱也。身熱而倍能食，脣紅面赤，大小便秘，脅下汗，此風熱也。夫諸熱證則均，究其所以熱則異。且諸證皆熱也，故人身無非常之熱，亦無非常之冷，但温和而已。今失於將理，肌膚蘊熱蒸於一身，蓋善醫者如此而汗，如此而下，隨證滲泄，應手而愈。若用藥遲速失序，當温反吐，療熱以温，則變證百出，蒸爲瘡疹者多矣。且前諸證皆熱也，瘡疹亦熱也，熱毒蘊於肌中，失於治療，皆可變爲瘡疹。故傷寒則有胃爛發斑，小兒則有胃熱發斑，冬温則有温毒發斑。故初發熱則不同，其蘊熱則同，此乃後同而初異，皆瘡疹證也。夫知其始異，不致於變成瘡疹者明矣，不知其始異，致其變成瘡疹者敗矣。

## 作搐

水流濕，火就燥，此勢之必至。瘡疹本熱，熱則動心，此理之自然。夫心火熱而生肝風，肝風旺而剋脾土，脾土受剋於中，則上下氣不循環，五行之氣無以相制，則心火獨盛於上，肺金受火剋而無力，不能制伏肝木，熱則生風，風火盛而脾土衰，熱氣相擊，動於心神，心喜爲熱，神氣不安，故發驚也。當此宜瀉肝利小便，風定而斑疹隨出。心臟斑，脾臟疹。瀉肝則風去，利小便則心熱退矣。風熱既定，則驚搐亦自愈矣。昧者見風火相勝而作搐，不顧瘡疹，便用硃砂、水銀、黑錫、腦子、硝石諸般涼藥以治之，使已出者反伏陷，則當出而不能出。蓋瘡瘍煩躁痛癢，皆出於心，心熱太過則搐。古人治大熱則利小便，熱雖甚，不能蘊蓄爲驚搐之害。今心受熱，投以寒涼損心胃藥以冷之，則其氣斂，何由而出？況中焦既冷，上焦熱愈不降，其熱尤甚。常見小兒患此，誤投寒毒藥至死者，臨終則遍身斑出，以致不救。蓋心一寒，無緣發已在表者，命終氣散，黑黶陷伏，已無及矣。要之但是治驚，當平肝去風，利小便，最爲要妙。況瘡疹在發驚之後，何不謹防瘡疹之敗耶？又況治驚者，專用涼毒藥，使脾滯心氣不降，尤爲驚病大害，況後有瘡疹者乎？

## 論疏利

龐安常云：冬月温煖，小兒至春月必出瘡痘，則冬月預服三豆飲子以解利之。《千金》論云：人之初生，便服生地黄汁數蜆殼而下黑糞，則無瘡疹矣。《外臺》方云：時行煊煖，便服油劑。又云：瘡疹盛行，恐相傳染，前茜根汁與服以解利之。此皆防微杜漸，見其未兆，間以疏利爲良也，何嘗拘於臨發熱時然後利之耶？且如用升麻湯，是治未發已發，皆可服。夫未發之意，其爲未見斑點已前可服之；已發之意，其爲已結痂疕已後服。今人咸稱方狀云，治已發未發，皆可服之，曾不知稟氣厚者則庶幾，若受氣薄者則爲害不淺，遂使遲速失度，致於陷伏者多矣。然則小兒稟氣厚者，能食，脣紅頰赤，渴水，睡中譫語，或時啼哭，又遇天氣煊熱，易生瘡疹，逐時以少藥疏利心肺，使熱毒皆散，縱有瘡疹亦輕矣。雖曰小兒純陽，亦有稟受怯弱，内無藴熱，雖天氣煊熱，若面青大小便如常無熱者，則不可輕用解利藥，恐反生他疾。故用解利藥者，宜審察虚實可也。蓋瘡痘屬血熱，轉下屬穀氣。今言小兒發斑瘡，此熱在裏而未發者，斑毒未出，則宜疏散熱毒，導引快利，使無壅遏，何嘗以轉下爲法，况疏利與轉下相去之甚遠。疏利者，如三豆飲子、油劑、生地黄、茜根紫草湯、升麻之類，又何嘗在已發斑之後用也？瘡疹雖有轉下之法，非謂瘡疹而轉下，因生内熱，使瘡疹毒氣内外蒸鬱，恐生他疾，方以疏通之，以平爲期。因瘡疹外熱，臟腑受熱，内外皆熱，遂令正患瘡疹之中，大便秘，裏急後重，小便赤澁，腹滿而喘，渴飲水漿，手掌心并腋下汗出，譫言妄語，能食，而瘡痘不結痂疕，此是胃中穀氣，瘡疹熱毒蒸藴，亦熱至甚，方可令大便調過一二次，使裏無壅遏之患而已轉下，雖有内熱，亦不可過利。常因有内熱，昧者偶然大利，使内虚，痘疹必陷，反爲深害，不可不知。故傷寒下之早爲結胷，瘡疹下之早爲陷伏。或有不問虚實寒熱，見出不快便下之，言瘡疹是熱毒壅，殊不知瘡疹因熱而得出，因虚寒不熱而陷，如此爲害者甚多。大抵治小兒純陽多熱毒，固爲防瘡痘之患，然身不熱，斑未出已前，内有熱證，可下者則下之。若已出斑瘡，疏利在結疕之後，二者迎合，毒氣在臟腑則宣利之，毒氣在肌膚則疏散，非若瘡疹在肌膚，反空瀉腸胃之理。又云才覺是瘡疹，便宜利使出快，此恐方宜不同，用藥亦異。若執之以爲用，則得失相半，治疾用藥，豈專在於補瀉？當隨證所宜，斯爲活法矣。

## 論表出與温裏不同

瘡疹因熱而生斑，此皆因熱氣藏於腸胃，故因内熱與外熱相合，隨榮衛運於肌膚，則爲瘡疹矣。夫外熱者，或感寒，或感風。風熱驚熱，皆感外邪而生熱。苟失於治療，邪氣盛則實，實則生熱，故爲外熱也。既爲瘡疹，因熱而生斑，因寒而陷伏，蓋熱則出而散，寒則收而歛，當此溫肌表散而已。又熱毒正盛，因煩熱而食生冷，或服涼劑，使胃寒則榮衞流注，循行失度，不能運化，當此溫裏最爲宜也。此則內外之感，當隨證滲泄。或感風寒閉密腠理，而瘡痘不出，或出紅點，或血疱，其肌膚青白而惡寒鼻流清涕，耳與陰皆熱，宜與表散則可，如惺惺正氣散、活血散、紅綿散、紫草湯之類，是表散之藥也。其內傷生冷，或服涼藥過劑，或吐或利，此爲裏寒，急宜溫裏以救之。其人必大小便利，腹痛不食或嘔，此宜用理中丸、益黃散、五積散、理中湯之類。若醫者不明於此，裏寒不能運出，當溫之，反發散；外寒所伏不能出，當表散而復下之，是皆表裏不分，寒溫失度，當察其證。

## 諸瘡痘膚疹

臟腑不同，表裏有異，是以瘡痘與膚疹分淺深也。腑屬陽，有熱則易出，是以名膚疹。膚疹一出，便如痱瘡細疱，出於肌皮之上，一出而便沒。以言膚疹在肌，其所受氣淺，故易出也。臟屬陰，有熱則難出，其爲瘡痘在肌肉血脈間，必先出紅斑而後生成如痘，故名瘡痘。其所受氣深，是以難出也。暴熱而便出者必膚疹，久熱而難出者必瘡疹，不可不知。

## 天氣煊熱即與疏轉後有瘡疹則輕既出不可疏利

瘡疹所感而未成，既成瘡疹而已出，瘡疹出盡而結膿痂，此三者邪氣輕重表裏先後不同，用藥亦異。方書云：才覺是瘡疹，便與疏轉，即輕者。大凡用藥之意是瘡痘便與疏轉，蓋冬究觀天氣煊煖，至春夏陽氣發生，兩熱相合則生病，或嬰孩或童子，內藏蘊熱，天氣煊煖，即脣紅頰赤，又渴飲水，欬嗽痰盛，睡中驚悸，此皆熱氣所作。以意推之，臟腑蘊熱，春夏必發瘡疹，以藥疏利臟腑，熱氣既去，縱有瘡痘亦輕，此冬時便當即解之。今人不然，見紅斑已出，熱毒在表，復轉下之，是表熱不除，胃氣太虛，無以運行，榮衛毒氣，輒伏入裏，則多危斃矣。但既成瘡疹而已出，是紅斑見時，切不可疏轉，其熱氣已在表故也。既結膿疱者，是毒氣已出而未結痂疕，恐毒氣再入臟腑，餘毒爲害，却宜疏利之，則不生他疾矣。以此觀之，疏利在未發瘡子之前，及已愈之後，不在瘡子正發出時利也。

## 已出諸證不一

響應桴，影逐形，動則隨之。病有證，藥有性，用則應之。如虛補實瀉，未嘗不愈也。瀉虛而補實，未嘗不危也。瘡疹本蘊熱毒於內，及其發也，體熱則血脈敷榮於外，要在血氣温深，胃氣盛壯，水升火降，然後熱不能伏藏，隨血氣以流於肌絡，結瘡痘而出，豈一證可拘？有胃虛不食而出，或吐或瀉不食，可見也，則宜温之。有榮衛虛弱不能出者，惡寒面青白，肌膚軟慢似出不出者，是榮衛弱也，當和其榮衛，如活血散可也。有已出被風所感不能出者，或發熱，或狂言，或風搐，或遍身青紫紋是也，當發散，如惺惺散、殭蠶散。有已出而服冷藥，或食生冷，而内寒沉伏不出者，則令瘡黑靨，潮熱啼哭，或白色腹脹，口氣目閉，四肢微厥，如人齒散、理中湯可也。有出甚被穢氣所熏觸，則成血片，燒乳香或胡荽酒可也。有悞服表藥過多，遍身變成一片，謂之斑爛者，宜安養之，如六神七珍散、内補散、雙和湯可也。有正出盛服凉心藥，沉伏在裏，發心寒戰靨伏者，如丁香、豆蔻、薑、桂、當歸、附子可也。有本虛少用藥大發之，出得正盛，忽然氣脱者，此裏本虛也，如丹砂養氣、理中、益黄等可也。有出毒氣彌盛，内外通遂，無陰氣所感，但血疱灌注結痂疕不成者，七日已上，猪尾膏證是也。其證各異，宜細辨之。

## 論熱毒所起之由

熱毒伏於臟腑，則蒸於肌膚而成瘡疹，非熱，毒則不能出。或感四時非節之氣，或感外寒，相搏於榮衛，邪氣盛則實，實則生熱，因熱而成斑，或傷食滯於中焦，心氣不下，膈熱而斑生；或心熱甚則生風，風盛搐搦如驚癇而生斑，是皆熱有所起之由。其熱至極，動臟腑之熱而成瘡疹也，則五臟各見一證。且呵欠煩悶，肝熱也；時發驚悸，心熱也；乍涼乍熱手足冷，脾熱也；面目顋頰赤嗽嚏，肺熱也；腎居下焦，不受穢，無諸證但瘡黑者，屬腎也。良由不謹風冷，或因過利內虛，毒氣伏陷歸腎，則變黑色靨黯。世皆言瘡疹是熱，此人之通稱也。因熱而內外相蒸，兩熱相合，陽喜歸外，熱蒸而出，昧者不察，見瘡疹發熱諸證已見，便與疏利，殊不知疏轉當時未覺爲害，後因瘡子出盛之時，胃氣因疏而致虛，不能運出，使人不覺是先疏轉爲害，則因內虛爲倒靨，爲不食，爲下利，爲昏倦，變證百出。不知所遇之初，因疏轉爲害，而瘡疹出遲，醫者不察，當此又增發散，更或下之，愈增重困，因此又救之不善，他疾必生。殊不知傷寒因身熱而下早爲結胸，傷寒身熱固不可下，瘡疹毒氣已發在表，尤不可疏轉，固言小兒因身熱耳冷尻冷欬嗽，輒用利藥，毒氣入裏則殺人。因知傷寒身熱爲汗解，瘡疹身熱爲瘡疹、爲血疱、爲膿疱、爲痂疕而方愈，則瘡疹又不宜利，甚於傷寒身熱不可下，無以異也。其瘡疹有宜利者，在合下證詳論之矣。大抵瘡疹是熱毒，非熱則不能出。瘡子有大熱者當利其小便，有小熱者當解毒，是亦利其熱也。何必須轉利，反虛其穀氣耶？故知瘡疹是熱毒，蚪其熱則瘡疹反不出爲陷伏，爲害更深矣。

## 已出不可服油劑

冬嚴寒而反温，小兒陽盛而陰微，無陰以制之，則熱停於胷膈，令兒頭髮豎直，飲食以減，此伏熱之兆，便宜解之，服油劑隨時便服預以防之也。如《千金方》論人之初生，服生地黄汁一蜆殼，則不害瘡疹。龐氏論冬月天氣温煖，小兒至春陽氣發生，必發瘡疹，宜預服三豆飲子。常論瘡疹未發，服升麻葛根湯，此皆未見紅點時先服以防之，豈是身熱斑生而用者？且油劑、三豆飲子、升麻湯，是皆預用之。或是冬月應寒而反熱，名曰冬温，前人推度之，小兒純陽，至春陽氣發生，與伏熱相搏，必作瘡疹，故隨冬温時以服之，又何嘗見斑點時服耶？《千金》論人之初生，服生地黄汁數蜆殼，終身不患瘡疹，此爲知幾，尤預於未然者。若斑點已出，則不可服油劑矣。

## 有發出有温出有解毒

病之在人，所得有輕重，善用藥者，能使病重者即輕，病輕者即安，故仲景謂之隨證滲泄，最爲活法。且瘡疹身熱而煩躁，喘滿脈促，有諸瘡疹證不見斑點，其熱未退者，以麻黄等湯以發之。若已出斑點者，即止後服，不爾再服，此表發出之也。或稟受虚寒，脾胃怯弱，或服冷藥至多，傷於脾胃，令兒手足逆冷，脈息遲細，大便溏而小便清者，炮乾薑、炙甘草湯、豆蔻、丁香、參、朮藥，可選而用之，此温裏使令自出也。或瘡疹出後有餘毒者，下利黄赤膿血，身熱而渴，當以薤白湯與解之。於斯三者，或發或温或解，能審而用之，瘡疹可保無虞矣。

## 雖有熱證大便如常過則不可再下

事物以中爲正，臟腑以温爲平，故過熱太涼，皆非所宜。臟腑有熱者，則大便數日不通，熱蓄血聚，壅遏不行，勢必增劇，不得已而下之。若或悮下，爲害不淺。故大便如常，是内無蓄熱，切不可再下。此前人言之諄復者，蓋警策後人，使無悮爾。方書論五實證，人能食而大便閉，脈大，發熱，無汗，又有熱證相兼，都可下之。又論五虚證，令人不能食，嘔吐，皮寒，脈細，大小便利，則宜補之。以此而觀，臟腑既已如常，則知裏無毒熱，若下之者，豈不爲重虚者乎？大便既如常，有大熱證者，但利其小便，則雖熱亦不能爲害矣。常觀病者大便不濡瀉，有虚證，用温藥而愈者有矣。大便濡瀉，又用下藥而愈者，未之聞也。雖或有之，是食積或冷熱不和，互相爲害，但半補半利，去其食積，分其冷熱，此非正下者也。

## 不可妄發妄下

一物具一性，一性有一用。藥之性或補或瀉，或表或下，或散或斂，既各不同，若能以所性施之所用，用之當則逐時而病愈，故錢氏論發散轉下，皆稱不可妄者，恐其用之不當爾。且瘡疹諸證俱見及斑點既生，若無内外寒熱虚實者，但安養之，待其所蘊多少，任其自然，則無太過不及之患。如此非爲當時不生他證，亦病後易於將理。今人則不然，才瘡疹斑點方出，不顧所蘊輕重多寡，心速而惟恐不出，故用藥表而出之，服以紫草、蟬蜕，副以人齒、猴梨，併與酒麯芫荽，無所不試。曾不知毒氣遇藥，發之則一爲十，十爲百，百爲千，千爲萬，千萬之變，合爲一瘡，方書稱名斑爛。至於五内七竅皆有，重者爲之不救，輕者爲聲啞、爲目疾、爲斑爛、爲閉耳塞鼻之患。又有用表藥過多，瘡表則盛，裏無陽氣以應之，爲虚脱者多矣。此妄表者之爲也。大抵瘡疹已出，方賴熱氣逼其毒氣以出，出則無鬱遏壅悶之患。善攻其熱者，熱甚則利其小便，熱輕則解其毒氣。昧理者不知，但言〔一〕瘡疹是熱，無時進涼劑，致於胃氣虚羸，令兒胷滿腹脹，又且下之，致内虚毒氣入裏，則殺人甚衆，此不善下之過也。錢氏稱不可妄發妄下，誠不誣矣。要之，治熱以温涼而行之，未至於冷；治寒以温，未至於熱，當從其漸而已。合下合發，各有其證，別論又詳具矣。

## 發熱有時則應臟腑知其斑瘡疹水疱膿疱

谷空而響答，形動而影隨，舉此而得彼也。故錢氏云：熱應時而出，是見熱而知臟腑明矣。且以一日而觀之，寅卯辰時熱者屬肝，爲水疱；巳午未熱者屬心，爲斑；子丑寅熱者，脾疹也。耳腎不受穢，無證但出瘡疹變黑，屬腎；申酉戌時熱者屬肺，爲膿疱。觀其熱發有時，亦知瘡疹之所本，是亦即前録，後之先見也。

## 蘊熱斑毒

人之將理，失之於微，積微成損，積損成衰。故冰厚三尺，非一日之寒，蘊熱而斑毒，非一日之熱，皆積微成著也。大抵小兒自然陽盛而陰微，況朝夕飲啜熱乳，兼重衣温厚，幃帳週密，則傷皮膚，害血脈，瘡瘍發

註〔一〕善攻……但言　原作「其熱者原本闕則利其原本闕六字其毒將寬矣原本闕七字」。據《奇效良方》瘡疹門補正。

黄，是生多疾，此藴熱而斑毒者，表裏皆受熱也，宜預服升麻湯、消毒散、紫草湯、油劑爲良。又有傷寒發斑，爲感寒毒，失於解利，邪氣盛則實，實則熱，熱毒而斑生，遍身如被蚊蚤所嚙，不作瘡疱起，但赤斑點者，此五死一生之證；作黑點者，九死一生之證，名曰發斑，非瘡痘之比，皆稱曰斑，故因而及之。瘡痘有數證，疹起如痱瘡，隨出隨愈，此名麩疹，其毒輕。瘡痘如豆，水疱如淚而青小，膿疱有膿而大，其形各異。又有心斑脾疹，五臟各有所主，不可不知。

## 已出未匀

人之平居樂逸，則心神安靜，氣體和平，及其病則陰陽偏勝、盛衰不同，故令虛實不齊，是以瘡疹已出，不能遍匀。前人治法，透肌解毒而已，使毒得出，肌透消解，氣既無壅遏，則自然出匀也。用必勝散、快毒丹令出快，紫草飲、胡荽酒、紅粉丹自然匀順也。

## 未發令内消

前人於瘡疹，防微杜漸，無不盡其意焉。見小兒遇天氣温熱或身温，恐發瘡疹，遂以犀角、玳瑁二味磨汁與服之，以茜草煎汁與消之，則未發者令内消，已發者亦能解利，使毒氣不致太盛。或有伏熱，瘡疹未出，四肢微熱，飲食似減，頭髮乾立，或時額多微熱，宜服生油方最佳。

## 發熱而痛

癢爲虛，痛爲實。又云：諸寒爲痛。又云：内快而外痛者，爲外實内虛；外快而内痛者，爲内實外虛。是以《聖惠方》云：痛者，言其通也，則痛爲實可知矣。今瘡疹身熱而痛，是時行寒熱所感，未能解也，故用麻黄湯、水解散以解肌，汗出寒熱自已，瘡疹亦無阻矣。

## 出不快

病之始末不同，深淺各異。瘡疹之出不快者非一端，用之當隨宜而已。凡瘡疹紅斑點出，日數未盡，其內實而肌熱者，宜疏利之。若自利者，當温裏；斑點見齊，血疱結起，遲者實熱，大小便秘，渴而腹脹者，宜匀氣解毒；甚熱者，宜利小便；虛而自利者，宜温裏調榮衛。蓋血疱出甚，亦令小兒內虛故也。自血疱作膿疱，膿疱不結痂疕者，當此毒氣已出在表，但解餘毒而已，故出遲。名同出遲，先後之序不同，醫者當辨毒氣在表在裏，若虛若實，補瀉調解，隨證治之，此是正瘡疹證，無諸內外邪氣所感者也。若患瘡疹中，設有所感冒，則治療不同。且瘡疹正出，遇時令寒暑燥濕風火不節，則脈證與居常相異，用藥則不同，尤當消息。且正患瘡疹中，暑氣大作，則或煩躁而咽痛，或喘滿而作渴，此乃暑氣與瘡疹，表裏熱氣併遏壅滯而出不快，宜與白虎湯、荆芥散。如出瘡疹中，遇天氣暴寒，令兒膚腠秘密，寒氣結聚，出不快者，宜用麻黄正氣散之類。又有瘡疹正出，煩躁飲冷過多，或悮服涼藥，使胃冷無以運行榮衛，致中滿，則上下氣不升降，出不快者，宜用理中湯、薑黄散、活血散。至於下痢者，硫、附、豆蔻之類，皆可選而用之。又有瘡出正盛，內外熱氣壅遏，血蓄結聚，令兒能食，腹脹不大便，煩躁而渴，手掌裏有汗，喘滿出不快者，此由毒氣與心火貫注，無陰氣以斂之，宜用乳香猪血膏、紫金散、猪尾膏以飲之。或瘡疹正出，被惡衝觸房室，觸犯禁忌，或狐臭人勞力人氣觸著，令出不快者，宜燒猪甲、赤朮、乳香，常燒令氣不絶，仍上下安胡荽酒以御之。是以略舉其數證，方書但云出不快而已，皆在隨所得之由變通。若大小便秘，氣壅遏而出不快出者，鈎藤紫草散。氣濇出而不快，以脱齒散、活血散。倒靨者以紫金散、如聖散、開花蘿蔔煎汁與服之。蟬蜕甘草散、猪血乳香丸、猪血麝香丸、木星飲、紫草膏。瘡疹已出，熱滯喉舌生瘡，懊悶氣喘，煩渴多睡，精神昏塞者，以透肌散主之。伏熱在胃，腹脹便赤者，四聖散。瘡疹不出，傷寒不語，乾野人糞散。瘟毒既發，痘瘡不出者，地黄豆豉散。

## 面青者逆

《素問》云：内藏心肺，聲色彰明。大凡病在臟腑，其證皆見於外，所以瘡疹病而煩躁面赤者，心也；面黄體倦者，脾也；面青多怒者，肝也；喘嚏面浮而白者，肺也；面黑善恐欠耳骪手足厥者，腎也。此五臟有五色，常與寸口尺内相應，其不相應者病也。又曰：色之與脈，當參相應，其不相應者病。今瘡疹屬心，令人身熱煩躁，驚悸面赤，皆屬於心。其赤者順，今面色青，是色不與病相應爲不順也，當更察外證防備之。故《素問》云：色以應日，脈以應月。今瘡疹臨時觀之，豈不以色應日也？瘡疹當脣紅頰赤，而反青色，其爲病實者必生風，大小便秘而燥渴者，實也；虚者必下利，不食四肢厥者虚也，各宜用藥預制之。

## 身熱而脈反遲

脈數爲熱，脈遲爲寒，此最驗也。數熱屬腑，遲寒屬臟。今瘡疹在表，屬腑而外發熱，脈反遲而屬臟而爲寒，是脈不應其病，陽病而得陰脈也，宜當温之，以活血散、當歸散、人齒散之類。臟寒下利脈遲者，以甘草乾薑湯、豆乳散之類。蓋得胃氣既温，營衛以和，則或汗或疹而解矣。其脈遲者，是胃氣虚冷，營衛不足故也。

## 非微汗則表不解

用藥之法，貴簡而當，則病重者輕而危者安。且瘡疹證雖蘊久熱，然發斑之際，必因天氣煊煖，或感風寒而發熱，或驚熱，或傷食而熱，因熱而生斑疹。斑未出者，方其初發熱，得微汗散之，後雖爲斑瘡亦輕，此非微汗則表不解也。其證令人身熱頭痛，鼻中壅塞，咽喉不利，欬嗽目赤，毛焦皮膚緊而脈數，此皆熱極爲瘡痘，雖順而出，毒氣亦不輕。議者始以微汗解散，其毒漸輕矣，如水解散、控心散、麻黄湯等主之。如斑點已出，則慎不可用此法。蓋自然出快則不可表，表之則成斑爛。又有用發散，隨汗爲白珠子或出小紅瘡，亦因汗而毒氣隨散，不可不知也。

## 既出不盡透透而不長血疱

瘡疹既出，隱隱在肌膚，不盡出透，盡透而不長血疱，此皆脾胃虛，榮衛怯弱使然也。良由一時被天氣暄暖諸暴熱壅而成斑點，斑點既出，無陽氣以應之，故令在肌膚隱隱而不出也。當此則先和脾胃以行營衛，營衛既煖，毒無所容則出矣。故前人用人齒散、活血散，皆煖榮衛以發之；發之斑未出者，用乳香猪心血丸；出而不盡透者，以猪血、麝香塗手足心脣上，最爲要妙。或以紫草散之類，并脱殼散，皆隨寒熱虛實而投之。又有當出被外風寒所逼而不能出者，其人必鼻流清涕頭痛，宜以解利藥隨證温散也。又有被風寒所逼而不能出，其人必鼻流清涕，頭痛發熱，宜以麻黄湯解利之。

## 未出可下已出不可下出已定當利其大小便

毒氣在裏，瘡疹未出者可下。毒氣在表，瘡疹見斑點已出者不可下。如已出定結膿窠，尚有熱證見者，當利大小便，此猶恐裏有餘毒不盡，因而生疾，其大小腸主出而不納，有餘毒可利之。前人一動一静，必有至理存焉。

## 發有微盛

凡是瘡疹證而熱數日，瘡疹不出，進退皆難，誠可慮也。便欲大發之，懼其瘡太稀而成斑爛，成倒靨，不發之又無以散毒熱。故方書論始以微發之，微發之而不出即加藥，加藥不出則大發之。大發之後，或出不多，或無斑疹，脈息和平，無他證者，即瘡疹本稀，不可更發也。以此思之，皆是用藥有漸，發散不至太過，庶不至不及，亦用藥之善也。

## 熱在表不可疏轉

毒氣在表宜散，在裏宜下，此爲不易之法也。今瘡痘熱在表，却用疏轉其裏，是表裏不分，是故前人於一言一字，無不審之。其在表宜散，在裏宜下。其瘡疹是熱毒在表，每每妄下，虛其裏，則至於夭傷多矣。殊不知傷寒身熱在表者不可下，故《活人書》論瘡疹身熱耳冷尻冷欬嗽，輒用利藥，則毒氣入裏，殺人尤甚刀刃。瘡疹固有下者，自有可下證，別具其詳矣。

## 出太盛

瘡疹出太盛，而面黄，大便黑色，煩喘燥渴或腹脹，此爲有瘀血在裏故也，宜以犀角地黄湯，及治瘡疹中鼻衄吐血，毒氣未盡，有餘瘀血，皆可服之。然出得太盛燥渴者，服甘草散；其未出者，亦可服之。煩喘甚者，以麻黄湯；咽痛而嗽〔一〕者，入麝香服之，尤妙。出遲〔二〕者，以紫草飲子爲妙。

## 傷寒與瘡疹同異

傷寒，男體面黄，女面赤，增寒，各口中氣熱，呵欠頓悶，項急也。瘡疹則顋赤燥多，噴嚏悸動，昏倦四肢冷。傷寒當散，瘡疹當温平匀氣，面赤顋赤之不同，又有諸熱證蒸爲瘡痘，雖始終各變，當隨證而治之，不可泥於一曲。

## 未能辨認服升麻湯已發未發用胡荽酒

善治病者治於未然，不善治者治已然。昔人論升麻湯，未能辨認間可服之，是瘡子未發，未見斑點之前可

註〔一〕咽痛而嗽：咽、嗽二字原作「缺」，據《奇效良方》瘡疹門補。
〔二〕遲：原作「遍」，據同上改。

以内消，所以服之。若已發見斑點者不可服，蓋升麻湯性大寒故也。已發而服升麻湯，是以出齊結痂疕之後方服，解餘毒也。往往人未知此，見斑點既出而後服之，令肌涼而反不得出，爲害極多。用胡荽酒，則曰已發未發皆可服之。胡荽辟一切惡氣衝觸外護之用。胡荽酒者，以胡荽漬酒，洒於牀帳左右上下，可辟惡氣，瘡疹正宜用之，非升麻湯之比。故知升麻湯未辨認間服之，能消諸蘊熱，而解毒於未然。及斑已見，則當以和平藥安養之。升麻、葛根性大寒，瘡疹既出而服之，則反使寒弱爲出遲，爲寒中，爲陷伏。小兒稟受實者庶幾，或所稟怯弱者，最爲大害，不可不知。故方書有直言瘡疹可下者，有直言不可下者，人之稟受不同，方宜又異，豈可執於一偏而不知變？且北方冬月則風寒冰烈，南方除夜，天氣温和，花卉亦發，萬物亦應時豐，四季皆無毒熱酷寒之害。以此觀之，所稟既異，所治亦殊，在臨時通宜而用之。不可下與可下，自有證候，故執一者乃醫之病矣。

## 氣匀即出快

《難經》云：氣行則血行，氣止則血止。故氣主呴之，血主濡之。濡，軟也。氣行即血隨而行之，氣滯則血壅之。故張氏論瘡疹氣匀即出快，蓋臟腑既有藴毒，方其壅於肌膚，熱喜散而出爲瘡疹，熱亦不能復還。營衛週流，血氣流注，則出而無阻，蓋氣匀即出快，此其義也。或有結搏，或裏有食滯於中焦不化，或外寒所感，皆令壅遏不通，故氣既滯則血不流，何由而出？當此不能審察之，則至危斃者有矣。能使氣匀，行而不滯，瘡疹無不出者。

## 瘡成膿疱煩躁

瘡疹之發有漸，當審次序可也。若先後失序，輕重失時，斂散不得其宜，則必見差悮矣。夫斑瘡疹始作而未出者，當疏利令輕也。既出而成血疱，當令營衛升降，調脾胃，令不冷不熱；及其將作膿，毒氣正甚，大腸不通者，潤以通之；大便自利者，温而固之；小便不通者，導之；及其結痂則解散其毒，此治之大體也。且瘡疹作膿，是血疱結造也。心者主瘡瘍，主煩躁，當其作膿，毒氣已出，未得淨盡，則毒氣應心而燥生矣。若血疱作而煩躁，此熱毒欲散未散之際，但解熱毒而已，宜用豆湯解之，以黑豆煎汁放温，徐徐與飲之。

## 身熱耳尖脚梢冷腹内痛成塊

病有似是而非，若同而異者。蓋肢體冷而腹痛者，此毒氣在裏，若不能審諦，必作極寒治之，反以熱藥，爲害愈深。未冷極者〔一〕，不問身有無寒熱，肢冷腹痛，必大便自利，倦臥惡寒。今身熱肢冷，腹痛，大便不通，蓋熱毒在裏，則熱甚而發厥，伏熱深而瘡疹不能出者，宜以蟬蜕末煎水服之；而已出者，亦可服之，無害。毒氣得泄則四肢温煖，腹痛自止矣。前人論腹痛有虚有實，腸鳴自利而腹痛者爲虚痛，是冷也；腹滿而不大便者爲實痛，是熱也。今腹中痛而不大便，又身熱耳尖冷脚冷，爲瘡疹證明矣。又有瘡疹始發，腹中有塊而痛，醫者不能詳辨，多作食積下之，至於夭亡者多矣。

## 愛護將理

小兒鼻塞，摩顋以通之；營衛不和，洗浴以通之；腠理空疎，粉末以密之，此皆外可以通肌也。及其瘡疹既作，血肉作膿痂，肌嫩未實，諸氣可通，恐惡氣有所觸犯而入，故制方論，使愛護而爲防備計，故云已出未出，切忌見雜氣衝觸兼勞人及狐臭人熏之，尤忌房勞人相近；未愈者不可當風坐臥，如當風即成疥癬也。若瘡疥膿疱出，可燒牛糞灰貼之，則速愈而無瘢痕也。及左右上下，不可缺胡荽酒，能御汗氣惡氣也。若能食者，時與葡萄食之，爲其能利小便，及取出快如穗之義。若斑爛膿痛甚者，以乾淨黄土細羅以敷之，仍數數食蜜。若勢輕者，則以芒硝和猪膽調塗瘡上，勿令動著，直候瘡痂落也。有大段瘡發不通，臥席以麥麩墊臥將息，不

註〔一〕愈深未冷極者　原作「原本闕六字」，據《奇效良方》瘡疹門補。

問已發未發，皆可燒乳香於房室中，令氣味不絕，辟一切惡氣。

## 手足冷腹中硬爲瘡疹

臟腑已有伏熱而感外風寒以擊之，此陰陽相搏於營衛，輕者在腑爲疹，重者在臟爲瘡痘；若手足梢冷尻陰冷腹中硬痛者，是瘡疹證。或有驚證者，由蘊熱動心，切不可悞投驚藥。若驚藥悞投，則毒邪内攻，其瘡不出，便至危殆。或出後爲倒靨，但服平和匀氣發散藥必愈。

## 瘡疹未見乃可疏利

凡嬰童患瘡痘候，初覺似傷寒，面色與四肢俱赤，壯熱頭疼，腰背痛，足多厥冷，眼睛或黄或赤，脈息但多洪數，絶大不定，小便赤而大便多秘，才覺四肢色候，雖是瘡疹未攻皮毛穴出者，可便服餌，匀和臟腑，疏利毒氣。若瘡痘已結在皮毛穴間，微微自出，即不可疏利也。或有膿水者，却可疏利也。蓋熱毒已在外，恐裏有餘，未解則可疏利也。疏利宜黄連散、青黛散、當歸散。

## 石壁經論瘡疹歌

小兒瘡疹候偏多，欬嗽痰涎作久痾。熱候心神如怕物，驚時羊眼白番波。認目看燈睛有焰，吐來氣逆又相磨。十歲夢中如發搐，脣紅臉赤疎交羅。湯水心煩頭滿熱，耳冷脚冷發無過。舌上有如粟米樣，定知三日發交瘥。此病未來宜早療，莫將涼藥與伊摩。細辨形證爲妙用，只將平藥以調和。

## 辨劉氏論轉下張氏論用藥

劉氏云：初虞世所著必用方，大有益於世，惟瘡疹云當轉下，悞人甚多。緣方宜不同，所稟虛實有異故也。

蓋小兒瘡疹轉瀉則内虚，毒氣不能運出，復攻於裏，陷伏多致夭傷。張氏論用藥，瘡疹服惺惺散，次服人參羌活散等，如壯熱未退，切不可通利大便，及温熱藥，恐令瘡疹不出。二人之論，與初虞世之論，皆未可執，須在臨時可温則温，可下則下，皆有可温可下證，别具詳之，學者宜通變用之可也。

# 古今圖書集成醫部全録卷四百六十三

## 痘疹門

### 奇效良方 明·方賢

#### 瘡疹熱與諸般熱不同

此已下論痘疹已出證。

發熱證候多般，瘡疹亦發熱也，其體熱則同，所得之由不同，須引證而辨明之則各異。發熱如瘧狀，熱作有時者，名潮熱；發熱飲食不減者，名風熱；發熱而頭熱肚熱，右額有紋者，名食熱；發熱而多渴，渴則瀉者，名疳熱；發熱脣上下汗出，脣中間起一白疱子，及耳陰皆冷者，名變蒸；發熱而額正中髮際有青紋，下至眉心則發驚者，名驚熱；發熱而皮膚或赤色熱痛，時時啼叫者，名丹熱；發熱目閉面赤色者，名胎熱；發熱而面赤，汗出而鼻流清涕，左額有青筋紋者，名傷風熱；發熱而面色青慘，耳鼻冷，惡寒無汗，亦左額有青筋，手足厥冷者，此名傷寒熱也。又有變蒸之中，偶有時行寒疫者，則耳與陰反熱。若瘡疹發熱則不同。然呵欠煩悶，時發驚悸，乍涼乍熱，手足時冷，面目顋頰赤，嗽嚏者，此皆瘡疹之熱證也。

#### 出視輕重

病有輕重，藥有深淺。病深藥淺，不能去病；病淺藥深，真氣受弊。觀瘡疹分輕重而治之：其瘡出稀者輕，裏外肥紅者輕，外黑裏白者輕。瘡夾疹者，半輕半重也。一發而出盡者重也，外黑而裏赤者微重，外白而裏黑太重也。青乾勢陷昏睡，汗出不止，煩躁熱渴，腹脹啼喘，大小便不通者，困也。瘡中端黑點如針孔者，勢劇也。論輕重爲用藥之法，輕者宜勻氣，令其自出也；半輕半重者宜解毒，散毒則自輕也；毒氣重者宜利小便，太重而勢劇者，當隨證滲泄。熱氣衝於心，則譫言妄語，則朱砂、參、苓之類可用也。蒸於肝則搐搦，伏若驚癇，則防風、羌活、天麻、全蠍、南星之類可用也。蒸於脾則腹脹渴水，大便秘，目腫，則枳殼散、橘、麯、山梔、地黄之類可用也。蒸於肺則喘急渴水，欬嗽鼻乾，則桑白皮、馬兜鈴、半夏之類皆可用。毒氣歸腎而黑靨倒入者，宜猪尾膏、活血散，皆可急而用之也。又有風邪客搏於皮膚，熱不得泄，瘡變爲癮疹之狀，皮膚搔癢者則輕。又有内先蘊熱，外被風邪相連，搏於血則赤斑，其毒亦深。傷寒變瘡痘者，其傷寒熱毒甚而發皰瘡，其瘡也或白或赤，發於皮膚，頭作漿戴白膿者輕；有紫黑作根，隱隱在肌肉裏者，其毒必甚；重者五内七竅皆有瘡，其形發如豆，故以名焉。大抵正瘡，痘是母腹中時受積穢，良由内實而斑毒生，其感風感寒，爲癮疹，爲斑毒，爲痘瘡，皆外邪乘内虚而伏於臟腑，内外皆熱，熱蓄血聚，壅遏不行，蘊結而成也。所遇之初不同，可不辨正之。瘡子内實而生者，五臟各有一證，前篇備論之矣。且傷寒傷風，何以別之？面青四肢微厥，無汗而惡寒，耳與陰皆熱者，傷寒也；傷風者，面赤四肢煩，鼻流涕，有汗惡風。此二者宜審，早早治之，不爾，爲瘡疹也。若在母腹中蘊毒氣者，《千金方》云：兒初生，以生地黄汁一蜆殻與服，便下黑糞佳。及瘡疹臨發未出之間，以升麻湯解之；冬温，以三豆飲子解之。時氣發瘡疹，恐相傳染，以茜草煎汁解之。此皆瘡痘當用者。惟傷寒傷風，變爲瘡痘，是汗下失時之過。

## 疏利與取轉不同

瘡疹已出，熱毒居表而不可疏利。疏利是未出時即疏利之，疏則散其熱氣，利則滑其肌竅，使熱毒則發泄而不壅遏，其瘡疹輕而易出也。及其瘡疹已出，即不可疏利，宜以和平勻氣藥調理爲宜，又曷嘗令人取轉耶？

且疏利與取轉，相去遼遠。疏利者，是以輕涼之藥，疏散使易出也，如黄連散、青黛散、當歸散。煩躁睡卧不安，頻煎豆湯徐徐服之。取轉者，是以峻快之藥轉下也，如巴豆、芒硝、輕粉、水銀之類是也。疏利與取轉，輕重殊等，不可同日而語。古言疏利，今乃爲取轉，得不爲誤耶？

## 辨董汲指迷方論與錢氏活人書不同

小兒所稟，有虚有實，病證有寒有温，故良工隨宜而治，各得其所。今觀董汲與《指迷方論》，其稟氣厚者，或病熱而又失於解利，有蘊積熱毒者，治法則當利，利之無不愈。此由小兒稟氣已厚，又有病熱而失於解利，蘊熱在中則宜利之，利之無不愈矣。此董汲、《指迷》用藥之意，皆熱毒未出於表，蘊毒在裏時用之也，若無錢氏方、《活人書》用藥之意。錢氏論：倒靨欲脾强勝腎，得身温而渴，陽氣復者可生也。《活人書》云：身熱耳冷尻冷，輒用利藥則殺人。二人之論身熱爲瘡疹毒以在表，氣虚在裏，故不可利，但以温平解毒而已。故知傷寒身熱而下之早，毒氣入裏爲結胷。瘡疹爲熱，若表下之早，爲黑靨，爲陷伏。四人之論，皆不可廢，用之要得其宜。後之醫者，當以董汲、《指迷方》治瘡疹未出，預截熱毒；若已出了者，解利餘毒，則無不愈矣。以錢氏、朱氏之意治瘡疹正作，使外不至太過，裏不至陷伏，赤無不愈者。大抵治病皆當隨宜用之，最爲要法。譬如小兒患有傷冷者，有伏熱者，有被驚者，有感風寒者，有傷食者，臨期分别，豈可泥於一曲？況習醫者又隨方而用之，以愚矔之，昧者徒互見其偏。審之四説，皆爲可用。

## 方宜不同用藥亦異

《素問》云：一病而用藥各不同，皆愈者何也？此地勢使然爾。且東方食魚而嗜鹹，令人黑色而粗理，爲病癰瘍，以砭石治之。西方風土剛强，外邪不能傷，其病生於内，治之宜於毒藥。北方風寒冰冽，臟寒生滿病，其治宜於灸焫。南方天地所長養陽盛處，其地下水土弱，而霧露之所聚，其民嗜酸而食胕，病爲攣痺，治以微針。中央地平以濕，其生萬物也衆，食雜而不勞，病爲痿厥寒熱，其治宜於導引按蹻。是以五方地勢高下不同，治法亦異。故仲景治傷寒用桂枝、麻黄、大青龍湯，皆是熱性藥，云西北二方，行之無不應驗，惟江淮地煖處，用加減法，如升麻、石膏、知母之類，是隨此五方地氣而用藥也。又云：病素有虛實者，幷用古方不在加減法，當此隨時變通，不可泥於一曲。且西方風土剛强，外邪不能襲，病生於裏，其治宜毒藥利之。設有陰證者，亦須用理中湯、四逆湯之類以助陽氣。南方雖爲陽精拱上，其地下水土弱，霧露之所聚，病爲攣痺，設有陽證者，宜用大黄、大青、黄連、葶藶、苦酒之類，以復陰氣也。此皆前人得隨時增減之理，則知瘡疹豈在專補專瀉，但應當日脈證袪逐可也。方宜各自不同，故用藥豈可執泥哉！

## 戒失飢不可當風冷

人之飲食起居，有消息虛實存焉。且晝日起居行坐，其氣血漸降也；夜則倒眠，血氣漸升，則心安而逸也。此上下升降，虛實運動也。且人之智腹，方其飢也，則腸實而胃虛；及其飽也，則胃實而腸虛。此平居飲食進而無病，尚且一起居一飲食而一虛一實存焉。況小兒在母腹中，所蘊穢毒在臟腑，欲出爲裏熱，熱甚而發於外，其熱暴出，其裏暴虛，正賴飲食湯藥以助之。苟或失飢，内無食以助胃，何以運出其瘡痘，則爲黑靨陷伏者多矣，此内虛所致也。故不可失飢者此也。又瘡疹正出，乃表實裏虛，心煩惡熱而欲冷，或起居當風，或失蓋覆，則虛熱被外風寒所搏，而爲陷伏者亦多，此外邪所致，視瘡疹者可不謹歟！

## 大熱當利小便小熱當解毒

前人論瘡疹有大熱，則當利其小便。蓋大熱則皮熱脈實，大小便皆不利，心熱而渴，氣滿而喘，能食，不結膿血痂疕，當此裏熱既盛，懼其生他疾，故利小便，心火有所導引，雖不用冷藥，熱亦自減去矣。可待其瘡疹至熱過，不爲冷悞，尤爲良法。其小熱則解毒，蓋小熱不解，大熱必生，小熱而利小便則損氣，當此有小熱，不可利小便，但解熱而已，如玳瑁湯、獨勝散、安斑散、如聖散、紫草湯、犀角飲，此雖不利其小便，其熱亦不能爲害。當思前人云，大熱者方利其小便，有小熱者尚不敢利其小便，恐致損氣。彼其妄下者，可不愧乎！

## 小便赤濇心腹脹滿

因瘡疹伏熱在胃，則中有所隔，上則心火不降故小便赤，下則陰氣不能升故爲心腹脹滿，董氏紫草散發出其毒，胃中熱散，自然冰釋。詳其藥味，以紫草發散，以黄芪定痛解毒生肌，以枳殼治腹脹，令大腸不秘，氣通消脹，以木通導心熱而利小便，以甘草和之。古人用藥，必有至理焉，可以意推之。

## 先利而後出但解毒不可再利

飲食芳味，雖能益人，用之過亦能害人。況烈毒慓悍之藥，又在已下之後，豈可再利之？此五臟不可再傷故也。蓋瘡疹未出，已曾先利之，今瘡疹始出，則内無壅滯，熱毒縱有，亦輕矣。故云曾經下後，惟有熱者，但解毒，其熱亦庶幾矣。大抵瘡疹不經下，亦有内虚者，當勾氣安養之。又況曾下而後瘡疹出，若又下之，是重虚也。

## 煩躁而渴

心經有熱則煩躁，脾臟津液少，必口燥咽乾而渴也。瘡疹已出未出，皆宜用甘草散。若心煩發渴，大便不通，小便赤滯者，宜服通關散。煩而喘悶，燈心湯主之。夏月天氣大熱夾暑，煩躁熱渴，大便秘而小便赤者，白虎湯加人參煎服之。虚煩發躁而渴，小便不利者，五苓散、酒蒸黄連丸皆要藥也，宜擇而用之。

## 睡臥不安

陽氣勝而陰氣少，則煩而躁，甚則蘊，心悸動不能安矣。故身熱煩躁，睡臥不安，但清心利小便則自然安適。若表不解，身熱而煩躁，睡卧不安者，服冰解散。或結糞大便秘而煩躁不得眠者，必腹脹手掌心腋下有汗，宜服麻仁丸，或煎黑豆徐徐飲之，甚者青黛散以水調服。惟津液枯少，虚煩之氣，晝夜不得眠者，酸棗二湯爲良也。

## 狀如蚊蚤所嚙毒盛色黑

瘡疹陷伏，虚實不同，宜詳辨之。有胃寒營衛氣虚而陷伏者，則肌膚慢，瘡瘢皆白，不欲食或嘔，大便不秘，小便清白者，此皆宜温之，活血散、人齒散、胃愛散。虚寒甚而至於自利，間亦可用，雖附子、理中、豆蔻亦可用，瘡出爲期。又有毒氣内外壅遏，熱蓄結聚而不散，毒氣壅瘀於肌膚，急出不得，壅於毒氣，倒靨黑色，蓋血活如朱砂如鷄冠色，若毒瘀血聚則黑色。又如蚊蚤所嚙而黑色者，由毒氣暴出，瘀熱搏之，故血凝而不得出，爲黑靨，其證最惡，其大小便秘，腹脹滿，喘急煩躁者，宜用山梔子湯、宣毒膏。治黑瘡子患候，無比散。毒氣内攻，紫黑色出不快者，庄氏云：斑瘡倒靨而黑色者，謂之鬼瘡子，宜豮猪尾血調腦子佳。

## 悮服凉藥冰伏

小兒胃熱出斑瘡，蓋胃者主一身肌肉，其胃中熱則身熱，身熱太甚，斑毒得出，胃熱既出，其裏已虚，合以和平藥調助之。又有醫者及病家，未明乎此，見其熱便用凉藥，是裏無熱，又加冷藥，則裏稍寒，使瘡子不能出也。凡有熱則氣散，有寒則氣斂，使肌膚急而腠理秘固，瘡子輕者爲出遲，重者爲倒靨，可用胃愛散以温之。胃氣既復得温，營衛復行則出矣。故胃愛散以脾胃生寒而用之。

## 便血糞黑睡而不醒

瘡子當出而不出者，此由毒氣當散而不散也。蓋心主血而營於血，瘡疹不出，毒氣壅瘀於裏，則爲便血黑色，故神昏睡而不醒，其證甚惡，脱殼散、犀角地黄湯主之。

## 已出而腹脹

瘡疹已出而腹脹者何？此陰陽不和也，此毒氣陷伏入裏也。二者緣毒氣已出而未盡，又正熱，或外傷寒而內傷於冷也。大抵瘡毒正作，熱毒蘊積，則多渴煩躁而引飲，又或投凉藥，或飲冷水，故熱被冷激而不能蒸出，冷氣內拒而不能消化，其冷熱毒氣相搏於裏則不消，令人腹脹氣喘，甚者發寒肢厥，瘡瘢白而無血色，或至不救，急宜以温中藥逐冷氣，冷氣散則腹脹亦消。昧者一見腹脹，莫不更增宣瀉，是謂重困。蓋傷於冷者，必不能食，大小便利，時時下氣，此傷冷陰陽氣不和也。又有毒氣陷伏入裏者，瘡疹出遲，毒氣倒靨，亦令兒腹脹，亦宜用温平解毒快氣藥，如人齒散、活血散之類服之。大抵毒氣伏入者，必有熱證相雜，或渴或煩躁，或大小便赤濇，或啼哭不止者，則陷伏黑靨，證中具詳。若腹脹目閉，口中如爛肉臭者，其證惡，此爲難治。

## 當下當救裏

瘡子半出半不出，此毒氣半在裏而不出盡故也。或盛出大便不通，小便赤濇，喘粗腹脹而齒脣乾，口燥引飲，譫語者，當急下之。此由毒氣彌盛而內外皆熱。若大便裏急後重者，當令大便潤過；內不燥不裏急後重，腹不脹者，且利其小便。又有瘡子半出半不出，下利，四肢厥逆，腹脹呃逆，此由裏寒毒氣不能出，故宜以薑附理中等藥急温之。一則言當下者，恐毒氣復入故也；一則言宜温者，恐無胃陽以行營衛，虚實之勢劇也。故二者俱不可廢。

## 既下懼太早

夫病有遲速，藥當隨應而用，可以速則速，可以緩則緩，如嚮應桴，間不容櫛。且瘡疹始出，未有可下證，但以和平藥調理之，乳食飽哺之，避風寒以温之，三者皆爲保子之常法。如瘡疹見而三五日尚未出者，可微發之；微發不出，則大發之；大發之出不多，脈息平和，無他證者，即瘡本稀不可更表散也。今人才見表不出，熱又不退，必便下之，其内虚，瘡子將發者則因利而不出，瘡子已出者必復陷，陷必黑靨，瘡子歸腎，此爲脾土弱而腎水反勝，錢氏以百祥丸下膀胱毒，則脾土自實，瘡痘可以復出。與其下膀胱毒於黑靨之後，莫若正脾土於未出之先，則不下爲愈。是風與熱證皆可下，今見熱而即下，故不可也。況下之縱愈，亦有三證：一爲疥癬，二爲痘癰，三爲目赤。有此證者，皆下之失於早，不可不戒。故前人論曰：瘡疹未見，乃可疏利，是熱毒未形容間，毒在臟腑則預下之也。又牛黄丹證云：瘡疹出定，大便不通，令膿汁不乾者，可下之。以此觀之，當下證是未出之前，及已出定之後，非正出而可下也。且利毒丸雖治胃熱，瘡疹欲出，温壯腹脹，氣粗，大小便赤澁，煩渴舌乾，睡中驚而厥，脈沉大滑數，雖名利毒丸利其邪熱，況用大黄，大黄性利毒解表，故傷寒當利亦用之。又通關散證云：治患瘡疹，心躁發渴，便赤，口舌生瘡，用木通、瞿麥、滑石，皆利小便藥也。二方皆謂大小便熱爲害，甚則去其熱毒氣，苟不用之，又爲失下之害，故用之。豈是瘡疹正出而下之也？故下之者不可太早。

## 誤下證

傷寒身熱，固不可下，瘡疹熱亦在表，尤不可轉下者，蓋熱毒已在表故也。《活人書》云：小兒身熱，耳冷尻冷，欬嗽，輒用利藥，必毒氣入裏則殺人。蓋熱在表則表實而裏虚，故身雖熱，裏無可下證而便下之，則裏無陽以應表，至於陷伏而死者多矣。大抵瘡疹，血氣順脾胃温則易發，若裏無熱而誤於疏轉，則令氣弱血澁脾冷，營衛無以運化，而毒氣難泄，立見危殆，尤當審辨。又況小兒鼻塞脣焦，内伏熱也。脈細面色萎黄，或青色，皮膚又慢，口吐清涎者，此誤下證也。或服涼藥太過，或裏無熱壅滯，則不可下也。

## 瘡疹有當大便過有當温有當下

此已下論瘡痘已出後，復生他疾。

夫瘡疹傷寒風熱傷食諸證，身有熱者，如大便四五日或六七日不通者，須用少藥令潤過，非取峻快之意。亦有外證參之，須仔細辨認爲宜。如仲景云：陽結陰結大便秘者，至十四日十七日方劇。苟若至十四日十七日，因有他病，損耗津液而無結糞，腹不脹，不裏急後重，則不可攻之，蓋腸無結糞故也。今言六七日令潤過，氣升降，則身熱者不生他疾，緣小兒純陽身熱，而大便不通者易實，大便自利者易虚，易生他疾，當調令大便如常，最爲候臓腑虚實之要法也。雖然，大便秘非一證，有風秘，有氣秘，有熱秘、虚秘、冷秘，用藥當細辨也。且人能食，大便不通，結澀如下栗塊者，風秘也；煩躁飲引，小便赤而大便秘，腋下手掌心有汗者，熱秘也；腹脹腸中虚鳴，胷脅不利者，腰腹引痛者，氣秘也；嘔吐清水，不能食，面青而瘦，冷秘也；或久病不能乳食，腹不脹，不裏急後重，雖久不大便者，虚秘也。凡此五秘者，當隨證治之。若大便如常，且不可以冷藥與服，恐水注胃脈，營衛不行，則瘡疹亦不出矣。又有患至五七日，自然瀉者，須用如理中丸等温腸胃藥。若瀉住即止後服，亦不可過熱，此是當下當温之證。又有瘡疹出正盛，喘粗氣急腹脹，小便赤澀，手掌心并腋下有汗，或睡中譫語大便不通者，用四順飲子，得氣通喘定腹不脹則已之。下之瘡紅快者，更不須通也。

## 或吐或瀉或不食

瘡疹之證，或吐或瀉或不食者，此由脾胃虚弱也。小兒胃熱出斑瘡，大抵瘡疹多出於胃，緣熱毒方作之際，必多煩渴燥熱引飲，或於風寒處坐臥，遂令冷熱相搏，冷氣入胃，故令胃冷則吐，脾冷則瀉，脾胃皆虚則不食也。當以治中益黄等隨證與之，甚者隨宜增減，以吐利止爲度。又有熱吐熱瀉則不同，何以别之？蓋熱吐者，手掌心并腋下熱而濈濈有汗，發渴而臉赤，喜飲冷，未能言而渴者，則一向飲乳，聚其飲乳滿於胷臆，不能消者，此爲實熱中滿而不食乳也。猶如伏熱者，亦不思食，胷膈滿悶故也。尤宜詳審。

化，吐出時，是熱吐也。熱吐了，又急欲食乳，是内熱而渴，但不能言其渴。醫者不審，見吐利便用燥藥，熱極生風者，害人甚衆。非特瘡疹有此，他證亦不用。此分熱吐熱瀉尤審。熱瀉者，小便赤濇而渴，口燥咽乾，皆當用五苓散、竹葉半夏湯主之。小兒不食，亦有虚實二證，或吐或利，面青而目睛青黑色而不食乳者，爲虚寒而不食也，宜温之。大小便如常，面赤而壅，或渴或睡中驚，或咬齒，目白睛黄赤，或氣喘或身熱而不食乳

## 瘡疹皆多在表不可妄下

傷風與寒以汗解，汗者穀之精氣也。瘡疹作膿血痂疕，膿血痂疕，血也，古人以解利藥如升麻湯之類，皆懼其血熱毒甚則瘡疹尤甚，故少涼血以解其毒，瘡疹亦易於將理，何嘗以轉瀉傷其臟腑脾胃也？蓋臟腑脾胃既寒，何以運行營衞？營衞既遲，瘡疹膿血痂疕何以蒸成？故知傷寒則氣行汗出而已，尚不可下，況瘡疹在血氣温厚，内不虚而外不寒，則出而不伏陷矣。胡不觀内補散治癰疽至驗，皆是煖血行營衞藥？今瘡疹與癰疽，皆瘡也，何嘗以轉瀉治癰疽也？

## 陷伏倒靨

瘡疹陷伏倒靨，方書稱倒靨而已，殊不知内虚不能盡出者爲陷伏，外被風寒所迫或被惡氣衝觸而不得出者名倒靨。然得之有始末輕重不同，若一概用藥，因兹夭横者多矣。蓋瘡疹已出斑點爲始，以血疱爲中，以結膿窠痂疕爲末，三者淺深不同，烏得不論？夫既出斑點爲始者，臟腑蒸藴毒氣，内外皆熱，數日既熱甚，藴斑毒於肌竅，出於皮膚。亦有陷伏，亦有倒靨。斑點始出，外被風寒所感，使肌竅復閉，血凝濇而不行，必身疼四肢微厥，氣血盛實，與風寒相搏於肌膚，必大小便秘，斑點不長或黑色，或身生青紫癮疹，此爲倒靨也，當此可温肌發散風寒，如紫草、蟬蜕、陳皮、葡萄、人齒、殭蠶、荷葉之類，温散寒邪，然後熱氣復行則斑出矣。

有胃虛而不能副營衛者，雖出而復沒，故斑暈白色或黑色，此內虛所致，故出而無血氣以應之。其人必不能食乳，或大便自利，小便不赤而清，或倦或嘔，四肢微厥，其由內胃既虛，自不能出，此爲陷伏也，當此宜用溫辛之藥，令其胃煖，營衛復溫，必自然出矣，如理中湯、活血散、人齒散之類以溫之；吐利甚者，須薑、附、硫、桂亦可用，此治內自虛而陷伏者也。若以血疱爲中者，是紅斑出之後，至足有斑爲齊，斑疹毒方出盡也。自斑點生如豆，起於肌膚之上，所以血疱爲中者，未結膿血痂疕之前證也。血疱七日，當結膿血痂疕，當此或外被風寒所感爲倒靨，或胃氣虛吐瀉爲陷伏者，亦如前法治之可也。血疱是毒氣正盛，陽熱內外彌滿，無陰以收之而疱出，至七日而當結膿窠痂疕而愈。今七日而尚如豆大，血貫之不結膿窠，此由毒氣內外貫注血熱相搏，必復入於心矣，立至危斃。急以猪尾膏涼心血，使陰氣感之，必隨時結痂疕而愈。古人以朱砂、腦、麝、猪血等涼心藥治瘡疹，是治其毒氣已出後，心熱毒氣倍常則用之也，非治裏自弱而陷伏者，非肌竅感寒而倒靨者可用也。陷伏倒靨皆虛寒證。陷伏胃弱自不能出，當溫之。倒靨是風寒外感於肌竅，當發散，故非猪尾膏證。猪尾膏是治心熱太過而不能自收斂結痂疕者，非爲涼脾藥也。蓋《素問》云：瘡瘍燥痛癢，皆出於心。當血疱後紫黑而不結膿窠，其熱內外貫注，毒氣必復於心則危矣。以血疱結膿窠，膿窠結痂疕。如結膿窠痂疕，內外有感冒而生病者，此觸冒之過，治之無異於前斑點時用藥也。觀小兒數日減食則胃虛，熱甚氣耗，作斑點膿窠則血弱，結痂疕之際，少增滋養營衛調適寒溫藥以助之佳。病後服解利藥，亦不可緩也。瘡疹未透，心煩狂躁，氣喘妄語，或見鬼者，龍腦膏；觸犯黑色者，奪命膏；黑陷者，百祥丸、藍根散、四聖散、人齒散；毒盛而黑色者，山梔湯、宣毒膏。《良方》治毒氣入臟而不出者，腦子猪血酒。《活人書》黑瘡子惡候，無比散、倍金散、朱砂散；瘡子反入，抵聖丸、救生散、玳瑁散、化斑散；瘡子靨，花蛇散、麻黄湯、濕生蟲散、橄欖核磨水、牛蒡散；治黑色名鬼瘡子，人齒猪血散。皆是熱盛毒氣倒靨者，非治裏虛吐瀉，不食而倒靨。如脾胃虛吐瀉，或斑未出，醫人不識，誤用涼藥冰却，致令內伏不出，胃愛散主之。服之汗出者，不用控心散；如無汗，即服控心散，後下羌活散爲良。

## 黑陷耳骫反熱

五行以土旺制水，五臟以脾制腎，蓋土旺水升上而不下走泄，此五行相生相制，使之既濟，此五臟平和陰陽升降也。且人平居飲食以滋脾土，脾土運化滋營衛。觀脾土於中，上滋肝營肺衛，下以腎水不走泄，苟失其平，則有太過不及之患。何以知之？瘡痘出而耳骫冷，此脾土勝腎水；瘡痘陷而耳骫熱，此腎水反勝脾土矣。蓋耳骫者腎也，體熱則血脈敷榮，則穀氣盛也。錢氏百祥丸瀉膀胱腎水，令脾土復旺，當此致於不救者，亦十有八九，亦豈得已而用之哉？當此之際，不用百祥丸則無治法，毒氣去而真氣不絶者猶活，不去其毒則束手矣。如《活人書》厥陰證土敗木賊，用承氣湯瀉其毒氣，亦豈得已而用之？當此而不下，亦不可也。愚思之，與其瘡痘用百祥丸，傷寒承氣湯下其毒，莫若救脾土於未侵之先，治其未然者爲良，庶幾不致狼狽之地，成功於不見危處爲妙。

## 黑有逆順

瘡疹出者爲順，黑靨陷伏者爲逆。然其中黑靨亦有順者，此爲瘡逆，脾氣乃强，則脾土盛制水也。是脾强而腎退，雖黑靨而忽瀉膿血并痂疕者順。此必舊服補脾藥，脾氣得盛而不衰，其外肢絡瘡黑靨而不危者，得脾臟不衰，則心肺肝腎有以救之。《素問》云：脾病則五臟危，今脾土既盛，餘四臟則無慮矣。臟腑既無虧盈，則不能爲害。又有黑靨而逆者，乃水穀不消，瀉乳不化者逆。是脾虚不能制腎，故水穀乳食不化而自泄，此脾土既衰於裏，外有瘡疹黑靨者，是毒氣陷伏，必先入脾，脾虚而受毒，四臟皆困而危殆矣，是以爲逆，爲難治。嘗觀古書云：病在臟者半死半生，病在表者輕。以此瘡疹瀉膿血瘡痂者雖順，非可爲常治法，此亦九死一生之證爾。

## 出遲朝夜啼哭

神魂魄意智，此五臟之正神也。喜怒悲憂恐，五臟之情僞也。人之五臟調暢則安適，抑鬱則煩悶。故小兒瘡疹者，蘊非常之熱毒爲瘡疹，而外未得出，在臟腑而不能散，故喜怒不常，悲恐相仍，則神不能安而朝夜啼哭也。當此醫者察其蘊毒在表在裏，當隨證滲泄。若發熱渴水，面赤小便赤，宜微表，令出可也。若外無熱，大便秘，腹脹滿者，當令大便通。大抵内無壅滯之氣，則營衛通行，神魂泰然，瘡疹亦出快矣。昧者不知察，惟見朝夜啼哭，或以爲心熱，或以爲聚痰，或涼或下，不能去其表裏熱毒，復使其冷熱相併，反生多疾，不可不知。

## 凸凹生瘡

瘡疹結膿痂，可抓碎之，則不成瘢痕，今瘡痂雖結，瘢猶靨肌肉，致令凸凹也。故在結膿未成乾疕，抓去之，則不成瘢痕矣。有瘡疹愈而再生者，此因瘡疹安後失解利，毒氣留滯敗熱於肌肉之間也，宜用明膠散，次服密陀僧散、膩粉散、鴈屎白散、牡蠣散、馬齒莧散、秦皮散等，以敷之爲良。與其用藥於已再生瘡疹之後，莫若解毒於未再成瘡疹之先。

## 大便如常

脾胃納穀氣，大小腸出滓粕，此平居察虛實冷熱之處。蓋飲食進退則知人之穀氣虛實，大小便滑濇則知人之冷熱也。熱則秘濇而不通，冷則滑泄而無度。今大便如常，則知臟腑平和，無大熱大冷之患，故不在補瀉，亦不可妄攻擊也。且《活人書》云：清便自調，則是大便如常。又云：大便堅，小便數，不可用承氣湯攻之。是津液已行於小便，故但以麻仁、脾約丸用之可也。小便清者不可下，此無裏熱也。大便硬而小便少者，未可攻，此津液當還入胃中大便自過也。陽明病自汗出，若發汗，小便自利者不可下，此表裏皆亡津液也。又云：小便赤却當下，此是表裏證俱見，以五苓散主之。又云：不大便六七日，頭疼有熱者，是裏證，當下。小便清者，知不在裏，仍在表。又云：大便硬而脈沉細是裏證，當下。以此觀之，古人治病，未有不審飲食進退，大小便滑濇者，自外而知裏。此非專治瘡疹之法，若或瘡疹或醫他病，用之亦良。況嬰兒未能言者，尤當用此。

## 悮服熱藥則損目冷藥則夭傷

火制金，木制土，水生木，木生火，皆自然之理也，順之則安，逆之則否。故瘡疹是熱而生，又益以熱藥則損目，抑之以冷藥則爲陷伏。蓋人身無非常之熱，亦無非常之冷，但溫和而已。今瘡疹身暴蘊非常之熱，而鬱發肌腠，蒸之爲瘡疹，順其熱則出而毒散；及其熱過則損目，爲咽痛，爲癰瘍，爲狂眩；抑之以冷爲陷伏，爲黑靨，爲夭傷。故善醫者，使陽不致虧盈，陰不至從伏，調適中和而已。苟爲不然，陽勝則熱盛〔一〕而生風，肝應於目，無不害目者；陰盛則脾土無燥氣，腎水反勝，爲黑靨陷伏，則夭傷者多矣，不〔二〕可不察。

## 斑爛

病當發散而不發散，則毒氣閉塞，胷滿喘促，悶亂而不知人，不當發散而强發散，則熱毒隨陽出於肌竅，皆爲斑瘡，遍身無數，肌肉如爛，故名曰斑爛，此失於不善表者之過也。治斑爛之法，調脾進食，大便令不秘不利，養營衛以生肌解毒，則無目赤，無咽痛，無口瘡，無吐衄等證。解之不至於冷，調養不至於熱，最爲良法也。但斑爛發膿痛，甚者用乾黄土羅爲細末敷之；輕者則芒硝、猪膽汁調塗瘡上，勿令動著，直候瘡疹痂疕自落。大段瘡發多不適臥席者，即用麥麩簟臥將息，最爲佳。又有因發表過多，外則斑爛，爲陽氣在外，內虛

註〔一〕陽勝則熱盛　原作「原本闕五字」，據《奇效良方》瘡疹論補。
〔二〕陰盛……矣不　原作「原本闕二十四字」，據同上補。

生寒，臟腑自利，急當救裏，如理中、豆蔻之類，臟腑自温平，其瘡必愈。

## 感寒與瘡疹伏熱混雜而發

瘡疹是五臟伏熱於裏，因熱蒸而出外，其感冒是外感寒邪，漸伏入裏，且感寒始發，則頭疼發熱惡寒，鼻流清涕，左額有青紋者，感寒也。夫感寒者，寒極則生熱邪，熱盛則實，實則動，所伏瘡疹之寒熱交作，陰陽混雜，證候非一。故醫者若汗若下，則瘡疹隨出。蓋感寒在表，蘊熱在裏，寒極而生熱，熱則隨出。若不去其寒，則瘡疹不能出，但表證身熱而喘，則微汗和解之；裏證腹脹，大便秘小便赤濇者，則微利之；煩躁渴甚者，但利小便；胷滿食不下者，宜吐之。此發汗吐下利小便，皆是去感寒伏熱邪氣也。治之則當發汗吐下利小便，隨手而愈。但用藥者，不可令藥太過，最爲良法。如過於表者，瘡疹出則爲斑爛，爲口傷爛赤；下之過者爲痞悶，爲内陷，爲下膿血。當此細推之，瘡疹非感寒之比，緣有瘡疹隨出，故用藥者不可不謹。

## 鬱毒不散

治病當隨時變通，不可泥於一曲也。且瘡疹之證，如熱毒在表者不可下，下之則裏虚爲害；非虚，亦不可助之，助之裏有壅熱爲害；亦不可令有大熱。故前人云：斑疹未見者，以葛根湯、鼠黏子湯、惺惺散、紫草飲子解利之，但裏不至冷，大便不至利，氣實者可服之。或有不問虚實，以胡荽酒洒之，以葡萄酒飲之，又火煅人齒以酒調服之，若盛實者，服之則爲害。蓋胡荽酒、葡萄酒、火煅人齒，此皆内虚自利陷伏者可服之。苟爲不然，則助之以熱毒氣，貫注耳目口鼻悉平，咽中閉塞，大便堅秘，小便如血，是鬱毒不散，則熱毒無從出也。毒氣反攻臟腑，故使凹而不起，謂之倒靨，蓋鬱毒不散，又不能解之至於斃者，不可勝數矣。蓋陽熱無陰氣以守之，當此之際，豈不觀大便堅秘，小便皆如血，若有此證者，猪尾膏、化斑湯、犀角地黄湯、犀角玳瑁湯，可選而用之也。用之則毒散，營衞無滯，瘡疹自出矣。皆常用已驗之法，姑條次於下：其瘡始覺頭疼發熱，或微熱而後作寒，煩躁咽痛者，則以四味升麻湯。搔癢或癮疹者，則以荆芥湯。面赤大便秘小便赤而嘔者，以小柴胡湯。不惡寒但煩躁而小便濇，又多渴而成赤斑點者，以竹葉湯、犀角飲子。大便不通者，與四順飲子。昏甚譫語大便不通，與承氣湯。若大便自利，黑黄色，毒氣亦有所出。大便已利，又得調氣藥以助之，其瘡亦稀。肌生斑者，此自〔一〕然出者，不可表也，斑生而至足〔二〕。

## 乳嬰與食孩用藥不同

夫飲乳嬰兒者，由人之生，胃氣未充，膚革未成，飲乳易傷，風邪易入，臟腑嬌嫩，血氣懦弱，肌體未堅，精神易弊，故用藥當審其大小輕重而用之可也。蓋差之毫釐，立見危殆，不可與能食童子同用藥也。且能食童子，自絶乳後，食火熟炮炙之物，酒麵甘肥，魚肉滋味，安可與飲乳嬰兒同用藥也。夫嬰兒有病服藥，但與乳母服之爲要法。譬如童子吃食，與嬰兒飲乳同。乳母既服其藥，必流入乳，兒亦飲之。是以童子能食服藥也，免其慓悍毒烈之藥，蒸熏臟腑，亦爲良法。且能食童子，穀氣既實，臟腑充盈，如生疾病，能食不大便，裏急後重，手掌心并腋下有汗，當令大便如常過。心熱而大小便不通，心神不安，當利其小便。飲乳嬰兒有斯疾，但用斯藥與乳母服，是亦嬰兒服之也。

## 本稀不可發表

夫傷寒表證，須看營衛淺深，故仲景有發汗者，有調營衛者，有和解者，三者分輕重虚實淺深也。瘡疹固蘊熱毒，而斑生亦看熱氣深淺，故瘡疹本稀者，爲不可表。小兒數日熱運，少於自快，但以升麻湯、荆芥散主之，出雖少，足心有者，此出齊，不可表也。出齊皆爲血疱，或已出膿疱或水疱，或至於痂疕者，皆不可表，

註〔一〕瘡亦稀……此自　原作「原本闕九字」，據《奇效良方》瘡疹論補。
〔二〕斑生而至足　原作「原本闕五字」，據同上補。

此臓氣既平，營衛既和，勿治而愈。如仍治，補之則熱，瀉之則寒，表之爲斑爛，愈生多疾矣。何謂瘡本稀？蓋瘡疹無定數，如汗〔一〕之無多寡，但看所蘊熱毒之微盛爾。且瘡疹出而不甚熱，既出而喜笑如常，無寒熱無煩躁諸證，蓋有少便膿血痂疕，此皆瘡本稀，不可表也，但解毒而已。若本稀而强欲發之，則爲斑爛，爲倒靨，爲虚脱，爲中寒，爲虚熱，不可不知。

## 無凝滯則勿表勿下

病有遲速，蓋日數待營衛以祛運其蘊毒而出也。且瘡疹熱數日，運熱毒爲赤斑點，出於肌膚中，至足有，方爲出齊。蓋斑點長成血疱，血疱成膿疱，膿疱結痂疕，此雖大略之言，瘡疹必先斑，次血疱，又次膿疱，又次結痂疕，此自然之序。善治病者，不可先時而後，亦不可後時而先也。蓋傷寒表證，出汗而愈。其有一二日便汗出者，則名爲狂汗，雖出之必復重，又期六七日正汗出則愈矣。傷寒裏證，當下則下之。若下早爲結胸，爲痞氣，蓋病深在裏者則可下。以此言之，比之治瘡疹，或表或下，若太早則病毒不去，真氣受弊，有如瘡疹自然出快，不勝其幸。若反加妄表妄下，適以爲害。然發表則熱氣承表而出，不知自然微盛，爲斑爛，爲倒靨，爲虚脱者多矣。妄下則爲内虚，爲陷伏，爲夭傷，宜審究之可也。合表合下證各别具詳之矣。

## 痂起能食

病生於裏而達於表，觀其表而知其裏，亦在乎熟之而已矣。且瘡痂起而能食者，蓋瘡疹出於表而裏虚，當食少，令陽氣出表，能食爲裏不虚，而有熱者，可用牛黄丸下之。亦更看脈與外證，然後用之。若瘡痂起而能食，大小便秘而喘渴煩躁，内多毒熱，宜下之。若無此證，知其熱，便下之，則悞矣。豈不謂瘡痂起而能食，便下之，但知其中不虚爾。雖瘡起而能食，無别熱毒證，則不必下也。

---

註〔一〕斑爛……如汗　原作「原本闕二十字」，據《奇效良方》瘡疹門補。

## 黑黶而未發寒

夫黑靨，世俗之稱有二：一曰倒黶，二曰陷伏。且倒靨有四證：一則感風寒；二則毒氣彌盛，心熱與外熱壅鬱蒸不消，毒復入裏；三則飲食少而內虛，臟腑或泄利，無陽以應之遂倒靨；四則不禁房室，穢氣衝觸。名同倒靨，所得之由既不同，用藥救之，豈得不異？若不究其源，一概論之，則無不夭傷。不特此爾，一者，瘡疹正出，坐臥當風，或失於蓋覆，感外風寒搏於肌膚之中，營衛受寒，必發熱而惡寒，頭痛鼻流清涕，當此之際，宜以溫辛藥表散寒氣；若失於治療，營衛受寒不解，加寒戰而喘悶，則爲倒靨者，一也。二者，五臟蘊積其熱，出於肌膚，小兒陽盛而陰微，熱毒瀚漫，心熱壅蓄而不散，使外不得作膿結痂疕，內不得毒氣消散，當此之際，用涼藥解毒利小便藥以治之，令其毒氣漸消則愈；苟失其治療，則爲倒靨者，二也。三者，其人稟受氣怯，或因患而飲食少遂，致脾胃虛弱，因虛而生寒，因寒而不利，因利而內虛冷，當此宜急用進食固臟腑藥以溫之，臟腑既平，因飲食進，手足溫煖，則瘡疹復出矣；世有醫者，瘡子是熱，不敢用溫藥，遂致倒靨者，三也。四者，瘡疹正盛，內外無寒熱、無虛實證候而不出者，此由不能禁忌穢氣衝冒，房勞觸犯，若有此犯，則瘡疹不出，毒氣入心，悶亂而斃；若已出之後觸之，則令其瘡黑爛，痛極如刀割。

## 諸惡證

此以下論雜病。

夫痘子出而復不出，或大瀉而渴，或有此候，皆因瘡痘出而服冷藥，逼熱毒在肺中也。故煩躁迷悶，不食或大小便難，皆惡候也。瘡痘帶白膿者，其毒輕；或紫黑色隱隱在於肌肉裏者，其毒重；甚者，五臟咽喉內皆有瘡，其不大小便，兼便濇出血而痛。黑靨不生膿者死，鼻有黑氣者死。或痘疹未出，毒氣內逼，目瞪上竄，驚叫有如驚風者，此乃瘡欲出之候也。若悞認爲驚調治，必使毒氣內蓄，邪熱不泄，亦乃死候。或有瘡痘既出，譫語不止，此亦惡候。或見是瘡，以藥解利，見瘡疹反沒者乃死，宜急温之，復出乃愈。或瘡作白疱，忽然伏入臟腑，漸作紫黑無膿，日夜煩悶啼哭，其證尤惡，服化毒散，其毒從手足心出乃差，此是五死一生之候。若便血瘡陷無膿者死。其有瘟毒痘瘡不出者，一法以地黄、雄黄令飲，不可太多，多則反有所損。前證皆惡候。

## 先知節候陰陽臟腑虚實

夫稟氣盛者，夏酷暑而不熱，冬嚴寒而不冷，此裏實而寒暑不能侵之也。稟氣弱者，未寒先寒，未熱先熱，故未有十日，天寒日陰，則感寒濕而濡瀉；未有十日，天温日明，則伏熱而中暍，此虚弱之人常態也。蓋先知節氣者，能辨陰陽寒暑出入之盛衰。《素問》云：陽盛人能冬不能夏，陰盛人能夏不能冬，此亦人之虚實與寒暑相爲否泰者矣。且立夏氣變純陽，萬物茂盛，用藥者用熱遠熱，如桂枝、麻黄、大青龍湯幷諸熱藥，必加知母、升麻、石膏輩，是不盡用熱藥也。且立冬兩陰俱盡，氣合純陰，用藥者用寒遠寒，如服諸涼劑、服湯利過者止後服，不必盡劑，是不盡用涼藥也。是寒月不盡用涼藥，若盡用涼藥，表裏皆寒，人不能當故也。治瘡疹亦當依此，隨虚實寒温陰陽出入而用藥也，豈可拘一證一藥爲盡而已矣？病人素有盛實，或素有虚寒者，幷用古方，不在加減爾。且春分陽漸在外而陰漸在内，秋分陽漸在内而陰漸在外，用藥者豈得而同諸？此按四時陰陽，迎合臟腑内外虚實而用之。故時當陽出而陰入則實者愈，陰出而陽入則虚者愈，故陽出而陰入者虚者病，陰出而陽入者實者病，此其常理不變者也。如冬温，虚者安而實者病；夏寒涼，則實者安而虚者病，此皆節氣陰陽虚實使之也。冬温煖夏寒涼，非節之爲病者，在人將攝如何爾。所以錢氏治瘡痘，言春夏順而秋冬逆者，是論陰陽出入，迎合表裏之意也。

## 行房觸犯燒赤朮猪甲

伏積熱毒，甚者爲瘡疹。方其榮衞被熱毒所蒸，毒出爲斑痘。方出，其肌膚受毒，靜以守之，則順出而愈。

若加觸以不馨之物，兼以行房觸犯，陰陽相感，毒氣著於人，則使瘡疹入裏，毒氣入心，悶亂而死。若已出之後，觸則令瘡黑爛極，如刀割縱，或瘡疹得安，瘢痕經年黑色。仲景論瘡疹未出之間，宜於房室内燒赤朮、猪甲二物辟惡氣，謹戒飲酒嗜慾，令人守房室門户，恐生人入有觸犯，令小兒痘疹難出也。如有觸犯，或有面青黄色者猶輕，要之安胡荽於左右上下安頓之，能解狐臭絶惡穢污之氣；更燒乳香，令室中香不絶，辟除一切惡氣，兼令易出易結痂疕。瘡疹畏雜惡氣，不可不謹者。辟如柑脯同處，一壞皆壞。古語云：樹得桂而枯，雌黄遇胡粉而黑，抑亦物類相感然爾。

## 初生服生地黄汁令不生瘡

錢氏論瘡疹是母腹中所受穢毒，故小兒患瘡疹，五臟皆見證，故前人亦先有以制之也。《千金》論云：方嬰兒初生，宜進生地黄汁，點孩兒口中，令便下黑穢，則至老亦不害瘡疹。蓋便下黑者，此是腹中所受穢毒。今人但見簡易平直而不用，抑亦顧目前不思後患者歟！

## 瘡毒令胃爛便血

小兒胃熱發斑，其斑既出於肌膚，今瘡疹正出，或外被風寒所伏，或毒氣太盛，熱毒壅遏則出不快。蓋毒氣復輒還於裏，有誤服涼藥，使腠理秘，外不得出於肌膚，毒氣倒於裏者；有被惡氣衝觸，不謹房事，復觸入裏，甚者皆可爲胃爛便血，各隨證救之。如風寒所伏者，當解表而散之，治瘡疹麻黄湯是也。内外毒氣壅遏，復入裏，當解毒，如犀角湯之類是也。冷氣入胃冰伏者，當温之，胃愛散之類是也。惡氣熏觸，不謹房事觸伏者，當燒乳香、赤朮、猪甲之類，服以蘇合香丸等以禦之。又有毒氣内外有所感冒陷伏者，急以麻黄湯主之。王氏手集白花蛇散、橄欖核水煮服之，無不立效。如有内外觸冒，失於救療，遂至胃爛便血，此證最惡，急宜用犀角地黄湯、甘草散以解之。解之漸甦醒瘡出者活，神昏冒悶者死。

## 餘毒失解利則嘔吐并諸雜證

脾胃主納而不出，大小腸主出而不納，是平居飲食，水穀糟粕出納也。常論胃主納食，而瘡疹後嘔逆，是有邪氣相干，使胃逆而不順，故使氣逆而吐也。其吐有冷吐，有熱吐。瘡疹病後吐者，此餘毒在胃不解，當仔細辨驗，終是不同。其熱毒在胃而吐者，令人心煩作渴，小兒不住食乳者，是渴也。小便赤澁，手掌心有汗或熱，面赤引飲，停於胃中成痰，膈中不利，縱能食乳，聚滿吐出如射，則一時胷中稍寬，又復飲乳者，渴也。飲乳又吐，脈洪數，此熱吐也。冷吐者，不渴，飲食與水隨吃隨吐，面青白，手足冷，大小便利，宜細辨之。有熱有餘毒在胃脘嘔吐者，宜服黄芩散、五苓散、人參竹葉湯。若餘毒在中，口舌生瘡，下部亦有瘡，或下膿血，服黄連散、三黄熟艾湯。發喘而煩躁小便不利者，燈心湯。若胃熱齒齦腫痛，妨其嚼食，至不欲食，煩熱面黄者，宜服甘露飲〔一〕、槐花散。如毒入目者，服淨心散最良。咽喉痛并嗽不已者，麻黄〔二〕湯加麝香服之。或大便不通，致熱毒攻於臟腑及眼，并咽喉腫塞，口舌壞爛者，以如聖湯、紫河車散、紫雪之類，可選而用之，皆解余毒之要藥也。

## 預服油劑解毒

防患於未然者，則思熱毒未成瘡痘時，預服油劑以解之。蓋小兒四肢微熱，食物似減，頭髮乾立，或時額微熱，則與生油劑飲之，每夜如方法與飲，似覺四肢熱，服之良久就臥，多至三五服，大小便利，四肢熱減，邪毒漸退，疹痘雖出亦輕，尤良法也。

註〔一〕甘露飲　原作「闕三字」，據《奇效良方》瘡疹門補。
〔二〕嗽不已者麻黄　原作「原本闕六字」，據同上補。

## 疹熱出難大便不通小便如血或爲癰身體破裂

似是而非，若同而異，醫者當詳審於疑似之間。言斑疹得熱，則出愈難，此非得熱而出愈難，爲氣不通營衞，與毒氣混雜不行，故出難非獨熱而難出也。胡不觀大便不通，是氣不通行？故或便血，或爲癰疱，或肌肉破裂，以此觀之，氣不通，又熱毒之氣壅盛，毒在腸中，則血滲入腸爲便血，毒壅肢絡不行，爲癰疱，爲身體破裂，使其大便通，小便利，則無斯患矣。有此證者，宜服犀角地黄湯、白虎湯、升麻湯、紫雪之類；便血以牛黄散，可選而用之。

## 誤用巴豆則内虚而熱不除

表熱而蕩滌，故宜湯液以散之。取食積，宜下之，用丸子藥磨之。蓋用丸子藥者，取收攝之義也。今病瘡疹是表熱，若用丸子藥反攻，虚其裏則表熱陷伏於裏，其熱愈不除，復爲倒靨，爲便膿血；肌膚毒壅遏不通，爲痘癰，爲腫毒瘡疹。不可用巴豆丸子藥者，但能取腸中積熱故也。瘡疹表熱者不可用。

## 勿用巴豆水銀輕粉

小兒頭痛身有大熱，口鼻有熱，咽乾痛，口頰生瘡，兩目如火，耳尖手足指冷，脈洪大而作渴，面赤增寒，心逆熱口臭，此是伏瘡子候，先當去熱毒邪氣，用大黄湯煮湯液，蕩滌其表熱，表熱散則諸疾皆愈矣。昧者以巴豆、水銀、輕粉，此藥無去表熱之理，反傷臟也。蓋巴豆、水銀、輕粉，但能去臟中驚涎積熱而已，豈可以爲瘡疹表熱者用？則用之者夭傷，不可不戒。

## 熱毒攻肝衝目

肺金燥，心火熱，肝木風，脾土濕，各有所統。夫肝木勝，脾土衰，且風入臟腑，熱則爲腸風、爲秘結、爲下鮮血，冷則爲不食、爲飧泄、爲肢厥，此五行相生相剋之意也。熱則生風，由火盛而風作，肺金旣受火剋，金衰不能制木，則無金以制之，木勝肝旺，心火炎上，肝竅於目，心熱壅則衝於目，故瘡疹之始，最宜防備之。使之視井則欲觀深，視遠則自運於目，得陰氣感之。搽胭脂則欲涼血散毒氣，服以鼠黏、荆芥、防風以去其風，敷以白芥子末於兩脚心，瘡痘則不入於眼，是皆防微杜漸，使神水不被風毒熱壅之害，得無睛脹凹凸盲暗之憂。方書多稱此於卷首者，欲消巳疾於未然，不可不察。

## 瘡後欬嗽脅痛

夫血氣者，陰陽之男女；水火者，陰陽之徵兆；左右者，陰陽之道路。今瘡疹病後欬嗽，左右脅痛，飲食不下，此餘毒所隔，氣不能升降也。且欬嗽者，由陽不降，心火剋於肺金也。脅痛者，脅居人之左右，左右者陰陽之道路，氣之所行處，今脅痛是氣不能升降也。飲食不下者，由呼吸升降之間，脾受穀味，今氣不能升降，脾氣不能連磨水穀也。數者但解毒，毒去然後眞氣自復，當以赤茯苓湯導心火利小腸，小柴胡湯治欬嗽脅痛，二和散調順陰陽則自愈矣。

## 傷寒熱毒急宜發表

傷寒熱毒在表，未能作汗，或當汗而不得汗，暴熱灼於肌膚，故發斑瘡疹痘疱也。其疱色白，或赤如火丹，瘡頭瘭漿白膿者輕。若紫色作根，隱隱在肌肉者甚重。五內七竅皆有瘡，其形如豆，故以名焉。此乃傷寒發疱，小兒肌肉嬌嫩多有此，故因而表之。

## 餘毒不盡煩渴胷滿

熱在表而生瘡疹，瘡疹已出將愈，則表雖退，有餘毒在裏，則令小兒胷滿煩躁而渴，此皆失於解利，熱毒不散所致也，宜黄連散、燈心散、黄芩散、甘露散，皆可選而用之。

## 不結痂疕

瘡疹因熱而出，又因太熱甚而不能結痂疕，是以内外蒸鬱，無陰氣以斂之故也。前人以宜風散導之，以生犀散解之，使熱不壅脹，必結痂疕矣。又有發如膿窠，不肯作靨者，調砂糖水與吃即結疕，此法須觀瘡子，未出盡切不可用。蓋瘡子初發而食甜物，如糖蜜棗柿，必使瘡子入目，尤宜忌之。此云用砂糖者，是瘡子作膿窠，毒氣已定而用之，庶不爲目害矣。又有血疱出已七日，不能結痂疕者，宜用猪尾膏則愈矣。

## 辨瘡并冰瘡入大腸

疹與痘輕重不同：疹自表而出於腑則輕，痘自裏而出於臟則重。世俗但見疹見痘，方知輕重，未能預知而防備。然疹與痘，其初何以辨之？茅先生論有見於未然，且早晨渾身微熱，至日午後大熱，眼睛黄色，兩脅下吸吸然動，甚至發如驚風狀，亦身有大熱，手足逆冷，此病屬臟，治以獨聖散發之，以和平生津藥潤之。此必是瘡痘，謹不可投冷藥，恐冰入大腸，而痘子不出，則瀉下如赤豆汁，及朝出而暮靨，或顋頰赤色如掌大，口内有臭氣，唇焦目閉腹脹者，此必死候。此是瘡毒入裏，由用利藥，裏虚毒陷入腸中，或便膿，或便赤汁，皆惡候也。且疹候早晨微熱，午後亦大熱，眼白赤色而不黄，手足冷而吐逆，此屬腑爲疹，治法如治瘡痘皆同，輒用利藥，變爲惡候。

## 結核腫毒

瘡疹熱毒，臟於肌膚，使營衞流注失度，則營衞合行而不行，爲之壅遏，壅遏則結核腫瘤毒，或爲痞瘺，或爲瘡瘍，發於頭項手足肢節間，甚者則爲癰毒，此熱毒壅遏之過也。亦令人咽膈不利，痰涎壅塞，欬嗽咽乾，眼赤臉腮項焮腫，宜以消毒散、小柴胡湯最驗。癰瘡腫毒出膿數日不止，體虛煩熱頭痛昏悶者，黄芪散。大便不通者，大黄散主之。癰毒赤腫初生者，燒鷄毛水敷之，又醋調伏龍肝敷之，地松葫荽以敷之，鷄子清調赤小豆末以敷之，地龍糞新水以敷之，并馬齒莧、龍葵葉、鷄腸草、蕓薹葉、景天葉皆可搗敷之。赤腫不散，成瘡而未得頭出者，馬鞭草以敷之。

## 冬温發斑如錦紋

《活人書》云：冬月煊煖而温毒發斑癮疹如錦紋者，以冬月觸冒寒毒，至春始發，病初在表，或已發汗，或未發汗，表證未罷，毒不散，故發斑，以黑膏主之。又有冬月温煖，非節乖戾之氣，冬未即病，至春或被積寒所折，毒氣不得泄，至天氣煊煖，温毒始發，則肌膚斑爛癮疹如錦紋，欬而心悶，但嘔清汁者，葛根橘皮湯主之。小兒常有此證，令兒心悶欬嗽，嘔吐清水，醫者不辨，作胃寒治之，轉加悶亂，狀若驚癎，遂生他疾。但欬嗽而吐汁者，知其心悶矣，宜預服葛根橘皮湯則立愈。

## 用百祥丸證

黑紫乾陷者，下以百祥丸；不黑者，謹勿下。要之紫黑乾陷，則下之無疑矣。然當下有數證，宜仔細以外證與脈別之。有感風寒而黑陷者，則宜温散之；有内虛自利而陷者，則宜温之；有下之早，毒氣入裏而陷者，則宜温而表出之；有被外物衝觸而陷者，則宜熏解之。其用藥皆不同。又有蘊積毒氣深，而内外蒸鬱，瘡起能食，不結痂疕，毒氣不得散，大小便秘，腹脹而陷者，爲其毒氣入裏，宜用百祥丸瀉膀胱之毒，服之身温飲水者可治。以脾旺而勝腎水，寒去而復温，則瘡疹復出矣。若寒戰不已，身冷出汗，耳骩反熱者死。要之，錢氏稱腎氣太旺，脾虛不能制之。此寒氣太旺，胃氣不温，瘡疹復陷而不出矣。下後身熱氣温，欲飲水者，此寒去而復温爲可治。以此而言，瘡疹不可妄下，故不過温脾胃煖血氣也。錢氏言瀉膀胱水於已陷之後，不若助脾土於未陷之先，尤爲盡善盡美矣。

## 瘡後患目瞖忌點藥

湯散膏丹之殊異，灸刺點洗之不同。且瘡疹之爲目瞖者，毒氣自臟里而達外，治之要法，但活血解毒而已。活血不至於熱，解毒不至於冷，得其血活毒散則睛不壅，血不怯，不致凹凸損陷，是爲良法也。方其病根自裏而外，始者毒氣在於臟腑，外達於筋絡，筋絡而至目，其病深，似非點藥可取效。蓋點藥非毒則冷，必相攻擊，反以爲害，前人有所不取也。瘡疹後患目，不在點藥，故辨及之。

## 冬月預服三豆飲子

龐氏云：冬令溫煖，當時便服三豆飲子以解其毒，則春夏不生瘡疹矣。蓋冬令風寒冰烈，是謂閉藏之時，此天地之正氣也。冬月天氣煊煖，是冬應寒而反熱抑之，非其時而有其氣，小兒抱純陽以生，至春必發瘡疹，預服三豆飲子，以菉豆、赤小豆、黑豆，副以甘草、淡竹葉、木通、砂糖煎之，臨睡以飲之，則解一切熱毒，冬月隨受熱而隨解之也，至春夏間則無瘡痘之患，縱有亦輕，此乃冬月煖時預服之也。

## 瘡入目防備法

瘡疹方出間，欲使不入耳目，可噴胡荽酒於耳目邊，或以黃蘗末水調敷兩目，兼以白芥子末水調敷兩脚心，乃抱兒令自投菉豆七枚於井水中，使斑瘡不入目中，此皆愛護目之法也。又有忌食之法，如醬醋五味牛鷄鵝鴨，皆不可食。蓋小兒患瘡子，食鷄鵝鴨卵，未有不患目者。雖瘡疹已愈數月，尚未可與食之，食之亦爲目患，此皆爲瘡疹之所忌。但令小兒食淡物，爲淡猪肉淡餅之類。不能食淡物者，入少鹽無害。患瘡疹之家，可預令知之，最爲要法。患瘡疹之家，亦不可煮鷄鵝鴨卵之氣相襲，亦能損目，不可不知。

## 瘡毒攻咽

瘡疹咽痛者，由心胃有熱衝於咽，故咽乾而痛，口舌生瘡，上衝齒齦腫而齒牙摇動者，宜服甘露飲子。欲涼膈去痰，則服消毒散。咽喉腫痛者，宜如聖散消毒散。心煩者，宜鼠黏子湯。冬月老幼皆可服之，則春夏不生瘡瘍也。有聲瘖不出，舌頰生瘡，煩悶潮熱面赤者，以紫河車散主之。咽痺水漿不下者，以紫雪主之。已上諸證屬熱，須是臟腑亦熱者，方可用之。如上焦有熱，其人若小便清，或大便稀溏，是臟腑無熱，則别以清上温下藥兼服，不可一概而用藥也。

## 大小便不通

瘡疹熱毒在裏，令兒大小便不通，熱毒蘊而不散，則不結痂疕；及其熱氣少而下之早，則爲陷伏。如大小便不通，欲以藥下之者，須是微覺腹脹滿而喘，按之腹微實，手掌心并腋下汗出者，此有熱毒燥糞在裏，宜服之。瘡疹大便不通者，川黄散。瘡疹既出定，大便不通，瘡出膿汁不乾，敗毒牛黄丹、大承氣湯。又有瘡疹欲出，胃熱發温壯，氣粗腹滿，大小便赤濇，睡中驚煩渴，口舌乾，手足微冷，多睡，時嗽涎，脈實沉大滑數，宜服利毒丸。心煩躁渴，小便赤濇者，通關散。前四藥皆有熱證方可用之，性寒通利故也，不可妄投，爲害不輕。

## 乳嬰藥多反爲累

小兒如水中之泡，草頭之露，以表用藥，無令造次焉。爲小兒臟腑嬌嫩，血氣懦弱，肌膚不密，精神易憊，故言不易醫也。然乳下嬰兒，周歲二三歲有病者，宜少服湯藥，量其大小，但將藥與乳母服之爲妙。忌一切藥與兒吃，恐反生多疾。蓋藥性慓悍毒烈，非寒即熱，不表即下，或飲或散，服多則反爲累。蓋其攻擊太甚，不可不察。大抵用藥在簡而當則病除，又不損氣，若泛然而用，非止不效，藥性將何處之？必反爲害。故瘡疹出而無他證者，宜少與湯藥。

## 冬温宜先下毒

夏月陽氣在外，陰氣在内；冬月陰氣在外，陽氣在内。其陽氣在外，則人喜冷；陰氣在外，則人喜熱。蓋夏月扶陰以助陽，冬月扶陽以助陰，以平爲期。人有盛衰與四時不相當者，則反爲病。且夏月天氣大熱，則人食冷以助陰，《素問》云：用熱遠熱者是也。亦不可過冷，過冷則逆正氣爲害。且老人氣衰而火少，夏月豈可過冷也？嬰童自然陽盛而火壯，雖冬月豈可多食熱物？其能食童子兼能啜熱乳嬰兒，如冬月食火炮炙烙之物，乳母恣食酒麵甘肥，便與兒乳，其熱毒因微成著，又遇冬月天氣煊煖，則内外蘊熱於臟腑，至春陽發生，其毒熱隨營衛而出，遂成瘡疹，無復疑慮。如冬月應寒而反熱，此是冬温，毒氣在臟，未出於肌膚間，當冬月便疏利，解去其毒可也。如葛根湯、三豆飲子、解毒飲、三黄丸、當歸飲、油劑、導赤散、化毒丹之類，皆可隨輕重。冬月温煖時，皆可選而用之也。

## 便膿血

瘡疹病後餘毒不解，毒熱入胃，令兒便血，日夜無度，腹痛啼哭者，宜用牛黄散。又有渾身熱，下痢黄赤膿血者，薤白散解之；或胃風湯尤佳。小便赤而煩，宜以導赤散、犀角地黄湯煮之。

## 膿汁不乾

小兒瘡疹太盛，膿汁水黏，不可著席，不可轉側疼痛者，用黄土末敷之便乾。欲不成瘢痕者，以牛糞晒乾，火煉成粉，研如蛤粉相似，用綿撲有瘡痛處；膿甚者，以黄土細羅爲末敷之。大段不能臥席者，以麥麩不計多少，簟臥將息，最爲要法。

## 入目用藥

心熱毒生肝風，肝主目，熱毒衝之，故爲目患，以涼肝丸服之，蓁皮散洗之，密蒙花散服之。或因食毒物，睛突出外者，仙靈脾散。暴赤腫痛者，䕸麻子散。患半年一年餘者，蟬蛻散。出正盛而不令入目者，調肝散。入眼成瞖者，瓜蔞散。生瞖遮膜者，威靈仙散。入目痛楚傷目者，浮萍散。生瞖者，撥云散。風熱攻眼者，井泉石散。目中痘瘡成瞖者，大黃散貼之。赤脈侵睛者，羚羊角丸。痘瘡入目昏暗者，金花散。瘡入目裏侵睛者，樺皮散。瞖障不見光明者，蟬花散爲良。

## 餘毒諸證

瘡疹熱毒，內外皆作，今瘡疹已出而結痂疕，餘毒在臟者，宜解利之。若解之稍遲，至於生病多端。瘡疹出盡後，大便秘者，宜服大黃散。小便赤澁者，宜服黃芩散。胃中有熱，胷中有邪氣而嘔，面赤而渴，大便秘或如常，或瘡疹後下利色黃者，黃連散。煩喘小便不利者，燈心湯槐花散。發渴飲水，下血不止者，消毒散、薄荷湯調下黃芪散服之。

## 消瘢痕

瘡疹生於肌中，瘡痂不可早抓去之而出風，早則爲之癮疹，肌膚爲凹凸，宜用硼砂散酒調服之，密陀僧水研塗之，蒺藜散、胡粉散、鷹屎白散、馬齒莧散、猪脜散、羊脜散、羊脜鸕鷀散、升麻水豆散、黃蘗散、白蜜、羊髀髓等青金散皆可選而用之。欲無瘢痕者，在結膿結疕，勿令癮疹成瘢痕矣。

## 痘癰

痘癰者，瘡疹毒氣當出而不得出，毒氣壅遏於肌膚，故使肌虚偏盛而成痘癰。又有瘡疹既平，失於解利，是致毒氣不散，外不得泄於肌膚，內無由入於臟腑，滯於肢體，則爲痘癰，或爲腫毒，令頭項胸脅股內赤腫。大抵瘡疹結痂疕之後，便以消毒散、升麻湯、五香散、連翹散、犀角地黃湯，皆可選而解之。失於解利，腫毒所發未成膿者，小柴胡湯加生地黃煎服之，立愈。又有稟受怯弱，病瘡疹後，面青不能飲食，自利，肌體倦怠，無熱證者，且與調平藥安養之，令其裏實。如面赤大便秘，或發渴欬嗽，睡中驚叫，小便赤濇，則可用前諸藥解利之。今人見解利，可治餘毒，不問虛實，便解利之，遂爲虛弱者害，亦不可不知也。

## 瘡後發搐

《素問》云，瘡瘍煩躁痛癢驚悸喜笑，皆出於心。五臟蘊熱毒成瘡疹，熱則生風，當其未出，心火生肝風，令兒發搐。今瘡疹既出之後，又發搐者，是餘毒未解，熱積停蘊，不能消散，故動肝風而發搐也，宜以導赤散、化毒丹、消毒飲、柴胡湯、三白散之類，散熱退風而已。或瘡疹後飲食暴復，未能損穀，食蒸發搐者，宜以紫霜丸服之，其證必頭熱肚熱，是傷食證也。又有瘡疹後再作瘡疹者，亦輕，此亦餘毒未盡，皆失解利之故，瘡疹之出後，豈可不解利？解利者，當隨虛實而用藥也。後人見瘡疹後解利餘毒，一例而投涼藥，氣虛者反爲大害，不可不知。氣虛者，不渴面青，飲食減，大便不利，四肢弱無力，皆虛證也。有此證者，未可解利也。又時有瘡疹證，而瘡疹未出而發搐者，用藥不可太冷，恐爲瘡疹之後害。瘡疹已出而發搐者，此熱甚也。故宜用化毒丹、大青膏諸搐藥無害，蓋無瘡疹之悔矣。若能詳審而調理，皆獲安愈，因而具述，以廣其傳。

## 瘡後中地風證

小兒瘡疹方愈，營衛尚弱，餘毒未解，忽然遍身或青或黑色，手足厥冷，口噤涎響如鋸，此名中地風也，甚者手足發搐。此由四時五行節令氣交，有風雨寒暑，地風暴至，小兒瘡疹方愈，營衛尚弱，被地風所吹，毒氣襲之，所以得生是疾也。宜用表劑，以消風散二錢，入蟬蛻二錢，分作三服，生薑、薄荷汁、酒各數點，温湯頓服〔一〕，二三服即立醒矣。隨時少汗而能或出癮疹，或再出麩疹而愈，此乃京師醫官宋鑑用此，無不愈者。後傳於此方用之。

### 已出狂叫喘呼

瘡疹已出者，熱毒自裏而達外；狂叫喘呼者，臟腑熱燥而無津液也。夫腎水常欲升，心火斂而降，今五臟皆熱，瘡疹既出，津液外泄，臟腑乾涸，無陰氣以守之，則陽毒燥於上，故狂叫喘呼，宜服犀角地黄湯、玳瑁散、甘草散、麻黄散主之。更看大小便何部不利，利之必愈。

### 猪尾膏證

虚汗實汗，皆汗也。虚熱實熱，皆熱也。是以瘡疹倒靨，有虚有實，方論皆稱倒靨而已，可不分而辨正之？是以瘡痘始發，或斑或血疱未結痂疕之際，或因久不食，或因自利，或感寒邪，表裏虚寒，不能運行營衛，至不能出者，猪尾膏，使心既通，營衛將復，則氣和神甦，瘡疹自結痂疕矣。夫蘊毒作斑點，斑點作血疱，血疱如豆，起於肌皮之上，名曰痘瘡。既作血疱，血疱作膿疱，膿疱結痂疕而愈。今作血疱，而日數當結膿窠而不結膿窠者，是毒氣尚可復入於裏，古人處方，心涼則熱毒氣不能復侵於心也，毒在肌膚則無慮矣。以此觀之，瘡痘至血疱是毒已盡在外也，後用猪尾膏則毒氣不能復入也。今有醫者及病家，見斑點或見血疱出遲，便用猪尾膏，殊不知毒氣未出盡，而心胃寒涼，毒氣不能出，悞人者多矣。猪尾膏是毒氣已出盡，未結膿窠者，熱氣與血相搏，尚可同營衛出入週流，恐其毒氣入裏而用之也。又論小兒方書，亦用腦子、猪血等藥服之，遂斑點出而愈者。此言爲害尤甚，非瘡痘之藥也。乃是治傷寒瘟毒熱證危急用之，熱散然後斑出而愈，是治發斑者，非治瘡痘之斑。後人不爲祖述，以悞傳悞而用之者，可怪矣。

註〔一〕分作三服……頓服　本處原作「加原本闕三字 生薑薄荷，原本闕十字」，據《奇效良方》瘡疹門補正。

# 古今圖書集成醫部全録卷四百六十四

## 痘疹門

### 家傳痘疹心法 明·萬全

#### 痘疹證似傷寒

傷寒之邪，自表入裏也，前三日在表，可汗而散，後三日在裏，可下而解。瘡疹之邪，自裏達表也，本與傷寒不同，先賢謂其相似者，蓋恐人審候不明，誤作傷寒，失其汗下也。不特傷寒相似，內傷發熱亦相似。凡外感之熱，熱在表也；內傷之熱，熱在裏也；瘡疹，表裏俱熱也。外感則汗之，得汗則熱自平矣；內傷則下之，物去熱亦去矣；瘡疹不可妄汗下，雖汗下，熱不少減。然三者發熱雖同，證亦自別。外感發熱，面赤惡風寒，頭疼身重，腰重呵欠，煩悶昏睡，噴嚏喘欬，驚悸；內傷發熱，面黃紅，惡飲食，腹痛，昏睡，煩躁則手足熱，吐利則手足冷；瘡疹發熱，腮赤昏睡，呵欠噴嚏，欬嗽吐瀉，身重腰酸，煩悶煩躁，驚妄，耳涼骩涼，手足時冷，熱乍進乍退也。如值瘡疹大行之時，不問內傷外感，但發熱不退，皆作瘡疹也。惟挾外感者兼發散而治，挾內傷者兼消導而治，無內外因者只從瘡疹治也。

#### 首尾不可汗下

今之治痘者，曰：首尾不可汗下。聽者和之，曰：痘宜溫補，汗下不可也。此亦喜補惡攻之遺弊。殊不知痘疹之法，莫要於解毒，或攻或補，務使毒氣得解而已。如其氣血和暢，榮衛流通，表裏無邪，其出則盡，其發則透，其收則時，非但不可汗下，雖温補亦不可用也。設使外感風寒，約束皮膚，閉塞腠理，瘡出不快，此當汗之，令陰陽和，榮衛通而瘡易出，毒得解散可也。苟不汗之，則毒無從得出，留伏於内，未免閉門留寇之禍矣。如大熱不退，煩渴轉增，譫妄昏沉，便溺阻塞，此毒畜於腸胃之間，與穀氣併，宜急下之，使臟腑疏通，陳莝滌去可也。苟不下之，則藏莝畜毒，煎熬於中，寧無養虎遺患之悔乎？故大要曰：謹守病機，各司其屬，有者求之，無者求之，盛者責之，虚者責之，必先五勝，疏其血氣，令其條達而致和平，此之謂也。

## 不可以日期論

或曰：痘發於前七日，自現紅點至泡漿也；結於後七日，自泡漿至結痂也。前後以十四日爲限，此其大略耳。蓋人稟賦有厚薄之殊，毒氣有淺深之别，時有寒燠，治有工拙也。如壯實之人，瘡本稀疎，能飲食，常和煖，守禁忌，固有八九日而愈者，不待十四日也。虚弱之人，瘡本稠密，飲食俱廢，氣候乖常，調理失度，起發不透，收靨不齊，或延至一月而愈者，又不止十四日也。治痘之工，不可拘於日數。苟拘日數，則出現未定而先戴漿者有之，不可謂其成膿也；起發未透而先乾陷者有之，不可謂其結靨也。有收太亟而凶者，有收遲而吉者，有致綿延日久而斃者，是豈日數可限耶？或者取傷寒傳經之日數，謂十二日已過，其邪傳盡自愈。不知傷寒之邪，或在表汗而已者，或在裏下而已者，或過經復傳而不解者，亦未可以日期限也。痘瘡之邪，初出一點血，血化成水，水化成膿，膿成毒解而收矣，何必拘以日數也。然欲知其易發易靨者，莫如以瘡爲主。如形緊磊落，色潤紅活，尖圓厚實者，自然易發易靨也。如稠密黏連，平塌灰白，嫩薄淫濕者，難發難靨，更有餘毒也。經曰：知其要者，一言而終，不知其要，流散無窮，故醫莫貴於知要也。

## 大人小兒富貴貧賤不同

痘疹之證，自王公以至庶人，莫之能免者。天下之人，未有不本於父母，均是人則均是毒矣。有輕有重，有疎有密，何也？蓋失精血者，治合異乎嬰孩；飫膏粱者，療莫同於藜藿。且如小兒變蒸未周之時，腑臟尚脆，血氣尚少，其疾則多胎毒也；至於能食，則有傷食證矣。大人天癸方動之時，慾火未淫，天真未耗，其病則多内傷也；至於相感，則有陰虚之證矣。飯藜藿者負飢渴勞役之傷，飫膏粱者挾痰火積鬱之病，一旦有瘡疹之證，當相兼而治之也。故治嬰孩則急於解毒，常恐其不勝，而大人則兼氣血之虚以治矣。治貧賤則急於解表，惟恐其難出，而富貴則兼表裏之虚以治矣。虚則補之，實則瀉之，不虚不實，守以待之，此治痘之要也。

## 升麻葛根湯解

或因痘瘡一見紅點，便忌葛根湯，恐發得表虚也，人皆信之。余獨謂其不然。按《本草》升麻解疫毒，又升陽於至陰之下，以助發生之氣，痘乃疫毒，得此解之，令其升發，決無下陷歸腎之證矣；葛根能解熱毒，疏通榮衛之氣，使瘡易起發，無伏無陷；芍藥養陰，陽勝則陰虚，痘本陽毒，真陰受傷，非此不可；甘草能解諸毒，瀉邪火，尤不可缺。是皆痘家切要之藥，宜常用之，豈有發得表虚之理，遂置之弗用也耶？但謂一見紅點，磊落輕疎者爲毒少，不須再服；苟痘稠密，其毒太甚，安可棄之不用歟？

## 順逆

古人著書，有泛語其概者，有直道其實者，以意逆志，不以詞害意可也。錢氏小方脈之祖，醫中之聖，無出其右者，宜若所著之論，更無可議矣，然亦有未可盡信者。或泛語其概，或後人補之者也。如云：先發膿疱，後發疹子者順，脾肺相生也。先發疹子，後發斑子者順，心脾相生也。先發水泡，後發疹子者逆，肝剋脾也。先發膿疱，後發斑子者逆，心剋肺也。先發膿疱，後發水泡，多者順，少者逆，肝多肺少，木乘金衰也。先水泡後斑子，多者逆，少者順，子衰母旺則順，火乘木衰則逆也。此皆泛語其概耳。其曰：凡瘡疹只出一般者善，此則直道其實者也。夫四毒之發，各有其時。膿疱最酷，疹次之，水泡又次之，斑爲輕。分作四番，其毒則微；

一併夾出，其毒則甚矣。如云：春夏爲順，秋冬爲逆。春膿泡，金剋木也；夏黑陷，水剋火也；秋斑子，火剋金也；冬瘮子，土剋水也。此亦泛語其概耳。其曰：黑者無問何時，十難救其一二，此則直道其實者也。蓋四者之毒，常乘天地不正之令而發，乃疫癘之氣，傳染相似，時亦不得主之也。又云：冬月腎旺又盛寒，病多歸腎變黑，此則後人因秋冬爲逆，而杜撰以補之者也。錢氏謂春夏爲順，秋冬爲逆者，蓋以瘡疹屬陽，春夏爲陽，秋冬爲陰，從其氣則順，違其氣則逆，不過欲人常和煖，而從春夏之化，未常拘定某證，必某時爲順也。即如冬月變黑之説，則凡冬月出瘡疹者，皆屬腎，無分輕重，皆變黑而死。天地之氣，必不如是之隘；錢氏之意，亦不如是之拘也。但曰冬盛寒，腠理閉塞，氣血凝滯，非和煖，瘡難成就可也，何必以變黑歸腎，獨主於冬乎？彼夏盛熱，腠理開張，氣血淖澤，亦有變黑歸腎而死，何不云夏有黑陷乎？設云夏火旺，腎不主事，則夏黑陷爲逆之言，又何自而取乎？況黑陷爲逆，四時皆然，亦不獨在於夏也。吾固知非錢氏之言。孟子曰：盡信書，不如無書。信哉！

## 變黑歸腎

水火者，陰陽之迹也。坎離者，水火之位也。心腎者，坎離之配也。故水陰也而生於陽，離中之陰，乃真水也。火陽也而生於陰，坎中之陽，乃真火也。陰根於陽，陽根於陰，互爲其根，此所以能變合而生萬物也。孔子贊《易》，以坎爲血卦爲赤，離爲鼈、爲蟹、爲螺、爲蚌、爲龜，其義可見。以人身言之，血陰也，氣陽也。心配離而生血，陽中有陰，乃真陰也；腎配坎而生氣，陰中有陽，乃真陽也。故心中之血，即腎中之真水也。灌溉滋濡，水之德也。腎中之氣，即心中之真火也，呴嘘鼓動，火之象也。然水善而火惡，老子曰：上善若水，下惡如火，善惡之分也。況人之兩腎，左爲水，右爲火。經曰：七節之旁，中有小心。小心者，命門相火也。以其爲君之相，故云小心，行君之令，故曰命門也。夫以一水立乎二火之間，其不勝也明矣。運之於中，而使火不赫曦，水不涸流者，有神以主之也。所謂神者，何物也？太虚之中，神之棲也。然水火不并立，各有所勝，盛衰之變，此其常也。故盛則薄所不勝而乘所勝也，命曰氣淫；衰則所勝妄行，而所生受病，所不勝薄之也，命曰氣迫。瘡疹之火，起於命門之下，二火相合，所謂得助者强也。相火復挾君火之勢，肆其猖獗，銷鑠燔焫，無所不至，可恃者，心中之真水，尚有以制之。奈何陽道常饒，陰道常乏，赫曦者其氣淫，涸流者其氣迫，并真水亦亡之而已矣。經曰：成敗倚伏生乎動，動而不已則變作焉。真水既亡，津液暴絶，其氣滯，其發燥槁，不能潤乎皮毛，滋乎腠理，而瘡中之血，亦乾而黑矣。是則變黑者，血色本赤，而乾則變黑也。謂之歸腎者，血本腎中之陰，血乾則腎水亦乾矣。此腎虚之證，豈有腎實爲邪之理乎？

## 變黑有逆順

邵子《觀物篇》曰：東赤南白，西黄北黑，此正色也。驗之於曉午暮夜之時可見之矣。由是推之：嬰兒始生而赤，長稍變而白，病則黄，老死而黑；物生地下而赤，稍長而白，萎落則黄，枯槁而黑。凡物皆資一陽之氣，以生此四色也，乃一陽之氣色遞變者也。夫痘瘡由出現而起發，起發而成漿，成漿而結痂，亦人身中一陽之氣之流行也。其出現而赤，起發稍變而白，成漿則黄，結痂則黑，此亦色之遞變自然而然者，乃證之順，未可全以變黑爲不正之色也。夫以變黑爲逆者，以四時言之，春主生，夏主長，秋主收，冬主藏，自然之序，遞相成功者也。痘瘡出現猶春之生也，起發猶夏之長也，成漿猶秋之收也，結痂猶冬之藏也，亦自然之序。苟出現而黑色，是春行冬令矣；起發而黑色，是夏行冬令矣；成漿而黑色，是秋行冬令矣。不循遞變之次，故謂之逆。黑者腎之色也，爲起蟄封藏之本，故以變黑爲歸腎也。又肺主皮毛，心主血脈，脾主肌肉，肝主筋，腎主骨髓。瘡痘之毒，由内而外爲順，内不出者曰伏，已出復入曰陷，不能成漿謂之倒陷，不能結痂謂之倒靨。曰伏曰陷曰倒，皆由外而内入於骨髓，故曰歸腎爲逆也。

## 諸痛癢瘡皆屬於心

經曰：少陰所至爲瘍疹。又曰：諸痛癢瘡，皆屬於心。夫瘡疹之毒，發於五臟六腑之液，各隨其經絡部位而出，視其疎密，知其毒之多寡，不但少陰心臟專主之，而經專以心言者何？蓋火之爲物，微則癢，近則痛，灼之則成瘡。心者火也，故諸痛癢瘡，惟心主之。又心爲君主之官，經曰：主不明則十二官危，使道閉塞而不通，形乃大傷。瘡疹之毒，雖出於五臟六腑，而其能爲形病者，實君不務德，使邪火得逞也。《周禮》曰：夏時有癢疥疾，亦此意也。

## 過飲冷水變生諸證

痘疹發渴，切不可與冷水。俗夫不知，謂水可勝火，習以與之，病者適中其欲，亦貪而不止，設値天時煊熱，氣血强盛者，猶或可勝，若精神瘽弱，脾胃虛憊者，水寒相搏，未有不成壞病者矣。有飲水而黑陷癢塌者，脾虛不能勝水，水氣寒，反從腎化，故歸腎也。有飲水而不發不靨者，脾惡濕，爲水所淫，不能主肌肉，布散血氣也。有飲水而渴轉增者，水停心下而不行，則腎氣燥，腎惡燥，故咽乾渴不止而死也。有飲水而喘成欬者，飲冷傷肺故也。有飲水而吐者，胃本虛，虛寒相搏，食入不内也。有飲水而利者，胃爲倉廩之官，水漬入胃，濕多成五泄也。有飲水而腹痛者，腹爲陰，水寒犯之，故痛也。有飲水而噦逆者，中焦虛寒，又得冷水，使中焦之氣不行，故氣逆而噦也，其病曰餲。凡若此者，皆飲水之過，臨病之工，常須識此，勿令誤也。

## 錢氏陳氏立法用藥同異

世之論治痘者，皆曰：錢氏治痘，專用涼瀉；陳氏治痘，專用温補。遂喜用陳氏之方。不惟不知錢氏立方之意，而陳氏救急之法，亦幷不知而已矣。姑摘取二公之言，參互考覈，而後知二公之治，未嘗不同也。常觀錢氏曰：凡瘡疹當乳母慎口，不可令飢及受風冷。陳氏曰：子母須當慎口，首尾不宜與水噢。是同一調養也。錢曰：瘡疹始出，未有他證，不可下也。陳曰：若無他證，不宜服藥。是同一禁忌也。錢曰：瘡疹屬陽，故春夏爲順。陳曰：遇春而生發，至夏而長成，乃陽氣熏蒸，自然易出易靨。是同一喜好也。錢曰：惡寒不已，身冷出汗，耳骯反熱者，腎氣太旺，脾虛不能制也。陳曰：其瘡癢塌寒顫咬牙，是脾胃肌肉虛也。是同一歸重於脾也。錢曰：惟用温涼藥治之，是錢亦有用温補之時矣。陳曰：如六七日身壯熱，不大便，與三味消毒散，微得利即住，是陳亦有用涼瀉之時矣。錢曰：更看時月。陳曰：須分表裏虛實。是二公之法，因時制宜，未必如今人一偏之説也。其不同者，惟於黑陷癢塌，錢則主大戟之寒以下之，陳則主桂、丁之熱以補之。人見其偏寒偏熱之不同，即謂錢專用涼瀉，陳專用温補。殊不知錢之所下者，乃邪氣在裏，裏實之證也，觀其煩躁大小便不通是也；陳之所補，乃邪氣在表，表虛之證也，觀其泄渴手足冷是也。虛則補之，即錢所謂惟用温涼藥治之法也。實則瀉之，即陳所謂與三味消毒散得微利即住法也。各因一證而發，其實未嘗不同也。然錢急於解毒，攻邪氣也；陳重於和中，補正氣也。邪氣解，則正氣自平；正氣實，邪氣未有不去者矣。是又二公之異而同也。二公立法之善，未始不同如此。至用二公之法，乃有效者，有不效者，此不善用法者之過，非制法者之弊也。噫！醫者意也。爲工者不惟其法，惟其意，則二公法外不傳之意，自得於神會之下矣。

## 補脾土瀉腎水

楊氏曰：痘疹毒根在裏，妄下之則毒氣得以深入，土不勝水而成黑陷。胡氏曰：若其救痘瘡於黑陷之後，孰若保脾土於未下之先？由二公之言觀之，因其妄下而虛其裏，以致黑陷，此醫責虛取實之過，非腎之疾也，故戒之。若救黑陷於妄下之後，孰若保脾土而不下之爲善耶？錢氏曰：凡瘡疹當乳母慎口，不可令飢及受風寒，必歸腎而變黑難治也。又曰：治之宜解毒，不可妄下，下則内虛，多歸於腎。上言即保脾土之法，下言即不可妄下而成黑陷之説也。蓋痘瘡始終以脾胃爲主。經曰：脾者土也，治中央，常以四時長四臟，各十八日寄治。若飲食失節，寒温不適，脾胃乃傷，所以不可令飢及受風冷也。瘡疹之邪，自内而外，苟壯熱煩躁，大渴，大小便不通，目赤脣焦，此毒伏在内而不即出，下之可也。若瘡盡發於外，清便自調，不渴不煩，此裏無邪，不須服藥。如妄下之，則誅罰太過，反虛其裏，所以歸於腎矣。然則變黑歸腎，皆由外受風冷，内傷飲食，及妄下之所致，非腎本有之疾也。其曰土不勝水者，經曰：穀氣通於脾，六經爲川，腸胃爲海；又曰：飲入於胃，遊溢精氣，上輸於脾，脾氣散精，上歸於肺，通調水道，下輸膀胱，水精四布，五經幷行，可見水入於胃，必待脾爲轉化而達於川海也。今脾虛則不能轉化，使之四布，而潴畜於胃，脾惡濕，爲水所漬，則土益敗，故曰土不勝水也。腎雖主水，乃天元真一之氣，道之本也，非此水則天地之生意息矣。若土所不勝之水，及飲食形質之物，非腎之真水也。旣非腎水而曰歸腎者，腎主骨髓，又主閉藏，言妄下則裏氣虛，瘡疹之毒，復自外陷入於裏。其外黑陷者，腎之化也。其裏入於骨髓者，腎之主也。況汗之則亡陽，亡陽則心先受之；下之則亡陰，亡陰則腎先受之，所以歸於腎也。其曰：保脾土於未下之先者，謂不可妄下也，謂適其寒溫，節其飲食也。時俗不識此理，乃謂四君子湯保脾土之要藥，宜常服之，以防變黑歸腎之證。陳氏曰：凡療瘡疹，先分表裏虛實，若虛實不分則無所治。又曰：若無他證，不宜服藥。如裏氣果虛，四君子湯要藥也，裏實可以服之乎？蓋參、朮補陽，芎、歸補陰，陰陽不可偏勝，偏陰偏陽則病矣。經曰：久而增氣，物化之常也；氣增而久，夭之由也。又曰：無盛盛，無虛虛，而遺人之夭殃。脾胃素實，又服實補之藥，正所謂盛盛也。常服之，則久而增氣，兩實相軋而變生焉。謂之變者，經云：陽盛則外熱，陰虛則內熱，外內皆熱則喘渴；又曰：陰不勝其陽，則脈流薄疾，幷乃狂；又曰：陰氣少而陽氣勝，故熱而煩懣也；又曰：兩陽相得而陰氣虛少，水不能滅盛火而陽獨治，獨治者不能生長也；又曰：陽盛則身熱，腠理閉，喘粗，爲之俛仰，汗不出而熱齒乾，以煩寃腹滿死；又曰：營氣不從，逆於肉理，乃生癰腫；又曰：脾移熱於肝，則爲驚衄。凡若此者，皆妄補之過也。夫妄下則脾虛而歸腎，妄補則脾實而乘腎。經曰：歲土太過，雨濕流行，腎乃受邪，乘之謂也。惜乎人但知妄下之則脾虛，變黑而歸腎；不知妄補之則脾實，反增潰爛倒靨，而亦歸於腎也。然則百祥丸之所下者，何邪也？錢氏曰：青乾紫陷，睡昏汗出不止，煩躁熱渴，腹脹啼喘，大小便不通者，困也。若黑紫乾陷者，百祥丸下之；不黑者甚勿下。蓋左腎水也，右腎命門相火也。相火常挾君火之勢以侮腎。相火者，腎水之賊也。水火不幷立，一勝則一負。瘡疹之火，起於命門之下，因相火之勢，假君火之威，煎熬真陰，津液內涸，腎不能制，反爲所勝，毒邪留連於内而不肯出，所以紫黑乾陷也。其證昏睡汗煩躁渴，腹脹喘啼，大小便閉，皆裏實之證，故宜以百祥丸下之，苟無是證，必不可下也。錢曰：所用百祥丸，以瀉膀胱之腑，腑若不實，臟自不盛也。何以不瀉腎？曰：腎主虚，不受瀉。噫！錢氏一則曰不可妄下，一則曰腎主虚不受瀉，其惓惓立命之心，抑何深長也哉！夫腎主虚，不受瀉，如此安得妄補脾土，以爲腎水之賊與？其瀉膀胱之腑，又有深意存焉。蓋脾輸精於肺，肺下輸於膀胱，膀胱之水，乃是平日所飲渣滓之物，非腎之真水也。膀胱又足太陽之經，爲十二經之屬，四通五達之衢也，凡有邪氣，必先經此而傳。瘡疹之邪，由膀胱之經，上風府至巔，下額會手太陽小腸之經於面。小腸者丙火也，亦挾君主丁火之勢而不受邪，其毒留於足太陽膀胱之經，而不得散。膀胱者，壬水也，爲火所迫，不免自附於腎，引癸水以自救。錢氏恐其毒歸於腎，先於膀胱中瀉之，亦迎而奪之之意。二服不效而作寒顫，則毒入於腎矣。腎變動爲慄，真臟證見，故知死也。一曰：腑不實者，邪氣去也；臟自不盛者，不入於臟也；不實不盛，息邪氣也。豈有瀉正氣之理乎？可見由膀胱受邪而黑陷者，裏實也，宜以百祥丸下之。由脾受邪而黑陷者，裏虚也，不可以百祥丸下之。不審虚實之證，概以百祥丸下之，謂之裏虚。經曰：候邪不審，大氣已過，瀉之則真氣脱，此之謂也。其曰：下之復惡寒不已，身冷出汗，耳骫反熱者死。腎水太旺，脾虚不能治也。此即所謂無裏證而妄下之者也。無裏證而下之，則脾土無故而被轉下之藥，腎未受瀉，脾已先傷，陰氣内盛，陽氣外絶，故惡寒不已，身冷汗出，耳骫反熱也。腎何以旺？陰氣盛也。陰陽相離，則受傷之脾，安能復爲之主，而使之再合邪？故曰：脾不能治也。其曰：下後氣温身熱欲飲冷水者可治，以脾旺勝腎，寒去而温熱也，治之宜解毒。此即所謂有裏證而宜下之者也。蓋先則煩躁熱渴，腹脹啼喘，大小便不通，今下之身熱氣温者火氣去也，欲飲冷水者餘邪未盡也。故又曰：治之宜解毒。脾旺勝腎者，大戟主行十二水，脾土本强，能運其物注於下焦，以泄下焦之邪，此脾旺勝腎也。寒去而温熱者，太陽寒水之邪已去，布散於經，小腸熱火乘之，故温熱也。大抵陽幷於陰，則陰實而陽虚，外寒内必熱也；陰幷於陽，則陽實而陰虚，邪自内而外，外熱裏必平也，故曰可治。不但痘瘡惡變黑，如陽毒發斑内傷發斑黑者皆不可治，抑豈腎水爲邪乎？故病瘡病蟲皆惡黑者，北方屬水，其色黑，入通於腎，居亥子之位，萬物生於子而死於亥，腎者生死之户也，變黑而死，歸根復命之時也。此天地之道，陰陽之化，生長收藏之機，非知道者不足以語此。噫！此實出吾肝膈之要，非有蹈襲，亦非好辯以亂人聽，但恐世之曲學者，不知虛實之理，補所不當補，瀉所不當瀉，盛盛虛虛，遺人夭殤，無異於操刃之殺人也。借使錢氏復生，必謂吾言爲信；觀此者不主先入之言，亦必謂吾言之不誣也。

## 瀉膿血痂皮水穀

錢氏曰：瘡黑而忽瀉，便膿血痂皮者順，水穀不消者逆。夫痘瘡自內而外謂之正出，自外而內謂之倒陷，從外收者謂之正靨，從內收者謂之倒靨。倒靨倒陷，內穿膈膜，壞臟腑，皆惡候也。倒陷者十無一生，倒靨者十或救其一二。錢氏謂瘡黑而忽瀉，其倒靨之類乎？蓋瘡黑本是死證，裏實者可下之。忽然作瀉，則不必下。毒氣由外入內，臟腑之氣不通，營衛之氣不行，表裏俱病，不急下之，轉增躁悶而死，故主百祥丸下之。若自利則火性急速，不少停於腸胃之間，腸胃熱甚，亦自失其轉化之常，故暴注而瀉，瀉則毒從利減，亦若下之義。當時暴瀉，未必便膿血痂皮也，抑將淹延數日，而後有是膿血痂皮也。何以有是膿血痂皮者？痘瘡內陷，則臟腑膈膜之間，亦如外出之狀，瀉膿血者內潰之證也，瀉痂皮者內靨之證也。瀉膿血痂皮爲順者，邪在腑也，在腑得由腸胃而出，故順。瀉水穀者臟也，邪在臟不得由腸胃而出，所去者腸胃之水穀耳。人絶水穀則死，故逆。然其水穀不化，不可誤認爲寒。仲景曰：邪熱不殺穀。水穀不化者，火迫而出也。錢氏謂瀉痂皮者，是脾氣得實，腎雖用事，脾可制之。瀉水穀者，是脾虛不能制腎，故自泄也。讀者不識此義，即謂脾土可以制腎水，有欲專補脾土之意。殊不知脾胃者，倉廩之官，以納水穀者也。腎開竅於二陰，以司開闔者也。火氣下迫，腎必受之，開闔不利，不能禁固便溺，所以暴瀉也。曰腎用事者，腎爲火所役也。若自用事，則能封閉約束而不瀉矣。脾可制之者，言門户雖弛，食廩猶藏，能制其水，不爲濕所勝也。至於水穀不化，則泌別無統，幽闌不關，脾亦不能自勝其濕，故自泄也。然五虛之中，泄泄爲甚，痘瘡自利不止，鮮有痊者。予以一言斷之，曰：能食者吉，不能食者凶。故經曰：漿粥入口，泄住止則虛者活，此其驗也。

## 斑疹

斑疹之證，布在方册者，或謂心爲疹，或謂心爲斑，或謂脾爲疹胃爲斑者，何也？經曰：少陰所至爲瘍疹。少陰者，心與腎也。心配離，離中之陰，己土也。丁己同生於酉，酉者肺金，帝旺也。腎配坎，坎中之陽，戊土也。戊癸化火而生於寅，寅者三焦火長生也。斑隱隱在於皮膚中，大者成片，小者狀如蚊蚤所咬，點點赤色，疹則成顆粒，見於皮膚之外，如疥子然，有形可模，俗名麻子者是已。斑之方萌，又與蚊迹相類，發斑多見於胷腹，病人昏憒，先紅後赤者是也，傷寒熱病多有之。蚊迹只在於手足，病人安静，先紅後黃者是也，內傷熱病多有之。此二證發斑，人常有之，非由胎毒，乃時行熱證也。至於疹子，則與痘瘡相似，彼此傳染，但發過不再作也。乃心移熱於脾，脾移熱於肺，發而爲疹。凡病疹者，必欬嗽，火刑肺也。丁心火，己脾土，辛肺金，皆隸於酉，造化之理同一位。謂疹爲心者語其本也，謂疹爲脾者語其標也，語心脾而肺在其中矣。腎主二陰，司開闔，三焦之火亢甚，妻從夫，化合於胃而爲斑。凡病斑者必自利，或大便結燥也。癸腎水，戊胃土，與寅三焦相火同位者，亦造化之理，語三焦而心在其中矣。故發斑見於胷腹者，三焦之位也。蚊迹見於手足者，胃主四肢也。疹者，母傳子也；斑者，妻從夫也。知造化之理，而治斑疹不難矣。

## 五行生死

按五行之理，生於陽者死於陰，生於陰者死於陽，抑隔别損益之數歟？夫五臟六腑，所以配五行也。腑爲陽，臟爲陰。腑生於陰，臟生於陽，根陰根陽之義也。腑死於陽，臟死於陰，分陰分陽之義也。陽之所死，陰之所生，陰之所死，陽之所生，陽極則生陰，陰極則生陽之義也。自子至巳爲陽而統乎足，自午至亥爲陰而統乎手，亦陰陽互爲其根也。以腑言之，水火者，南北之對也。壬膀胱水生於申，申者手少陽三焦之位也。經曰：

三焦者，決瀆之官，水道出焉。故壬水生於申，死於卯者，水月象也，生於西，死於東矣。丙小腸火生於寅，寅者足少陽膽位也，膽爲甲木，甲禄在寅，故丙火生於寅，死於酉者，火日象也，生於東，沒於西矣。金木者，東西之對也。甲膽木生於亥者，風木之分。經曰：風生木，故甲木生於亥，死於午者，木陽也，午則陰生而陽死矣。庚大腸金生於已，已者六陽之位，卦應乎乾，乾爲金，故庚金生於已，死於子者，金陰也，子則陽生而陰死矣。此四腑生死之理也。然木主於東而生於北者，水流趨東以生木也。火主於南而生於東者，鑽木取火木所生也。金主於西而生於南者，金曰從革火所出也。水主於北而生於西者，水西而東金所生也。以五臟言之，丁心火生於酉，酉者肺旺位也。坎中之陽，乃火之原，坎位於子，辛金所生，不能再生丁火，故丁火乘辛金生旺之氣而生於酉，所以心與肺相連而位乎上也。死於寅者，寅乃顯明之地，丁爲陰火，其光自伏矣。癸腎水生於卯，卯者肝旺之位也，離中之陰，乃水之原，離位於午，乙木所生，不能再生癸水，故癸水乘乙木生旺之氣而生於卯，所以腎與肝相連而位乎下也。死於申者，申手少陽相火，所謂一水不能勝二火也。又水生於一，一者乃天元初動之氣也，於卦爲震，在卯之中，所以癸水生於卯，而震初爻爲子水也。火生於二，二者地元初動之氣也，於卦爲巽，陽自下而上，陰自上而下，兑爲少陰，巽之反也，在酉之中，所以丁火生於酉，而兑初爻爲丁火也。乙肝木生於午者，乙震木也，青龍之象，寄生於午，龍從火裏出也。死於亥者，午爲一陰，至於亥而極，陰老不能生乙木也。辛肺金生於子者，辛兑金也，白虎之象，寄生於子虎，向水中生也。死於巳者，子爲一陽，至於巳而極，陽老而不能生辛金也。又肝在下陰也，陰生於午，肺在上陽也，陽生於子，此四臟生死之理也。夫陽則順者，陽道常饒，故左行而有餘，此六腑之氣常盛，而病在腑者易已也。陰則逆者，陰道常乏，故右行而不足，此五臟之氣常弱，而病在臟者難愈也。若夫脾者己土也，離中之陰是已，故離納己。胃土戊土也，坎中之陽是已，故坎納戊。己土生於酉，死於寅者，心象離而生己土，故己與丁同生死也。戊土生於寅，死於酉者，腎配坎，腎有二枚，左爲水不能生土，右爲相火能生土，故戊與相火同生死也。然脾得心之氣多而喜熱，從火化也；胃得腎之氣多而喜寒，從水化也。食熱則損胃，食寒則損脾，養生之道，所以貴適其寒温，熱無灼灼，寒無滄滄也。故傷風冷則胃强而脾弱，脾不主事，胃與右腎相火相合，而同歸於火，所以戊癸化火也。傷熱則脾强而胃弱，胃失清化之令，脾與心火相得而致敦阜，所以火炎則土益燥也。苟得其養，則脾胃稟中和之氣，而陰陽無偏勝之疾；苟失其養，則脾氣歸於心而成潰爛癢塌之瘡，胃氣歸於腎而成陷伏青黑之變，知乎此可以語瘡痘之治矣。

## 先哲格言

按此條萬氏原本所集不止於此，今查有與前卷重復者删之，非於原本有去取也。

錢氏仲陽曰：瘡疹證，此天行之病也，惟用温凉藥治之，不可妄下及妄攻發。

凡瘡疹當乳母慎口，不可令飢及受風冷，必歸腎而變黑，難治也。

惟斑疹能作搐。疹爲脾所生，脾虚而肝旺乘之，木來勝土，熱氣相擊，動於心神，心喜爲熱，神氣不安，因搐成癇。斑子爲心所生，心生熱，熱則生風，風屬於肝，二臟相搏，風火相爭，故搐也。治之當瀉心肝。

瘡疹始出，未有他證，不可下也，但當用平和藥，頻與乳食，不受風冷可也。如瘡疹三日不出，或不快，即微發之；發之不出，即加藥；加藥不出，即大發之。如大發後及脈平無證者，即瘡本稀，不可更發也。有大熱則當利小便，小熱者當解毒。若出快，勿發勿下。

龐氏安常曰：若身疼壯熱頭痛，不與小汗，何由表散？六腑久閉，毒攻腰脅，或心腹脹滿，不與微利，何由釋去？故當消息汗下。然則寒藥固不當行，温藥又增熱毒，若熱勢太甚，脈候洪數，凉性之藥，不阻表裏之氣者，亦可通用；或寒氣阻碍，脈候浮遲，則温性之藥，不阻表裏之氣者，可冀冰釋。云不可汗下，寒熱之藥，只可紫草一味者，乃滯隅之流。

天行發斑瘡，須臾遍身皆戴白漿，此惡毒。

凡覺冬温，至春夏必發斑痘。

凡患小便澀有血者，中壞也。瘡黑黶無膿，十死不治。斑瘡已出，不可正爾發表，更增斑爛，以表虚故也。

劉提點曰：痘疹最要大小腑分曉，所以錢氏四聖散用木通、枳殼極妙。若大小腑自流利，則不必苦泥。痘疹發未透，宜用四君子湯加黃芪、紫草煎服。醫云百病不可損其胃氣，故多用四君子湯及糯米等助其胃氣。

若用只是紫草煎湯自好。

劉洙《小兒瘡子訣》中云：疹子發如膿窠不肯靨者，但調砂糖水與喫。亦曾試用，但喫砂糖水後，多是爬搔了，瘡子成一片去，結瘢不好。發斑用人齒散，但錢氏方中用麝香及酒調難用，蓋瘡痘家怕麝香與酒氣觸了。

東垣李氏曰：夫斑疹出者，皆因內傷必出斑，營氣逆故也，大禁牽牛、巴豆。

凡生膿皰小水斑疹瘾三色，皆營氣逆而寒復其表，宜以四味升麻湯中加歸身、連翹，此定法也。

如肺成膿斑，先欬喘，或氣高而喘，但加人參，少加黃芩，以瀉伏火而補元氣。如心出小紅斑，必先見嗌乾，驚悸身熱，肌肉腫，脈弦洪，少加黃連。如命門出瘾疹，必先骨疼身熱，少加生地黃，又加黃蘗。如斑已出，時時與桔梗湯，寬胸膈，利咽喉，不可計服數。

滄州吕氏曰：凡乳嬰之與童丱，當岐爲兩途以治之。乳嬰當兼治其乳母，俾其氣血清和，飲食有節，投以調氣通融之劑，以釀其乳，使兒飲之，則其瘡必肥滿光澤，無陷伏之憂。童丱之子，必當備切其脈，審其表裏虛實以汗下之。苟不實不虛，則但保其中和，使脾氣流暢，則肺金借母之助，易於灌膿，速於成痂，無倒陷之患。或至壯盛而膚腠厚密，尤須預爲汗解。或大便結與溲澀者，尤宜下之利之，庶無患也。

足脛熱，兩腮紅，大便秘，小便澀，渴不止，上氣急，脈洪數者，已上七證，不宜服熱藥。

足脛冷，腹虛脹，糞青色，面晃白，嘔乳食，目睛青，脈沉微者，已上七證，不宜服寒藥。

肺主氣，氣不足則致後三證：自汗，聲不出，瘡頂陷塌不綻肥，并宜服十奇散。自汗倍黃芪，聲不出倍桔梗。心主血，血不足則致後三證：灰白色，根窠不紅，不光澤，并宜芎歸湯加芍藥、紫草、紅花，良驗。

凡值天時不正，鄉鄰痘瘡盛發，宜服稀痘方。

凡覺痘瘡欲發，當先解利，與傷寒相類，疑似之間，兼用解毒。胡氏曰：非微汗則表不解，解表當於紅斑未見之時宜用。

凡痘瘡出不快者有五證，臨病審而調之：

一證，天時嚴寒，爲寒所折，不能起發，宜解寒温表。

一證，炎暑隆盛，煩渴昏迷，瘡出不快，宜解暑。

一證，服涼藥損傷脾胃，或胃虛吐利，當温中益氣。

一證，或成血泡，一半尚是紅點，此毒氣發越不透，必不能食，大便如常者，宜半温裏半助養之劑。

一證，外實之人，皮膚厚，肉腠密，毒氣難以發泄，因出不快，宜解毒。

身體温煖者順，寒涼者逆。能食，大便實者順；不能食，大便利者逆。

夫痘瘡之毒，最怕穢惡之氣觸犯。切不可信僧道看經解穢，況無纖毫之力，而反恐被其穢惡之氣觸犯；亦不可恃其能解而不預防。戒之戒之！

張氏涣曰：痘子氣匀則出快，蓋血隨氣行，氣逆則血滯。

石壁胡氏曰：小兒難任非常之熱，亦不可任非常之冷。如熱藥太過，輕則吐利腹脹，重則陷伏倒靨，宜温涼適中可也。

仁齋楊氏曰：諸熱不可驟去，宜輕解之。蓋痘瘡無熱則不能起發，痘瘡發於肌肉，陽明胃氣主之，脾土一温，胃氣隨暢，決無陷伏之患。

李氏曰：比之種豆，值天時煊煖則易生。

鰲峯熊氏曰：人有虛實之不同，病有淺深之各異。壯實之人，病無諸證，或瘡發而輕者，皆得依期而愈。倘氣候乖常，寒煊失度，毒氣彌盛，當作血泡而不泡，當結膿窠而不結，遂生諸證，稽延日數，難以定期矣。

慈溪趙氏曰：痘瘡灰白不發者作寒看，紅凸齊綻者作熱看。其要在解毒和氣，活血温中安表而已。寒者温之，熱者減之。減不可多，蓋瘡痘非熱則不能發也，宜以温和之劑扶而濟之。

桂岩魏氏曰：夫氣血盛，斯毒易解；氣血損，則毒難愈。惟氣血少弱者，雖毒不能頓解，然生意未始不由乎其中，故必加以補益扶持之功。治所當治，順所當順，斯其悔吝，無不平矣。

先翁菊軒公曰：痘瘡不怕稠密，只要能食，無不痊者。凡用藥者，不可犯其胃氣，蓋人以胃氣爲本。

## 或問

或曰：痘瘡之名何義？曰：古人謂之斑瘡，後人因其形似豆，故曰痘瘡，又曰豌豆瘡。今又有呼爲珍珠豆者，以其形圓緊而小也。有呼爲大豆者，以其形圓充實而大也。有呼爲茱萸豆者，以其二三成叢中心落陷也。有呼爲蛇皮者，因其空殼無水，如蛇蛻之皮也。有呼爲錫面者，以其成餅帶灰白色也。是皆因象取名，無別義理。但珍珠豆最輕，大豆次之，茱萸豆最重，蛇皮錫面則死證矣。

或曰：痘瘡發熱，何以能預識其輕重而解之耶？曰：凡發熱乍進乍退，氣色明瑩，精神如常，大小便調，能食不渴，目清唇潤，此毒輕也，痘必稀疎，縱出多亦自易發易靨也。如壯熱不減，氣色慘暗，精神昏悶，大便或秘或瀉，不能食，目赤唇焦，此毒甚也，痘必稠密，宜預解之。其出疎者，防其有伏，未可便許爲疎，但看熱減渴止，精神爽快，清便自調，能食，更無他苦，是真疎且輕也。

或曰：既識其候，如痘稀密，何以解之？曰：諸瘡皆屬於心，心之華在面。如初發熱，青筋現露，目中淚出，此毒發於肝。肝木生心火，從後來者爲實邪。肝爲水泡，風火相扇，必作搔癢，宜先解肝之毒。面赤如錦，額上紅筋露現，譫妄多驚，此毒發於心。心火自旺爲正邪，君主不明，必有陷伏不治。口乾唇焦，面黃而燥，此毒發於脾。心火生脾土，從前來者爲虛邪。脾爲斑，心爲疹，必有夾斑夾疹。又脾主肌肉，爲火所灼，必作潰爛，宜先解心脾之毒。面色晃白，鼻中乾燥，或流清涕，或衄出，此毒發於肺。心火刑肺金，乘其所勝爲微邪，宜略解肺之毒。面色黑，氣如煙浮，目中見鬼，頭熱足冷，此毒發於腎。腎水剋心火爲賊邪，必成黑陷不治。

或曰：痘子出形，輕重吉凶，何以别之？曰：痘子出後，其熱便退，三五磊落，相去位遠，其瘡圓淨，以火燭之，皮中無復紅點，此候必疎而輕。如瘡大出，熱不少減，細碎叢聚，無有空膚，以火燭之，皮下通紅，此必密而重也。

或曰：古方預解痘毒，謂重者能令出疎，輕者能令不出，其言信乎？曰：痘之疎密，本於毒之多寡；毒之所受，本於父母始生之初。區區藥石，豈能解之而使重者必疎輕者不出耶？但謂解之使無鬱遏陷伏之患則可，謂解之使重者必疎輕者不出，吾不知也。

或曰：解毒之方，若是不必用歟？曰：何可廢也！蓋解毒法要分三治：一則視其父母平日有餘不足之病而解之，一則視其年氣運疫癘之變而解之，一則視其人所見氣色所稟虚實而解之。稱物平施，因時制宜，豈有定方耶？如代天宣化丸，只解得氣運疫癘之變。或曰：痘瘡始終何以能吉？何以能凶？請詳言之！曰：瘡子之出，不問疎密，但其出必盡，其發必透，其靨必齊，不徐不疾，適於其期，能食，大小便調，此可言吉。如一齊涌出，其發不透，其靨不齊，或太急，或太遲，不能如期，食少，大便自利，此可言凶。與之期日，出不能盡而伏者，四五日死。起發不透而枯萎癢塌者，七八日死。收靨不齊而灌爛者，常在一旬之外，綿延日久而斃也。

或曰：何謂其出必盡？曰：作三四次出，大小不一等，收靨之時，空中猶有出者，俗呼爲落零痘子者是也。必有此候，方無餘毒。

或曰：何謂其發必透？曰：初出一點血，以漸長大，血化爲水，水化爲膿，其頂圓，其脚潤，其膿稠充實飽滿，審察手足，莫不皆然，可謂透矣。蓋手足位遠，一時難透，脾主四肢，脾胃氣虚者，手足瘡子常發不透，至於靨後，多成癰毒也。

或曰：何謂其靨必齊？曰：自上而下，循次收斂，無有潰爛，痂皮堅厚是已。

或曰：何謂不徐不疾，適如其期？曰：自出現而起發，起發而成漿，成漿而收靨，先後循次，上下周匝，輕者七八日，重者十二三日，此其期也。若出未定而先涵水，將起發而便帶漿，膿未成而就乾收，此失之太疾，由毒火併迫，氣血奔騰，未至而至，謂之太過也。如應出而不出，應發而不發，應收而不收，此失之太緩，由毒火鬱遏氣血，即當至而不至，謂之不及也。過與不及，皆死證也。

或曰：痘瘡何以取能食與大小便調？曰：痘子之出，惟資氣血以助其成，欲表裏無邪也。人能食則氣血自充，大小便調則裏無邪。

或曰：亦有不能食而愈者何？曰：大便燥實，數日不更衣，賴平日之穀氣以養之，雖不食無苦也。然起發收斂落痂，終不及能食者之易焉耳。

或曰：痘瘡痛癢，何以别之？曰：出現之初，無有痛癢。至於起發養漿，其瘡始痛，痛者毒欲出也。膿成毒解，其瘡則癢，癢者邪氣出而正氣復也。如此痛癢，痘家常候。若當出現起發膿水未成之時，忽然痛癢者，此惡候也。亦須分其虚實，如焮發紅嫩，大熱煩渴，大便秘，小便少，此邪火甚而癢也。形色灰白，平陷，大便自利，此正氣不足而癢也。其云諸癢爲虚，諸痛爲實者，亦大略之言耳。

或曰：凡視瘡子，先能識其作癢否？曰：凡瘡子初出，色嬌皮嫩肉紅者，瘡子起發，多成水泡者，其後皆癢塌而死。

或曰：瘡子皮嫩色嬌，必作癢，何也？曰：皮膚者，皮在内約束經脈，膚在外分布腠理，皮深厚而膚淺薄。瘡子之出，皮厚色老者，皮膚堅實，毒有約束，不得肆其猖狂之性，故能漸次成熟以致收斂也。皮嬌色嫩者，皮肉已虚，但存薄膚以包其外，不能約制毒邪，風火相扇，游散往來，故癢易破也。

或曰：嘗見瘡子，有乾癢者，有濕癢者，何也？曰：乾癢者，火甚也，其治在心。濕癢者，火濕并也，其治在脾。譬之火炙湯沃，皆能作癢。然瘡乾而癢者必死，心爲君主，不可犯也。瘡濕而癢者，或有可治，脾屬土，無定位故也。

或曰：瘡子作癢，爬搔潰爛而不死者，何也？曰：其人能食，瘡之破者，復加腫灌，膿血稠濁，痂皮潤落，原無痘處，補出一番，語音清亮，此爲裏實表虚，毒不能入，故潰爛而不死也。若不能食，飯入則嘔，水入則嗆，聲啞言微，面瘡臭爛，痂皮焦起，大便不固，此爲表裏俱虚，淹延引日而盡矣。

或曰：何謂陷伏？曰：內者不出謂之伏，外者復入謂之陷。如應發不發，應出不出，伏也，謂毒氣留伏於中而不出也。陷有二種：起發有水不能成膿而遽乾者，或已成膿復化成水者，謂之倒陷；膿已成就，不即結痂而潰爛者，謂之倒靨，皆陷也。謂裏虚毒氣乘虚而陷入也。

或曰：痘瘡何以能發渴？曰：初發熱便渴者，火邪內蒸，焦膈熏嗌，故渴也，宜以清涼之劑解之。痘出稠密而渴者，此氣血分散，津液虚耗，故渴也，宜以滋補之劑救之。自利渴者，此脾胃虚，津液少，宜以補中之劑升而潤之。若瘡細密不起發，不光澤，不收靨，好飲冷水，不能食，或大便瀉，邪火益熾，真水已枯，不治之證也。

或曰：痘疹咽痛者何？曰：火性炎上，瘡疹邪火，熏灼於中，咽喉先受，宜急解之。不然，咽喉受傷，腫塞灌爛，嘔食嗆水，暴啞失聲，治之無及矣。

或曰：痘瘡嗆食失聲，有生有死者，何也？曰：瘡子之出，失於早治，咽喉都有，外者未成，內者先熟，一旦收靨，飲食則噴而出，乃咽傷痛不能直入也。語音不清，乃咽喉乾而語不能出也。但觀瘡子，是屬正靨則生，非正靨則死；能食飲則生，不能食飲則死。

或曰：瘡疹自利者何？曰：腸胃受熱，傳化失常也。大凡瘡疹發熱，類多吐瀉，不須遽止，令毒邪上下得出也。待瘡出定，裏氣和而利止。利不止者，中氣被傷，不能禁固也，宜急止之，恐裏虚復生他變。

或曰：痘瘡煩躁者何？曰：瘡家喜靜，毒氣外出，中無留邪，臟腑和平，心神安泰。如多寤少寐，啼哭不止，此內熱也。心惡熱，不能安眠而哭，謂之熱煩；痘瘡掀發光壯，欲待成漿而哭，此瘡作痛不能忍，謂之疼煩，皆常候也。待瘡平熱退而安。若昏憒躁擾，循摸悶亂，此謂喪神失志，十無一生。

或曰：痘瘡寒顫咬牙，有生有死者，何也？曰：以瘡爲主，無變候則生，瘡壞則死。若瘡出密甚，焮腫，身體動摇者，此轉移艱難，主持不定，不可謂之寒顫。時渴思飲，呑嚼牙鳴者，不可謂之咬牙。

或曰：痘後發癰毒者何？曰：瘡至成膿，則毒化而解。如未成膿，倏而乾收，則毒不化，故重發癰毒也。

或曰：痘後目中膚瞖，此初出現便有痘子乎？曰：初出那得便有，只緣收靨不齊，面瘡腫爛，毒氣攻眼而後有之也。或因悮服辛熱之藥，喜食炙煿之物，亦能令目腫痛。今人但見瘡子初出，目中流淚，便謂眼有痘。殊不知肝熱則淚出於目，肺熱則涕出於鼻，脾熱則涎出於口，心熱則汗出於面，火熱液出，造化之理也。目中膚翳，乃瘡瘢也。惟内服藥，久自退去。不可妄用點割，自取損睛之患。

或曰：痘子收後，忽無故而暴死者何？曰：非正靨也。乾收太速，火迫之耳。毒氣復入，真氣先敗，不死何爲！

或曰：瘡毒内陷，亦有不死者何？曰：或發癰腫則毒得泄，更審毒歸何臟也。如毒歸脾肺，則爲癰腫，甚則爛見筋骨而死；毒歸肝則爲目病，甚則筋骨不固而死；毒歸心腎，則無疾而暴死。

或曰：痘瘡治法，皆言發表和中解毒而已，不識三者何先？曰：發表最先。大凡瘡疹只要發出得盡，不使留伏於中，發表須兼解毒，非發表自發表、解毒自解毒也。瘡疹已出，表裏無邪，不須服藥。如瘡發太甚，裏實能食者，解毒之法可單用也。瘡出已甚，裏氣不和，或吐或利，於和中法内略兼解毒可也。若瘡疹無邪，惟裏氣虚者，只用和中，不必解毒。

或曰：發表和中解毒，以何藥爲主治？曰：發表須辛甘清陽之劑，如羌活、防風、升麻、白芷、桂枝之類。蓋辛甘發散，清陽發腠理也。和中須甘温濁陰之劑，如人參、當歸、甘草、芍藥之類，蓋中不足者以甘補之，又濁陰走五臟、歸六腑。解毒須苦寒之劑，如牛蒡、連翹、葛根、芩、連、梔、蘗之類，蓋毒者火也，苦能瀉火故耳。但解毒藥須酒炒而用之，令勿犯胃氣也。

或曰：古人云痘瘡首尾不可妄下，信乎？曰：不可妄三字，最宜詳味。蓋治痘之方，當時必有不問虚實，一概輕用巴豆、牽牛之屬以下之者，故戒之。首尾不可妄下，苟可下而下之，非妄也。可下之證，巴豆、牽牛亦不可輕用，況不可下者乎？如曰首尾不可汗下，乃拘泥之見，非通變之術矣。

或曰：疹愛清凉痘愛温，其然乎？曰：此亦拘泥之説。疹愛清凉，設使天氣大寒，氣血凝濇，不用温覆，何以能出？痘愛温，設使暑熱之時，氣血淖澤，更加温煖，寧不潰爛乎？故治疹子者，宜專用清凉解毒之劑；治痘子者，宜温凉解毒之劑兼用之可也。

或曰：陳文中治痘之法，行之久矣，人或喜而取之，或畏而舍之，何也？曰：舍之不敢用者固不知文中立法之善，取而用之者亦不知文中制方之本旨，胥失之矣。文中有言曰：熱則氣血和暢，自然出快。又曰：表裏俱實則不致癢塌。此發前人所未發，乃千古不刊之秘也。觀其痘瘡引證，或因泄瀉，或因寒顫咬牙足指冷，或因癢塌，或因瀉渴不止，皆脾胃肌肉虚，氣血衰，精液少，故用木香散、異功散，再加丁香、官桂以治之。今則不審虚實，於起發光壯表裏皆實者，概而用之，可乎？

或曰：人有終身不出痘者，何也？曰：痘乃胎毒，又名百歲瘡。天下之人，豈有無父母而生，能逃於造化之外者哉？但云受天地之清氣，禀父母之清氣，氣清質粹，無有穢毒，當天令種痘之年，亦曾發熱，只出一兩點而不覺也，豈真終身不出者乎？

或曰：世俗保養痘子者，習用僧道洒水誦呪以解厭可乎？曰：習俗已久，不能遽改。用與不用，從其所好，不可阻止。設有變怪，歸咎於醫，而悔僧道之末用矣。

或曰：痘子收後，表裏無邪，復作昏暈者何？曰：邪氣已去，正氣方生，乃否極泰來之兆。

# 古今圖書集成醫部全録卷四百六十五

## 痘疹門

### 家傳痘疹心法 明·萬全

#### 治痘凡例

凡發熱疑似之間，宜用人參敗毒散一劑以發之，是與不是，一發便明。大抵瘡疹只要發盡，不使留伏於中也。

凡初發表，要看天時，如天時大寒，則腠理閉密，氣血凝濇，防其發泄得遲，有毒氣壅遏之變，以辛熱之藥發之，宜桂枝葛根湯、五積散去乾薑主之。如天時大熱，則腠理開張，氣血淖澤，防其發泄太急，有潰爛之變，以辛涼之藥解之，宜升麻葛根湯、雙解散主之。如不寒不熱，天氣温和，只人參敗毒散甚佳。

凡初發熱，二三日間有驚搐者，以導赤散、羌活湯、辰砂散主之。大便秘者，三黄丸微利之。小便濇少者，導赤散。渴甚者，葛根解毒湯。腹中痛者，桂枝大黄湯。腰痛者，人參敗毒散。自利者，黄芩湯。吐利者，黄芩加半夏湯。如脾胃素弱，自利清白者，理中湯丸，或四君子湯、肉豆蔻丸，合而服之。

凡痘子出現，疎則毒輕，不可妄治；密則毒甚，却要磊落，大小分明，不相黏連，略與托裏解毒之劑，快斑湯、消毒飲主之，使之易發易靨。如出太密，黏連模糊，其毒尤甚，托裏解毒之劑宜多飲之，以防癢塌黑陷之變。更察外證，可治則治，不可治則勿治。

凡痘子出形，皮肉如常，根苗明潤，此毒輕也，不可妄治。如皮肉昏黑，或赤腫，根苗乾枯，青紫或灰白者，此毒甚也，以消毒飲、奪命丹合服。

凡痘子已出，自發標之日算起，如當起發不應有漿，先有戴漿者，如當作漿不應收靨，便有乾收者，此皆惡候，治之無功。

凡痘子之出，最要脣潤舌潤，紅鮮如常，其毒則輕。如脣焦破裂，舌燥有芒，爲毒火太甚，表裏鬱遏，急宜解之，黄連解毒湯加大力子，東垣涼膈散更妙。

凡痘子已出，頭面要稀疎磊落，頸項上宜少不宜多，胷前要少而疎，如此者其毒則輕。如面上模糊一片，未發先腫，纏項稠密，胷前亦密，此毒甚也，慎勿治之！

凡痘子初出，磊磊落落似稀疎之狀，其後旋加，日多一日，此毒伏於裏，裏氣虚弱，不能使之即出，要大補兼解毒，或十可救其二三也，十宣散加無價散主之。

凡痘子初出，便自手足先出者，他處未起而手足先起，他處未收而手足先收者，此陽火太旺，宜用解毒抑陽扶陰之劑，四物湯合黄連解毒湯主之。如他處俱起而手足起遲，他處俱收而手足不收者，此脾胃虚弱，不能行其氣血，達於手足，宜補脾胃十全大補湯、桂枝芍藥湯主之。

凡痘子出盡，正將起發，其中有發血泡者，此毒伏於心即死；有發水泡者，此毒伏於肝，旋見癢塌而死。

凡痘子始出，須問其咽喉痛與不痛，但有微痛，急與解之，令得疎通，甘桔湯加牛蒡子主之。大抵痘家要以解咽喉爲急務，不知此義，以致失聲乾噦，水穀不入，噴吐而出，悔無及矣。

凡痘子不渴者，裏無熱也，不須妄治。渴者有熱，此亦常候，切不可與冷水瓜梨柑柿糖蜜之屬，恐損脾胃，致生他變。小渴者，以炒米湯與之；大渴者，人參麥冬散主之。痘子稠密，津液少者，補中用十全大補湯，解毒用葛根解毒湯，相間服之。自利而渴，輕則白朮散，甚則陳氏木香散主之。

凡痘子要大小便自調，則裏氣和無留邪也，故小便宜長而清。如小便赤濇，導赤散；小便短少，八正散。

瘡出太密，小便不通者，連翹湯。蓋瘡子發熱，不可驟去，惟利小便以折其鬱。如痘稠密，小便少者，此氣血衰少，津液虛耗，非熱也，不可利之，反損真陽之氣，十全大補湯主之。能食者，大便宜潤，有入必有出也。不能食者，大便宜實，存舊穀氣以養氣血也。如四五日不行，大便結燥者，用膽導法導之；不通，以三黄丸微利之；如大結腹脹者，以三乙承氣湯下之。如大便泄瀉即止之。蓋痘瘡要裏氣實，恐瀉得脾胃虛也，輕則理中湯丸、益黄散、豆蔻丸，甚則陳氏木香散、異功散主之。

凡痘子大便出血者，看其血來何如，又看是何時：如瘡子正壯，大便數日未行，血從糞出者，此肛門傷血出也；如瘡已收，大便膿血者，此倒靨之血也。非此二類，但溺血便血者，乃臟腑敗壞，陰血妄行，必死之候。凡痘子，腹中常宜寬舒，爲裏無邪。若腹脹滿，須審其傷食否及大小便何如：如曾傷食，微滿不痛者，木香大安丸；脹滿腹痛甚者，丁香脾積丸；小便不通者，百祥丸；大便不通者，宣風散主之。此上諸證，皆實脹者也，故宜利之。若自利腹脹，乃虛脹也，陳氏丁香散主之。

凡痘子手足常宜和煖，頭宜涼，故頭熱手足冷者不治。如因泄瀉手足冷者，此脾胃虛弱也，陳氏木香散、異功散，聖藥也。如大熱渴，大便秘，煩躁手足冷者，此陽極似陰也，三乙承氣湯主之。凡手足冷者，惡候也。手足諸陽之本，陽脱故冷也。

凡痘家能食者，不問秘稠皆吉。不能食者，痘雖疎亦難發難靨。瘡密者危，蓋人絶水穀則死，表裏皆病則困也。有欲食而不能食者，必喉舌有痘作痛，艱於吞嚼也，宜以爛粥米飲頻頻與之，以助脾胃之氣，更以甘桔湯加牛蒡子以解咽喉、利胷膈也。

凡痘瘡飲食之間，毋令太飢，毋令太飽，毋太寒，毋太熱，以損脾胃，但與糜粥爛飯，淡薄滋味以養之，切忌肥甘煎炒五辛一切動風動火之物。

凡痘子出得稀疎者，自然易發易靨，不可妄治。若瘡稠密，常患其發不能透，宜細觀之。但紅活不甚長大者，氣不足也，用四君子湯合匀氣散加燒人糞治之。如焮腫色帶紅紫者，血熱也，用四物湯合消毒散加燒人糞治之。如不潤澤而乾者，此血弱也，用活血散加消毒飲與之。如不起發，不紅活，平塌灰白者，此氣血俱弱也，用十全大補湯加燒人糞、牛蒡子與之。如有青乾者，內服快斑湯加燒人糞合奪命丹與之，外用四聖散合胭脂塗法，或用胡荽酒，或用水楊湯浴法，務求光壯紅活而後已。如中間有成水泡者，防其癢塌，宜先補脾胃，疎風瀉火，使肌肉實不作癢可也。十全大補湯加防風大力子主之。

凡痘子貴在調養，如天大寒，蓋覆常宜溫煖，勿使受寒，恐毒氣為寒所阻而不得出也。如天大熱，不可蓋覆，却宜清涼，勿使客熱與毒相併，致增煩躁，使瘡潰爛也。如時有迅雷烈風暴雨之變，宜謹帷帳，添蓋覆，多燒辟穢香以避一時不正之氣，勿掃房室，勿動溝渠，勿啓溷厠，恐穢臭觸瘡而增癢痛也。勿燒諸香，恐其動火也。門户常須關閉，服事之人，選其謹厚潔淨者，無狐臭者，使之看守保護，內者勿出，外者勿入，恐有不潔觸犯其瘡也。瘡家所忌，男女房事及尸氣，最毒；其他則婦人月事，酒氣五辛之氣，遠行染帶之氣，皆宜避之。如夜房室中有虛響，此不祥之兆也。其病者臥處常要無風，又要通明，切忌幽暗，夜靜不斷燈火，不離親人看守，恐要飲食，一時得具，或有癢塌，與之撫摩，恐他人未必盡心也。

凡痘子膿成漿熟，或癢，悮犯破者，恐復灌爛，不能成痂。若膿漿未成之時，犯破半個，必然癢塌而死。

凡痘子勢重者，以脈候之，脈洪實者吉，浮數虛小者凶。故云脈淨身涼者生，脈躁身熱者死。又云，陽病得陰脈者死。

凡痘子搔癢者，須於形色上詳審。如瘡一向起發紅活，光壯肥滿，忽然搔癢者，此穢氣所觸也，宜內服十全大補湯，外用茵陳熏法。其破者，以白龍散敷之。如瘡本乾枯，又添搔癢者，火甚也。如瘡原帶水，皮肉嫩薄又癢者，此濕熱也。擺頭搖項，手足動作昏悶者，死證也。

凡痘子已熟，忽作搔癢抓破者，此脾胃虛弱，不能榮養肌肉也。內服四君子湯加黃芪、官桂，外以敗草散主之。如因自利脾胃虛，致癢塌者，陳氏木香散、異功散主之。

凡痘子出盛欬嗽者，此肺中有火，或咽喉有瘡作癢也，只用甘桔湯加牛蒡子多服良。如唾涎帶血，此咽中瘡或齒縫中出也，不須妄治。

凡痘子黑陷，古方用穿山甲者，取其穿腸透膜而善走也。用人牙者，取牙齒乃骨之餘，腎主骨，可以入腎也。此二物者，但借爲鄉道，引解毒之劑以施治則可，若單用之，何濟于事哉？有用燒人糞者，蓋糞大解疫毒，痘乃時疫所發，故宜用之。若加入發表和中解毒湯內，尤良。

凡痘子已出之後，最怕泄瀉，恐脾胃虛，裏氣弱，不能助瘡成就，反致倒陷，以理中湯、肉豆蔻丸合而治之。如泄久不止，瘡癢塌，手足冷，寒顫咬牙者，陳氏木香散、異功散主之。

凡痘子寒顫咬牙手足冷者，惡候也，急用陳氏之法救之。瘡壞者勿治。

凡病痘者，瘡本稠密，轉動之間，身體振搖者，此一身被瘡所困，不能支持，轉動艱難之故，斷不可便作寒顫，妄投熱藥也。有只咬牙者，此心肝二經火旺也。蓋肝虛咬牙，心熱者亦咬牙，勿便作不治論。

凡痘子已熟，不肯結痂潰爛者，其人必不能食，或曾吐瀉，脾胃虛弱也，内服十全大補湯，外用敗草散主之。如大便不通，此内熱也，用膽導法以去其結糞，外以天水散蜜水調刷，以解肌表之熱。

凡痘子收後，目癮澁羞明或泪出者，此肝火虛旺也，瀉肝明目散主之。如目中瞖膜遮睛者，蟬蜕散主之。

凡痘子收後發癰毒者，要分經絡論氣血多少而治，不可妄用利藥，宜大補氣血。蓋此時氣血已虛，十全大補湯加忍冬草主之，外用敷貼拔毒膏主之。

凡痘子用藥，須分氣血虛實，毒氣微甚而治。故灰白者，不起發者，癢塌者，吐利者，寒顫咬牙者，手足冷者，皆氣虛也，宜用補氣之劑。瘡乾者，不紅活者，膿水少者，皆血虛也，宜用補血之劑。稠密者，焮腫者，紅紫者，皆毒甚也，宜用解毒之劑。陷伏者，兼氣血解毒治之。

凡用補氣，宜四君子湯，如瘡帶濕，或有自利，用之可也。若瘡乾者，白朮燥津液，茯苓滲津液，或便秘實者，不可用也。

凡用補血，宜四物湯，故瘡乾或色太嬌，用之可也。若不能食者，生地黃泥膈，白芍藥收斂腸胃，必不可用也。

凡解毒不過黄連、黄芩、黄蘗、梔子、連翹、牛蒡子、升麻之屬，俱用酒製，恐其寒涼，反損脾胃也。若欲行表，須少加桂枝。他如紫草、山豆根、葛根之類，則不必用酒製矣。

凡用解毒藥，要别臟腑，分陰陽而治之。如黄連解心火，黄芩解肺火，梔子解肝火，黄蘗解腎與三焦火，石膏解脾胃火，木通解小腸火，黄蘗又解大腸火，連翹、牛蒡子解瘡毒火，山豆根、紫草解痘毒火，升麻解疫毒火，各有主治不同也。又歲半已上屬陽，心肺主事，宜芩、連多用之。歲半已下屬陰，腎肝主事，宜黄蘗、梔子多用之。

凡治痘子，要識證候。如痘脚稀疎，根窠紅潤，不瀉不渴，飲食不減，四肢温和，身無大熱，如此候者，不須服藥，惟善調護以待成就而已。若癢塌，寒顫咬牙，渴不止，痘紫黑色，喘喝不寧，灰白色，頂陷腹脹，頭温足冷，悶亂飲水，氣促泄瀉渴，如此候者，不必服藥，雖强治之，亦無功也。

凡治痘瘡，善攻不如善守。表裏無邪，不須妄治。有等貪利之人，不分虚實，妄投湯丸，謂曾治某病，治某病，貪天功以爲己有，以致虚虚實實，致生變異，悮人性命，此醫之罪也。

時俗出痘子者，謂是天瘡，不肯請醫看治，但請僧道呪水解厭，習以成風，毒之輕者、能食者，幸以痊愈，設或變證一出，不可救療，委之於命，而不知省，此時人之罪也。

## 藥性主治及修製法

痘疹之法，其要在分氣血虚實，及發表和中解毒三治而已。經曰：辛甘發散爲陽，酸苦涌瀉爲陰。又曰：清陽發腠理，濁陰走五臟；清陽入四肢，濁陰歸六腑。又曰：形不足者温之以氣，精不足者補之以味。味歸精，氣歸神。可見藥有寒熱温涼之性，酸苦辛鹹甘澹之味，浮沉升降補瀉之用，各有所宜，不可不知也。今將痘疹合用之藥，分氣血解毒三類，各具性味、主用、修製於下，以便觀覽，檢閲之暇，未必無小助也。

## 氣類

人參：味甘，氣温，氣味俱薄浮而升，陽也。入手太陰肺經、足太陰脾經。補上焦元氣，升麻爲之使；補下焦元氣，瀉腎中之火邪，茯苓爲之使。主補五臟，生津液止渴。治脾肺陽氣不足，胃中冷，吐利。

擇堅實白淨者，去蘆用。肺熱欬甚者少用。以苦茶湯浸過無妨。

黄芪：味甘，氣温平，氣薄味厚，可升可降，陰中陽也。入手少陽三焦經、手太陰肺經、足太陰脾經。性畏防風，得防風其功愈大，蓋相畏而相使也。補肺氣，實皮毛。善治脾胃虚弱，瘡瘍血脈不行，内托必用之藥也。止虚汗，去肌熱；又治消渴，腹痛瀉利。

擇柔靭皮微黄肉中白者佳。瘡家宜生用，補虚宜炙用。痘子不發宜酒炙透用。手足瘡不起，以桂枝煎酒浸過炙用。

白朮：味甘，氣温，味厚氣薄，可升可降，陰中陽也。入手太陽小腸經、手少陰、心主、足陽明胃、足太陰脾、足少陰腎、足厥陰肝經。主温中强脾胃，進食，止下泄，利小便，和中益氣，止渴生津。

擇肉白而堅者，去蘆，刮去外黄皮用。去有油者，中腐者勿用。瘡乾者禁用，燥濕故也。止泄宜東陳壁土炒過用；痂皮不落，宜桂湯浸過用。

蒼朮：味苦，甘辛，氣温，味厚氣薄，可升可降，陰中陽也。入足陽明胃、足太陰脾經。主除惡氣，辟疫癘氣，健胃安脾，寬中進食，發汗。故蒼朮發汗，白朮止汗。

擇堅實中白淨者，刮去外粗皮令白，切片，以糯米濃泔浸透，漉出晒乾，取向東陳壁土炒黄色用。瘡濕癢者，及不結痂宜用之。痘家常宜燒之，以辟不正之氣，勿製。

陳皮：味辛苦，氣温，味厚氣薄，浮而升，陽也。導滯氣，止嘔欬吐逆。去白，理肺氣降痰；留白，理脾胃消食。

擇紅黄色陳久者佳，用温水洗淨，去白者去白，留白者略去筋膜，切，晒乾用。止吐者，以東向陳壁土炒過用。

青皮：味苦辛，氣寒，氣味俱厚，沉而降，陰也。入手少陽三焦經、足厥陰肝經。散滯氣，瀉肝氣，消食破積。

擇小而皮薄陳久者佳。用温水洗浸切開，去中穰與白，令淨，剉碎晒乾。此痘家必用之藥，能瀉肝，令不成水泡而作癢，又起發遲者，癢塌者，幷不可缺。

石菖蒲：味辛苦，氣温。通九竅，出音聲。主癰腫疥瘙，遍身熱毒痛癢。於山澗中取之，不聞人聲及不露生者。

擇節密者佳。刮去外粗皮。瘡疹驚癇神昏譫妄者必用之。瘡後不著痂潰爛成瘡疥者，宜入丸用。

五味子：味酸，氣温，味厚氣輕，陰中微陽，降也。入手太陰肺、足少陰腎經。主欬逆上氣，生津止渴。

擇肥大潤澤者佳。去梗酒洗淨，晒乾。痘家欬甚者宜用。

貝母：味辛苦，氣平微寒。主欬嗽上氣消痰；又敷惡瘡，能斂瘡口。

擇白而肥大生者佳。去心，温水洗過，切，晒乾用。

細辛：味大辛，氣温，氣厚於味，陽也。少陰經藥。散水寒，治内寒，消死肌；又主喉痹。

擇細莖氣烈者佳。去蘆幷葉，以温水洗過晒乾。宜少用。痘子初發表及癢塌者，用之良。

乾薑：味辛，氣大熱，氣味俱厚，半沉半浮，可升可降，陽中陽也。能温脾理中，止吐瀉，去臟腑沉寒。

擇新者温水洗浸，火炙令胖鬆用。惟内虚泄利不可缺，内實者戒用。

生用發諸經之寒，其餘炮用。

生薑：味辛，氣微温，氣味俱輕，陽也。益脾胃，散風寒。治痰嗽，止嘔吐。能殺半夏之毒。

擇老者水洗去泥，勿去皮用。凡痘瘡不能起發，灰白色者，宜用之。如起發光壯紅綻者，不可用。若止嘔吐，須去皮，紙包，慢火中煨過用。

麻黄：味苦甘，氣温，氣味俱薄，陽也，輕清而浮升也。手太陰肺之藥，入足太陽膀胱、手少陰心、陽明大腸經。榮衛藥也。發散風寒，泄衛實，去榮中寒；又消赤黑斑毒。《本草衍義》云：痘瘡泡倒靨黑者，麻黄去節半兩，以蜜一匙同炒良久，以水半升煎，去上沫，再煎去三分之一，乘熱盡服之。避風，伺其瘡復出。一法用無灰酒煎，但小兒不能飲酒者難服，然其效更速。

擇陳久者佳。摘去根節，先用沸湯泡過三次，晒乾細切；又以蜜酒各半浸良久，再晒乾，用瓦器炒令焦黑色。凡痘疹出遲，及痘子黑陷者、倒靨者，并宜用之。

白芷：味辛，氣温，氣味俱輕，陽也。通行手足陽明經。主一切瘡疥，排膿止痛，内托生肌。

擇白而堅實者，去蟲蛀。内青黑者不用。凡痘瘡發表及潰爛者，手足發癰毒者，并宜用之。

附子：味辛甘，氣大熱，其性走而不守，可升可降，陽也。補助陽氣不足，温熱脾胃。治四肢厥逆。

擇頂平而圓重一兩者佳。先以童便浸過，紙包，慢火中炮令極熱，去皮臍切片；再用防風甘草煎湯，乘熱浸過晒乾用之。惟痘瘡泄瀉内虚，手足冷，寒顫咬牙，瘡灰白色或癢塌者可用之，其餘不可妄用。

半夏：味辛苦，氣平，沉而降，陽中陰也。入足陽明胃、太陰脾、少陽膽經。化痰止嘔吐，益脾胃之氣。

擇白淨臍正而圓者佳。用沸湯泡洗，令滑盡，切片晒乾。若止欬化痰，再用生薑自然汁浸過。凡渴者禁用，燥津液故也。

木香：味辛苦，氣温，味厚於氣，陰中之陽，沉而降也。主邪氣，避疫毒，能調氣和胃，散肺中滯氣，止瀉渴。《傷寒類要》云：天行熱病，若發赤黑斑，木香二兩，水二升，煮取一升，頓服。

擇形如枯骨枯牙者佳。不宜見火，諸湯中宜磨服之。此與青皮乃痘疹切要之藥，以其能行氣也。惟泄痢，藥宜煎服。

肉豆蔻：味苦辛，氣温。入手陽明大腸經。主調中下氣，止瀉利，開胃消食，皮外絡下氣，解酒毒，治霍亂。

擇油色肥實者佳。用麪包裹慢火中煨熟，乘熱以重紙包搥去油，入丸藥内用。乃内虚泄瀉之要藥，非此勿用。

砂仁：味辛苦，氣温。入手足太陰經、陽明經、太陽經。主虚冷瀉痢，治脾胃氣血結滯不散。擇無殼米堅實者佳。碎研入藥。凡痘瘡内虚瀉痢者宜用，傷食者不可缺。若婦人姙娠出疹痘者，又宜用。帶殼者，炒過研碎入藥，乃安胎之聖藥也。

桂：味辛甘，氣熱，氣味俱薄，體輕而上行，浮而升，陽也。入手少陰經，桂枝入足太陽經。通榮衛，開腠理，和氣血，散風寒。痘瘡不起發，不光壯，非此不可，乃發表之要藥也。擇薄而味厚者佳，刮去粗皮用。手足痘子發不透者，宜用此引經。若瘡癢塌寒顫咬牙，宜加用之。若内虚腹脹，用厚而味辛者，刮取内肉名桂心。惟姙婦出瘡者不可用，以桂能墮胎故也。

茯苓：味甘淡，氣平，氣味俱薄，能升能降，陽也。白者入手太陰、足太陽、少陽，赤者入足太陰、手少陽、少陰經。抱根生者名茯神。調胃氣，伐腎邪，降肺火，益氣力，止瀉，利小便，生津液。凡補中氣不足用白，欲利小便用赤。蓋白者能補，赤者能利也。并削去皮用。如心熱神昏者，用茯神去皮與中木用。

丁香：味辛，氣温，純陽。入手太陰肺、足陽明胃、少陰腎經。主温脾胃，止嘔逆，去胃中寒。凡痘瘡泄瀉，脾胃虚弱不足者，必用之。若癢塌寒顫咬牙足冷者，此與桂并宜加用之。蓋丁香救裏，官桂發表也。非此證不可用。

藿香：味辛，氣微温，氣厚味薄，浮而升，陽也。入手足太陰經。助脾開胃，温中快氣，治吐逆，爲最要之藥。葉擇取真者，帶芳香之氣者佳。去枝莖，以水洗去土，晒乾用。入烏藥順氣散則理氣，入黄芪四君子湯則理脾。

檳榔：味辛苦氣温，氣薄味厚，沉而降，陰中陽也。消穀逐水，除痰癖，破滯氣，泄胷中至高之氣。

擇形若鷄心，正穩尖長，心不虛，中有錦紋者佳。痘疹家惟利藥內用之，研細末入藥，能墜諸藥至於極下也。

枳殼：味苦酸辛，氣微寒，氣厚味薄，浮而升，微降，陰中陽也。主胷膈痞塞，散結氣，逐水消脹滿，安胃，化痰涎消食，又治遍身風疥，大風在皮膚中，如麻豆苦癢，通利關節。主皮毛胷膈之病。擇陳久堅厚不爛不蛀者佳。以温水洗浸，刮去穰白，麩炒令熟用。此痘瘡必用之藥，故四聖散有枳殼，以能治遍身風疹苦癢，又能開胃消食，利五臟，通關節也。

枳實：味苦酸，氣寒，大抵與枳殼同。枳殼大，性和而緩，治高，高者主氣，治在胷膈；實小，性酷而速，治下，下者主血，治在心腹，故有高下緩急之分。消食，散敗血，化心胷痰，主風癢麻痹，通利關節，逐停水，消脹滿。擇陳久肉厚不蛀不爛者佳。以温水洗浸，去穰白，麩炒令熟用。

厚朴：味苦辛，氣温，氣厚味厚，體重濁而漸降，陰中陽也。温中益氣，厚腸胃，走冷氣，消宿食，治腹痛脹滿散結之神藥。擇肉厚紫色者佳。削去粗皮，以生薑自然汁塗之，慢火上炙透剉用。凡痘瘡腹脹，非此不除。

烏藥：味辛，氣温。主中惡，心腹痛，蠱毒疰，忤鬼氣，宿食不消，天行疫瘴，治一切氣。擇肉白者佳。刮去外粗皮，去蘆用，乃發表中藥。

巴豆：味辛，氣温。此斬關奪門之將，不可輕用。蕩滌五臟六腑，開通閉塞，利水穀道。去殼擇取肉白者，去皮膜與心，以銀石器慢火炒令黄色，搗爛如膏，又以重紙包搥去油，白如霜，入丸藥中。惟傷食腹脹作痛可用。

大腹皮：味辛，氣微温。下一切氣，健脾開胃。鴆鳥多棲此樹上，細分開，先以酒挼洗去其濁，仍以大豆汁洗之，晒乾用。

吴茱萸：味辛苦，氣温大熱，氣味俱厚，陽中陰也。入足太陰、少陰、厥陰經。主温中下氣，治脾胃傷寒冷嘔逆胷滿。

擇粒小者去枝梗，先以沸湯浸去苦汁，凡六七過，晒乾，於瓦器内慢火炒過。惟瘡痘飲冷傷胃嘔逆不止者用之。

紫蘇：味辛甘氣温。解肌發表，治心腹脹滿，開胃下食。用葉惟發表湯藥用之，手挼令碎。

大棗：味甘氣平温，氣厚，陽也。安中養脾，助十二經，平胃氣，補少氣少津液，身中不足。

擇肉厚味甘者佳。水洗過，劈去核。凡補藥不可缺。若用作丸，去皮核搗爛如膏用之。

牽牛子：味苦，氣寒，善走。主下氣，利大小便。以氣藥引之則入氣，以血藥引之則入血。大瀉元氣，用者戒之。不脹滿，不大便秘者勿用。

取黑者炒過，研取頭末，入丸藥内用。痘疹黑陷，大小便不通，煩躁者，宜用之，非此證，不可妄用也。

烏梅：味酸，氣平，陽也。收肺氣，止下痢，濇腸止泄，去痰止渴。

擇肉多者，以温水浸洗，去核，令淨用。

杏仁：味甘苦，氣温。入手太陰經。主欬逆上氣，下氣定喘，潤心肺，散肺經風欬嗽，消心下急滿痛，散結潤燥。

擇去雙仁者，以湯浸去皮尖炒令黄色，研爛如泥用之。

粳米：味甘，氣平，微寒。入手太陰、少陰經。主益正氣，止煩渴，止泄，平和五臟，補益胃氣，其功莫及。

杵令精鑿爲糜粥，常用之良。其泔水煑温飲，止渴尤佳。

陳倉米：味甘，鹹酸，氣温。除煩渴，開胃氣，止泄。

取多年倉廒中香黄者佳。凡痘瘡泄渴甚者，可用此炒熟，煮湯飲之。

酒：味苦甘辛，氣大熱。行藥勢，能行諸經。

凡痘瘡解毒藥，須酒浸洗炒用，可以通行一身之表。

赤石脂：味甘酸，氣温，陰中之陽。止泄利，濇可去脱，爲收斂之劑。擇赤色細膩者佳。研極細，入丸藥内用。痘瘡泄痢者，非此不可。

枯白礬：味酸濇，氣寒。止瀉利，與赤石脂同功；又治疳蝕瘡。擇白淨光明者，以瓦甎盛之，固封火煅過用。入丸藥中，單以止泄。

漿水：味甘酸，氣凉微温。主調中引氣，開胃止渴，解煩，去脾胃中熱。以熟粟米入水洗，新鮮白花者佳。陳久者不可用。痘疹大渴宜飲之。

龍骨：味甘，氣平，微寒，陽也。去脱固氣濇腸。擇白者研極細，入丸藥。痘疹惟滑泄者用之。

麝香：味辛，氣温。取當門子，痘瘡惟黑陷者用此，引發表解毒之劑，直入骨髓，透臟腑，拔除毒氣，使之發散也。非黑陷與伏，切忌妄用。

穿山甲：氣微寒。取嘴爪上甲，以東向陳壁土拌，炒令焦黄色，研極細。此與麝香同功，痘瘡陷伏者，借此引導諸藥。非陷伏者勿用，反耗氣血也。

## 血類

當歸：味辛甘，氣温，氣味俱輕，可升可降，陽也。入手少陰心、足太陰脾、厥陰肝經。頭止血，身和血，尾破血，全用無效。治血通用，能使氣血各有所歸，故名當歸。和血補血，大補不足。擇肥軟者去蘆，以酒洗淨晒乾。如痘子血熱者用尾，血虚者用頭身。

川芎：味辛氣温，氣厚味薄，浮而升，陽也。少陽引經，入手足厥陰經，上行頭目，下行血海，通肝經，血中之氣藥也。散肝經風，頭目風不可缺。温中散寒，開鬱行氣燥濕。

擇形塊重實，如雀腦色白者佳。凡頭面瘡不起發或作癢者，非此不可。白芷爲之使。

芍藥：味苦酸，氣微寒，氣薄味厚，陰也，降也，陰中之陽也。入手足太陰經。抑肝暖中，扶陽收陰，補血散惡血，脾經之藥。白者補，赤者瀉。赤者利小便下氣，白者止痛散血。冬月減芍藥以避中寒。

凡痘瘡初發表，或血熱，或小便不利，幷用赤。如氣血虚，脾胃弱及和中，幷用白。俱酒浸透，切片晒乾炒過用之。如瘡癢塌或手足不起發者，此脾虚也，只用白者，以桂煎酒浸炒用。

地黄：味甘苦，氣寒，氣薄味厚，沉而降，陰也。生者大寒，入手太陽經、少陰經。涼血生血，補腎水真陰不足，瀉脾中濕熱及血熱。熟者微温，入手足少陰經、厥陰經，大補血衰。

擇肥嫩大者水浸，驗沉者乃佳。陰乾。生者名乾地黄，凡痘瘡血熱者，瘡乾枯者，身大熱者，宜用之。酒蒸黑爛者，名熟地黄，凡血虚者宜用之。幷須酒洗浸晒乾用。

天門冬：味苦甘，氣寒，氣薄味厚，陰也。入手太陰肺、足少陰腎經。瀉肺火，療熱侵肺，吐衄妄行，定肺氣欬逆，喘息促急，潤燥止消渴。

擇肥大者湯浸去皮去心，曝乾用。肺火盛者，非此不除。

麥門冬：味甘微苦，氣平，微寒，陽中微陰。入手太陰肺經。治心肺熱，瀉肺中伏火，及治血妄行；主口舌燥渴，病後虚熱，能潤經復脈，益血除煩。

擇肥大者去枝梗，湯浸去心用，不則令人煩。痘疹燥渴，最宜多用。

紅花：味辛甘苦，氣温，陰中之陽。多用則破血，少用則入心養血和血，與當歸同功。子吞數粒，主天行瘡子不出；水浸汁及胭脂，能點黑斑。

凡痘瘡色紅紫者，血熱也，用紅花以酒洗晒乾入藥；瘡子黑陷，用子以酒浸晒乾，慢火微炒，研爛入藥。

牡丹皮：味辛苦，氣寒，陰中微陽。入手厥陰經、足少陰經。主邪氣驚癇，瀉陰中火，除衄血吐血。

擇肉厚者去心用。痘瘡血熱者宜之。

牛膝：味苦酸，氣平。主四肢拘攣，不可屈伸，活血生血，能引諸藥下行，腰腿之疾不可缺。

擇長大而柔潤者佳，去蘆酒洗，陰乾用。

蒲黃：味甘，氣平。主利小便，止血，消瘀血。治一切吐衄腸風，血痢尿血。

若破血消腫即生用，補血止血則炒用。

續斷：味苦辛，氣微温。主傷寒，補不足，調血脈，止痛生肌。

擇節節斷皮黄皺者佳，酒浸晒乾用。

茅根：味甘，氣寒。補中益氣，利小便，除瘀血，止消渴，解腸胃熱。

掘取新者，擇肥大白淨者搗碎，絞取自然汁入藥。

大小薊根：味甘苦，氣温。主養精保血，止吐血衄血下血。婦人痘疹經血妄行者，非此不可。

香附子：味甘，氣微寒，腸中之陰。能下氣開鬱；又逐去凝血；炒黑能止血。凡血，氣藥必用之，能引血藥至氣分而生血。婦人之仙藥也。

石臼中杵淨，勿犯鐵，以童便浸，晒乾炒黑杵末用。

地骨皮：味苦，氣寒，陰也。入足少陰、手少陽。主五内邪氣，熱中消渴，及去肌熱，凉血凉骨。

擇肉厚者温水洗淨，去骨晒乾用。此與牡丹皮同爲解肌熱之藥，但牡丹皮解無汗骨蒸，地骨皮解有汗骨蒸。

蘇木：味甘酸鹹，氣平，陽中之陰。主破血，排膿止痛，消癰腫。剉碎酒浸，煮取濃汁入藥。

桃仁：味苦甘，氣平，陰中陽也。入手足厥陰經。主瘀血血閉，血結血燥，通潤大腸。

擇去雙仁者，以湯浸去皮尖，研如泥用。此與杏仁同潤大腸，但杏仁治氣秘，桃仁治血秘。

## 解毒類

甘草：味甘，氣平，生寒熟温，陽也。無毒。入足厥陰、太陰、少陰經。主五臟六腑寒熱邪氣，解毒温中，止渴，解百藥毒，性緩，能解諸急，熱藥用之緩其熱，寒藥用之緩其寒。生用大瀉肺火，消瘡疸；熟用能補三焦元氣，健脾和中，養血補血。梢子生用，除胃中積熱，去莖中痛；節生用，消腫導毒，刮去皮。凡痘疹常用，取小者生用，惟大補取大者炙熟用。若欲解疫癘毒氣，於冬至日將甘草刮去皮，以竹筒一頭留節盛之，一頭以物塞定，置厠缸中四十九日取出用，名人中黄，解痘疹惡毒最佳。

黄芩：味苦，氣平寒，味薄氣厚，陽中陰也，可升可降。入手太陰肺經。主諸熱，解在肌風熱，泄肺中火邪及胃中濕熱。主天行熱疾，利小腸。枯飄者名宿芩，入肺經，酒炒上行。圓實者名子芩，入大腸除熱，刮去外粗皮切細，以酒浸晒乾，再浸再晒，酒盡爲度，瓦器慢火炒焦用。如孕婦出痘疹者，擇條實黄芩以水浸，試沉者佳，生用，勿以酒炒，清熱降火，爲安胎聖藥也。

黄連：味苦，氣寒，味厚氣薄，陰中陽也，可升可降。入手少陰心經，解熱毒，瀉心火，止驚悸，止消渴，調胃厚腸，除胃中濕熱；主熱氣目痛及諸瘡腫毒，必然用之。

《梅師方》云：傷寒病發，豌豆瘡未成膿，以黄連四兩，水三升，煎一升，去渣分服。

擇肥大堅實者，刮去鬚毛，切細，以酒浸晒乾，再浸再晒，酒盡爲度，瓦器慢火炒焦用。暑月出疹子生用。

黄蘗：味苦微辛，氣寒，氣味俱厚，沉而降，陰也。足少陰經藥，太陽引經藥。主五臟腸胃中結熱，瀉膀胱熱，清小便，降相火。

擇緊厚鮮黄者，削去粗皮，切細酒製，如上黄連法。

梔子：味苦氣寒，氣薄味厚，輕清上行，氣浮而味降，陽中陰也。入手太陰經。主五内邪氣，胃中熱氣，善除心中客熱，虚煩不得眠；又大病後亡血亡津液，臟腑無潤養，内生虚熱，非此不除；又能屈曲下行降火。

擇七稜及肉鮮紅者佳。去内熱用仁，以酒製，如上芩連法。去肌表熱和皮用，亦以酒製如上法。

連翹：味苦，氣平微寒，氣味俱薄，陽也，可升可降。手足少陽經、陽明經藥，入手少陰心經。瀉心火，降脾胃濕熱，除心經客熱，主諸癰毒惡瘡有神功。去梗去穰，以酒浸過晒乾，研細用。

山豆根：味苦甘，氣寒。主解諸毒，消瘡腫。治咽喉腫痛，尤解痘毒。《經驗方》：患麩痘瘡，水研山豆根少許服。凡用，研水入藥内服。

牛蒡子：一名惡實，一名鼠黏子，一名大力子。味辛苦，氣平。主療風毒腫瘡疹，喉痹風熱，痰壅咽膈不利，頭面浮腫。王氏《博濟》治瘡泡將出，以牛蒡子炒令熟，杵爲末，每服一錢，入荆芥穗，水一盞，同煎至七分，放温服。如瘡疹已出，更服亦妙。

以酒淘去沙土，又擄去浮面者不用，取沉重者晒乾，瓦器上炒令聲盡，研細用。此痘疹必用之藥也。

羌獨活：味甘苦辛，氣平，微温，氣味俱輕，浮而升，陽也。紫色而節密者爲羌活，手足太陽引經藥，又足厥陰、少陰經藥。黄色而作塊爲獨活，足少陰行經之藥，俱透關利節，乃撥亂反正之主。

擇去腐爛者。痘瘡發表必用之，二活皆不可缺。

升麻：味甘苦，氣平，微寒，味薄氣厚，浮而升，陽也。陽明引經藥，亦走手陽明、太陰經。主解百毒，辟瘟疫邪氣時氣，瘡家之聖藥；主脾胃，解肌肉間熱，及發散本經風邪；若元氣不足，陽氣下陷者，用此升提陽氣上升。《聖惠方》治小兒瘢瘡及豌豆瘡，心躁眠卧不安，用川升麻一味，不記多少，細剉，水一盞煎，去渣取汁，以綿沾汁洗拭瘡上。《外臺秘要》：比歲有病天行時病，發斑瘡頭面及身，須臾周匝狀如火燒，瘡皆戴白漿，隨決隨生，不治數日必死。差後瘢黯，彌歲方滅，此惡毒之氣所爲，以水煮升麻綿，沾水洗之。

擇形輕而黑，堅實者第一，細小皮青緑色者亦佳，謂之鷄骨升麻，去黑皮及腐爛者。如瘡出遲、起發遲者，以酒洗過用。

葛根：味甘，氣平，性輕浮，陽也。足陽明胃行經藥。主消渴，身大熱，解諸毒，解肌發表出汗；治脾虚而渴，能升提胃氣，除胃熱；治天行時病，壯熱煩渴熱毒。

擇白淨多粉者佳，削去皮。凡發表解肌熱切細用。若止渴，搗碎，以糯米泔濾取粉用。

防風：味甘辛，氣温，純陽。脾胃二經行經藥，太陽經本經藥。乃卒伍卑賤之職，隨其所引而至者也。瀉肺實，散頭目中滯氣，除上焦風邪之仙藥也。

擇實而脂潤，頭節堅者佳。去蘆，幷叉頭叉尾者不用。發表不可缺。如瘡癢密者，與黃芪同用；如手足瘡不起發者，與白芍、桂枝同用，須以酒洗之。瘡濕者用之，風勝濕也。瘡乾者亦用之，又藥中潤劑也。

荆芥穗：味辛苦，氣温。辟邪氣，通利血脈，傳送五臟，能發汗動渴；又主瘡瘍，破結聚氣。

取花實成穗者，去灰土用。凡痘子出發不快不透者，皆不可缺者也。

桔梗：味辛苦，氣微温，味厚氣輕，陽中之陰。治鼻塞咽喉痛，及喉痹，利嗌咽胷膈之氣；治肺熱嗽逆，消痰涎肺癰；又能開提氣血，能載諸藥不下沉，故名舟楫。

擇白淨堅實者，截去頭及兩畔附枝，切片，以米泔浸一宿，陰乾用。

柴胡：味辛，氣平微寒，氣味俱輕，陽也，升也。少陰經、厥陰經行經之藥。主寒熱邪氣，推陳致新；又能引清氣，行陽道，升提胃氣，上行春令。

擇獨根柔軟者佳，去蘆叉尾者。發表退熱用之。

前胡：味苦，氣微寒。主心腹結氣，治時氣發熱，推陳致新，去實痰，下氣最要。

擇肥實柔軟者獨根者佳，去蘆叉尾者用。

石斛：味甘，氣平。治胃中虚弱有功；平胃氣，長肌肉，逐皮膚邪熱疿痛及脚膝軟弱。

擇取新者，去枝節，酒洗蒸過用。

車前子：味甘鹹，氣寒。主利水道，小便淋瀝，雖利小便而不走氣；療肝中風熱衝目赤痛。

擇去沙土，研細入藥。凡痘疹小便不通最宜。

白蒺藜：味苦辛，氣温微寒。治身體風癢，去惡血，長肌肉，明目輕身。

擇白者炒。先搗去刺，後研細入藥。痘瘡搔癢潰爛者宜用。

元參：味苦鹹，氣微寒。足少陰經君藥。此乃樞機之劑，管領諸氣，上下肅清，而不獨治空中絪縕之氣，無根之火，此乃聖藥也。

擇肥大者去蘆梢，勿犯鐵。

郁金：味辛苦，氣寒，純陽。主血積，下氣，涼心止血，破惡血。此芳草也，因輕陽之性，古人以治鬱遏。

擇圓而長如蟬蜕，色赤如薑黄者。痘疹陷伏，須此發之。

龍膽草：味苦濇，氣大寒，氣味俱厚，沉而降，陰也。除胃中伏熱，時氣温熱，止驚悸；治兩目赤腫，睛脹；疼痛不可忍。

去蘆，酒洗淨再浸，晒乾用。瘡疹目赤痛，非此不除。

防己：味辛苦，氣平寒，陰也。通行十二經，主肺氣喘嗽，殺癰腫惡結，諸蝸疥癬蟲瘡，除邪利大小便。膜主水氣，木主風氣。

擇文如車輻者，堅鮮者佳。如治欬，生研末入丸用。如治痘疹陷伏，須酒洗浸晒乾用。

瓜蔞根：味苦，氣寒，味厚，陰也。主消渴身熱煩滿，大熱脣乾口燥，排膿消腫毒，生長肌肉。

新取入地深大而有粉白淨者佳。凡痘瘡潰爛，削去皮用。如大渴者，削去皮置石鉢内擂爛，以糯米泔水攪開，濾取粉，名天花粉，陰乾用。

苦參：味苦，氣寒沉，純陰。治時氣惡病大熱，及遍身熱，細疹癢塌；治大風有功。

削去皮切細，酒浸蒸，再浸再蒸，酒盡爲度，陰乾。凡痘瘡癢瘙潰爛如癩，以此作丸效。如咽喉痛，生研細末用。

茵陳：味苦辛，氣平，微寒，陰中微陽。入足太陽經。解傷寒煩熱，行滯氣，化痰利膈。

擇陳久者佳。凡夏月瘡疹熱甚，小便不利者，宜用。如痘子搔癢，可爲熏藥，以能去濕熱也。

知母：味苦辛，氣寒，氣味俱厚，沉而降，陰也。足少陰經本藥。主消渴熱中，補腎水，瀉腎中火，消痰止嗽，潤心肺。患人虛而口乾者多用。

擇取肥實肉白者，去皮毛，勿犯鐵。惟疹子多用之。

馬兜鈴：味苦，氣寒。主肺熱欬嗽，氣上逆，痰結喘促。只取裏面子，去殼膜炒用。

大黃：味苦，氣大寒，氣味俱厚，沉而降，陰也。入手足陽明經。蕩滌腸胃，推陳致新，通利水穀。性走而不守，瀉諸實熱不通，心腹脹滿，下大便結燥。號稱將軍，取其蕩滌峻快也。《聖惠方》治時氣發豌豆瘡，用川大黃半兩微烘，以水一大盞煎服。

擇堅實錦文者佳。切，以酒浸蒸，九浸九蒸，晒乾用。痘瘡惟大便不通腹脹煩躁者宜之，不可妄用。

葶藶：味辛苦，氣大寒。治肺壅上氣欬嗽，喘促痰飲，通利水道，走瀉爲功，大降氣，病人虚者宜遠之。

擇味甜者，以酒淘淨晒乾，紙上微炒，研入丸用。惟疹子欬不止，宜之。

猪苓：味甘苦而淡，氣平，氣味俱薄，升而微降。入足太陽、少陰經。解傷寒温疫大熱，除濕，利水道，治渴。

擇堅實肉白者佳。去黑皮。痘瘡惟小便濇者用之。

澤瀉：味甘鹹，氣寒，氣味俱厚，沉而降，陰也。入足太陽、少陰經。治淋閉，逐膀胱三焦停水，瀉腎邪，除濕行水，爲最要之藥。

擇白淨者刮去皮毛，治與猪苓同。

木通：味辛甘，氣平，氣味俱薄，陽也。除脾胃寒熱，通利九竅血脈關節；治五淋，利小便，導小腸熱，出音聲；療耳聾，治鼻塞，散壅腫諸結不消。

擇小者去皮用。凡痘疹小便不利者最宜之。如痘後發癰毒者，用木通節酒洗浸晒乾。

瞿麥：味苦辛，氣寒，陽中微陰。主關格諸癃結，小便不通，決癰腫，排膿，明目去瞖。

擇去枝梗取實者用。凡痘疹小便不利，與木通同功。

紫草：味苦，氣寒。治傷寒時疾發瘡疹不出者，利九竅，通水道。《經驗後方》治嬰兒童子患疹痘疾，用紫草二兩細剉，以百沸湯一大蓋泡，便以物合定，勿令氣漏，放如人體温，量兒大小，服半合至一合。服此藥者，瘡雖出，亦當輕減。

大戟：味苦甘，氣大寒，陰中微陽。主行十二水，伐腎邪。擇肥嫩者去蘆用之。如痘瘡大便滑利者勿用。

大青：味苦，氣大寒。主療時氣天行熱疾，解一切斑疹熱毒。凡出疹子用之，痘子不同。去蘆，泔水浸洗晒乾。惟痘瘡黑陷歸腎，大小便不通，腹脹煩躁者，宜此以瀉膀胱之邪，非此者不可妄用。

射干：味苦，氣平微温。主喉痹咽痛，不得消息，散結氣，消腫毒，行太陰厥陰之積痰，使結核自消甚捷。勿久服，令人虛。掘取新者去根切片，以甘草水浸晒乾。瘡疹咽痛者用之。

菊花：味苦甘，氣平寒。明目，養目血，去瞖膜。擇花黄味甘應候開者佳，去枝葉用。主痘後目病。

木賊：味甘微苦。主目疾，退瞖膜，明目，益肝膽。摘去節，以酒潤濕，火上烘用。治痘後目疾。

穀精草：味辛，氣温，主明目，去膚瞖。

淡竹葉：味辛甘，氣寒，凉心經，除煩熱止渴。擇節間有白粉者是，不可以山谷中生者爲之。

桑白皮：味甘辛，氣温。入手太陰經。瀉肺氣有餘，喘嗽唾血，消痰止渴，去肺中水氣。新掘取入土深東行者佳，出土上者殺人。刮去青黄薄皮，勿令皮上涎落，細剉，以蜜水浸透，晒乾再浸，如此三次，炒黄色用。

蔓荆子：味苦辛甘，氣微寒温，陽中之陰。太陽經藥。主風頭痛腦鳴，目淚出；散風邪，除目睛内痛。

揀淨以酒浸晒乾，痘瘡頭面大腫者宜用。

密蒙花：味甘，氣平微寒。主青盲膚瞖，赤濇多眵淚，消目中赤脈，小兒麩豆及疳氣攻眼。

揀淨花以酒浸一宿候乾，又以蜜合調蒸之，晒乾。痘後目病用之。

訶梨勒：味苦酸，氣温性急，善降。開胃濇腸，止瀉痢；又治肺氣因火傷極鬱遏，脹滿喘急欬嗽。味酸苦，故有收斂降火之功。

揀六稜黑色肉厚者佳，去核。痘瘡内虚泄瀉必用之藥也。

馬齒莧：味酸氣寒，性滑。《肘後方》療豌豆瘡，馬齒莧燒灰敷瘡根上，根須臾逐藥出，若不出更敷，良。

用葉小者，節葉間有水，入藥去莖節，燒灰不去。

胡荽：味辛，氣温，療沙疹豌豆瘡不出，作酒噴之立出。《經驗方》：痘疹不出，用胡荽二三兩切細，以酒二大盞煎令沸，沃胡荽，便以物合定，不令泄氣，候冷去渣，微微從項以下噴一身令遍，除面不噴。

香薷：味辛，氣微温。治傷暑，除煩熱，調中温胃，利小便；肺得之則清化行而熱自下。用莖穗葉，去根上一半。夏月出痘疹不可缺，清暑故也。

薄荷：味辛苦，氣涼，氣味俱薄，浮而升，陽也。入手太陰經、厥陰經。主賊風傷寒，發汗通利關節，及小兒風涎驚風壯熱。乃上行之藥，能引諸藥入營衛。

揀葉小如金錢者佳。去莖用葉。痘疹發表藥用之。

山楂子：一名糖毬子。味甘酸，氣平温，陰中之陽也。消食，行結氣，健胃；又催瘡瘍，消滯血。

擇色紅肉厚無蟲者佳，蒸去核用。

胡麻：一名巨勝子。味甘，氣平。補五内，益力氣，長肌肉，堅筋骨，療疥癬及浸淫惡瘡。

擇如油麻紫黑色者佳。酒淘浸晒乾，炒用。痘後成爛瘡者最宜。

生大豆：味甘，氣平。解諸毒，除胃中熱，散五臟結積。《子母秘録》治小兒斑疹痘瘡，熟煮大豆取汁服之。

擇黑而小者佳。其殼去目中麩瞖。

淡豆豉：味苦，氣寒。治傷寒時疾發汗；主寒熱瘴氣惡毒，煩躁滿悶。痘疹發表解表宜用之。

擇新者無鹽者佳。

赤小豆：味辛甘酸，氣溫平，陰中之陽。主下水，排癰腫膿血，熱中消渴，止瀉利小便，解諸毒熱。凡小兒未出瘡疹者，宜常食之。瘡疹中渴，以此煎湯飲之甚佳。

菉豆：味甘，氣寒，皮寒肉平。治消渴丹毒，煩熱風疹，解諸毒。未出瘡疹者宜煮食，勿去皮。其皮能去目瞖。

丹砂：味甘，氣微寒。痘將出，蜜調服，解毒令出少。大塊光明者佳。細研水飛用。此物鎮養心神，宜生用。

朴硝：味苦辛鹹，氣寒，氣薄味厚，沉而降，陰也。主諸寒熱邪氣，逐六腑積聚，破留血，停痰痞滿，大小便不通，推陳致新；治天行熱疾，消腫毒，排膿軟堅。《梅師方》：傷寒發豌豆瘡未成膿，研芒硝，用猪膽相和，塗瘡上立效。非大小便秘結，煩悶欲死者，不可輕用。

滑石：味甘，氣寒，性沉重。入足陽明經。主燥濕，實六腑，化食毒，行積滯，逐凝血，解燥渴，補脾胃，降妄火之要藥。

擇白如凝脂軟滑者佳。青黑色及粗者不可用。研細水飛過用。痘瘡潰爛，用此敷之，良。痘毒發渴宜用。

石膏：味辛甘，氣微寒，氣味俱薄，體重而沉降，陰也。入手太陰、少陽、足陽明經。主時氣肌肉壯熱，大渴引飲，清金制火潤肺，除三焦大熱，瀉胃火，解肌，化斑毒。

擇細理白澤者佳。研極細用。惟疹毒最宜，痘家少用。

臘雪：味甘，氣寒。解一切毒，治天行時氣瘟疫。臘月取瓶罌收貯封固，埋土中候用。

密陀僧：味鹹辛甘，氣平。主金瘡口瘡，面上瘢皯。

《譚氏小兒方》療痘瘡瘢面黶，以密陀僧細研水調，夜塗之，明旦洗去，平復矣。

龍腦：味辛苦，氣温，屬陽。《經驗後方》治時疾發豌豆瘡及赤瘡，心煩狂躁，氣喘妄語，或見鬼神，取一錢細研，旋滴猪心血，和丸如鷄豆肉大，每服一丸，紫草湯下，少時心神便定得睡，瘡復發透，依舊將息取安。

犀角：味苦酸鹹，又云甘辛氣寒。主百毒，療傷寒瘟疫煩悶大熱。丹溪云：屬陽，性走散。痘瘡後用此散餘毒。若無餘毒而血虚者，不宜用。

蜜：味甘，氣平微温。色白如膏者佳。《外臺秘要》：比歲有病天行發斑瘡，頭面及身，須臾周匝狀如火瘡，皆戴白漿，隨決隨生，不即療之，數日即死。此惡毒之氣。世人云，建武中南陽擊虜，染惹流入中國，呼爲虜瘡〔一〕，諸醫參詳治之，方取好蜜便抹瘡上，以蜜煎升麻數數拭之。

蟬蜕：治目昏瞖，又風氣客熱，皮膚瘙癢不止。又水煎汁，治小兒出痘瘡不快，良。凡痘疹出不快，或倒陷黑陷者，擇完全者，以温酒洗去土，勿去爪翅，研細入藥調服。若去目中瞖，去爪翅研細，入湯調服。

人屎：氣寒。主療時行大熱狂走，解諸毒。治瘡疹黑陷，燒過服之，甚佳。於臘月東行取絶乾者，以火燒之，令烟盡，研細用。

人牙齒：氣平。除勞治瘧蠱毒氣。入藥燒用。

忍冬藤：一名金銀花，一名左纏藤，一名老翁鬚，一名水楊梅，一名鷺鷀藤。味甘，氣温，無毒。主熱毒。

蒲公英：味甘氣平，無毒。入陽明經、太陰經。主化熱毒，消惡腫結核者，有奇功。

蟾酥：五月五日取者佳。

註〔一〕虜瘡：原作「魯瘡」，據《肘後備急方》卷二治傷寒時氣温病方改。

# 古今圖書集成醫部全録卷四百六十六

## 痘疹門

### 家傳痘疹心法 明・萬全

#### 痘疹碎金賦

痘本胎毒，俗名天瘡。雖癘氣之傳染，實殺機之顯彰。變遷莫測，酷惡難當。肌肉潰脱兮，若蛇蜕皮龍蜕骨；精神困頓兮，如蚓在灰鱔在湯。瘡有疎密兮，疎者輕而密者重；毒有微甚兮，微則祥而甚則殃。笑彼拘於日數者，未達遲速之變；悲夫惑於鬼神者，不求醫藥之良。

乾坤妙合，震巽分張。受氣於父兮，得陽精而凝結；成形於母兮，賴陰血以培養。民多嗜慾，氣匪淳龐。淫火熾於衽席，食穢蓄於膏粱。精血稟其毒氣兮，甚於射罔；形體負於殺氣兮，險於鋒芒。或謂去其口血兮，不過脱空之語；或謂解其胎毒兮，未見抵聖之方。

五運統於南北兮，有太有少；六氣分於主客兮，曰陰曰陽。變化各正，勝復靡常。得其序而氣治兮，國無疵癘；失其序而氣亂兮，民有疹瘍。應至而不至兮其氣徐，貴迎之以奪其勢；未應至而至兮其氣暴，姑持之以避其强。不知此而妄作兮，違時者敗；能審此而慎動兮，順天者昌。

春令温和而升生，夏令暑熱而浮長。秋令清涼而降收，冬令寒冽而沉藏。是得四時之正，不爲萬物之傷。

冬反燠煖兮，勾萌早發；春反栗烈兮，蟄蟲且藏。夏反清肅兮，涼風襲肉；秋反蒸溽兮，暑汗沾裳。若此逆氣兮，染之者即成疫癘；又有虛風兮，中之者必致夭傷。受父母之穢毒兮，隱於黝僻；觸天地之癘氣兮，發其伏藏。自内而出兮，布於四體；自外而散兮，根於五臟。肝主淚而爲水泡，肺主涕而作膿囊。心則斑而且赤，脾則疹而又黃。腎乃封藏之本，變則黑陷之象。可喜者苗而秀，秀而實，如鳥之脱距；所惡者枯而陷，陷而伏，如虎之負罔。

東赤南白，西黃北黑，各分布而有定；春生夏長，秋收冬藏，自流行而無疆。初出血點兮，紅鮮得生之氣；次化水液兮，白瑩漸長之狀。膿成而色黃兮，欲收之候；痂結而色黑兮，已藏之象。謂腎無證者，似去冬不能成歲；謂黑爲逆者，如廢北何以調陽。

方其發生兮，春夏爲順而秋冬非吉；及其收斂兮，秋冬爲順而春夏不臧。應發生而反收斂者，謂之陷伏；應收斂而反發生者，謂之爛洋。順者不必治兮，待其平復；逆者不可治兮，避其怨謗。若逢險證，必在奇方。治不乖方兮，險變順而春回幽谷；藥不對病兮，險變逆而火烈崑岡。

病似順而反逆兮，認之要確；病似逆而反順兮，察之貴詳。似粟堆聚堅硬兮，孰若磊落而稠密；如丹艷赤嬌嫩兮，不如淡白而老蒼。初出現而涵水，乍起發而戴漿。膿未成而乾黑，囊未滿而萎黃。早發先萎兮，如園林之花蕊；暴長遽消兮，似溝澗之潦潢。是謂奪命之證，休夸折肱之良。

輕或變重兮，悮服藥而或犯禁忌；重或變輕兮，得遇醫而且善調養。蚊迹蚤斑兮，不旋踵而告變；蛇皮蠶殼兮，惟束手以待亡。夾斑疹者，斑瘡消而足喜；頂平陷者，平陷起而莫惶。切戒臨病揮霍，最宜用藥審詳。病有標本兮，視急緩以立法；藥有補瀉兮，因虛實而立方。

噫嘻兮醫無定法，迷亂兮藥無定方。大率賤攻而貴補，故多喜温而惡涼。設若病遇虛寒兮，温補有效；假如證屬實熱兮，辛香敢嘗。辛熱下咽，陽之盛者必困；苦寒入胃，陰之盛者乃戕。戒汗下於首尾兮，惡攻之說；補脾土以制腎水兮，喜補之常。不識補者之短，奚論攻者之長？

形尖圓而光壯兮，氣之充拓；色鮮明而潤澤兮，血之涵養。可以勿藥，是謂無恙。灰白平陷兮，血氣虛而補之以温；紅艷焮腫兮，氣血熱而瀉之以涼。氣至而血不足兮，雖起發根窠不肥；血至而氣不足兮，雖明潤郛郭不長。泥章句以舉一隅者，守株安可得兎？馳辨説而執兩端者，多歧必然亡羊。脾爲水穀之本，固不可以不補；腎爲津液之源，尤不可以不將。土雖爲水之防，水能制火之亢。腎主骨髓兮，倒陷入於骨髓者莫救；腎司閉藏兮，變黑至於閉藏者可防。是皆歸腎之害，豈可謂腎之强。毒火熇灼兮，腎水且涸；營氣敗壞兮，脾土亦傷。故補脾不如救腎，而養陰所以濟陽。熱則氣血淖澤而不斂，寒則氣血凝濇而不彰。氣血失養，痘疹受傷。或受於熱兮，爲煩躁，爲赤爲痛；或受於寒兮，爲振悸，爲白爲癢。順時令之寒暄，禁人畜之來往。勿動溷厠之臭，勿燒檀麝之香。恐乘虛而易入，反助毒以爲殃。痘雖吉而犯多凶，屢經怪變；證雖惡而調則善，終見安康。

若夫痘疹之熱，相似内外之傷。邪火烜赫兮，玉石俱焚；真水静順兮，波浪不揚。噴嚏欬嗽兮，肺金流鑠；項急煩悶兮，肝木被創。呵欠驚悸兮，心雖君主而不寧；吐瀉昏睡兮，脾則倉廩而不藏。各臟有證，惟腎無象。不受穢毒之火，獨見耳骫之涼。熱微兮毒少，熱盛兮火旺。大熱安静兮，毒隨熱出而無慮；小熱煩躁兮，毒與火留而可防。凶災莫測兮，又熱又渴；輕疎可許兮，乍熱乍涼。吐瀉勿止兮，使毒得越而無遏；驚悸不定兮，恐毒深入而反藏。血妄泄於空竅兮，死期速於彈指；語妄涉於鬼神兮，變候易於反掌。

形證定其疎密，部位决其存亡。如豆紛布兮，且顆粒而其疎已定；如麻堆聚兮，更模糊而其密堪傷。挨頰遶口兮，庚戊陽明之位；顴間額上兮，壬丙太陽之鄉。頭爲元首之尊，最怕蒙頭；項乃關津之要，偏嫌鎖項。鼻準初出兮，淫毒犯於天根；耳輪先現兮，邪火侵乎玉堂。

漸次出兮吉兆，齊湧出兮凶狀。痘將出而熱減兮，藥勿妄服；痘正出而熱劇兮，醫宜早防。解其火毒兮，恐鬱遏而乾枯；養其氣血兮，欲流行而舒暢。遠寒熱之犯兮，損之益之而必使和平；助春夏之令兮，達之發之而必使長旺。治其未亂兮，徹桑土於迨雨；知其方漸兮，戒堅冰於履霜。

出欲盡而不留，發欲透而齊長。苗漸成窠兮，氣之所呴；血漸化水兮，血之所養。疎則毒少兮，頭面不腫而休怕；密則毒多兮，氣血不充而宜慌。時日既足兮，自翹翹而雜起；表裏無邪兮，勿汲汲以作湯。所謂良將用兵，善攻不如善守；又云上農治田，勿助生於勿忘。咽喉急痛兮，勿違時而早治；頭面預腫兮，但引日以必亡。小便欲清兮，大便却欲其堅實；淡味可食兮，厚味不可以啖嘗。茹淡者胃氣不損，養厚者火邪益亢。或見黑黯兮，點之速以胭脂；或遇乾枯兮，浴之貴以水楊。搔癢忽生兮，取茵陳以熏燎；爬搔不寧兮，雖盧扁而徬徨。痘長滿水，毒化成漿。爱其稠濃兮，惡其清淡；取其滿足兮，舍其虛癢。欲知透與不透兮，於手足而細察；欲知足與不足兮，於輔頰以端詳。設四末之未透，取脾胃而服藥；如一方之未足，視經絡以求方。譬如爲山兮，勿功虧於簣土；又如執熱兮，寧濯洗於探湯。

面頰最嫌破損，肩背猶怕焦囊。腫忽消兮氣脱，語忽妄兮神亡。食穀則嘔兮胃爛，飲水則嗆兮咽傷。咬牙兮肝火熾而腎敗，寒顫兮陽氣弱而陰强。膿反乾兮倒陷，膿不成兮伏藏。叫哭不止兮，毒攻腸胃；悶亂不寧兮，火烈膈肓。倉廩不藏兮，魂魄歸於溟漠；水泉不止兮，姻親泣於北邙。

膿血已化，收靨相當。痂自唇吻兮，漿足結如珠粒；靨自人中兮，部分界乎陰陽。令行秋冬兮，依先後而不亂；氣應收藏兮，循上下而有常。顴上平乾兮，慮乎倒靨；額間先收兮，謂之不祥。痂不著而壅腫兮，由榮血之淖溢；瘡盡裂而皺揭兮，此衛氣之殘傷。

當靨不靨，當藏不藏。便秘未通兮，裏氣熱而涼導；便溏不實兮，中氣虛而温養。熱傷皮毛兮，怪肺金不收餘氣；濕傷肌肉兮，責脾土不燥殘漿。頭瘡堆膿不平兮，孤陽似鰥而不生；足瘡包水不乾兮，純陰如寡而不長。飲食減少兮，迤邐引日而斃；煩熱增劇兮，倏忽絶命而亡。

若問痂皮之不脱，其間病氣之相妨。痘若敗壞兮，補空痘勿疑番次；瘡如潰爛兮，成潰瘡莫厭膿漿。遍身浸淫兮，黏被席而最苦；正面腫灌兮，忌腥臭而再妨。利多水液兮，此蓄水之病也，水去盡而自止；便多膿血兮，此倒靨之證也，膿去盡而可詳。瘢痕凹凸兮，陷者虛而突者實；痂皮嫩薄兮，裏則困而外則瘍。

邪氣盡而正復，痂皮脱而身康。苟幼軀之多病，定餘毒之有藏。出或未盡兮，無空痘須妨卒暴；發或未透兮，無潰膿必發疽瘍。不及時兮早收，毒火陷而可怕；或過期兮不靨，邪氣留而堪悵。身熱審其虛羸，咽痘觀乎嘔嗆。忽洒淅而肌熱兮，知風寒之外感；暴吐瀉而腹痛兮，必飲食之內傷。

病有苦而眩暈兮，凶多吉少之占；身無邪而昏瞀兮，否去泰來之象。聲音不出兮，求諸肺腎之經；斑疹復現兮，責其心脾之臟。疳蝕出血者難治，洞泄完穀者不祥。勿謂痘收而縱弛，勿謂毒去而怠遑。正氣浸長而未復，邪氣方消而未央。特犯禁忌兮，今即生變；多食肥甘兮，後必有殃。

疥癩腐潰兮，一面黯瘢而似鬼；癰疽流注兮，四肢殘廢而如尩。目腫赤痛兮，痘瘡入而成瞖；齒宣黑爛兮，熱毒侵而潰牀。雖曰餘毒之爲害，抑皆調理之失常。形容頓改兮，令人駭愕；療治悔遲兮，空自惆悵。謂人不能勝天兮，何以立乎醫藥；謂醫不如用巫兮，安能格乎穹蒼？

但逢出痘之歲，多求解毒之方。重者必輕兮，輕者不出；凶者變吉兮，吉者何妨。其方則有，其效未嘗。與其先事而輕妄，孰若臨時以消詳？審歲氣之災祥兮，必解其鬱；視形氣之勇怯兮，各平其臟。欲避癘氣傳染兮，必先擇地之善；欲仗藥力調護兮，尤要識醫之良。惺惺參蘇，乃發散之妙劑；人參通聖，誠疫癘之奇方。熱而驚悸兮，導赤瀉青合用；熱而焦渴兮，柴胡葛根作湯。自利兮黄芩，不便兮清涼。腹痛毒攻兮，勻氣散再加枳實；腰痛病劇兮，敗毒散更入木香。調元可補兮，表裏實者勿飲；承氣可攻兮，脾胃弱者莫嘗。養正兮黄芪人參甘草，解毒兮連翹山豆牛蒡。咽喉苦痛兮，甘桔湯中加大力；斑疹夾出兮，防風散内去硝黄。小便赤澀兮，連翹導赤；大便滑泄兮，豆蔻木香。瘡若乾枯兮，四物合乎涼膈；痘如黑陷兮，奪命助以水楊。赤艷焮腫兮，解毒入三黄歸芎；灰白平塌兮，異功用桂枝芪防。氣虛而毒盛者，四君枳實；血虛而毒盛者，四物牛蒡。氣血兩虛兮，十全無價；便溺俱阻兮，八正三黄。再用膽導之法，以泄毒氣之藏。黑陷審其虛實，虛者大補而實者涼膈；癢塌分其急緩，急者異功而緩者調陽。昏悶譫妄兮，龍腦膏孰知其妙？虛煩迷亂兮，抱龍丸莫及其良。

滿面燥痛兮，百花調水；遍身潰爛兮，敗草鋪牀。蟬蜕去目中之膚瞖，苦參治身上之淫瘡。虛熱多汗兮，調元湯引用浮麥；食積常痛兮，脾積丸飲以原湯。飢不喜食兮，異功宜久；渴欲飲水兮，白朮可常。敗毒通聖，允矣冲陣之先鋒；調元異功，信乎殿後之大將。大抵醫要識證，藥不執方。專行温補者，則宗乎文中；喜用涼瀉者，則師乎仲陽。不解其書兮，似瞽冥行於蹊徑；未會其神兮，如矮仰望乎宮牆。嘆吾年之耄兮，欲深造而力不足；懼斯道之晦兮，特發明而言不彰。嘔盡心肺兮，非欲立異；勞費頰舌兮，豈敢恃長？幸取正於具眼，毋見笑於大方。

疹屬君火，氣本少陰。傳於其子兮，故爲脾胃之證；乘於其妻兮，現乎皮毛之分。亦胎毒之所發，因疫癘而後成。欬嗽嚏噓兮，辛金爍於丁火；煩悶淚出兮，君主御乎將軍。迎而奪之兮，其鋒易挫；隨而擊之兮，其鋭難勝。如拆勾萌兮，斧斤不用；苟待燎原兮，玉石俱焚。其色如斑兮，摸之有迹；其形似痘兮，視之無津。朝出暮收兮，發之於陽；暮出朝收兮，發之於陰。變化莫測，出没靡定。大抵愛赤而惡黑，治者喜涼而忌温。赤如點朱兮，光明彰顯之象；黑如洒墨兮，火鬱熏昧之甚。制以酸涼兮，收炎光於麗澤；投以辛熱兮，縱赫曦於重明。

敗毒防風，開發斬關之將；解毒連翹，制伏降敵之兵。如錦爛漫兮，服化斑而黯斂；似火熏蒸兮，飲涼膈而熱清。咽痛兮甘桔牛蒡，止欬嗽更能潤肺；溺濇兮導赤芍藥，定驚悸又可涼心。便秘兮承氣膽導，便泄兮黄芩猪苓。大渴兮膈焦，置瓜蔞於白虎湯；苦煩兮裏熱，加山梔於安神丸。無伐天和兮，使陰陽之適調；勿犯胃氣兮，雖攻補之不盡。

痘欲盡發而不留，疹欲盡出而無病。或邪氣之鬱遏兮，留而不去；或正氣之損傷兮，困而未伸。毒歸五臟，變有四證。毒歸脾胃兮，泄瀉不止而變痢；毒歸心肝兮，煩熱不退而發驚。欬嗽久而血出兮，毒歸於肺；牙齒爛而疳蝕兮，毒歸於腎。輕者從制以嚮善，平之有功；重者拒敵而肆惡，攻之不勝。熱不除者，調元湯加麥門冬知母，作搐兮兼以抱龍温驚；欬不止者，阿膠散加杏仁枳實，帶血兮專以補肺太平。注下兮異功猪苓澤瀉，虚滑者大作參苓；滯下兮異功當歸芍藥，休息者少與真人。惟有牙疳之病，原呼走馬之名。初息臭而腐肉，漸血出而穿齦。內服地黄兮制其火怪，外擦文蛤兮殺其蠠精。牙若脱落兮，崩砂之狀可畏；聲若啞嗄兮，狐惑之證難明。

應出不出兮，發之初惺惺，次通聖奪命大發而有準；應收不收兮，解之初葛根，次化斑涼膈大解而最靈。色淡白兮爲虛，四物去川芎加紅花桂枝；色紫黑兮血熱，化斑去人參加元參燒糞。奪命發斑疹之聖，無價解疫癘之神。發不出而煩躁兮，虞不能臘；黑不變而譫妄兮，食不及新。熱蒸蒸兮色赤，痢滴滴兮氣腥。羸瘦骨肉之脱，瘈瘲神識之昏。喘急兮胷高肩聳，疳爛兮漏腮缺唇。休誇三世之妙手，難留一息之遊魂。豈不聞誤服湯丸兮，不如勿藥；又不見特犯禁忌兮，可以自省。愛喫鹹酸兮，欬嗽連綿而未已；喜啖辛燥兮，火熱燔灼而不寧。甘甜過而齒齲，生冷多而糞清。鷄則生風之畜，魚則動火之鱗。鷄魚貪而亂食，風火并而起衅。邪反滋甚兮，爲斑疹而不息；毒反深入兮，值疫癘而再經。斯則疹之遺毒，亦若痘之餘證。

欲決内傷，須詳外證。目常赤痛兮，青童抱火；鼻常鼽衄兮，素女卧薪。病牙齒以終身兮，元武困於湯鑊；發顛癇而連年兮，朱雀驚於燒林。溲數短澁兮，乃州都之遭火；便溏垢蠱兮，必倉廩之被焚。哮喘炎上之象，丹瘤赤熛之形。唇舌多瘡兮，門户殘烟未熄；咽喉常腫兮，管籥餘燼猶存。苟求其故兮，則一言之可盡；欲撥其本兮，豈一旦之能平？噫！此賦之作，效蛙之鳴。詞雖鄙里兮，積如累石；法則珍秘兮，故曰碎金。

## 原痘論

上古之時，未聞瘡痘之證，《素》、《難》之文鮮有及者，豈其人淳龐朴野，積精全神，虛邪苛毒，莫之能害歟？或云：自建武征虜遂染其毒，流布中國，謂之虜瘡。或曰：聖瘡，言其變化莫測也。或曰：天瘡，言其天行疫癘也。或曰：百歲瘡，言人自少至老必作一番也。或曰：豌豆瘡，言其形之相似也。故病此者，如蛇蜕皮，如龍蜕骨，死生存於呼吸之間。夫上古所無而末世有之，抑時世異邪？抑人將失之邪？予思其繇天地之氣。春夏生養之紀也，其物熙熙；秋冬殺戮之紀也，其物黯黯。時逮末世，已非泰和之景，不可謂非時世之異。然人日習僞，不知持滿御神之道，七損八益之數，務快其心以散其真，不可謂非人自失之也。有論穢毒者，有論淫火者，有論時行正病者，靡有定論。將謂穢毒淫火邪？則一歲之中，大而郡縣，小而村落，病者相似而死相繼，比屋哭聲，穢毒淫火，未必人人若此之甚也。將謂時行正病耶？何以自少至老，但作一度，厥後再無傳染也？蓋父母於子一體而分，精血之毒已蓄於陽施陰化之始，固不待誕生之頃，嚥其血而後有是毒也。況男子惜其氣以養其精，女子純其氣以養其血，苟失所養，即貽他日之患，子之受於父母者雖殊，其爲毒則一也。豈有男子淫火起於氣爲陽毒而易治，女子淫火起於血爲陰毒而難治之理耶？至於天行正病，亦有其時，但觀夫年之所加，及有四時不正之氣，即知有是正病也。然則待時而發者，胎毒也，或速而危，或徐而安，或暴而死者，氣之微甚所使也，發則其毒泄矣。所以終身但作一度，後有其氣不復傳染焉。痘爲胎毒昭昭矣。其間或疎而輕，或密而重，或重變輕，或輕變重，變化叵測，是又有説也。疎而輕者，始終如一；密而重者，變怪百出。或因父母相傳而然，或因疫癘相染而然，或因鬼疰相著而然，杳冥恍惚，出於聞見思慮之所不及，此與智者道之，癡人前不必説夢也。何者？蓋痘疹之毒，父母原自有之，雖常作過一番，而臟腑經絡皮毛肌肉骨髓之間，餘毒猶有存者，一旦分形化氣，注之於子，其毒亦隨之泄矣。所以子之瘡瘢，多肖親也。加之調攝失宜，放恣無忌，其毒益甚。瘡痘之候，沉困危篤者，未必非父母之所致也。凡子之侏儒跛躃，必肖於親，況疹痘之毒乎？且人受天地之氣以生，天地之氣變，人之氣亦變，或遇遷止失守，淫勝鬱復之紀，德令乖常，眚菑迭見，自然厲氣傳染，證候相似，所以輕則俱輕，重則俱重，若有主之者，是則疫癘之所爲也。故人之癘疾而死者，精靈不散，游魂往來，隨氣而行，常以其氣疰於平人而爲之疾，如瘵癩之傳染。然形質龐厚，福澤悠遠者，不能相及；苟體虛福薄之人，陰陽舛亂之歲，則膏肓之豎，台駘之祟，互相染著，反復變化，術不能禁，工不能治也。此非鬼疰之害乎？夫治此三者當奈何？曰：必爲之豫解其毒，平其氣，遷其處，庶乎可免矣。

## 胎毒論

《易》曰：大哉乾元，萬物資始。又曰：至哉坤元，萬物資生。夫乾稱父，資始者，氣之始也。坤稱母，資生者，形之始也。人之有生，受氣於父，成形於母，是以毛髮皮膚肌肉筋骨四肢百骸，其來固有自矣。然則胚胎造化之始，精施血受之候，輔翼調養，抑豈無道邪？奈何爲父者，以酒爲漿，以妄爲常，以欲竭其精，以耗散其真，命門衰敗，陽道弗興，乃服助陽之劑，至於陽火益熾，陰水益枯，失其乾道，此父遺毒於氣之始也。爲母者褊急妒忌，以致衝任氣逆，月事不時，乃服煖宫之劑，煎熬真陰，血中伏火，失其坤道，此母遺毒於形之始也。且古之男子，必待婦人月水時下之後，與之交媾以成其胎。婦人有孕，則居側室以保其胎，而又不妄作勞，飲食必謹。今之夫婦，不知此理，情慾妄動，飲食妄嗜，此父母之餘毒，又不特一朝一夕而已也。況子喘息呼吸，氣通於親，故蓄毒於腸胃膈膜皮毛筋骨之間，待時而發，或爲瘡瘧，或爲驚忤，或爲丹瘤。胎毒之中，惟痘最酷，加以天地肅殺之氣，歲運乖戾之變，水土之不齊，疫癘之交作，則夭昏稚殰，難以枚舉，是雖氣數，抑人之所自致歟？誠使爲父母者，以繼嗣爲重，以無後爲慮，節其嗜慾，守其禁忌，父之有疾謹而治之，母之有疾謹而治之，必使精血和平，則陽施陰化，氣清形粹，子亦不攖其毒矣，復何夭殤之恫邪？

或曰：兒在胎之時，其母不畏禁忌，恣意所欲，加添滋味，好啖辛酸，或食毒物，其氣搏於胞胎之中，所以兒受此毒，發爲瘡疹也。殊不知人之有生，受氣於父，成形於母。胞胎之毒，父當分任其咎，未可專責母也。

如東垣所論紅絲瘤是已。

又曰：胎在腹中，食母穢液，至生之時，啼聲一發，口中所含惡血，隨吸而下，寄於右腎胞絡之中，瘡疹之發，乃下焦相火熾也。蓋兒在胞中，賴母氣以養其形。母懷胎之時，天食以五氣，五氣各有所湊也。

如臊氣湊肝，焦氣湊心，香氣湊脾，腥氣湊肺，腐氣湊腎之類。

地食以五味，五味各有所入也。

如酸入肝，苦入心，甘入脾，辛入肺，鹹入腎之類。

至於五志之動，各有所傷。

如怒傷肝，喜傷心，思傷脾，憂傷肺，恐傷腎之類。

兒之受病於母者，不特始生嚥血一事而然也。又曰：小兒瘡疹，五臟之中，惟腎無候，以在腑下，不能受穢故也。夫腎有兩枚，左爲腎，右爲命門，男子以藏精，女子以繫胞。胚胎之初，精血混合，設有其毒，腎將受之，豈有腎在腑下而不受毒者哉？況肝生筋，心生血脈，脾生肌肉，肺生皮毛，腎生骨。設使腎無所受，何以能生骨也？既瘡疹諸證，起於右腎之下，行足太陽之經，足太陽膀胱，腎之腑也，安得謂腎無候乎？或曰：諸痛癢瘡瘍，皆屬心火，今謂起於右腎何也？經曰：顯明之右，君火之位也；退行一步，相火治之。君火在相火之右，但立名於君位，而天氣不加。相火者守位，而奉天之命，以宣行君火之氣。所以心者君火也，欲彰其德，右腎爲命門相火，代君之令而行之耳。故曰起於右腎之下也。

昔人謂兒在胞中，飢則食母之血，渴則飲母之血。予獨謂其不然。蓋兒始受氣之時，一月胚，二月胎，不過一點精血，凝結中涵生意也。至三月以後，其形漸成，在胞之中，譬諸禽鳥之雛在卵殼中，渾融變化，熏蒸滋養，惟所受太初之氣，漸自生長，日月既足，乃破其胎卵而出矣。何以能飲食邪？必謂有所飲食，則胚胎之初，形象未具，何飲何食耶？且血者渣滓之物，入則有出，十月之前，所飲所食之血，又從何道出耶？若生下口含惡血，乃母臨蓐之時，血穢流溢，入兒口中，未必便是先在腹中所食之血也。但云兒在胞中，滋養體形，長育變化，培植根蒂者，則在母之血液也。

## 瘡疹惟腎無候論

錢氏曰：痘疹始出之時，五臟證見，惟腎無候，但見平證，耳骩涼耳涼是也。骩耳俱屬於腎，其居北方，主冷也。後人不知腎獨無候之理，遽謂腎在腑下，不受穢毒，所以無候，欲專補脾土以制腎水，又欲虛其腎以免黑陷之變。《內經》曰：君火之下，陰精承之。五氣不可以偏勝，苟失其平，則爲災孽。今瘡毒之火，起於三焦，煎熬腑臟，燔灼皮肉，非腎水有以制之，則慓悍之勢，莫之能御矣。惟腎無候者，所以存生生之源，見陰陽造化之妙也。又腎在下而主骨，腎獨無候者，此瘡疹之毒，升浮發散而出於外，不然則反陷伏入於內矣。

觀其但見平證，謂之平者，乃耳骫如常，不似渾身之熱，非謂真冷也。蓋腎主骨，骫者骨之本也。腎通竅於耳，故骫涼耳涼，爲腎不病。若反熱則火炎水涸，真陰敗絶，而死不旋踵矣。或欲用四君子湯專補脾土以制腎水者，殊不知白朮之燥，腎之所惡，茯苓淡滲腎中津液，腎本無候而又伐之，所謂誅伐無罪也。或見錢氏用百祥丸以下腎之實者，又欲虛其腎以防黑陷之變，不知百祥丸正謂黑陷，爲毒氣入腎，故以百祥丸下之。若不煩躁大小便秘，安可下之乎？謂之實者，邪氣實也。苟無黑陷而下之，寧不反虛其裹，自取陷伏之變乎？或云：以瀉膀胱，非瀉腎也。此文飾之詞，不足信也。然則保脾土以制腎水者非歟？曰：察其虛實。如果內虛泄瀉，則補脾土，使裹氣實，瘡疹不致於陷伏。若內實則補脾之説，正犯實實之戒。但云補脾土，使毒不陷伏而歸於腎則可，謂補脾土以制腎水則不可。

## 腎主痘中之水論

論者皆曰痘瘡惟腎無證，腎不可實，腎實則爲黑陷，有欲虛其腎之意，是未知五行生化之理也。蓋心肝脾肺腎，五行之所屬也；聲色臭味液，五行之所化也。《難經》云：肝色青，其臭臊，其味酸，其聲呼，其液淚。心色赤，其臭焦，其味苦，其聲言，其液汗。脾色黄，其臭香，其味甘，其聲歌，其液涎。肺色白，其臭腥，其味辛，其聲哭，其液涕。腎色黑，其臭腐，其味鹹，其聲呻，其液唾。此五臟之中，各具一五行也。然肝主色，五色之變在乎木也。心主臭，五臭之變在乎火也。脾主味，五味之變在乎土也。肺主聲，五聲之變在乎金也。腎主液，五液之變在乎水也。此一臟之中，統體一五行也。既曰肝爲水泡，以淚出如水，淚則腎之液也。肺爲膿泡，以涕出稠濁，涕則腎之液也。心爲斑，以血色赤而小，血則腎之液也。

在內爲血，在外爲汗。

夫五臟之液，皆本於腎如此。然則痘中之水，腎乃主之。至於結痂，則土來制水而乾較，所以脾主結痂，其色微黄也。腎又爲封藏之本，痘之痂靨，腎又主之。觀乎此，不可謂腎無證，亦不可使之虛也。雖曰腎主黑陷，乃火太過，水不能勝，津液枯萎而變黑矣。

## 五臟證見論

凡病發於一臟，惟痘疹之證，五臟悉見。蓋兒受父母之氣以成形，屬毛離裏，喘息畢通。肝氣通於筋，心氣通於血脈，脾氣通於肌肉，肺氣通於皮毛，腎氣通於骨髓。至發痘疹之時，内連臟腑，外達百骸，所以五臟悉具也。故發熱之初，呵欠煩悶，肝證也；乍涼乍熱，手足梢冷，多睡，脾證也；面燥腮赤，欬嗽嚏噴，肺證也；驚悸，心證也；骪涼耳涼，腎之平證也。於其證之多寡，可以知其臟之主病矣。自是之後，初出一點血，心也。諸瘡屬心，其毒斬關而出，血先受之也。血化爲水，肝也，肝主淚，水泡者，淚出如水也。水化爲膿，肺也，肺主涕，膿泡者，似涕稠濁也。膿成毒解而結痂者，脾也，脾屬土，萬物功成於土，痂皮微黄者，土之色也。其所以收斂閉藏者，肺與腎也。肺主收斂，腎主閉藏也。如初出一點血，隱伏皮下，不成顆粒者，毒伏於心，其死至速。出如水珠，皮肉染丹者，毒伏於肝，必加癢塌而死。出如灰白，皮枯不潤者，毒伏於肺，必喘呼悶亂而死。出於皮下，肉先浮腫者，毒伏於脾，必至灌爛嘔瀉，不食而死。出多血泡，黑陷者，毒伏於腎，必血妄行而暴死矣。如初出成顆漸乾黑者，元府閉塞，毒無從出，其血先乾，轉添悶亂而死者，心之病也。血化爲水，浮囊嫩薄者，肌肉已敗，必致癢塌，肝之病也。脾主肌肉，肝木剋之，脾敗者死，皮破復灌，飲食能進，此脾土尚强，肝木不能犯之也。水化爲膿，膿未及成，忽然收斂，痂皮焦黑，肺之病也。未至而至，是謂太過，反兼火化也。若於空中再出一番，此腎不受邪，復還於肺，從下上者順也。以痘形言之，裹束於外者，脾也，脾虚則易破；充拓於裏者，氣也，肺主氣，肺虚則不起發；榮於根脚者，血也，肝主血，肝虚則色不榮；痘中之水，腎也，腎虚則乾枯；黑陷癢痛者，心也，心主火，實則痛，虚則癢。以痘之色言之，紅活者，心也，惡其嬌艷；中黑者，腎也，惡其焦陷；漿白者，肺也，惡其灰褐；蒼蠟者，肝也，惡其青乾；淡黄者，脾也，惡其肉爛。臨病之工，審察五臟以施方，治無不效矣。

## 臟腑所主證治

肝者，罷極之本，魂之居也。主風，惡風。其色青屬木，其味酸，其臭臊，其華在爪，其充在筋，其液爲淚，其聲爲呼，在變動爲握，開竅於目。實則目直大叫，呵欠煩悶項急；虛則咬牙多欠；熱則手尋衣領及亂捻物。諸風振掉，皆屬於肝。肝苦急，急食甘以緩之，甘草；欲散，急食辛以散之，川芎；以辛補之，生薑；以酸瀉之，芍藥。

心者，生之本，神之變也。主驚，惡熱。其色赤屬火，其味苦，其臭焦，其華在面，其充在血脈，其液爲汗，其聲爲笑，在變動爲噫，開竅於舌。實則叫哭發熱，飲水而搐；虛則困臥悸動不安；熱則合面睡，口中氣温，上竄咬牙。諸痛癢瘡瘍，皆屬於心。心苦緩，急酸以收之，五味子；欲軟，急食鹹以軟之，芒硝；以鹹補之，炒鹽；以甘瀉之，甘草。

脾者，倉廩之本，營之居也。主困，惡濕。其色黄屬土，其味甘，其臭香，其華在脣四白，其充在肉，其液爲涎，其聲爲歌，開竅於口，在變動爲噦。實則困睡身熱飲水，虛則吐瀉生風。諸濕腫滿，皆屬於脾。脾苦濕，急食苦以燥之，白朮；欲緩，急食甘以緩之，甘草；以甘補之，人參；以苦瀉之，黄連。

肺者，氣之本，魄之處也。主喘，惡寒。其色白，屬金，其味辛，其臭腥，其華在毛，其充在皮，其液爲涕，其聲爲哭，開竅於鼻，在變動爲欬。實則悶亂喘促，虛則哽氣長出，氣熱則手掐眉目面。諸氣膹鬱，皆屬於肺。肺苦氣上逆，急食苦以瀉之，訶子皮一作黄芩；欲收，急食酸以收之，白芍藥；以辛瀉之，桑白皮；以酸補之，五味子。

腎者，蟄藏之本，精之處也。主虛，惡燥。其色黑屬水，其味鹹，其臭腐，其華在髮，其充在骨，其液爲唾，其聲爲呻，開竅於二陰，又云開竅於耳，在變動爲慄。虛則目無精光畏明。然骨重腎怯，則猝失音。諸寒收引，皆屬於腎。腎苦燥，急食辛以潤之，知母、黄蘗；欲堅，急食苦以堅之，知母；以苦補之，黄蘗。

# 六氣十二經所主證治

太陽所至爲腰痛。太陽病，發熱，腰痛脊强，項几几，頭痛，小便赤濇。足太陽膀胱經，氣病則腎痛腰似折，血病則狂顛疾。手太陽小腸經，氣病則嗌痛頷腫，血病則頰腫。寒淫於内，治以甘熱，佐以苦辛，以鹹瀉之，以辛潤之，以苦堅之。寒淫所勝，平以辛熱，佐以苦甘，以鹹瀉之。足太陽經，麻黄、桂枝、澤瀉、黄柏；手太陽經，生地黄、赤茯苓；二經通用，羌活、防風、藁本。

陽明所至爲皴揭。陽明病，身熱目赤，作渴譫妄，大便秘。足陽明胃經，氣病則喜呻數欠，驚妄發狂，血病則脣胗喉痹。手陽明大腸經，氣病則頸腫，血病則鼽衄喉痹。燥淫於内，治以苦温，佐以甘辛，以苦下之，燥淫所勝，平以苦温，佐以酸辛，以苦下之。足陽明經，半夏、蒼朮、防風、白朮；手陽明經，連翹、秦艽、麻仁；二經通用，升麻、葛根、白芷、石膏、大黄。

少陽所至爲嚏嘔瘡瘍，惡病暴死。少陽病，乍寒乍熱，胷脅痛，乾嘔心煩。足少陽膽經，氣病則口苦善太息，血病則腋下腫。手少陽三焦經，氣病則嗌腫喉痹，血病則目鋭眥痛頰痛。火淫於内，治以鹹冷，佐以苦辛，以酸收之，以苦發之。火淫所勝，平以鹹冷，佐以苦辛，以酸收之，以苦發之，以酸復之。足少陽經，半夏、草龍膽、連翹；手少陽經，川芎、熟地、黄附子、細辛、黄芪；二經通用，柴胡、青皮。

太陰所至爲中滿吐下。太陰病，自利，四肢逆冷。足太陰脾經，氣病則舌本强，食則嘔善噫，血病則溏泄。手太陰肺經，氣病則喘欬，血病則渴煩心。濕淫於内，治以苦熱，佐以酸淡，以苦燥之，以淡泄之。濕淫所勝，平以苦熱，佐以酸辛，以苦燥之，以淡泄之。足太陰經，防風、蒼白朮、當歸、白芍藥、吳茱萸、黄芪、人參、甘草、砂仁；手太陰經，升麻、白芷、桔梗、麻黄、黄芩、梔子、石膏、天麥門冬、桑白皮、杏仁。

少陰所至爲瘍疹。少陰病，咽痛口舌燥。足少陰腎經，氣病則善恐，血病則舌乾，咽腫嗜臥。手少陰心經，氣病則嗌乾渴而欲飲，血病則衄衊血汗。熱淫於内，治以鹹寒，佐以甘苦，以酸收之，以苦發之；熱淫所勝，平以酸寒，佐以苦甘，以酸收之。足少陰經，附子、丁香、桂、黄芪；手少陰經，麻黄、桂心、生地、黄連、當歸；二經通用，獨活、細辛。

厥陰所至爲嘔瀉。厥陰病，四肢厥冷，時作搐搦，舌卷卵縮。足厥陰肝經，氣病則腰痛嗌乾，血病則嘔逆飧泄，遺溺閉癃。手厥陰心包絡，氣病則臂肘攣腋腫脅痛，血病則煩心掌中熱。風淫於内，治以辛涼，佐以苦甘，以甘緩之，以辛散之。風淫所勝，平以辛涼，佐以苦甘，以甘緩之，以苦瀉之。足厥陰經，羌活、吳茱萸、甘草、當歸、龍膽草；手厥陰經，熟地黄、牡丹皮；二經通用，柴胡、青皮。

凡痘疹發於三陽者可治，發於三陰者不可治。

## 氣運

瘡疹之候，或間數年而發，或發則連年不已，何也？經曰：不知年之所加，氣之盛衰，虚實之所起，不可以爲工矣。蓋司天者，主行天之令，上之位也；歲運者，主天地之間，人物化生之氣，中之位也；在泉者，主地之化行乎地中，下之位也。一歲之中，有此上中下三氣，各行化令，氣偶符會而同者則通其化，其中於人則病矣。所以瘡疹必待其年而發也。六十年中，天符十二年。戊子、戊午、己丑、己未、戊寅、戊申、乙卯、乙酉、丙辰、丙戌、丁巳、丁亥。

其中又四年，爲太乙天符。戊午、己丑、己未、乙酉。

謂之天符者，司天與運同也。太乙天符者，司天與運及辰之同也。歲會八年。丙子、己丑、丁卯、甲辰、甲戌、戊午、己未、乙酉。

謂之歲會者，運與支同也，同天符六年。甲辰、甲戌、庚子、庚午、壬寅、壬申。

同歲會六年。癸卯、癸酉、癸巳、癸亥、辛丑、辛未。

謂之同者，謂歲運與在泉合，其氣化陽年曰同天符，陰年曰同歲會也。此五者雜而言之，共三十六年；合而言之，止有二十六年。經曰：天符爲執法，歲位爲行令，太乙天符爲貴人。邪之中人，則執法者其病速而危，行令者其病徐而待，貴人者其病暴而死也。又子午之歲，少陰君火主之；寅申之歲，少陽相火主之。經曰：少陽所至爲瘍疹，少陰所至爲嚏嘔瘡瘍惡病暴死。凡此數年，剛柔失守，升降窒抑，舊者不退，新者不遷，則連年發而不已也。

## 疫癘

瘡疹雖胎毒，必待時令不正之氣，相傳染而發。蓋春氣温和，夏氣暑熱，秋氣清涼，冬氣冷冽，此四時正氣之序。若春應煖而反寒，夏應熱而反清，秋應涼而反熱，冬應寒而反温，此非其時而有其氣，乃不正之令也。夫人感之，或爲寒熱，或爲瘧痢，或爲喉痹，或爲腫毒，或爲斑疹，謂之天行正病，又云疫癘。是以一歲之中，彼此傳染，大小相似。又若冬温，陽氣暴泄，至於來歲，必發瘡疹，何也？蓋小雪以後爲終之氣，太陽寒水主之，水德不彰，使厥陰少陰木火之氣，反來乘之，陽氣早發，奉生者少，故來春民多病也。况瘡疹之毒，藏於至陰之下，發於太陽之經，當其時而動其氣，毒乃發矣。此冬温之後，必發瘡疹也。凡此不正之氣，發之泄之，解之平之，勿犯歲氣，是謂良工。故治疫癘者，以解毒爲急。

## 部位

諸瘡皆屬心火，心之華在面，瘡病之候，但以面之部各位占之，思過半矣。且痘瘡陽毒，諸陽皆聚於面，吉凶善惡，尤易見也。額屬心火，如印堂以上，髮際以下，横兩日月角位，先見紅點，先作漿，先結靨者，此惡候也。蓋心爲君主，毒發於心，故先見於其位，君危則十二官皆危，其死速矣。右臉屬肺金，左臉屬肝木，如兩臉先見紅點磊落者吉；如相聚作塊，其肉硬腫者死。蓋肝藏魂，肺藏魄，生意既絶，魄魂將離，故不治也。頦屬腎，承漿横抵兩頤，先見紅點，先發先靨者吉。此位雖屬腎，然三陰三陽之脈，皆聚於此，陰陽和，故可治也。鼻屬脾土，若準頭先出先靨者凶。蓋脾屬土，四臟稟命於脾，毒發於脾土，敗則四臟相隨而敗，故綿延日久後斃也。腎之竅在耳，又云心開竅於耳，心腎皆少陰君火也；又少陽相火之脈，行耳之前後，凡在耳輪先見紅點者凶。蓋君相二火用事，燔灼之勢，難可撲滅也。惟口唇四圍先出先收先靨者大吉。蓋陽明之脈，夾口環唇，胃與大腸主之，無物不受故也。

## 脈候

瘡痘有形之證，無所用診。又歲氣主之，似不必診。經曰：微妙在脈，不可不察。察之有紀，從陰陽始。是則不可不診也。先哲有言曰：痘疹脈静身涼者生，脈燥身熱者死。可見瘡疹亦用診矣。故小兒七歲已上，四至爲平脈；七歲以下，六至爲平脈。或云八至者，非也。大抵小兒之脈，多帶緊數。《玉函經》云：自然緊數甚分明，都緣未散精華氣。又瘡毒之脈，多浮大而數。《傷寒論》云：浮爲風虚，大爲氣强，風氣相搏，必爲癮疹。又云：數脈不時，則生惡瘡也。脈六至爲數，如過於本脈爲太數，邪氣實也；不及本脈爲遲，遲則正氣虚也。診脈之法，浮以候表，沉以候裏。浮而數，表熱也；浮而遲，陽氣衰也。沉而緊，裏熱也；沉而細，元氣脱也。瘡疹之陽脈浮沉宜帶洪實，弱而無力爲陽病見陰脈。仲景曰：陽病見陰脈者死。凡診得浮而無根，瞥瞥如羹上之肥；數而急疾，連來如雀之啄；細而欲散，縈縈如珠之絲；遲而欲絶，滴滴如屋之漏沉，而時見如魚之躍，皆死脈也。

## 氣血

人之一身，本乎營衛。衛者，陽氣，所以開闔槖籥運動樞機者也。營者，陰血，所以充溢臟腑灌溉肢體者也。故氣虚則神機息，血虚則化源絶，二者不可偏勝也。痘疹之毒，本於五臟之液，各隨經絡部位，直犯營衛而出，氣血從之。觀其裹束堅厚，窠囊充長者，氣之足也；根窠紅活，形色潤澤者，血之足也。氣血既足則痘易發易靨，不須施治，以蹈實實之戒。如平陷嫩薄者，氣之病也；乾枯紫黑者，血之病也。宜速治之，不可因循以貽後悔。然脾胃者，氣血之父也；心腎者，氣血之母也；肝肺者，氣血之舍也。脾納水穀，其悍氣注於腎而爲氣，腎舍於肺而爲衛，以温分肉，充皮毛，肥腠理，司開闔也。衛氣虛則瘡不起發，其毒乘氣之虛而入於肺，肺受之則爲陷伏而歸於腎矣。脾納水穀，其精氣注於心而爲血，心舍於肝而爲營，以走九竅，注六經，朝百脈也。營血虛則瘡不光澤，其毒乘血之虛而入於肝，肝受之則爲癢塌而歸於心矣。凡治此者，氣病治氣，血病治血，寒則温之，熱則清之，虛則補之，實則瀉之，仍以脾胃爲主，不可犯之也。

## 陰陽

《内經》曰：陰在内，陽之守也。陽在外，陰之使也。陰者，血也。陽者，氣也。《難經》曰：氣以呴之，血以濡之。言氣以行其血，血以濡其氣也。痘瘡之出，其浮沉聚散，使於外者，陽之德也；灌注滋潤，守於内者，陰之德也。陽守乎陰，陰使乎陽，互爲其用，所以易發易收也。若陰不足則陽不長，而枯萎之變出焉；陽不足則陰不生，而陷伏之變出焉。必陰陽相濟，毒化而解矣。故治此者，春夏養陽，秋冬養陰。辛甘發散爲陽，酸苦涌瀉爲陰；鹹味涌泄爲陰，淡味滲泄爲陽。陰病治陽，陽病治陰。從陰引陽，從陽引陰。寒之而熱者取之陰，熱之而寒者取之陽。形不足者，温之以氣，陽也；精不足者，益之以味，陰也。是皆《素》、《難》之所秘，能達陰陽之理，可以爲人司命矣。

## 標本

病有標本，治有先後。有從標者，有從本者，有先標後本者，有先本後標者，有標本兼治者，視其緩急，其法不同也。痘疹之候，自人身而言，氣血爲本，痘疹爲標；自痘疹而言，痘疹爲本，別證爲標。如瘡子稠密，在標之病也。視其氣之不匀，血之不周，以匀氣活血，兼行解毒，此則標本兼治也。瘡若起發，氣或虛者補其氣，血或虛者補其血，此緩則專治其本也。氣血充實，瘡或壅遏者，單行托裏解毒之劑，此急則專治其標也。瘡勢太甚，咽喉腫痛者，以治咽喉爲主，此急則治其標也。瘡勢太甚，自利不止者，以止利爲主，此急則治其標也。利久不止，漸成壞證，救裏發表，兼而行之，此亦標本兼治也。先救其裏，後攻其表，此則先標後本也。大小便秘，煩躁喘呼者，急利之，此急則治其標也。瘡勢太甚，煩渴不止，以解毒爲主，兼治其渴，此先本而後標也。凡此之類，擴而充之，以盡其餘，則治不紊矣。

## 形色

或云：痘瘡之候，無以脈診，言形色可辨也。謂之形者，痘之形也。故尖圓堅厚，始出之形；發榮滋長，欲壯之形；飽滿充足，成漿之形；斂束完固，收靨之形。與大豆、豌豆、菉豆相似者，皆正形也；或平或陷，形之變也。如初出時空若蠶種之蛻，隱如蚊蚤之迹，薄如麩片，密如針頭，若熱之痱、寒之粟者，不能起發而死。黏聚模糊，肌肉虛浮，溶軟嫩薄，皮膚潰爛者，不能收靨而死。謂之色者，痘之色也。喜鮮明而惡昏暗，喜潤澤而惡乾枯，喜蒼蠟而惡嬌嫩。紅不欲餤，餤則易破；白不欲灰，灰則難靨。由紅而白，白而黄，黄而黑者，此出形起發成漿結痂之正色也；出形而帶紫，起發而灰白，此色之變。能辨痘之形色，可知死生之期。

## 疎密

痘欲其疎，疎則毒少；不欲其密，密則毒甚，此古今確論也。疎密之分，各有喜忌。如頭面欲疎，元首不可犯也。頸項欲疎，管籥不可塞也。胷背欲疎，臟腑俞募之所附也。若夫手足，不忌其密矣。謂之疎者，非但稀少也。鋪排磊落，大小匀淨，亦可以言疎。謂之密者，非必盛多也。攢聚黏連，片復一片，雖只數處，亦可以言密。疎而凶者，亦有數等：如初出時才見紅點三兩處，其熱便退，可以語其疎也。苟大熱不解，脣口燥裂，大小便秘，煩躁不寧，或身無熱，但增煩渴者，此由毒甚鬱遏於中，不能遽出，日復漸出，漸加稠密，一也。

又如初出一兩點，頂尖焦黑，或三四粒作一堆者，僅見數處，他無所出，喜睡不食，煩渴大小便濇，此由毒伏於中，加譫妄者，不待起發而死，若能起發，後必發癰毒也，一也。亦有出現實疎，遂生玩忽之心，禁忌不守，風寒不避，飲食所傷，湯丸之試，變生不測，三也。設有密而吉者，治之早，衛之嚴，裏無病而瘡悉成也。

## 輕重

痘有輕重：輕者不須服藥，但加保護而已；重而未成壞瘡者，可急治之；重而且壞，不可治也。何謂之輕？輕者，作三四次出，大小不一等，根窠紅肥澤充滿，頭面稀少，眼中及喉舌無瘡，能食，大小便如常，此毒之輕也。重者，一齊出，起發收靨如期，能食，此重之可治者；若頭面頸項胷背喉舌皆瘡，稠密無縫，或灰白色，或青紫陷下，或外白裏黑，或外黑裏赤，食穀則噦，飲水則嗆，或自利不止，或大便不通，此重之不可治也。然有輕變重者，以犯房室，觸穢污，食生冷，冒風寒，惑於鬼神，誤投湯藥，此人事之失也。有重變輕者，以避風寒，節飲食，忌生冷，遠人物，醫不乖方，此人事之得也。吁！本輕本重者，諉之於命；變輕變重者，非人所自致歟？

## 順逆

古人謂瘡疹春夏爲順，秋冬爲逆。春三月謂之發陳，萬物以生；夏三月謂之蕃秀，萬物以長，得其時所以順也。秋三月謂之容平，草木萎落；冬三月謂之閉藏，蟄蟲坯户，違其時所以逆也。此亦語其生長收藏之理，豈有春夏皆順而吉，秋冬皆逆而凶者乎？如春失養生，夏失養長，則春夏亦逆；秋能養收，冬能養藏，則秋冬亦順也。惟痘出一般，疎密得所，不愆其期，證之順也；痘出夾雜，帶斑帶疹，稠密無縫，常失其期，證之逆也。噫！春夏爲順，秋冬爲逆，古人之言，豈真拘拘於時令之説耶？蓋春夏發生之令也，秋冬殺伐之令也。痘瘡之出起發者，得春夏之令，所以爲順；陷伏者得秋冬之令，所以爲逆，其斯之謂歟？或云：春膿泡，金剋木；

夏黑陷，水剋火；秋斑，火剋金；冬疹，土剋水，謂之逆者，此不經之談。黑陷一證，四時不治，何但在於夏耶？故非其時而有是證者，氣血和平，臟腑充實，莫不皆順；如其時而有是證者，氣衰血弱，臟腑虛憊者，莫不皆逆。

## 痘有怪變

夫痘曰聖瘡者，謂之變化莫測也。若正而順者，自然苗而秀，秀而實，以成造化之功。被邪而逆，則有許多怪變焉。一曰試痘：初發熱兩三日，面上報出紅點，磊落稀疎，十分可喜也。不起發也不灌膿，至五六日後，都不見了，其人面多青黑，精神困倦；再過兩三日後，遍身發熱，其痘一齊湧出，善醫者能保其一二，其實不可治者多矣。二曰痘母：初發熱四五日後，其痘不出，或肩背上或胷前忽然腫起一塊，小者如杯，大者如盤；又有發熱二三日後，面上遍身，其痘盡出，至起發時，中間有痘瘡三五糊塗，根脚頑硬，但見此證，多不可治。三曰鬼痘：發熱三日出痘，又三日磊落稀疎，十分可喜，至起發時，痘頂作膿，如菉豆色，根脚紅圈戴豔，至六七日後，其瘡自破，個個深孔如錢鑿中心之狀，必不可救。又有一等起發之時，忽有瘡頂變黑，拊之則痛者，急以法治之，若待傳開，不可活矣。四曰爛痘：初出之時，十分可喜，至於起發作膿之時，自然爛潰破損，此病甚危。五曰乾痘：出形之後，細密混雜，如疹如疥，皮膚乾燥，瘡頭焦黑，不能起發而死。六曰空痘：出見時好，起發時好，只到灌膿之時却不作膿，一片空殼，此證若不死，必發癰毒，大抵不可活者多矣。七曰生痘：痘瘡之出，即如枝頭之果，以漸成熟，今起發之時，中心平陷，再不滿頂，至於作膿之時，四圍紅紫，猶是生血，不化膿水，其期已過，不見成熟之色，此證必死。

## 虛實

不知虛實者，不可以爲工。經曰：無虛虛，無實實。虛實之分，不可不知也。經曰：必先度其形之肥瘠，以調其氣之虚實，此以形體别虚實也。又曰：穀盛氣盛，穀虚氣虚，此以飲食别虚實也。又曰：脈實血實，脈虚血虚，此以血脈别虚實也。又曰：邪氣盛則實，精氣奪則虚，此以邪正别虚實也。大抵實者，邪氣實也；虚者，正氣虚也。經曰：邪之所湊，其氣必虚，留而不去其病則實是也。又曰：五實死者，謂邪氣之實也；五虚死者，謂正氣之虚也。痘瘡之證，其人形體肥健，飲食能多，六脈洪實，素無疾病，大便如常，瘡色紅潤者，此表裏正氣俱實也，不須服藥。若形體羸怯，素多疾病，飲食減少，六脈微弱，吐利頻頻，瘡色淡嫩者，此表裏正氣俱虚也，陳氏温補之法可用。如瘡勢太盛，焮腫痛脹，大熱不退，煩渴昏睡，大小便秘，此表裏邪氣俱實也，錢氏涼瀉之法可用。如瘡本稠密，焮發紅活，吐利不食者，此表實裏虚也，於補湯中加解毒藥。如瘡色淡白，發不透滿，大小便秘，浩飲大嚼者，此裏實表虚也，於解利中加升發藥。如瘡痛者，邪氣實也，當活血以開其鬱。痛如刀剜，悶亂大叫者勿治。瘡癢者，正氣虚也，當補氣以燥其濕。如爬搔不定，破爛皮脱者勿治。灰白者，氣虚也，參芪之功爲大。乾燥者，血虚也，歸芎之力宜多。虚則補之，實則瀉之，中病則已，無過其制，此治之權衡也。若本實而反補之，則毒氣彌盛，或爲潰爛，或爲癰腫，或爲目病，或爲咽瘡失血煩躁，皆補之過也。如本虚而反瀉之，則正氣益虚，或爲吐爲利，爲厥逆，皆瀉之過也。經云：毋致邪，毋失正，絶人長命，其此之謂歟！

## 動静

凡物得其平則静，失其平則動。經曰：陽氣者静則養神，柔則養筋。又曰：陰氣者，静則神藏，躁則消亡。夫患痘者，陰陽俱病，息欲其勻，語欲其少，寐欲其定，寤欲其寧，飢則索食，渴則少飲，觸其瘡則吟，拂其欲則鳴，此平人之候，神清氣定，謂之静而吉也。如呻者身有苦也，自語者神不清也，喘粗者内熱也，腸鳴者泄也，坐臥不寧者心煩也，啼叫不止者痛也，摇頭者風也，指欲搔者癢也，嚥物難者咽痛也，咬牙者心肝熱也。如若悶亂躁擾，譫妄昏眩，如見鬼狀，摇頭扭項，手舞足擲，目睛上翻，寒戰咬牙，語音不出，則皆死候矣。如病向静，忽作擾動者，異也，以法求之。於瘡色變，無他候者，此戾氣所觸也。如瘡色不變，又無他證，此必有因，但俟自定。其有目瞑息微，四肢殭直，口噤瘡壞，昏睡不醒者，此真氣將脱，魂魄欲離之兆，又不可作静論也。

## 痛癢

諸痛爲實，諸癢爲虚。謂之實者，邪氣實也；謂之虚者，正氣虚也。又瘡疹爲火，火盛則痛，火微則癢，故常作痛者，此邪氣之實也。蓋痘瘡之毒，發於皮膚肌肉之間，氣以束之，血以潤之，醖釀其毒，以抵於化，正氣周旋而不舍，毒氣變化而未成，鬱而作痛，此其常也。毒化膿成，其痛自止。若肉如刀剜，膚如錐刺，一向痛而不止，大叫多哭，此則皮傷肉敗，不勝其毒，又痛之變也。常作癢者，此正氣之虚也。經曰：胃者水穀之海，六腑之大源也。五味入口，藏於胃以養五臟，胃氣既虚，則水穀不化，津液内竭，不能輸精於皮毛，氣失其衛，血失其營，不能醖釀毒氣，以至於成，使毒氣浮沉隱伏，聚散倏忽，灼於皮毛，所以癢也。此其爲異，補其氣血，和中托裏，其癢必止。若一向搔癢，時甚一時，爬抓破壞，皮脱肉坑者，此毒氣内陷，正氣外脱，不旋踵而告變矣。如先痛後癢，此常候也。蓋先則毒未解化，其火正盛，宜爾作痛；厥後膿成毒解，火氣漸微，宜爾作癢也。但痛癢俱不宜甚耳。

## 老嫩

嘗觀朝華之草，夕而零落；松柏之堅，隆冬不凋。夫以草木堅脆不同，堅者難壞，脆者易傷。况於人質有厚薄，氣有强弱耶？彼瘡痘之毒，喜老而惡嫩。蒼蠟嬌紅，色之老嫩也。緊實虚浮，形之老嫩也。濃濁清淡，漿之老嫩也。堅厚軟薄，痂之老嫩也。老嫩之故，衛氣主之。經曰：衛氣者，所以温分肉，充皮膚，肥腠理，司開闔者也。是故衛氣强則分肉堅，皮膚厚，腠理密而開闔得也。所以收斂禁束，制其毒而使不得以放肆，故色蒼而蠟，形緊而實，漿濃而濁，痂厚而堅，自然易收易靨，雖有邪風穢毒，不能害也。如衛氣弱則分肉脆，皮膚薄，腠理疎而開闔失矣，所以不勝其毒，而毒得以恣其猖狂之性。故色嬌而紅，形虛而浮，漿清而淡，痂軟而薄，易破難靨，不待邪風穢氣而先敗壞矣。觀夫瘡之有老嫩，則氣不可不養也。

## 榮枯

夫物濕則潤澤，燥則乾枯。榮枯之分，血實主之。故血者，所以營陰陽，濡皮毛，流關節也。瘡本疎者，血不在多而易充足；瘡本稠密，貴乎血之有餘矣。苟血有餘則經脈流行，淪於肌膚，浹於皮毛，灌溉滋潤，肥澤長養，自然形色鮮明，根窠紅活也。如血不足則經脈壅遏，窠囊空虛，黑燥而不鮮明也，枯萎而不肥澤也，皮膚皺揭而加啓裂也。經曰：諸瘡枯涸，乾勁皴揭，皆屬於燥。又曰：燥勝則乾。由其人血常不足，加之以毒火熏灼，反兼燥金之化，精血幷竭，是以有此證也。法宜活血養液，散熱解毒，清金潤燥，則乾涸可回。觀夫瘡之榮枯，而得養血之理。其或濕氣太過，瘡本浸淫，犯之則破，潰爛難靨者，此又火極而兼水化也。脾强則生，脾弱則死。

## 善惡

夫良工者，必知瘡之善惡。善則就之，惡則去之。瘡痘之證，有五善，有七惡。五善者，飲食如常，一善也；大小便調，二善也；瘡紅活堅實，三善也；脈静身涼，手足和煖，四善也；語聲清亮，動止安寧，五善也。五善之證，不能悉具，但得一二，自然清吉。七惡者，煩躁悶亂，譫妄恍惚者，一惡也；嘔啘泄利，飲食不能者，二惡也；瘡青乾黑陷，癢塌破爛者，三惡也；頭面預腫，鼻塞目閉脣裂者，四惡也；喉舌潰爛，食入則啘，水入則嗆者，五惡也；寒戰咬牙，聲啞色黯者，六惡也；腹脹喘促，四肢逆冷者，七惡也。七惡之中，但見一證，勢不可爲。七惡之外，復有渾身血泡，心腹刺痛，陷伏不出，便溺皆血，尋衣撮空者，是又卒死之候也。

# 古今圖書集成醫部全録卷四百六十七

## 痘疹門

### 家傳痘疹心法 明・萬全

#### 始終

治痘之法，貴乎謹始而慮終，庶無後日之悔。經曰：上工治未病，中工治將病，下工治已病。治未病者，十全八九；治將病者，十全四五；治已病者，功莫能施。發熱之初，大熱煩渴，大便秘結，腹痛腰痛，鼻乾脣燥，驚悸譫妄，此毒氣鬱遏於中，即當防其伏而不出也。吐利不止，即當防其中氣虚弱，不能助瘡成就，或致倒陷也。故熱則解之，便秘則利之，驚則平之，吐利則止之。且如初出一點血，此春之氣，發生之令也。至於起發，此夏之氣，長養之令也。水化爲漿，此秋之氣，成實之令也。膿乾結靨，此冬之氣，閉藏之令也。初出而便有水，將發而便戴漿，膿未成而便收靨，此未至而至，謂之太過，須防陷伏倒靨，宜急發表托裏解毒。若應出不出，應起不起，應收不收，此當至而不至，謂之不及，此必氣衰血微，須防其不出不起，無漿斑爛，急宜表暴起發，補托回漿，兼與匀氣活血解毒。又如初出色艷者必皮嫩，皮嫩則易破，當防癢塌。相聚成塊者，不可謂之疎，此有伏也。殼空無水者，後必發癰。頭面預腫者，防其易消而倒陷。咽痛者急解之，防其失聲。嗆喉中多水泡者，後必自利。目濇淚出者，防其膚瞖。頻更衣者，防其倒靨。瘡破不結痂，此倒靨也。堯夫云：

與其病後才服藥，孰若病前能自防。其此之謂歟！

## 發熱

痘瘡發熱，與傷寒相似。但傷寒只見一經形證，若瘡疹則面燥腮赤，呵欠煩悶，乍涼乍熱，多睡欬嗽，噴嚏驚悸吐利，手足梢冷，骫涼耳涼也。然發熱者，瘡疹常候也，不可盡除之。但熱微毒亦微，熱甚毒亦甚。初發熱時，精神清爽，脣鼻滋潤，更無他證者，此熱在表，其瘡必疎，不須施治。

初發熱時，渾身壯熱，熇熇然不渴，清便自調，此邪在表，拂鬱於皮膚之間，宜以輕揚之劑發之，升麻葛根湯主之；甚則羌活湯主之。

初發熱時，其熱烙手，目赤鼻乾脣燥，小便赤大便秘，煩悶不安，此表裏俱熱，毒氣壅遏，宜發表攻裏，雙解散主之。

初發熱時，表不大熱，其人煩躁不安，此熱在裏也，以三黄丸微利之。

初發熱時，腹中痛者，此毒氣與穀氣相并，宜利之，去陳莝，使毒氣得泄，穀氣得消，備急丸主之。

初發熱時，欬嗽甚者，參蘇飲主之。

初發熱時，或乘疫癘之氣，人參敗毒散主之。

初發熱時，或爲風寒所襲，出不快者，桂枝葛根湯、雙解散去大黄主之。

如瘡既出，其熱便退，瘡本必疎。若一向熱不衰者，此瘡必密，急解其毒，連翹升麻湯、代天宣化丸主之。

如瘡已出，但微發熱，不須治之。蓋瘡疹屬火，非熱不能成就也。如瘡漿膿已成，毒氣已盡，又復發熱者，俗呼爲乾漿者是也，不須施治。

如結痂之後，其熱不退者，此邪氣未盡，正氣未復，熱微者不須治之，熱甚者當視其虚實。

## 渴

痘疹渴者，裏熱也。蓋三焦者水穀之道路，津液者水穀之精華，變化流行，以灌溉乎三焦也。瘡疹之火，起之於内，銷爍水穀，不得以變化津液，灌溉臟腑，故渴也。又瘡本稠密，津液外泄，化爲膿漿，不能滋養真氣，亦渴也。小渴者，常病也，不須治之。大渴者，視其虛實，以法治之。切不可以冷水紅柿梨橘西瓜等物與之，恐損脾胃，致生災異也。

如瘡熱時便大渴者，此熱在裏也，葛根解毒湯主之。如瘡已出，或起發，或收靨，一向渴不止者，人參麥門冬散主之。

如能食而渴者，肺熱也。經曰：心移熱於肺，傳爲膈消。由心火上炎，乘於肺金，熏蒸焦膈，傳耗津液，故渴也。治在上焦，人參白虎湯加黄連。

如不能食而渴者，脾虛也。叔和云：口乾饒飲水，多食亦飢虛。由脾素弱，不能爲胃行其津液，故渴也。治在中焦，參苓白朮散主之。

如自痢而渴者，邪傳腎也。《正理論》云：自痢而渴者，屬少陰虛，故引水自救。蓋腎主五液，其脈絡於肺，繫舌本，邪傳於腎，則開合不司，故自利；自利則津液下走，腎水乾，不能上潤於舌，故大渴也，治在下焦，宜温之，陳氏異功散主之。

如渴而大便秘者宜利之，四順清涼飲主之。

## 腰痛

瘡疹發熱，先腰痛者，最宜忌之。經曰：腰者腎之府也。又曰：太陽所至爲腰痛，蓋足太陽膀胱經爲十二經之首，其脈俠脊，入循膂，終腎。瘡疹之毒，起於右腎之下，循足太陽膀胱，散於諸經，乃邪由裏傳表也。

如初發熱時，其腰即痛，此邪由膀胱直入於腎，故關節不利而腰痛，亟解毒以瀉少陰之邪，發表以通太陽之經，使邪氣不得以深入，瘡雖稠密，或可愈也。治若少緩，則太陽之邪由表以傳於陽，少陰之邪由裏以傳於陰，表裏受病，陰陽俱傷，營衛之脈不行，臟腑之氣皆絶，或爲黑陷，或爲癢塌，終莫能救之矣。

凡發熱更腰痛者，先服人參敗毒散，次服五苓散加獨活主之。

## 腹痛

《内經》腹痛皆屬於寒，惟有一證爲熱：瘡疹腹痛，皆屬毒熱也。訣云：發熱肚中痛，斑瘡腹内攻。發多防不透，發少更防癰。是已。或有兼食積者。

如初發熱便腹痛者，此毒氣内攻，須急治之，不可逡巡，以貽後悔。便調者，四君子湯去白朮加青皮、木香、山楂肉、枳殼。便閉二三日未行者，承氣湯主之。

如發熱腹痛，大渴煩躁，大便秘，狂妄者，三乙承氣湯主之。

如發熱腹痛，大便如常者，化毒湯主之。

如發熱腹痛，大便自利者，黄芪建中湯主之。

如瘡已出，至收靨時，原無腹痛，忽然作痛，此必有飲食也。消息審問：曾因飲冷水者，五苓散主之，或用黄芪建中湯加白朮、乾薑、人參；曾傷食者問傷何物，丁香脾積丸主之，用原物湯下。

如瘡已出至收靨，原無腹痛，忽然作痛，亦未傷飲食，但觀其大便何如：若便秘者，此燥屎也，以三黄丸微利之；大便自利者，此虚痛也，黄芪建中湯主之。

如因寒而痛者，理中湯加白芍藥、桂主之。

如發熱時，心腹絞痛，煩悶叫呼，或瘡陷伏脹滿，疼痛喘促者，此乃毒惡之氣，攻刺腸胃，燔灼臟腑，必不可治。

## 驚狂

驚者，口眼喎邪，手足搐搦，隨發隨止。狂者，手足擾亂，言語乖越，發而不止。驚者，心火而惡熱，肝主風而善動，瘡疹之火，内生於心，心移熱於肝，風火相搏，故發爲驚搐也。此其常候，俗呼驚痘。最吉者，以牽引伸縮，骨節開張，腠理疎解，中存發散之義。瘡出而驚即止，若一向發而不已，此則可惡，乃毒内伏於心故耳。狂者，心爲火而主神，腎爲水而主志，火起於内，濁亂擾動，心神不守，腎志不寧，故發爲狂也。亦有大便秘硬而狂者，此謂有燥屎，爲明病，但數日不更衣，是以《難經》所謂重陽者狂也。如昏不知人，起卧不定，又爲不治之證。

如初發熱驚搐者，導赤散加辰砂，兼羌活湯主之。若發熱不休，小便利者可治，小便不利者難痊，以導赤散、牛黄清心丸相兼治之。

如瘡疹收靨之後又發驚者，此真氣虚弱，火邪内攻，宜急治之，恐久成癇，以貽終身之害，寧神湯、抱龍丸主之。

如初發熱，大便自調，狂亂者，五苓散加辰砂主之。

如大便秘者，輕則三黄丸，甚則承氣湯主之。

## 譫妄

譫，多言也。妄，虚妄也。譫妄者，妄有聞見而語言無倫也。皆邪氣熾盛，正氣虚弱，神識不清之所致。夫言爲心聲，心熱則多言。睡中呢喃者，熱之微也。寤而語言差謬，熱則甚矣。亦有胃熱而譫語者，大便必鞕，數日不更衣方是。妄有聞見而譫語者，其候難治。蓋腎主志，開竅於耳，在目爲瞳子，毒邪入腎則志喪，志喪則耳目妄有聞見，故曰失志者死。《難經》云：脱陽者見鬼。初發熱時譫語者，此毒邪犯心，心爲熱冒，其神浮越，宜瀉火鎮神，導赤湯、牛黄清心丸兼而治之。

如腹中有燥屎，三五日未更衣者，宜滌蕩解毒，以四順清涼飲、三黄丸主之。

如起發成漿，欲靨之時，忽然神昏譫語者，此由瘡本稠密，精血外耗，不能養神，宜養血瀉火，安神丸主之。如昏不知人，語言無倫者死。經曰：衣被不斂，言語不避親疏者，神明之亂也，故不可治。

如初發熱，便妄有聞見，狀如見鬼而恐怖者不治。此證自始至終，皆不可有，乃神志俱喪，軀殼徒存，不過引日而已。

## 吐利

瘡疹，吐利常候也。經曰：諸嘔吐暴注，皆屬於熱。蓋三焦爲水穀傳化之道路，熱火内迫，則傳化失常，而吐利并作，火性燥動迅猋故也。邪在上焦，但吐而不利；邪在下焦，但利而不吐；邪在中焦，則上吐下利。又裏氣上逆而不下則吐，氣下而不上則利。瘡疹初發熱時，有吐利者，不可驟止，令邪氣上下得出也。吐利久不止，方可治之，更宜消息。

如初發熱，自利青緑水或黄色者，皆熱也，黄芩汤主之。兼吐者，黄芩加半夏湯主之；不可誤用理中湯，反增内熱也。如初發熱自利，一日只三四行者，此不必治，痘出利自止矣。

如初發熱，自利清白色者，此裏有寒也，理中湯主之。如自利久不止，此有濕也，宜分利小便，固濇腸胃，恐虚裏氣，致生陷伏也，以五苓散、豆蔻丸相兼治之。

如初發熱，暴吐不止，此火氣上逆也，茱連散主之。

## 嘔吐噦

仲景云：聲物兼出爲嘔，物獨出爲吐，聲獨出爲乾嘔。乾猶空也，明其無物也。然乾嘔與噦，皆聲之獨出者，乾嘔其聲輕小而短，噦其聲重大而長。嘔吐噦，痘疹最惡候也。蓋胃爲水穀之海，上通乎咽，内而不出。如初發熱有是證，此火邪犯胃，其氣上逆，治之則易。若自出現以至收靨，有是證者，乃瘡集於咽門，攻於胃脘，吞咽不利，治之則難。由於不知預解咽喉之法，漸變爲失音嗆水而不可救矣。

如因飲水過多而嘔吐者，此水逆也，五苓散主之。

如因傷食而嘔吐者，以丁香脾積丸微利之。

如無上證而嘔噦者，人以胃氣爲本，胃者土地，土敗則木來侮之，今木挾相火之勢，上乘乎胃，其氣自臍下直犯清道，上出於賁門胃上口也，微則乾嘔，甚則噦，土敗之象也。《太素》曰：絃絶者其聲嘶敗，木陳者其葉落，病深者其聲噦，短針無取，毒藥無攻，謂不治也。

## 泄利

凡瘡未出而利者，邪氣併於裏，腸胃熱甚而傳化失常也。瘡已出而利者，邪氣併於表，正氣方逐邪氣，主乎表而不主乎裏，則裏氣虚不能停納水穀，故亦自利也，宜從氣虚而治。瘡疹所忌，内虚泄瀉。凡覺腹疼或漉漉嚮趨小腹者，皆欲作利，宜先以法治之，治之不止，此開腸洞泄，惟濇劑可以收之。《聖濟經》曰：滑則氣脱欲其收者是已。如服濇劑而利不止，經曰：倉廩不藏者，是門户不要也。《金匱要略》曰：六腑氣絶於外者手足寒，五臟氣絶於内者利不止，五奪之中，此爲最甚。但正氣内脱者淹延而死，邪氣内陷者煩渴而死，此爲異耳。

如因飲冷水自利者，所謂濕勝則濡泄也，宜温中利小便，以理中湯丸理中氣勝水寒，五苓散利小便去水也。自起發以至收靨，大便常宜堅實，忽然自利者，理中湯丸主之。

如因傷食自利者，所出必酸臭，乃飲食自倍，腸胃乃傷也。宜先去積，丁香脾積丸；後補脾胃，益黄散主之。

如利久不止者，先服陳氏木香散，兼豆蔻丸主之；更甚者，陳氏異功散主之，此藥太峻，不可猛浪。

如結痂之時，暴泄不止者，消息所出之物：痂皮膿血者順，水穀不分者逆。如利膿血不止者，此熱毒下流也，香連丸主之。

## 大小便閉

凡瘡疹小便欲其流而長，大便欲其潤而實，則邪氣不伏，正氣不敗。經曰：小便數者，大便必硬，雖二三日不更衣無苦也。如覺小水少，則病增進。蓋心主瘡而屬火，心移熱於小腸，小腸移熱於膀胱，膀胱爲津液之府，氣化則出，氣爲火食，不能傳化而津液不出，故小便閉也。瘡疹發熱，大便欲潤。若二三日不行，宜急利之，恐腸胃不通，營衛不行，瘡出轉密也。惟瘡起發之後，大便却宜堅實。如能食而大便常行者，不須忌之。若過四五日不行，則熱盛生濕，其瘡難靨，亦宜微利之。設使大小便俱不通，則邪毒内蓄，三焦阻絶。經曰：一息不運則機緘窮，故大小便不通者死。

凡瘡疹小便少者，熱微，導赤散加山梔仁；熱甚，八正散主之。

如發熱時，大便不行熱微者，三黄丸，甚則承氣湯主之。

如起發至收靨，大便不行者，用膽導法，不可遽用利藥。但瘡乾黑陷，大便秘煩躁者，以百祥丸、牛李膏主之。如無此藥，以承氣湯代之。

## 欬嗽

肺主氣，其變動爲欬。欬者，肺證也。瘡疹發熱之初，便有欬嗽者，肺爲五臟之華蓋，瘡疹之火，挾君相二火之熱，上熏乎肺，肺葉焦舉，故氣逆而欬也。瘡疹既出，其欬更增者，此喉嚨有瘡，淫淫如癢，習習如梗，故欬也。瘡疹收後而欬者，此衛氣虚弱，腠理疎開，風寒外襲，肺氣逆而不收，故亦欬也。

如初發熱欬嗽甚者，先以參蘇飲發之，次以甘桔湯合瀉白散加牛蒡子治之。

如瘡已出，欬甚者，甘桔湯加牛蒡子治之。

如瘡光壯，收靨身熱欬甚者，人參清膈散主之。

如瘡已靨欬嗽者，不問形寒飲冷所致，并宜人參清膈散主之。

如斑疹欬嗽身熱而渴者，生地黄散主之。

## 喘急

諸喘皆屬於火。肺者，臟之長也，爲心華蓋。心火炎上，則肺焦葉舉，氣逆不利而喘也。有因風寒而喘者，有因傷食而喘者。惟瘡疹之喘，獨屬於火。若加泄利腹脹煩躁，則不可治。

如初發熱便喘者，前胡枳殼湯主之。大便秘者可用，服此不止，以葶藶丸治之。

如喘而大便自利者，黄芩湯加五味子、人參主之。

如瘡正盛忽然喘急者，此惡候也，當詳審之。如因傷食，穀氣蒸而爲熱，上乘於肺作喘者，宜利之，丁香脾積丸主之。食去熱除，喘自定也。

如因感冒風寒而喘者，麻黄湯主之。

如泄瀉内虛，腹脹而喘者，陳氏木香散主之。利止喘定者生。滑利不禁，喘滿增盛者，此氣脱候也。

如瘡内伏不出，或已出復陷，腹脹悶亂而喘者，必死。

## 自汗

自汗者，不因發散而自然汗出也。衛氣者，衛護皮膚，肥實腠理，禁固津液，使不得妄泄也。瘡疹之火，由裏達表，干於衛氣，皮膚爲之緩，腠理爲之疎，津液外泄，故自汗也。凡病自汗，宜遽止之。瘡疹自汗，實爲美證，乃陰陽氣和，營衛通暢，邪氣不留，易出而解也。又心主汗，諸瘡皆屬於心，自汗出者，毒氣外泄也。雖然，熱之甚者，亦爲汗解，身復清凉，此毒散也。若汗出不止，其熱反劇，此邪氣併於陽而陽虛，宜斂汗固表，清熱解毒，使衛氣充實，無癢塌潰爛之患。如瘡已收較，痂皮脱落自汗者，此氣虚也，宜補陽救陰，使氣無泄。睡中汗出，心有熱也。其汗上至頭，下至頸，不過胷者，乃六陽虚汗也，不須治之。上至頸，下至臍者，此胃虚也。手足漐漐者，胃熱也，宜止之。如汗出如油，髮潤如洗，喘不休者，此爲肺絶之候。

如汗大出不止，身壯熱者，當歸六黄湯主之。

如瘡收後汗出不止者，十全大補湯主之。若更不止，調敗蒲散同服，外用温粉撲法。

胃虚自汗者，調元湯；不止，調敗蒲散同服。

胃熱手足自汗多者，人參白虎湯加黄連主之。

## 失血

氣爲陽，血爲陰。陽主動，陰主静。人身之血，不可妄動也。經曰：陽絡傷則血外溢，血外溢則衄血；陰絡傷則血内溢，血内溢則便血。今瘡疹之火，熏灼於裏，迫血妄行，血亦隨火而動。陽絡傷則血從上焦出，或衄血或嘔血；陰絡傷則血從下焦出，或溺血或便血；陰陽俱傷，則血上下出也。諸失血惟從鼻出者，或有可治，元參地黄湯主之，其餘皆死證也。亦有痘瘡灌爛不能收較，出血不止者，此陽瘡出血，亦不可治。

## 煩躁

煩者擾擾而煩，躁者憒躁之躁。合而言之，煩躁皆熱也。析而分之：煩，陽也，熱之輕者；躁，陰也，熱之甚者。《難知集》曰：火入於肺，煩也；火入於腎，躁也。瘡疹煩躁，須宜忌之。若吐利厥逆，腹脹喘促而煩躁者，昏不知人；譫妄狂擾而煩躁者，謂之悶亂，皆不治之證。

如肺熱而煩者，坐卧不安，審如何時：若初發熱便煩者，此毒火内鬱，人參白虎湯加梔子仁主之。若瘡發見猶煩者，此毒伏於内，未盡出也，消毒飲、奪命丹合而服之。若瘡出盡，又皆起發猶煩者，此内熱也，牛黄清心丸主之。

如腎熱而躁者，必曾自利，輕則陳氏木香散，甚則陳氏異功散主之。

如揚手擲足，欲去衣被者，此熱甚於表也，羌活湯主之。

如神識昏迷，反復顛倒者，此熱甚於裏也，導赤散、牛黄清心丸合而治之。

吐利不食而煩躁者，正氣虚也，陳氏木香散主之。

如六七日不大便，腹滿而煩者，内實有躁屎也，輕則用三黄丸微利之，甚則承氣湯下之。

如晝日煩躁，夜則安静者，此陽甚於晝，至夜則陽氣退而安静也，人參白虎湯加梔子仁主之。

如晝日安静，夜則煩躁者，此陽陷入於陰，夜則陰盛，陰陽交爭，故煩躁也，四物湯加梔子仁主之。

## 夾疹

疹，一名麻子，君火所爲也。或曰：脾爲疹。經曰：少陰所至爲瘍疹。在人則心火主之。夫心火亢甚，則制己所勝，焚灼肺金，肺主皮毛，故疹毒見於皮膚之間，如蚊蚤所咬之狀。痘瘡只出一般者善，若與疹毒并出，謂之夾疹，其候極惡。惟痘本稀疎而夾疹者，庶乎可治。瘡本稠密，與疹并出，彼此相混，瑣碎莫辨，急用辛涼之藥發而解之。如疹毒漸消，瘡本磊落者，亦可治也。疹痘相併，毒不少減，此危惡之疾，孰能料其生乎？

痘出夾疹者，荆防敗毒散主之，疹毒消者可治。

如瘡收靨後復出疹者，此餘毒解散之兆，不須治之。

## 夾斑

《活人書》云：傷寒下之太早，熱氣乘虚，入胃發斑。下之太遲，熱留胃中發斑，胃爛亦發斑。斑者，乃熱毒鬱遏，煎熬陰血，血得熱而不解，浮於肌肉爲斑，足陽明胃主之。痘疹初出，皮肉紅腫，片片如錦紋者，此夾斑也，以辛涼之藥解之。其斑漸退，瘡本堅實者吉。否則皮膚斑爛，瘡易搔癢，所謂皮嫩易破者是也。如赤斑成塊，其肉浮腫結硬者，又名丹瘤，其毒最酷。瘡未成，就此先潰爛，工不能治。

瘡出夾斑者，荆防敗毒散主之，斑退可治。

## 痘疔

痘疔者，熱毒蓄積氣血腐壞而成也。狀有數種，乃疫毒之氣，最爲惡候，宜謹察之！有肌肉微腫，狀如堆粟，不分顆粒者，此氣滯血凝，毒氣鬱結也。有初出紅点，漸變黑色，其硬如石者，此肌肉已敗，氣血中虛，不能載毒而出，反致陷伏也。有中心黑陷，四畔突起戴漿者，此血隨毒走，氣不爲用也。有中心戴漿，四畔乾陷焦黑者，此氣附毒出，血不爲使也。有頭戴白漿自破潰爛者，此氣血不充，皮膚敗壞也。有爲水泡溶溶易破者，此火濕并行，氣虛不能斂束也。有爲血泡色紫易破者，此血熱妄行，不能自附於氣也。有瘡頭針孔漿水自出者，此衛氣已敗，其液外脱也。此數證者，於五六日間侯之，但見一證，即不可治。

凡痘瘡起發之時，但見乾燥，其根焦黑者，即内服奪命丹，外用四聖散塗之。

如原有瘡疥，或灌瘡未愈，或瘡將靨較瘢嫩者，至痘出之時，其處痘本攢聚，形色黑漬，急以針刺破之，吮去毒血，外以四聖散塗之，内服加味四聖散調無價散并奪命丹主之。

如瘡焦黑，渾身皆是者，看大便何如：若大便秘者，内服承氣湯，調無價散，外用水楊湯浴法。大便利者，内服十全大補湯，陳氏木香散，調無價散合奪命丹，外用水楊湯浴法。

## 痘癩

痘癩者，熱毒拂鬱，氣血虛弱，肌肉敗壞。經云：熱勝則肉腐者是也。《正理論》曰：脈浮而大，浮爲風虛，大爲氣强，風氣相搏，必成癮疹，身體爲癢。癢者名爲泄風，久久爲大癩。凡氣血充實者，外無虛風，内無强邪，必無是病。惟氣血素虚者，不能榮衛於身，易感天地肅殺之氣，皮肉之內，虚風居之，兼以痘疹疫癘，惡氣擊搏燔灼，流散四布，隨空而出。所以瘡本稠密，身無完膚，搔癢難任，肌肉潰爛，而痘癩成矣。急用大補氣血清熱解毒之法，庶可求全。若待敗面墮鼻，脣崩目盲，肢體殘傷，不致殞命，亦爲廢人矣。

凡瘡破成癩者，用十全大補湯、苦參丸合而服之，外用滅瘢救苦散塗之。

## 癢塌

訣云：虚則癢，實則痛。此大概言之。痘瘡之癢，其候不同。有方出而身癢者，初見紅點，遍身作癢，此邪氣欲出，皮膚閉密，其火游移往來，故癢也，與傷寒太陽經病身癢者同論，可發之，使皮膚縱緩，腠理開通，邪氣得泄，瘡出而癢去，所謂火鬱則發之者是已。有將收較而癢者，其膿已成，其瘡將回，邪氣散而正氣復，榮衛和暢，故癢也，與癰癤將痊而癢者同論，不須服藥，但謹護之，勿令搔掐，以致腫灌，所謂美疢者是已。有起壯泡漿而癢者，當血已化水，水未成膿之時，其毒未化，渾身搔癢，爬搔不寧，此惡候也，與傷寒陽明經病皮中如蟲行者同論，所謂虚風外搏，邪氣內强，癢而不止爲泄風者是已。此視瘡之乾濕，以風藥佐之，必令癢去方爲佳兆。若癢甚不休，瘡壞皮脱，其毒復陷，謂之癢塌，必不能治矣。大抵出形而皮肉紅艷，起發而皮嫩多水者，其後常致癢塌也。

如初出身癢者，可發之，桂枝葛根湯加製麻黄、牛蒡子主之。

如起發養漿而癢者，通用十全大補湯加防風、牛蒡子主之。

如瘡乾而癢者，宜養血潤燥，以四物湯合消風化毒湯、奪命丹主之，外用茵陳熏法。

如瘡濕而癢者，宜養血去濕，以四君子湯合消風化毒湯、奪命丹主之，外用茵陳熏法。

如瘡將收而作癢，誤犯破損，不肯乾較者，用白龍散貼敷。

如瘡癢潰爛黏衣被席難任者，以十全大補湯加防風合奪命丹主之，外用敗草散。

## 陷伏

伏者，毒蓄於裏而不出也；陷者，毒出而復陷入也。此皆惡候。伏惟一證，陷有數種。伏候於見形之時，其人瘡出，熱不少減，煩渴悶燥，此皆伏毒未得盡出也。陷則見形之後，其血漸乾而變黑者，謂之黑陷；漿水未成，破損癢塌者，謂之倒陷；膿成復化爲水，不肯結痂者，謂之倒靨，亦陷類也；其瘡黑色，皆謂之黑陷。凡斑疹黑色，皆不治之，以腎爲水，其黑色乃腎之真臟色見也。粗工不知變黑歸腎之理，妄謂腎不可實，欲瀉腎而使之虚，不知人之一身，大言陰與陽，小言心與腎，即方家所謂真水真火也。瘡疹之火發於中，賴此一點真水以制其亢，苟欲瀉之，則火無所制，本先撥矣，豈治之要哉？然謂歸腎者，以腎主骨髓，又主閉藏也。蓋瘡疹穢毒，由骨髓而達於筋肉皮毛之間，乃自内而外，其毒得泄，今既陷伏則自外而復入於骨髓，謂之歸腎也。又初出形之時，春氣發生之令也，出形而黑，是春行冬令矣。起壯之時，夏氣長養之令也；起發而黑，是夏行冬令矣。養漿之時，秋氣成實之令也；膿乾而黑，是秋行冬令矣，故皆謂之逆。結痂之時，冬氣閉藏之令也，此腎之正候；若不著痂，膿水浸潤，此冬行春夏之令，亦謂之逆。惟知造化之機，可以語歸腎之説。其色黑者，火化也。觀物之乾者其色黑，出於火者色亦黑，豈可謂之水乎？經曰：火發而熏昧，知此可以語黑陷矣。

凡瘡伏而不出者，雙解散主之。

如倒陷者，看其六腑何如，大小便秘，四順清涼飲合奪命丹主之。

泄利氣弱者，十全大補湯合奪命丹主之，外以胡荽酒、水楊湯并用之。

如將起發，瘡亦有水，但色黑黯者，以十全大補湯調無價散主之；或以快斑湯、奪命丹合而用之。

如倒靨者，亦視其大便何如，大便秘，宜利之，三黄丸、四順清涼飲。泄利者宜補之，輕則十全大補湯，甚則陳氏木香散，并外用敗草散主之。

## 壅腫

經曰：熱勝則腫。大抵毒之盛者必腫，毒微者不腫。凡瘡出盡，應期起發，頭面以漸浮腫者，此毒火發越，聚於三陽之分，欲作膿血，故宜皮肉焮腫也。設當起發之時，頭面不腫者，必瘡本磊落，毒氣輕淺，雖爾作膿，根不占處，所以不腫，不須治之。如瘡本模糊，起發不腫者，此毒伏於內，不即發泄，不可以毒輕論也。如起發腫大，皮肉如常，瘡尖而圓，粒粒分明者，此佳兆也。若皮色鮮紅，瘡本成串，黏聚平塌者；若瘡色灰白，成餅如錫面者；若瘡焦紫無水者，皆凶兆也。有先起發頭面預腫者，此兼疫毒之氣，名大頭瘟者是也。腮頷預腫者，此名蝦蟆瘟也，須兼疫氣而治，多凶少吉。大凡瘡腫者，直至乾漿結痂之時，毒化而腫消矣。故應腫不腫，應消不消者，謹隄防之。

凡瘡腫脹面浮目閉者，急與解毒，護目救咽喉相兼治之，内用消毒化斑湯，外用神應膏護目。凡瘡腫脹，切防搔癢。正面之中，不可少有破損者，苟生癢破，沙崩之勢，漸不可爲，邪氣内傷，真氣外泄，腫消而死矣。但得破者復灌，消者復腫，飲食如常，大小便自調者，變凶爲吉，用十全大補湯、苦參丸合而治之。

如瘡色灰白，面腫如錫餅者，但看其人臟腑何如：若能食，大便調，小便長，無他苦者多吉；若不能食，吐利併作，或生搔癢者多凶。

如頭面預腫，或腮頰預腫者，此時行疫毒也，并用羌活救苦湯主之。

## 潰爛

痘瘡所貴者，堅實不破，圓淨成痂也。其有潰爛者，火勝也。經曰：熱勝則肉腐。火之爲用，猛虐峻暴，近之則燥癢不寧，迫之則焦痛難忍，灼之則糜爛成瘡，故敗物者，莫如火也。火生於空，非虛不燃，乘之以風，其焰益烈。痘瘡潰爛，由肌肉素虛，邪風侵襲，風者善行數變，行諸脈俞，散於榮衛之間，一日毒發於裏，風應於表，風火相扇，肌肉墳填，皮膚決裂而瘡壞矣。如膿成而潰，則毒已化，但黏衣漬席不能乾較，古方以敗草散主之，誠良法也。膿漿未成，其毒未化，癢破潰爛者，則衛氣暴泄，津液不榮，譬諸草木，剥削其皮，枯萎而死矣。經云：根於中者命曰神機，神去則機息；根於外者命曰氣立氣，止則化絶。此之謂也。

## 厥逆

逆者，四肢逆而不温也。厥者，冷也，又甚於逆。四肢者，諸陽之本，常宜和煖。如指頭微寒者，陽氣衰也。陽氣起於十指之端。足心冷者，陰氣盛也。陰脈集於足下，而趨於足心。

如瘡本焦黑，煩渴煩悶，喘促而厥逆者，此陽毒内陷，熱氣逆伏，手足爲之冷，所謂熱深厥亦深，火極似水者。如瘡本灰白，泄利而厥逆者，此元氣虛憊，陰陽不相順接，而手足爲之冷也。瘡疹之候，頭常欲涼，足常欲温，故頭温足冷者不治。厥逆乃瘡家惡證也。

如因熱深而厥者，大便不通，三乙承氣湯主之。瘡黑者，百祥丸、牛李膏主之。

如因泄利氣虛而厥者，陳氏木香散、異功散主之。

但十指頭微寒者，四君子湯、理中湯并加桂主之。

如瘡始出，手足便冷者，其人先有吐利，四肢者皆稟氣於胃脾，胃氣虛弱，不得至經，理中湯加桂主之。

## 寒戰咬牙

戰者，森然若寒，振振然動摇也。咬牙者，上下片牙相磨而鳴也。經曰：諸風振掉，皆屬肝木。寒戰而振振摇動，風之象也；火氣衝物亦然。錢氏曰：肝主風，虛則咬牙多欠。又曰：上竄咬牙，心熱也。然則寒戰咬牙，心肝二臟主之。或以寒戰爲氣虛，咬牙爲血虛；或以咬牙爲齒槁，謂津液不足者，皆不知此意。痘瘡所惡者，寒戰咬牙，或單見一證，或二證并見，若瘡已壞，加之喘促悶亂者，死無日矣。

如瘡初出寒戰者，此邪氣將出，外與正爭，故振振搖動，火之象也，瘡出乃定，柴胡桂枝湯主之。

如瘡本稠密，焮發腫痛，經脈動摇，時時振動者，不可謂之寒戰，待膿成痛去而解。

有筋惕肉瞤者，經絡之血，爲瘡所耗，不能榮养肌肉，主持筋脈，故惕惕然而手足自跳，瞤瞤然而膚肉自動也，不可謂之寒戰，但養其氣血，十全大補湯主之。咬牙呵欠者，肝熱也，肝屬木，臨官於寅，寅爲相火，火盜木之氣，故肝熱證形焉。陽引而上，陰引而下，則開而欠也。陽上極而下，陰下極而上，則合而嚙也。十全大補湯主之。

上竄咬牙者，心熱也。諸瘡皆屬心火，上竄者，火炎上之象也。咬牙者，火氣動摇之象也。導赤散加酒炒黄連、牛蒡子主之。

如瘡本潰爛，寒戰咬牙者，此手少陰心火也。經曰：熱勝則肉腐。寒戰咬牙，火氣動摇之象也。

如寒戰咬牙併作者，則少陰專主之，觀其瘡本：如瘡本焦黑，寒戰咬牙者，此足少陰腎水也。腎色黑，爲主蟄封藏之本。乾黑者，真臟色見也。腎氣寒，在變動爲慄。寒戰者，腎本病也。腎主骨，牙爲骨之餘，寒戰則鼓頷而兩牙相軋。咬牙者，腎寒所發也。此二證者，在心熱則清之，在腎寒則温之。其病已壞，治之何益？

## 暴啞失聲

痘瘡最要語聲清朗，若有猝失音者，凶兆也。先哲有言曰：瘡已出而聲不變者，形病也；瘡未出而聲變者，氣病也；瘡出而聲不出者，形氣俱病也。其候有三要須識得。

有心火刑肺而失音者。肺屬金主聲，中有二十四空。凡發諸語言者，皆其空中之氣鼓動也。五行金空則鳴，實則啞。瘡疹之火起於心，上熏於肺，肺氣膹鬱，故竅塞而無聲也。以導赤散合甘桔湯加炒牛蒡子主之，或加天花粉、蘇葉主之。

有心虚而語聲低小不出者。叔和心臓歌云：聲言爽氣清，蓋心主血，痘瘡稠密，其瘡都要貫串得到，血爲虧損故也。血去舍空，故聲不揚，以導赤散加人參、麥門冬、石菖蒲主之。

有毒歸腎而失聲者。經曰：足之少陰，上繫於舌，絡於横骨，終於會厭。會厭者，音聲之户也。舌者，音聲之機也。横骨者，神氣所使，主發舌者也。瘡黑陷伏則毒入腎，邪氣上客於厭則厭不能發，發不能出，開合不利，故猝啞也。

有喉舌潰爛而失聲者。咽喉者，所以司呼吸，納飲食，發音聲，猶管籥也。毒火上熏，咽喉先受，賁門會厭舌腭之位，皆瘡所聚，初出之時，失於調治，以致咽喉腫塞，管籥窄狹，舌本强硬，呼吸不能，飲食不入，音聲不由矣。此上二證，治之則難。

## 嗆水吐食

《難經》云：會厭爲喉門，胃爲賁門。病痘之人，毒火上熏於肺，灼於胃，肺與胃之上口皆有瘡而傷矣。水入則嗆者，賁門傷則水不得入，溢入會厭，會厭掩而不納，故氣逆噴出而嗆也。食入則吐者，賁門傷則門户隘塞，食物不能直奔於胃，緩則汩汩而下，急則阻而吐出矣。此其惡候，鮮有生者。其或舌上有瘡，爛破如蜂窠之狀，舌痛强硬，不能爲用，延納水穀，亦使水入則嗆，食入則吐，待舌瘡平則安矣。

## 驗頭面

論曰：輕者頭面稀，少用胡荽酒洗，不欲噴頭面。以諸陽之會在於頭，心之華在於面，痘爲陽毒而心主之，故痘瘡頭面稠密者重，頭面預腫者凶，頭面瘡破爛腥臭者凶。故占瘡之輕重吉凶，莫如頭面也。

人之一身，内則心爲君主，外則頭爲元首。病有真心痛，真頭痛，以見不可輕犯也。經曰：頭者精明之府，頭傾視深，精神棄矣。故古人之生死者，亦莫如頭。凡瘡初出，從他處先見，漸登於頭，起發收靨皆然，他處皆有瘡而頭獨稀，此佳兆也。若於頭額之間，先出先戴漿，先乾收，先破損，其瘡稠密無縫，肉下浮腫，皮上濈起粗膚者，皆凶。惟瘡遍身俱收，而頭上不收，或熟自破，或膿出結聚堆積者，不須怪。蓋天地之化，孤陽不生，孤陰不長，陽變陰合，彼此相成，頭者諸陽之會，無陰相濟，所以難收也。又病閉目摇頭者死，此陽脈不治，謂之心絶也。

經曰：十二經脈，三百六十五絡，其氣血皆上走於面而走空竅。又肝開竅於目，肺開竅於鼻，脾開竅於口，心腎開竅於耳。又修真家云：面有七竅，內應乎心。又相術但觀人之面以知禍福，可見面不可敗也。凡瘡稠密，七竅閉塞敗面者凶，以臟腑經絡之氣皆病也。又諸陽皆聚於面，痘爲陽毒初出之時，必先於面。然面有部位，其候不同：額屬心，離火之位，火性急烈，不可輕犯，凡瘡出現，泡漿乾收，先從額上起者凶。左頰屬肝，震木之位，右頰屬肺，兑金之位，二處不論先後，但瘡欲磊落堅厚，若模糊成塊，浮嫩易破，潰爛灌腫者凶。蓋肝藏魂肺藏魄，肝肺俱敗，魂魄以離，故凡病痘兩腮冷或木硬者死。頦屬腎，坎水之位，此處先出先壯先靨者吉。蓋瘡疹出於腎則吉，入於腎則凶也。鼻屬脾，坤土之位，亦不論先後，但不欲模糊早乾收也。若未成漿，鼻頭先乾黄者凶，此脾土將敗，真臟色見也。

人中爲陰陽之分，故《南村輟耕録》以泰卦象之。人中而上，分爲三部；人中而下，亦分爲三部。髮際之上，陽之上也；兩眉之間，陽之中也；山根之下，陽之下也。自口至兩乳間，陰之上也；自心蔽骨至陰毛際，陰之中也；自陰而下，陰之下也。凡瘡之出現起發收靨，自人中而分，上下循序，陰陽和暢，雖多且密，亦可言吉。若或舛錯，雖是稀少，亦可言凶，此有伏也。

發熱之時，面色明瑩者吉。面赤若塗硃者重。此邪氣拂鬱於陽明及胃與大腸也。陽明之經，上循於面，故面赤也，宜以清凉解毒之藥少通利之。面垢慘黯者凶。瘡疹之火，發自少陽，面垢者，少陽候見也。《針經》云：少陽病甚則面微塵。宜表裏雙解，蓋少陽從中治也。

## 驗耳目鼻

經曰：腎通竅於耳。耳者，腎之外候也。腎之爲臟水臟也，天一生水，受氣之初，先生兩腎而一陰藏焉，又有相火存乎命門之中。瘡疹發熱，耳獨涼者，瘡疹爲火，腎不受邪，存水之主以制陽光也。如耳反熱，則水不勝火，將有歸腎之變。痘疹之候，先觀耳後有紅縷者，蓋手少陽三焦之脈，從膻中上出缺盆，繫耳後，直上出耳角，紅者火色也，此瘡疹之火，發自少陽，自見於其經也。凡瘡自耳先出，未及成漿，耳輪先靨者，漸萌歸腎之勢矣。

目者，心之使也，神所寓焉。發熱之初，觀其兩目神倦不欲開者痘也，目中汪汪若水者疹也。諸瘡皆發於心，故候見於目也。目赤者熱甚也。心惡熱，急解之。經曰：肝開竅於目。瘡疹發熱目連劄者，肝有風也。風入於目，上下左右如風吹，不輕不重，兒不能任，故目連劄也。目直視者，肝有熱也。熱入於目，牽其筋脈，兩眥俱緊，不能轉盼，故直視也。得心熱則搐者，風火相搏也。痘疹發搐，此其常候。但瀉心肝之火，搐止則吉，搐不止則凶。《針經》曰：五臟六腑之氣，皆上注於目而爲之精，精之窠爲眼，骨之精爲瞳子，筋之精爲黑睛，血之精爲絡，氣之精爲白睛，肉之精爲鈎束裹擷。痘瘡之毒，發於五臟六腑，毒之甚者，眼必受之，古人留護眼之法，其意深矣。凡瘡出太甚，兩眼常出淚者，肝熱也。此時眼中無瘡，但内服瀉肝火之藥。蓋眼中之痘，常在收靨不齊之後有之，如瘡入目成膚翳者，切不可用點藥，損睛破瞳，成廢人矣。痘瘡收後，目不可開者，肝熱則目濇不敢開，明暗皆然。心熱見明則合，暗處則開，謂之羞明，此有餘熱在心肝也。如瘡未成膿，腫去目閉者，瘡已過期。收靨不齊，目閉不開者，瘡壞欲變。目上竄者，心絶也。直視不轉者，腎絶也。非泣而淚自出者，肝絶也。微瞑者，氣脱也。血貫瞳子者，火勝水竭，皆死候也。

經曰：肺通竅於鼻。瘡疹發熱之初噴嚏者，火邪上干於肺，外應於鼻，則癢而嚏。鼻乾黑燥者，火刑於金，金體本燥，得火反甚，急宜清金瀉火以解其毒。鼻衄者，血得熱而妄行，故衄出於鼻，急與涼血瀉火以解其毒。

鼻流清涕者瘆也，瘆發於心，心肺相連，以火鍊金，熱極而反化爲水也。瘡出之後，鼻塞不通者，熱也。火主䐜脹，瘡已成漿收靨之時，鼻塞不得息者，此鼻内有瘡，膿涕黏結，可用金銀小簪子以通之。如瘡未成漿，鼻端先乾者凶。經曰：藏真高於肺，以行榮衛陰陽也。邪火刑肺，肺敗不能輸精於皮毛，故皮毛焦枯，先見於鼻，榮衛不行，陰陽不續，以漸遍身，皆乾枯而死矣。凡瘡變壞，鼻中血出者，涕自流出者，鼻孔開張喘急者，肺絶之候，皆死證也。

## 驗脣口牙齒

脾之竅通於口，其華在脣四白。《脈訣》云：應脣通口氣。痘瘡初發熱，口中氣和，脣色紅潤者吉。如口燥脣裂，其毒必甚，急解之。瘡出稠密，脣口瘡子相黏，諸瘡未發，此瘡先已戴漿，諸瘡未收，此瘡先已焦黑者凶。面瘡腫灌脣上瘡裂成塊乾濺者重。如瘡出太密，口中臭氣者，臟腑敗壞，故臭出於口也。瘡欲變壞，脣上縮者，脾絶也。脣下自呻者，魚口也。口中涎如膠黏者，脾津竭也。皆不可治。瘆家脣口生瘡聲啞者，狐惑證也，不急治之，殺人。

上片牙隶於坤土，乃足陽明胃脈之貫絡也；下片牙隶於乾金，乃手陽明大腸脈之貫絡也。瘡瘆發熱之初，口開前板齒燥者，裏熱也，宜以清涼之劑微解之。咬牙者，牙乃骨之餘，腎主骨，寒顫咬牙，毒歸於腎，必死。如發熱咬牙者，有欠則爲肝熱，有上竄則爲心熱，此欲作搐也。瘡已收靨，牙齦潰爛者，此内瘡未得平復也，勿作走馬瘡疳治之。瘆後牙齦潰爛，血出肉黑氣臭者，此乃是走馬疳也。

## 驗喉舌

咽者胃之系，主内而不出，所以司飲食也；喉者肺之系，主出而不内，所以司呼吸也。人之咽喉，乃緊要槖籥門户也。經曰：一陰一陽結謂之喉痹。一陰者，手少陰君火心主之脈氣也；一陽者，手少陽相火三焦之脈氣也，二脈并絡於喉。瘡疹之毒，君相二火主之，其火上蒸，咽喉最爲先受，故發熱與出形之初，必問其咽喉痛與不痛，先與發散解利之，令毒得出，不留連於咽喉間也。若不知此義，以解利於先，則咽喉腫塞，飲食不入，呼吸不能，死在旦夕矣。如瘡出太甚，審察咽喉：若內無瘡，又不痛者，此毒已盡出，不須慮之；如內多瘡，又加痛苦者，切防收靨之時，嗆水吐食失聲之變；如病益甚，喉中氣響，汩汩如水聲者死。

舌者，心之候。《脈訣》曰：外應舌將榮。又脾之脈絡於舌。舌之在人，延納飲食，主持聲音，其用亦大矣。瘡疹發熱，其舌紅潤者吉。舌燥如芒刺者，裏熱甚也，急解之。《針經》曰：熱病口乾舌黑者死。吐舌者，脾有熱也。脾臓微熱則舌絡微緊，時時舒舌，勿用冷藥及下之。或飲水者，醫疑爲熱而下之誤也。飲水者，脾胃虛津液少故耳。瘡出之後，舌上稠密，出如堆粟，破如蜂窠者危。更加飲水則嗆，食物則噦，聲啞不出者，必死之證。瘡出太甚，弄舌者凶。

## 驗頸項

經曰：東風生於春，病在肝，俞在頸項。頸項者，生氣之本也。又曰：天氣通於肺，地氣通於嗌。天食人以五氣，喉者氣之所由也，故喉主天氣。地食人以五味，咽者味之所由也，故咽主地氣。頸項者，咽喉之管束也。又三陽之脈自頸而上，三陰之脈自頸而還，頸項者陰陽之道路也。痘疹之候，頸項欲疎，若纏項而出，稠密太甚者，謂之鎖項。廢其管束，阻其道路，上不得降，下不得升，內者不出，外者不入。經曰：出入廢則神機化滅，升降息則氣立孤危。此死之徵也。凡病深項軟者死，骨敗也，不治。

## 驗胷腹

經曰：凡刺胷腹者，必避五臓。胷腹者，臓腑之郭也。又曰：膈肓之上，中有父母。蓋言心肺也。故痘瘡輕者胷前無，胷腹出太甚者必重也。其中於臓，各有期日。凡病深喘急，胷骨扇動者，肺焦脹也，左乳下動脈突出者，宗脈絶也，皆不可治。瘡疹腹痛者，毒未盡也，更宜詳審。

## 驗手足

四肢者，諸陽之本。瘡出欲疎，其發欲透，其靨欲齊。如應出不出，應發不發，應收不收，此脾胃氣虚，不能旁達四肢也。發熱手尋衣領，亂捻物者，肝熱也。手掐眉目鼻口者，肺熱也。手足搐搦者，心肝風火相搏也。各隨其臟而瀉之。足涼者，此常候也。瘡疹腎不受邪，腎主足，故足宜涼。手足冷者，脾臟怯也。四肢皆稟氣於胃，而不得至經，必因於脾，乃得稟也。脾怯不能爲胃行其津液，故冷耳，宜温之。瘡已出現，手足多水泡者，此肝勝脾衰，爲鬼賊，宜急治之，不久便生癢塌也。如遍身皆發，手足不透，是空殼者，此脾胃虚弱，津液耗竭，榮衛凝沍，故其毒亦鬱而不發也。不能食者死，能食必發癱痘。瘡勢太甚手足冷者，不治。瘡未成漿，手足皮脱者，必死。瘡已正靨，惟足不收者，足爲純陰，無陽相濟，所以收遲。《玉函經》云：孤陽寡陰即不中，譬諸鰥夫及寡婦。如瘡始成漿，他處未收，手足心先靨者，其後必生怪疾也。瘡靨之後，手足關節腫痛者，必發癰也。瘡癢手足搔亂者凶。

## 驗寢臥

夫衛氣者，晝則行陽，夜則行陰，行陽則寤，行陰則寐，人之常也。瘡疹發熱，便昏睡者，心主熱，脾主困，心受氣於脾，故發熱昏睡，此常候也。起臥不時者，内有熱也，必多陷伏之變。合面臥者，裹熱也。大抵瘡疹始終安寢者吉。蓋氣血强盛，榮衛流行，邪氣出於表而不在裏則神安，神安則志定，是以得安寢也。若氣血衰弱，榮衛滯濇，邪在於裏而熱，心惡熱則神不安，神不安則志不寧，是以煩躁悶亂譫妄而不得眠也。亦有毒伏於中，神喪氣脱，僵臥如尸，呼之不應，飲食不知者，不可以嗜臥論，乃死證也。

## 驗飲食

經曰：人以水穀爲本，故人絶水穀則死。仲景曰：水入於經，其血乃成，穀入於胃，脈道乃行。可見水穀之悍氣爲衛，精氣爲榮，水去則榮敗，穀消則衛亡矣。凡痘瘡能食者雖重亦吉，不能食者雖輕亦危也。然有不能食而生，能食而死者，何也？蓋不能飲食者，臟腑内實，大便不行，有平日之穀氣以爲之主，瘡成之後，自消穀氣而思食矣。其能飲食者，邪氣殺穀，即叔和所謂口乾饒飲水，多食亦飢虚者是也，將不久而變生焉。惟疹家多不能食，以口中不和，不思食也。

## 治瘡要略

夫治痘者，必先視其人之勇怯，次審其邪之盛衰，又參以時之寒煥，逐日淺深，臨時消息而施方治，自無不效。世俗治痘者，偏執首尾不可汗下之説，喜補而畏攻，取温而舍涼，不知形之盛衰，邪之表裏，時之寒煥，而妄施治，習以成俗，莫之救正也久矣。經曰：諸痛癢瘡，皆屬心火。又曰：少陽所至爲瘍疹。則痘爲火毒昭昭矣。苟皮膚閉密，應出不出，非用汗劑以微發之，則瘡子何以得出耶？火鬱則發之，是汗劑亦可用也。毒伏於裏，焚灼腸胃，六臟閉結，大小便不通，非用泄劑以微利之，則毒氣何以得解耶？是下劑亦可用也。

## 攻補利害

經曰：毒藥攻邪。謂之攻者，發汗吐下三法也。又曰：虚則補之，實則瀉之。謂之虚者，正氣虚也。謂之實者，邪氣實也。瀉即攻之謂也。痘瘡輕疎，更無他苦，不須服藥，攻補皆勿用也。設若邪氣方盛，正氣未衰，不知攻邪爲急而反補之，貽禍非淺。試以攻補利害言之：如發熱之時，煩渴驚妄，目赤脣焦，大便秘，小便不利，不以輕劑發其表，涼劑攻其裏，而反用參朮之類以補之，則增悶亂昏憒，毒伏於内而不出矣。如瘡出太甚，焮腫紅艷，煩渴不止，大小便秘結，不以涼劑解其表，寒劑攻其裏而反補之，則增潰爛癰腫目病之變。凡若此者，醫害之耳。世俗補者，喜用四君子湯，不知白朮燥津液，茯苓滲津液，瘡子乾燥者，寧不爲害耶？惟内虛吐瀉，瘡色灰白者，則補爲利而攻則有害。内實能食，瘡色紫赤者，則攻爲利而補之害不小矣。治痘疹之法，必欲發表攻裏，使之盡出，然後補而調之。如元氣素弱者，當未出之先，補之可也。

## 雜證宜攻

或謂病痘之人，臟腑動摇，血氣虧損，如有雜證，戒其峻治。殊不知痘之爲病，貴於榮衛流通，血氣充養也。調護保愛，常恐有雜證以介乎其間，人之血氣，只有些許，苟添一證則虧一分，虧一分則於痘上增一分病矣。謂之雜證者，不過内外傷而已。故天地之氣感則害人皮毛，謂之外傷，外傷則表病，表病則或出不快，或發不透，或釐不齊，是因外傷而貽患於瘡也，須從外傷之證攻之，但發散中兼救表解毒之藥。水穀之氣感則傷人腸胃，謂之内傷，内傷則裏病，裏病則或吐或利，或腹痛或喘滿，以致爲伏爲陷，是因内傷而貽患於瘡也，須從内傷之證攻之，但消導中兼補中托裏之法。亦有不因内外傷而生異證者，此則毒之所爲，專從痘證論之，亦須急治，勿使毒氣滋蔓，以成大戾也。

## 壞證不治

治痘之法，常須識證。苟有雜病，迎而奪之，勿使滋蔓，致成壞病也。病至於壞，治之無及。如發熱吐利并作者，此毒火内攻，令其上下得出也，勿驟止之。瘡出而吐利不止，宜急止之，恐其内虛毒伏而不出也。自此以後，吐利不止者，壞病也。發熱驚妄者，内熱也，急止之；瘡出之後，反加譫妄者，壞病也。發熱腹痛者，毒也，急攻之；攻之不止，其瘡乍見乍隱者，壞病也。瘡出模糊者，急攻之；顆粒不成，但加虛腫者，壞病也。瘡出皮紅者，急解之；紅艷不退，瘡皮嫩薄者，壞病也。瘡出焦黑者，毒深也，急攻之；紅潤不回，反見乾没者，壞病也。瘡出帶水者，肝病也，急解之；若生搔癢者，壞病也。瘡癢破損，急治之；破者不灌，空中無痘，壞病也。瘡敗成癰，急救之；痂皮不結，深潰出血者，壞病也。頭面預腫，疫毒也，急解之；其腫忽消者，壞病也。又如喘急而悶亂不寧者，肺絶也；直視摇頭，心絶也；泄利水穀不化，脾絶也；手足搐搦，肝絶也；溲便遺矢，腎絶也。寒顫咬牙，手足厥冷，咽啞失聲，皆壞病也。

## 飲食所禁

經曰：飲食自倍，腸胃乃傷。言平人也。病痘之人，腸胃先困，飲食可不謹歟？故五味之人，各有所宜，各有所禁。如芳草之氣、美酒氣盛而慓悍，肥者令人内熱，甘者令人中滿，魚者使人熱中，食毒負毒者其毒必發，乘氣伏氣者其氣必靈。以至偏熱偏寒，動風動火，一切辛酸炙煿油膩之物，不知禁口，若貪食之，則腸胃僅存衝和之氣，不但爲之傷，而乖戾之渣滓，又能助毒爲虐矣。所可食者，糜粥淡菜，間以豮猪精肉飼之，使腸胃常實，血氣常充，以助痘之成就，仍無太飽、無太飢，熱無灼灼，寒無滄滄，以致傷脾胃也。吾見痘中喜飲酒者多目疾，喜飲甘者多齒疾，喜酸鹹者多喘欬之疾，貽禍終身。詩曰：爽口物多終致疾。邵子豈欺我哉？

## 起發不透

痘瘡所喜者，起發成漿，斯無留毒也。瘡出疎者亦易起發，瘡若稠密則難起發矣。然應起發而不起發者，氣虚也。應作膿而不作膿者，血虚也。曾未起發作膿，一向空虚者，謂之伏。將欲起發作膿而忽平塌者，謂之陷。遍身起發手足獨遲者，脾胃不足也。起發將半，不能充頂者，元氣素弱也。此皆留毒於内，日後必有餘毒也。惟背瘡平塌，不須責之。

## 收靨不齊

痘瘡膿成之後，应結痂而不結痂者，氣虚也。蓋氣主外，虚則不能約束皮毛，收斂津液也。或因内實便秘，不能成痂者；或因內虛便泄，不能成痂者；或因飲水太過，濕傷脾胃不能成痂者；或因蓋覆不謹，衝冒寒熱，不能成痂者；或因尋掐反復，潰爛不能成痂者，其候各不同也。惟頭足收靨獨後，此常證也。蓋天地之化，生於陽者成於陰，生於陰者成於陽。頭爲諸陽之會，自額已上，陽之陽也。陰氣不達於諸陰，皆集於足，自膝而下，陰之陰也。陽氣不盛，所以收遲。如遍身收靨不齊，不能成痂者，此倒靨也，日後必有餘毒。手足不能成痂，彼此串連成泡，此膿已化，毒已解，外泡未破，內膚已生，用針破之無妨也。間有不能收較，反增潰爛，膿水不乾者，此疳蝕瘡也。久而不愈，必成陷瘻，爛見筋骨而死。如正面灌爛，膿血痂皮，結成一片，焦裂濺起者，能食則吉，不能食則凶。

## 差後餘證

痘瘡已靨，其痂不脫，此脾胃弱也。其人少食，血氣不充，不能填滿肌肉，滋益皮毛，令痂不得脫也。如痂已落，發熱作渴者，陰陽俱虛也。蓋陽虛則外熱，陰虛則內熱。由瘡出太甚，氣耗血虧，津液枯涸，故熱而渴也。微熱不可妄治，甚者以補藥求痊，亦不可多用涼藥也。痘瘡差後，臟腑未實，血氣未平，瘡瘢未老，肌肉尚嫩，腠理尚疎，風寒易感，若出風太早，或因澡洗，則風寒乘虛而入，爲寒熱，爲喘嗽，爲腫，於補藥中微發之可也。如內傷飲食，腸胃新虛，不勝水穀，穀氣留薄，則成內傷，或飽悶，或煩躁，或吐或利，或腹中痛，於補藥中消導之可也。戒勿因循醸成壞病，此大虛之後不任病者也。

## 痘後餘毒

凡瘡不分疎密，但要其出必盡而無留伏，其發以漸而透，其收以期而淨。若出不能盡，發不能透，收不能齊，未免有餘毒也。出之盡者，作三四次出，大小不一，等至成漿收靨之時，於瘡空中猶出未已。若只始出一層，後無補空之痘，此有伏也。發之透者，謹於手足候之，充拓飽滿，可以謂之透。蓋手足位遠，若只平塌不能成膿，此毒雖出，不能旁達四肢，必復陷而入也。收之齊者，自面而下，痂皮潔淨，中無潰爛，可以謂之收齊。若收太急，或不成痂，此必有陷伏之證者，火逼之也。凡若此者皆有餘毒，須看部位，分經絡，别臟腑，補之利之解之，以平爲期。治之不已，此壞病也，不須再攻。

如毒留於肝則爲目病，或目腫痛，或䁖瞖内障，或羞明癮澀難開。

如毒留於心，則爲驚搐癲癇，爲斑瘤，爲諸血證。

如毒留於脾，則爲癰腫，出於手足骨節之間。

如毒留於肺，則爲喘爲欬。

如毒留於腎，則爲敗瘡而死。

如毒留於腸胃，則爲利膿血。

# 古今圖書集成醫部全録卷四百六十八

## 痘疹門

### 家傳痘疹心法 明·萬全

#### 治痘歌括引

治痘節要，諸家論之已詳。大抵臨病應變，因時制宜，其用歸於使人正氣不損，邪氣得釋而已。後世不知古人製方，一以中和爲貴，曲學偏見，滯於一隅，喜行温補者，既昧乎解毒之巧，專用涼瀉者，又失其中和之旨，妄投湯餌，僥倖成功，設遇脈證乖常，時勢差異，惟束手待斃而已。况虚虚實實，令人夭折者，又紛然乎其間哉？予因此懼，乃蒐輯往哲診治之法，及先君經驗之方，彙成歌括，序次成書，庶臨病之工，閱而取之，參詳審諦，斟酌施治，以收十全之功，幸無得魚而忘筌也。

#### 治痘總歌括

痘疹原因胎毒成，發生須是待天行。如逢疫癘將行候，須解湯丸最可憑。

痘疹之病，皆由父母胎毒，蓄於命門之中。命門者，右腎相火也，爲人身生化之本，故毒藏焉。如遇冬令温和，陽氣暴泄，人則感之，觸動相火，至春夏生長之時，其毒乃發，傳染相似，是謂天行疫癘也。未出痘疹者，但覺冬温或天時不正，鄉邑痘瘡盛發，即當預防，宜服解毒之藥，如辰砂散、消毒保嬰丹、代天宣化丸，皆可用也。頻頻與之，使瘡疹之毒輕減，自然易出易收，無陷伏鬱遏留連之患。其辰砂散、消毒保嬰丹、代天宣化丸，以解時行疫癘之毒則可，或因父母精血不足者，或其人素有他疾者，或發熱之時，别臟形證發見者，并宜兼而治之，不可徒使解毒而竟忘其本也。如脾胃素弱者，宜以養脾爲重，解毒次之，養脾丸服三之二，解毒三之一。如因父母奉養過厚，精血蓄毒，素多胎病者，宜二毒并解，以遡源解毒湯、代天宣化丸相間服之。

未病先知是上工，能言輕重吉和凶。不離氣色分清濁，臟腑精微阿堵中。

經云：上工治未病者，或望而知之，或聞而知之，或問而知之，或切脈而知之，是謂神聖功巧。瘡疹之毒，發於五臟而心主之，故曰諸痛痒瘡皆屬於心。心之華在面，吉凶輕重，可望見其氣色之清濁而知之。如青氣見者，此肝之色，肝木生心火，爲實邪，宜先瀉肝，羌活湯主之。如赤氣見者，此心本經之色爲正邪，宜瀉心導赤散主之。如黄紅氣見，口脣燥者，此脾之形色，心火生脾土，爲虚邪，宜先瀉脾，瀉黄散主之；弄舌者亦脾熱，以導赤散、瀉黄散合治之。如白色見帶燥，鼻中乾或清涕出者，此肺之色，心火剋肺金，宜瀉肺中之火邪，瀉白散加黄芩、山梔仁、天花粉、桔梗主之。如黑氣色見者，此腎之真臟色見，水剋火爲賊邪，不治。

預知瘡疹吉凶機，氣色都於面部推。年上山根尤緊要，紅光可喜黯青疑。

五臟皆屬於面，左頰爲肝，右頰爲肺，額上爲心，頦下爲腎，鼻爲脾。又目爲肝之竅，鼻爲肺之竅，口爲脾之竅，耳爲腎之竅，舌爲心之苗。若未出瘡疹之先，面部諸位明潤者吉，暗燥者凶。又相書分山根爲命宫，年上管疾厄。若二宫黄紅光晶者吉，青黑昏暗者凶，故二處尤緊要也。凡天行痘疹之時，傳染流布，男女大小，有未出痘疹者，視其形色情性，可以預言輕重吉凶也。此吾家傳秘訣，賢於命卜遠矣。蓋五臟精華皆見於面，而臟獨氣盛者，色亦應之。故肝氣盛者色青，心氣盛者色赤，脾氣盛者色黄，肺氣盛者色白，腎氣盛者色黑，但欲明潤，不欲枯槁，吉凶之兆，於此決矣。一觀其色：紅白明潤，與平日同，無改變者吉。如紅赤而太嬌，晃白而無彩，頓然改變，異於平時者凶。又如額有青紋，目有赤脈，口有黑氣，耳有塵痕者，大凶之兆也。一觀其形：精神爽暢，動止便利，言語清亮者，無病也，吉。如精神衰弱，動止遲留，言語低微，異如平時者，凶。又原具壽相者，吉。如有夭相，頭破顱解，項小不能任元，脚細不能任身，目無精彩，或精露神，啼聲斷續，笑語無情，聰慧太早，肉浮骨軟者，凶之兆也。三觀其情性：未發熱時，忽生喜心，若與父母愛戀不忍舍者，及聞見怪異言語妄誕者，凶之兆也。

發散爲陽收斂陰，始終一氣自流形。試觀春夏多蕃秀，才到秋冬少發榮。

嘗論痘疹之證，乃人身中一陽之氣，始於發生，終於收斂，流行遞變，以致於盡。辟諸草木，春生夏長，秋實冬藏，皆此一陽之氣，自爲始終者也。故治痘者，先要識得此氣，其來不可御，其序不可紊，盡其裁成輔相之道，以左右民，然後謂之良醫也。所謂道者，明於陰陽，和於術數也。蓋天食人以五氣，寒熱温涼平也。地食人以五味，辛甘酸苦鹹也。天有陰陽，故温熱爲陽而寒涼爲陰。地有陰陽，故辛甘爲陽而酸苦鹹爲陰。一物之中，亦有陰陽，故氣薄者陽中之陽，厚者陽中之陰，味薄者陰中之陽，厚者陰中之陰。清陽升浮，發腠理而實四肢；濁陰降沉，走五臟而歸六腑。所謂明於陰陽者此也。至於立方之旨，如辛甘發散爲陽，則用辛涼甘寒之劑，味雖陽而氣則陰也。酸苦瀉泄爲陰，則用酸熱苦温之劑，味雖陰而氣則陽也。氣味相和，陰陽相濟，必使陽毒之氣，順其流行之勢，而不失其遞變之序，始於春夏，終於秋冬。所謂和於術數者此也。今之醫痘者，辛甘温熱之羣聚，偏於陽而不知濟之以陰；酸苦温涼之合同，偏於陰而不知濟之以陽。使痘毒之氣，有春無秋，有冬無夏，是皆昧於陰陽之理，不知術數之奥，以夭人命，醫云乎哉！

首尾汗下爲不宜，尋常執著豈通醫。若分虚實能權變，可奪乾坤造化機。

首尾不可汗下，古人必有所爲而發。今徒拘執不可汗下之言，設遇外感寒邪，腠理閉密者，其出不快，其發不透，不與辛甘發散之劑，寧無壅遏之患乎？又如大小便秘結者，不與苦寒泄利之劑，寧無脹滿煩躁乎？但察其虚實，與時權變，可汗即汗，可下即下，中病則已，勿過其制，然後謂之通醫。

痘瘡無病勿服藥，實實虚虚不可錯。幾多狂瞽昧經文，壁上安鼠翻成惡。

痘瘡一科，自始至終，如無病者，不可服藥。古人云：無病服藥，如壁中安鼠，誠確論也。蓋治病之工，只有補瀉一法。果虛則補之可也，若元氣素厚，穀氣數强者而復補之，則有實實之變；果實而瀉之可也，若元氣素薄，穀氣素弱者而復瀉之，則有虛虛之變。如此之類，豈不爲壁中安鼠者乎？今之業醫者，但思醫不用藥，何以爲功而取利也？不論虛實，妄投藥餌，幸而中病則大言以彰其功，一有誤焉則掩飾其過而推托於命矣。

痘疹傷寒疑似間，古人分證可相參。莫將汗劑先輕試，發散惟令表裏安。

瘡疹發熱，與傷寒相似，但傷寒只見一經形證，若痘瘡則五臟之證皆見：如呵欠煩悶，肝證也；乍涼乍熱，手足梢冷，多睡，脾證也；面燥腮赤，欬嗽噴嚏，肺證也；驚悸，心證也；骫涼耳涼，腎之平證也。如初發熱疑似之時，不可遽用發汗之劑，如麻黄、桂枝湯類，蓋痘疹表裏俱熱，苟輕發汗，則腠理開張，表氣益虛，臓腑陽盛，其熱轉增；但以升麻葛根湯、人參敗毒散、羌活湯、參蘇飲之屬解之，使表裏氣和。凡瘡疹五臟見證，要察何臟之證爲甚，即主其臟之毒多，如肝證毒多者，必發水疱，生搔癢，成目疾，宜預解肝之毒，羌活湯加青皮、柴胡；肺證毒多者，必增喘欬，煩渴不止，手搯肩目鼻面，宜預解肺之毒，瀉白散合甘桔湯加牛蒡子、天花粉；心證毒多者，必伏不起，譫妄飲水，煩哭咬牙，宜預解心之毒，導赤散加黄連、辰砂；脾證毒多者，必成灰白色癢塌吐利，宜預保養脾胃以解其毒，四君子湯、調元湯加白芍藥、防風、連翹。腎不見平證，耳骫俱熱者，死候也。痘瘡主治解表和中解毒三法也：解表兼發散之義，使邪氣盡出於外，不使留伏於中，如防風、白芷、荆芥穗、升麻、葛根、柴胡、桂枝之屬；和中專主脾胃，兼助血氣，使裏氣常實，血氣不虧，助養痘瘡以待其成，不致癢塌倒陷，如黄芪、人參、白芍藥、當歸、木香、陳皮之屬；解毒瀉火涼血清氣，使毒邪有制不爲正害，如山豆根、大力子、紫草、連翹、黄連、梔子之屬。

痘瘡發熱疑似時，傷寒傷食莫辨之。試將解法真良劑，入口能令解却疑。

痘瘡發熱，與傷寒傷食相似，疑似之間，可以解發之藥服之。若是痘證則痘子即出，不是痘證則熱退而解矣。如證似傷寒者面赤，柴葛敗毒散主之。證似傷食者面黄，香蘇敗毒散主之。

始終清便自調佳，便溺阻艱事可嗟。腹脹喘煩多壅遏，急施疎導解留邪。

痘瘡始終要小便長而清，大便疎而潤，謂之裏氣和。若有阻艱，即毒邪留伏於裏，腸胃壅遏，不得運化，但見少有阻濇，須微利之。小便濇者，導赤散、五苓散、連翹湯。大便鞕二三日不更衣者，柴胡飲子、膽導法良。大小便俱不通者，八正散，得利即止。如逡巡隱忍，不能早治，以致腹脹喘氣煩躁者，治無及矣。宜大利之，三乙承氣湯，此救急之劑。

瘡疹爲陽待熱成，微微發熱始和平。假如大熱身猶火，解毒常教小便清。

瘡疹屬陽，非熱不能成就。故治不可盡除其熱，但微發熱，不渴，大小便自調，此肌表瘡本之熱，非裏熱也，謂之表裏無邪，不可妄治。若身熱如火，瘡勢稠密，其毒必盛，宜解毒兼利小便，連翹升麻湯、連翹湯主之。

始終能食最爲良，平日其人脾胃强。食少却防中氣弱，淹留引日變瘡瘍。

痘瘡始終以脾胃爲主。故人能飲食者，氣血充實，自然易壯易靨；食少者，起發收靨不能快易。治痘之工，於食少者，必須詳審。若平日能食，今因痘出而食頓減，或咽痛飢欲食而不能，宜解利咽喉，甘桔湯加牛蒡子。或咽痛或咽不痛，不飢不欲食，又看大便何如，大便鞕，此賴平日穀氣以爲主，雖數日不便無妨，不可妄補以增内熱，亦不可妄解毒以損脾胃。大便一日一行，則内之穀氣有限，而氣血益衰，須用和中，四君子湯加炙黄芪、木香、青皮。不可解毒者，脾胃虚也。大便瀉則裏虚，宜急止其瀉，四君子湯、黄芪建中湯、理中湯，并加訶子肉合肉豆蔻丸，或錢氏異功散、益黄散，甚則用陳氏木香散、異功散，此二藥太峻，非内虚瀉甚不可輕用也。若向能食，一旦食減，不咽痛，但腹中滿或痛，此必傷食，以養脾丸、木香大安丸消導之；甚則以丁香脾積丸，原物湯下，以微利之；復食以四君子湯合勻氣散或養脾丸調養之。

最宜安静號和平，表裏無邪志自寧。忽然煩擾宜詳審，外怕神亡轉悶昏。

痘瘡以安静爲貴，飲食坐臥如常，此表裏無邪，號曰和平。忽然煩擾不安多哭，宜審視瘡勢形色：如瘡起發光壯，不渴，大小便調，此瘡正發，毒邪散佈，氣血弸急而痛，謂之痛煩，不須施治，待膿成毒化，痛止而煩去矣。如瘡正色，問之不痛，但覺心煩不安，此内熱也。心惡熱謂之熱煩，以導赤散加梔子仁、麥門冬；或以牛黄清心丸，燈心湯下。如瘡紅紫乾燥壯熱，口渴狂亂，昏悶譫語，如見鬼狀者，退火回生丹。如瘡搔癢，此欲陷也，瘡乍見乍隱，此有伏也。目閉言妄，謂之神喪，不治。

癢塌方將倒陷時，急憑妙劑强扶持。空中痘出無番次，損去多膿功可施。

痘瘡喜厚實堅牢，尖圓飽滿。若頂平皮薄色淡，忽然瘙癢損塌者，此脾胃弱，肌肉虚，欲變倒陷也，宜十全大補湯加防風、荆芥穗服之，外用茵陳熏法。如痘空中原無痘處復出，大小不一等，作三四番出，其破損處，復加腫灌成膿，能食大便調者，可治。若癢不止，皮脱瘡乾，或利，或大便秘悶亂者，此已陷也，不可再治。

陷伏須分實與虚，莫於臨證更躊躇。死生倏忽如翻掌，幽谷春回慶有餘。

凡痘疹内者不出謂之伏，外者復入謂之陷。陷伏之證，有實有虚。如大熱渴，大小便不通，煩躁譫語，妄有見聞，狂亂腹脹者，此實也。實者邪氣壅遏，侵蝕正氣，宜内服百祥丸、牛李膏或宣風散、棗變百祥丸，外用水楊湯浴之，得利瘡出者佳；更以宣聖散、加味四聖散，并加燒人屎調之。如因吐瀉不止，渴喜飲水，腹脹手足冷，或寒顫咬牙者，此虚也。虚者正氣虚弱，不能制伏邪氣，令得反復，宜内服快斑湯合匀氣散、奪命丹，甚則陳氏木香散、異功散，外用水楊湯浴之，泄止瘡出者佳；更以十全大補湯加燒人屎調之。此上二證，并用神應奪命丹，如法施治。瘡不出反加煩躁，昏不知人者，死證也。大抵看痘之法，其出欲盡，出不盡者伏也；其發欲透，發不透反平塌者倒陷也；其收欲淨膿潰皮破，收不乾淨者倒靨也。陷伏之證，謂之逆證，非衝擊猛峻之劑，安能成起死回生之功哉？輕者奪命丹，甚者神應奪命丹。如倒靨之證，氣實者解毒内托散，氣虚者調元湯加白芷、桂、防風、當歸主之。服藥之後，有三驗法：原瘡先平後腫以成膿者，一驗也；原瘡已乾，别於空中復出一層，起發養膿，但如正痘收靨者，二驗也；不腫不出，只變自利下膿血者，三驗也。有此三驗者吉，無者凶。

四時分治候須明，暑濕風寒不可輕。異氣莫教相觸犯，致令翻變亂其真。

瘡疹發熱之時，其初發表解肌，四時各有主方：春用羌活湯，夏用五苓散，秋用參蘇飲，冬用五積散，四時通用人參敗毒散。又如春肝旺，風木主事，調養之法，宜四物湯加防風、黄芩、木香、青皮、羌活，以折風木之勝；又以四君子湯加白芍藥、桂心以補脾之受制，相間服之。夏心旺，熱火主事，宜黄連解毒湯合天水散以清熱火之勝；又以調元湯加麥門冬、五味子以補肺之不足。秋肺旺，燥金主事，宜瀉白散合甘桔湯加牛蒡子、馬兜鈴以散肺中之邪；又以四物湯去川芎加天麥門冬、天花粉以潤其燥。冬腎旺，寒水主事，宜五積散以散表之寒，理中湯加炙黄芪、木香、丁香以勝裏之寒。此四時之治法也。如天有暴風，連日不止，恐有風邪，桂枝葛根湯。夏月盛暑，或非時之熱，人參白虎湯。冬月嚴寒，或非時之寒，四君子湯加桂枝、生薑。久雨濕盛，五苓散加蒼朮。此四候者，必瘡變色，有異證，可依其法治之。苟無他候，不可妄治也。惟常服蟬蜕膏，蓋此方能御風邪，辟惡氣，透肌快斑疹也。

治痘皆言要補脾，補中有害少人知。一朝陽盛陰先絶，到此臨危悔却遲。

痘瘡雖以脾胃爲主，若果吐利飲食少者，四君子湯聖藥也。苟能食大便鞕，此裏本實，復以四君子與之，則爲實實，陽勝陰虧，不久而生變矣。況白朮燥津液，茯苓滲津液，氣盛血枯者，其遺害豈小小哉？

痘瘡脈候貴和平，胃氣悠長最要清。弦數浮洪爲實候，微沉遲濇是虚因。

痘瘡之脈，中和安平爲貴，不可燥疾微小，故曰脈静身凉者生，脈躁身熱者死。若陽病得陰脈者死。夫四時以胃氣爲本，胃氣者，弦不弦，石不石也。故弦數浮洪爲太過，爲實，實者邪氣實也；沉遲微濇爲不及，爲虚，虚者正氣虚也，皆死候之脈。所以人無胃氣則死也。

痘逆證逆色脈逆，此候未聞人救得。但觀色脈有可爲，對病置藥須詳悉。

治痘之法，色脈爲本，病證爲標。若痘逆如陷伏之類；證逆如煩躁悶亂，腹脹足冷之類；色逆如氣色昏黯，皮肉黧黑之類；脈逆如躁疾鼓搏謂之陽盛陰虚，沉微濡弱謂之陰盛陽虚。四逆俱全，標本同病，表裏皆傷，不可治也。若只痘逆證逆，六脈調匀，五色明潤者，此標病本不病也，急治其標以救其本。對病之藥，良工得之。

## 怪痘辨生死訣

怪痘者，乃逆痘之中最甚者也，形證不一，宜辨之。

痘子初出時，面胷手足已見紅點，却不起發，不成膿水，隨即收斂，若加悶亂氣喘者即死，此内陷證也。若無喘煩之證，名曰試痘。過五七日復發熱出痘者，其痘必重。

痘子出現，三兩成叢，根脚堅硬成塊者，此名痘母，不治，六七日死。

痘子將出，身上有紅腫結硬處，似瘤非瘤，似癰非癰，亦名痘母，不治，三五日死。

痘子初出，便成血泡或水泡，隨即破壞，此名爛痘，不治，二三日死。

痘子出後，遍身都是空殼，不作膿水者，此名空痘，不治，八九日死。不死者，亦發癰毒，難調。

痘子出現，起發之時，中陷乾黑者，此名鬼痘，宜用胭脂水塗，勿使蔓延。若不急治，當靨不靨，乍起乍塌，多作番次而出，綿連日久而死。

痘子出現，起發時中間有痛如刀割者，叫哭不止，此名痘疔，不治，五六日死。

痘子起發時，枯燥不潤，塌伏不起，皮膚皺揭者，此名乾痘，不治，五六日加煩滿喘急而死。

痘子起發時，皮嫩易破，摸之濕手者，此名濕痘，不治，六七日癢塌而死。

痘子起發時，瘡色嬌艷，皮肉緋紅者，此名嫩痘，八九日後，不能成痂癢塌死。

痘子起發養漿之時，瘡頭有孔漿水漏出者，此名漏瘡，五六日後癢塌死。

痘子膿水將成之時，其瘡自破，有孔而深，此名倒陷，不治。

痘子將靨時，不能成痂，皮脱肉黑，此名倒靨，不治。

痘子將靨之初，不能成痂，皮肉潰爛，膿水淋漓者，此名痘癩，能食生，不能食死。

# 發熱證治歌括

痘疹發熱似傷寒，證治分門不一般。疎解透肌斑毒出，陰陽和暢少留連。

痘疹毒發於裏，陽氣熏蒸而熱，其證惡熱喜露頭面，以温涼之劑解之，使營衛疎通，陰陽和暢，毒由筋骨臟腑而達於肌肉皮毛，漸化而解之，不留逆鬱遏於裏也。

發表時師少定方，古人專主葛根湯。能通權變知增損，何必多方立紀綱。

治痘以葛根湯爲主，今隨證立增損法於後：初發熱解表，加柴胡、羌活、白芷、桔梗、防風。口乾渴，内熱也，加葛根、天花粉、麥門冬。自利加條實黄芩生用。嘔吐，加半夏、生薑。腹中痛，加木香、青皮、枳殼、山楂肉。腰痛，加獨活、北細辛。頭疼，加羌活、藁本、蔓荆子。驚搐，加木通、生地黄、燈心。小便少，加木通、車前子、瞿麥。大便秘，加大黄。衄血，加山梔仁、元參、生地黄。發熱三四日，熱甚不減，加解毒藥，大力子、連翹、紫草、桔梗。瘡不出，加防風、蟬蜕、荆芥穗、紅花子。眼痛，加密蒙花、柴胡、龍膽草。瘡出後太稠密，加人參、當歸、木香、紫草、大力子、防風、桔梗。咽痛，加桔梗、連翹。瘡乾或帶紫或色太赤者，血熱也，加當歸梢、生地黄、紅花、地骨皮、牡丹皮。瘡灰白色平陷者，氣虚也，加人參、黄芪、防風、木香、官桂。手足瘡不起，脾胃不足也，加防風、官桂、人參、黄芪。瘡太密，起發不透又渴者，此津液不足，加人參、麥冬、天花粉。泄瀉者，裏虚也，加人參、白朮、訶子、白茯苓。瘡不著痂者，濕熱也，加防風、黄芪、官桂、白朮。

解表升麻湯最良，紅斑雖見有何妨。時師膠柱無通變，才見紅斑不敢嘗。

古人謂但見紅點，便不可服升麻葛根湯，恐發得表虚也。此蓋爲痘疎毒少者言。後人不達立言之旨，遽謂凡出痘子，才見紅點，真不可服。殊不知升麻葛根湯四味，乃發表解毒，疎通血氣，升降陰陽之劑。痘出太密，正宜常服以解之，令陷者升之，燥者潤之，鬱者疎之，過者平之，陰精不衰而陽毒不亢也。苟謂痘疎毒少者，雖他藥不可服，况葛根湯乎？

痘疹未形先發熱，吉凶輕重何如別？熱微毒少吉堪言，熱甚毒多凶可決。

痘疹熱氣甚者，其毒必多，痘出自密，宜連翹升麻湯，或如聖湯、解毒快斑湯，并合代天宣化丸主之。或有熱微痘出反密者，其人必口燥渴，脣焦裂，小便赤少，大便秘，身雖不大熱，卻蒸蒸然，此毒深熱亦深，故表不大熱而裏熱也，宜急解之，柴胡飲子。或有熱甚痘出反疎者，其人必不渴，脣潤目無赤脈，大小便調，身雖大熱，但熇熇然，此毒淺熱亦淺，故表熱裏氣和也，只以升麻葛根湯。

發熱大渴熱在中，舌燥脣焦毒氣攻。莫比尋常些小渴，養陰解毒有神功。

此心經出痘證也。痘疹發熱，有小渴者，但與陳廩米作湯飲之。若大渴嗌乾，脣焦舌燥，此心火炎上，腎水不升，毒火妄蒸，血枯液耗，宜急解之，葛根解毒湯大劑飲之；不止，更加黄連以瀉心火之有餘，黄蘗、知母以滋腎水之不足，舌潤則生，舌如芒刺則死。蓋舌乃心之苗，少陰之脈縈於舌也。如發熱自利而渴者，此津液不足也，黄芩散加人參、白朮、麥門冬主之。

熱時腹痛陣難禁，臟腑之中毒氣侵。發散疎通如痛減，切防陷伏變非輕。

此脾經出痘證也。訣云：發熱肚中痛，斑瘡腹内攻，發多防不透，發少更防癰。可見瘡疹腹痛，乃惡候也。凡發熱腹中便痛者，此毒氣内攻也，宜發表疎裏，桂枝大黄湯主之。若原無腹痛發熱，二三日後大便不通而痛者，此燥屎與毒相并而痛也，膽導法、宣風散，擇而用之。有譫妄狂亂者，内服退火回生丹，外用膽導法。原無腹痛，或因飲冷水而痛者，此冷痛也，理中湯加桂心。或因多食而痛者，此食積痛也，微則木香大安丸，甚則承氣湯、丁香脾積丸，原物湯下。已上俱可下者。若脾胃素弱之人，不可與下，反傷脾胃，宜補中益氣湯主之。原無腹痛，自利後痛者，此虚痛也，黄芪建中湯加木香、青皮。發熱自利，又腹痛者，此亦毒也，黄芩湯加木香、青皮，或化毒湯主之。如瘡乍出乍隱，此伏也，七物升麻丸。瘡出盡者，再以神應奪命丹大發之，瘡不出者勿治。

發熱腰痛最可訝，膀胱傳腎變凶邪。急宜解散陰中火，莫待流殃却痛嗟。

此腎与膀胱二經出痘證也。痘瘡初發熱，便腰痛，其後多不可治之證。蓋由膀胱傳入於腎，乃陷於至陰之下而不得升，伏於骨髓之中而不能出，故瘡疹歸腎者死。但覺腰痛，便急發散，令毒化解，復出於太陽而行順道也，人參敗毒散或五苓散加獨活、細辛主之。

腰痛雖云大不祥，女輕男重更消詳。未婚可許真元固，已娶堪憂相火狂。

經曰：腰者，腎之府也。乃人身之樞紐，諸骨之根柢。痘疹腰痛，最爲大忌。陽道常饒，陰道常乏，故男重女輕也。

惟有斑疹能作搐，要識病源屬肝木。木能勝脾又歸心，風火相爭多不足。

此肝經出痘證也，以導赤散加辰砂末，與瀉青丸合而治之。如再不止，小便利者，可治以導赤散，送下牛黄清心丸，或紅粉丸。小便不利者，勿治。其有不作搐，只多叫哭者，肝熱也，目必直視，瀉青丸；目不直視，燥渴多哭者，心熱也，導赤散加黄連、梔子仁主之。

發熱吐利如併作，上下毒出無壅遏。三焦火邪熱中求，日久不休脾胃弱。

此脾胃二經出痘證也。疹瘡發熱吐利，非寒證，如欲止之，自利者黄芩湯，吐利者黄芩加半夏湯，吐者柴連散橘皮湯。更詳審吐利所出之物：如吐酸水者，利色黄或青緑者，其氣臭者，皆熱也。若吐清淡之水，利下清白不臭，未可作熱治之，乃內虛也，四君子湯加訶子肉、益黄散。利久不止，四君子湯送下肉豆蔻丸。

發熱譫妄如見鬼，神識不清毒在裏。鎮神解毒以平期，一向不休病不起。

此純陽無陰之證，不可治也，須審發於何臟：如目直視手尋衣領亂捻物，此發於肝，爲亡魂；悶亂喘促，手捻眉目鼻面，此發於肺，爲亡魄；上竄咬牙，多叫哭驚悸，或不能言，此發於心，爲喪神；困睡手足瘈瘲，不思飲食，此發於脾，爲失意；目無精光，畏明欲墜，下而縮身，此發於腎，爲失志。故曰真臟見者不治。或發熱時無此證，因大便秘結，卻有之，此內熱也，先以三黄丸、膽導法解利其熱，後以導赤散送下牛黄清心丸或粉紅丸以鎮其神，病已者可治，連作不已者不治。

身上蒸人手足厥，曾多吐利脾虚怯。補中發表要兼行，莫向人前浪饒舌。

此純陰無陽之證，先以黄芪建中湯加防風、羌活，或四君子湯加黄芪、桂枝、防風以發之。發後以四君子湯加黄芪、白芍藥、當歸、桂心以補脾胃，養氣血，而助痘瘡之成就也。

發熱之時血妄行，不知何道血先奔。但從鼻出宜涼解，别道來時可痛心。

此火刑於肺，鼻爲肺之竅，宜瀉火涼血清肺，以黑參地黄湯調鬱金末加茅根自然汁，磨京墨汁飲之。衄止者佳，衄出不已者勿治。若從口出者，從大小便出者，皆卒死之候。

晝夜如蒸熱不已，消詳内外分調理。假如咽痛食難嘗，急解咽喉無後悔。

此心火亢甚，脾土益燥，爲失其常，宜消詳表裏證候以施治也。如口燥渴，目赤脣焦，大小便不利，此表裏俱熱也，雙解散、柴胡飲子、膽導法。如咽喉痛，甘桔湯加牛蒡子，或射干鼠黏子湯加桔梗，使咽喉爽快，胷膈開豁。失今不治，他日咽喉閉塞，水入則嗆，穀入則嘔，暴啞失聲，悔之莫及！

發熱渾身汗漐漐，陰陽和暢宜沾濕。熱從汗減毒從出，汗瀉不休須早治。

痘疹發熱，若汗大出則陽氣暴泄，陰氣反弱，痘必難發難靨，宜急治之，調元湯，聖藥也。熱甚汗泄者，當歸六黄湯主之。

壯熱惡寒形似瘧，邪正交爭營衛弱。莫將寒戰妄猜疑，發熱何曾聞此惡。

如初發熱時似瘧，以柴葛桂枝湯加黄芪主之，瘡出即愈。不可錯認作寒戰，妄投陳氏辛熱之劑以誤人也。

發熱之初便咬牙，心肝熱壅勢堪嗟。早分形證施方法，莫向東風恨落花。

痘疹咬牙，乃惡候也。如發熱之初，多呵欠頓悶咬牙者，肝臟風熱也，羌活湯。目上竄咬牙者，心臟熱也，導赤散。不可妄用陳氏辛熱之劑。

發熱之時喘息頻，喉中涎響勢堪驚。急宜解散真高火，勿使炎威爍肺金。

此肺經出痘證也。毒火内蒸，上熏於肺，肺焦葉舉，所以喘息而涎響也。火鬱則發之，宜青金散火湯主之。若眼閉口張肩息足冷者不治。

未發痘瘡先發癰，根窠堅硬色鮮紅。此名痘母休輕視，縱有靈丹也不中。此乃逆證也，十發九死，真人解毒湯以主之。

## 發熱時辨生死訣

一、發熱三日之内，用紅紙條蘸麻油點火照心窩間，若有一塊紅者，或遍身有成塊紅者，八九日後決死，勿治。

一、發熱三日之内，遍身一齊出紅點，如蠶種樣，摸之不碍手者，決死勿治。

一、發熱三日之内，腹内大痛，又腰痛，及痘出乾枯亟痛不止者，決死勿治。

一、發熱三日之内，面上有一片紅者，色如胭脂，六日後決死勿治。

一、發熱三日之内，不問口鼻大小便但出血者，三日内決死勿治。

一、發熱三日之内，妄見妄語，昏不知人者，三日後決死勿治。

一、發熱三日之内，腹脹而痛，大叫不止者，三日後決死勿治。

一、發熱三日之内，其熱忽退，煩躁悶亂，坐臥不安，外雖清涼，内却熱也。若見悶亂腹脹，手足冷氣喘者，即死勿治。

## 出見證治歌括

熱蒸三日痘見形，此爲常候不須評。過期不及多乖氣，論治先分虚實因。

痘密者，以和中解毒之劑調之。如才發熱，一二日間痘疹便一齊涌出者，此表氣虚，營衛弱，腠理不密，肌肉不實，不能約束於外，使毒火衝擊，故出太驟也。宜用實表之劑，可以無癢塌，無潰爛，實表解毒湯主之。如發熱四日至五六日後始出者，此裹氣虚，不能驅逐其毒，使之即出，而毒邪得以留連停伏於臟腑腸胃之間，宜先用托裹之劑，令其快出，次以和中之劑多服之，可以無伏無陷無倒靨，托裹宜托裹快斑湯或十宣散，和中宜四君子湯加黄芪或調元湯合勻氣散主之。

發熱微微報痘疎，未曾起發早先收。此名試痘休空喜，一涌齊來甚可憂。

痘有身無大熱，報痘又疎，三五日後痕跡不現者，此名試痘，不可悮作輕看。再過三五日，忽作大熱，其痘一齊涌出，此有險逆二證，宜審治之。

瘡出遲遲有數般，皮膚閉密屬風寒。内虚自利須分辨，毒伏三焦治却難。

痘瘡應出不出，其證有頭痛四肢拘急，偎倚蓋覆，常惡風寒，此類宜發之，氣强者用雙解散，氣弱者用參蘇飲或惺惺散。或内虚者，脾弱食少，宜用補脾之劑加行氣發表藥，四君子湯、調元湯，并加木香、青皮、黄芪、桂枝。或臟腑自利，宜用温裹之劑，黄芪建中湯、益黄散，并與奪命丹合進；利未止，豆蔻丸合進。蓋裹温則氣不消削，氣不消削則不陷伏矣。若依上法分治，猶不出者，此毒壅伏於三焦，不久而變生焉。

數日蒸蒸出不齊，欲行疎發竟生疑。按方加藥觀瘡勢，表裹平和痘本稀。

愚按古方用發表者，升麻葛根湯，輕劑也；惺惺散，重劑也。謂微發謂加藥者，或先用輕劑，後用重劑；或只用本劑，先小少飲之，後漸加大多飲之。非謂於本方之外，再加辛熱大發之藥也。

應出不出却如何？發表和中良驗多。腹脹屎鞕煩躁甚，通腸解毒救沉疴。

凡痘疹過期，應出不出者，或因外感風寒，依上發表之法；或因内虚泄瀉，依上和中之法。如猶不出快，熱反甚，大渴腹脹滿，大便鞕結不通，煩躁不安者，此毒邪壅伏於内，三黄丸、柴胡飲子擇而用之；甚則三乙承氣湯主之，并用膽導法。

痘出常須令氣勻，更宜和煖氣如春。氣勻出快無壅滯，偏熱偏寒氣不行。

張氏從道云：瘡痘氣勻即出快，蓋氣勻則營衛無滯。勻氣之藥，如桂枝、防風、荆芥穗、薄荷葉，所以行在表之氣而使之無滯也，故凡發表之劑多用之；木香、青皮、枳殼、木通，所以行在裏之氣而使之無滯也，故凡和中之劑多用之。

瘡出熱退毒已盡，蒸蒸不減毒尤甚。番次常出漸加多，外邊只怕乖形證。

痘瘡已出，熱不少減，此毒蘊於中，其勢方張，其瘡必密，宜急解其毒，連翹升麻湯加防風、荆芥穗、地骨皮，或解毒防風湯加升麻，或東垣鼠黏子湯。服湯之後，瘡或不出，或再出，其熱頓減者，爲氣和也。熱若不減，瘡漸加多，再消詳大小便何如：大便不通，柴胡飲子；小便不利，連翹湯；大小便俱不通，八正散；自利者，黄芩湯加白頭翁、酒黄連調赤石脂，表裏氣和毒解矣。如更加渴煩躁不已，或譫妄，或腹脹滿氣促，或自利不止，手足厥冷，此乖戾之證勿治。

出現先於面部中，其間凶吉妙難通。繞脣夾頞方爲吉，額角眉心總是凶。

如先在脣四畔出者，或兩頤出者吉。蓋太陽之邪下傳陽明，陽明者胃與大腸，積陳受汚，氣血俱多；又口爲水星，頞頤屬腎水，火爲水制，不能作虐也。如在額角眉心先出者凶，蓋太陽足壬膀胱水，手丙小腸火，丙火獨旺，不受壬水之制，其毒并于膀胱之經，而先自病，膀胱多氣少血；又正額屬心火，火不務德，妄行無忌。心爲君主之官，主危則十二官皆危矣。凡起發成漿結痂，亦如此論。

頭面呼爲元首尊，咽喉緊隘譬關津。莫教瘡子多稠密，鎖項蒙頭總不應。

痘瘡之出，最要頭面稀少，頸項無，方是吉兆。若頭面多者，謂之蒙頭，諸陽獨亢，五官俱廢，神明失守，精華自萎。經云：神去則機息，氣止則化絶者此也。頸項多者，謂之鎖項，内者難出，外者難入，上者不升，下者不降。經云：一息不連則機緘窮，一毫不續則霄壤判者此也。故皆不治。又五心有痘者重，謂心窩及兩手兩足心也，即勞宫、涌泉二穴。

胷前頭面總宜疎，手足雖多不用憂。若是遍身都密甚，却愁氣血不能周。

若頭面胷項手足稠密瑣細一樣者，却愁氣血衰微，脾胃微弱，不能周流灌注，起發不透，收靨太遲，而生他變矣。

最宜磊落痘如珠，偏怕相黏聚作堆。蠶殼蛇皮生不久，蚤斑蚊跡死相隨。

凡瘡痘之出，如黏聚成叢，模糊作塊，不分顆粒，恰如紅瘤，雖只一二處，未可言疎，此謂之伏。出未能盡，若待後者再出，則先者或陷而復隱，或癢而俱潰，成壞瘡矣。此猶淹延引日，久而後斃。若如蠶之殼，如蛇之皮，此氣至而血不榮也，謂之乾枯。如蚤之咬，如蚊之嘬，此血至而氣不充也，謂之陷伏。不能引日，奄忽而死矣。

初出形來艷色嬌，定知皮嫩不堅牢。溶溶破損添愁緒，個個成漿喜氣饒。

瘡痘初出，與未病時皮色一般者善。若瘡太赤，根下皮色通紅，此血熱氣不能管束也。後必起發太驟，皮嫩易破，癢塌而不可救，宜急解血分之熱，四物湯加升麻、地骨皮、紅花、紫草，或消毒飲、活血散合而飲之。待色少淡，急補氣分之不足，四君子湯加黄芩、防風、木香，或調元湯、參苓白朮散合而飲之，仍用血氣二分相間而服。若成漿不破損者吉，服藥不效，反增搔癢者，命也。

最怕頭焦烏焠焠，更愁皮嫩水溶溶。膚中寒粟工知避，皮上針頭治罔功。

痘瘡初出，若毒凝血聚，則遂成黑色。今頭焦黑者，乃榮血不能流行，内外毒氣壅遏，此證甚危，其人必大小便秘，喘急煩躁，宜用柴胡飲子、當歸丸、通關散、三乙承氣湯，看輕重緊慢，用之以解裏之急。得利後，以紫草飲、加味四聖散，調無價散以解表之毒，仍用胭脂塗法。瘡變紅活，以漸起發者吉，若更乾黑者凶。莊氏云：斑瘡倒靨而黑色者，謂之鬼瘡痘子，賴氣以束之。脾胃强氣實則肌肉厚，皮膚堅。今痘皮嫩薄，溶溶如淫濕之狀，乃脾胃氣虚，其人必少食或自利，宜用十全大補湯去生地黄加防風、白芷，外用天水散蜜水調拂瘡上，以解表之濕熱瘡。若起發成漿者吉，漸變癢塌者凶。聞人氏云：痘瘡發癢，深爲可慮，能調和愛護，勿令有此，乃爲上策。痘子初出，不成顆粒，但脾胃間濟濟簇簇，如寒風粟子之狀，或雖出，形與針頭相似，稠密無縫，此皆惡候，良工避之，勿與治也。

痘瘡初出解咽喉，喉痹咽瘡毒火饒。只恐後來封管籥，錯喉聲啞治徒勞。

凡痘發熱初出之時預解之，用甘桔湯加牛蒡子，甚者東垣涼膈散加牛蒡子，令毒火解散，不停留於咽喉之間，致生他變也。如兼口舌生瘡，齒揺齦腫者，宜甘桔湯合黄連解毒湯加牛蒡子。水漿不入者，射干鼠黏子湯加桔梗、荆芥穗、山豆根。

若恐斑瘡入眼中，古方護目有神功。眼多眵淚睛多赤，急瀉心肝免毒攻。

痘疹方出之時，使不入目，以神應膏塗眼四周，或只胭脂取汁塗之，或敷以水調黄蘗末，或以白芥子末水調塗足心。若眼中流淚或多眵，或目中紅赤，宜洗肝明目散加蟬蜕。

痘疹只出一般奇，夾疹夾斑都不宜。消疹化斑令毒解，若還不解勢傾危。

疹由心熱，斑由胃熱，宜急解毒。消疹，用黄連解毒湯合消毒飲。化斑，用人參白虎湯合消毒飲，或只以升麻葛根湯。夾疹者，加防風、荆芥穗、木通、麥門冬、黄連；夾斑者，加石膏、人參、大青、黑參、淡竹葉。如疹散斑解，現出正痘疎密停匀者，吉。痘被斑疹夾雜不能起發者，凶。

熱病相傳發泡瘡，須臾周匝盡成漿。見而便没爲膚疹，相類斑瘡折後殃。

聞人氏云：傷寒熱邪在表裏，未能出汗，或當汗不汗，熱鬱于肌膚，故發泡瘡。色白或赤如火，丹頭作漿白膿者，輕。根下紫色隱隱在肌肉者，重。甚者五内七竅皆有之，其形亦如痘。小兒肌肉嫩薄，尤多此證，非正瘡痘也。又云：六腑屬陽，有熱則易出，是以作膚疹，一出即遍滿肌皮之上，如沸瘡疱子，見而便没，其所受氣淺故也。五臟屬陰，有熱則難出，其爲痘瘡在肌肉血脈之間，必先發紅斑而後如痘，故名瘡痘，其所受氣深故也。大抵暴熱而便出者必膚疹，久熱而難出者必是正瘡痘。膚疹非正瘡痘也。

發熱紅斑出復收，曾將形證細推求。若無變證與他苦，折過天瘡不用憂。

痘乃胎毒，人不能免。近見有出紅斑者數日盡收，痘亦不出，更無伏陷惡痘癰疥餘毒。自後痘瘡再不出者，蓋受毒甚微，故平生只見一病。

熱盛從來出亦難，平和湯劑解煩寃。莫將辛熱輕催併，猛虎何當有翼添。

瘡痘斑點未見之時，惟當用和平藥，如升麻葛根湯、參蘇飲、東垣鼠黏子湯、惺惺散等解利之。或有不問虛實，便以辛熱之劑大發之，若是本實之人，熱毒彌蔓，營衛閉塞，裏毒甚者，大便不通，小便如血，是謂鬱毒不散，毒氣無所從出，反攻臟腑；表毒盛者，瘡凹而不起，遂成倒陷，或爲潰爛，或爲癰瘡，當此之際，不能解利至於斃者多矣。用消毒飲、柴胡飲子，得毒氣解散，營衛流通，瘡子將自起矣。

瘡子依稀略見形，渾身搔癢苦難禁。皮膚拂鬱宜疎解，莫作肌虛一類評。

凡痘瘡初出之時，便身癢爬搔不寧者，此毒火留於肌肉之間，應出不出，游散往來，故作癢也。桂枝葛根湯加荆芥穗、牛蒡子主之，不可作肌肉虛癢也。

夾斑夾疹利清水，妄見妄言摸牀被。煩渴脣裂眼珠紅，不遇明醫病不起。

此險痘也。夾斑夾疹眼紅脣裂者，表熱也；煩渴利清水，妄見妄言，循被摸牀者，裏熱也。其利清水者，內有燥屎，所飲之水，自腸中滲泄而下也。譫妄摸牀，神識不清也。表裏俱熱不與發表攻裏，其病難痊，雙解散加芒硝主之。若增悶亂，足冷腹脹氣喘，決不可治。

發熱過期痘未彰，紅斑隱隱肉中藏。忽然大汗人昏倒，冒痘誰知是吉祥。

凡發熱至五六日，痘應出不出，以燈照之，只皮膚中隱隱有紅點，其人色脈平和，精神爽暢，雖煩不躁，雖渴不消，雖腹痛而不苦，雖便實而不鞕，忽然眩冒大汗出者，此名冒痘證也。毒氣一齊從汗而出，再無壅遏之患，乃吉兆也。

## 出痘時辨生死訣

痘出時，心腹大痛不止，口中出臭氣，瘡出紫黑色黯者，決死勿治。

痘出色白，皮薄而光，根窠全無紅色，或根下帶一點紅，三五日後如菉豆樣，此痘決不能成膿，只成一泡，清水抓破即死，勿作好痘治之。

痘出色紅帶艷，皮肉盡紅者，必不能成膿，癢塌而死，勿治。

痘出瘡頂焦黑，根窠枯燥者，必不能起發，四五日死，勿治。

痘出全不起頂，如湯潑及燈火焠者，六七日後，決癢塌死，勿治。

痘出都是紫黑血泡者，即死勿治。

痘出不快，乍見乍隱，口鼻血出者，即死，勿治。

痘出就是清水皮薄脚大紅者，五六日後癢塌而死，勿治。

應出不出，只見紅斑如蚊跡者，即死，勿治。

痘出都是空殼，不成膿水者即死，勿治。

痘出便是黑斑如痣大，又肌肉有成塊黑者即死，勿治。

痘未出，胷背手足後有一塊紅腫如癰者即死，勿治。

## 起發證治歌括

五六日間起發時，俗師計日豈曾知？不分虚實論輕重，偏執方書只補脾。

痘瘡之證，時師不知虚實補瀉之理，但於起發之初，便用補脾，果内氣不足少食者，用之允當，若内實便秘能食，寧不黨邪爲惡乎？

大抵瘡標只要稀，毒輕瘡少不須醫。若逢稠密毒邪甚，解毒和中早燭機。

此以下專言險逆者之證治也。

幾多先密後稀疎，更有先疎後密稠。不是良工曾見慣，他將怪變問師巫。

瘡痘有先密後疎者，此夾斑夾疹也。初出一片紅點，斑疹相雜，難以分辨，至起發時，斑疹盡散，惟痘獨在，故先似密而後實疎也。有先疎後密者，輕者作三四次出，大小不一等，故先似疎而後漸密，此順痘也，吉。重者初出時，只面上胷前有三五處，顆粒模糊，根脚腫硬，待至起發，則一齊涌出，故先雖疎而後尤密，此逆痘也，凶。

先後大小盡出齊，以漸起發适如期。尖圓紅活都光壯，表裏無邪福所歸。

此表裏無病，大吉之兆。

起發如期貴適中，太遲太驟類成凶。誰知驟發亦驟陷，發若遲時毒復壅。

瘡子起發，只以出匀爲期，不可拘定日數。瘡出以漸，其發亦以漸，謂之適中。若一齊涌出，便皮肉虚腫，一齊焮發者，此表氣虚，毒氣奔潰而出，表虚不能收斂，必生癢塌，或成潰爛，急宜救表，十宣散調無價散、活血散，合消毒飲相間服之。若出已盡，當起不起，或起不透，此裏氣虚，毒氣留伏，壅遏而不出，必增煩躁腹滿喘促，或後爲癰毒，急宜救裏，十全大補湯合匀氣散或參苓白朮散，調無價散服之。

痘子而今出已匀，可知形狀重和輕。莫將湯液求奇中，治不乖方藻鑑明。

變輕變重轉移間，莫道人爲不勝天。堪笑愚夫多不曉，空談氣數蓋前愆。

痘瘡起發辨形色，人身之中惟氣血。虚實寒熱此中求，仔細消詳行補瀉。

痘形長大而色枯燥者，此氣至而血不榮也，宜四物湯加人參、麥冬。色紅潤而形平陷者，此血至而氣不充也，宜四君子湯加黄芪、官桂、川芎。形平陷色枯萎者，此氣血俱不足也，宜十全大補湯合無價散主之。色灰白者，氣虚也，四君子湯加黄芪、當歸、官桂。色紅紫者，血熱也，四物湯加紅花、地骨皮、牡丹皮。

起發遲遲頂又平，色多灰白氣虚論。紫紅血熱須清解，枯萎還從不足云。

凡痘瘡起發遲滯，頂平色灰白者，氣虚也。其人平日少食，脾胃不足，人參白朮散去葛根加官桂、十全大補湯去地黄加木香主之。如曾有吐瀉以致氣弱者，四君子湯合益黄散主之。瀉未止者，四君子湯呑肉豆蔻丸，甚者陳氏木香散主之。若紅紫色焮腫者，血熱也，四物湯合消毒飲加紅花，外用胭脂塗法解之。乾枯者，血虚也，四物湯加人參、麥冬、地骨皮，外用胭脂塗法、水湯浴法。

痘瘡起發視根窠，紅活充肥血氣和。若是乾枯青紫黯，急宜養血莫蹉跎。

起發之時，如雖起發，乾枯無水，謂之不肥澤；帶青紫色黯，謂之不紅活；其變爲黑陷，乃血虚也。四物湯加人參、麥冬、紫草、紅花間進，調無價散或吞奪命丹，外用胭脂塗法。

漸長尖圓厚且堅，其形光壯色紅鮮。氣充血旺無虧欠，平陷浮囂氣不完。

起發之時，如雖紅活，頂平中陷，不成尖圓，色嫩皮薄，不能堅厚，其變爲癢塌，爲留伏壅遏，乃氣虚也，四君子湯合匀氣散加黄芪、官桂，或人參白朮散加黄芪、官桂、防風，或調元湯加官桂、防風、白芷、荆芥穗，十全大補湯去地黄加防風、白芷，或十宣散，皆可選用。若瘡皮薄，色嬌嫩，淫淫如濕者，此氣不勝血，宜補氣涼血，四君子湯、四物湯去川芎、地黄加黄芪、官桂、防風、荆芥。如浮囊虚起，殼中無水者，此氣不依血，血不附氣，其變爲癢塌，爲癰腫，十全大補湯去白朮加大力子、連翹、防風、燒人屎。

四圍沸起陷居中，胃氣虧虚發未通。外白中心成黑點，是名鬼痘急宜攻。

痘瘡四圍沸起，中心平陷者，此有二種：有血化成水，四圍高起，心中略低凹者，俗呼爲茱萸痘，此中氣不足，發未透徹故耳。能食者，至養漿之時，盡充滿而起矣。不能食者，宜扶中氣，人參白朮散主之。有四圍沸起，中心落陷無水，猶是死肉，其形如錢，宜急攻之，若待漸變黑點，不可爲矣，此名鬼痘，四君子湯合九味順氣散加燒人屎，或紫草飲，或紫草飲子連進服之，外更用胭脂塗法。

中心凸起四沿平，外黑裏紅一例論。此是表邪多壅遏，疎邪發表令調匀。

瘡痘起發，有中心凸起，四圍乾平無水者，或裏紅外黑者，此由平日感受風寒，皮膚堅木，以致痘毒鬱而不散，宜桂枝葛根湯、十宣散以散表邪，外用水楊湯浴之。

發時磊落最堪誇，三五黏連便不佳。若是糊塗成一塊，切防搔癢又來加。

如痘彼此相串，皮腫肉浮，或於本痘四傍，旋出小痘，攢聚胖長，漸成一塊，此候最重，宜以快斑湯合消毒飲加燒人屎服之，更宜禁忌以防觸犯。

自此常宜大便堅，如常調潤更清安。莫將湯劑輕試用，偏熱偏寒變易生。

痘瘡自起發之後，大便常宜堅實，不能食者，聽其自便，賴舊穀氣爲養，至四五日後，則膿化毒消，解利之劑可用也。能食者，三日後不通，不腹滿，不裏急後重，則亦不必攻之，可用膽導法導之。不通，以當歸丸微令潤通，使氣道升降無壅遏之患，不可妄下。

其人能食素脾强，大便雖溏也不妨。切莫湯丸偏峻補，反增裏熱作餘殃。

忽然暴泄勢堪驚，毒入大腸亦有因。勿待内虚成倒陷，上工治病貴能迎。

如起發之時，忽然泄瀉，此宜急止之，恐腸胃虚真氣脱也。須辨冷熱虚實：如瀉而手足冷，面色青白，瘡不紅綻者，冷證也，理中湯及豆蔻丸、益黄散，甚則陳氏木香散、異功散，皆可用也。瀉下之物，黄色酸臭，渴，手足心熱，面赤瘡紅綻焮發者，熱證也，黄芩湯、五苓散主之。脾胃怯弱，精神漫而不食者爲虚，當温養之，益黄散。身熱中滿，渴而不食者爲實，當清利之，五苓散。其人或臟氣自脱，或因服寒藥，致令瘡毒陷入大腸瀉下如豆汁，或便膿血，或便黑汁，口内臭氣，脣焦目閉，加腹脹者，必死之證。

起發時常驗手足，發如不透多翻復。此宜脾胃弱中求，尚怕差遲作癰毒。

痘瘡起發，脾胃素弱者，手足上瘡常發不透，以補脾爲主，快斑越脾湯。如不令透，其後手足必作癰毒。又手足瘡痘多發水疱者，此肝乘脾也，先瀉肝，羌活湯加柴胡；後補脾，人參白朮散去葛根加官桂。如見而復隱，起而復塌，色紫黑者，此腎乘脾，不可治。

頭面斑瘡總屬陽，升生浮長類相當。微微漸腫瘡紅潤，驟腫瘡平可預防。

頭面瘡疹，黏連通串，模糊成餅者，必要紅活潤澤，以快斑湯、消毒飲合而飲之，或消毒化斑湯以解其毒；更以甘桔湯加牛蒡子相間與之，以利咽喉，寬胷膈，令飲食無阻也；又以神應膏護目。若灰白青黄乾燥瘡面膚起者，皆死證也。凡痘將起發，頭面預腫者，此時行疫癘之氣，名大頭瘟，其毒最酷，急用羌活救苦湯解之。

起發之初未試漿，口脣瘡色早焦黄。如斯惡候無人識，待得收時作禍殃。

口脣者，脾之外候，人以脾胃爲本，不宜受傷。如初發熱脣焦裂者，此毒發於脾，便宜解之，瀉黄散。不知早治，痘子之出叢集於脣，及至起發，其瘡先熟，内帶黄漿，此惡候也。待諸痘成漿，此瘡已靨，脣破揭脱，漸變嘔食嗆水，昏睡而死矣。

起發瘡頭帶白漿，不分何處便非祥。謾誇國手移天力，空自叨叨説驗方。

瘡起發，頭便帶白漿，不分何處，并非佳兆，不特口脣然也。

出形未定先涵水，起發之初便戴漿。膿水未成收靨急，不堪有此命終亡。

最愛尖圓成個個，惟憎堅硬作堆堆。非瘤非核非癰腫，怪事令人嘆幾迴。

凡痘瘡顆粒叢聚，根窠堅硬者，乃氣血凝滯肌肉敗壞，而毒氣鬱積，逆痘也。瘤者，丹瘤也，似瘤之紅而不痛。核者，結核也，似核之堅而不動。癰者，癰疽也，似癰之腫而不潰。此榮血不流之病，十無一生，不出四五日，必搔癢悶亂而死。

起發渾如湯火傷，黏連成泡水洋洋。皮膚潰爛真元散，鶴唳猿啼到北邙。

凡痘瘡初出，細密模糊，不成顆粒，至於起發之時，盡成大泡，清水虛洋，此衛氣不斂之病，逆痘也，不出二三日，皮脱肉乾悶亂而死。此上二證，須於出現起發之時候之，若到成膿則無及矣。

起發一齊如錫面，皮膚浮腫形容變。其人能食乃爲佳，食減氣虛作凶斷。

痘瘡起發，無復顆粒，模糊串連，不紅活帶灰白色，面上浮腫如錫餅形，此惡候也。能食者吉，不能食者凶。

熱有大小治不同，古人取譬似蒸籠。不知邪氣分深淺，妄治何能得適中？

發時痛癢是何因？痛實癢虛理自明。大凡痛者終多吉，諸癢曾無一吉云。

痘瘡起發痛者有二：一則毒邪欲出，氣血隨之，肌肉綳急而痛，九味順氣散合活血散主之；一則皮膚厚，肉裏密，爲外寒相搏而痛，桂枝葛根湯主之。身癢亦有二證：一則氣血不足，其癢爲虚，十全大補湯主之；一則不能食淡，以致發癢，蟬蜕膏主之。凡痘瘡作癢，深爲可慮。

腹脹之候最不佳，痘瘡有此可傷嗟。氣和自爾無煩滿，毒氣壅留勢漸加。

痘瘡起發而腹脹者有二證：一則陰陽不和，蓋瘡痘正發，熱毒方盛，必生煩渴，宜以葛根解毒湯、人參麥門散、人參白朮散之類與之。不知此理，或飲冷過多，或悮投凉劑，熱爲冷所激，欲出而不能，冷熱相搏，毒不發越，故令腹脹。且傷於冷者，必不能食，大小便利，腹中虚鳴，此傷冷陰陽氣不和也，急當以温中藥疎逐冷氣，冷氣散則腹脹自消，益黄散去甘草加薑製厚朴。甚者氣喘發厥，瘡白而無血色，多致不救，陳氏木香散，聖方也。昧者，反用峻下之藥，致令重困而死。一則毒氣陷伏入裏，必有他證相雜，或煩躁大渴，或大小便秘，或啼哭不止，但用温平解毒快氣之劑，紫草飲子主之。若腹脹而目閉，口中如爛肉臭者，其證爲大惡。

出盡方將起發期，個中乾黑合生疑。此爲黑陷休輕視，漸變加多不可爲。陷伏惡候古今傳，變黑誰知有數般？痘疹不宜輕見此，徒誇五色大還丹。

瘡痘自内不出謂之伏，自外復入謂之陷。瘡痘黑陷，當分四證：一則感風寒，肌竅閉塞，血凝而不行，必身痛四肢微厥，斑點不長，或變黑色，或變青紫癮疹，此爲倒伏也，宜温肌發散，桂枝葛根湯加麻黄、蟬蜕，或以紫草飲合奪命丹，外用胡荽酒噴之，水楊湯浴法，須令温散寒邪，然後熱氣復行，則其斑自消矣。二則毒氣太甚，内外蒸爍，毒伏入裏，必心煩狂躁，氣喘妄言，如見鬼神，大小便秘，渴而腹脹，此爲倒陷伏也。病邪輕者，宜利小便解毒，連翹湯、通關散，甚者以百祥丸、牛李膏以瀉膀胱之毒，令陽氣復還脾胃，温煖服之。身温欲飲水者可治，是脾强勝腎，陷者當復出矣。若加以寒顫身冷汗出，耳尻反熱者，死。然百祥丸太峻，今以宣風散、三乙承氣湯、棗變百祥丸代之，外以水楊湯浴之。三則内虚而不能使陽氣以副營衛者，出而復没，斑點白色或黑色，其人必不能乳食，大便自利，或嘔或厥，此胃虚而不出，謂之陷伏也，宜用温中之劑，使其胃煖，營衛復行則當自出矣，宜調元湯加丁香、官桂，理中湯加黄芪、官桂，甚則陳氏木香散、異功散皆可用也，外用胡荽酒噴之。或因悮下之後，毒氣入裏而黑陷者，則宜温養而表出之，先以理中湯温養其裏，後以桂枝葛根湯疎解其表也。不出，再加麻黄。四則被房室等雜穢惡氣衝觸而黑陷者，則宜熏解之，内服紫草飲子，外用胡荽酒噴之，及茵陳熏法。

痘疔治法亦多方，只要疎通解散良。不使毒邪常陷伏，得行權處勿泥常。

人以黑瘡爲痘疔，又曰鬼痘者，深惡而畏之詞也，此乃毒氣鬱遏。如大小便秘，腹脹煩躁者則下之。但小便秘者，則利小便解毒。自利者以瀉膿血爲順，水穀爲逆，以毒雖入腹，皆瀉出也。昏悶不醒者，用龍腦膏以去心中之邪，枯黑不起者，或内用無價散，以解在裏之邪；或外用水楊湯、四聖散、胭脂塗法以解其表，使邪氣得出，皆良法也。

幾經發疱多凶惡，原有瘡瘢休認錯。痘集成叢肌肉敗，色多青紫宜敷藥。

痘瘡發疱，亦與黑陷相類，外出内入雖不同，而毒氣壅鬱則一也。或發水疱，或發血疱，或赤或紫或黑，但見此證，十無一生。然亦有似是而非者，不可不辨。其人身上原有灌瘡，或破傷未痊，或雖痊瘢痕尚嫩，一旦瘡出，則瘡瘢四圍，痘必叢集者，物從其類之理也。發生之後，必然作疱者，腐敗皮肉，氣色先變，宜與完膚有别也。治此者，先以針刺破，吮去惡血後，以胭脂塗法，合百花膏敷之。此瘡又易作癢，起發之後，常宜以茵陳熏法熏之，勿令爪傷。若被爬搔，則反復灌爛，淹延不愈，變爲疳蝕壞瘡，以致不治者多矣。

瘡多平陷發未透，時日已過增煩躁。啼哭呻吟不忍聞，何堪譫妄又狂叫！

痘瘡起發欲透，磊落尖圓，光壯肥澤者，上也。根脚横開，皮起水漲者，次也。頂皮不起，根脚不開，猶是先出之形，不見新生之水，此謂起發不透。審察證候，如氣本實者，必曾感風寒，以桂枝葛根湯合奪命丹發之。如氣本虚，必不能食，或吐利，以人參白朮散合奪命丹以補中氣而發表邪。如欲成陷伏者，依前四法治之。若時日已多，發猶不透，或煩躁不安者，此毒熱在裏，心惡熱，以導赤散送服牛黄清心丸以解散熱毒，導引心火也。或啼哭者，凡人五臓平和則神宇安静，今五臓藴毒，内外蒸鬱，神不安舍，以導赤散送服安神丸、通關散，使鬱熱解散，神宇清快也。若譫言妄有見聞時狂叫者，此五臓熱毒藴積，陽氣獨盛，無陰氣以和之，退火回生丹。大便秘不利，以當歸丸微利之，再行膽導法，使無留滯易快利也；甚則防風通聖散主之。若昏不知人，腹脹喘呼，死證也。

發熱推來幾日經，時時煩躁未曾停。如狂屎黑知瘀血，不爾還爲燥屎論。

凡痘瘡出不快，發不透，壓不齊，有煩躁者，此有二證：如面黄，大便色黑，煩躁喘渴，或如狂，或喜忘，腹脹或痛，此爲有瘀血在裏也，宜當歸丸或四順清涼飲，并加桃仁、酒紅花；甚者桃仁承氣湯主之。如便血下黑糞，而又睡不醒者，心爲血之主，睡不醒則心之神昏矣，元參地黄湯加木通、麥冬。若無面黄黑糞，如狂喜忘之證，只大小便不通，煩躁腹脹者，此有燥屎也，此却真狂譫妄，以三黄丸、四順清涼飲、三乙承氣湯、當歸丸、膽導法。

口中氣出臭衝人，飲食俱難又失聲。寒顫咬牙多悶亂，體寒嘔瀉總歸冥。

已上諸證，皆不可治。

痘瘡起發腫爲奇，頭面預腫又不宜。五臓精華從此散，真人獨跨彩鳳歸。

## 起發辨生死訣

一起發時，根窠太紅，頭面皮肉紅腫，如瓠瓜之狀者，七日後死，勿治。

一起發時，遍身痘頂皆黑，其中有眼如針孔紫黑者，三日後死，勿治。

一起發時，兩腮虚腫成塊，肩髃腰臀皆有成塊堅硬者，五日死，勿治。

一起發時，有痘變黑，乾如螺，延及遍身俱乾黑者，七日後死，勿治。

一起發時，先出痘形，以漸不見者，三日内死，勿治。

# 古今圖書集成醫部全録卷四百六十九

## 痘疹門

### 家傳痘疹心法　明・萬全

#### 成實證治歌括

痘瘡成實作膿窠，只要膿成飽滿多。根脚紅鮮色蒼蠟，刻期收靨保元和。

痘瘡初出一點血，只成小小血疱，起發則漸長大，血化成水爲水疱，至水疱轉作膿疱，始成實矣。成實之時，却要個個成膿，肥澤飽滿，根脚紅活，又蒼蠟色，如此者可以刻定日數而知收靨之期。

陷起平尖根脚紅，窠囊血水盡成膿。自然表裏無邪毒，莫使湯丸又妄攻。

痘瘡初出，或中心陷下者，或頂平者，或根窠白色者，其人能食，或治不乖方，以至起發之後，陷者盡起，平者復尖，白淡者變紅活，窠中血水已化爲膿。夫陷起平尖，起發可謂透矣；紅活飽滿，氣血可謂足矣；水化爲膿，毒亦解矣；表無癢痛之證，裏無吐瀉之證，是表裏又無病矣。如此者坐待收靨，不可妄投湯劑。

一面起發如初出，一面成膿有後先。發已透時膿又熟，毒隨膿化病除根。

痘子輕者，常作三四次出，有大小，有先後。起發亦作三四次，先出者先起，後出者後起，大者自大，小者自小，亦如初出之様；待至養漿，則先長者先作漿，後長者後作漿，大小亦如之，磊落分明，不相黏連者上也。痘子密者，長大胖壯，以至作漿，未有不相串者，只要陷者盡起，無處不透轉成膿漿，次也。膿成之後，毒氣已解，無復留伏矣。

痘熟渾如果熟形，外無嬌色内多津。膿漿飽滿迴蒼蠟，可許如期結靨成。

凡痘瘡發熱三日，出現三日，起發三日，養膿三日，結靨三日，共三五一十五日，乃大率常數也。惟痘密毒甚者，常過其期；痘稀毒微者，常不及期。雖不可以日期計，尤當以常數爲定則也。初出現時，其形小，其色紅，乃是一點血；至起發，其形圓，其色紅白，乃血化爲水也；養膿則其形大而堅，其色紅而黄，乃水化爲膿也。結靨則其形大而軟，其色紅而黑，謂之蒼蠟，此膿熟欲靨之狀，如果之熟，自然外皮軟而内肉爛也。假如十日以後，正當成膿結靨之時，其形平陷，其色紅紫，外不胖壯，内無膿水，此名生痘，血至而氣不至，乃倒陷也。不出十日内，腹脹氣喘悶亂而死。

起發圓圓不作膿，一身郛郭總成空。如斯空痘真凶險，若不傷殘也發癰。

痘瘡起發，小者漸大，平者漸高，陷者漸起，外帶紅色，内涵清水，以至養膿，則皆胖壯紅潤，膿漿飽滿，此順痘也。若形色灰白，膿水清淡者，險痘也，雖不傷殘，亦發癰毒。外若虚脹，内無水漿，此名空痘，氣至而血不至，亦倒陷之類，乃逆痘也。不出十三日，必癢塌死。

待到成漿却要漿，切防清水及空囊。囊空無水邪猶伏，清水非漿癢莫當。

凡痘瘡出欲盡，發欲透；至於養膿，便要成膿。飽滿者，膿已成也；渾濁者，膿之形也；黄白者，膿之色也。若當作膿之時，猶是空殼，此氣載毒行，血不附氣，毒在血也。血既不至，則毒猶伏於血中而不出，四物湯合紫草飲加蟬蛻主之。如已成水，清淡灰白，不能作膿，此氣血俱虚，所有之水，乃初時一點血氣，解而爲水，非自内潮起之水，十全大補湯主之。此二證者，爲癢塌爲癰，不可不知也。

痘瘡只説待膿成，誰曉膿成未足憑。飽滿堅牢誠可喜，濕淫軟薄又堪驚。

人言痘瘡，只到成膿，則毒氣化解，便稱無患。不知膿亦有凶有吉：如瘡皮堅厚，膿漿渾濁，約束完固，無少破損，此真吉兆。若瘡皮軟薄，膿水清淡，滲漏淫濕，易於破損，此猶凶也。惟瘡久熟，時日已過，當靨不靨者，膿化爲水，皮亦易破，勿依此論。

正作膿時不作膿，此於黑陷理相同。但將四證分虛實，那得多方指聵聾。

痘瘡起發之後，正待作膿，却不成膿者，此與不起發而黑陷者，分四證同論。如感風寒則當溫散，桂枝葛根湯加黃芪、白芷、防風。毒氣盛則宜托裏解毒利小便，紫草飲子、連翹湯相間服之。大便秘者，宣風散。內虛宜溫裏，十全大補湯、陳氏木香散。觸犯宜熏解，內服紫草飲，外用茵陳熏法。若煩躁昏悶者，龍腦膏。

膿漿方作謹看承，勿比初時一例論。毒氣從今將解散，病人到此減精神。

痘瘡起發之初，已當避風寒，遠人物，節飲食，守禁戒也。到此養漿之時，比之起發，猶加謹焉可也。蓋前此人病未久，氣血尤强，足以御乖戾之變，至此則氣耗血虧，精神減損，少有乖戾，不能任之。况瘡始成就，尤易觸犯，不可不加謹矣。如天大熱，則徹去衣被，令常清涼，但謹門窻帷帳，勿使邪風透入；天大寒，則添厚蓋覆，令常溫煖，更用親人左右夾之。房室中可明亮，勿絕燈火，常燒辟穢香加乳香，令香氣襲人。日夜常用一人看視，互相更代，勿令疲倦，恐或作癢爲之撫摩，莫使悞破，以致潰爛，結痂不美。

遍身瘡痘欲成漿，只要其人脾胃强。食少便堅中氣足，便清能食却無傷。

痘瘡已長膿漿欲成之時，專以脾胃爲主。脾胃强則氣血充實，自然膿漿易成，飽滿堅厚，不須服藥。脾胃弱則氣血衰少，不能周灌於身，使之作漿，虛軟清淡，雖有漿亦水而已。宜十全大補湯，去地黃加木香，或人參白朮散去葛根加黃芪、官桂，多服乃佳。然脾胃强弱，於食多少大便堅利求之：食少大便堅者，脾胃之氣猶足也；若泄瀉則脾胃益虛，四君子湯送下豆蔻丸；利止，復以人參白朮散去葛根加黃芪官桂服之。便清要能食，不能食者，亦依上法。如能食大便堅，數日未更衣者，用膽導法通之，使氣得疎通，營衛和暢，不致斑爛也。

先時泄瀉痘非佳，到此非佳尤可嗟。津液已衰脾胃弱，豈堪泄利又來加。

痘瘡出形起發，并不宜泄瀉，恐裏氣虛，毒邪不出，反成陷伏，故以泄利非佳兆也。若成漿之時，尤不宜爾。比之於前，殆有甚焉。蓋前此爲病未久，脾胃尚强，足以任之；今則病久津液已衰，脾胃已弱，若復泄瀉，則僅存之氣重竭於内，方張之毒不能成於外，或爲癢塌，或爲倒靨，或寒顫咬牙，虛憊而死。輕則人參白朮散去葛根加木香、官桂、黄芪，甚則陳氏木香散、異功散、肉豆蔻丸可以并進。

泄瀉古人原有別，腸垢鶩溏分冷熱。痘中泄水泄血膿，勿使湯丸輕止濇。

經云：協熱而利者，其腸必垢；協寒而利者，其溏似鶩。寒則温之濇之，熱則清之通之，此古人之治法也。痘瘡養膿收靨之時，有泄瀉者，此爲大忌，恐中氣虛而毒復陷也，故專以温補止濇之法爲正。然有利清水者，有利膿血者，又不可與虛寒者衮衮同論治也。蓋利清水者，曾有大渴，飲水過多，蓄聚於中，漬灌腸胃，今乃作利，此蓄水泄也，水去盡則止。利膿血者，因痘不收，以成倒靨，中氣充實，毒不得留，乃自大便而下，此倒靨泄也，泄盡膿血自愈。若不知此二證，待其自愈，或妄投止濇之劑，則根蒂未除，枝蔓滋長，源泉欲塞，決潰更多，吾見其悮死者多矣。

失氣原表足太陰，腸中賁响足陽明。相同泄瀉休差悮，穀氣消亡大限臨。

按《靈樞經》足太陰脾經，是動則病得後與失氣，則快然而衰；足陽明胃經，是動則病腹脹賁响。可見失氣者，脾敗而穀氣下脱也；腸鳴者，胃敗而中氣下陷也。病痘之人，不宜有此，與泄瀉同，皆是死證。泄瀉者，水穀糟粕之物；腸鳴失氣，腸胃生養之氣也。

痘瘡手足最宜温，熱甚須知毒亦深。若是四肢多厥逆，此爲惡候必歸冥。

痘瘡手足和煖爲貴。養漿之時，手足發熱，手足必有汗，此毒熱鬱於中，必大小便不通，脈沉滑數疾，宜利之，三乙承氣湯去芒硝主之。手足厥逆者，此陽氣欲脱，必自利不止，或吐，脈沉細微弱，或浮大而虛，宜急温之，理中湯加熟附子，或陳氏異功散。服藥後，手足和煖者生，厥者死。若大便秘，小便不通，煩躁狂妄，腹脹喘渴，脈沉滑數，瘡不起者，此陷伏之證，爲陽厥，百祥丸、三乙承氣湯主之。

漿成毒解貴安寧，臟腑和平神宇清。煩躁不眠何以辨？但從瘡痘認分明。

瘡痘始終貴於安靜。膿成之時，毒已化解，臟腑平和，神宇爽快，尤宜安靜也。若忽加煩躁不得眠者，但就痘子上辨之：如膿多清淡，尚不滿足，此毒猶在裏，未得盡出也，龍腦膏主之。如膿已成又飽滿因發熱乾漿而煩者，此宜利小便，導赤散主之。如瘡子太密，膿成之後，心血虧耗，虛煩不得眠者，四物湯去川芎加人參、麥冬、梔仁；又酸棗仁湯主之。

幾見成漿飲食難，錯喉嘔吐病相干。語言清亮終須吉，暴瘖無聲療莫痊。

凡痘瘡密，咽中亦有之。成漿之時，咽瘡早熟，肉虛皮薄，易致破損，瘡瘢新嫩，觸之即痛，痂皮沾滯，痰涎纏裹，所以堵塞，飲食難入，勉强吞嚥，則爲疼痛所苦，痰涎所隔，是以水入則嗆，穀入則嘔也。如語言清亮者可治，甘桔湯加牛蒡子、天花粉，利咽膈，化痰涎，惟多飲之，自然平愈。若聲啞嗄語言不出者，咽喉潰爛，不可治矣。

痘瘡皮嫩色嬌紅，待得成膿癢又攻。調理勿令今有此，除非腫灌痘重重。

凡痘瘡皮嫩色嬌者，到成膿時，多生搔癢，先當調理，勿令有此可也。若失於早治而發癢者，內服消風化毒湯，外用茵陳熏法，破者以白龍散敷之。大抵痘瘡作癢，乃是惡候，吉少凶多。如其人能食，或大便堅，抓破之處，復灌成膿，原無痘處，續出大小不等，雖盡癢破，可治。內服十全大補湯、苦參丸間而與之，外以滅瘢救苦散、合百花膏塗之。若搔癢之時，其人顛倒悶亂，抓破之處，不復腫灌，或成坑窟，或即乾黑，或皮自脫；又加以嗆水嘔食，水漿不入，或泄瀉，或寒顫咬牙，或失聲，或手足厥逆，或狂叫，皆死證也。

待到成膿結靨時，最嫌搔癢又相催。苗而不秀空惆悵，雨打梨花落樹枝。

痘瘡始終所忌者，搔癢也。到得成膿將靨，十分凶險。已過大半，若無搔癢，可計日求安矣。如作搔癢，吉凶猶未可知，必視其所發，觀其所因，察其情狀，以施治法，決生死。視其所發者，或發於手足，或發於胷背，拂之則止，禁之則聽者，吉。若發於正面，搔癢不止，皮脫肉乾者，凶。觀其所因者，或因吐瀉少食，脾胃既弱，氣血不榮者，虛癢也，可用陳氏温補之法則癢可止。或因穢惡之氣，觸動邪火者，暴癢也，惟用熏解之法即止。或因痘瘡之熟，邪氣盡解，正氣漸生，氣血調和而癢者，此美疾也，不須服藥。若無所因，自生瘙癢者，原是惡痘，不得善成。察其情狀者，如搔癢之時，乍作乍止，精神清爽，不自抓搔，欲人撫摩者生。若搔癢無時，神識昏沉，胡抓亂舞，摇頭扭項者，决死勿治。

正面諸瘡不可傷，略傷一處便非祥。當時即止渾無忌，破盡須教目下亡。

凡視痘瘡，以正面爲主，苟於眉目鼻面之間，抓破一處，此肺有熱也，急用甘桔湯加牛蒡子以解之，其癢即止，乃佳兆也。若癢不止，浸淫漸開，氣愈泄而癢愈急，必至滿面抓破而死。

額上瘡如沸水澆，溶溶破爛不堅牢。漸延面頰都如是，泄盡元陽限到頭。

準頭唇上與眉心，兩頰耳邊不可輕。膿未成就先黑靨，莫將乾較語時人。

手足諸瘡要飽漿，充肥蒼蠟喜脾强。淡清虚鼈多灰白，縱得乾收有後殃。

凡手足痘瘡，最要膿漿飽滿，乃脾胃强，氣血足也。若灰白色或清淡水，或虚餒鼈塌，此脾胃弱，快斑越脾金湯主之。如此者，縱得收靨之後，必手足脘膝及關節之處，發癰毒也。

兩臀肩背諸瘡子，展轉揩摩最受虧。惟有正瘡能耐久，不然黏著便無皮。

痘瘡成漿，多喜仰卧，惟肩膊背臀，展轉摩擦，最受虧苦。若痘子好者，自然堅厚，耐久不破；其次則收靨稍遲，膿熟自潰。最可惡者，如湯火之疱，水去皮脱；又瘡自破，清水非膿，黑黯乾焦，是皆不治。

才試漿時未飽囊，瘡頭有孔漏膿漿。依然團聚封瘡孔，泄去真津毒氣藏。

痘瘡作膿窠之時，最要皮厚，包裹完固。若膿未成，忽然瘡頭有孔，其水漏出，或結聚成團，堆於孔外者；或水去窠空，自乾黑者，俗名漏瘡，必死。若膿熟之後，窠皮亦熟，漿水沸出，因而結靨，此頭額正面之間多有之，俗謂之堆屎收，不可以漏瘡例論。蓋漏瘡膿未成，堆屎收膿過熟也。

遍身瘡痘作膿窠，涕唾稠黏咯吐多。强忍直當收靨後，自然毒解得平和。

痘瘡者，每至作膿窠之時，咯吐痰涎，稠黏膿結，或有膿血夾雜者，咽喉不利，飲食亦少，此肺受火邪，津液不足，故多黏痰。喉舌牙齒之間，瘡潰血出，惟用甘桔湯加牛蒡子、天花粉，清肺化痰，利咽膈，直待收靨之後，自然平和，不可妄用大涼之劑。

痘疹膿漿賴血成，幾何津液受熏蒸。舍空血耗神明亂，睡裏呢喃喚不醒。

痘内之膿，皆身中之血蒸熏而成。瘡痘稠密，膿血周遍，津液耗消，心主血，血虛則舍空。故心熱者，虛煩不得眠，酸棗仁湯主之。心虛者喜睡，夢中呢喃，如與人言者，多怪誕之事，喚之不醒，安神丸主之。若昏悶甚者，先以龍腦膏開其心竅，後以安神丸、人參麥門冬湯送下。

起發成膿未失期，渴而飲水不須疑。氣虧血少無津液，潤燥生津法更奇。

痘瘡全資血氣之養以致成就，今痘出太密，氣不期而自虧，血不期而自少，故津液不足，咽乾膈焦而渴也。法宜養氣生血，益津潤燥，人參麥門冬散、葛根解毒湯主之，切不可以冷水生冷及寒涼之藥，損其胃氣，則津液不生，煩渴不止而變生焉。

膿窠已作中無毒，腹痛多因燥糞攻。若是便清曾受冷，好將湯散及溫中。

痘瘡初出腹痛者，毒在裏也，桂枝大黃湯。起發不透腹痛者，陷伏也，三乙承氣湯、宣風散。作膿腹痛者，毒已出，又無陷伏，其人不大便者，必然燥屎也，當歸丸、膽導法以通之。便清者，必受冷也，急與理中湯加桂枝，或黃芪建中湯加白朮、木香主之。

表裏無邪一向安，忽然腹痛又加煩。痘瘡色變成灰木，此候常因飽食干。

此必傷食得之。先以丁香脾積丸，原物湯下，去其宿食；後以人參白朮散去葛根加青、陳、橘皮，與養脾丸相間調之。

未得成膿先潰爛，此候得之輕發散。除非脾胃本來强，曾見幾人成倒陷。

夫痘瘡未成，膿先即潰者，此名斑爛，由當發散而不發散，則毒氣閉塞，喘促悶亂；不當發散而悮發散，則熱毒隨陽氣暴出，遍身皮肉潰爛。治之宜調脾進食，令大便得所，安養榮衛，生肌解毒，宜十全大補湯去桂枝加防風、荆芥，多服佳。大便秘，以膽導法潤之。膿水不乾，以敗草散襯之。斑爛作膿痛甚者，以天水散和百花膏塗之。又有發表過甚，外爲斑爛而內虚，陽氣不守，臟腑自利，此又急當救裏解表，陳氏木香散主之。厥逆者，異功散。

痘瘡磊落本無多，到得成膿不結窠。不是脾虚常食少，定知陷伏認差訛。

瘡痘初出磊落，起發亦透，只結膿窠時，却不作膿，往往變爲壞證。或因其人不能食，脾胃虚，或又自利，不知調理，或出未匀，發未透，毒氣陷伏，妄談稀疎，此皆人事不修，非干時毒而然也。

失聲四證要端詳，肺濁心微聲不揚。哭語無聞因腎怯，啞嗄不出是咽傷。

失聲之證，痘瘡所忌，當於養膿結靨時候之。有吉有凶，不可一概作凶斷也。此有四證：如聲濁不清響者，此火毒上熏，肺先受之，肺主五聲，肺熱則脹，孔竅閉塞，甘桔清金散主之。如聲小氣短，近聽則聞者，此心火太亢，血槁氣消，故雖有聲而不遠揚，導赤通氣湯主之。此上二證可治。若啼哭無聲而見其淚出，語言無聲而見其口動者，腎敗也。其聲啞嗄如破如硬者，此喉潰爛也。此上二證不治。

寒戰咬牙雖不祥，養膿結靨更宜防。能將形證分凶吉，可許嬰童司命長。

痘瘡所忌者，寒戰咬牙二證也。單見且凶，況雙見乎。養膿結靨之時，尤不可見，然亦有凶有吉。如焮腫紅紫，大小便秘，煩渴飲水，此表裏俱實，寒戰者瘡痛而振摇也，咬牙者忍痛而咬其牙也，乍作乍止，宜四順清涼飲加連翹、木通、金銀花主之。如青乾黑陷，大小便不通，煩躁大渴不止者，此純陽無陰，宜防風通聖散合棗變百祥丸主之。若腹脹氣喘，譫妄足冷者，倒陷也，不治。如潰爛灰白，泄瀉不止者，此純陰無陽，宜陳氏木香散、異功散主之。若瘙癢悶亂，腹脹氣喘足冷者，倒陷也，不治。

欬逆原知有幾般，此名惡候古今傳。若逢嘔噦雖同論，莫作尋常小病看。

欬逆者，如噎食噫氣之狀，俗呼呃逆者是也。厥逆之聲小且短，其氣似入而非入，嘔噦之聲大且長，其氣似出而非出，嘔者聲清，噦者聲濁，皆有聲無物也。經曰：木陳者葉必落，絃絶者聲必嘶，病深者聲必噦。由此觀之，其爲死證明矣。

痘瘡正色喜紅鮮，到得膿成又不然。曰白曰蒼皆正色，若猶紅嫩轉成愆。

## 養膿决生死訣

一養膿時，只是清水，皮薄如水泡者，三四日後，决痛癢抓破而死；設不癢塌，亦發癰死，勿治。

一養膿時，乾枯無水，都是空殼，决作搔癢，或發癰死，勿治。

一養膿時，未成膿漿，猶似血水，忽然乾收者决死，勿治。

一養膿時，忽然作癢，正面抓破，皮脱肉乾黑者决死，勿治。

一養膿時，忽然泄瀉，日夜無度，湯丸不效，足冷者决死，勿治。

一養膿時，或瘡色青紫，或帶灰白，寒戰咬牙失聲者决死，勿治。

一養膿時，腹脹氣喘，足冷悶亂者决死，勿治。

## 收靨證治歌括

膿窠結就正鮮肥，瘡頂微焦欲靨時。漸次乾收無急慢，痂皮圓淨轉春暉。

痘瘡收靨有真訣，面上身中要合格。面上吐漿頂聚珠，身中結疕堅如墨。

凡痘瘡收靨之時，面上是一樣收，身上是一樣收，謂之合格，乃正靨也。若面上如身上收，身上如面上收，謂之不合格，乃倒靨也。面上痘瘡收格，痘頂吐膿，結聚如珠子樣，滿面皆然，磊落可觀，惟兩耳與身上痘瘡收格，皮膿乾結如螺靨樣，緊淨堅厚，易自脱落。

收靨如將日數拘，幾曾算得不差殊？但憑本痘分疎密，更向其人論實虛。

痘瘡收靨已無邪，不疾不徐乃更佳。太疾却防餘毒壅，太遲潰爛不成痂。

痘瘡收太急者，毒邪未盡，煎熬津液，以致速枯，必爲目病，爲癰毒，爲諸怪疾，甚至横夭，宜微利之以徹其毒，當歸丸主之。如收太遲者，中氣已虚，脾胃太弱，不能榮養肌肉，使之完就，以致潰爛，内服十全大補湯，外用敗草散襯之。

當收不收瘡潰爛，内外審候是何變。以法求之要著痂，痂不得成爲倒靨。

痘瘡過期不收，遍身潰爛者，此與斑爛不同，乃熱太過也，其候不同。或因天寒失於蓋覆，使瘡受凍而不收者，宜内服五積散，外用乳香燒煙於被内熏之。或因天熱過求温煖，使瘡被蒸而不收者，宜内服人參白虎湯或五苓散，外減去衣被，令少清涼，以天水散撲之。或大便秘結，内外極熱，毒氣散漫，無陰氣以斂之而不收者，宜内服宣風散或三黄丸、四順清涼飲，外用膽導法，以敗草散襯之。或泄瀉氣虚，脾胃弱，津液少，肌肉虚而不收者，宜内服陳氏木香散，外用敗草散。或因渴飲冷水過多，以致水漬脾胃，濕淫肌肉而不收者，宜内服五苓散。如因食少氣虚而不收者，人參白朮散去葛根加桂主之。已上諸證，以法治之，已潰者結薄痂，未潰者結痂，方爲佳兆。若痂皮俱不結者，成倒靨矣。

遍身潰爛少完膚，膿血淋漓勢已痛。坐臥不能惟用襯，瘢痕欲滅却宜敷。

痘潰爛者，用敗草散或蕎麥粉，以絹袋盛於身體上撲之，更多布席上襯臥尤佳。面上欲成瘢黖者，用滅瘢散和百花膏敷之。

但到收時膿自乾，收藏斂束貴周圓。莫教潰爛痂皮嫩，至此還將倒靨看。

痘子初出，磊落成個，後來長大作膿，始相連串，外雖相串，皮下猶一個是一個；至於結痂，腫消膿乾，現出初來本形。所以收藏斂束，要完全堅厚，復成個數爲貴。或根脚相通，皮肉盡串者，結痂之時，亦要乾淨，無有淫濕及濺破者，次也。若未成痂者潰爛，已成痂者只是嫩皮，此倒靨也。

痘臭須知有幾般，時師莫把混同談。養膿有覺爲凶兆，結靨才知作吉看。

《難經》云：心之臭焦，肝之臭臊，脾之臭香，肺之臭腥，腎之臭腐。五臟皆屬於心，故曰臭從火化也。

《内經》云：諸痛癢瘡瘍，皆屬心火。故痘瘡之證，心火主之。凡論痘瘡到結靨時才有臭者，此痘子成熟之氣，邪氣自内而出也，吉。若養漿之時，即有臭者，此毒火熏蒸之氣，積於中而見於外也，凶。又或搔癢抓破，及潰爛腫灌之時，其臭焦者，心火盛也，危；其臭臊者，肝火盛也，死；其臭腥者，肺火盛也，危；其臭腐者，腎火旺也，又爲腐痘之氣，必死不治。惟臭香者，脾也，水穀之府，無所不受，故吉。

收靨原來貴整齊，臭腥潰爛事生疑。過期見此還爲順，未及收時作逆推。

痘瘡收靨，圓淨堅厚如螺靨者，上也；頭穿膿出，堆聚成痂如鷄矢者，次也；皮破膿出，痂薄如紙者，又其次也；皮爛膿潰，不成痂皮，膿汁腥臭者，斯爲下矣。如已過期，譬如瓜果熟久則爛，此造化之常，還作順看。若未及時，則爲斑爛，乃逆候也，故倒靨而死。

倒靨誰知毒入裏，死中求活治得理。便秘腹脹急下之，自利則平如手取。

痘毒當靨不靨，復入於裏者，謂之倒靨，此死證也。元氣素怯，又不食常自利者，陳氏木香散、異功散，死中求活，聖藥也。如原無泄瀉，大便久秘，今添腹脹喘呼，此毒之盛薄蝕元氣，復入於裏，宜急下之，排毒散。若不急下，則腸胃不通，營衛不行，益加喘滿躁悶而死矣。若毒入裏，忽然自利者，此人脾胃素强，毒氣難留，故自利之。須看利下之物：如利痂皮膿血者，毒氣得出爲順，不可止之，待利盡膿血自愈；如利水穀者，此毒氣反驅水穀，脾虚不能制之，其證爲逆，不可治也。

原瘡潰爛復成瘡，痘出重重漸作漿。此候未曾成倒靨，便堅能食得爲良。

如痘瘡破損潰爛者，復腫灌作瘡，不致乾枯，原無痘瘡處復出一層如初出之狀，亦以漸起發作膿者，此裏氣充實，毒不得入，猶在於表，未成倒靨，逆中之順證也。但瘡子重出一番，必其人能食，大便堅，足以勝其再作之毒。如食少大便潤者，用十全大補湯、人參白朮散相間服之。自利者，用木香散異功散、白豆蔻丸主之。蓋病久氣血，惟利温補，不可再解毒也。

靨時表解裏當和，忽爾通腸泄奈何。不是裏虚元氣脱，必然倒靨毒邪多。

收靨之時，忽爾洞泄水穀者，此中氣暴虚，不能禁固水穀；或毒氣乘虚入裏，欲作倒靨，并宜陳氏木香散、異功散、肉豆蔻丸主之。利止者佳，利不止者陽脱而死。

潰爛最毒面居先，陽毒從陽心火炎。能食便調無別苦，可投良劑保傷殘。

痘瘡潰爛，先傷於面者，面乃諸陽之會，痘乃純陽之毒，以類相從，如水就濕、火就燥也；又心之華在面，諸瘡皆屬於心，心火上炎之象。如面瘡已破，腫消目開者，此不著痂，先已乾燥，病爲倒靨，死在旦夕。如已破復灌，滿面成餅，焦裂濺起，膿血淋漓，食穀則嘔，飲水則嗆，咯吐黏涎，語言啞嗄，口中氣臭者，此臟腑敗壞，故諸證盡見也，淹延悶絶而死。如瘡潰爛，飲食無阻，大小便調，更無他苦如上證者，此則可治，内用十全大補湯、升麻解毒湯相間服之，外用滅瘢救苦散、百花膏合而敷之。

陰陽界限在人中，任督分來上下通。宜向此間漸收靨，陰陽相濟得和同。

人中爲任督交會之衢。督乃陽脈，自人中而上，任乃陰脈，自人中而下。故自凖頭至印堂，與頦至鳩尾相應，印堂至髮際，與鳩尾至膝相應；髮際以上與膝以下相應。痘瘡收靨，但觀面上收到之處，則知身上收到之處矣。凡痘子自人中上下左右，先出先靨者吉，陰陽變合相濟之理也。若自額角先靨者孤陽不生，足下先靨者孤陰不長，皆凶兆也。

陰陽相濟得相成，陰寡陽孤勢不行。不信但看頭與足，痘瘡難靨自分明。

造化之理，生於陽者陰成之，生於陰者陽成之。凡痘瘡收靨，頭自髮際以上，陽氣獨盛，謂之孤陽；足自膝以下，陰氣所聚，謂之寡陰。所以諸瘡皆靨之後，此二處難靨，乃造化自然之理，不可作倒靨論。

曾見傷犯灌成瘡，待到收時不斂漿，膿汁淋漓多痛楚，急宜治療免殘傷。

痘瘡結膿窠之先，或曾傷犯破損者，灌爛成瘡，至於收靨，此獨不靨，膿汁不乾，更多痛楚。若不急治，漸成疳蝕瘡，損骨傷筋，以致横夭，宜内服十全大補湯，外用滅瘢散和百花膏敷之。

幾個頑瘡不肯收，無時痛楚血長流。此成疳蝕難調理，日久堪嗟一命休。

痘子已成疳蝕瘡者，若在肢節及諸虛怯軟弱血氣俱少之處，色青紫黑，腫痛潰爛，以漸延開，血自出者難治。若所生之處，在於陽分，不痛不爛，色不變，血不出者，以綿繭散主之。

一向渾身只温煖，忽加煩熱減精神。乾漿焦靨宜如是，只怕生來内外因。

痘瘡常宜温煖，有熱不可盡去。如一向身温，今反發熱者，俗名乾漿，此亦常候。只怕内傷飲食，外感風寒，以致發熱，又當别論。然病久氣虛，不可輕用汗下。因外傷者，桂枝葛根湯加人參。因内傷者，木香大安丸主之，并宜用連翹湯。凡痘出太密，身有壯熱可嫌者，連翹湯，聖藥也。

待到渾身膿水乾，紛紛時俗怠心生。不知禁忌多翻變，一簣難成九仞山。

## 痘靨辨生死訣

一痘靨時，面上遍身臭爛，不可近，目無神采者死，勿治。

一痘靨時，遍身搔癢，抓破無水，皮卷起如豆殼乾者決死，勿治。

一痘靨時，兩腮乾硬，按之如石者決死，勿治。

一痘靨時，泄瀉不止，遍身潰爛足冷者決死，勿治。

一痘靨時，搔癢不止，寒戰咬牙失聲者決死，勿治。

一痘靨時，嗆水失聲乾嘔者決死，勿治。

一痘靨後，痂皮不脱，不思飲食，昏憒悶亂者決死，勿治。

## 落痂證治歌括

瘡痂自脱痘瘢明，無凸無凹皮肉平。容貌不殊原未病，泰來否去一番新。

滿面天䵷黑黚添，形容變盡髮毛更。傍人乍見應難識，恰似重來生一般。

落痂之後瘢赤黑，愛養能教瘢自滅。突起還將風熱論，凹陷却因虚裏得。

瘡痂落後，其面瘢或赤或黑者，用四白滅瘢散，臨睡以清蜜水調搽面上，至曉以水滌去之，自然白瑩脱去，更宜愛護，不得早見風日，經年不滅。如瘡瘢突起成凸者，此熱毒未盡，解毒防風湯主之，外更用蜆子内水摩之。如陷下成凹者，此脾胃虚不能長肌肉也，人參白朮散加黄芪主之。

靨後痂皮令自脱，日久不脱脾胃弱。莫教掐又傷膚，反復成瘡膚似剥。

痘瘡收後，其痂自脱者佳。不脱以百花膏潤之，令其速脱，稍遲則乾硬，深入肌肉，經久方脱，遂成瘢痕。然久而不脱者，脾胃虚也，人參白朮散加黄芪、官桂主之，不可掐剥去。若不禁手，反傷皮膚，復灌作瘡，番復潰爛，一時難愈，其後多成疥癩也。

痂皮不脱日時深，陷入肌膚必作瘢。胷背四肢猶自可，面顔豈可著瘢痕？

凡瘡痂日久當脱不脱者，胷背手足無妨，惟面上不脱，必成瘢陷。未脱者，以百花膏潤之，令其易脱；脱盡之後，瘢痕黑黯者，以四白滅瘢散塗之。

痂脱瘢痕黑暗多，勸君未可許無痾。毒邪歸腎誰知得，只要其人表裏和。

凡瘡瘢頭面渾身，并黑暗者，未可便説無事，猶恐日前未慎，作膿收靨太急，此倒靨歸腎也。但察其表裏，如壯熱大渴未除，煩悶昏睡少食，或大便不通，或自利，此真倒靨歸腎也。若身温煖爽快，食漸加，大小便調和者，此瘡瘢本色，無慮也。

收靨遲遲不脱痂，神昏喜睡此無他。只因氣弱神先倦，緩治求全不必嗟。

如收靨既遲，瘡痂不落，昏昏喜睡者，此邪氣已退，正氣未復脾胃虚弱，宜調元湯加麥冬合安神丸，或只用棗仁湯緩緩調理，待氣血平復，榮衛和暢而安矣。

脱痂胃氣未全舒，飲食安能便有餘？若是食多休浪喜，胃中邪熱不曾除。

瘡痂既落，中氣暴虚，多不能食，必借人參白朮散去葛根加陳皮、木香以調養之。其間或有瘡痂脱而能食者，是胃中宿有藴熱故也。蓋胃熱則消穀，所以能食，其人必大便稍秘，或大便難，當用三黄丸利之。否則恐胃熱不去，鬱爲口臭齒腐生風之證；流散四肢，則發爲癰疽腫毒。然有一等脾胃素壯實者，平素能食，大便亦不至有秘結之患，此又不可一概論也。凡痘自成膿後，先四五日未大便者，惟有膽導法。

痂脱渾身一掃空，瘢痕凸腫盡成膿。依然個個如先樣，形證輕微却不同。

痘瘡收靨之後，痂皮盡脱，曾見瘢痕凸起，復作膿窠，依舊結一層疕子者，或因收靨太驟，毒氣未盡；或因悞服温補之藥，多啖肥甘之物，飲酒喜食煎炒辛熱；或因出風太早，營衛鬱而不通，皆能復成此證，亦與前日一般，但無苦耳。若此者，毒邪外散，決無留毒之患。

瘡痂脱處落紛紛，幾處猶然膿水成。硬瘡蓄膿原毒壅，空囊停水裏肌平。

若已正靨，痂起自脱，或面上或手足，成片結硬瘡，頭雖焦，中蓄膿漿者，此是原出瘡子之初，其處太密，糊塗成片，無復顆粒，所以毒壅於裏，不能起發作膿結痂也。但用滅瘢救苦散和百花膏塗之，待膿盡痂起自愈。或手足腕膝之間，瘡窠連串，作一大塊，膿化作水，停蓄於中，恰如囊袋，皮不破，水不出，日久只如是者，此裏面肌肉已好，原有瘡皮剩於外也，宜用針抉出其水，自乾脱矣。

差後新虚氣未平，便宜調護保安寧。皮膚嫩薄風寒襲，腸胃殘傷水穀停。

## 痘後餘毒證治歌括

痘瘡靨後喜無邪，人漸清寧食漸加。若此痘中還更苦，莫言無事便矜誇。

痘瘡輕者自無乖，逆重從來有後災。不是毒邪根裏得，或因調治悞中來。

痘瘡靨後難調理，表裏俱虚無縱弛。此與傷寒復同病，補虚爲本而已矣。

古云痘毒只三門，自我推求未足憑。五臟有邪皆有證，各隨形證審來因。

痘科云：痘後餘毒，一者疥，二者癰，三者目赤。夫疥者，心病也；癰者，脾病也；目赤者，肝病也。胎毒之發，五臟各有一名，如心爲斑，脾爲疹，肺爲膿泡，肝爲水泡，腎爲黑陷是也。發熱之初，五臟各具一證，如呵欠驚悸屬心，項急煩悶屬肝，噴嚏欬嗽屬肺，吐瀉昏睡屬脾，耳涼骯涼足涼屬腎是也。何以餘毒只心肝脾三臟有之乎？以三臟之證，又不止於此乎？或者舉其重而言之，欲人推廣之耳。如毒歸於心則爲斑疹，爲驚悸，爲癢痛，爲壯熱，爲咽乾而渴，爲汗，爲丹瘤；毒歸於肝，則爲悶亂，爲水泡，爲腰痛，爲目病，爲卵腫，爲乾嘔，爲手足拘攣，爲吐蛔，爲寒戰咬牙；毒歸於肺，則爲欬，爲喘，爲衄血，爲瘡乾燥皴揭，爲肩臂痛；毒歸於脾，則爲吐，爲瀉，爲腫，爲脹，爲腹痛，爲唇瘡破裂，爲舌本强，爲手足痛，爲不食；毒歸於腎，爲黑陷，爲猝失聲，爲手足逆冷，爲咽中乾痛，爲飢不欲食，爲多睡；毒歸於腸胃，爲泄，爲痢膿血，爲腸鳴失聲，爲大便不通；毒歸於膀胱，爲小腹滿痛，爲溺血，爲遺尿，爲頭睡痛，爲目上視。已上五臟之證，略舉其概，臨病之工，不可不審。

痘後留邪作腫癰，或爲結核論相同。但將毒氣分深淺，莫使餘邪透骨縫。

此下二條言癰毒也。

看在何經用引經，腫時不與潰時論。補中托裏分虛實，決毒排膿視淺深。

凡治痘癰，先看在何經絡，分氣血多少，用引經藥。如太陽經羌活、防風，陽明經升麻、白芷，少陽經柴胡，少陰經獨活，太陰經防風，厥陰經柴胡。若初紅腫硬痛者，以針刺之，口吮去惡血，以拔毒膏敷服，解毒内托散。氣實能食，大便堅者，用排毒散疎利之。氣虛食少者，用十宣散或流氣飲。毒淺而小者，只内服小柴胡加生地黄湯，外用神功散或拔毒膏貼之，此治腫瘍之法也。若已成膿而未潰者，以鈹針抉去其膿，勿使内潰，已潰者用十全大補湯主之，此治潰瘍之法也。大抵痘毒發癰在手肘腕足膝膕中者多，若在手腕發者屬手太陰肺經，在足膕發者屬足太陰脾經，并用解毒内托散主之。

遍身疥癩候何寧，敗面殘形亦可矜。搔掐膚傷爲毒淺，熏蒸肉爛受邪深。

此一條言疥毒也。痘後遍身瘡癬，如疥如癩，膿血浸淫，皮膚潰爛，日久不愈，此毒氣瀰漫，散於皮膚，宜升麻葛根湯、防風解毒湯、苦參丸主之。若因搯掐成瘡者，只以百花膏塗之。

疳蝕頑瘡亦可嫌，時時流血不曾乾。穿皮消肉成瘢陷，腐骨傷筋作夭殘。

此毒在脾也。痘後疳蝕瘡者，毒壅肌肉，内透筋骨，外連皮膚，時痛出血，日久不痊，亦惡候也。内服十全大補湯，外以綿繭散貼之。

毒散皮膚有數般，或爲癮疹或成丹。丹瘤凝結從深論，癮疹分疎作淺看。

此毒在心肺二經也。痘後毒氣散於肌肉皮膚者，病有數般，或爲癮，皮上起如疙瘩，瘙癢爬搔更多，内服解毒防風湯，外以華衣湯洗之。或爲疹，皮上如蚊蚤所咬之迹；或如小疥子，即麻子也，升麻葛根湯加防風、荆芥穗主之；熱甚渴者以人參白虎湯相合服之。或爲丹瘤，紅腫作痛，手不可近，流移上下，過心腎者即死，宜内服小柴胡加生地黄湯；外用蜞針法，吮去惡血自消，或用砭法。若但紅不腫不痛者，斑也，人參白虎湯加黑參、大青、生地黄主之。

眼中瞖膜忽遮睛，癮澁難開若霧雲。但用湯丸頻解毒，勿輕點洗反傷明。

此下二條，言目病毒在肝也，宜蟬蜕散、四物湯加柴胡主之。

暗中强視淚盈腮，略見陽光不敢開。此是羞明差别法，莫將膚瞖混同猜。

痘後目閉淚出，不敢見明者，此羞明證也，宜洗肝明目散；便秘者瀉青丸。或能開目只視物昏者，此血不足也，四物湯加密蒙花。目中赤者，洗肝明目散主之。

熱毒乘虚入腹中，大腸乾澁便難通。如逢熱結膀胱裏，溲不來時又病癃。

此言毒在大腸膀胱也。小便不通者，五苓散、導赤散；大便不通者，三黄丸、四順飲、三乙承氣湯；大小便俱不通者，八正散、通關散斟酌用之。凡靨後餘毒未盡，有諸熱證者，并宜大連翹湯，多服佳。

而今泄利又何如？治法難將一例拘。能食渴多知是熱，脈微食少又爲虚。

此下皆毒在腸胃證也。痘後泄瀉，其證有二：如能食而渴脈盛者，此熱入大腸也。渴者，内熱也；能多食者，邪熱殺穀也；脈盛而數，熱證也，宜黄芩湯加黄連。如食少不渴，脈微小者，此裏氣虚不能禁固水穀也，宜四君子湯加訶子肉豆蔻，或理中湯丸加熟附子；甚者以肉豆蔻丸止之。

泄利頻頻見膿血，此是大腸多蘊熱。莫將倒陷一般論，只宜解毒不宜濇。

此言毒入大腸也。宜四物湯加黄芩、黄連、枳殼、荆芥穗，或黄連解毒湯加生地黄，勿作倒靨及用劫濇藥也。

胃家有熱難留食，胃冷無緣納水漿。若是痘家多屬熱，嘔家聖藥是生薑。

此言毒在胃也。痘後嘔吐者，是餘毒在胃也。然有冷熱二證：如心煩作渴，食乳甚急，聚滿於胸中，然後吐出如射，其人面色帶赤，手足心熱，居處喜涼，此熱吐也；如乳食水漿隨吐，面青白，手足冷，大小便自利，此冷吐也。熱吐者，橘皮湯加黄連、竹茹；冷吐者，益黄散。痘後餘毒，多是熱邪，其間冷證十有一二也。亦有傷食而嘔者，但聞食臭即吐，不欲食，木香大安丸或養脾丸，并用生薑湯下。有飲水多而吐者，必吐清水，名水逆，五苓散主之。

一向蒸蒸熱未除，治宜詳審勿差殊。便難煩渴方爲實，清便肌疲本是虚。

此毒在心經也。痘瘡自初以來，一向發熱，至於差後猶不少減者，此有虚實二證：如大便難，小便赤，能食而煩渴者，此實熱也，以三黄丸或四順飲，先解利裏熱；後用升麻葛根湯加地骨皮，解表熱也。蓋升麻葛根湯，治瘡疹未發之先，已發之後，身熱藥也。如大便不秘，小便不赤，坐立振摇，飲食不甚進者，此虚熱也，以調元湯加知母、麥門冬，虚甚者加炒乾薑或熟附子少許以調之。

遍身青黑色非常，口噤涎潮身反張。手足時時頻瘈瘲，不逢識者少安康。

此毒在肝經，成中風證也，宜消風散二錢，入蟬蛻末一錢，分爲三服投，生薑薄荷汁及酒各數點，温湯進之，連二三服，或作癮疹，或再出膚疹而愈；後以抱龍丸調理。

搐搦非時俗曰驚，只因熱毒内歸心。若因傷食增潮熱，腹滿多煩乃食蒸。

此毒在心肝二經也。痘後非時搐搦者有二證：一則心熱留而不去，熱盛生風，風火相搏，其人必喉中有痰，目直上視，面赤引飲，居處喜冷，宜導赤散瀉青丸清心瀉肝，後以抱龍丸調之。一則病後多食，胃弱不能勝穀，謂之食蒸發搐，其人必潮熱，大便酸臭，秘泄不調，或嘔吐腹痛，先以備急丸、丁香脾積丸利之，後用木香大安丸、錢氏異功散調理取愈；不如只用抱龍丸更佳。

手足拘攣不得伸，起居艱苦只呻吟。要知養血真良法，莫悞終身作廢人。

此毒在肝脾二經也。宜十全大補湯去地黄、白茯苓加川續斷，多服乃佳；氣虛者，少加川烏炮過行經。不可悞作風治，妄行發散反耗陰血也。

終日昏昏似醉人，口中妄語若邪侵。誰知熱入心包絡，解毒安神泰宇清。

此毒在心也。宜導赤散呑安神丸，待醒後以調元湯加麥冬、生地，四物湯加石菖蒲、木通、山梔仁相間服之，以抱龍丸調理而安。

卒然昏睡不知人，飲食俱忘喚不醒。邪毒從今都解散，精神自此漸和平。

此痘後虛故也。

一朝手足冷如冰，蓋覆重加不得温。痘正盛時爲逆證，病今差後作虛論。

厥逆者，痘疹逆候也。若在正盛之時，十無一生。今病已愈，氣血欠虛，脾胃大困，宜有此厥逆也，用調元湯加當歸身、熟附子主之。

欬嗽聲多不得安，更無涕唾盡稠痰。莫拘死局輕調理，好把權宜用散丸。

此下皆毒在肺證也。欬嗽，痘疹常證也，有寒有熱，有虛有實，不可執泥一定之法。如自初出欬嗽到今未愈者，此肺中餘邪未盡也，宜甘桔湯合瀉白散加牛蒡子、馬兜鈴主之。如欬而熱，大便難小便赤者，此熱毒也，宜黄芩瀉肺湯主之；大便潤者，人參白虎湯合甘桔湯主之。如欬而大便溏，小便清，無大熱渴者，此虛也，宜人參清膈散主之。如欬而血出者，甘桔湯加牛蒡子、軟石膏、茅根汁主之。如向不欬，今始欬者，此風寒外感也，麻黄湯主之。

欬嗽之時兩脅痛，陰陽左右被邪干。不能升降多壅滯，解毒和平病早安。

兩脅，陰陽二氣之所行也。脅痛是氣不能升降之故，但解毒，毒氣去則真氣行，宜小柴胡加枳桔湯主之。

未出腹痛斑毒攻，而今毒解已無壅。不因燥屎或傷食，必是中虚要建中。

此毒在脾也。一則因大便未通，燥屎作痛，備急丸主之。一則因食過多，胃虚不能消穀腹痛者，便秘，丁香脾積丸；便利，木香大安丸主之。但燥屎痛者病在下焦，傷食痛者病在上焦，手不可按。若原食少，大便常潤，忽爾作痛，此虚寒證也，病在中焦，喜用手按摩，黄芪建中湯主之。

餘毒留居心胃中，膈焦咽燥渴來攻。若是脾虚津液少，自然形證不相同。

此毒在心胃也。痘家作渴，亦是常事。如痘後不宜有渴，忽然渴欲飲水，心胃二經，受邪熱故也。其人必能食，大便秘，小便赤，舌燥咽乾，宜人參白虎湯加黄連主之。若食少，大小便自調，雖好飲湯，咽舌不燥，此脾胃虚，津液不足也，宜人參白朮散；不愈，人參麥冬散加天花粉主之。

病後那堪猝失音，語言不出意沉沉。咽傷苦痛痰多結，心熱留邪舌不禁。

此毒在腎也。痘後失音有二：咽痛不能言者，此毒氣結於咽喉之間，痰壅作痛而不能言，天花散主之。心熱不能言者，心中邪熱未徹，腎虚不能上接於陽，雖有聲而不能言，四物湯去川芎加麥冬、白茯苓主之。

正氣將回食漸加，緣何惡食却堪訝？不因食壅脾重困，或是中虚病未差。

已下毒在脾經也。痘後邪氣盡退，正氣將復，脾胃略紓，宜漸能食也。若原不食，今因喜食太過，或原能食今又驟加，以致惡食不食者，此皆内傷有餘證也，宜木香大安丸主之。如向未食，今猶不喜食者，此脾胃中氣不足，宜人參白朮散去葛根加陳皮、木香研末，取二兩，另用糯米二兩，菉豆二兩，各炒研末相和，棗子湯調服；稍能食，更兼進養脾丸、抱龍丸。

寒熱往來形似瘧，不拘早晚如期作。只因調護少疎違，故惹風寒相擊搏。

痘後如瘧，宜先以柴葛桂枝湯發去新受表邪，後以調元湯加當歸、陳皮、白朮調之。

面目虛浮忽改形，腹中脹滿喘聲頻。邪風入肺疎通去，宿垢傷脾解利行。

此毒在脾肺二經也。痘後面目虛浮，或久則一身皆腫者，此表氣不足，出風太早，風邪乘虛而入，其治在肺，宜五皮湯先加桂枝微汗之，後只服本方。若遍身皆腫，以胃苓湯合五皮湯主之。痘後腹虛腫脹滿，或氣喘粗者，此有宿垢在裏，不問餘毒食積蓄水，宜先利之，宜塌氣丸。利後以胃苓湯去甘草加人參、黃芪、大腹皮調之，其治在脾。如因新食作脹不腫者，用木香大安丸。

漐漐渾身汗未休，膚濡髮潤亦堪憂。胃中氣弱榮中熱，若到亡陽治不瘳。

此毒在心也。宜調元湯、當歸大黃湯相間，并調敗蒲散服之。如汗出甚，再用温粉撲之。若渾身如水髮潤者，或汗出如珠者，皆亡陽證，不治。

血在身中怕妄行，火邪迫血血離經。鼻中衄出堪調理，便溺中來禍非輕。

此毒在心肝二經也。自鼻出者，元參地黃湯主之，外用梔子炒焦黑研末吹之。自溺出者，八正散主之。自大便出者，桃仁承氣湯主之。此與上自汗證同爲熱也。大便秘者，并與四順清涼散主之。

蛔動如從吐利中，必然腸胃熱邪衝。若聞食臭蟲才出，此證虛寒勿妄攻。

此毒在肝也。痘後或吐蛔或利下蛔者，皆熱毒入裏也。熱在胃則吐蛔，熱在腸則利下。蛔利者，黃芩湯加桃仁、艾葉。吐者黃芩半夏湯加烏梅、川椒。若不吐利，但聞食即吐蛔者，此胃久虛，蟲無所食，故聞食臭即吐，食已易飢，理中湯加烏梅、黃連、川椒主之。

狐惑之證聲啞嗄，脣口生瘡誠可訝。齦根潰爛疳蝕瘡，氣臭血出名走馬。

此毒在腎也。其候最惡，化䘌丸主之。如大便結者，以桃仁承氣湯加槐子利之。或只牙齒齦肉潰爛者，此痘疕脱去，痰水浸漬爲疳蝕瘡，用綿繭散敷之。若氣臭血出者，又名走馬疳瘡，內以黃連解毒湯加雄黃爲丸，竹葉湯下；外以馬鳴散敷之。或口舌生瘡者，并宜洗心散。已上證大便秘者，并用四順飲利之。

痘後宜行解利良，勿令熱毒得爲殃。若逢餘毒爲諸證，緩藥安能得早康？

瘡疹後須當解利，勿使餘毒或在表，或在裏，變生諸證也。解利之劑，如三黄丸四順飲之類。若失於解利，致生諸證，須當用切中病源之藥急治之，不可緩，恐病勢滋蔓，反害人也。

能醫惡瘡是良工，不宜怪異及虚驚。若然乍見成凶兆，枉請師巫祷鬼神。

若有鴉鳴鼠鬬，虚響火光，蝙蝠入室，葱蒜撲人，夜生怪夢，病見死人，是皆不祥之兆也。

## 疹毒證治歌括

疹爲胎毒發於心，肺與相連熱毒侵。欬嗽鼻中清涕出，且觀雙目淚盈盈。

痘疹皆胎毒所發。毒者火也，故痘子大而焮腫者，少陽三焦火也，陽道常饒，故大而腫。疹子小而碎密者，少陽心火也，陰道常乏，故小而密。三焦，水穀之道路，脾胃主納水穀，治痘專以脾胃爲主，心肺屬陽而位乎上，心火旺則肺受之。治疹專以肺爲主，觀其欬嗽者，火炎則肺葉焦舉也。鼻流清涕者，鼻爲肺之竅，以火爍金而液自流也。目中淚出者，肺熱則移於肝，肝之竅在目也。或手掐眉目脣鼻及面者，肺熱證也。

凡遇冬温最不祥，民多疫癘發瘡瘍。或逢斑疹相傳候，可用湯丸預解良。

宜先服消毒保嬰丹、代天宣化丸以預解之，可使毒微，不爲已甚也。

斑疹須明歲氣先，勿輕汗下作傷寒。察人虚實施方法，莫犯天和損壽元。

瘡疹之證，其初發熱與傷寒相似，但疹子則面頰赤，欬嗽噴嚏，鼻流清涕，目中淚出，呵欠喜睡，或吐瀉，或手掐眉目鼻面，宜用升麻葛根湯，不可作傷寒，妄用汗下也。汗之則增其熱，爲衄，爲欬血，爲口瘡咽痛，爲目赤，爲煩躁，爲大小便不通；下之則虚其裏，爲滑泄，爲帶下。

疹喜清涼痘喜温，能知痘疹不同倫。疹苗痘實無人解，謹始慮終用意斟。

疹子初出，亦須和暖則易出，所以發苗之初，只要發出得盡，則毒便解，非若痘必苗而秀，秀而實，而後毒解也。痘子成實之時，若太温熱則反潰爛不收，是痘之後，亦喜清涼也。故治痘疹者，無過熱，無過寒，温涼適宜，陰陽自和，是爲得之。

疹毒從來解在初，出形毒解却無憂。腹中脹痛邪猶伏，喘促昏沉命必殂。

疹子只怕不能出，如時大寒，以桂枝葛根湯發之；大熱，以升麻葛根湯合人參白虎湯發之；不寒不熱，以荆防敗毒散發之；如兼疫癘之氣，以人參敗毒散發之。如用一劑不出，再作本湯發之，外用胡荽酒以苧蔴蘸酒徧身戛之，務令亟出；如三四作更不出，加腹中脹痛，氣上喘促昏悶妄語者，必死證也。

過期不出勢淹延，毒伏身中出現難。急用透肌休怠玩，豈堪臟腑受熬煎。

發熱六七日已後，明是疹子却不見出，此皮膚堅厚，腠理閉密，又或爲風寒襲之，曾有吐利，乃伏也，急用托裏發表之劑，麻黄湯去杏仁加蟬蜕、升麻，外用胡荽酒散麻刮之。如一向未更衣者，毒盛於裏，伏而不出，河間涼膈散加牛蒡子主之。發之解之再不出者，死證也。

蒸蒸發熱欬聲頻，目脹面浮氣上行。坐卧不安痰唾少，肺焦葉舉熱邪蒸。

疹子初發熱時，未見出現，欬嗽百十聲不已，上氣喘氣，目腫面浮，時卧時起，此毒火内蒸，肺葉焦舉，宜甘桔湯合人參白虎湯去人參加牛蒡子、薄荷葉主之。

火熱熏蒸汗潤身，毒邪并迫血違經。汗多衛表邪從散，血去營中毒少輕。

如汗太多，人參白虎湯合黄連解毒湯主之。衄太多，元參地黄湯主之。

發熱之時吐利并，任他所出不須驚。胞胎蓄毒從今解，腸胃停污自此清。

自利，宜黄芩湯。吐利，宜黄芩加半夏湯。自利裏急後重者，宜黄連解毒湯合天水散主之。

毒火熏蒸氣上炎，咽喉自此正煩艱。從來痘疹多咽痛，莫作尋常喉痹看。

痘疹咽痛，亦是常候，乃毒火上熏而痛也，勿作喉痹同論，妄用針刺。喉痹内作癰腫，故宜針决去惡血；痘疹只是咽乾作痛，宜甘桔湯加牛蒡子，或射干鼠黏子湯細細噙之。

疹毒如焚飲水饒，炎邪未許一杯澆。咽喉乾燥心家熱，津液枯虚胃脘焦。

疹子渴喜飲水，純是火邪，肺焦胃乾，心火内亢故也。初發熱渴者，升麻葛根湯加天花粉，或葛根麥門冬散。疹子出見渴者，人參白虎湯加天花粉、麥門冬；渴甚者，人參白虎湯合黄連解毒主之。

一齊涌出莫驚惶，頃刻渾身朱錦裝。似痘出時隨又没，如瘢紅處却成瘡。

出形鮮紅，與傷寒發斑相似，但疹子粒粒成瘡，非若斑之皮紅成片，如蚊蚤之迹也。

痘瘡赤艷癢來攻，疹子紅鮮毒得松。白疹血虚猶可療，黑斑惡候莫相逢。

疹發於心，紅者火之正色也。若疹色淡白者，心血不足，養血化斑湯主之。色太紅艷或微紫者，血熱也，或出太甚者，并宜大青湯主之。黑者，死證也。

疹子出没合陰陽，出以温和没以涼。連出不收陽氣盛，遲遲間出是陰强。

疹子出没，常以六時爲準。假如子後出者午時即收，午後出者子時即收，乃陽生陰成，陰生陽成，造化自然之數也。凡此旋出旋收者輕。若一出連綿三四日不收者，乃陽毒太甚，宜大青湯解之。逡巡不出者，乃風寒外束，皮膚閉塞也，宜荆防解毒散主之。

疹出渾身似火燒，毒邪壅甚急難消。解肌只許皮膚煖，救裏宜令便溺調。

疹子既出，熱甚不減，此毒壅遏，宜大青湯解其表。便濇者，以黄連解毒湯合化斑湯，或大連翹湯解其裏。大便不通者，河間涼膈散加牛蒡子主之。

疹瘡出盡得安寧，邪未盡時氣未平。沸沸熱煩邪尚熾，頻頻嘔泄毒猶蒸。

凡疹子如沸沸發熱，煩悶不寧，如蛇在灰，如蚓在塵之狀，或嘔吐，或注泄，此毒邪壅遏，尚未出盡。煩熱者，黄連解毒湯；嘔泄者，柴胡橘皮湯。并外用胡荽酒，以苧麻蘸酒遍身戛之，待疹子出盡，則煩熱自出，嘔泄自止矣。

疹毒餘邪最作殃，幾經惡候致張皇。時行癘氣傳相似，疫鬼勾魂赴北邙。

疹子欲出未出之時，貴早發散，以解其毒，則無餘災。

疹後流連熱不除，蒸蒸烙手髮毛枯。肉消骨立成疳瘦，得遇良工病可甦。

疹子收後，身熱太甚，或日久不減，以柴胡麥冬散；甚則以黄連解毒湯合人參白虎湯，與前方相間服之。如髮枯毛竪，肉消骨立，漸漸羸瘦者，柴胡四物湯主之。

發熱無休神漸昏，忽然瘈瘲事堪驚。莫將風癎同調治，小便宜多患早寧。

疹後熱不除，忽作搐者，不可與急驚同論，用導赤散加人參、麥冬，送服安神丸。小便清者可治，短少者不可治。

疹毒流殃走馬瘡，牙齦潰爛食難嘗。唇瘡聲啞成狐惑，漏頰穿喉旦夕亡。

凡疹後牙齦黑爛，肉腐血出，臭息冲人者，曰走馬疳，馬鳴散主之。若面頰浮腫，環口青黑，頰漏齒脱，唇崩鼻壞者，死證也。如唇口多瘡，其聲嗄啞者，曰狐惑，以化䘌丸主之。更煩躁昏悶失聲者，死證也。

疹毒漸成休息痢，晝夜不停多窘急。勿輕刼濇圖霸功，切忌噤口成惡疾。

疹後泄利，日久不已者，曰休息痢，宜黄芩湯、天水散，與香橘丸相間治之。若嘔吐不能食者，多噤口，更腸滑不止，或下鮮血，或如塵水者，皆死證也。

疹後連綿上氣欬，發作百聲終不歇。胷高肩息目虚浮，擺手摇頭泉下客。

疹後欬甚喘氣逆氣，發則連綿不已者，此肺中伏火，金虚葉焦，故欬也，宜人參清膈散主之。身熱者，門冬清肺湯主之。若欬久不止，面浮目胞腫，胷高而喘息則聳肩，血自口鼻出，面色青或赤，鼻燥昏悶，摇頭擺手者，皆死證也。

疹家禁忌法須防，鹽酢鷄魚不可嘗。欲莫從心終是福，物多爽口定爲殃。

瘡疹收完幸平復，飲食如常無臲卼。心腹絞痛忽傾亡，還是氣虚中惡毒。

嬰稚初離胎殼中，遍身斑駮似朱紅。胎中熱毒皮中見，莫作時行斑疹同。

凡小兒初生未滿月者，遍身紅點，俗呼奶麻子是也，宜用遡源解毒湯與乳母服之。

發熱蒸蒸便已輭，皮紅似錦是名斑。莫將疹毒雷同論，笑殺時人一類看。

凡天行病，若大便輭結，熱留胃中，故發斑。不可以疹子同治，妄用發表之劑，反增危劇。宜白虎湯去人參〔一〕加大青、元參、生地黄主之。大便秘者，以三黄丸微利之。

## 婦女痘疹證治歌括

女人瘡疹最難醫，陰質從來血已虧。待得瘡疹將發日，只愁天癸又當期。

發熱經行非正時，火邪迫血血奔馳。急須涼血停爲美，莫待中虛悔却遲。

痘疹發熱，經水忽行，却非天癸之期，此毒火内蘊，擾亂血海，迫經妄行，月事不以時下，以元參地黄湯，或四物湯合黄連解毒湯，以涼血爲主，必欲其止，如久不止，中氣虛弱，致生陷伏者有之。

發熱期逢經水行，毒邪行解免煩蒸。過期不止須當慮，補氣溫經令出勻。

發熱之時，經水適來如期，此積污得去，毒亦輕解，不須治之。若過四五日猶不止者，此熱邪乘血室之虛，迫血妄行，宜先服小柴胡湯加生地黄湯以清血室之熱，後用十全大補湯以補氣血之虛，令其出勻，易發易靨也。

發熱適逢經水斷，血室空虛防他變。若然譫妄神不清，熱入血室治勿緩。

發熱之時，經水適斷，宜早服柴胡四物湯加桂枝，以防血室空虛，毒邪乘虛而入，致生他疾也。若已增寒壯熱，神識不清，妄誕見聞，言語錯亂，此爲熱入血室。血室者，衝脈是也，肝主之。肝藏血，肝爲血海，天癸之後，血室既空，熱乘而入，宜四物湯合導赤散加麥冬，與安神丸相間服之。

女子居經日已賒，豈堪瘡疹病來加？却愁血海停污垢，更怕胞門伏毒邪。

女子經閉謂之居經，滿而不瀉，病在心脾，衝任之間，已多積垢，毒邪發熱之初，即當滌去停垢，桃仁承

註〔一〕白虎湯去人參　白虎湯本無人參。前有人參白虎湯去人參之加減法，此當屬之。

氣湯主之，後以四物湯合勻氣散加紅花、木通治之。

崩漏無時血已枯，瀉而不滿臟中虛。豈堪當此天行病，濟弱扶危救命軀。

女子一向崩漏未止，氣血已虛，若當瘡疹，惟宜大補氣血爲主，十全大補湯；瘡出灰白平陷，難發難靨者，更加熟附子一二片。

起發胞漿忽動經，血虛氣弱事堪驚。食多氣壯無他慮，不爾須防陷伏臨。

宜十全大補湯主之，虛甚加熟附子。

經行暴啞猝無音，血出津枯舌不榮。養血通心言語出，一朝聲價重千金。

先以當歸養心湯養心血利心竅，待其能言，以十全大補湯調之。

月事如行變壞瘡，内虛陷伏已乖常。藥靈中病終須吉，證逆違師倏忽亡。

宜十全大補湯、奪命丹相間服之。其瘡胖脹紅綻，或瘡空中再出一番者，大吉之兆。若加腹脹喘促，譫妄悶亂，寒顫咬牙，手足厥逆者，必死也。

妊娠瘡疹治應難，惟有安胎法最先。不可令胎輕觸動，胎元觸動命將殘。

初發熱，以參蘇飲發之。瘡出現後，多服安胎飲爲佳。渴者，人參白朮散。瀉者，黄芪湯合四君子湯加訶子。色灰白起發收較遲者，十全大補湯去官桂。

瘡正甚時臨正産，幾人束手功莫展。滌除惡露相時行，補益元神休忌憚。

孕婦出痘，正當甚時，忽臨正産蓐者，只以十全大補湯。若腹中微痛，此惡露未盡也，宜去之，四物湯用熟地黄、白芍藥，加乾薑、桂心、木香、黑豆。

産後如逢出疹痘，此時胎去免憂惶。只憑補益收功效，莫犯寒涼生氣傷。

婦人産後生痘瘡者，只以十全大補湯、白芍藥、桂、酒炒用，不可妄用寒涼，恐損發生之氣。

# 古今圖書集成醫部全録卷四百七十

## 痘疹門

### 秘傳片玉痘疹 明·萬全

#### 痘疹賦

痘名天瘡，疹呼麻子。喜紅活以爲宜，見黑陷而可忌。痘出肺脾，疹連心肺。隨時令之寒暄，禁汗下於首尾。吉者飲食如常而清涼自調，凶者飲食反常而閉濇不利。咽喉切怕鎖纏，面目不宜稠密。汗自出兮火從汗散，溺自出兮毒從溺出。疹愛清涼痘愛温，此愚夫之瞽言；虚則補而實則泄，玆聖人之大意。竊謂痘瘡，尤爲難治。視寒熱於天時，分勇怯於人事。發散兮以升麻參蘇，調理兮以參芪歸朮。出太甚者消毒，色灰白者益氣。焮腫秘結者，黄連可投；癢塌吐瀉者，木香堪取。解毒兮梔子芩連，温中兮丁香官桂。務在消詳，不可急遽。此先祖之秘傳，宜子孫之愛惜。

#### 始終驗方

痘瘡發熱作渴者，乃火邪甚也，用人參麥冬散。

痘瘡發熱惡寒欬嗽者，因外感也，用參蘇飲。

痘瘡發熱發驚者，乃心肝二經之火甚也。《全書》云：驚痘不須憂，此吉兆也，用辰砂導赤散。

痘瘡發熱腹痛者，或吐或泄，或吐酸臭兼食積者，用香砂平胃散。

痘瘡發熱，脣焦作渴，此火邪內甚也，用涼膈散。

痘瘡發熱，人事昏沉，狂言妄語，大便結，小便赤，或腹痛咽痛者，毒火內甚也，用黄連解毒、涼膈散。

痘瘡發熱作渴，時時飲水，面赤脣焦，乃火邪內甚，看大小便何如，如大便結小便濇者，用加減四順飲。

痘瘡發熱作渴，時時飲水，面赤脣焦，此火邪內甚也。若二便如常，用麥冬散。

痘瘡發熱咽痛者，乃毒火內甚上攻。如咽喉作痛，飲水難吞者，用甘桔湯。

痘瘡三日，熱退痘出，此順痘也，輕者不須服藥。間有潮熱未退者，只用升麻葛根湯加減治之。

痘瘡發熱，小便不通者，膀胱有熱也，用八正散。

痘瘡現形，夾疹夾斑者，用快斑化毒湯。

痘瘡發熱，四圍紅活，當起不起，頂陷四圍無水色，或灰白色，乃氣血俱虛也，用十全大補湯。

起發頂焦，四圍乾枯無水色，乃火甚血不足也，則當涼血解毒托裏，用加減四物湯。

痘瘡光壯，中虛作瀉者，裏虛也，用四君子湯。

起發光壯，收靨咽痛者，用甘桔湯加減。

收靨腹痛，屎臭瀉泄者，兼食積也，用香砂平胃散。如積甚裏急後重，兼赤白者，用香連丸同保和丸調治。

收靨泄下膿血者，毒從內收，乃倒陷也。膿血盡自愈，不用服藥。

## 始終歌方

痘瘡發熱多昏睡，呵欠噴嚏又驚悸。或吐或瀉寒熱生，耳足微涼爲少異。

痘瘡常治法，初用羌活湯。出後大補散，祖傳別有方。

羌活防風升麻葛，桔梗甘草赤芍藥。柴胡前胡牛蒡炒，連翹酒洗如神脱。

大補散内用參芪，川芎當歸青陳皮。甘草芍藥牛蒡炒，連翹木通一劑宜。

痘疹發微熱，頭面出來稀。頸項胷前少，紅潤又兼肥。大小便如常，飲食似平時。精神更清爽，出靨盡如期。此是好消息，何勞妙手醫。

熱甚又煩躁，精神不明了。大小便閉濇，渴甚食漸少。吐瀉或吐嘔，虚腫咽喉嗆。飲食都不思，悶亂眼又脹。肚脹氣上喘，個個必死亡。

第一發，羌活防風荆芥結，升麻乾葛赤芍藥，木通連翹甘草節。

第二散，升麻乾葛赤藥羡，防風木通荆芥穗，甘桔連翹牛蒡炒。

第三消，甘桔荆防赤芍翹，升麻木通牛蒡子，酒炒芩梔解毒高。

第四除，荆防甘桔木通拘，酒炒芩梔翹赤芍，歸梢生地鼠黏如。

第五斑，歸梢赤芍鼠翹甘，生地木通荆芥穗，芩梔酒炒退紅鮮。

第六毒，當歸赤芍生地助，甘草木通牛蒡子，枳殼連翹加赤茯。

第七解，當歸白芍黄芪采，木通枳殼生甘草，荆芥防風還可買。

第八調，人參黄芪甘草謀，木通歸身白芍藥，陳皮枳殼白芷梢。

第九和，參芪白朮不用多，白芍當歸甘草炙，陳皮枳殼茯苓多。

第十保，參芪白朮炙甘草，當歸白芍生地黄，枳殼陳皮山楂討。

第十一養，黄芪人參白朮講，歸身白芍白茯苓，甘草陳皮氣血長。

第十二病，參芪白朮甘草定，歸身白芍麥門冬，陳皮茯苓方可進。

第十三身，參芪白朮甘茯苓，歸身麥冬白芍藥，陳皮青皮山楂尋。

第十四安，參芪歸朮茯苓甘，白芍川芎麥地黄，青皮楂子棗同煎。

痘初如作瀉，火甚裏又熱。黃芩白芍藥，升麻甘草節。木通赤茯苓，瀉止添歡悦。

痘中如作瀉，人參白朮切。茯苓炙甘草，白芍官桂設。更加訶子肉，補中兼切濇。

痘疹如秘結，導法真可絶。芩梔用酒炒，通翹甘枳桔。紫草生地黃，麻仁潤乾濇。甚加酒大黃，謹慎勿妄瀉。

痘瘡如作渴，火甚津液涸。人參麥門冬，升麻白粉葛。知母生地黃，天花粉一合。甘草酒芩連，此法永不錯。

痘瘡太紅艷，血熱防多變。歸梢生地黃，赤芍紫草見。升麻木通翹，荆防牛蒡研。甘草酒芩梔，不退有後患。

痘瘡灰白色，氣血兩虛説。歸芎赤芍藥，參芪甘草節。木香桂少加，生地能活血。食少加陳皮，渴多麥門便。

痘瘡黑陷枯，當歸赤芍求。生黃甘草節，防風荆芥牛。木通翹紫草，人參正氣扶。麻黃蜜酒炒，燒糞解人憂。

痘瘡如腹脹，看他大便樣。便結裏氣實，急用酒大黃。枳殼檳榔朴，再用膽導方。泄瀉裏氣虛，參朮茯木香。青皮炒厚朴，枳殼腹皮薑。

痘瘡出太紅，血熱用歸梢。生地赤藥桔，防風紅花甘。木通牛蒡子，連翹淡竹葉。

痘瘡出密要解毒，甘桔荆防蒡翹助。青皮山楂赤芍藥，紅花木通要常服。起發之時加當歸，匀氣和血補不足。

痘收破皮不結痂，人參黃芪甘草佳。白朮防風香白芷，青皮七味免咨嗟。

## 收靨

收靨已後，皮肉尚嫩，臟腑尚虛，要避風寒，不宜洗澡，常節飲食，不可過於飢飽也。

收靨已後，有犯風寒雨濕洗澡，以致四肢頭面浮腫者，此風濕也，加減胃苓湯治之。如作熱遍身汗出如水者，此虛氣中風，補中益氣湯加蒼朮、官桂治之。如大熱作渴，虛汗者，白虎湯加蒼朮治之。身不熱而自汗者，補中益氣湯治之。

收靨已後，有傷食腹痛者，有之，用脾積丸下之無害；下後，便以四君子湯加消導藥治之。如傷飲食者，併身作熱者，三黃丸下之；更以四君子湯加消導藥同調之。

收靨之後，調治亦緊。無因而作熱者，審其脈若洪數者，黃連解毒湯加升麻、葛根治之；如遲緩者，是虛熱也，補中益氣湯主之。

收靨之後，痢作大熱，鼻血不止，黃連梔子飲治之。

收靨之後，利下鮮血，裏急後重者，先以三黃丸下之，次以香連丸調之。

收靨之後，忽然欬嗽者，此乃感冒風寒，以參蘇飲治之；如不退，只以玉液丸調之。

收靨之後，大熱兩目如火，身發斑者，此餘毒歸心也，消斑青黛飲治之。

收靨之後，肢節腫痛作熱者，此餘毒歸膽也，内服十宣散，外用紫金丹塗之。

收靨之後，兩目紅腫，此餘毒歸肝，密蒙花散主之。

收靨之後，其目紅活，失於醫治，以致珠有白瞖，加味穀精草散治之。

收靨之後，欬吐膿血者，此餘毒歸肺，清金散治之。

收靨之後，小便出血，此餘毒歸膀胱，八正散治之。

痘已收靨，大便出膿血，無腹痛後重者，此餘毒歸大腸，黃連解毒湯加槐角、升麻治之。糞後腹痛者，黃連解毒湯加大黃酒炒治之。

收靨後，作熱口舌生瘡者，此心熱也，黃連解毒湯治之。

收靨後，齒生走馬疳者，先將米泔水洗過，後以文蛤散搽之。

收靨後，遍身生瘡生膿泡者，此名痘風瘡，内服胡麻丸，外灸風池穴、血海穴、曲池穴各三壯，斷根之效。

收靨後，脚軟不能行者，此血虚不養筋也，四物湯加牛膝、續斷、防風、川萆薢、薏苡仁治之。

收靨後，睡不醒者，四物湯加酸棗仁湯治之。

收靨後，四肢癱瘓不能動者，此血虚成風也，若不治，恐成廢疾，用羌活丸治之。

收靨後，心常恐懼，聞大聲即驚者，温膽湯治之。

## 麻疹

俗名麻子者，火疹也，治法與痘不同。蓋痘之治藥，有温有涼，若麻疹惟有清涼解毒耳。

麻疹之證面必紅，欬嗽嚏噴鼻流膿。眼淚汪汪如哭狀，莫作傷寒一樣功。麻子未出用荆防，升麻乾葛炒牛蒡。知母桔梗同國老，薄荷石膏多用良。麻子出甚用桔甘，知母石膏加人參。麥冬去心牛蒡炒，竹葉同煎名化斑。麻後欬嗽仍不退，清肺散子調竹瀝。潮熱人參麥門冬，木通知母甘草炙。生地黄與地骨皮，解熱清心又清肺。若變痢疾同香連，走馬疳瘡文蛤最。

荆防敗毒散、化斑湯、涼膈散，此三方，乃麻疹中之聖方也。

麻子若不出，荆防敗毒先。嗽甚宜清肺，熱多用化斑。

凡麻疹未起發時，噴嚏欬嗽，驚悸多啼，面紅，兩目含水，或身痛腹痛，是其證也。治法當以辛甘苦寒之劑，辛甘發表，苦寒解裏，使毒散也，用荆防敗毒散。

凡疹初發熱作渴，白虎湯神效，加麥冬。

凡疹初發熱作泄者，用猪苓湯主之。

凡疹發熱一二日即出，初如蚊迹，次如朱砂點小粒，大紅色，斑色見根窠，切忌温補，惟以清涼解之，庶免悮耳。

凡疹既出，色紅者吉，赤者重，黄者危，黑者死。

凡疹既出，其熱即退，隨出隨收，其期不出三日。假令今日子時出，明日子時收盡，又熱又煩又渴而再出者，三日始定。如出而不收者，有鬱遏不能出者，此凶也。

凡疹當出而過期不出者，反見煩躁悶亂腹脹氣喘，手足冷者不治。

凡疹當出不出而無他證者，先服荆防敗毒散，用苧麻煎湯，就以苧麻遍身刮之，其疹即出見。如再不出者，急用向東行狗屎尖，火燒存性，温水調服，疹即涌出。

凡疹當出，參差不齊，即以黑芝蔴擂冷水服之。

凡疹既出，延綿不收，此火鬱也，用芩連化毒湯。

凡疹出太甚，無他證者，服化斑湯，及白虎湯加人參。

凡疹既出作渴者，用白虎湯和益元散服，加辰砂一錢研。

凡疹既出作泄者，用猪苓湯。如不效，用豆蔻丸止之。

凡疹既出作衄者，用芩連梔子飲。

凡疹大小便不通，用涼膈散。

凡疹既出，汗出如水者，不必服藥，正欲其火發散也。

凡疹既見形，有欬嗽者不必服藥，此正病也。

凡疹見形，傳染成痢疾者，不問赤白，先以三黄丸下之，後以香連丸調之。

凡疹見形，餘熱不退，用知母石膏湯。

凡見形而久不止者，又帶血者，用甘桔湯；嘔血者，加軟石膏、茅根汁。

凡疹見形，咽喉腫痛者，用射干鼠黏子湯。

凡已見形，有走馬疳，以洗米泔水文蛤散搽之。

凡疹子用藥，只依前法調之，不可輕易妄投湯藥。

凡疹初收，要避風寒，勿食煎炒葷腥酸鹹之物，宜淡滋味，至一月後，可少與鷄鴨肉食之物。若食葷太早者，外毒雖泄，內毒復萌，再出者亦有之，或屢出者有之。若悮食酸鹹，則增其痰欬，遲延日久而難愈也。若悮食煎炒，則生熱毒，或變餘熱。冒觸風寒者，或嗽而加喘，或生壯熱，或成瘧疾，變證百出，難以治矣。

# 嬰童百問 明・魯伯嗣

## 瘡疹

仲陽云：瘡疹候面燥腮赤，目胞赤，呵欠頓悶，乍涼乍熱，欬嗽嚏噴，手足梢冷，夜臥驚悸多睡，煩躁發熱，臉赤脣紅，身痛頭痛，痰涎，傷寒證類有之；并瘡疹證，此天行時氣之病，始發之時，因傷風傷寒而得者，有因時氣傳染而得者，有因傷食嘔吐而得者，有因跌撲驚恐畜血而得者。或爲竄眼禁牙驚搐如風之證，或爲口舌咽喉腹肚疼痛之狀，或爲煩躁發熱臉赤狂悶昏睡讝語之形，或自汗或下利，或發熱或不發熱，證候多端，卒未易辨。方論所載，以耳冷尻冷足冷驗之，謂瘡疹屬陽，腎臟無證，耳與尻足俱屬於腎，故腎所部獨冷。然疑似之間，或中或否，不若視其耳後有紅脈赤縷者爲真，於此可驗。其脈洪大而弦數，診脈之際，身略戰動，是證也。調護之法，首尾俱不可汗下，但温涼之劑，兼而濟之，解毒和中安表而已。凡熱不可驟遏，但輕解之；若無熱，則瘡又難發也。虛者補之，實者損之，冷者温之，熱者平之，是爲權度。借喻而言，亦如庖人籠蒸之法，但欲爲鬆耳。如苟妄汗，則榮衛既開，轉增瘡爛；如苟妄下，則正氣內脱，變而歸腎，身體振寒，耳骫反熱，眼合肚脹，其瘡黑壞，十無一生。舌黑者尤難療，何也？隨瘡五臟見證，未發則五臟之證悉具，已發則歸於一臟受毒多者見之。故肝臟水疱，淚出如水，小而疱青；肺臟膿疱，其涕稠濁，色白而大；心臟發斑血疱，色赤而小；脾臟發疹，色黃微赤，有小斑瘡；惟歸腎則變黑焉，青紫乾陷。瘡疹屬陽，本無腎證。腎在腑之下，不受穢毒，故無證。陽取火也，腎取水也，以火用事，爲水所制，豈不殆哉？朱氏云：瘡疹已發未發，俱不可疎轉，此爲大戒。瘡疹首尾皆不可下，及輒用利藥，毒氣入裏即殺人。以此觀之，瘡疹證狀，雖與傷寒相似，而痘疹治法，實與傷寒不同。傷寒所傳，從表入裏；痘疹所發，從裏出表。蓋毒根於裏，若下之，內氣一虚，毒不能出而反入焉，由是土不能勝水，黑陷者有之。毒發於表，若汗之則榮衛一虚，重令開泄，轉增瘡爛，由是風邪乘虚變證者有之。汗下二説，古人所深戒也。調解之法將如何？曰：活血調氣，安表和中，輕清消毒温凉之劑，二者得兼而已。温如黄芪、當歸、木香輩，凉如前胡、乾葛、升麻輩，佐之以川芎、芍藥、枳殻、桔梗、羌活、木通、紫草、甘草之屬，則可以調適矣。凡小兒覺身熱，證似傷寒，但未經瘡痘，疑似未明，且與惺惺散、參蘇飲、抱龍丸、升蘇散。熱甚則先與升麻湯，或加川芎、紫蘇、茯苓；嘔吐者，香蘇飲加半夏、茯苓、白芍藥；泄瀉者，香蘇飲加白朮、茯苓；叶瀉胃虚者，陳氏木香散；渴者升麻湯加紫蘇、茯苓；發搐及讝語熱甚者，至寶丹、抱龍丸和服。瘡疹未出透者可服，如出已透膚者，不可服也。或用防風天麻丸亦可。如一二日疹出紅點，如麻子大小不一等者輕；一齊并出，密甚者重。并服四聖散。及泄瀉者，紫草木香湯，或四君子湯加木香、丁香。如冷戰出不透者，加官桂。有驚熱出未透者，快斑散治之，內有蟬蜕者也。三四日瘡疹出不快者，四聖散；皮膚冷者，加木香、肉桂。更須活血散、温酒紫草湯調下，以助藥力則出快。如欲止痛，用温熱水調下。如紫色黑陷內熱者，大便秘者，用龍膽膏、猪心血、辰砂、腦子研細，木香湯調下可也，或用猪尾膏亦可。如內無大熱，不可輕服也。常用胡荽酒噴幃帳及身上爲佳，不可噴面上，以辟惡氣耳。又燒蒼朮、降真香亦佳。五六日痘瘡焮甚，但服芍藥甘草湯定痛，多服不妨；却服甘露飲數服。或口內有膿瘡，咽喉腫痛不能乳食者，并皆治之。七八日瘡焮透略爛，方可服地黄湯。大便秘者，可服消毒飲。凡痘根窠紅潤光澤明淨者輕，如損陷稠密灰白色瀉渴者重。無熱者，可服四物湯，用麥門冬、防風、蟬蜕等劑。九日十日有熱甚，可服犀角地黄湯、消毒飲，便利者不可服。小便不通者，大連翹湯加減服，以小便利爲度；導赤散羌活散皆可服。熱甚者，小柴胡湯。渴甚者，白虎湯。大便秘甚，數日不通者，宣風散，一服便可，間服前藥。痘瘡長足肥滿，蒼蠟色者輕；寒戰悶亂，腹脹煩渴，喘急咬牙者重。十一日十二日，痘瘡當靨，瘡痂欲落而欲愈也。若痘瘡未醫之前，或不能醫，或腹脹煩渴，或泄瀉氣促者，不可與蜜水瓜菓等冷物，食之即死，當歸木香散、異功散加減服之。凡小兒先發搐而後發瘡者生；如瘡已瘥而後發搐或吐或瀉者死。先發熱而後出瘡者存；瘡已發而後泄不止者亡。瘡瘥而瀉膿血痂皮者順，腹中有瘡也。瀉血而水穀不消者逆，脾胃虚也。或瀉血而瘡壞無膿者，亦不可救，胃爛也。要知陽明主肌肉，胃氣不可一日不强也。凡出瘡疹，先須護眼，或用辰砂，或用胭脂以塗眼眶，內有紅花以活血爲妙。如痘瘡入眼，宜與決明散、紫貝散。瘡痂欲落不落，則用酥油或白蜜時時潤之，可揭則揭去。若失潤揭遲，痂才硬則成瘢痕，仍用滅瘢藥塗之，切不可與鷄鴨卵與食，食則即時目盲，瞳子如卵白色，其應如神。亦不可再食猪肉，不可不戒也。中間錢氏有百祥丸下之，及有用人牙齒之藥，切不可輕服，甚以爲戒也。不若用獨聖散與牛李膏爲愈。或痘瘡已發，爲風冷所傷，榮衛不和，或爲宿食所傷，內氣壅遏，以致冰硬者，調解散主之。如瀉不止，用參茯白朮散加木香可也，四君子湯加木香、豆蔻亦妙。雖然，瘡黑本爲惡證，治之有方，猶有幸而生者。至於調衛之際，乳母不能謹口，流毒於小兒。或粥食乳哺不時，使之飢虚，或衣被不週，致傷風冷，以致閨房有觸，外邪有犯，則亦冰硬變壞而歸腎，自我致寇，又誰咎也耶？能調衛者，以温散湯劑醖乳飲之，謹護風寒，使之氣體通和；其於粥餌，則勿令飽而氣實，飢而氣虚，斯爲得矣。然瘡曰聖瘡，七日熱而發，七日疱而乾，又七日平復如常矣。若實實虚虚，損不足而益有餘，則瘡出甚難。如調順血氣，温和脾胃，均平冷熱，則瘡出甚易。調解之法，無愈於此。故備論之。痘疹初感未出而發熱者，扁鵲油劑法治之，則出痘疹甚稀，或即消解而瘡疹不發者有之，自然解散而安泰必矣。

## 麻證水痘

湯氏云：凡小兒麻瘡之候，乃天行時氣，熱不能解，蘊積於胃，而胃主肌肉，毒氣熏發於肌肉，狀如蚊子所嚙，乃成麻毒也。赤者十生一死，黑者十死一生。此證與斑證不同：發斑乃如綿紋，有空缺處，如雲頭之狀；麻證乃遍身無空缺處，但疎密之不同，分輕重耳。黃連杏仁湯治嬰孩受邪熱甚作成麻疹之證，其瘡漸出，欬嗽煩悶，嘔逆清水，眼赤咽喉口舌生瘡，宜服此以解之。又有黄芩知母湯，治小兒麻證，催出得如斑爛，癮疹如綿紋。或曰：膿者腥臭，不能乾，心胷欬悶，嘔吐清水，身體温熱不時，宜進此以治之。起初疑似之間，可服升麻湯。頭痛熱甚者，可服柴胡升麻湯、化斑湯、羌活散、蟬蜕散皆可。又有發熱一二日而出水泡即消者，名爲水痘，但用輕劑解之即便痊可，羌活散、升麻消毒飲主之，麥煎散亦可服；又可服大連翹湯以解利之。《活人書》黄連橘皮湯治温毒發斑，可治出麻作瀉，服此下利當先止，與黄連杏仁湯同，但多製厚朴、甘草耳。

# 醫學正傳　明・虞摶

## 痘疹

《内經》曰：諸痛痒瘡瘍，皆屬心火。夫小兒痘疹之證，最爲酷疾，不日之間，死生反掌。蓋因胎毒藏於命門，遇歲火太過，熱毒流行之年，則痘毒因之而發作矣。一發則出於心肝脾肺四臟，而腎無留邪者爲吉。若初發便作腰痛，見點則紫黑者，多死。蓋毒氣留於腎間而不發越故耳。錢氏雖有百祥丸大下之法，然活者十無一二。大抵痘瘡之法，多歸重於脾肺二經，蓋脾主肌肉，而肺主皮毛，故遍身爲之斑爛也。其爲證也，宜發越，不宜鬱滯；宜紅活凸綻，不宜紫黑陷伏。瘡出之後，醫者當察色詳證，以辨表裏虚實用藥。其吐瀉不能食爲裏虚，不吐瀉能食爲裏實。灰白色陷頂多汗爲表虚，紅活凸綻無汗爲表實。又諸痛爲實，諸癢爲虚。外快内痛爲内實外虚，外痛内快爲内虚外實。裏實而補則結癰毒，表實而復用實表之藥則潰爛不結痂也。如表虚者瘡易出而難靨，表實者瘡難出而易收。裏實則出快而輕，裏虚則發遲而重。表實裏虚則陷伏倒靨，裏實表虚則發慢收遲。治之之法，三日已前，未見紅點，必用升麻湯、參蘇飲之類，以發其表，務令微汗爲度。若未汗，如表猶未解，雖略見紅點隱約於肌肉間，而升散開發之劑，尚未可除。凡見出遲發慢者，根窠欠紅活者，便當憂慮調攝，切勿袖手待斃。夫古人用藥，寒熱迴別，主意不同。醫者再宜臆度寒暄，推詳運氣而治。如陳文中之木香散、異功散，用丁、附、薑、桂等峻熱之藥，而與《内經》病機不合，丹溪常發揮其悞。亦有用得其當者，屢獲捷效。若劉河間、張子和輩悉用芩、連、大黄等寒涼之劑。丹溪亦曰：酒炒芩連各解痘毒，依法用之而獲安者，亦不少也。今之醫者，往往不同，依陳氏而行者多用熱藥，宗劉張而治者多用涼藥，意見不偏於熱則偏於寒，此刻舟求劍之道也。愚按《内經》有曰：寒者熱之，熱者寒之，微者逆之，甚者從之。又曰：逆者正治，從者反治，從少從多，觀其事也。陳氏用從治之法，權也；劉張用正治之法，常也。然皆不外乎參、朮、芪、草、芎、歸、茯苓、芍藥等補氣血藥爲主治焉。亦當看時令寒熱緩急施治，固不執一見也。楊氏曰：痘瘡發於肌肉，陽明胃氣主之。脾土一温，胃氣隨暢，決無陷伏之患。湯氏曰：如庖人籠蒸之法，但欲其鬆耳。滄淵翁昌復折衷衆説，看方立論，適中用藥，寒熱攻補，斟酌時宜，未嘗執一治也。學者能遵守其法而行之，庶無一偏之患矣。

## 辨内外因

凡瘡欲出而未出，因發搐者，是外感風寒之邪而内發心熱也，宜王氏惺惺散，或升麻葛根湯、木香參蘇飲。凡瘡欲出未出而吐利者，是中焦停寒，或夾宿食也，宜四君子湯加砂仁、陳皮，和中散。如夾宿食者，用紫霜丸。

## 初發時五臟形證

面及腮頰赤噴嚏屬肺，呵欠煩悶屬肝，時發驚悸屬心。

### 五臟形色

肝臟發水疱，色微青，以液爲淚，故疱色如水，其形小。

肺臟發膿疱，色多白，以液爲涕，故膿稠濁如涕，其形大。

脾臟發疹，脾爲裹血，其色如淺黄，或如糠麩，其形小如斑。

心臟發斑，其色主血，故純赤，其形小，次發水疱。

腎臟居下，獨不受穢毒，故無候，但耳尻冷耳。若痘瘡黑陷，耳及尻反熱者，爲逆。

## 斑痘所發之源

夫嬰兒之胚，胚胇也，必資胎養以長其形焉。緣母失節愼，縱欲恣餐，感其穢毒之氣，藏之臟腑，近自孩提，遠至童丱，値寒煊不常之候，瘡疹由是而發，因其所受淺深而爲稀稠焉。其原實係於心，一云相火之氣所爲，故入於肺則成膿疱，俗名豌豆，亦名麻豆，以相火乘金故也；入於肺則成水疹，俗名麩瘡；入於脾則成癮疹；入於心則成斑疹。

## 辨形氣病

如瘡已出而聲不變者，形病也。瘡未出而聲變者，氣病也。宜補肺散加生黄芪。瘡出而聲不出者，形氣俱病也。形病身温者，宜解毒防風湯；大便閉者，宜當歸丸。形氣俱病，小兒稟賦素弱者，宜預服十奇散，倍當歸少木香煎服。

## 辨三陰三陽經候

太陽病寒身熱，小便赤澁出不快，宜荆芥甘草防風湯。

少陽病乍寒乍熱，出不快，宜連翹防風湯。

陽明病身熱目赤，大便閉實，瘡遍肌肉，出不快，宜升麻葛根湯加紫草。

太陰病自利，四肢逆冷，宜附子理中湯、木香散。
少陰疳瘡黑陷，口舌燥，宜四物湯加紫草、紅花。
厥陰病舌卷卵縮，時發厥逆，宜異功散。
三陰病法當救裏，故宜以温劑助之。

## 辨三陽證治

凡痘疹春夏爲順，當純陽之時也。古人治法與傷寒同。
足脛熱　大便秘　兩腮紅　小便濇　渴不止　上氣急　脈洪數。
已上七證，不宜服熱藥。
痘疹一發，有密如蠶種者，糠粃者，合清表，宜連翹升麻湯。或未出而先發搐，是兼外感風寒之邪，宜荼湯下解毒丸及犀角地黄湯。瘡出不快，清便自調，知其在表，當微發散，升麻葛根湯。若瘡青乾黑陷，身不大熱，大小便濇滯，是熱蓄於内，宜煎大黄湯下宣風散。若表大熱者，不可下。黑陷甚者，百祥丸。
若瘡已發，稠密微喘，渴欲飲水，宜微下之，當歸丸及龐氏地黄膏，外以黄蘗膏塗面佳。
值盛夏暑熱正熾，適瘡大發煩渴，大便實者，宜玉露散及甘露飲子。或昏冒不知人，時作搐搦，瘡倒靨黑陷者，宜猪心龍腦膏。

## 辨三陰證治

凡瘡發於秋冬爲逆，當純陰之時也。
足脛冷　腹虚脹　糞青色　面晃白　嘔乳食　目睛青　脈沉微。
已上七證，不宜服寒藥。

痘瘡盛出，四肢逆冷或自利，係在太陰脾經，宜急温之，用異功散、附子理中湯、調中丸。
痘瘡平塌，灰白色不澤，此是正氣不足，宜十補托裏散倍黄芪加熟附子。
或四肢厥逆，時作搐搦，係在厥陰，宜温之，異功散加防風、青皮，或和中散去乾葛，藿香加附子、肉桂心。

## 辨形色不足

肺主氣，氣不足則致後三證：
自汗聲不出　瘡頂陷塌　不綻肥。
併宜十奇散。自汗倍黄芪，聲不出倍桔梗。
心主血，血不足則致後三證：
灰白色，根窠不紅　不光澤。
併宜芎歸湯加芍藥、紫草、紅花，良驗。

## 辨表裏虛實

表裏俱實，其瘡難出而易靨。
表裏俱虛，其瘡易出而難靨。
諸痛爲實。内快外痛爲外實内虛，内痛外快爲内實外虛。
諸寒爲痛。凡瘡發身痛，不爲外寒所折，則肉腠厚密，宜分而治之。若紅點方見，爲寒所折，而内體有熱，宜木香參蘇飲；輕者消毒飲，或葛根升麻加芍藥湯。肉腠密者，宜活血散併匀氣飲。
諸癢爲虛。凡血氣不足多癢，此證所謂諸癢爲虛也，宜十補托裏散，及木香散加丁香、官桂。胃主肌肉，尤宜四君子湯加芎、歸、木香、紫草煎服。或患者不能忌口，因食毒物，兒作癢者，二物湯、百花膏，或四君子湯加解毒藥。

石壁胡氏曰：小兒難任非常之熱，亦不可任非常之冷。如涼藥太過，輕則吐利腹痛，重則陷伏倒靨，是宜溫涼適中可也。仁齋楊氏曰：諸熱不可驟去，宜輕解之。蓋痘瘡無熱則不能起發。史氏曰：比之種豆，值天時煊煖則易生。

凡值天時不正，鄉鄰痘瘡盛發，宜服三豆湯、油飲子、鳳龍湯。

凡初覺痘疹欲發，當先解利，與傷寒相類，疑似之間，兼用解表。胡氏云：非微汗則表不解，解表當於紅斑未見之時，宜用王氏錢氏惺惺散、張氏防風湯、升麻葛根湯、張氏四物解肌湯、參蘇飲。

凡痘瘡出不快者，有五證，臨病審兒調之。天時嚴寒，爲寒所折，不能起發，宜散寒溫表。冬三月寒甚，紅斑初見，宜五積散、正氣散、參蘇飲、楊氏調解散、陳氏木香散。

一證炎暑隆盛，煩渴昏迷，瘡出不快，宜辰砂五苓散煎生地黃、麥門冬臨服。身熱甚者，小柴胡湯加生地黃。煩渴而便實者，白虎人參湯；輕者人參芍藥湯加生地黃煎服。

一證服涼藥損傷脾胃，或胃虛吐利，當溫中益氣，宜理中湯，吐利甚者加附子，或陳氏異功散、木香豆蔻丸。

一證或成血疱一半尚是紅點，此痘氣發越不透，必不能食，大便如常者，宜半溫裏半助養之劑，用四聖散加減，及紫草木香湯、絲瓜湯、阮氏萬全散、湯氏安斑湯。

一證外實之人，皮膚厚，肉腠密，毒氣難以發泄，因出不快，宜消毒飲、透肌散。如大便秘實，於消毒飲內加大黃、梔子仁煎服。瘡出太稠，宜犀角地黃湯、張氏解毒防風湯。血氣不足，宜十奇散。咽嗌不利，宜如聖湯加薄荷、枳殼。口中氣熱咽痛，口舌生瘡，宜甘露飲子。驚風搐搦，宜抱龍丸。煩渴宜獨參湯、黃芪六一湯。

瘡出不快，宜活血散加防風湯、龐氏紅花湯、紫草湯、四聖湯、樺皮飲子。

## 辨外證輕重

輕者作三次出，耳中無，大小不一，根窠紅活，頭面稀少，肥滿光澤。

重者一齊并出，如蠶布種，灰白色，瀉利而渴，身温腹脹，頭温足冷。

## 辨外證逆順

身體温煖者順，能食大便實者順。

寒涼者逆，不能食大便利者逆。

## 辨痘疹初末形證

微者其邪在腑，發爲細疹，狀如蚊蚤所螫，點點赤色，俗名麸瘡。

甚者其邪在臟，爲瘡痘，狀如豌豆，根赤頭白色，出膿水，俗名痘瘡。一二三日始見，微微欲出，如粟如黍，或如菉豆，或如水珠，光澤明淨者佳。四日，大小不等，根窠紅光澤者輕；如稠密陷頂併瀉者重。六日七日，瘡形肥紅光澤者輕；如身熱氣喘，口乾腹脹，足指冷者重。八日九日，長足圓滿，瘡肥色老者輕；如寒戰悶亂，腹脹煩渴，氣急咬牙者，重之至也。十日十一日，瘡當結靨，痂欲落之時將愈。十二十三日，當靨而不靨者爲逆，宜稍利之，以防其餘毒。身不壯熱，或腹脹或瀉渴，用十二味異功散救之。

## 辨不藥而愈

痘脚稀疎，根窠紅綻，不瀉不渴，乳食不減，四肢温和，身無大熱。

已上六證，并不須服藥，惟宜善加調護，須使房室温盎，屏諸穢氣，忌見外人，毋犯房色，及往來婦人月水併腋臭者，皆不可近。惟宜燒大黄、蒼朮以辟惡氣，切勿燒沉、檀、降真、乳香、腦、麝。帷帳之内，宜懸胡荽，或以胡荽漬酒噴牀帳，併燒木香爲佳。夫痘瘡之毒，最怕穢惡之氣觸犯，切不可信僧道，看經解穢；况無纖毫之力，而反恐被其穢惡之氣觸犯；亦不可恃其能解而不預防。戒之戒之！

## 辨五不治證

癢塌，寒戰咬牙，渴不止；痘紫黑色，喘喝不寧；灰白色陷頂，腹脹；頭温足冷，悶亂飲水；氣促，泄瀉，渴。

## 辨疹有陰陽二證

赤疹屬陽，遇清涼而消。白疹屬陰，遇温煖而消。

## 辨瘡後餘毒

毒氣流於太陰脾經，則癰發四肢，手腕併膝臏腫痛，宜消毒飲；重者十六味流氣飲加附子，或酒浸大黄煎服，及必勝膏、蜆子水等敷之。

毒氣流於太陰肺經，則臑肉併手腕腫，流爲赤癰毒，宜消毒飲、如聖湯、五福化毒丹、雄黄解毒丸解之。氣血虚者，十補湯加桔梗、枳殼、犀角煎服。咽喉不利或腫痛，宜薄荷如聖湯。

毒氣流於大腸，則便膿血，或下腸垢，或大便秘結，宜犀角地黄湯。身熱煩渴，宜黄連解毒湯。熱勢盛者，小承氣湯。下利者，黄連解毒湯、黄連阿膠丸、駐車丸。

痘瘡入眼，宜決明散、密蒙花散、撥雲散、蛤粉散。

熱毒流於三陽經之後，則腮項結核腫痛，宜荆防敗毒散、十補湯減桂服，消毒飲倍加忍冬藤煎服。

## 古人拯治痘瘡要法

王氏《指迷》云：痘瘡亦時氣之一端，一人受之，傳染其餘。

又曰：疹者脾所生，脾虚時旺，木能勝土，熱動心神而生驚。

張氏涣曰：痘子氣均則出快，蓋血隨氣行，氣逆則血滯。

錢氏曰：肝風心火二臟交爭而致搐。

又曰：痘證未形而先搐，大忌凉心。蓋瘡屬心，心主血，心寒則血不能行，痘欲出而不可得也，切須慎之。

仁齋楊氏曰：大熱當利小便，宜五苓散、導赤散。小熱當解毒，宜消毒飲、四聖散。

大抵治驚惟平肝利小便均氣最妙。

## 陷伏倒靨黑陷

一證變壞歸腎黑陷，宜錢氏百祥丸、宣風散。

一證外感風寒所致，冬時宜五積散減麻黄加桂心、紫草，春時不换金正氣散加川芎、白芷、防風。或風邪所襲，宜消風散加紫草兼服。

一證乳食所傷，内氣壅遏，宜楊氏調解散，或四君子湯加縮砂、木香、川芎、紫草。大便自利，宜附子理中湯。

一證或因父母不謹，犯房事月水，及乳母腋氣穢濁諸忤所致，宜阮氏辟穢丹焚而熏之，仍以胡荽酒噴帷帳，及懸胡荽於牀帳中；甚者以胡荽湯化下蘇合香丸，兼塗熏亦妙。聖製再甦散尤妙。

一證毒氣入裏黑陷，宜猪尾膏，神驗。

凡痘瘡膿汁不乾，蓋瘡出太甚，表虛難靨，以致膿水黏衣著席，濕痛不能轉側，宜白龍散、敗草散等敷之。

凡孕婦身發痘瘡，宜馮氏罩胎散。若胎動不安，宜獨聖散、安胎飲。身熱甚，宜木香參蘇飲。或瘡稠密，宜十奇散倍芍藥、當歸減桂加香附、烏藥。如胎已五月，則半夏、桂心之屬，俱不必禁。

# 古今圖書集成醫部全録卷四百七十一

## 痘疹門

### 明醫雜著 明·王綸

#### 序次丹溪痘瘡治法

小兒瘡疹，大抵與傷寒相似，發熱煩躁，臉赤脣紅，身痛頭疼，乍寒乍熱，噴嚏呵欠，嗽喘痰涎。始發之時，有因傷風傷寒而得，有因時氣傳染而得，有因傷食嘔吐而得，有因跌撲驚恐蓄血而得。或爲竄眼驚搐如風之證，或口舌咽喉肚腹疼痛，或煩躁狂悶昏睡，或自汗，或下痢，或發熱，或不發熱。證候多端，卒未易辨，亦須以耳冷，骩冷，足冷驗之。蓋瘡疹屬陽，腎臟無證，耳與骩足俱屬於腎，故腎之所部獨冷，又不若視其耳後有紅脈赤縷爲真，於此可以稽驗矣。調護之法，首尾俱不可汗下，但温涼之劑，兼而濟之，解毒和中安表而已。虚者益之，實者損之，冷者温之，熱者平之，是爲權度。借喻而言，亦如庖人籠蒸之法，但欲其鬆耳。蓋毒發於表，如苟妄汗，則驚衛一虚，重令開泄，轉增瘡爛，由是風邪乘間變證者有之。毒根於裏，如苟妄下，則内氣一虚，毒不能出而返入焉，由是土不勝水，變黑歸腎，身體振寒，耳骩反熱，眼合肚脹，其瘡黑陷，十無一生。汗下二説，古人深戒。以此觀之，瘡疹證狀，雖與傷寒相似，而其治法實與傷寒不同。傷寒從表入裏；瘡疹所發，從裏出表故也。如欲解肌，乾葛、紫蘇可也。其或氣實煩躁熱熾，大便秘結，則與犀角地黄湯，或人參敗毒散，又或紫草飲多服，亦能利之。故雖云大便不通者，少與大黄，尤宜仔細斟酌之。若小便赤少者，分利小便，則熱氣有所滲而出。凡熱不可驟遏，但輕解之，若無熱則瘡又不能發也。

凡痘疹春夏爲順，秋冬爲逆。

瘡疹分人清濁，就形氣上取勇怯。

凡已發未發，并與紫蘇飲。但覺身熱，證似傷寒，若未見瘡，疑似未明，且先以惺惺散、參蘇飲，或人參、羌活輩；熱甚則與升麻葛根湯、人參敗毒散。但一見紅點，便忌葛根湯，恐發得表虚也。

凡痘瘡初欲出時，身發熱，鼻尖冷，呵欠，欬嗽，面赤，方是痘出之候，便宜服升麻葛根湯，加山楂、大力子，其瘡稀疎而易愈。

凡痘初出時，或未見時，宜服後方，多者令少，重者令輕。方以絲瓜近蒂三寸，連瓜子皮燒灰存性爲末，砂糖拌乾喫；入朱砂末亦可。又方朱砂爲末，蜜水調服，多者可減，少者可無。

凡痘瘡發熱之時，便以惡實子爲末，蜜調貼顖門上，免有患眼之疾。

凡初出之際，須看胷前，若稠密，急宜消毒飲加山楂、黄芩酒洗、紫草；減食加人參。

初出之時色白者，便大補氣血，參、芪、芎、朮、升麻、葛根、甘草、木香、丁香、酒洗當歸、白芍藥；若大便瀉，加訶子、肉豆蔻。初起時，自汗不妨，蓋濕熱熏蒸而然故也。

有初起煩躁譫語，狂渴引飲，若飲水則後來靨不齊，急以涼藥解其標，如益元散之類亦可用。

凡瘡已出，可少與化毒湯。

出不快者，加味四聖散、紫草飲子、紫草木香湯、紫草木通湯，或快斑散、絲瓜湯。

出太甚者，人參敗毒散、犀角地黄湯。

疎則無毒，密則有毒，以涼藥解之，雖數十貼亦不妨，無害眼之患。

灰白色，静者，怯者，作寒看；齊涌者，燥者，焮發者，作熱看。黑屬血熱，涼血爲主；白屬氣虚，補氣爲主。

中黑陷而外白，起得遲者，則相兼而治。

凡痘瘡分表裏虚實：吐瀉少食爲裏虚，不吐瀉能食爲裏實。裏實而補，則結癰毒。陷伏倒靨爲表虚，灰白者亦表虚，或用燒人屎。紅活綻凸爲表實，表實而復補表，則要潰爛不結痂。

痘瘡分氣虚血虚用補藥：氣虚者人參、白朮加解毒藥，血虚者四物湯中加解毒藥。

痘瘡分氣血虚實，以日子守之。多帶氣血不足，虚則黄芪，生血活血之劑助之，略佐以風藥；實則白芍藥爲君，黄芩亦爲君，佐以白芷、連翹、續斷之類。若屬寒，陳氏方可用。

調解之法，活血調氣，安表和中，輕清消毒温涼之劑，兼而治之，二者得兼而已。温如當歸、黄芪、木香輩，涼如前胡、乾葛、升麻輩，佐之以川芎、白芍藥、枳殼、桔梗、羌活、木通、紫草之屬，則可以調解矣。

黑陷二種，因氣虚而毒氣不能盡出者，酒炒黄芪、紫草、人參輩。

黑陷甚者，亦用燒人屎，蜜水調服，出子和方。

癢塌者，於形色脈上分虚實：實則脈有力氣壯，虚則無力氣怯。虚癢者，以實表之劑加涼血藥；實癢，如大便不通者，以大黄寒涼之藥少與之，下其結糞。

氣怯輕者，用淡蜜水調滑石末，以羽潤瘡上。

瘡乾者，宜退火，止用輕劑，荆芥、升麻、葛根之類。

濕者用瀉，濕乃肌表間濕，宜用風藥白芷防風之類，上引用升麻、葛根，下引用檳榔、牛膝，助以貝母、忍冬草、白芷、瓜蔞之類。

若咽喉痛者，大如聖散、鼠黏子湯。

如痘瘡傷眼，必用山梔、决明、赤芍、歸尾、芩連、防風、連翹、升麻、桔梗，作小劑末調服。

如眼無光，過百日後，血氣復自明。

胷腹脹滿者，枳殼桔梗湯、二陳加枳殼湯。

喘滿氣壅者，麻黃黄芩湯。
煩渴者，甘草散、烏梅湯。
下痢嘔逆者，木香理中湯、甘草乾薑湯。
顏色正者，如上治。將欲成就，却色淡者，宜助血藥，用當歸、川芎、酒洗芍藥之類，或加紅花。將成就之際，却紫色者，屬熱，用涼藥解其毒，升麻、葛根、酒炒黄芩、黄連及連翹之類，甚者犀角大解痘毒。灰白色將靨時如豆殼者，蓋因初起時飲水多，其靨不齊，俗呼倒靨不好，但服實表之劑，消息他大小便：如大便秘，通大便；小便秘，通小便。
小便赤濇者，大連翹飲、甘露飲、麥門冬五苓散。
大便秘結，内煩外熱者，小柴胡湯加枳殼最當，或少用四順清涼。
痘疹用藥，固有權度，大小二便不可不通。其二便自下黄黑，則毒氣已減，不必多與湯劑。若大小二便一或秘焉，則腸胃壅遏，脈絡凝滯，毒氣無從發泄，眼閉聲啞，肌肉黧黑，不旋踵而告變矣。陷入者加味四聖散，更以胡荽酒薄傅其身，厚傅其足，噴其衣服，併以厚綿蓋之；若猶未也，獨聖散入木香煎湯；若其瘡已黑，乃可用錢仲陽宣風散加青皮主之。錢氏云：黑陷青紫者百祥丸下之，不黑者謹勿下，余知其所下者瀉膀胱之邪也。又云：下後身熱氣温欲飲水者，可治；水穀不消，或寒戰者，爲逆。余知其脾强者，土可以治水也。百祥丸太峻，當以宣風散代之。瀉後温脾，則用人參、茯苓、白朮等分，厚朴、木香、甘草各半爲妙。蓋瘡發肌肉，陽明主之，脾土一温，胃氣隨暢，獨不可消勝已泄之腎水乎？此錢氏不刊之秘旨也。
鼠黏子、連翹、甘草、山楂，此四味乃痘瘡始終必用之藥。
其瘡壞者，一曰内虚泄瀉，二曰外傷風冷，三曰變黑歸腎。
近時小兒痘瘡，止宗陳文中木香散、異功散，殊不知彼立方之時，爲運氣在寒水司天時令，又值嚴冬大寒，爲因寒氣鬱遏，痘瘡不紅綻，故用辛熱之劑發之。今人不分時令寒熱，一概施治，誤人多矣。時值温熱，山野農家貧賤之人，其或偶中也。

痘瘢多是實毒，血熱成瘢，分上下用藥，一日不可緩。已成膿必用涼藥爲主，赤芍、甘草節、連翹、桔梗。

丹溪痘瘡治法，最爲明備。近世通用陳文中木香異功等方，乃一偏之術。若痘瘡虚怯，淡白色癢塌，此屬虚寒，宜用陳文中方；若發熱壯盛齊涌，紅紫色躁癢，此屬熱毒，急宜涼血解毒。自陳文中方盛行後，屬虚寒者幸得生，屬熱毒者悉不救。痘是胎毒，古人治法，只解毒。然氣血虚則送毒氣不出，及不能成就，故陳文中之法亦千載妙訣，補前人之未備者。但温補之法既行，而解毒之旨遂隱，故救得一邊，又害了一邊。今必詳究丹溪，二法通用，斯無弊也。

痘瘡屬虚寒，直可延至十數日後方死；屬毒盛轉紫色者，不過七八日。蓋痘是胎毒，自内出外，二三日方出齊，毒氣尚在内；出至六日，則當盡發於表；七八九日成膿而結痂矣。若毒氣盛不能盡出，過六日毒反内入臟腑，故須於六日以前毒氣該出之時，急服涼血解毒之藥以驅出之；六日以後，醫無及矣，故其死最急。若虚弱毒氣少者，只是氣血不足，不能貫膿成就，故綿延日久而後死。此虚實輕重之分也。

痘瘡多者，是毒氣多，便先宜解毒；然多則恐氣血周貫不足，故隨後亦宜兼補藥以助成膿血。

註　愚按痘瘆之疾，乃胎稟之熱毒，由内發外，雖爲有餘之證，當瀉不當補，然兒體有虚實，積毒有輕重，又在變而通之。考之陳錢二先生雖俱名家，然就而折衷之，則陳爲較優。蓋錢之用藥，偏於清涼；而陳之治法，温涼并行，以其深究陰陽造化之妙，故於病之真寒假熱，與夫真熱假寒，罔不知之真而見之定，隨證異宜，未嘗執泥。假如病屬虚熱而元氣未至虧損者，施之以錢氏之法，則固當矣；若病氣元氣俱虚或俱實者，而不以陳氏之法治之，鮮不致誤。且小兒之痘瘆，譬即大人之癰疽，治法無異。其熱毒藴於内臟，致二便不利，煩熱作渴，脈沉實，須用托裏、疏通、和榮衛三法。觀陳氏異功散、人參白朮散、前胡枳殼湯等方，其藥品深爲得宜，治者詳訂而遵之可也。

## 出痘發搐

小兒若因出痘而生驚搐，不必治驚。若身熱，耳冷骫冷，疑似未明，古方服升麻葛根湯。痘已出及完，調理氣血，只依丹溪痘瘡法，分氣血虛實，看紅紫淡白，稠密稀疏，及參時令，用藥常以脾胃爲主。虛寒用陳文中温補法，實熱用解毒法，全在活法通變。

註　愚按小兒痘疹未出，則補托之；已出及出完，則調理之。更當察色聽聲，辨其多寡表裏虛實而治之，庶不有誤。世皆宗丹溪、錢氏、陳氏三家之論，又必會而通之，與時宜之，不致膠柱而鼓瑟也。竊謂黑陷，耳骫冷，咬牙吐瀉者，乃脾土虛敗，寒水反來侮土，歸腎之惡候也，用百祥丸瀉之，急以四君子、丁香、陳皮、木香、厚朴、炮薑以温補脾土，身熱飲水，黑陷復起，十救一二。蓋此證因脾土虛敗，寒水乘侮，故陳文中先生云：若治寒水於既侮之後，何不保脾土於未敗之先？此發前人之未發，救後世之誤妄。況痘瘡發出，成膿收靨，即癰疽起發，腐潰生肌，皆脾土元氣使然。若黑陷，寒戰咬牙，泄瀉喘嗽，即癰疽陽氣脱陷，寒氣内淫之陰證，急用異功散，倍參、芪、歸、朮、薑、附，温補脾胃，不可泥其日期而行解毒托裏等法。但見其虛弱，便宜滋補脾胃，以顧收靨。觀丹溪先生治一叟發熱而昏倦，其脈大而似數，與參、芪、歸、朮、陳皮大料二十劑而痘出，又二十劑而膿泡成，身無全膚，又六十劑而安，其義可見。

# 痘疹方論　明・蔡維藩

## 受病之源

小兒痘疹始出之證，乃太陽寒水起於右腎之下，煎熬左腎，足太陽膀胱寒水，夾脊逆流，上頭下額，逆手太陽丙火，不得傳導，逆於面上，故顯是證。蓋壬癸寒水，剋丙丁熱火故也。或云兒在母腹，飢則食血，渴則飲血，當其降生，口中尚有惡血，啼聲一發，隨吸而下，復歸命門胞中，僻於一隅，伏而不發，直至因内傷乳食濕熱之氣，下流合於腎中，二火交攻，致榮氣不從，逆於肉理惡血，乃發諸痘疹也。或又云小兒在母腹中，其母罔知禁忌，或好食辛辣之物，或恣意淫慾，以此蘊毒流注小兒經絡，他日發爲痘疹。職此之由，鮮或有能逃之者，故人以爲百歲瘡也。

一說小兒在胎時，每月食血餅一個，臨生時或有在口中食未盡者，當於啼聲未出之先，用綿包指，入口拭淨，斯免嚥入流毒之患。但是倉卒之際，未有不嚥入者。訪之老嫗，間有取出血餅。又胎死畜類，常有血餅。假彼驗此，信爲不誣。初生時宜服甘草湯，初浴時用猪膽一枚入湯，主不生瘡疾；一二朝服淡豆豉，出襁褓服三豆湯及抱龍丸之類，皆所以預解其毒也。一方用絲瓜近蒂三寸燒灰存性，入朱砂一錢，研爲細末，臨發時蜜水調與兒服之。巡鹽趙侍御刊方，用苦楝子煎湯浴兒。酆節刊方，采八月葫蘆花陰乾，入除夜蒸籠湯浴兒。已上三方，俱主不出痘瘡，縱出亦稀疏，隨用無拘。凡合用藥方，總附於後。

## 諸熱證

或傳染，或傷風，或傷食，或痘疹，其證不一。頭與肢節疼痛無時者，爲時疫傳染熱也；面赤汗出而鼻流清涕者，爲傷風熱也；午後發熱頭與肚熱，右額有紋者，爲傷食熱也；乍寒乍熱，呵欠頓悶驚悸，欬嗽噴嚏，兩腮赤紅，骩涼耳涼者，爲痘疹熱也；渾身壯熱，妄言鬼神，口鼻衄血，驚搐不止，幾死而復生，爲痘疹實在內也。正在疑似之間，治者當有一定之見。既辨認痘疹之熱，與諸熱不同，又須審其勢之輕重；重則發散之，服朱砂散、升麻湯、參蘇飲、惺惺散之類；輕則疎利之，服紫草散、五苓散之類。首尾俱不可汗下；蓋汗下二說，古人之所深戒也。

丹陽王服周病痘，其熱太盛，血自鼻衄，流滿牀席，朱砂散一服而愈。朱砂、蜜水，性皆寒涼，用者量兒强弱可也。推府毛鵬子病痘，發熱三日，猶未見苗，其熱太盛，閉目妄言，用升麻湯以發散之；不解，用五苓散以疏利之，後熱退而瘡出。《活幼心書》云：升麻湯，小兒痘疹已發未發皆可服。世俗習以爲常，自取危困。殊不知古人立方，具有深意，但後學不能究，心執一定之方，悮人多矣。此方未發之先可服，使解肌熱，自出快易；已發之際，便不可服，恐其發得表虛，反以爲害。結痂之後可服，使其解散餘毒，氣順血和，斯免後患。今人於此方間有知用於未發而不用於已發，至於靨後而知用之者，百無一二。熊氏《類證》云：宜用於未見紅斑之先，戒於已見紅斑之後，斯言得之矣。仁齋《直指方》云：不如用參蘇飲加青木香，催出痘疹，甚爲穩當。

凡引證所活之人，舉一以例其餘，不能備録也。

## 預防法

初覺發熱之時，以黄蘗膏敷於面，白芥子敷於足，乾胭脂塗其目，清香油潤其脊，此皆思患預防之法。已上藥俱可用。俗用銅鏡照面者，欲取涼氣以散血熱也。又有抱兒觀井，投菉豆七枚者，亦取其極視以受水氣之涼故也。

## 避忌方

正當病痘之時，謹司門户，恐爲風寒所襲；嚴禁房事，恐爲穢氣所乘。月婦經水，庖厨煎熺，牲畜糞穢及狐臭觸忤，一切忌之。須常燒芸、檀、蒼朮、小棗之類，及掛胡荽，浸醋炭以逼其氣，庶外虞之不我即也。如有犯者，當托裏散，肉桂隨意加減之。

門户不謹，不免寒邪之傷，房事不禁，必受悶亂之毒，爲之父母者，固不可以不慎矣。至若月經狐臭，設在其母，幼子時刻不可離，將如何哉？必常加澡雪，每易新衣，不使其氣侵膚，庶幾可也。燒芸，檀等類者，榮衛得香而運行故也；蒼朮、小棗，又愈於芸、檀，只此二味足矣。胡荽浸酒噴之，掛於圍幔以除穢氣。浸醋炭，一以辟除外邪，一以接兒不足之氣。有以水代醋，恐其氣襲人者，殊不知醋亦能運行氣血也。近日有用新磚燒紅浸水醋者，亦爲近理也。

## 以形勢分輕重

初見苗時，用手揣摩其瘡勢，宜力而堅，不宜軟而塌。三次出者輕，一齊出者重。臍窩去處不宜有，頭面心竅不宜多。大小不一等，根窠紅活，尖頭似水珠光澤者最輕；平頂者半輕半重；陷頂者極重。又有出輕而變重，出重而變輕者，顧調養避忌之何如耳。此於血氣上見形勢，則輕重可知矣。

兒之受證，熱幾日復涼，涼幾日復熱，作三次出，其熱毒以漸而泄，故曰輕。若纔覺發熱，一齊涌出，稠密無縫，其重可知。臍通腎命門。《山居簡要方》云：窩内有者，十死一生。頭面心竅乃虚軟處，故不宜多。大小不一等，此血氣之所由分也。世人多有不知一種小痘，以爲不起，長用藥舉之則悞矣。尖頂者是血氣盈滿，無一點欠缺處，故曰最輕。平頂者是血氣未至滿足，不能無欠缺處，故曰半輕半重。陷頂者是血氣不能充滿於胞絡，反致陷伏，此極重之證也，治者須當有辨。

## 以日期分輕重

出三日至足心爲齊，三日長肥滿，三日成膿窠，三日上蠟色結痂，首尾十二日，可保平安，此其大約。設使氣候乖違，瘡勢危重，則又難定其期矣。

最輕者可定期限。若當出時擊搏而不出，當長時陷伏而不長，成膿時涸燥而無膿，結痂時斑爛而無痂，必須服藥調理，但求得生意爲上，不須更論日期之遲速也。

## 疎利

始出之時，壯熱無度，其瘡隱在皮膚，腹内疼痛不止，此是一团陽火，搏擊於内，無由發泄也。用五苓散導心火，或用四物湯加酒芩連，其出自易。又有將起長上漿之時，其色紅赤，或灰黑模糊在皮膚上，此亦陽火之害，必須用疎利之法，服紫草散及五苓、四物、酒芩連之類以導之，則血復歸本，疱瘡之平頂者不至萎塌，長者必至上漿，血氣流通而罔滯矣。不然，遷延日久，遂成虚脱，良可悲夫！若本來稀少，熱不壯盛，非惟不可疎利，亦不可發散。不知所謹，則操戈入室，其禍自生矣。

痘疹始發熱之時，若壯盛，則用五苓散以疎利之，甚則用酒芩連以解之，少緩則用升麻湯以發散之。悞用其藥，不斑爛則虛脱，可不謹哉！

## 虛寒不足

若灰白色碎小平頂，或不起長，或不收靨，隱隱然在皮膚間，乃表虛寒不足之證也。必早爲之計，宜發舉之如籠鬆，染蘸法，木香散、異功散、獨聖散、一匕金之類，隨意無拘，但有生意將來，斯爲上策也。

軟塌不起，長用籠鬆法。籠鬆云者，如庖人發麵，欲使之起長也。色之滯暗不明，用染蘸法。染蘸云者，如匠人染布欲使之上色也。《丹溪心法》：似爐灰白色作寒看，是血氣俱虛，用黄芪生血活血之劑，略佐以風藥白芷、防風之類。子壻馮世蘷病痘，三日灰白色不起長，服木香散而愈。親鄰徐民望子病痘，五日灰白色不起長，泄瀉不止，服木香散送下豆蔻丸，再服而愈。汪文秀病痘七八日，紅赤模糊，不起長，泄瀉不止，服八珍散，再服五苓散而愈。或問泄瀉同而用藥異者何？曰：灰白色不起長而泄者，是不足之證，用木香散發舉之，豆蔻丸濇滯之宜矣。若紅赤不起長而瀉者，不宜有發舉之害，宜用八珍散和血保脾，量加木香、當歸以微發之，再加木通、紫草以疎利之，則熱必退而泄自止，所謂藥不執方，合宜而用也。

## 實熱有餘

若紅赤過度，入皮膚連根窠，模糊而不散者，乃表實熱有餘之證也，宜疎利之，服紫草散、八珍散，或四物湯，或各加酒炒芩連并解毒之劑。

《丹溪心法》以紅黑色作熱看，是氣血俱實，用前胡、葛根、升麻輩，佐之以川芎、白芍藥、桔梗、枳殼、羌活、木通、紫草之劑，則可以調適矣。血本當藏入疱内，今却散在皮膚，模糊而不起長，用八珍散或四物湯，佐以紫草、木通以疎利之，或加酒炒芩連以解其毒，使皮膚之血復歸疱内，才可望其起長，上漿結痂而愈。淮安上舍仲繩祖女痘五日，其證如前所云，用八珍散加紫草、木通服之而愈。上舍瞿見之子痘四日，其證如之，用四物湯二服而愈。上舍李本達子痘七日，證亦如之，連服八珍散、四物湯不效，五苓散亦不效，十二日而死。其故何哉？蓋仲瞿之子各在四五日間，血氣方盛而未過，一用前藥則血歸本疱，所以得膿漿結痂而愈；若李之子過經七日，血氣已過，救之無及。故證治雖同，而生死自異。

## 斑疔形狀

若灰白，若紅赤，若黑紫，平頂陷頂，紫疱水泡，如衆痘然，臭不可聞，攢蹴一處，又如癬瘡，如黑綫相牽，皆謂痘疔也。宜點附四聖丹，隨證服以藥餌，其瘡四圍如灸之狀，突然而起，則毒根拔去，斯免其患。若依舊陷伏，須再點前藥，治療亦如前，無有不效。緩而不治，則此種肆惡，交互把持，不容善類起長，且將使之變爲其黨，不成膿窠，難於收靨，其患不可勝言矣。

附四聖丹方，乃魏君用舊本引曲沃張教諭所傳，依法點之，則黑滯去而毒害無，真起死回生之術也。失於治療，則周圍痘瘡皆爲把持，不得起長，一二日變爲百種潰亂燥癢，患不可言。人有以艾灸者，灸則動陰火；有以藥洗者，洗則開腠理。又紫花地丁乃治痘瘡之藥，有用以治痘疔者，煎湯服之，身出臭汗，間有偶中而愈。然汗出而腠理不密，蘊熱去矣，將何以收後功？已上皆非治法。一方用在野獮猴糞食之有效。家叔女痘五日，其色灰黑平頂，用木香〔一〕去丁、桂、半夏，薑水前服，是主於發舉也，點前藥而愈。周信卿子痘四日，其證如之，用八珍散加紫草、木通，是主於踈利也，亦點前藥而愈。劉剛子痘八日證亦如之，用木香、八珍、附四聖丹，俱不效，此亦當在血氣上論。四五日血氣方盛，故發舉踈利皆得其宜；八日者，血氣已過，故發舉踈利皆非治法。又有紫血泡水泡，成羣稔毒，間有不傷命者，何哉？蓋緣紫黑肥滿有漿，其毒已泄在外，故亦無害。須連服解利之劑，幸而免耳。

## 變壞歸腎

陷伏之疾，名爲倒靨，變壞歸腎是也。遍身紫黑如茱萸色者，是表裏極有實熱，宜服朱砂散，并猪尾膏、

註〔一〕木香　疑脱「散」字，出陳氏方：木香、大腹皮、肉桂、半夏、青皮、柴胡、人參、赤茯苓、甘草、訶子肉、丁香。

無價散、四聖散、百祥丸、宣風散之類。

痘疹，四臟俱受證，獨腎在腑下無證，驗耳與尻涼是也。耳尻屬腎，居北方壬癸水，故主冷。今紫黑陷伏，乃毒氣彌滿，復入於内，而耳尻反熱，斯謂之變壞歸腎矣。猪尾取其血常動，有散於内也。龍腦取其辛温發散之意。無價散純陽性熱，當酌而用之。錢氏用百祥丸、熊氏以宣風散瀉膀胱之邪，既下後而身熱氣温，欲飲水者，可治，急以四君子湯加陳皮、木香、厚朴、白薑等劑以温脾土，使脾土復旺，有勝腎水，則黑陷者，必當復起而安。若下後轉加寒戰咬牙，身冷汗出，不思飲食，水穀不化，耳尻反熱者，乃脾虚爲腎水所勝，其死也必矣。當此之際，不用百祥丸，則無治法。蓋百祥丸能去毒氣，毒氣去而真氣不絶者，尚有可治之理，否則坐以待斃矣。父母之心，寧忍恝然乎哉？如《活人書》治厥陰證，土敗木賊，用承氣湯瀉毒氣，亦豈得已而用之哉？《兵法》云：置諸死地而後生。故韓信以背水陣取勝，醫家用百祥丸亦猶是也。僕遇有此疾者，多用疎利解毒之劑，間亦有生者。不過泄腎水之熱以復陷伏之患，此亦熊氏宣風散之餘意也。

## 斑爛

斑爛之疾有二：當發散而不發散，則毒氣内壅於胷臆，喘促悶亂，故成此疾；不當發散而强發散，則毒氣盡發於肌竅，氣不能衛和，亦成此疾。治者以保脾土，和榮衛爲主，四物湯或四君子、八珍散，隨用無拘。

斑爛之疾，比之外靨，似同而實異。外靨有漿，按之有力；斑爛亦有漿，按之無力。蓋其氣血彌漫，無陰以斂之，故同歸於潰爛。斯二者皆有餘之證，皆有餘毒，故以保脾土和榮衛爲主，或疎利之亦可；若妄汗以開腠理，妄下以泄元氣，有漿無漿，亦主斑爛。又有未周小兒，其瘡紅活，餘無他證，但是稠密無縫，其血氣充拓不去，亦成斑爛，謂之小船不堪重載。僕次子封周曾坐此厄，可勝痛哉！若小兒遭此，更無他疾，纒繞咽喉，清亮而不腫疼，餘毒不來攻害，間亦有上漿收靨，幸獲全生者，此又出於望外也，治者當以疎利爲本。

## 虚脱

虚脱之疾亦有二：或發散早而氣血耗散，或發舉早而膿血枯竭，皆成此疾。治者當以生血養血爲主，四物湯、八珍散，倍用生熟地黄、白芷之類。

虚脱之疾，比之空殼無漿，似異實同。蓋空殼無漿者，亦是耗散血氣以致膿水枯竭也。虚脱在三五日氣血未過，猶有生意；若在七八日間，是爲不足之證，絶無生漿養血之理，與空殼無漿者無異。又有因傷風傷食，以致妄汗妄下，亦主虚脱，卒同歸於斃也。

## 驚搐有生死

心經有熱流注不解，故有驚搐之疾。痘疹未出乃宜，既出不宜。治者不可純投以寒藥，寒因熱用可也。又有壯熱不除而煩悶憒亂者，治法亦同，并用五苓散導心火而愈；甚則加酒芩連，或黄連解毒湯主之。

驚搐在心，心火盛而生肝風，故有此疾。痘未出而驚，是熱在瘡而不在心，故曰宜。既出而猶驚，是熱在心而不在瘡，故曰不宜。仁齋《直指方》云：先發搐而後發瘡者生，先發瘡而後發搐者死，正謂此也。昧其治者，投以輕粉、牛黄、芒硝、牽牛、大黄之類，或用艾灸截風路，皆非治法。先發驚而將痘者，以升麻湯發散之，則心火解而驚自止；痘既見而驚不止者，用五苓散以疎利之，使熱從小便泄出，而驚自止。否則熱蒸太過，瘡勢必乾，漿水不來，難於收靨。僕守五苓一方，四十餘年，百發百中，誠所謂神仙奪命丹也。若泥於熱而不敢疎利，殆非治法。醫之用藥，如將之用兵，五月渡瀘，雪夜平蔡，何嘗拘拘於秋高馬肥之候而後舉之哉？

## 痛癢分虚實

痛癢之疾，皆屬於心。痛爲實，乃熱毒而不能泄，故有瘡痛腹痛之不同，治者以活血爲主，投以活血散，更加芪歸以助其長。癢爲虚，乃肌肉虚弱而血氣不能榮貫故也，治者當以活血爲主，先服四物湯、四君子湯；不效，量服木香散，慎加參酌可也。

《原病式》云：諸痛癢瘡瘍，皆屬心火。實痛虚癢，固然矣。大抵微熱則癢，熱甚則痛。試以手炙火而驗之，稍近則癢，愈近則痛，皆屬心火無疑矣。治者以活血生血爲主，血既調適，則痛癢自消。一方用赤芍藥可以止痛。蜜水調滑石潤瘡上止癢。亦有虚熱之痛，實熱之癢，隨證施治，不可執一。僕常考《藥性賦》云：赤者行經，白者止痛。今方書多載赤芍，疑亦有悮。

## 吐瀉不食

痘瘡已靨未靨之間，有腹痛，有瀉痢，有嘔吐，有不食之疾，或曰脾胃虚寒也。蓋小兒脾胃本熱，虚則有之，寒則未也。今當出痘之時，虚弱不任風寒，故冷入胃則吐，冷入脾則瀉，所以作痛而不食。大抵吐因火與痰與食者爲多，瀉亦因火與痰與食而屬濕屬氣虚者爲多耳。治者不可投以燥熱藥溫辛之劑，當服治中湯、四苓散，并肉豆蔻丸以止之。又有熱吐面赤，煩躁不止，頻欲乳而即吐，大便泄瀉，小便赤濇，咽乾口渴者，須辨目睛青黑，爲虚寒不食，用木香散或益黃散；目睛黄白，爲實熱不食，或五苓散或胃苓湯以疎之。大率小兒虚寒者百中一二，實熱者十常八九。

按肉豆蔻丸，本濇滯之藥也，非惟實熱不可用，而虚寒亦不可用。用之者雖能補泄瀉於一時，更遇寒熱，其瀉復作，所謂泥塗釜罅，隨補隨漏是也。或正出痘時，遇有是疾，不得已而暫用之，以救一時之患可也。若可少緩，曾謂瀉有補法乎？

## 煩躁口渴

煩躁口渴之疾，心經有熱，津液不足故也。小渴，人參麥門冬散；大渴，人參白朮散。更要隨證審察：煩躁而大便秘小便赤者，宜服甘草散、通關散、導赤散；煩渴而小便不通者，宜服五苓散；煩渴而喘悶者，宜服燈心湯。夏月煩渴而大便秘小便赤者，宜服白虎湯加人參之劑。

按通關散可用於已靨之後，導赤散當用於未靨之時。白虎湯，夏月中暑者可服，冬月不宜。凡用藥既當審病勢，尤當順天時。心經有熱，津液必少，渴病由之而生。至於煩躁喘悶，大便濇，小便赤，皆熱證也，可服五苓散以導心火，加人參、白朮以生津液。又週歲小兒，口不能言，頻欲飲乳，口無津液，知是熱可也，可服前藥，勿令飲水。俗傳痘與豆相似，豆資雨水，方得成實，故出痘首尾飲水，此蓋不經之談。飲後轉生煩渴，津液内耗，其瘡雖是起長而血氣不榮，不能收靨，以致悞殺者多矣。又有過食柑子、西瓜、蜜水，以致津液收斂，反生焦渴，爲害不淺。治者以除熱生津爲主可也。

## 寒戰咬牙

寒戰咬牙之疾，肌肉虛弱，血氣不榮故也。肌肉虛弱則寒戰，血氣不榮則咬牙。治者不可作熱看，當助其表裏，調其血氣，斯無二者之患。服四物湯、四君子湯、八珍散，甚則木香散、異功散之類，最宜斟酌。

一方熱少者，全用異功散；甚熱者去附子、丁香、半夏。以上固虛寒不足之證，還當兼看瘡勢何如：若紅赤紫黑，或變爲灰白色，或不變，亦有寒戰咬牙者，蓋牙乃骨之餘，屬腎，熱毒歸腎，火極剋水，故顯是證，未可輕用木香散、異功散，止可用四物湯、四君子、八珍之劑，和血保脾。夫脾所以制腎，本勝乎腎也，今脾虛反爲腎水所勝，保脾正使之有勝腎水，復其常道而病自安矣。若果是虛寒者，更當七八日間不起長，不上漿，不用木香、異功以發舉之，更待何時耶！

## 腹脹喘急

腹脹喘急之疾，由其正發熱之際，或外感於寒，内傷於冷，則毒氣爲其所激，發泄不盡，及伏入在内而陰陽不和，故成此疾，治者當以和中爲主：腹脹服四聖散，喘急服清肺湯；兼而有之，則二方合用之，不可拘執。熱被冷激而不能發散，冷氣内拒而不能消化，所以令人腹脹氣喘，宜以温脾藥逐冷氣，冷氣散則陰陽和，陰陽和則腹脹消，腹脹消則喘急止。所謂温者非辛熱之謂，但欲其和耳。昧者一見腹脹，莫不更增宣瀉，是謂重困。熊氏《類證》云：心火不降，陰氣不升，故腹脹。又云胃中有熱也。或云心火不降主腹脹，肺金受制主喘急，是母子俱病也。董氏用四聖散以解其毒。僕用五苓散佐以枳殼、陳皮、大腹皮、桑白皮、杏仁之類，其效甚速而至大也。

## 欬嗽

欬嗽之疾，乃心火不降，肺金受制故也。治者當清肺氣，逐邪熱，服二和湯、清肺湯，調順陰陽，疾自愈矣。一方用二母湯，一方用二陳湯加知母、貝母服之，俱立效。一方用五味子湯而愈。

大司成劉公子病痘未靨，欬嗽不止；上舍紀應時子病痘已靨，欬嗽不止，僕俱用五苓散而愈。蓋心火既導，則肺氣自寧矣。

## 狂叫喘呼

狂叫喘呼之疾，是臟腑熱燥而無津液也，當服犀角地黄湯，邪熱去而津液生，自無此疾矣。

痘疹已出，熱毒自内達外，不宜有狂叫喘呼之疾，今猶云爾，是臟腑熱燥，津液枯竭，無陰以斂之故也。《原病式》云：諸躁擾狂越，皆屬於火，宜服前藥。僕用五苓散亦有效，蓋心火降而腎水生，是亦探本之論也。

## 大小便不通

古人論痘瘡首尾不可汗下，蓋謂不可妄汗妄下也。如大小便數日不通，極不可忍，危在須臾，此猶不可下乎？急則治其標，理宜然也。蓋大便不通，有熱，有虚，有濕，有津液不足者，有氣結者，少緩用當歸鬚、生熟地黄、麻仁、生甘草之類以潤之，急則大黄以通之。小便不通，有熱有濕，有氣結於下，有痰氣閉塞，宜清宜燥，宜升氣，升則水自降，蓋氣承載其水也。氣虚，參、朮、升麻等；血虚，四物湯；痰多，二陳湯；痰氣閉塞，二陳加木通、香附。實熱亦當利之，或八珍散之類，大便動則小便自通。又有積痰在肺，肺爲上焦，膀胱爲下焦，上焦閉則下焦塞，如滴水之器，必上竅通而後下竅之水出焉，當以清肺爲主。又有正治并隔二隔三之治，皆古人要法，不可不知。

按治病當求其原，固理也，所謂緩則治其本也。若大小便不通，勢在危急，又當先治其標，誠不可以或緩矣。

## 瘀血便血

心主血而營於血。痘疹毒氣太盛，壅瘀血於心脅之間，由是而爲便血之證，用犀角地黄湯主之，或四物湯加黄連亦可。

便血之證，治者當以活血散爲主，及如前藥之類。胡氏論瘡毒太甚，大便見黄黑色，若煩躁喘渴腹脹，此有瘀血在裏，犀角地黄湯治之。吐血衄血，水磨生犀角飲之。京衛宋鎮撫子病痘，其色灰黑，便下血餅，僕診得六脈浮洪，知是臟腑藴熱，用五苓散加生地黄一服而愈。

## 咽喉疼痛聲啞

咽喉疼痛而聲啞，是心胃間有熱，風邪相搏而成，以活血除熱爲主，用防風甘桔湯。若痘疹已出後有聲音者，形病而氣不病也。痘疹未出，先聲音不出者，形不病而氣病也。痘疹出而聲音不出者，形氣俱病也，宜服清肺湯以清其肺。有因發舉，用丁桂熱藥，攻破咽喉而疼腫聲啞，宜用如聖散、射干鼠黏子湯。

聲音以氣爲主，聲音出則氣不病，聲音不出氣斯病矣，故用藥如前。又有一等熱毒流注，咽喉疼痛者，醫不審察，更用丁桂等劑，其證亦深，故用藥如前。又方，小熱用紫草、木通、車前子之類，以小疎之；大熱用猪苓、澤瀉、黄芩之類，以大疎之，熱退而疾自止矣。

## 血氣分勇怯

用藥之法，須分氣血勇怯。如不思飲食，脾胃受傷也，用四君子湯開胃保脾。痘瘡赤過或色黑者，血熱也，涼血爲主，四物、生地之類。初出色黑者，大熱也，便宜解毒，芩、連、黄蘗俱酒炒，鼠黏子、紫草、升麻、葛根、荆芥、防風、甘草節、人參、黄芪之類。色白者氣虚也，補氣爲主，四君子、陳皮之類。有中黑陷而外白起者，氣血俱虚也，則相兼而治，如八珍散之類。將成就而色淡者，血虚也，宜助血，如芎歸酒洗、芍藥之類，或加紅花。將成就而色紫者，實熱也，宜涼血解毒，如芩、連、升麻、連翹、葛根之類。大凡顔色不紅潤，即氣血不和也。更參以脈理，以左手大小分熱之盛衰，以右手大小分氣之盛衰，盛衰即勇怯之謂也。宜各用氣血藥，勇則抑之，怯則補之，或加紫草以醮之。若不起長，不成血疱，不結膿窠，氣血不足也，用人牙散、獨聖散、胡荽酒、一匕金以微發之；不得已，用木香散、異功散以大發之。須酌見其怯，藥能對證可也。

時醫多於不起長之疾，用人骷髏或人骨煎湯發之，服後如人醉酒然，肌色頓發紅潤；但藥性旣過，依然呈露本色，且腥臭觸忤，則亦何益之有哉！

## 餘毒破爛

若本原不正，不得上等收靨，或血泡破爛，或膿水淋漓，是皆餘毒之所致也，并用敗草散傅之，及服四物湯以活其血，卒亦可保無虞矣。

敗草散最解瘡毒。若外靨膿水，流滿牀席，即以前散羅在牀席，任其坐卧，甚爲有益。山房草有沙石者，性硬不可用。《奇效方》用黄土晒乾，碾爲細末敷之。《山居簡要方》用搽面粉研細敷之，隨意俱可。《易簡方》用水調蛤粉敷之，恐致瘡痂堅硬，不宜。又有用牛糞敷之者，穢氣觸忤，切宜戒之。

## 氣盛收斂之難

若痘瘡已成，膿泡肥滿，色上蒼蠟，過期而不肯收斂，其證有二：一則表裏俱實，熱氣蒸鬱，是陽氣太盛無陰以斂之者也，服四物湯、四君子湯；或用滚水調沙糖，食之而靨者。一則内曾泄瀉元氣，外則肌肉虚弱，表裏不固，是陰氣太盛，無陽以斂之者也，宜服木香散；不效，異功散救之。治者能分氣血之盛衰，則知收斂之難易矣。

陽氣太盛，無陰以斂之，此先賢之格言，乃有餘之證，故用前藥，是執熱而以濯之也。陰氣太盛，無陽以斂之，此僕推類以擴未發之意，乃不足之證，故用前藥，是嘘暖於寒谷者也，各有既濟之妙。泗衛高萬户幼年病痘，漿滿色蠟，三日不靨，乃叔宗德與僕同門，偕往視之，知是陽氣太甚，無陰以斂之，用四物湯煎熱時，入沙糖少許，一服而愈。鄉耆李伯仁女痘瘡，八日已靨，但是痂瘢未落；第十日遍身發冷，脈甚微細，惟心下有微熱。一醫見其强視，以爲有風，灸中脘等處三艾，投以涼經藥；再越宿，僕自鄉回，見其閉目無語，惟覺淚下，已有不起之狀。僕診而謂之曰：此陰氣太盛，無陽以斂之，用木香散加人參健脈、附子回陽，亦一服而愈。如前所云常有之疾，僕常治之；如前所云罕遘之疾，而治者亦罕。須酌見表裏虚實，方可施治。又有表實裏虚，其瘡易出而難靨，固理之常，却有反常難出而易靨者。耳與尻冷，痘之證也；今耳尻反熱，痘之變也。當於出靨難易以辨虚實，庶用藥有常變，而不拘於一定也。

## 收靨分等第

夫痘瘡收靨，有上中下三等：其色蒼蠟，痂瘢高突，爲正靨上等也，自無餘毒，不須服藥，可刻期而收全功。有膿滿而色灰黑，乾塌在皮膚者，爲次靨中等也。有膿滿而氣血不足，破爛淋漓者，爲外靨，斯爲下矣。中下二等，雖不傷命，却有餘毒，瘡痂落動，便宜解散之藥。當解散而不解散，蘊之而爲内毒，則肚腹心竅臟腑，爲疼痛、爲閉濇、爲瀉痢是也。發之而爲外毒，則肢節口齒眼目咽喉，爲腫毒、爲疳蝕、爲瞖障、爲喑啞是也。然亦不可解太早太遲，意詳見於後條餘毒有緩急之下。

## 空殼無漿

三等之外，又有空殼無漿者，觀其顔色一般紅活，只是無漿。蓋緣三五日之間，身熱太盛，血氣蒸乾，不能流通，是以漿水不來；或當起長之時，而不起長，曾用丁附之劑攻成血疱，已經七八日之間，血氣已過，漿水不來。證雖不同，致死之由則一而已。有頭上靨成痂瘢，而足上漿水才生者；有頭上漿未滿即有頭爲諸陽之會，漿必先滿，次及胷脅腰膝之間。蒼蠟色，欲收靨而身上之漿才生，腿膝去處全無者，此皆血氣已過，生意絶矣。更有一等面上才生漿而腫即消退，兩眼開閉不寧，舌頭伸縮無度，此毒氣入内之狀，不旋踵而告變也。

## 餘毒有緩急

已靨之後，身熱未退，或妄言鬼神，或時常驚搐，口乾舌燥，心神不寧，六脈浮洪，大便壅塞，此即餘毒也，便宜解散，須隨熱之大小以爲用藥之緩急可也。解散之藥，不宜太驟。如已靨未盡而熱未除，且服四聖散以解瘡毒；次服五苓散，使熱從小便泄出。正結痂已落未落之間，小熱用升麻湯、透肌解毒散、人參白朮散；其熱不退，然後用消毒散、鼠黏子湯、人參清膈散、小柴胡之類。若不審察，一概投涼藥，速退其熱，則未靨之痘何自而靨？未落之痂何自而落？其爲害也不淺矣。此固一説也，然不能防患於先而圖欲收功於後，吾恐事勢窮迫，噬臍無及矣。譬諸人家之於盜賊，素無警備之心，因其突至，始乃起而御之，四顧張皇，何益之有！魏君用《痘疹方》云：小兒痘疹，心痛不可當，此餘毒歸心故也，急用乳香二錢煎湯服之。一方加没藥、赤芍藥、當歸之劑。《奇效方》云：小兒痘疹方愈，餘毒未解，忽然遍身或青或黑，手足厥冷，口噤涎響，甚者手足搐搦，此由四時五行節令氣交，或風雨寒暑，或地氣暴至，小兒榮衛尚弱，毒氣乘虚而入，故生是疾。宜用和劑散二錢，入蟬殼末，分作三服，生薑薄荷汁酒各數點，温湯浸服，二三服立醒，隨時少汗而解，或出癮疹，或再出麩瘡而愈。

## 熱毒壅遏在肢節

或失於解散，或解散不愈，身熱流注，肢節赤腫，將成癰癤者，以針蘸清麻油，燈上燒紅，刺腫處周圍一度，服小柴胡湯加生地黄即愈。如赤腫不散，未得頭者，搗馬鞭草敷之，小鵲糞敷之亦可。又有膿出不止，體虚煩熱，頭目昏悶者，黄芪丸主之，綿繭散、雄黄散敷之亦可。

胡氏論曰：痘疹既平，失於解利，餘毒太盛，内不能入於臟腑，外不能泄於皮膚，聚而不散，輕則結爲瘡癤，重則頭頂胷背手足肢節赤腫而成癰，用小柴胡湯加生地黄并消毒散治之。熊氏《類證》用針刺之法如前。《奇效方》云：赤腫初生，燒鷄毛灰，水調敷之；或用醋調伏龍肝，即灶底中心土是也；或胡荽酒；或用鷄子清調小豆末；或調地龍糞敷之，即蚯蚓糞是也。馬齒莧、鷄腸草、芸臺草、景天草，皆可搗爛敷之。《易簡方》用鳳凰退，即今抱出雛鷄蛋殻是也，燒灰醋調，搽塗癰患周圍，再不瘮開，名爲鐵箍散。南京國子監丞楊公女痘已靨後，失於解利，遂致左膝紅瘤浮腫，用針刺法，隨服小柴胡湯加生地黄，一服而愈。

## 熱毒壅遏在口齒

口内疳蝕肉爛，臭不可聞，甚則將齒蝕落而血出不止，宜用清米泔水淨洗，敷之以綿繭散或雄黄散，服消毒散、鼠黏子湯、小柴胡湯之類。

右用麝香等藥敷之者，甚不宜。汊澗陳世安子痘後餘熱生瘡，小兒服周用綿繭散，加鷄翅、粗布炙乾爲末，納模子一塊燒灰爲末，拌匀傅之，一二日間果效。

## 熱毒壅遏在眼目

眼目紅赤淚流，羞明怕日，或生瞖障，服穀精草散、菊花洗肝散、四物湯、茶調兔糞、水磨石燕，簡易可服。

痘疹爲眼目之患，乃毒氣自裏達外，活血解毒，治之要法也，宜用消毒散、小柴胡湯爲主；若石燕子、兔糞，特治其標耳。經云：揚湯止沸，不如灶底抽薪。又有食猪羊魚鮮、梨栗瓜棗及聞煎煿油氣，損其目者，當思患預防，不受其害可也。《痘疹詳明方》以四物主之。蓋眼得血而視，視之而不見者，血滯也。血滯以和爲本，故用四物湯以和血。今人有用冰片點眼者，其味辛温，多則有害。一方小兒痘風，眼眶紅爛，用烏鴉膽汁敷之有效。一方痘毒損目，其睛外暴者，煎斑鳩食之有效。按肢節，人之會通處也；口齒，人之吐納處也；眼目，人之光明處也。一有所害，竟不得爲全人。痘疹曆爲有熱而不解利者，是養虎自貽患也，咎將歸誰？又州人董敔子痘瘡結痂，壅塞鼻孔，不通氣息，僕以蜜潤之，隨用針撥開微孔，氣得出入而自愈。因附之於此，從其類也。

## 津液

人之有津液，猶天之有雨露，海之有潮汐也。天無雨露則旱，海無潮汐則涸，人無津液則渴。心胃間有熱者，是火炎於上而少津液，主煩躁喘渴之疾；臟腑有熱者，是火蕴於下，而少津液，主狂叫閉塞之疾，并用五苓散、清肺湯以解之。脾熱少津液則吐瀉，用益元散。肺熱少津液則欬嗽，用二陳湯。肝熱少津液則眼目羞明，用菊花洗肝散。風熱攻破咽喉，少津液則聲啞，用防風甘桔湯加人參、白朮以生津液。用藥發舉太過而少津液則潰亂，用消毒散、四聖散、射干鼠黏湯。肌肉虚而津液少則寒戰咬牙，口燥渴而氣體虚則完穀不化，并用木香散、或異功散治之。更有未歲小兒，口不能言，頻欲食乳，亦是津液少而心火盛故也，亦用四苓散。證治雖各不同，然皆不外乎除熱生津二者而已。

以上皆有餘之證，獨寒戰咬牙，完穀不化，爲不足之證，治者當有所辨。袁醫官子痘後瘡痂將落，盡身發壯熱，寒戰咬牙，腹脹喘急，煩渴泄瀉。袁自製五苓散加羌活、白芷，服之不效，請僕視之，并出所製方藥。僕曰：藥未當也。其寒戰咬牙，肌肉虚弱，血氣不和也；腹脹，臟腑有熱也；喘急，肺金受制於心火也；煩渴，火炎上而少津液也；泄瀉，脾胃有食與濕也。當以解毒生津爲主，用四聖散加當歸、白朮，果再服而全愈也。

## 靨後調養

洗浴不宜太早，早則生脾風瘡，須經月餘，煎荆芥或榆槐、或柳艾葉湯浴之。忌食升麻、朴硝、大黄、麻黄之劑，及蜜水、西瓜、紅柿、梨栗、柑子、白果、葱薤、韭蒜、獐兔、鷄鵝、牛羊、魚鮮等物；所宜食者，豮猪腰子、白煮猪肉、淡虀菜、乾菜、淡醃菜、圓眼、葡萄、核桃、蓮肉、紅棗之類。

洗浴以開腠理，恐爲風寒所襲，故不宜太早。升麻、朴硝性皆寒涼，大黄主利，麻黄發汗，若非有餘熱當解利者，不可輕用。魏君用禁食柑，恐收津液。陳文中引證亦不用葱韭等物，爲五葷獐兔等物，能發病。猪腰子并肉能養脾胃，乾虀等菜取其無味無毒，圓眼能養脾胃，葡萄利小水，核桃、蓮肉潤心肺，紅棗養胃，故皆宜食。一説核桃實咽喉，紅棗生疳瘡，亦不宜用。《痘疹詳明方》云：痘疹，小兒首尾只宜喫粥，蓋取易於消導也。或有嫌其粥爛，有似痘之斑爛而忌食之者，俗論也。又有被覆小兒不令通氣者，然冱寒時月，猶之可也；設在夏月，何必如此拘拘然耶！又有房中用火盆，牀上用火籠者，亦當順時之寒暑而去取之，庶可免其熱毒之患。又有餘不可剃頭。古人云：父母愛子之心，無所不至。僕謂父母愛子之心，當無所不知。

## 斑疹水痘大痘所出難易

熊氏《類證》云：臟腑蘊熱不同，表裏受證各異，小兒時氣欬嗽聲重，涕唾稠黏，目眶焮赤，煩熱渴燥，此則肺胃蘊積熱毒，發則易出，有細疱遍於肌膚之上，如沸瘡泡子，見而漸没，此證在於表，受毒之淺，名爲疹子，一名膚疹，一名膚瘡，俗名麻子，或曰沙子是也。又曰疹屬腑，腑屬陽，蘊熱而出，遍身形見赤者十生一死，黑者十死一生，治者宜用清涼之劑。或時行蘊毒，熱氣熏蒸，發於皮膚，其體狀如錦紋，或與蚊蚤咬痕相類，大如小豆，或赤或黑，此病在於裏，受毒之深，是名曰斑。或有熱毒停蓄於內，斑疹擊搏而不出者，用升麻湯加青皮、木香以催之，三日三次而出，隱隱有形，見在皮膚間，不遽然消滅，乃爲得宜。一出即收靨，形影不見者，用木香散以發之，五苓散以疎之。如無腹脹喘急渴熱者，其毒不甚爲害，宜服快斑化斑、消毒解毒之劑。證之輕重雖不同，實與大痘相爲表裏也。又水痘與大痘不同，其狀如水珠，易出易靨，不宜燥濕。濕雖無害，第恐不能結痂，則成瘡塌矣。若夫大痘則屬臟，臟屬陰，有熱而難出，故其瘡在肌膚血脈間，必先出紅斑而後生成如痘，因名曰痘瘡。蓋所受氣深，是以難出也。暴熱而便出者，必膚疹；久熱而難出者，必痘瘡。《明醫雜著》云：疹要清涼，痘要溫。清涼則紫草、木通、升麻、羌活之類，溫則當歸、白芍藥、青皮、木香之類。《痘疹詳明》云：小兒出疹，根在皮膚，所患最輕，調理最宜和緩。若被風寒所激，熱反入內。痰涎壅上喘急直視，胸膈脹滿者不治。若身熱口乾，心煩欬嗽，宜生地黄散以疎之。《活幼心書》詩云：斑疹總言因胃熱，赤生黑死分明別；忽然錦片出肌膚，溫毒發時從兩脅。《奇效方》又云：冰厚三尺非一日之寒，痘疹蘊熱非一日之熱，宜預服升麻湯、消毒散、紫草散及油劑之法爲良。又有傷風邪熱在表，發而爲斑爲疹；又有痘瘡已出未靨之間，餘毒未除，發而爲疹，名曰蓋痘疹。所患雖異，所治則同，必先使疹收靨，然後可施治療之功，不然未免有得此失彼之患。

## 痘疹所屬經絡

痘疹之狀，皆五臟之液：肝主淚，肺主涕，心主血，脾爲裹血。其瘡有五名：肝爲水疱，以淚出如水，其色青而小；肺爲膿疱，以涕稠濁，色白而大；心爲斑，主心血，色赤而小，次於水疱；脾爲疹小，次於斑瘡，其主裹血，故色赤黄淺也。涕淚出多，故膿疱水疱皆大；血營於内，所出不多，故斑疹皆小也。心主驚，實則叫哭而搐，虚則困臥不寧；肝主風，實則直視大叫，呵欠煩悶，虚則咬牙欠氣；脾主困，實則困睡身熱飲水，虚則吐瀉主風；肺主喘，實則悶亂喘促，有飲水者，有不飲水者，虚則哽氣長出氣。腎主虚無實也，惟痘疹腎實則黑陷。已上當視病之新久虚實，虚則補其母，實則瀉其子也。又視其睡口中氣温，或合面睡，及上竄咬牙，皆心熱也，導赤散主之。心氣熱則心胷亦熱，言不能出，而有就冷之意，故合面臥；若心氣實而合臥，則氣不得通，故喜仰臥，氣得上下通也，瀉心湯主之。以手循衣摸牀，及亂捻物者，肝熱也，瀉青丸主之。飲水喘悶者，肺熱也，瀉白散主之。手捏眉目鼻面者，肺熱也，甘桔湯主之。脣深紅色，肺虚熱也，少服瀉白散；脣白色，當用補肺，阿膠散主之。若悶亂氣粗喘促哽氣者，難治，肺虚損故也。脾肺病久則虚而脣白，脾者肺之母也，母子皆虚，不能相營，名之曰肺怯。肺主脣白，白而澤者吉；白如枯骨者死。肺氣熱則胷滿氣急，惟傷寒則不胷滿。腎氣不足則下竄，蓋骨重亦墜下而縮身也。腎水陰也，虚則畏明，皆宜補腎，地黄丸主之。面上證，左腮爲肝，右腮爲肺，額上爲心，鼻爲脾，頦爲腎，赤者熱也，隨證治之。目内證，赤者心熱，導赤散；淡紅者心虚熱，生犀散；青者肝熱，瀉青丸；淺淡者補之，地黄丸；黄者脾熱，瀉黄散；無精者腎虚，地黄丸。

按已上皆歷論各經所屬不同，能明乎此，非特可治痘疹，凡治小兒諸疾之法，舉不越乎此耳。咬牙之證，既曰肝虚，又曰心熱。蓋肝爲心之母，心爲肝之子，其所來有自矣，初未可以岐而二之也。

## 傷寒産後與痘疹傳變證治

傷寒之證，從表入裹，其傳變病在表則當發表，病在裹則當解裹。痘疹之證，從裹出表，其傳變病在裹則踈之，病在表則温之。若産後婦人血脈虚損，與小兒痘疹，耗散元氣者，不甚相遠，其生血補血，如生地黄之劑，用之當無所別也。

## 寒熱用藥不同

陳氏之藥主於熱，錢氏之藥主於寒。今之醫者，不可執一，因時制宜可也。寒則因表虚而入，熱則因裏實而生，治者須分内外虚實，一向發舉固不可，一向解毒亦不可。寒用發舉，熱用解毒，斯爲活法也，何以主爲？

陳氏方多用木香散、異功散，有丁香、官桂、附子、半夏之熱，可治不足之證。錢氏方多用解肌湯、涼膈散，有大黄、朴硝之寒，可治有餘之證。醫不察此，宗陳氏者雖痘瘡稠密，其色過度，亦用木香散、異功散；宗錢氏者，雖痘瘡稀踈，亦用解肌湯、涼膈散。此蓋不仁不智之甚者也。

# 古今圖書集成醫部全録卷四百七十二

## 痘疹門

### 古今醫鑑 明·龔信

#### 痘疹

夫痘疹之原，乃胎毒所致。嬰兒在胎之時，必資胎養以長其形焉。緣母失於節愼，縱慾恣餐，感其穢毒之氣，藏於臟腑之中，近自孩提，遠至童年，若值寒暄不常之候，痘疹由是而發，因其所受淺深而爲稀稠焉。大抵初娩之時，孩兒口内亦有餘穢之毒，急用綿裹指頭，拭去口中污汁，免嚥入腹；事倘不及，宜以拭穢等法，并預解胎毒諸方，擇便用之，亦能免痘疹諸證，眞良法也！然痘疹雖是素稟胎毒，未必不由諸病相傳而成。其始發之時，有因傷寒傷風而得者，有因時氣傳染而得者，有因傷食發熱，有因跌撲驚恐蓄血而得者。或爲目攛口噤驚搐如風之證，或口舌咽喉肚腹疼痛，或煩躁狂悶昏睡譫語，或自汗，或下利，或發熱，或不發熱。證候多端，卒未易辨，必須以耳冷、骫冷、足冷驗之。蓋瘡疹屬陽，腎臟無證，耳與骫足俱屬於腎，故腎之部獨冷。然疑似之間，或中或否，不若視其耳後有紅脈赤縷爲眞，於此可以稽驗矣。治療之法，痘疹未出之先，預解胎毒；發熱未出之際，急須微汗；已出未收之時，當用温和之劑。又曰：始出之前，宜開和解之門；既出之後，當塞走泄之路。痂落已後，清涼漸進；毒已盡去，補益爲宜。大凡初起未見紅點，證與傷寒相類，發熱煩躁，臉赤脣紅，身熱頭疼，乍寒乍熱，噴嚏呵欠，喘嗽痰涎等證，身熱未明，疑似之間，急須表汗發散，可服升麻葛根湯、參蘇飲之類。其或氣實，煩躁熱熾，大便閉結，則與犀角地黄湯、敗毒散之類；或多服紫草飲，亦能利之。如小便赤濇者，分利小便，宜以四苓散、導赤散之類，則熱氣有所滲而出。凡熱不可驟遏，但輕解之；若無熱，則瘡又不起發也。蓋發熱之初，紅點未見之前，非微汗則表不解；乃痘瘡未出，表熱壅實之時也，非微下則裏不解。在紅點未見，裏熱壅盛之際也，若正出未收之時，妄汗則成斑爛，妄下則成陷伏。痘瘡一發，出於心肝脾肺四臟，而腎無留邪者，爲吉。若初發便作腰痛，見點則紫黑色者多死，乃毒氣留於腎間而不發越故耳。何者？瘡隨五臟，有證未發則五臟之證悉具，已發則歸於一臟受毒多者見之。故肝臟發爲水泡，色青而小；肺臟發爲膿泡，色白而大；心臟發爲斑，色赤血泡；脾臟發爲疹，色黄小斑瘡；惟歸腎則變黑青紫乾陷。故瘡疹屬陽，本無腎證，腎在下，不受穢氣。陽取火也，陰取水也，以火爲水所制，豈不殆哉！大抵痘瘡之法，多歸重於脾肺二經。蓋脾主肌肉而肺主皮毛，故遍身爲之斑爛也。其爲證也，宜發越，不宜鬱滯；宜紅活凸綻，不宜紫黑陷伏。瘡出之後，醫者當察色詳證，以辨表裏虚實用藥。其吐瀉不能食爲裏虚，灰白色陷頂多汗爲表虚，紅活凸綻爲表實。又諸痛爲實，諸癢爲虚。外快内痛爲内實外虚，外痛内快爲内虚外實。内實而補，則結壅毒；表實而復用實表之藥，則潰爛而不結痂矣。如表虚者瘡易出而難黶，表實者瘡難出而易收。裏實則出快而輕，裏虚則發遲而重。表實裏虚，則陷伏倒黶；裏實表虚，則發慢收遲。調養之法，切不可妄用硝、黄、巴豆大寒大熱之藥。蓋解表不致於冷，調養不致於熱。小兒難任非常之熱，亦不堪非常之冷，稍有偏焉，病從此生。故熱藥之助熱者，以火濟火，而熱勢太盛，榮衛壅遏，輕爲咽喉目疾，吐衄癰瘡，重則熱極生風，斑爛不出；冷藥之乘寒者，以水滋水，使脾胃虚寒，氣血凝滯，輕爲吐利腹脹，重則陷伏倒黶。又宜謹避風寒，嚴戒房事，禁止雜人月婦，清除穢氣觸忤，調節乳食勿使過飽失飢，忌餐冷熱毋使傷脾損胃。大法活血調氣，安表和中，輕清消毒温涼之劑，二者得兼而已。又曰：首尾宜以保元湯增損爲主治焉。醫斯疾者，當看時令寒熱，審兒之虚實，辨痘之榮枯，參考各門方法，庶無執泥之弊。故曰虚者益之，實者損之，冷者温之，熱者清之，是爲隨機應變。若膠柱鼓瑟，則何足以妙圓神不滯之機乎！

## 豫解胎毒免痘

痘疹乃胎毒所致，人生無不患者。若欲免之，亦有法也。故《千金方》以小兒初生，啼聲未發，急用綿裹指頭拭去口中污汁，免嚥入腹，免生痘疹，固是良法。然倉卒之際，或有不及如法者，古人有甘草、朱砂等法，用之殊佳。如或又有不及於此者，宜以延生第一等方擇便用之，可免痘疹，或出亦稀少也。詳考《幼幼全書》云：凡值天時不正，鄉鄰痘疹盛發，宜服後禁方則可免，永不出痘疹矣。

## 發熱三朝證治

凡發熱之初，急宜表汗，使臟腑胎毒及外感不正之氣，盡從汗散，則痘出稀少。然表藥必在紅點未見之前也。如發熱壯盛者，痘出必重，急煎加味敗毒散調三酥餅，熱服表之，須令遍身出臭汗，則毒氣表散，痘出必稀；若得真犀角磨汁和入尤妙。如無三酥餅，煎敗毒散調辰砂末表之，更研辰砂末調塗眼四圍，或黄蘗膏之類，可免眼目之患。

凡發熱之初，證類傷寒，疑似之間，或耳尻冷，呵欠欬嗽面赤，必是出痘之候，宜服升麻乾葛湯加山楂、大力子，其瘡必出稀少而易愈。

凡發熱之初，增寒壯熱，鼻流清涕，欬嗽痰涎，此因傷風傷寒而得，以參蘇飲或調紫草膏表之。

凡發熱發狂，譫語煩渴者，急煎敗毒散調辰砂末解之。

凡發熱之初，或作腹痛及膨脹者，由毒氣與外邪相搏，欲出不得出也，用參蘇飲去參、苓加砂仁、陳皮表之。

凡熱盛吐衄，面黄糞黑，瘀血相續，及一切失血之證，并宜犀角地黄湯。

凡熱盛發驚搐爲吉候，用紅綫散調辰砂六一散表之；痰涎壅盛，不省人事者，薄荷湯化下抱龍丸。

凡發熱欲出痘作腰痛者，急服神解湯，出汗，腰痛止爲度；不止，再進一服，免出腎經之痘。

凡因積冷腹痛，或胃寒泄瀉嘔吐者，用理中湯加砂仁、陳皮、香附，温而出之。

熱毒本盛者，表藥出汗，熱退爲佳。其有一切雜證，皆由毒氣欲出不能故也，但宜表散，使毒氣得泄，則諸證自退，痘亦稀矣。此治初熱預防要法。

## 發熱三朝決生死

一發熱時，用紅紙條蘸麻油，點照心頭皮肉，裏若有一塊紅者，或遍身有成塊紅者，八九日後決死，勿治。

一發熱時，身無大熱，腹痛腰不痛，過三日後才生紅點，堅硬礙手者，勿藥，有喜，所謂吉證。

一發熱時，渾身温煖，不時發驚者，痘在心經而出也，乃爲吉兆。

一發熱時，一日遍身即生紅點，稠密如蠶種樣，摸過不礙手者決死。

一發熱時，頭面上有一片色如臙脂者，八九日以後決死。

一發熱時，腹中大痛，腰如被杖，及至出痘乾燥而前痛猶不止者，決死。

## 出痘三朝證治

凡三日痘漸出齊，然毒氣尚在内，忌用大寒大熱之劑。寒藥滯毒不散難出，熱藥愈熾火邪。故熱毒盛者便當解毒，毒解之後，略與温補，否則反變虚寒之證矣。虚寒甚者，先當温補，補後略與解毒，否則反生熱毒之證矣。善治者，調適中和而已。

夫發熱一日即出痘者大重；二日即出者亦重。微微發熱，三日後乃出痘者爲輕；四五日身凉乃見痘者尤輕。自出痘一日至二三日方齊，大小不等，紅潤圓頂，光澤明淨如珠者吉，不須服藥；若有他證，照後所論加減調治。

凡小兒發熱一日，遍身紅點如蚊蚤咬者，決非痘瘡，乃熱毒爲風寒所遏，不能發越故也，宜照發熱門内煎敗毒散熱服表之；汗後身涼，紅點自退；再越二日，出痘反稀矣。

凡發熱一日，遍身出痘，稠密如蠶種，根雖紅潤，然頂白平軟，不礙指，中有清水者，此由熱毒熏蒸皮膚而生疿瘡，亦名疹子，俗曰麻子。其始發熱，亦類傷寒之狀，但麻證始終可表，宜照發熱門内煎敗毒散表之；表退肌膚之熱，則麻子自没矣。夫發熱門内云：既見紅點，切戒再表者，謂痘疹也。此復云表退者，謂麻疹疿瘡，非正痘也，宜慎辨之！然痘瘡初出，與麻疹疿瘡略相似：若根窠紅頂圓突，堅實礙手者痘也；若根或不紅頂虛軟，略有清水，摸過不礙指者，麻疹疿瘡也。疑似之間，可不辨明而用藥得無誤乎？

凡發熱一日，即見紅點，根紅頂圓，堅實礙指者，正痘瘡也，此由毒氣太盛，故出速，宜敗毒散或化毒湯加紫草、紅花、蟬蜕之類，涼血解毒可也。若一日出齊，稠密紅赤成片，此毒氣太過，不久紫黑發斑而死。

凡壯熱驚搐，煩渴譫語，如見鬼神者，宜辰砂六一散；痰盛者，宜抱龍丸。

凡痘出不快者，加味四聖散、紫草飲、絲瓜湯之類。

凡痘出灰白不紅綻，或灰黑陷頂，表寒而虛，二便清，身涼口氣冷，不渴不食，食不化，裏寒而虛，此表裏虛寒也，急宜溫脾胃補血氣，以助貫膿收靨，保元湯加白朮、川芎、當歸、木香之類。蓋脾土一溫，則胃氣隨暢而無内虛陷伏之憂，氣血既成，則送毒得出，無癢塌之患。苟失此不治，必不能貫膿收靨，過十一二日後發癢抓破而死矣。若溫補之後，痘肥滿紅潤，能食，二便如常，此表裏皆平矣，再勿溫補，恐變熱毒。若痘紅紫，又當解毒以調血氣；否則變成黑陷，譬猶傷寒變證不常，非如雜病可徑直而取效也。

凡痘色紅紫，根窠成片，近黑；黑如烏羽色潤者爲血活，尚可醫；若黑如炭者，血死，不可治。凡看色做此推之。焦陷表熱而實，大便閉結，小便赤濇，身熱口氣熱，口乾引飲，裏熱而實，此表裏皆熱盛也，急宜涼血解毒祛出，化毒湯加紅花、黃芩、地骨皮或紫草湯調四聖散。蓋涼血不致紅紫，解毒則免黑陷。失此不治，過六日後毒盛不能盡出，反攻臟腑，變黑歸腎死矣，悔何及哉！若解毒之後，痘頂不紅，根窠紅潤，小便清利，大便如常，能食不渴，此表裏皆清矣，再勿解毒。若色轉白，證變虛寒，又當溫補氣血以助貫膿收靨。否則反成痒塌，猶傷寒過服涼藥，陽證變陰，又當服保元湯加乾薑、白朮之類，不可拘泥。

凡痘瘡初出之際，須看胷前，若稠密，急煎消毒飲加山楂、黄芩酒洗、紫草，減食加人參。

凡痘色淡白，頂不堅實，不礙指者，氣虛也；根窠不紅，或略紅，手摸過處轉白者，血虛也。便當大補氣血，以保元湯加川芎、當歸。

凡痘熱盛發紅斑如錦紋，在皮肉者，化毒湯加紅花、黄芩、升麻；喉痛，加黑參、磨犀角和服。此傷寒陽毒發斑，用黑參升麻湯加減之法。若見黑斑，不終日而死矣。

凡出痘時，或有紅丹如雲頭突起者，敗毒散加紫草、紅花、黄芩解之。

凡出痘後，或發麻疹稠密如蠶種者，化毒湯加柴胡、紅花解之。若色好，不可過用涼藥傷脾，以致陷伏。

凡出痘時或泄瀉，大便黄，小便赤，口氣熱如渴，此爲熱瀉，宜去桂五苓散加木通、車前、燈草；如溏泄清利，口氣冷不渴，此爲寒瀉，宜五苓散加肉豆蔻；甚者保元湯加白朮、乾薑。

凡痘正出，或因吐瀉陷伏，宜胃苓湯；寒甚吐瀉不止，宜理中湯加丁香、肉豆蔻、附子。

凡因食積生冷，膨脹疼痛者，平胃散加山楂、麥芽、香附、砂仁之類。

凡痘瘡初起發時，自汗不妨，蓋濕熱熏蒸故也。甚者保元湯實表，以防其難靨也。

凡痘出紅赤焮，摸過皮軟不礙指者，此賊痘也。過三日變成水泡，甚至紫黑泡，此危證也，急少下保元湯，大加紫草、蟬蜕、紅花解之；或煎燈草木通湯調六一散，利出心經蘊熱而紅自退；如已成水泡，則保元湯中倍加四苓散利之，此千金秘法也。不然，則遍身抓破赤爛而死。愚見賊痘是諸痘未漿，而此痘先已成熟者，亦是賊痘也，又名假虛泛發。又太陽脈門喉掩心等處三日見者，六日死，四日見者七日亡，五六日見者十一二日必死也。

凡痘一出即變黑者，乃腎證也，此爲惡候。如有起興，少用保元湯大下紫草紅花服下，外用四聖散點之。

然早能涼血解毒，必無此患。亦多因脾胃衰弱，土不能制水故也。經曰：紅變白，白變黄者生；紅變紫，紫變黑者死。

自出痘三日内毒氣半於表裏，此時妄汗則成斑爛，妄下則成陷伏；峻寒之藥傷胃，峻熱之藥助火；虚寒不補則陷伏癢塌，盛熱不解則變黑歸腎，然則醫者可不審乎？

## 出痘三朝決生死

出痘之時，須面稀少，胷前背上皆無，根窠紅潤，頂突礙手，如水珠光澤者，上吉也，不須用藥而愈。

出痘之時，腰腹疼痛不止，口氣大臭，其自出紫黑色黯者決死。

出痘之時，色白皮薄而光，根全無紅色，或根帶一點紅，三五粒如菉豆様，此證決不能貫膿，久後成泡，清水擦破即死；不可因其好者而妄與下藥。

出痘之時，全不起頂，如湯泡及燈草火灰者，十日後決主癢塌而死。

出痘之時，口鼻及耳癢，紅血不散者決死。

出痘之時，起紅斑如紋者，六七日後決死。

出痘之時，起黑斑如痣狀，肌肉有成塊黑者，即死。

痘出雖稀，根窠全白，無血色，三四日便起脹痘大，按之虚軟，此名賊痘。血氣太虚，至貫膿時變成水泡，大若葡萄，内是清水，無膿皮薄，白如紙，擦破即死；好痘相間可治。

凡痘初出，每三五點相連者必密，單見形者稀，有小紅點先見，名血痘，不起不退者不治。

凡痘出後見紅點，太陽、腒門、胷心、喉咽無者可治。

若太陽兩頰胷心如蠶種者，不治。

乾濇如爈尬者不治。

舌縮者不治。

初出即虚泛不治。

燈照，恍惚見黑蔭者不治。

見赤點如菉豆大，於兩腋小腹數點者不治。

一二日初出，圓暈成形，乾紅少潤，毒雖犯上，其氣血未離可治，以俟其氣血交會也。然毒尚淺，急以保元湯加官桂，兼活血勻氣之劑；如毒若盛，兼解毒之藥。活血，加當歸五分，白芍一錢；勻氣，加陳皮五分；解毒，加黑參七分，牛蒡子炒七分，水一盞煎七分，温服。

二三日根窠雖圓而頂陷者，血亦難聚，爲氣虛弱，不能領袖其血，以保元湯加川芎、官桂，扶陽抑陰，豈有不痊者哉？四五日根窠雖起，色不光澤，生意猶存，爲氣弱血盛，以保元湯加芍藥、官桂、糯米，助衛制榮，斯爲調燮之妙也。

五六日氣盈血弱，色昏紅紫，以保元湯加木香、當歸、川芎，助血歸附氣位，以全中和之道也。

五六七日氣交不旺，血雖歸附，不能成漿，爲氣血少寒，不能收，急投保元湯加官桂、糯米，助其成漿而收濟惠之偉功，斯爲治矣。

七八日毒雖化漿而不滿，爲血氣有凝，不能大振，以保元湯再加官桂、糯米，發陽助漿，斯可以保全性命矣。

一至此專主貫膿，膿已滿，雖有他證亦不壞事；若痘無膿灰暗，雖無他證亦死。

八九日漿不冲滿，血附綫紅，氣弱而險也，以保元湯加糯米，以助其氣而駕其血，斯漿成矣。於此可見施治者之妙道也。

十一二日氣血冲滿，血盡漿足，濕潤不斂者，内虛也，以保元湯，血亦有力，加白朮、茯苓助其收斂而結痂也。

十三四日毒雖盡解，漿老結痂之際，或有雜證相仍，以保元湯隨證加減，不可峻用寒凉大熱之劑，恐致内損之患故也。

十四五六日痂落，潮熱脣紅，口渴不食，以使君子湯加陳皮、山楂、黄連；如渴甚，以參苓白朮散；如熱不解，以大連翹飲去黄芩主之。證去之後，多有内損，或餘毒未解，此則尤爲難也。

凡痘瘡發渴者，爲氣弱而津液枯竭也，以保元湯加麥門冬、五味子即止；如不止，以參苓白朮散一二劑即止。

凡痘瘡不起發，膿漿不厚，以保元湯加川芎五分，丁香四分夏月二分，糯米二百粒煎熟，加好酒、人乳各半盞同服。

若頭額不起脹，加川芎六分爲引；若面部不起脹，加桔梗四分爲引；若腰膝不起脹，加牛膝四分爲引；若兩手不起脹，加桂枝二分爲引。

## 起脹三朝證治

夫出痘歷此四日，當漸起脹，先出者先起，後出者後起，至五六日毒氣盡出已定。若根窠紅活肥滿，光澤明淨者，不須服藥；若有他證，照後論治。

凡痘不起脹，灰白頂陷者，氣血不足，虚寒證也，宜服内托散加丁香，或酒調紫草膏；若灰黑陷伏，酒調無價散；或就加酒少許，煎内托散調下無價散最好。

凡紫紅不起脹者，火盛血熱，宜服内托散去官桂加紫草、紅花；熱盛加黄芩。若紫黑陷伏，調獨聖散，即穿山甲。熱極黑陷有痰者，先服抱龍丸降痰，後煎紫草湯調無價散，或少加蟬蜕末。蓋以證屬腎，四牙亦屬腎，故能發腎毒。内有貓牙解毒，故熱證亦宜。如無此，無價散、至寶丹皆治熱毒紫黑焦陷之要藥也，可選而用之。

凡痘起脹時，毒盡在表，須賴裏實則無虞；苟略有瀉則内氣虚脱，毒乘虚反攻而瘡陷伏矣。熱瀉所下黄黑赤色便時，肛門熱痛如火，下者臭滯殊甚，氣强盛而能食，或小便黄赤濇痛，宜四苓散加木香、車前子、赤芍、烏梅煎服。若所下白色，或淡白色，氣怯弱而不能食，或兼小便清滑，此虚瀉也，宜服固真湯。若泄瀉腹脹，口渴氣促，痘色灰白者，可服木香散送下肉豆蔻丸；腹脹愈作者，酒調人牙散。

凡血氣不足發癢者，輕則保元湯加減；重則内托散去桂，倍白芷、黄芪、人參、當歸、木香。癢塌者木香散加丁香攻裏，官桂治表，表裏皆實則易愈。

凡癢塌者，皆因血上行氣分，血味本鹹醃，螫皮肉作癢。然氣愈虚而癢愈甚，必氣陷而毒倒塌矣，以保元湯倍黄芪而助表，少加芍藥以制血，其癢即止。

凡起脹時中有痘大而黑者，名曰痘疔，失治則遍身皆變而死。若疔少，根窠紅活者，可治。用銀簪挑破疔口，吮去紫黑惡血，將四聖丹點入瘡内，即變紅活，仍服涼血解毒藥一二帖。若疔多，根血不活，背心前多者，不治。

凡有熱壅盛脹滿，便閉不可通利者，宜蜜皂丸導之。自出痘至此六日，仍前紅紫滿頂者，不治。頭面雖腫痘不起脹者，不治。

## 起脹三朝決生死

一、痘三日之後，逐漸起脹，若紅綻頂肥滿光澤者，不必用藥，皆吉證也。

一、痘當起脹之時，根窠全然不起，頭面皮肉紅腫，瓠瓜之狀者，決死。

一、痘當起脹之時，遍身痘頂皆黑，其中有眼如針孔，紫黑者，決死。

一、痘當起脹之時，遍身痘陷伏不起者，腹中膨脹，不能飲食，氣促神昏者，決死；如六日内痘尚紅紫，滿頂者，即死。

一、痘當起脹之時，腰腹或痛，遍身尚是紫點如蚊蟲咬，全不發换者，決死。

一、痘當起脹之時，黑陷悶亂，神氣昏憒者，決死。

## 貫膿三朝證治

凡痘七八九日漸貫膿，膿水之盈虧，視血氣之盛衰也，故須調和脾胃，滋補血氣，令易膿易靨。夫出痘，歷七日當貫膿，八日九日肥滿光澤，蒼蠟色。如果黄熟者，不須服藥。貫膿三日有他證，照後論治。七日前後見五陷者，氣不足也。氣不足，不能收血，而毒不能成漿，蓋氣不勝毒故也。以保元湯加川芎、官桂、糯米，温胃助氣。

七日前後倒陷者，氣血衰也，以保元湯加白朮、茯苓、肉豆蔻，湯以參苓白朮散主之。

七日前見寒戰者表虚也，咬牙者肉虚也；七日後見寒戰者氣虚也，咬牙者血虚也。氣虚以保元湯加桂以温陽分，血虚加川芎、當歸以益陰分。

凡痘疹七八日不貫膿，灰白陷頂，寒戰咬牙，腹脹口渴，此非因熱，津液少也，内托散倍加丁、桂、參、芪。腹痛，加丁香、乾薑；瀉，以木香散下豆蔻丸。

凡痘當貫膿之時，雖若起脹而中空乾燥，并無膿血者死。若略有清水，或根窠起脹，血紅而活，猶有生意者，内托散倍加參、芪、當歸，又將人乳、好酒各半盞，和入温服，此貫膿之巧法也。

凡貫膿肥滿，庶易結靨。若痘雖脹滿光澤可觀，然摸過軟而皮皺者，雖有膿不甚滿足，後必不能收靨。或痘皆貫膿，中間幾顆不貫者，終變虚寒癢塌之證，宜内托散倍加補血氣排膿之藥。

凡痘陷無膿，雖因服内托藥而暫起，不久又陷者，貫膿不滿故也，宜内托散倍參、芪、當歸、人乳、好酒之類。蓋貫膿既滿，必無陷伏之患矣。

凡困虚發癢，遍身抓破，膿血淋漓，不能坐卧者，宜内托散去桂，倍白芷止癢，當歸和血，木香調氣，氣行血運，其癢自止；外用敗草散敷之，庶免破處感風變證，以致上痰欬嗽聲啞。若變遍身抓破，并無膿血，清水皮白，乾如豆殼者死。

凡穢氣衝觸，發癢抓破者，宜内托散照前加減，外用祛穢散焚熏。如黑陷不起，煎内托散調下無價散服之。

凡當八九日貫膿之時，最不宜寒藥解毒，以傷脾胃，凝氣血，不能貫膿；尤忌食魚，以助痰氣。

## 貫膿三朝決生死

一、痘當起脹三日之後，根窠紅潤，貫膿充滿，如黄蠟色，二便如常，飲食不減，吉候也，不必下藥。如紅紫黑色，外剥聲啞者死。

一、痘當貫膿之時，痘中乾枯，全無血水，此名空倉痘，決死。

一、痘當貫膿之時，吐痢不止，或二便下血，乳食不化，痘爛無膿者，決死。

一、痘當貫膿之時，二便不通，目閉聲啞，腹中脹滿，肌肉黑者，決死。

一、痘當貫膿之時，純是清水，皮白而薄，與水泡相似，三四日遍身抓破而死。

## 收靨三朝證治

凡痘十日十一二日，痘漸收靨，自上而下爲順，自下而上爲逆。其遍身皆靨，雖數顆不靨，尚能殺人，猶蛇退皮，雖一節被傷不能退者，是亦死也。

夫出痘十一二日，從口唇頭面逐漸收靨至足者，不須服藥；若有他證，照後論治。

凡痘當靨不靨，泄瀉，寒戰咬牙，抓破，此虚寒者，服異功散；觸穢冒寒，黑陷不靨，煎異功散，調下無價散；外癢者，外用祛穢散熏之。

凡過服熱藥，以致熱毒猖狂，氣血彌盛，痘爛不靨者，内服小柴胡湯、猪尾膏解之，外用敗草散敷之。

凡痘在前發越已透，貫膿已滿，兹解毒已清，至收靨時或因觸冒，致陷伏斑爛，癢塌不靨者，但服異功散自愈；瘡雖不起，不必憂也。

凡痘皆收靨，惟數顆臭爛，深坎不收口者，用硝膽膏塗之。

凡痘不收靨，氣急上痰聲啞，目閉無神者死。靨後瘢紅者吉。白者、血色者，毒氣歸內也，恐生餘證。

凡痘收靨後，氣血大虛，肌肉柔嫩，不耐風寒，慎戒觸冒風寒，乘涼不謹，輕則餘毒內攻，重則中風癱瘓，危矣！戒之，戒之！

凡痘既收靨，欲落不落而燥癢者，或瘡痂雖落，其色黯或凸或凹，或瘡愈痂未落，用白沙蜜，不拘多少塗於瘡上，其痂易落，亦不令瘢痕紫黑，又不腥穢，甚妙。凡痘瘡已靨未愈之間，五臟未實，肌肉尚虛，血氣未得平復，忽被風寒搏於膚腠之間，則津液濇滯，故成疳蝕瘡，宜雄黃散、綿繭等藥治之。久而不愈者，潰骨傷筋以害人也。

小兒痘自出至收靨，要十二日可保平安，首尾不可與水喫，少與滾熟水則可。若悮與之，瘡靨之後，其痂遲落，或身生癰腫；若針之則成疳蝕瘡，膿水不絕，甚則面黃唇白，以致難愈者何也？蓋脾胃屬土，外主身之肌肉，只緣飲水過多，濕損脾胃，搏於肌肉，其脾胃肌肉，虛則津津衰少而榮衛滯濇，氣血不能周流，凝結不散，故瘡痂遲落而生癰腫也。

黄帝曰：飲有陰陽何也？好飲冷者冰雪不知冷，好飲熱者沸湯不知熱。岐伯對曰：陽盛陰虛，飲冷不知寒；陰盛陽虛，飲湯不知熱。治之何如？故陽盛則補陰虛，木香散加丁香肉桂治之；陰盛則補陽虛，異功散加木香、當歸，每一兩藥，共加一錢。異功散能除風寒濕痹，調和陰陽，滋養血氣，使痘瘡易出易靨，不致癢塌。木香散性温平，能和表裏，通行津液，清上實下，扶陰助陽之藥也，善治小兒腹脹瀉渴，其效如神，不能盡述。大抵天地萬物，遇春而生發，至夏而長成，乃陽氣熏蒸，故得生長者也。今瘡疹之病，臟腑調和，則血氣充實，自然易出易靨。蓋因外常和煖，內無冷氣之所由也。

## 收靨三朝決生死

一、痘當靨之時，色轉蒼然，成紫葡萄色者，一二日決從口鼻四邊靨起，腹中收至兩腿，然額上和脚一齊收靨，落皮而愈，此乃吉證也，不必驚疑下藥。

一、痘當靨之時，遍身臭爛，如拼搭不可近，目中無神者，決死。

一、痘當靨之時，遍身發癢，抓搭無膿者，皮捲如豆殼乾者，決死。

一、痘當靨之時，寒戰手足顫掉，咬牙噤口，即死。

一、痘當靨之時，目閉無神，腹脹，足冷過膝者，決死。

一、痘當靨之時，聲啞氣急，痰響，小便少，大便頻者，決死。

一、痘當靨之時，痘瘢雪白，全無血色，過後亦死，急用消毒散二貼，後用助氣血藥以養脾胃，或可得也，宜預先治之。

## 痘後餘毒證治

夫小兒痘瘡，自首至尾，脾胃溫煖，表裏中和，痘後亦無餘證。若熱毒太盛，失解或過服桂附熱藥，則收靨之後，餘毒猶作，輕則咽喉齒目吐衄癰瘡，重則熱極生風，變成驚搐而死者多矣，當照後調治。

一、痘初毒盛，或因服附子毒藥者，靨落之後，便服消毒飲一二貼，或飲三豆湯，解毒之良法也。若餘熱不退，輕則小柴胡湯；虛煩不眠者，竹葉石膏湯加酸棗仁；渾身壯熱不退者，黃連解毒湯；煩渴譫語者，辰砂六一散；熱盛大便閉，腹脹內實者，小承氣湯下之。

一、痘後餘毒，或先服附子，熱毒失解，聚而不散，以致頭頂胷背手足肢節赤腫成癰毒者，宜消毒飲、小柴胡湯，倍加羌活、獨活、連翹、金銀花、天花粉。有膿須刺破。如生痘風瘡，只用消毒飲、敗毒散之類。

一、餘熱發驚搐者，抱龍丸主之；過二三日後，證惡者死。

一、熱毒上攻眼目，熱脹疼腫，血絲遮睛者，洗肝散。壯熱甚者，加黃連、黃芩、黃蘗、梔子；腫脹不能開者，仍用鷄子清調黃連末，塗兩太陽，足底心，引熱毒下行。

一、咽喉腫痛，甘桔湯加防風、黑參、射干、牛蒡子。熱盛加黄芩，小便濇加木通。

一、牙疳腫痛失血，牙齦宣露者，甘露飲子；牙疳腐爛者，用老茶韮菜根濃煎洗淨，仍敷搽牙散。

一、觸冒風寒欬嗽者，疎散藥内加瓜蔞、桔梗、杏仁、韮菜根、桑皮；痰盛加枳實、半夏、石膏。若毒攻肺，喘急欬臭膿血者，死。

一、脾胃虚弱，飲食不化，少進平胃散加山楂、神麯、麥芽、香附；吐瀉者胃苓湯；寒甚嘔逆泄瀉，理中湯。大抵痘後證多餘熱，因寒者少。

## 痘瘡首尾戒忌

夫小兒痘既出，不可表汗。蓋初發時，内蓄胎毒，外感邪熱，故用發散表汗之藥，使毛竅開通，則在表之邪得以發散，而在裏之毒亦易於發越矣。若既有痘發於表，必賴表實，庶易貫膿收靨；如再汗之，表氣一虚，風邪易入，陷伏斑爛作矣。

一、自痘出收靨，雖有大便閉證，止用蜜皂丸導之，不可妄下；至收靨後有實證，方可下也。蓋未靨之前，毒雖在表，必賴裏實以滋養之，則在表者方得貫膿收靨。譬之種豆，土肥根固，則易秀易實也。妄下則脾胃一虚，氣血隨耗，陷伏之證隨作，豈能貫膿收靨哉？既靨之後，則在表毒氣已盡，苟有實熱膨脹糞結之證，一用下藥，臟腑疏而病愈矣，又何遺患之有？

一、始終忌食熱毒之物，如辛熱煎炒，葱蒜好酒，發氣發毒之物。無虚寒之證，不可妄用熱藥，以火濟火，致熱毒太盛，氣血糜爛，爲患不小！

一、始終忌生冷之物，如冷水紅柿瓜蜜之類。無熱毒證，不可妄用寒藥；蓋温煖和暢，痘方發出，寒涼傷胃滯氣，爲患不小！

一、自發熱至收靨，諸般血肉皆不宜食。蓋血肉皆助火邪，遂至熱毒壅滯，或爲斑爛，或靨後重復發斑，經月不愈。況起脹貫膿之時，毒氣壅盛，稍食肥猪肉，則即時氣急痰上。若脾胃虛弱，不能進食者，止用鮝魚、精肉，煮啖少許，以助滋味。

一、當調節飲食：失於飢則脾胃虛損，氣血不能充滿；過於飽則胃氣填塞，榮衛不能調暢，惟得中爲無患。

一、當謹避風寒：蓋痘瘡内外熱蒸，毛孔俱開，況小兒肌膚嫩弱，易於感襲，一有觸冒，諸證隨作。靨落之後，氣血大虛，髓肉柔嫩，尤當謹於防避也。

一、首尾切忌房事、月婦、外人、醉酒葷腥、硫黄蚊藥、葱蒜韭薤、燒灰溝糞，殺生腋臭，諸般穢氣，務宜防避。

## 麻疹證治

按麻疹出自六腑，先動陽分而後歸於陰經，故標屬陰而本屬陽。其發熱必大，與血分煎熬，故血多虛耗。首尾當滋陰補血爲主，不可一毫動氣，當從緩治。所以人參、白朮、半夏，燥悍之劑，升陽升動，陽氣上冲，皆不可用也。又必内多實熱，故四物湯加黄連、防風、連翹，以凉其中而退其陽也。

一、發熱增寒壯熱，鼻流清涕，身體疼痛，嘔吐泄瀉，證候未明是否，便服蘇葛湯去砂仁、陳皮，腹痛亦用厚蓋，表之得汗，自頭至足，方可以漸減去衣被，則皮膚通暢，腠理開豁，而麻疹出矣。縱不出，亦不可再汗，恐致亡陽之變，只宜常以葱白湯飲之，其麻自出。服此自無發搐之證。

一、發熱之時，既表之後，切戒風寒冷水瓜桃生果之類。如一犯之，則皮毛閉塞，毒氣難泄，遂變紫黑而死矣。如渴極飲水，只宜少許葱白湯以滋其渴耳，必須使毛竅中常微汗潤澤可也。又忌梅李魚酒蜂蜜香鮮之類，恐惹疳蟲上行。

一、麻疹既出之時，如色紅紫乾燥暗晦，乃火盛毒熾，急用六一散解之，或四物湯去地黄，加紅花、炒黄芩進之。

一、麻疹既出已過三日，不能没者，乃内有實熱，宜用四物湯進之。如失血之證，加犀角汁解之。

一、麻疹前後有燒熱不退等證，并屬血虚血熱，只宜四物湯按證照常法加減：渴加麥門冬、犀角汁，嗽加瓜蔞霜，有痰加貝母去白陳皮。切忌人參、白朮、半夏之類。如倘悮用，爲害不小，戒之！蓋麻疹屬陽，血多虚耗，今滋陰補血，其熱自除，所謂養陰退陽之義。

一、麻疹退後，若牙齦腐爛，鼻血横行，并爲失血之證，急宜服四物湯加茵陳、木通、生犀角之類，以利小便，使熱下行。如疳瘡色白者，爲胃爛，此不治之證也。

一、麻疹泄瀉，須分新久寒熱：新瀉熱瀉者，宜服四苓散加木通。寒瀉者，十中無一。如有傷食傷冷，不得已以理中湯，一服而止。久瀉者，只宜豆蔻丸，或五倍子、粟殼燒灰調下濇之。

一、麻退之後，須避風寒，戒水濕。如或不謹，遂致終身欬嗽患瘡，無有愈日。

一、麻疹前後，大忌猪肉魚酒鷄子之類，恐惹終身之欬。只宜用老鷄精火肉煮食，少助滋味可也。

一、麻疹正出之時，雖不進飲食者，但得麻疹淡紅，潤澤真正，不爲害也。蓋熱毒未解，内蘊實熱，自不必食也。退後若不食，當隨用四物湯加神麯、砂仁一二貼，決能食矣；如胃氣弱者，少下地黄。

一、麻疹既出，一日而又没者，乃爲風寒所冲，麻毒内攻，若不治，胃爛而死，可用消毒飲一貼熱服遂安。如麻見三日退，若有被風之證，亦用消毒飲妙。

愚驗麻疹始出，類傷風寒，頭痛欬嗽，熱盛目赤顋紅，一二日内即出者輕，必須解表，忌見風寒腥葷厚味。如犯之，恐生痰嗽，變成驚搐，不可治矣。初起吐瀉交作者順，乾霍亂者逆。故出不出，危亡立待。

# 古今圖書集成醫部全録卷四百七十三

## 痘疹門

### 博集稀痘方論　明·郭子章

#### 未生

魏氏曰：痘者豆也，象其形而名之也，順其形則順，逆其形則逆，以見前人命名之義有在矣。蓋痘之爲證，根於精血之初，而成於淫火之後，男女交媾，無慾不行，無火不動，慾因火生，火因慾熾，精行血就，何莫非火之所爲？且二五妙合，精血鎔洽而成臟腑皮毛筋骨之形。夫形既成而火即已中乎衆體，無象無臭，人可得而測耶？毒中必發，俟其時耳。俟時而發，必假氣血，有如真金雜銅，須借火之煅煉，斯其銅可出。故胎毒非氣弗領，非血弗載，使氣不盛則何能逐其毒？血不榮則何能任其毒？氣血運用領載之功不前，又惡乎能解？以此觀彼，豈不明甚矣乎！又若痘有稀稠，乃受火有淺深之故，而其吉凶生死，亦皆於此分焉。或遇天行時氣，擊動而發者何也？天地之沴氣與人身之遺毒同一橐籥，相感而動，如水流濕、火就燥、雲從龍、風從虎之義，而又人之真氣與客氣不容并立故也。予嘗愍其剋害生靈，非天之設，非火之罪，誠父母之過也，明者鑒之！

蔡氏曰：小兒在母腹中，其母罔知禁忌，或好食辛辣之物，或恣意淫慾，以此蘊毒，流注小兒經絡，他日發爲痘疹，職此之由。

《指掌圖》曰：夫嬰兒在胎，稟陰陽五行之氣，以生臟腑百骸，氣血筋脈，其形雖具，肌體未實骨格未成，陽氣既足，陰血未全，所以不可太飽煖以消其陰，此丹溪先生之大戒也。然兒在腹中，必藉母氣血所養，故母熱子熱，母寒子寒，母驚子驚，母弱子弱，所以有胎熱、胎寒、胎驚、胎弱之證。

方廣附《丹溪心法》曰：廣按瘡疹之源，蓋由母姙娠之時，飲食煎炒、炙煿、厚味、醇酒，兒在腹中浸漬，食母血穢，蘊而成毒，伏於五臟之間，及生之後，或因外感風寒，内傷生冷，跌撲驚恐，時氣流行，觸動鬱火，發於肌膚之間。心臟之毒爲斑，肺臟之毒爲疹，肝臟之毒爲水泡瘡，脾臟之毒爲膿泡瘡。小兒稟厚毒少氣血調匀，表裏充實，則易發易靨；苟或稟弱毒勝，表裏虚，氣血弱，必須醫藥調治，庶幾有生。

拙者曰：前者之論，猶是古人胎教遺意，嬰孩之殤疹，痘最厲，父母罹此，孰不痛悼？顧達者委命，愚者尤神，孽自己作，誰則知之？彼笄黛者流，目不辨書，責在人父。父爲母誦説，母爲兒保綀，庶幾培根清源之助。余聞婦有身者，别寢處，淡飲食，謹視聽，娩而男女端正，聰慧堅强健固，微獨省胎毒，免痘厲已也，故與其痛悼於後，孰若謹嚴於初！

## 初生

蔡氏曰：兒在母腹，飢則食血，渴則飲血，當其降生，口中尚有惡血，啼聲一發，隨吸而下，復歸命門胞中，僻於一隅，伏而不發，直至因内傷乳食濕熱之氣，下流合於腎中，二火交攻，致榮氣不從，逆於内理，惡血乃發諸疹痘也。

又曰：小兒在胎時，每月食血餅一個，臨生時，或有在口中食未盡者，當於啼聲未出之先，用綿包指入口拭淨，斯免嚥入流毒之患。但是倉卒之際，鮮有不嚥入者。訪之收生老嫗，間有取出血餅。有胎死畜類，常有血餅，假彼驗此，信爲不誣。

《指掌圖》曰：初生未啼之時，口中尚有惡汁，急令拭去，更用甘草黄連湯、朱砂蜜頻與之，以解五臟穢毒，不惟無驚熱之患，抑免痘疹之患。月裏常令啼哭，則胎中所受熱毒從而散之，胎中驚氣得而解之。

丹溪曰：小兒初生，未經食乳，急取甘草一寸，火上炙熟，細切，置地上，出火毒一時許，用水一小盞，熬去二分之一，去滓，用新綿蘸，滴兒口中，令嗞盡，須臾吐出及瘀血，方與乳食，年長智睿無病。

蔡氏曰：初生時宜服甘草湯，甘草一寸許，微炙去皮，用水三蜆殼，煎至一殼，以綿包指滲藥與兒啖之，隨吐穢液一二口，免將來流毒之害。蕪湖陰氏傳方，與蔡微異。陰云：小兒初生時，預煎甘草湯，以絹裹指拭口淨，即灌藥一匙；淮生地黄五錢，好朱砂三分，當歸身三錢，以絹包指，用清水一鍾，文火煎成膏，初生時服，開乳後服則不驗矣。

拙者曰：初生未啼，拭去惡汁，未乳先飲以藥，此稀痘第一義。顧倉卒之時，誰暇及此？是在爲人父者，定志預藥以備之耳。或曰：男兒墮地，啼聲旋出，然亦間有未盡然者，蚤計之可也。

蔡氏曰：初浴時，用猪膽一枚入湯，主不生瘡疾。一二朝，淡豆豉用一二枚，研極細，抹入兒口，以乳啖之，能利臍屎，其毒自消。

又取兒生臍帶脱落置新瓦上，用炭火四圍燒煙將盡，瓦盞蓋地上存性研末；預將透明朱砂細末水飛，若臍帶重五分，朱砂末二分半；以生地黄、當歸身煎濃汁一二蜆殼，調和前兩味，抹兒上齶間，及母乳頭上，一日之内用盡，次日大便穢垢，終身無瘡疹諸疾，此十分妙法也。

拙者曰：兒方墮地藥之，甫脱臍藥之，自庸俗論，似若迂緩，且無病投藥，世多忌戒，而不知泄毒稀痘，此其最緊要處。舍此不圖，而從事於後藥，蓋童牛之牿，與豶豕之牙也，有間矣。

## 避地

拙者曰：痘瘡，胎中之毒氣也。鄉鄰痘瘡盛發，天地之沴氣也。天地之沴氣，與胎中之毒氣相觸而成痘，故一兒痘，百兒隨之，氣爲之也。重則俱重，沴氣厲也；輕則俱輕，沴氣未甚厲也。時證方重而獨輕者胎毒輕也，時證方輕而獨重者胎毒重也。若天行不正，沴氣爲厲，兒未出痘者，可避之五六里外，氣不相觸，痘惡乎發？吾鄉都諫曾前川先生，艱於子息，晚得兒女，恐爲痘虐，一遇痘發，東西遁避，今其子女年四十餘，俱未出痘，然業已不復避矣。嗟夫！吉則趨，凶則避，聖人與民同患。水能溺人，没者死焉；虎能咥人，撩者傷焉。彼土處而市居者亡恙也。昧昧者曰：是數也，不可逃也，則坐以待其斃已矣。

## 備論

仁齋《直指》曰：瘡疹之論，秦漢以來其詳可得聞也。粤自扁鵲倉公作古，以爲嬰孩湯散，當先和節陰陽，調治榮衛，方利臟腑，即熱氣漸解，而董汲、張涣、初虞世、栖真子諸醫，每曰：瘡疹證候初覺，即疎利之，以宣其毒。又曰：已出者不可疎利，瘡出已定，却用利之。余竊惑焉。蓋嘗深索古書之意，見其諄復持重，不直曰利臟腑，而必以和陰陽調營衛先之，則知古人所謂利者，暢達流行之謂，而非勇決峻下者比也。如曰已患之後，俗多禁餌，大小便不通，不能調湯藥以和臟腑，遂停敗熱於其間。是古人之利大小便，不過調劑以和之而已。如曰已出者，可服平和湯藥，療其肝臟，解其敗熱，以防熱毒攻眼，是其解熱又曷嘗不用平和之劑乎？然則破諸家似是之非，開後世未明之惑，惟錢氏《直訣》、朱氏《活人書》，其説爲甚正。錢氏療瘡疹證候，惟用温凉藥治之，不可妄下及妄攻發。朱氏曰：瘡疹已發未發，俱不可攻擊，此爲大戒。又曰：瘡疹首尾皆不可下，輒用利藥，即毒氣入裏殺人。以此觀之，瘡疹證狀，雖與傷寒相似，而瘡疹治法，實與傷寒不同。傷寒所傳，從表入裏，瘡疹所發，從裏出表。蓋毒根於裏，若下之，則内氣一虚，毒不能出而返入焉，由是土不勝水，黑陷者有之；毒發於表，若汗之，則營衛一虚，重令洞泄，轉增瘡爛，由是風邪乘間變證者有之。汗下二説，古人所深戒也。調解之法將何如？曰：活血調氣，安表和中，輕清消毒，温凉之劑二者得兼而已。温如當歸、黄芪、木香輩，凉如前胡、乾葛、升麻輩，佐之以川芎、芍藥、枳殼、桔梗、羌活、木通、紫草、甘草之屬，則可以調適矣。

丹溪曰：凡熱不可驟遏，但輕解之；若無熱，則瘡又不能發也。

小兒凡覺自熱，證似傷寒，若未經瘡痘，疑似未明，且先與惺惺散、參蘇飲或人參羌活散，熱甚則與升麻葛根湯、人參敗毒散。若一見紅點，便忌葛根湯，恐發得表虛也。

凡痘瘡初欲出時，身發熱，鼻尖冷，呵欠欬嗽，面赤，方是痘出之候，便宜服升麻葛根湯加山楂、大力子，其瘡稀疎而易愈。

凡痘發熱未出時，便以惡實子爲末，蜜調，貼顖門上，免有患眼之疾。

凡初出之際，須看胷前，若稠密，急宜消毒飲加山楂、黄芩酒洗、紫草；減食，加人參。

初出之時色白者，便大補氣血，參、朮、芪、芎、升麻、葛根、甘草、木香、丁香、酒洗當歸、白芍藥；若大便瀉，加訶子、肉豆蔻。

初起時自汗不妨，蓋濕熱熏蒸而然故也。出不快者，加味四聖散、紫草飲子、紫草木香湯、紫草木通湯，或快斑散、絲瓜湯。

出太甚者，人參敗毒散、犀角地黄湯。

《嬰童百問》曰：痘疹證初感未出而發熱者，扁鵲油劑法治之，則出痘疹甚稀，或即消解而瘡疹不發者有之，自然解散而安泰矣。

蔡氏曰：初覺發熱之時，以黄蘗膏敷於面，白芥菜子敷於足，乾胭脂塗其目，清香油潤其脊，此皆思患預防之法也。已上藥俱可用，俗用銅鏡照面目者，欲取涼氣以散熱血也。又有抱兒觀井，投菉豆七枚者，亦取其極視，以受水氣之涼故也。

蔡氏《疎利論》曰：痘瘡之熱，與諸熱不同，又須審其勢之輕重：重則發散之，服朱砂散、升麻湯、參蘇飲、惺惺飲之類；輕則疎利之，服紫草散、五苓散之類。首尾俱不可汗下，二說古人之所深戒也。

始出之時，壯熱無度，其瘡隱隱在皮膚，腹内疼痛不止，此是一團陽火擊搏於内，無由發泄也，用五苓散導心火，或用四物湯加酒芩連，其出自易。若本來稀少，熱不壯盛，非惟不可疎利，亦不可發散，不知所謹，則操戈入室，其禍自生矣。

痘疹始發熱之時，若壯盛，則用五苓散以疎利之，甚則用酒芩連以解之；少緩則用升麻湯以發散之。悮用其藥，不斑爛則虚脱，可不謹哉！

拙者曰：初熱時痘已萌芽矣，而猶具載方論者，其熱尚微，其毒可解，故扁鵲油劑，曰以止痘也；丹溪升麻湯，曰欲其疎也。則猶稀痘之旨也。《易》曰：幾者動之微，吉之先見者也。微處著力，惡乎不吉？

## 避忌方

魏氏曰：戒燒香煙避穢。痘出之際，有等俗會用雜香柴燒煙避穢，殊不知煙氣滿室朦朧，大人難以當之，小兒焉能受乎？觸傷肺氣，惹兒欬嗽，反爲害也。戒之，戒之！只可以棗微微燒之，蓋痘本屬於脾土，以其棗氣和脾土也。

拙者曰：門户不謹不免寒邪之傷，房事不禁必受悶亂之毒，爲之父母者，固不可以不慎矣。若月經狐臭，設在其母，幼子時刻不可離，將何如哉？必嘗加澡雪，每易新衣，不使其氣侵膚，庶幾可也。燒芸檀等類者，榮衛得香而運行故也。蒼朮、小棗，又愈於芸檀，只此二味足矣。以胡荽酒噴之，掛於幃幙，以除穢氣。浸醋炭，一以闢除外邪，一以接兒不足之氣。有以水代醋，恐其氣侵人者，殊不知醋亦能運行氣血也。近日有用新磚燒紅浸水醋者，亦爲近理。

## 禁忌法

生人往來，穢氣相觸，犯房室，醉氣衝，詈罵呼怒，婦人經水，房内炙煿，對梳頭，對搔癢，感冒風寒，房内大熱，乳食過節，食蜜、食紅柹，掃地。

常和煖，節飲食，調理得宜。勿屠宰，勿飲食歌樂，勿煎炒炙煿，勿對面荒語，勿燒煙氣相觸，勿嘻笑，勿僧道師巫入房内相見行法，此輩罕有存心爲念，葷酒色慾者多，故反被厭耳。戒之，戒之！勿用少年婦人入房，恐苟合者，恐經水者，故不淨者也。新磚三塊燒熱，常用清水於房門外漬可也。

拙者曰：公論避忌之方詳矣。世知用醋炙炭，焉知接兒不足之氣？世知燒棗，焉知以和脾土？此尤是妙解語。館不辟除，貴人不舍，況兒痘方出，神氣外耗，尤爲至寳至貴者乎？故曰：不潔則神不處。

## 丹溪驗輕重法

輕者作三次出，大小不一等，頭面稀少，眼中無，根窠紅肥滿光澤。

重者一齊并出，如蠶種稠密，渴瀉灰白色，頭温足冷，身温腹脹。

輕變重：犯房事，不忌口，先曾瀉，飲冷水，餌涼藥。

重變輕：避風寒，常和煖，大便稠。

拙者曰：證有輕重，較然矣！戒之則重者輕，不戒則輕者重。爲人父母不幸，兒童亡可如何？奈何今本輕者重乎，則不戒之過也，戒之哉！戒之哉！

## 痘疹辨

拙者曰：疹與痘二證也，其證異，其治之之方亦異。世之庸醫，既未之辨，而諸儒著書亦溷焉無別，其爲兒賊，何可勝言！如《嬰童百問》第九十九問問麻證水痘，第一百問問瘡疹。夫疹即麻也，在江北名疹，在江南名麻，在南京又名沙子，一病而兩問可乎？且業已問瘡疹矣，而論與方俱治痘證，不一及疹，豈以治痘者亦可治疹乎？其謬甚矣！陳文中瘡疹混同立論，方廣駁之曰：夫痘疹出於脾，其間有熱燥者，有寒熱者；而斑疹出於心肺，心肺屬陽，多是風熱兼痰而作。陳氏同論，豈不悞哉！《百問》秘書也，文中名醫也，而猶若是，他書可知矣。《博愛心鑑》專論痘而未及疹，惜其未備。仁齋《直指》論治痘而名瘡疹，惜其未辨。《丹溪心法》斑疹痘瘡，各立病目，亦既明晰，顧以痘瘡屬小兒，而以斑疹屬大方。其實小兒出疹者十八九也，惜其未詳。余未知醫，以意論之：疹小痘大，疹輕痘重。疹宜汗宜表，而痘始終不可汗表；疹宜清宜涼，而痘不可一於清涼，何可比言之哉？近旴眙蔡氏有斑疹、水痘、大痘一論，詳備明著，發千古所未發。余方疑諸書，偶得是論，渙然怡然，因爲著疹痘辨而并録其論。

## 醫方考　明·吴崑

### 痘敘

小兒壯熱，呵欠頓悶，時發驚悸，或吐或瀉，手足時冷，面頰腮赤，嗽嚏者，爲痘證也。蓋痘出於五臟，由內達外，是以各顯其證：呵欠頓悶，肝之證也；時發驚悸，心之證也；或吐或瀉，手足時冷者，脾之證也；頰赤嗽嚏，肺之證也。錢氏謂獨有腎臟無證，此大不然，若腰痛喜寐，則腎之證也。五臟之證盡顯然者，其痘必多；但顯一二證者，其痘必少。魏氏以痘本於淫火，其言高出前古，雖其主方近於執一，然録古人一十四方，則示人以變通也可知矣。今世之醫，率以是短之。使諸子者并作於九原，崑遇魏氏，則北面而師之，遇錢陳則肩隨而已。所以然者，二子之資不及魏也。茲考羣方，則以百家而出入之，初不拘拘於三子矣。

### 三四日前諸方

小兒初間發熱壯盛，爲風寒，爲痘疹，莫能的辨，升麻葛根湯穩當，宜主用之。夫表熱壯盛，此邪實於表也。經曰：輕可以去實，故用升麻、葛根以疎表，甘草佐之可以和在表之氣，芍藥佐之可以和在表之榮，去其實邪，和其營衛，風寒則解，痘疹則出，誠初間之良劑也。如至四五日痘中夾疹者，亦此方主之。疹散，只依常法治痘。

風寒壯熱，體重頭痛，痰嗽壅盛者，參蘇飲主之。夫風寒客於外，故用紫蘇、乾葛以發表；痰嗽壅於內，故用半夏、前胡、桔梗、陳皮、茯苓以安裏；邪去之後，中外必虚，人參、甘草，急固其虚。此則表和而痘易出，裏和而氣不虚，表裏無失，斯良劑矣。

天寒腠密，表熱壯盛者，麻黄湯主之。夫解表之藥有三品：辛涼、辛温、辛熱也。夏月表氣易泄，宜用辛涼；春秋表氣平調，宜用辛温。若天寒之時，表氣閉密，辛涼辛温不能解散，故以麻黄、桂枝之辛熱者以主之，亦各當其可而已。佐以杏仁，利其氣也；佐以甘草，和其氣也。

發熱之初，未明是痘，形體怯弱者，惺惺散主之。夫人參、白朮、茯苓、甘草，防其虚也；細辛、桔梗，所以疎其陽；天花粉、白芍藥，所以和其陰。

風熱驚搐者，以加味紅綿散調抱龍丸。夫痘之出也，自内達外，心熱則驚，肝熱則搐，所以搐者風也，所以驚者熱也。是方也，麻黄、荆芥、薄荷、天麻、全蠍、蟬蜕，所以消風解熱；乃紫草者，所以解毒發痘而活血也。

痘前發驚者，抱龍丸主之。夫明者可以安神，故用琥珀、珍珠；重者可以去怯，故用辰砂、金箔；氣竄可以利竅，故用雄黄、沉、檀、木、麝；甘温可以固元，故用人參；辛燥可使開痰，故用南星；寒涼可使清熱，故用竺黄。

痘出見點未盡者，羌活透肌湯主之。夫表氣未疎，則出有不盡，故用羌活、柴胡、前胡、川芎以疎表裏；氣未利則出有不速，故用半夏、茯苓、陳皮、甘草、桔梗以調裏；當歸活表裏之血，山楂消表裏之滯，血活滯消，則痘之出也易易矣。

氣弱痘出不盡者，透肌散主之。夫人參、甘草能益氣而補中，紫草、木通能透肌而起痘，升麻、蟬蜕能退熱而消風，乃芍藥者所以調陰氣而和營衛也。

咽喉腫痛者，甘桔湯主之。夫甘草之甘，瀉實火而補虚火；桔梗之苦，清喉熱而瀉氣熱。

咽喉腫痛，膈上熱盛者，消毒飲主之。夫牛蒡子疎喉中風壅之痰，荆芥穗清膈間風壅之熱，生甘草緩喉中風壅之氣，乃防風者散諸風不去之邪也。

痰嗽風熱聲啞喉痛者，加味如聖散主之。夫牛蒡子、麥門冬療風痰而清肺熱，荆芥、防風散風邪而升鬱熱，甘草、桔梗、黄芩利咽喉而清氣熱，犀角、黑參凉心膈而療結熱，熱去則金清，金清則聲啞瘥矣。

痘已出未出，熱壅不快，并宜服紫草化毒湯。夫紫草活竅利血化毒，陳皮快膈消痰利氣，升麻消風發散瘡痍，甘草補虚和中解熱，木通之加爲導熱邪由溺而泄爾。

痘中夾斑之輕者，前胡化斑散主之。夫斑之淡紅色者，斑之輕也。治痘中之斑，與傷寒雜證不同。傷寒之斑宜主寒凉；痘中之斑，寒之則血凝而痘不起。雜證之斑，間用温補；痘中之斑，補之則血溢而斑愈盛。此方用酒紅花、當歸、赤芍藥，所以活斑中之血；前胡、白芷、陳皮、荆芥，所以利表裏之氣；乃胡荽子、甘草節、酒郁金，皆所以散滯氣爾。此其爲藥利營調衛，不寒不熱，誠得治痘斑之理也。師云：斑證之原，由初間不能清熱解毒；若能於初間清熱解毒，胡然有斑？

痘中有赤黑斑，狂言煩躁者，再造丸主之。夫原是實熱之證，失於清熱化毒，則令痘中夾斑；治之失道，則熱益盛而斑赤黑矣。若以手按之血散者可治。是方也，生玳瑁能解毒而化斑，蜈蚣能從毒而化毒，水蛭能散瘀而破血，片腦能化氣而利竅，麻黄能透肌而達表，和之以猪尾血，取其動而不滯爾。

裏熱壅盛者，黄連解毒湯主之。夫無熱固不化毒，熱壅則毒亦不化。故用黄連瀉心火，黄芩瀉肺肝之火，黄蘗瀉腎火，梔子瀉上下之火。無他證而惟熱壅，故用藥亦精專焉。

裏熱渴甚者，人參白虎湯主之。夫石膏清胃熱，胃清則不渴；人參、知母、甘草、桔梗化氣而生津液，液生則渴自止。

裏熱小便黄赤，神氣不清者，辰砂益元散主之。夫滑石清利六腑，甘草解熱調中，辰砂安神去怯。

小便黄赤，口乾煩渴者，加味導赤散主之。夫内熱故用生地黄；小便黄赤，故導以木通、竹葉、燈心；口乾煩渴，故潤以人參、麥冬、甘草，乃氣化而津液自生也。

小便秘澀者，七正散主之。夫治痘而必欲利小便者，水循其道而後地平天成故也。是方也，車前能滑竅，赤茯苓能滲熱，木通能通滯，山梔能瀉火，甘草梢能通莖，扁蓄能利水，膽草能利熱。七物者，導其熱邪，正其中氣，故曰七正。

實熱内壅，腹脹秘結，痘不能出者，四順清涼飲主之。夫痘以熱而出，固不能以無熱。若實熱内壅，腹脹便秘，則三焦之氣不化而痘不能出，故用大黄通其滯，當歸活其血，芍藥養其陰，甘草調其胃。通利之後，表裏氣血皆承順矣，故曰四順。

形質虚弱，而大便秘結，不堪下者，用蜜熬，滴水成珠，撚作棗子狀，鷄翎爲心，少黏皂角末，納入穀道中，病人以手急抱即出之，便隨通矣。此以正氣怯弱，不堪攻下故爾。

## 五六日間方藥

痘中氣血凝滯者，活血散主之。夫氣貴利而不貴滯，血貴活而不貴凝。木香、川芎調其氣滯，芍藥、歸尾、紫草、紅花、血竭理其血凝。

痘證血熱枯澀者，退火回生散主之。夫火炎則水乾，是故枯澀。用滑石、辰砂導去其熱，此灶底抽薪之意；入冰片者，欲其速達而無壅滯也。

諸見血、失血、血熱者，犀角地黄湯主之。夫心主血，生地黄所以涼心血；肝納血，白芍藥所以和肝血；火能載血，牡丹皮所以去血中之火；熱能行血，生犀角所以解諸經之熱。

痘而水泡者，白朮茯苓澤瀉湯主之。夫中有實熱，膈有停水，濕熱外行，初則痘色晶亮，頃則痘皆水泡矣。此乃水不能潤下，灶底燃薪，釜中發泡之義。是方也，白朮甘而燥，能益土以防水；茯苓甘而淡，能益土以防決；澤瀉鹹而潤，能潤下而利水，水利濕消而泡自瘥矣。

中氣虚弱，痘不起脹者，補中益氣湯主之。《難經》曰：氣主呴之，故氣者噓長萬物者也。痘不起脹，氣之弱也可知矣，故用人參、黄芪、白朮、甘草以補氣，用柴胡、升麻以升陽，有當歸可以活其榮，陳皮可以利其氣。

氣虛陷頂者，保元湯主之。夫氣者，長養萬物者也。氣盛則物壯，氣弱則物衰，故痘瘡陷頂者，責之氣虛也。魏桂嵓自論云：人參益内，甘草和中；實表宜用黄芪，助陽須憑官桂。前三味得三才之道體，後一味扶一命之顛危。

痘根淡血弱者，四物湯主之。夫痘至五六日氣尊血附之時，痘根淡者爲血弱，故用當歸活血，川芎行血，熟地補血，芍藥斂血。

血熱壅滯者，用當歸活血湯活血涼血。夫色紫爲血熱，色枯爲血滯，熱者涼之，枯者澤之，調血之道也。是方也，生地黄涼血之品也，當歸、川芎、赤芍藥、紅花、紫草活血之品也。涼者性寒，活者質潤，利氣而已。

表虛裏實氣血皆弱者，内托散主之。夫在表者，痘頂灰陷爲氣虛，痘根色淡爲血虛，若息重氣粗則爲裏實。氣虛故用人參、黄芪、甘草；血虛故用當歸、芍藥、川芎。然防風、白芷、肉桂，能引諸藥自内而托之於外；木香、桔梗、厚朴，能調壅實以歸於和。又加減法：紅紫黑陷屬熱毒者，去桂加紫草、紅花、黄芩；淡白灰陷屬虛寒者，加丁香温裏，肉桂温表；當貫膿而不貫膿者，倍參、芪、當歸，糯米煎熟，入人乳好酒。

氣體虛弱，痘證雖順，八珍湯主之。夫醫貴未然之防。痘證雖順，若氣體虛弱不補，恐有後失，故用人參、白朮、茯苓、甘草以補氣，當歸、川芎、芍藥、地黄以養血。

五日六日間黑陷者，獨聖散主之。夫黑陷，危證也。黑者，穢惡觸之而變其色也；陷者，正氣下陷不能起脹也。穿山甲、麝香，膻腥穢惡之屬也，何以用之？蓋痘之爲物，外觸穢惡則向裏而陷，内觸穢惡則向外而凸，原其血氣虛怯，故令如此。人牙散亦是此意。

有痘疔痘母者，用針挑破，以此挑疔散少許著之。夫痘疔之色有二：紫疔白疔也。痘疔之見有三：先疔見在面，次疔見在腹，後疔見在足也。是方也，紫草解毒利竅，雄黄解毒利氣，巴豆化毒拔疔，乃挑疔之捷劑也。

所謂痘母者，初出之時，遍身光潤，稀少綻凸，其間有一二顆起發脹大如八九日痘者，名曰痘母。急以此藥挑破著之，否則諸痘日漸隱没，以至於無，皮膚之外，僅存渣滓，身冷自汗，吐瀉煩躁而死矣。

## 七八日間方藥

七八日間，痘色枯淡，不起無漿者，内解散主之。夫痘至七八日，灌膿起脹之時也。若根窠色淡者責其血弱，不起無漿者責其氣虚，故用人參、黄芪、甘草大補其氣，又用當歸、川芎、白芍大補其血，穿山甲、皂角刺、金銀花長於化毒，乾薑、木香、山楂長於化滯。

補虚托裏，托裏散通用。夫人參、黄芪、甘草補氣藥也，佐之以山楂、木香則氣不滯；當歸、川芎、芍藥補血藥也，佐之以肉桂則血不滯。桔梗、連翹流氣清熱；陳皮、貝母利氣開痰。

七八日間大瀉者，豆蔻丸主之。夫痘至七八日，灌膿起脹之時也。若大瀉而虚其中，則痘必陷下而不可爲矣。然有濕而瀉，有滑而瀉，有積而瀉。濕而瀉者宜燥之，枯礬、石脂是也；滑而瀉者宜濇之，龍骨、訶子是也；積而瀉者宜消之，砂仁、豆蔻是也。乃木香者，調其滯氣，和其腹中而已。

腸胃熱瀉者，黄芩芍藥湯主之。夫糞色黄褐爲熱瀉，條芩可以清之，芍藥可以寒之，升麻可以舉之，甘草可以調之。

胃中虚寒，或又悞服涼藥，瀉而手足厥冷者，附子理中湯主之。夫人參、甘草、白朮之甘温，所以補虚；乾薑、附子之辛熱，所以回陽。

食傷胃寒嘔吐而瀉者，砂仁益黄散主之。仲景云：邪在中焦，則既吐而瀉，故用陳皮、青皮理其脾，丁香、木香温其胃；訶子所以止瀉，砂仁所以消食。

痘出不光澤，不起脹，根窠不紅，表虚癢塌者，十二味異功散主之。夫中氣有餘，氣血充滿，則痘光澤起發，根窠紅活，表無癢塌之患。中氣不足，則表亦虚而諸證作矣。是方也，人參、白朮、茯苓、當歸所以補胃；

附子、肉桂、丁香、豆蔻所以温胃；半夏、木香、陳皮、厚朴所以調胃。胃，陽明也。陳氏云：陽明主肌肉，胃氣充足則肌肉温煖，自然光澤起脹，而無癢塌之患，亦見道之論也。裏虚泄瀉而渴者，十一味木香散主之。夫胃虚而寒則生泄瀉，瀉失津液則令人渴。是方也，人參、甘草所以補胃，木香、丁香、肉桂所以温胃，腹皮、青皮、半夏、前胡、赤苓所以調胃，乃訶子者所以止瀉而生津也。此亦以胃氣爲主。蓋胃不虚寒，則瀉自止，津液自生而渴自除矣。陳文中云：腹脹渴者，瀉渴者，足指冷渴者，驚悸渴者，身温渴者，身熱面晃白色渴者，寒戰渴不止者，氣急咬牙渴者，飲水轉水瀉不已者，已上九證即非熱也，乃津液少脾胃肌肉虚故耳，宜木香散治之；如不愈，更加丁香、肉桂。昆謂痘色灰白，手足寒，大便溏，小便利，如是渴者虚也，本方主之。若痘色紅赤，大便秘，小便赤，如是渴者熱也，非此方所宜，慎勿與之！

痘色灰白不起者，二神散主之。夫氣血原實，或以飲食涼劑寒其中氣，致痘不起，故只用丁香、乾薑以温中，而不必參芪等也。

痘陷黑色，危困惡候，救生散即無比散主之。夫痘之爲物，外感穢氣則陷而入内，食穢物則凸而出，故猪血、牛黄、麝香原皆穢物，可以起痘。乃馬牙硝者所以攻結毒，朱砂、膩粉者所以攻結熱，冰片則神於行滯而已。是方也，爲熱毒倒入臟腑，不得已而用之，以少臥時許，取下惡物如魚腦爲吉，然非平劑也。

痘已出而復隱，其勢甚危者，南金散主之。夫小兒氣體怯弱，外感不正之氣，則痘已出而復隱。荷葉芬香，可以却穢，得震卦仰盂之象，可以升其生生之氣而長養痘瘡；佐以白殭蠶，一以取其就毒化毒，一以取其疎利風痰爾。

痘出陷頂，漿滯不行，或爲風寒久剋者，用水楊柳枝葉五升，水一大釜煎湯，先將三分之一置於盆内，以手試之，勿使甚熱，亦勿使過冷。先服宜用湯藥，然後入湯浴洗，漸漸添易，不可太冷。浴洗許久，乃以油紙捻燃燈照之，纍纍然有起勢，陷處暈暈有絲，此漿隱也，漿必滿足。如不滿，又浴如前。若體弱者，只浴洗頭面手足可也。桂嵓云：此猶黃鍾以動而凍蟄啓户，東風一吹而堅冰解腹，始雖二物，竟則同一春也。水楊柳，春夏用葉，秋冬用根。

## 十日以後諸方

痘證十日以上，血氣虛弱者，十全大補湯主之。夫參、芪、苓、朮、甘草大補氣也；芎、歸、芍、地、肉桂大補血也。氣血平補，故曰十全。

痘漿已滿，血滯疼痛，不可忍者，止痛活血散主之。凡諸病癢者爲虛，痛者爲實；癢者宜補，痛者宜瀉。此痛爲血實而滯，故用芍藥以平血，酒調以行滯。

血滯腰痛者，如神散主之。夫當歸活血，官桂散血，元胡理血，血行而利，腰痛自除。

痘中有疔者，四聖挑疔散主之。凡痘中有獨黑、獨白、獨陷下、獨疼痛者，名曰痘疔，須以針挑破，令人吸盡惡血，以此藥敷之，失治則餘痘皆陷矣。珍珠能出毒止痛，二灰能爛毒化血，胭脂能利血拔毒，冰片能利竅行滯。

痘證黑陷者，人牙散主之。夫痘之爲物，外感穢氣則陷入，內食穢物則凸出。牙灰、麝香亦穢物耳，故用之以起陷下之痘。錢氏云：變黑歸腎，而用骨餘以治之，非通論也。

表有風熱而痘色滯者，蟬蛻散主之。夫蟬蛻、白芷消風熱於表，地骨皮退風熱於裏。

痘後蘊熱者，大連翹飲主之。夫痘焦之後，蘊熱不去，則生痘毒。是方也，防風、柴胡、蟬蛻解熱於表，表有熱者，自皮毛汗孔而泄；荊芥、牛蒡解熱於上，頭目咽喉有熱者，從口鼻而泄；滑石、木通、梔子、車前解熱於裏，裏有熱者導之從小便而泄。連翹去諸經之客熱，黃芩去諸經之遊火。乃甘草者所以解熱於氣，而芍藥、當歸所以調熱於血也。

痘後腫毒，十三味敗毒散主之。夫實證補之，則生癰毒。是方也，防風、白芷解表而泄其熱，乳香、没藥散血而消其毒；穿山甲、皂角刺能引諸藥至有毒之處；金銀花、赤芍藥能解熱毒於瘀壅之中。痰中諸熱，貝母、天花粉可除；氣血不調，甘草陳皮當歸可療。

痘後肝經蘊熱目痛者，瀉肝散主之。夫目者肝之竅，肝，木臟也，喜散而惡鬱，故散之則條達，鬱之則熱痛。此方用防風、蒺藜、荆芥、木賊、蔓荆、菊花，雖所以清肝經之風熱，而實所以散之，使其條達也。和肝部之血有當歸、芍藥；和肝部之氣有川芎、甘草。復有黄連瀉心火也，實則瀉其子，以故用之。

痘後目痛紅絲瞖膜者，復明散主之。蓋日月中天光明者也，一爲雲物蔽之，明則晦矣。風行天上，則蔽障去而日月復明。此方用防風、荆芥、柴胡、白芷、蔓荆子諸風藥，以治目瞖，亦是道也。復用當歸、川芎、芍藥、地黄養血之品者，經曰目得血而能視，是故用之。

牙疳腫痛者，清胃湯主之。夫牙疳責胃熱，腫責血熱，痛責心熱。升麻能清胃，黄連能瀉心，丹皮生地能涼血。乃當歸者，所以益陰使陽不得獨亢耳。

痘後牙疳，犀角黄連湯主之。夫諸痛瘍瘡癢皆屬心火，故用黄連瀉心，生犀涼心。乃烏梅者，取其味酸可以收斂虚邪；而木香者，取其辛香可以緝和榮氣。

患牙疳䘌蝕，用走馬牙疳敷藥方摻之。夫黄連之苦能堅厚肌肉，雄礬之悍能殺䘌蟲，冰片之辛能利肌腠。

## 姙婦患痘方

孕婦出痘，罩胎散主之。夫以孕婦而痘，則血氣大虚矣。故用當歸、川芎、芍藥、阿膠以養血，又用人參、白朮、茯苓、甘草以補氣。乃黄芩、砂仁、紫草、桔梗，所以安胎解毒；柴胡、乾葛、防風、荆芥、白芷，所以利表疎邪。養血補氣，則安其内；解毒疎邪，則利其外。安内利外，治道畢矣。

姙婦出痘胎痛者，安胎獨聖散主之。夫胎痛者，熱而氣滯之故也。縮砂辛温，利而不滯，故可以利氣，可以安胎。

孕娠出痘，安胎飲互用。夫氣血虚則胎不安，氣血熱則胎不安，氣血滯則胎不安。是方也，人參、白朮、茯苓、甘草所以補氣，當歸、川芎、芍藥所以養血，黄芩所以清熱，砂仁、香附、紫蘇、陳皮、大腹皮所以行滯。

### 痘瘡濕爛

痘瘡濕爛，或以敗草灰敷之，或以蠶繭灰入枯礬少許敷之，或以牆上白螺螄殼燒灰敷之，或以蛤粉敷之，四法皆是濕者燥之之意。

## 醫學綱目 明・樓英

### 痘瘡治法

小兒斑疹初發，未能辨認間，但求所出之由，因內因外及不因外內，隨其所傷，如法服餌，防其變故，抑其盛氣，比之他證，尤不可緩，或發或瀉，或解其肌，或化其毒。求其所起之由，涼血清肺，調其臟腑，平其飲食，謹其禁忌，嚴其養攝，適其寒溫，將理有法，俾盡其道，使出無不快之經，成無不痂之潰，既愈之後，不致遊毒，流汗虛羸，目疾膜瞖，瘡癤癰瘤，喉閉嗌腫，潮熱汗泄，此治斑之大略也。

凡未出而發搐者，是外感風寒之邪，內發心熱之所作也，當用茶粉下解毒丸、犀角地黄湯主之。

一發出便密如針頭，形勢重者，合輕其表而涼其內，連翹升麻湯主之。

若斑已發密重，微喘飲水者，有熱證，用去風藥微下之。

若出不快，清便自調，知其在表不在裏，當微發，升麻葛根湯。

若青乾黑陷，身不大熱，大小便澀，則是熱在內，煎大黄湯下宣風散。

若身表大熱者，表證未罷，不可下。

若斑已出見小熱，小便不利，當以八正散利之。

若已發後有餘毒未散，復有身熱瘡腫之類，當茶粉下解毒丸。

凡瘡疹已出後有聲音者，乃形病而氣不病也。

瘡疹未出先聲音不出者，乃形不病而氣病也。

若瘡疹出而聲音不出者，是形氣俱病也，當清其肺氣，宜八風湯并凉膈散，去硝黄亦可。

## 張巽之治痘要法

吐瀉少食爲裏虚，陷伏倒靨灰白爲表虚，二者俱見爲表裏俱虚，全用異功散救之，甚至薑、附、靈砂亦可用。若止裏虚，減官桂；若止表虚，減肉豆蔻，不減官桂、丁香。若能食便秘而陷伏倒靨者爲裏實，當用錢氏及丹溪下法。若不吐瀉，能食爲裏實，裏實而補，則結癰毒。紅活綻凸爲表實，表實而用表藥，則潰爛不結痂。凡痘但見斑點，便忌葛根湯，恐發其表裏俱虚也。

## 王氏驗斑法

若三日未覺形迹，當以生酒塗身上，時時看之，狀如蚤痕者是也。或曰：傷寒傷食潮熱，與斑疹不能辨者，宜以辛凉之劑調之，五日已裏發出即汗，五日已外無者非斑也，各隨應見而治之。

## 閻氏驗證施治

治小兒壯熱昏睡、傷風、風熱、瘡疹、傷食，皆相似，未能辨認，間服升麻葛根湯、惺惺散、小柴胡湯甚驗，蓋此數藥通治之，不致悮也。惟傷食則大便酸臭，不消化，畏食或吐，宜以藥下之。海藏云：宜以藥下之者，當察其所傷何物，生硬寒熱不等，不可遽以巴豆之類大毒之藥下之。升麻葛根湯，太陰陽明也。惺惺散治風熱咽不利，脾不和，少陽渴，小便不利也。小柴胡湯治往來寒熱，脅脅微痛，少陽也。然欲知其經，當以脈別之。

小兒耳冷尻冷，手足乍煖乍涼，面赤時嗽時嚏，驚悸，此瘡疹欲發候也，未能辨認間，服升麻湯、消毒散，已發未發皆宜服，仍用胡荽酒、黄蘗膏。暑月煩躁，食後與白虎湯、玉露散。熱盛與紫雪。咽喉或生瘡，與甘桔湯、甘露散。余依前說。大人小兒同治法，惟大小不同耳。

海藏云：消毒散，太陽藥也。白虎湯治身熱目疼，鼻乾不得臥，陽明藥也。甘露散，肺腎藥也。甘桔湯，少陽藥也。紫雪、天麥門冬、黄芩、生地爲血劑。玉露散，肺腎藥也。石膏、寒水石爲氣劑。已上五方，皆瀉時暑之藥。

## 傷食宜消導

大便酸臭不消化，畏食或吐，乃内傷飲食，宜枳朮丸；傷冷飲食，神應丸。

## 五臟形證

小兒在胎十月，食五臟穢血，生下則其毒當出，故瘡疹之狀皆五臟之液。肝主淚，肺主涕，心主血，脾爲裹血。其瘡出有五名：肝爲水疱，以淚出如水，其色青而小；肺爲膿疱，以涕稠濁如膿，其色白而大；心爲斑，主血，其色赤而小，次於水疱；脾爲疹，其色赤黄而小。涕淚出多，故膿疱水疱皆大；血榮於内，所出不多，故斑疹皆小。又病水疱膿疱者，涕淚俱少，以液從瘡出故也。譬如泡中容水，水去則泡瘦矣。

右：水泡者，俗謂之水痘也；膿疱者，俗謂之痘子也；斑者，俗謂之痱子也；疹者，俗謂之麻子也。痘之形狀最大，水痘次之，斑痱又次之。麻子最小，隱隱如麻子也。

## 順逆輕重辨

更看時月重輕：大抵瘡疹屬陽，出則爲順。故春夏病爲順，秋冬病爲逆。冬月腎旺又盛寒，病多歸腎變黑。又當辨春膿疱，夏黑陷，秋斑子，冬疹子，亦不順也。

凡瘡疹只出一般者，善。

先發膿疱，後發疹子者，順。

先發水疱，後發疹子者，逆。

先發膿疱，後發水疱，多者順，少者逆。

先發水疱，後發斑子，多者逆，少者順。

先發疹子，後發斑子者，順。

先發膿疱，後發斑子者，逆。

海藏云：此一句足以知雜出者，諸臟相合而不齊也，用藥亦難矣。前斷云：五色各隨五臟，亦有二色相合，或有三色，即無定也。此與前後膿水斑疹，大小不同，先後逆順，大意相若。

凡瘡疹若出，辨視輕重：若一發便出盡者，必重也；痘夾疹者，半輕半重也。出稀者輕，裏外肥紅者輕，外黑裏白者微重也，外白裏黑者大重也。瘡端裏黑如針孔者，勢劇也。青乾黑陷，昏睡，汗出不止，煩躁熱渴，腹脹啼喘，大小便不通者，困也。

凡瘡疹，當乳母慎口，不可令饑及受風寒，必歸腎，變黑難治。

海藏云：或熱極反兼水化者，亦能變黑，當以涼藥主之，不可不察，以脈別之可也。或有出色正者，内素有熱，頭反陷，色或灰青，似黑中有針眼下陷，當急以清涼藥疎之。便結者，大黄牽牛之類；便軟者，金花丸之類主之。

痘瘡初出，用鼠黏子爲末，水調敷顖門，并無患眼，亦妙。

疹痘則發於脾，宜陳氏人參清膈散。疹者皮膚隱隱如麻，名曰麻子。

水疱者，多因傷寒熱毒而發，宜升麻散及羌活散。

## 不治證七

一、戛齒，痘黑陷，喉中涎喘，因先受風冷，血氣虛弱，即變此證。

二、憎寒困倦，痘子縮伏。

三、瘡作坑，内無膿血，或黑色疱，或瘡跡作黑色。

四、痘癰壅腫，痘毒變疳，口臭齦爛牙落。

五、聲啞氣噎，或咽藥腹中鳴。

六、痘初出而半在皮膚，帶紫黑色不出者。

七、悞於疎轉氣啞者。

凡出前後，心密及兩手心兩足心密者，皆不可治。

疹痘發未透，宜四君子湯加黄芪、紫草、糯米煎。凡醫百病不可損胃氣，故用四君子及糯米等，助其胃氣。

出閻孝忠《續錢氏方》中。

四物湯治痘疹出不快，不甚紅活，不起根窠，緣血虚故也。此藥能活血，調順痘疾，無如此方。自古及今，用之如寶，只加甘草服之。

太陽出不快，身之後也，荆芥甘草防風湯。

陽明出不快，身之前也，升麻加紫草湯。《聖惠方》升麻、葛根加紫草。

少陽出不快，身之側也，連翹防風湯，即連翹飲。
四肢出不快，防風芍藥甘草湯。
痘疹煩不得眠者，甘桔加梔子湯。

# 古今圖書集成醫部全録卷四百七十四

## 痘疹門

### 痘疹泄秘 明・徐春甫

#### 痘疹表裏不同

痘之與疹，雖皆中於胎毒，其原雖同，其證則異。原孕成之初，先有臟而後有腑，臟乃積受之地，腑乃傳送之所。臟屬陰爲裏，故其受毒爲最深，而痘所以久熱而難出；腑屬陽爲表，故其受毒淺，而疹所以暴熱而易生。

痘瘡出於臟，故在肌肉血脈之間，必先出紅斑而後漸起如豆，故名曰痘。

疹子出於腑，故在皮膚之下，而出皮膚之上，其形如麻，一出而没，故名曰麻。

痘自裏而出於臟，故重；疹自表而出於腑，故輕。

痘證：早晨身微熱，午後大熱，眼睛黄色，兩脅下吸吸然動，甚則發驚搐，此屬心臟病，稍有失治或裏虚，則青陷入而不能救。

疹證：早晨微熱，午後亦大熱，眼白珠赤色而不黄，手足冷而吐逆，此屬肺臟病，隨熱發散，則易生易没而愈爲不難。

甫按痘難疹易之説，此則自其世俗常情而言之。其有所感入深，胃氣原弱，又或因瀉痢而出之不快，或發之未透而隨現隨收，因之邪氣漸入於胃，必瀉不已而復發，加之喘促，爲必死矣。若然，是亦不可以易易言之耳。所以疹證又何可以輕視之耶？凡覺出疹略見虚弱，當先補養脾胃；欲出不出，急宜托裏發表以助之；首尾俱不可瀉，一如痘證同也。

支氏曰：疹證之發，多在天行癘氣傳染之時，沿門比屋相傳，輕重相等，發熱之間，或欬嗽噴嚏，鼻流清涕，眼泡浮腫，腮赤，或覺淚汪汪，或惡心嘔噦，即是疹候，便宜用解毒發散之藥，依時令輕重催發出外，不使停留於中，自無後患。然其所發，但以六時即收爲度，乃陽生陰成，陰生陽成，造化自然之妙，如午後出者子後收之。類若一出即收者，失之太速，或一出之後，連延三四日不收者，此毒太甚，外發未盡，内有餘邪所致，須與化斑解毒等湯，如元參石膏之屬。

又有疹既收回，餘毒未盡，三日之外，又復發出，至五六次不已者，此因發熱之時，不避風寒，邪氣鬱於肌肉之間，留連不散，雖得前解發之劑，終不舒暢。若出疹之際有雜證，亦當隨證而治之。

凡疹證發熱之時，或嘔吐，或自利，或滯下者，皆火邪内迫毒氣所行之地而隨病也。吐者竹茹石膏湯，自利者升麻澤瀉湯，滯下者黄芩芍藥湯加黄連枳殻，實者少加大黄微下之，虚者通加人參以佐之。

## 痘夾疹

痘瘡之發，常觸於天行時氣；疹之發，多中於時氣風寒。本非尋常併發者，或有齊發併出，此謂之兩感。歲氣臟腑擊動，表裏交征，皆爲不順之候。如痘稀疎，可用升麻湯解之；疹散痘出，隨證調治。如痘太盛，其疹雖解，氣血重傷，至於收斂脱落，終難痊妥，惟以保養脾胃，調和氣血，庶幾能濟。

## 發熱久解散多必輕

凡小兒感時行發熱，當用解毒發表之劑爲第一法。若能於發熱之初用力，則痘疹自稀，或稠亦勢輕也。何則？不知此義，失於解散，或一熱即出，此痘多危。蓋邪毒在中，未嘗少敗，縱是正氣充完，亦終爲之累。世謂服藥預先防之，則終身不出，斯亦理之所必無也。蓋痘毒爲人身所必有，謂之所感有淺深，所發有遲早，固勢然也。

於其感發之際，解散毒邪，痘疹自輕而得吉。如傷寒證治失於其時，則有胃爛發斑；春瘟證治失於其時，則有温毒發斑。由此而知發熱之初，若早爲解散，不致熱鬱於内而成痘疹有矣。若謂預防用藥，終身不出，豈其理乎？

凡小兒發熱如瘧狀，熱作有時者，爲潮熱。

發熱倍能飲食，唇紅面赤，大小便秘，脅下有汗者，爲風熱。

發熱面赤，鼻流清涕，手足煩躁，左額青筋，自汗惡寒者，爲傷風熱。

發熱而手足微冷，面色青慘，耳鼻冷，腮寒無汗，左額有青紋者，是傷寒熱。

發熱眼胞微腫，右額有青筋，頭熱肚熱，胷滿惡食而腹脹者，是食積熱。

發熱眉心有青紋，手心有汗，時發驚惕者，爲驚熱。

發熱多渴欲飲，腹上有青筋，或脹或瀉者，爲疳熱。

發熱唇上下汗出，唇中間起白泡，耳陰皆冷者，爲變蒸熱。

變蒸之中，偶有時行寒疫者，則耳與陰反熱，此爲異氣熱。

發熱目閉，面赤色者，爲胎熱。

惟痘疹發熱，隨天氣而蒸出。如冬月應寒而反温，謂之冬温。有隨春氣暄煖而蒸出，有因他病發熱不已而蒸出者，此皆外熱而感動其中熱爲痘疹也。夫痘疹正作之時，其發熱也，與傷寒相似，蒸蒸壯熱，欬嗽痰涎，唾涕鼻吸，或作寒作熱，或心痛頭痛，或腹痛泄瀉，或兼五臟之證，明其熱自内而出也。面赤唇紅，煩悶噴嚏，呵欠，惟耳與尻及手足指冷，此欲發痘疹也。蓋耳尻爲腎之外候，原腎不受火邪，而無痘毒，故發熱不干腎之經也。耳雖不熱，亦有紅脈見於耳後，方爲痘疹。如不渴不瀉，不煩亂，二便如常，此爲吉證，不須用藥。

## 痘本胎毒

錢氏曰：小兒痘疹，蓋由受胎之感血穢液毒，十月有生之後，必感外邪而發一次，故謂之百歲瘡，又謂之天瘡；其狀如豆，故曰痘瘡。

支氏曰：受胎之初，假父精母血交媾而成形，不無慾火熾於其中。至於兒在母胎十月，借其血氣以長養，爲母者多不能節房慾，戒厚味，日積月累，感於胞胎及兒臟腑，謂之胎毒。降生之後，必感運氣勝復之邪，衝動原受胎毒，相激而遂出痘。其遲早之不同，則歲運之乘否，輕重之有異，則毒氣之淺深，此理之可測而勢之必然也。

## 痘發心經

《内經》曰：諸痛瘡瘍皆屬心火。痘即瘡也，非心火則不發。故每發熱，心火熾甚，未出痘先，多有驚搐，可見發於心矣。況父母交媾之初，一皆心火鎔冶，而精血始得成胎。當此火毒之餘，亦感通於兒之心臟，是蓋以類而相從也。降生以來，此火之蘊雖寂然不動，有感而應，故遇歲氣外觸而後出也。未出之先而發驚搐者爲吉，既出之後而驚搐者，非宜。何則？痘既出矣，心臟之蘊火亦宜疎散矣。今尚驚搐，則是心之蘊火未盡出也，實爲可憂。未發痘疹之先，宜用四製辰砂丸、抱龍鎮心丸，皆爲要藥。既出之後，熱甚紅紫色而煩渴者，宜用犀角黄連湯，亦皆解乎心火之熾也。始於解毒，一皆主乎心，繼於養胃，所以調達氣血，而痘疹之治法，斯順而吉也。

歌曰：五指梢頭冷，驚來不可當。若逢中指熱，必定是傷寒。中指獨自冷，麻痘證相關。男左女右手，分明仔細看。

## 出辨吉凶

發熱三五日而痘出者，吉也；發熱一日而即痘出者，凶也。

痘出作三日，先後出者，吉也；一齊盡出，痘遍周身者，凶也。

痘初出，報於鼻準、口腮、年壽、印堂，如粟粒，如黍米，淡紅色者，吉也；初報於承漿及兩顴，左右髮際，如蚊咬，或如紫黑斑者，凶也。

胷背手足五心無痘者，吉也。有曰不怕五心有痘，只怕原瘡泄漏。原瘡乃是未痘之先，有瘡泄去膿血，斯爲凶也。不然，五心稀有，亦不妨事。

痘出稀疎，圓粒高起得數者，吉也；出如蠶種，稠密平塌者，凶也。

痘出圓粒高起，根窠紅滑，頭頂光潤，脚有綫者，吉也；痘出不起，低塌陷頂，白色，或如茱萸，或如血癮者，凶也。

痘出安静，飲食二便如常者，吉也；出後煩躁，猶發大熱，喘渴，或泄或驚，氣促腹脹，不思飲食者，凶也。

## 不用服藥例

凡瘡始出之時，及未出之先，大便稠黄，小便如常，或發驚或不發驚，渾身壯熱，或進退温熱三兩次，其瘡透快根紅，頭蠟色，次第肥滿，自見痘爲始，三日出齊，六日灌漿齊，九日斆齊，十二日結痂齊，十五日續落痂，别無他候，不必用藥。

## 合用服藥例

痘瘡將出，忽然泄瀉，或因發熱而悮服發汗藥，或清凉解利藥，或不因悮服諸藥，但將出至已出，已出至退剥，始終如有癢塌，摇頭咬牙，腹脹氣促，渴瀉寒戰；及瘡出不透快，或正出忽然平隱不發，或灰色；或過三日後不能灌漿，灌漿完不能乾漿，乾漿後不能結痂，或膿或血，或寒或熱，九竅不利，皆有表裏虚實之分，幷宜詳審，依時對證，選方用藥救治，不可少緩，稍有遲悮，恐難濟事矣。

## 驚搐

發熱之時，痘未出而發驚者，乃毒氣出於心經，此亦爲順，不可妄投驚藥。若熱甚而復發搐者，可用發散毒氣，如惺惺散、消毒散、紅綿散、導赤散、升麻湯，兼與快氣利小便祛風之劑，痘出必輕。心火熱甚，則肺金受剋不能制肝，肝風壯旺則脾受剋於中，上下氣不循環，五行之氣無以相制，故心獨熱。熱氣擊動，心神不安，則發驚搐。治宜瀉肝利小便，瀉肝則風去，利小便則熱除，風熱既平，驚自愈矣。若過服寒藥，則其氣斂，毒反陷伏，痘出不透，多致不救。

痘出之後而發驚搐，此是熱毒留於心經，痘出不盡，發數次不寧，喉中有痰聲者，不治。

## 嘔吐

痘瘡嘔吐，要分虚實寒熱，有脾胃虚弱，不思飲食，二便清利，不煩渴而作嘔吐，虚寒也，宜服理中湯、六君子湯、加減異功散。有胃火壅滯，大便不通，煩渴而作嘔吐者，實熱也，宜用清胃飲、竹葉石膏湯、黄連橘皮湯。大小便不通者微下之，以小承氣湯、五苓散。

## 泄瀉

痘瘡泄瀉，惟在未出之前，發熱太甚，泄瀉二三行無妨，爲泄去熱毒。亦不宜久瀉，若瀉久，恐虚其内而痘反不能發越。既出之後，幷不宜瀉。若瀉多，内耗元氣，津液虧涸，氣血不榮，其瘡雖出，難起發，雖起發，亦難結痂。若見熱盛壅實，瀉二行無妨；若非熱實，皆不宜瀉。見出痘後作瀉者，急宜服四君子湯、豆蔻丸、異功散之類；如瀉不止，喘渴腹脹咬牙者，不救。

## 喘渴

痘瘡出後喘渴，是火爍肺金，肺氣所傷，往來不能通暢。夫火盛則氣耗而液衰，故喘而渴也。宜用人參麥門冬湯生津益氣，甚者用石膏人參湯。

有腹脹大便黑，煩躁喘渴，此爲瘀血在裏，宜犀角地黃湯之屬。或當炎夏觸冒暑邪，喘渴昏迷者，用竹葉石膏湯、人參白虎湯之屬。有因虛火不生津液而渴者，宜保元湯加麥門冬、五味之類。有因陰虛火不足而渴者，其治多難；有以六味地黃丸加五味子治之，亦有中效。

## 脹秘

痘瘡初出已出，若有腹脹大小便秘之證，此蓋毒氣内蓄，不能發出，宜用四聖散；若十分不通，須微下之無妨。

有外感寒而内傷冷，有陰陽不和，熱被冷激，相傳於裏，不能發外，令人脹喘，痘色白而無血，宜用温中藥，則冷氣散而脹消矣。如傷冷者，腹中虛鳴，宜理中湯、異功散之類。

毒氣陷伏入裏，亦令人脹滿，大小便秘，宜用解毒快氣之劑，如人參散活血散之類；若便血糞黑，沉睡不醒，則用犀角地黃湯。

## 白塌

痘瘡出不紅潤，灰白色而頂陷者，此血氣兩虛也，宜用保元湯加肉桂之類。有痘出五六日之間，偶因吐瀉，脾胃内虚，或悮服凉藥，以致變壞，爲陷伏，俱宜温中煖胃，幷用保元湯，合胃愛散、理中湯之類。有因外感風寒，觸犯穢惡而變陷者，謂之倒靨，宜温肌發散托裏，如異功散、人牙散、四聖散之類。

## 黑陷

痘黑陷，陳氏謂之變黑歸腎，爲毒氣入於腎經，難治。汪氏《理辨》以血載毒，上參陽位，陽不足，陰往乘之故也。又血與氣交而不偶，不能復歸本位，因元氣虚弱，不能續其衛氣以制其血，乃自失其政而然。且血因氣而蓄，血亦爲之不榮，故致枯萎而黑陷，此理之必然也，宜用保元湯加芎、桂提補其氣，氣旺則諸毒自發，黑者將轉而爲黄矣。

有外感風寒變黑陷者，宜温散，人牙散。

有毒氣太盛，復入攻裏黑陷，宜解毒利小便，用消毒飲、導赤散。

陽氣虚不應者，宜温補托裏，保元湯合紫草散。

有觸穢惡而黑陷，與倒靨同治，宜焚蒼朮及胡荽酒之類。黑陷之證，固爲逆候，但能理脾胃之氣充發，亦可以保其無危也。

## 癢

痘瘡發癢，多是氣血不足，故曰諸癢爲虚，宜保元湯加芎桂、十全大補湯之屬。

有因氣虚，陰血上行氣分，血味鹹醃，螫皮肉而爲癢，宜保元湯倍加黄芪以助表，少加芍藥以制血，則癢自止。

有因不忌飲食以致作癢，用蟬蜕一物湯。

或實癢者，因大便不通，熱壅而癢，當通大便，輕者用蜜湯調滑石末，以羽掃瘡上。

## 痛

痘瘡作痛，有實有虚。或曰諸痛爲實，此一偏之説也。大便秘結，煩躁不寧，喘渴作痛，此實痛也。若二便清利，衛氣不充，脾氣不行，因而作痛者，非虚而何？虚則以保元湯，實則以解毒湯之屬。

## 痘疔

痘瘡最毒者，名痘疔，其疔獨黑而或陷，或大獨紫，或痛或脹，若不速治，十不救一。法用銀簪挑破其疔，將四聖散點入疔内，即變蒼蠟色而獲安。

## 斑疹

冬月温煖，而温毒發斑疹如錦紋者；又有冬月觸寒毒，至黄始發。病初在表，或已發汗，或未發汗，表證未罷而毒不散，故發斑以黑膏爲主。又有冬月温煖，人感乖戾非節之氣，冬未即散，至春或被寒折，毒不得泄，遇天暄煖，毒氣始發，即肌膚斑爛癮疹如錦紋，欬嗽心悶，嘔吐清汁，葛根橘皮湯主之。醫者辨作胃寒治之，轉加悶亂，狀若驚癇，遂生他疾。楊氏曰：毒氣入胃，令人發斑。其證昏憒，關前脈大。多見於胷腹，輕則如疹子，重則如綿紋，欬嗽易治，黑者難治。

## 斑爛

痘瘡既靨，遍身皮肉斑爛者，由於不當發散而悞用發散之藥，使毒熱暴出於肌膚，皆爲斑瘡，以致潰爛，故名斑爛。若再生者，乃因靨後失於解利，毒氣留滯於肌肉之間，而致然也，甚者用乾黄土爲末敷之，敗草散貼之。有因悞爪成瘡，則用百化膏；有疳蝕瘡，則用硝膽膏、綿繭散、生肌散之屬。

## 聲啞水嗆

痘出而聲音不出，此爲形氣俱病。心之氣舉擊，出於肺而爲聲，其喉之竅若管籥焉，金受火制之使然也，故宜清金，用涼膈散去硝黄。痘之發，氣拘血載，奔行四肢百脈，因風邪沮塞腠理，痰唾稠黏，有礙氣道，其毒不能盡行於肌表，因成咽啞者。痘出氣喉，初甚細小不覺，若微露其機者，用甘桔湯預防。及至肌表之痘成漿，内亦成漿，其痘壅盛，則氣出管籥窄狹，所以氣舉擊出之聲不清也，不清者，肺金之所害也。

水嗆者，毒壅會厭門也。然是門飲食所進之處，如飲水湯，則毒礙其門，不易進納，而乃溢入氣喉，氣喉者不受物之處，故發於嗆也。或進穀食而不嗆者，蓋食有渣，自然有其門，而非如水之溢，不犯氣道故也。七日前聲啞咽嗆，幷爲逆證。七日之後而有者，不待醫而自愈。外痘結痂，豈有内痘不痊哉？故先賢服甘桔湯，用於已發未發之前，蓋所以清其氣道，不使毒之有犯。此預治之法，世不可忽。若待證成而治之，可謂不通矣。

## 寒戰咬牙

夫寒戰者，陰凝於陽，陽分虚則陰入氣道而森森作寒，不待練而自戰也。咬牙者，陽陷於陰，陰分虚則陽入血道而兩相剉作聲，不待力而自鬬也。七日前見寒戰者表虚也；鬬牙者内虚也；七日後見寒戰者，氣虚極也。氣虚者，以保元湯加桂以温陽分；血虚者，保元湯加芎、歸以益陰分。有獨寒戰者，有獨咬牙者，非一體治之。

## 面目發腫

《理辨》曰：其痘起發五六日之際，有面目先腫光亮者，是陽乘陰分，毒不能發也。何則？血乃氣之本，血有不足，根本以失去矣；氣乃血之標，將見虚陽動作，其氣妄行肉分，區區不足之血，亦何能乘載其毒而出耶？七日之後，傳經已足，氣退毒陷，陰陽各失其正，尚何可治之有哉？治者不可不預爲之調攝氣血，以保重之，至此則難於治矣。

## 晝夜啼哭

小兒蘊熱毒爲瘡疹，因外不得出，内不得散，則神不安以致然耳。當此察其蘊毒在表在裏：若發而渴，面赤小便赤，宜微表令出可也；若外無熱，大便秘腹脹滿者，當令大便通則無壅滯之氣，榮衛通行，神魂泰然，痘瘡出亦快矣。或以爲心熱爲痰聚而用下藥，良由不知其本云。

## 不乳食

痘瘡不乳食，有虚實二證：或吐或利，面青目睛青黑色者，爲虚寒，宜温之；若大小二便如常，面赤而氣壅，或渴或睡中驚，或咬牙，目白睛黄或赤，氣喘身熱，此實熱中滿不乳食也。

## 入目

心熱生肝風，肝主目，熱毒衝之，故爲患，宜涼肝丸、密蒙花散服之，秦皮湯洗之。痘後而目傷者，蓋因目中生痘，或食發物，或毒熱太甚，上蒸肝膈故也。切不可用點藥，但以穀精散、人參青葙子散、菊花散、羌活防風散治之，外用秦皮湯洗之。痘瘡平復，與鷄鴨蛋食之則傷，神效。若腫脹不能開者，用鷄蛋清調黄連末塗兩太陽穴并足心，以引熱毒。

## 不灌漿

痘至灌漿之次，宜因先後以漸灌滿。其不灌者有二因：一則氣血不足，一則熱毒太盛，燒涸精液。其不足者，用保元湯加薑、桂，連服二三劑，或木香散之類；其熱盛者用起膿散、攻毒散之類。瘡壞無膿者不治。

## 不結痂

膿泡既充，當期結痂而愈。自痘出而至十日、十一、十三日，當從口唇頭以漸收靨，自上而下爲順，自下而上爲逆。當結不結，是謂難靨，乃毒氣太盛，内外鬱蒸，無陰氣以斂之，若不速解，毒入攻心，爲害甚大。法用猪尾膏、犀角散解之，或用宣風散導利之，使熱不壅脹，必痂結矣。皆須十日以後用之，切戒太早。初覺難靨，可燒紅棗於房内，令其氣蒸，亦得收結。

## 不落痂

痘瘡得結，過期而痂瘡不脱落者，由熱盛氣血不足，故不應期而落也。内服犀角飲、八珍湯，外塗脂蜜，無有不落。

## 瘢痕凹凸

痘瘡在結膿之時，未成痂疕，便爬去之，則成瘢痕矣。欲無瘢痕，不可早爬，不可見風早，不可觸穢惡氣，不犯三者，則無瘢痕肌膚凹凸之患。若見瘢者，宜用硼砂、酒、猪脂、白蜜之類。

## 痘後癰節

痘後發癰節者，乃痘毒之氣，留於經絡未盡去，故壅於肢節間而發者也。亦有既平之後，失於解利而生，惟小柴胡湯加生地黄最妙，或清涼飲子、大連翹飲、消毒飲、犀角地黄湯皆可。

## 痘後餘熱

痘瘡既平，餘熱不除者，當量其輕重而治之，大熱則利小便，小熱則宜解毒。蓋利小水，使心有所導引，雖不用涼藥而其餘熱自無容留矣。小熱解毒者，蓋小熱不解，大熱必生。利用導赤散，解用犀角地黄湯。切不可輕下。痘後胃氣一虚，而反變生癰腫別病，若身熱無他證者，用六味柴胡麥門散；咽喉口舌生瘡，不能吮乳者，用如聖麥門冬湯。

## 形證輕重

痘瘡觀其形證，則知輕重：輕者不必服藥，重者寧不早圖而救治乎？凡痘瘡已出未出，大便秘，小便赤濇，發熱口渴爲裏熱，可用涼血解毒，潤便利水，消毒飲、四聖散之類。凡先後吐瀉不食，初見須速調治之；若稍延緩，致令元氣虚憊，必致難救。其有實證輕順，俱不必服保元湯諸補藥。若裏實而用補劑，後必結癰餘毒；表實而用補劑，則必斑爛潰痛。

輕證作三四次出，頭目胷腹稀少，眼中無，大小不等，肥滿光澤，裏外肥紅，根脚紅，頭蠟色。

重證一齊幷出，密如蠶種，身温腹脹，頭温足冷，皮膚赤色，吐利，五内七竅皆有，瘡黑點，或如茱萸，外白内黑，灰白色。半輕半重，外黑内赤，痘瘡夾疹。

輕變重：痘出，妄汗妄下，悮服升麻湯、大黄等藥，不忌口，過飽失飢，食生冷食酒多，信巫不信醫，犯房室，觸穢氣，冒風寒。

## 首尾可畏

不食多渴，益黄散、白朮散。

戛齒噤牙，有虚有實，能令陷伏。

增寒困倦，令瘡陷入，是脾虚也。

煩躁體熱摇首者，欲生風。

吐逆泄瀉，食不化而出，并痘後大便膿血。

瘡作黑陷，內無膿血，或作黑泡，或先瘡跡作黑孔死。大小便濇，三黄丸。

癰塊壅腫，痘毒變疳，口臭蝕唇，口臭牙落者死。

喘急痰盛，聲啞氣噎，或正出，或痘後有此證者，多死。嗾藥食，腸中鳴者死。

已上俱是危證，首尾可畏也。除此之外，皆不妨。內犯二者，若飲食如舊，雖困重，醫治可生。如飲食減平日之半者死。飲食如舊，內犯三四件者亦死。

## 蠟紅白黑四色辨

痘瘡有蠟、紅、白、黑四色，爲吉凶悔吝之主，甚不可不辨也。何則？蠟色即蒼而黄，爲中央之正色，痘見蠟色者，斯爲吉兆也。紅色者，南方火心之象也，火盛則色紅，悔之道也，則當解乎心熱，如涼血犀角地黄湯之類是也。白色者，西方金肺之象也，肺氣虛則色白，虛甚則兼陷伏，痘見白色而中陷，吝之道也，則當大補氣血，如保元湯加薑、桂、附子之類是也。黑色者，北方水腎之象也，腎水不足以制火邪，火極變黑而似水也，俗謂變黑歸腎。痘見黑而陷，凶之道也，則當解毒，如久閉者，用百祥丸、小承氣湯下之。有虛之甚者，保元湯加桂芎，從其熱而用之之類是也。

汪氏《理辨》曰：五色者，五行之精華也，正則光而明，衰則慘而暗，五臟榮枯，於此可見矣。故痘毒之出於臟，惟利乎明，不利乎暗。光明者氣血旺也，慘暗者氣血衰也。氣位旺而氣得其令，氣位衰而血被其囚；血非氣則毒不收，氣非血則毒不化，信乎痘毒必氣血而後可以終始成功。且夫色之紅者毒始出也，白者毒未散也，黄者毒將解也，乾黄者毒盡解也，灰白者血衰而氣滯也，黑者毒滯而血乾也，焦陷者血氣枯也。如紅變白、白變黄者吉；紅變紫、紫變黑者凶之兆也。且毒出乎五臟而非獨一臟，前人言五臟各主色固有之，又不載各臟治法，錢氏、陳氏所論變黑歸腎，此皆過於理也。

春甫謂五色合五臟，此至當之理。然辯云：毒出五臟，非獨一臟，正所以五臟之中而一臟之病甚，則其一臟之象著見也。又云：錢氏、陳氏變黑歸腎之論，皆過於理，是辯之未詳辯也。凡變黑者，乃火之劇而腎水寖衰，不能制火，故色黑也，其責安得不歸於腎乎？謂其未載五臟之方則可矣，謂其謬論，辯亦未之思也。予每參合五臟立方，罔不應驗，故録其方法於四色辨中，以備全論，醫者審之！

## 順候

春夏爲順：先發驚搐而後出痘者順；先發熱，熱歇出痘順；飲食如常順；二便如常順。

## 逆候

秋冬爲逆：春膿泡，金剋木；夏黑陷，水剋火；秋發斑，火剋金；冬發疹，土剋水。便血或利，乳食不化脾虚。正出吐利，風攻頤頷項頸，或胷高突，面腫鼻陷，閉目咬牙；或鼻有黑氣，肌肉黑，面色青黑；或因吐利内虚陷伏。已出妄汗而成斑爛；或冒風邪成倒靨，不起發也；泄瀉不止。瘡成餅塌，燥渴小便澀，聲啞；飲藥錯喉，喘息不休。瘡盡爪破，臭爛不可近；目閉黑暗，懞昧無魂；頭面腫足冷至膝；不時努力如出大便之狀；瘡與肉色不分。已出身熱，足熱不解；已出煩躁悶亂。痘後驚搐。痘瘡未該靨結，卒然焦黑青紫。

## 惡候

痘出而復不出，忽大瀉而渴。已出譫語不止，或黑紫色隱在肌内裏。其毒重甚者，五臟咽喉中有痘。其瘡不成粒，如凝血而痛，黑靨不生膿血者死。或見是證，以藥解之，而毒反没者死。目開腹脹口中作臭者不治。大小便秘，肌黑目閉聲啞者死。胃熱發黄，身如橘色，下利者死。

## 順逆險按期候法

痘瘡始出，一二日間，初出血點，淡紅潤色，一二日如粟如黍，出於口鼻腮耳年壽之間，先發三兩點，淡紅潤色者，順之兆也。順者不藥自愈，爲氣得其正，血得其行，其毒不甚，不得妄行，肆其虐也。

逆候：形如蠶種，一片如麻布，紅點黑疹，初出於天庭司空太陽印堂方廣之處，逆之兆也。逆者不治，此爲元氣本虚，血氣凝滯，毒邪太盛，妄參陽位，無以當其勢。

險候：圓暈成形，乾紅少潤，痘出雖稠，尚紅潤而成粒者，險也。險者毒雖盛，元氣尚充，未可爲虞，宜用補元氣之中少加解毒之藥，須防毒盛，正氣有所傷也。

### 三四日間

順候：氣溢血附，飽滿光潔，三四日間根窠圓混，元氣之充滿也。氣充則血附而各得其道爲順，順者不治自愈。

逆候：氣濇血凝，枯槁不澤，根窠無暈，氣離血散爲逆。逆者氣血交會不足，致毒乘機而犯内也。

險候：頂陷不滿，光潔有神，根窠尚圓，惟頂有陷，氣血難充爲險，以保元湯加芎、桂，助脾胃氣血，可保無虞。

### 四五日間

順候：氣滿血榮，鮮明光澤，則知血氣之旺，受毒之淺，其形光潤，大小不一等，此氣和血就爲順，不治自愈。

逆候：四五日來，綿密如泡，紫黑乾紅，或如蠶種，或黑陷紫泡，皆逆也。逆者難治，爲氣血乖離，邪毒内攻也。

險候：四五日間，根窠雖起，色慘不明爲險。血雖好，氣分弱，此交會欠分明，宜用保元湯加朮、芎，助衞和榮，色自光明矣。

## 五六日間

順候：五六日間，氣盛血榮於内，痘當圓滿起發於外，斯爲順也，不須用藥而自愈。

逆候：五六日，痘尚乾枯，綿密不起，陷頂灰白色，或紫黑，或爲水泡，癢塌爲逆。此氣血衰弱，致毒内陷而外剥也，皆不可治。

險候：五六日之間，痘瘡雖起，但色白不榮爲險。此氣盈血虧，保元湯加芎、歸、桂、芍，則痊愈矣。

## 漿滿候

順候：七八日，痘瘡漿足圓滿，青黄光渾，則毒消而氣血之功成矣，此爲順候，不須用藥。

逆候：七八日，漿不足，此爲氣血衰盡之時，不能用藥爲逆。

險候：八九日，紅黄色潤，漿略不足，此氣弱而爲險也，以保元、薑、朮充而助之，則老足矣。

## 回漿候

順候：十二三日，痘瘡氣調血盡，毒解漿回，光色漸斂，此自然之順候也。

逆候：十二三日，血淡而漿薄，血凝而氣滯，則毒不散，漿不回，枯朽剥極，爲逆之候，可懼也。

險候：十二三日，血盡漿老，濕潤不斂，爲内虚爲險，宜用保元加苓、朮，助其收斂而結痂也。

### 結痂候

順候：十三四日，氣血歸原，毒氣消散，漿老結痂，此爲神化，十全爲順。

逆候：十三四日，毒未脱形，雖結痂而諸邪仍作爲逆。

險候：十三四日，内漿老，結痂之際，尚有雜證相仍，此要臨時酌量消息調和，不可輕妄爲妙。

### 還元候

順候：十四五日，氣血十全，痂脱瘢明，神清氣爽，此爲順也。

逆候：十四五日，痂未易落，囈語狂煩，咬牙寒戰，疔腫雜病併仍，此無生意爲逆。

險候：十四五日，痂落而少食，口渴煩熱，此餘毒也，爲險，宜用四君子加黄連、鼠黏子，連翹解毒湯之屬，治之可愈。

### 解熱稀痘

小兒痘疹始作，與傷寒相似，乍寒乍熱，欬嗽嚏噴，足梢冷，面頬赤，呵欠煩悶者，則當解毒發散，可用惺惺散、參蘇散、人參敗毒散；甚至驚搐，大便不通，宜與抱龍丸，解毒藥中少加熟大黄疎利之，使其熱邪不滯，發出自順而無逆證。凡遇冬月温煖，或一時痘疹盛行，皆可服三豆飲、稀痘丹以防之。至於初發熱時，使毒表散，毒氣分消，則痘出必稀；熱壯盛者，痘出必重。解散熱輕，痘出亦輕，此必然也。解表以三酥餅、敗毒散、犀角地黄湯；安神清熱疎裏，以辰砂六一散、紫草飲；秘甚者大黄丸，少少與之，使熱毒疎通，自無後患。

## 始終調攝

痘瘡始終調攝之法，不可不慎。自發熱至於落痂，皆要隨時觀證，早爲以療，則無焦頭爛額之客。則凡用藥惟以中和，不可猛浪。其始如解表發散之劑，且與參蘇飲一二服；熱猶甚，復用三酥劑微汗之。如内熱驚搐者，且與犀角湯、辰砂益元散；若猶甚者，方可與大黄丸微利之。始宜中和，不可妄汗妄下；次宜因時審證調理之。慎風寒，節飲食，謹忌防，杜惡氣，即父母房室，外人不潔，不可近身，惡氣則動廁、食蒜、飲酒之類，皆要道也。

## 解表

解表一法，爲痘疹之要。未出之前，解表之劑，固爲先鋒。至有已出之際，或被風寒所感，却不能出，或發熱，或狂言，或風搐，或遍身青紫，皆當發散，與惺惺散、殭蠶散。正出之時，被天氣寒冷所折，毒氣反伏而不出者，其證精神昏冒，面青發熱，或譫語妄言，宜解肌表出之藥，與活血散，調解發散。參蘇飲治外爲風寒所折，内爲食氣所遏，大小二便不利。若出不快，二便自調，知其在表不在裏也，當解表藥，宜用升麻乾葛湯、加味四聖散、紫草飲子、快斑湯、絲瓜湯之類。雖是表虚，衛氣不足，縱有保元湯，必兼之解表，方得快出，故解表一法始之必用，安得不爲先鋒？

## 攻裏

攻裏一法，爲痘變用，如背水陣之類是也。當因證而施，相時而動，一劑回生，是攻裏之法，亦有奪造化之功也。今世但知保元湯爲化工之藥，而不知大黄湯亦爲化工之藥。何則？如前左水澤者爲陣之善，韓信背水陣又豈不爲善之善者也！噫，非陣之善也，必得將而後善；非藥之功也，必得醫而後功。王安道曰：識病機者，則烏頭可以活人；昧證候者，則人參可以殞命。保元湯與大黃湯，亦若是也。保元湯助氣血，爲治痘之常；大黃湯攻内裏，爲治痘之變。如痘出太盛，喘促煩滿，手足心脅下有汗，譫語狂言，小便赤，大便秘，痘紅而漸變於黑，躁渴不寧者，必可以用保元乎？予見如此等證，服保元湯而死者，亦多矣；服承氣湯而諸病如失，頓然回生，亦不可不謂奪造化之功也。予見今醫，例用保元湯，固謂人曰：吾用王道，可保無虞。至於内毒肆凶，危亦甚矣，而猶執以保元，如敵人入寇，猶自開門循齋而已，保元之悮，不既多乎？故曰：非藥之罪，醫之罪也！茲以救裏之變，表而出之，甚欲其無膠柱而鼓瑟也。化機之妙，必在於活潑潑地，圓神而不倚焉者乎？

## 托裏

托裏一法，爲痘之關鍵，始終不可不用也。如諸瘡毒，惟以内托，不致邪氣内攻，則自無傷生之害也。惟痘亦然！痘之證最可懼者，不過難出，而至於不漿内陷倒靨，不結痂不脱落，致餘癰毒等證，皆其惡候内伏，所以致兒命殞，托裏之劑，安可少緩耶？此數證者，皆在内托之功，而自免於内陷致凶之患也。甫用補中益氣湯爲托裏藥，百發百中。熱毒深者，加黃連、牛蒡子，虚寒者，加薑、桂。只此一法，左之右之，無不宜之，庶幾王道之常法也。若夫邪毒内陷，而不以辛甘之劑，惟用保元一味，制其毒邪恣虐，緩則不及事矣。辛甘之劑，不可輕乎！

## 養胃

痘瘡養胃者，所以養其正而固其本也。書曰：養正能避諸邪，此之謂也。所以痘疹無故泄瀉，凶之兆也。大抵調脾胃，節飲食，中氣足，邪氣消。胃氣弱者，以四君子湯爲主，隨證加減。若或作瀉者，急治之以豆蔻丸、參苓散之類。故泄瀉一證，最可當憂。中氣稍虚，邪氣闞之，乘機内陷，其危矣乎？

## 輕重

病深藥淺，不能去病；病淺藥深，真氣受弊。用藥之法，當看輕重緩急：輕者重治，有傷正氣；重者輕治，邪氣不能除。緩者急治，恐有過傷；急者緩治，有悮大節。如痘不快之輕者，當以參蘇飲微解助之；若重，用三酥餅、麻黄之類發之。如痘裏虚表實，或被風寒折重而不能出者，當以三酥、麻黄之重劑發之；若用輕劑，發之不透，邪氣留連，恐復爲患。如痘瘡飲食稍減之緩病，或大便微溏，瀉則胃氣内虚，宜用温補，强加飲食，反有過傷。如内邪太盛，驚搐煩悶，一刻不安，喘欬逆壅，二便不通之急證，當急用承氣湯或百祥丸，利之可生；若是猶豫，且進清涼緩藥，必致死亡。此所以輕重緩急，亦不可不熟玩也。

## 發熱三朝

一、發熱之初，急宜表解，使臟腑胎毒，及外感不正之氣，俱宜發散，則痘出必快而亦稀也。解表之藥，必在紅點未見之前。如發熱壯盛者，邪毒必重，宜敗毒散調三酥餅之類，常用參蘇飲之類。

一、熱盛發狂，譫語煩渴者，宜煎敗毒散調辰砂六一散解之。

一、發熱之初，憎寒壯熱，鼻流清涕，欬嗽痰涎，此有風寒所干，宜以參蘇飲調紫草膏表之。

一、熱盛發驚，雖爲順候，當用紅綿散調辰砂六一散解之；涎痰壅盛，昏悶不省者，薄荷湯化下抱龍丸；二便秘塞不通者，敗毒承氣湯微利之。

一、熱盛吐衄，糞黑結秘者，用犀角地黄湯加大黄下之。

一、發熱腹中作痛及膨脹者，由毒相搏欲出而不得出者，宜敗毒散加大黄微利；使毒疎通，表裏分解是也。

一、有胃弱胃寒，腹痛泄瀉，嘔吐清冷者，用六君子合理中湯；瀉止後而嘔吐不止者，藿香正氣散煎服。

一、熱毒太盛，解散藥中減去參芪，當加紫草、殭蠶、蟬蜕、葱、薑；泄瀉者加猪苓、澤瀉，分利小水及微汗之。

## 出痘三朝

一、出痘才發熱一日而便出者，爲邪毒太盛。一發熱即出，不待久而蒸出也，必重。三日後出者爲吉。四五日後身涼，乃見報點於口鼻腮耳之前，年壽之間，如粟如黍，淡紅潤色者，爲輕而吉也。

一、忽然遍身發出紅點，如蚊蚤所咬之狀者，决非痘也，乃熱毒被風寒所遏，不能發越而變斑也，可用發熱門例，托裏散，敗毒散，表解微汗不妨，身涼紅斑自退，再越一日，出痘反輕矣。

一、出痘必作二日報出，先報先出，後報後起，大小不一等，色象光潤，無他證候，不用服藥。

一、痘出稠密如蠶種，根雖潤，頂面白平，摸不礙指，中有清水者，此由熱毒熏蒸皮膚而爲疹子，大者名曰水痘，非痘瘡也，宜以升麻葛根湯，疹自没矣。

一、痘出速，一日齊出者爲痘盛，根紅頂圓，摸之礙指，亦得其正色，宜散毒化斑等湯加紫草、蟬蜕，涼血解毒可也。若一齊速出，稠密紅赤成片，此毒之甚，不久紫黑發斑而死。

一、出痘灰白，不紅綻，或灰黑陷頂，二便清涼，氣冷，不渴，不食，食不化，此表裏虚寒也，急宜溫脾胃，益氣血，宜用十全大補湯、異功散之屬。蓋脾土得溫，胃氣隨暢，而無内虚伏陷之憂；氣血既盛，則毒得發出，而無表虚癢塌之患。失此不治，必不能灌漿，收靨之日，復發癢爪破而死。

一、痘出紅紫，根窠成片，近黑焦陷，大便秘結，小便赤濇，身熱口氣熱，渴而引飲，此表裏皆熱盛也，急宜解毒。若發驚狂譫語者，紫草燈心湯，磨犀角汁調辰砂六一散之屬。解毒之後，痘頂不紅，根窠紅潤，小便清利，大便如常，能食不渴，此表裏皆清，勿再解毒，宜以保元湯溫補血氣，以助灌漿收靨；否則，變成癢塌而不能結痂矣。

一、痘出熱盛，發紅斑如綿紋者，宜以化毒湯加紅花、黄芩；喉痛者，加黑參、犀角。

一、傷寒陽毒發斑，加減之法，用元參升麻湯之屬是也。若見黑斑，死不終日。

一、痘出時，忽然瀉泄，大便黄，小便赤，口氣熱而渴，此爲熱瀉，宜以去桂五苓散調六一散，加木通、車前子，燈心煎湯送。如清利瀉，口氣冷，不渴，爲寒瀉，五苓散加肉豆蔻、理中湯、異功散之屬。

一、痘出只看根脚紅活，此生意也，雖陷伏灰白紫黑，皆可調治。

一、痘出雖稀，根窠全白無色者，三四日雖起脹，按之虛突，此名賊痘，氣血太虛，至灌漿時變成水泡，大如葡萄，内皆清水，皮薄若紙，爪破即死。

一、痘出三日内每在半表半裏，最要斟酌：妄汗則成斑爛，妄下則成陷伏，峻寒之藥傷正，峻熱之藥助邪，虛寒不補則陷伏癢塌，熱盛不解則變黑歸腎，稍若不察，生死立判，醫者寧不於此而容心哉！

## 灌漿三朝

一、痘出三日後當漸起脹灌漿，先出者先灌，後出者後灌，至第六七日起滿已齊，毒氣已盡出於表，根窠紅活肥滿，光明潤澤，頂如蠣色者，不須服藥，此爲貞吉之象也。

一、痘當起脹而不起脹，根脚不紅，白色而頂陷者，此氣血兩虛之證也，急宜保元湯合内托散，或異功散、丁香、薑、桂、紫草膏之屬；若灰黑陷伏，宜調無價散。

一、痘不起脹，紅紫色爲太盛，血熱津液枯涸然也，宜用内托散去桂加紫草。紅甚熱甚加芩連；紫黑陷伏，獨聖散；熱極黑陷有痰者，閉結者，四聖散調無比散、無價散、至寶丹可選用。

一、痘灌漿時，毒盡在表，須要裏實托載，苟略泄瀉則中氣虛弱，毒氣乘虛内陷，宜速救裏：熱瀉，去桂五苓散，冷瀉胃虛腹痛者，加丁香肉桂，或内托散加乾薑、丁香、豆蔻；若泄瀉腹脹，口渴氣促，痘色灰白者，用木香散送下豆蔻丸。

一、痘灌漿時發癢，若氣血不足者，内托散去桂，加白芷、黄芪、參、歸、木香；虛癢塌者，木香散加丁香救裏，官桂救表，表裏皆實，自不癢矣。

一、痘起脹時，其中有黑色而獨大者，名曰痘疔；若不去之，一身之痘皆變黑而死。若疔少者可治，用銀簪挑破疔口，吮去黑血，將四聖丹點入疔内，即變紅活，仍服解毒藥一二劑。若疔多，胷背心前皆有者，不治。

一、有裏熱壅盛，脹滿便秘，虚弱不可通利者，宜用蜜皂丸導之。

一、痘灌漿三日已滿，痘皆滿頂紅紫色者凶，及面目腫者凶。

一、痘灌漿已完，於中有痘不滿者，終變虚寒癢塌之證，宜用内托散倍參、芪、歸、桂，必須灌滿，再無陷伏之患矣。

一、痘因虚發癢，遍身爪破，膿血淋漓，不能坐卧者，宜内托散去桂倍白芷、當歸、木香，氣和血順，其癢自止，外以敗草散敷之，庶免破肉受黏不便。若遍抓破，幷無膿血，清水皮白，殼如豆殼者死。

一、痘因惡氣觸犯，發癢爪破者，宜内托散加減服之，外以乳香、蒼朮焚燒以却邪氣。

## 回漿三朝

一、痘灌漿日足，至九日後，當要回漿，收斂次第，作三日乾盡，江南謂之痘黝，小黑色也。至期若不黝者，此氣血兩虚而不運行，故漿不乾，無氣血主宰之功，所以不收，必發癢爪破而死。

一、痘回漿過期有未盡回者，爲氣血虚也，宜用八珍湯、返魂湯之屬。若有幾顆不回，終作癢痛抓破而得生者，寡矣。

一、痘收後惟數顆深陷，臭爛不收口者，硝膽膏塗之。若收不回，遍爪破，氣急煩悶痰上者死。

一、收時因犯惡氣，不黝作癢，欲爪者，宜異功散、保元湯選用之。

## 結靨三朝

一、痘至十二日後，當結痂而漸靨，靨自上而下爲順，自下而上爲逆。其遍身靨矣，而有數顆不靨，難以求生。猶蛇蜕雖一節，彼節不能退，亦是死也。

一、痘結痂，從脣上頭面，次第收靨至足者，不須服藥，爲順而吉也；若有他證，照後治之。

一、痘當靨不靨，泄瀉寒戰，咬牙爪破，此虚寒也，宜用異功散、保元湯。觸穢冒寒，黑陷不靨發癢者，前湯調下無價散，外用祛穢散熏之。

一、因服辛熱藥太過，以致熱毒猖狂，氣血泛濫，痘爛不靨者，内服小柴胡、猪尾膏解之，外用敗草散敷之。

一、痘自前報起灌漿回漿，俱各應候，至收靨時，或犯穢惡，以致斑爛癢塌不靨者，但服異功散，外塗猪髓膏自愈，不須憂也；若皆收靨，惟數顆臭爛，深坎不收口者，用硝膽膏塗之。

## 治例

一、痘瘡未出而先驚搐者，名曰先驚痘，不治自愈。

一、痘瘡初出，次第高起，紅光磊落，顆顆如珠者，名曰珠子痘，吉。

一、痘出上身多下身少者吉，反是者險。

一、痘稀少而夾疹子者，名曰麻夾痘，主輕；若痘稠密而夾疹子，主重。宜解散爲先，内托次之。

一、痘瘡紅甚而引飲渴不止者，名曰燥痘，宜用犀角地黄湯。

一、痘瘡出後白塌泄瀉者，名内虚，急服異功、保元、理中温補之劑。

一、痘瘡潰爛臭不可聞者，曰爛痘，間亦收靨無事，只要胃氣不衰，飲食如故，不作煩躁者可治，宜用八珍湯、消毒飲，外敷敗草散。

一、胡荽酒雖能避邪氣，惟在未出之前及初報之際用之，既出之後及起脹了，即不宜用。酒氣觸肌，多致作癢。出後或被觸而發者，宜用石乳熏之爲佳，或馬牙速燃之熏被衣。

一、治痘瘡在喉，則咽嗌不利，飲食阻塞不便，内服牛蒡甘桔湯；外看身上痘之最大者，爲毒相關，宜用香油燈草燃而焠之，一焠即愈；或用手摘破，用痘疔藥塗之。

## 預解

汪氏《理辨》曰：人傳有藥預投兒服，則終身不出痘疹，豈理也哉？痘中於有生之初，寂然不動，感而遂通，此得人身之大造化也。人有三百六十五骨節，應期變蒸諸骨十有三次，五臟六腑始能濬通脈絡，行運氣血於身。其蒸熱之時，臟腑無不振動；變易之際，又或有傷寒風熱而泄六陽等證，諸汗瘡瘍，一身之間，無不發泄，其痘毒尚不能解，又何藥可以解此毒耶？今特録其法，少慰父母愛子之心，以見是書全備云耳。然而當其時行天氣，先以解毒發散之劑防之，庶幾不致於太甚，而邪氣稍減輕則可矣；若謂終身不出，有是理乎？

一法：七八月間收胡蘆蔓連根留置，十二月三十夜，取蔓絲煎湯浴小兒，則終身不出痘疹。

一法：取絲瓜近蒂三寸，連皮子燒灰存性爲末，砂糖拌，乾吃，入朱砂末尤妙，服之多者能少，重者能輕。

冬月應寒而反温煖，前人推度，至春陽氣發生於冬之伏熱，相傳必發痘疹，故於冬月見兒頭髮聳豎，飲食稍減，此伏熱之兆，便宜預服油劑，或升麻湯、三豆飲子、消毒飲子以防之。又云：或有伏熱，痘疹未出，四肢微熱，飲食似減，或時額上微熱，宜服生油劑最佳。一或遇天時温熱，恐發痘疹，用犀角、玳瑁一味磨汁服，或用茜草煎汁飲之，未發者令内消，已發者亦能解利，使毒氣不致太盛。

## 護眼

痘瘡初出，欲使不入眼耳，可用胡荽酒塗於耳目邊傍，或黄蘗末水調敷兩目。又法，抱兒令自投菉豆七粒於井中，皆令痘不入目也。忌食醬醋五味、牛鷄鵝鴨卵及諸卵之氣，熏襲兒目。但令食淡，不能淡者，宜少入鹽。一法用乾胭脂蜜調塗眼眶，則痘不入眼内。痘瘡藴非常之熱，熏發肌腠爲痘疹，順其熱則出而毒散，但過於熱則又損目，折之以涼則爲陷伏黑靨，故善治者，使陽不致虧盈，陰不致潛伏，調適中和而已。苟爲不然，陽勝則熱盛而生風，肝應於目，無不害目者；陰勝則土無燥氣，腎水反勝，爲黑靨陷伏，則夭傷者多矣。

此痘之毒氣自裏而達於外，故有目害，治宜活血解毒而已。活血不致於熱，解毒不致於涼，得其血活毒散，則睛不壅，血不鬱，而免凹凸之患矣，似非點藥可取效也。蓋點藥非毒則冷，必相攻擊，反以爲害，古人所不取也。

治痘護目，古方用胭脂塗，不如錢氏黃蘗膏好，從耳前眼皮面上幷塗，日三五度。若用之早，則頭面無痘；用之遲，縱使出亦稀。通聖散治痘入目生瞖，白菊花、菉豆皮、穀精草去根各五錢爲末，每服一錢，米泔水一盞，同乾柿一枚煎，候米泔盡，只吃乾柿餅，一日三服。一方加猪肝同煮，只食肝。一方將浮萍以竹篩盛水盆上，晒乾爲末，隨兒大小，每服一錢，以羊肝半具，木石器内擂爛，投水半盞，濾取肝汁調服，食後。

痘瘡傷眼，必用山梔、決明、赤芍、歸尾、黄連、防風、連翹、升麻、桔梗，作小劑末調服，如眼無光，過百日後血氣復自明。一法痘瘡發熱時，便用牛蒡子爲末，貼顖門，可免眼疾。

## 首尾不可汗下辨

前人論曰：痘瘡首尾不可汗下，蓋是戒慎恐懼之意。若痘本輕，必倉慌妄藥而致求全之毀。如《易》云：勿藥有喜，言其剛健中正，本爲無妄。故《象》曰：無妄之藥，不可試也。古人所謂首尾不可汗下者，亦言本無汗下必用之證，惟恐執以汗下，則反有傷正氣之過矣，正如無妄之藥，不可試也云。

古者，首尾不可汗。甫按古人戒汗之意，痘瘡本稀，出至足上有者爲出齊，不可謂出不快而故表之。若本稀少，又無邪鬱而强表之，正云誅伐無過之地，反有斑爛倒靨，耗散凡氣，不能起脹者矣。謂首不可汗者，此也。痘當黝靨有熱而脱遲，前路俱正，今雖遲緩終無憂也。若强汗之，必反損其真氣而瘡爛潰，不能收斂者矣。謂尾不可汗者，此也。

古云：首尾不可下。甫嘗考其爲斑未見於表，下則邪氣不得伸越，此脈證有表無裏，故禁首不可下也。斑毒已見於外，内無根蒂，大便不實，幷無裏證，若下虛其裏，則反陷伏，故禁尾不可下也。

表實當汗，裏實當下，此不易之理也。要當隨時應變，審證而施，當汗則汗，當下則下，而何有於首尾之禁？當汗不汗，則表邪不解，而瘡有難出陷伏之患；當下不下，則内毒不除，而痘有變黑歸腎之厄。故汗下二法，要須詳審：如痘疹未出，發熱之初，非微汗則表不解，有身熱頭痛，鼻塞，咽喉不利，欬嗽毛焦，皮膚緊痛，此皆熱極，痘瘡雖出而毒亦不輕，宜微汗解散，痘出輕矣。若此者，安得亦禁而不汗乎？如斑未出，毒在臟腑，大便不通，固宜下之以瀉其毒；至有痘出太盛，喘促腹滿，小便赤，手足心併脅下有汗，或妄言，大便秘，亦宜下之。如痘已出足而結膿窠，尚有熱證見者，當利二便，恐餘毒在裏，他日因而生疾，若此者首尾皆宜下也，何可禁哉？

## 避忌

李東垣曰：痘瘡宜避一切穢惡氣，及外人入房，遠行勞汗，腋下狐臭氣，房中淫液氣，麝香臊羶氣，婦人經候諸血腥臭氣，硫黄蚊煙氣，厠缸便桶氣，悞燒頭髮氣，吹滅燈燭氣，鷄毛魚骨氣，葱蒜韭薤氣。已上皆不可犯，須要時常焚燒乳香、蒼朮、黄芩甘香之氣微襲，聞臭則榮衛氣暢，而無倒靨陷伏之患矣。

## 不治證

一、痘發熱之甚，驚搐不止，日發三五次，若至九次者，一出如蠶種即死。

一、痘瘡初出，紫色成片者，曰紫云痘，四日死。

一、痘瘡出如麻子無縫者，兼紫色者，定死。

一、痘瘡初出，當頂紅者，過六七日死。

一、痘瘡凡見聲啞氣急，若痘色不正者，定死。

一、痘瘡初出作瀉，服藥不能止者，死。

一、出痘瘡後猶發驚者，死。

一、痘瘡面目俱腫，而痘反黑陷者，死。

一、痘瘡閉目昏眠，舌卷囊縮，飲食嗆喉，躁哭不寧者，皆死。

一、痘瘡四圍灰白，頂黑而陷者，七日死。

一、痘瘡多有紫黑疔，挑去黑血，搽藥不變，仍復黑色者，死。

一、痘瘡初出，狀如蚊蚤所咬，三日後反不見者，曰反關痘，五日必死。

一、痘瘡焦黑不灌膿者，三日死。

一、痘瘡起脹清水，白色頂陷者，三日後爪破而死。

一、痘瘡隨脹隨没，内躁發喘，死。

一、痘瘡癢塌，寒戰不止者，死。

一、痘瘡不食，腹脹喘渴不寧者，死。

一、痘瘡黑色，大小便不通，目閉聲啞者，死。

一、痘瘡發黄，狀如橘色，下利氣促者，即死。

一、痘瘡頭温，足冷悶亂飲水者，死。

一、痘瘡身體通腫如冬瓜，腹脹如鼓，氣喘即死。

一、出痘瘡忽然瀉血如豆汁鷄肝爛肺者，主死。

# 古今圖書集成醫部全録卷四百七十五

## 痘疹門

### 證治準繩 明·王肯堂

#### 痘疹溯源

夫胎在腹中，月至六七則已成形，食母腹中穢液，入兒五臟，食至十月，即穢液滿胃，至生時兒口中猶有不潔，産母以手拭淨則無疾病，俗以黄連、汞粉下其臍糞之穢。此亦母之不潔餘氣入兒臟中，本先因微寒，又遇風寒邪氣相搏而成痘疹也。未出欲作之時，熱動五臟，則五臟之證先見，初欲病時，先呵欠，煩悶驚悸，乍涼乍熱，手足冷，面腮頰赤燥，欬嗽噴嚏，此五臟證俱見也。呵欠煩悶者，肝也；時發驚悸者，心也；乍涼乍熱手足冷者，脾也；面赤腮頰赤，欬嗽噴嚏者，肺也；惟腎無候，以在腑下，不能食穢故也。凡瘡疹乃五臟毒，若出歸一證，肝水疱，肺膿疱，心爲斑，脾爲疹；腎雖無證，其候惡者，瘡變倒靨而黑陷，則歸腎也。此由不慎風冷而不能食，内虚所致也。

痘疹之發，顯是天行時氣，廛市村落，互相傳染，輕則俱輕，重則俱重，雖有異於衆者，十之一二而已，豈可概謂胎毒哉？然疫癘終身不染者，比比皆是，而痘疹無一人得免。疫癘一染之後，不能保其不再染；而痘瘡一發不再發，則胎毒之説，又何可盡廢乎？至謂淫火穢血，古亦有之，而何獨無痘疹之患？欲以破胎毒之説，則又不然。天下之無而忽然有者多矣，草有名虞美人者，虞美人項王寵姬也，爲項王死，世哀之，爲之歌，對草倚聲悽慟，而草輒搖。草無情識也，方其未有楚，則寵姬亦無，況有草耶？一切衆生，自妄顛倒而成，三界如之，又何疑乎痘疹？

## 袁氏痘前治法

凡欲治痘，須在未發之先，預識其證而分別用藥，重者可輕，輕者必愈。但未痘而愈，則醫者無功，故多不肯盡心；及其既發，又無及矣。仁者須以救生保嬰爲心，寧我無功，不可使嬰兒失命，備陳十八證治法於後。

孩兒未痘之先，感冒風邪，身中火烙，頭痛自汗，欬嗽不已，傷寒未愈而痘隨出焉，痘家謂之猿猴跳鎖。傷寒之後，元氣囂漓，須滋陰補血，解熱疎風，有滋陰三寶散可服。

有飲食不能撙節，暑濕不能護養，肚腹傷壞，泄瀉頻仍，飲食懶進，肢體羸瘦，愈未幾而痘隨出焉，痘家謂之觀音拂座。此與先泄而出痘者不同。平居無恙，忽泄而痘出，此則毒隨泄減，其痘反美。今久泄初愈而痘出，則脾虛元氣弱，如單服補藥，恐來虛脹；若冷藥則毫釐不可用，只宜調脾，如四製白朮之類可也。

患瘧之後，寒熱消爍，肌肉漸瘦，或乍愈而痘出，或帶瘧而患痘，名爲馬馳劍道。多有濕熱，釀成此禍。草果、常山斷不可用，即柴胡亦是劫藥，須參、苓、白朮，微加消食袪熱之藥，如八珍膏、衞元湯可用也。

小兒才五六歲，元體薄劣，身發火熱，乾渴患嗽，疹出未幾而痘隨出焉，此太陰脾經證也，痘家謂之一葦航海。此與尋常先疹後痘者不同。凡先痘後疹者，謂之逆；先疹後痘者，謂之順。此則身弱發熱，原患嗽渴，又病疹初愈而痘隨後出，其勢頗危，須補陰清肺培脾，黃芪毫釐難犯，內托至奇湯可用也。

小兒平時患疳積，肚大有青筋，四肢羸瘦，變爲丁奚，倏然痘發，此謂之三仙入洞。治之且莫消疳積，厚朴、檳榔、柴、連冷藥及抱龍丸之類，皆不可用，宜服益黃散、滴滴金可也。

小兒風寒，腠理時發火熱，自頭連身，遍啓丹瘤，愈未幾而痘隨形焉，痘家謂之倒掛銀瓶。多發肝心二經痘，忌用三黃，宜犀角地黃湯、紫草散可也。

小兒未痘之前，火烙臉赤，眼睛直竪，手足撒搐，口燥讝語，驚厥屢次，不數日而痘隨形焉，痘家謂之霜橋印迹。此與尋常驚後出痘者不同。凡先驚後痘，痘出驚止，決係心經之痘，多是吉徵；此則驚甚體虛，或見痘而驚不止，朱砂金石，毫不可用，宜茯神湯可也。

小兒未痘之前，身熱自汗，口中咯血，或鼻衄，或溺血，不數日而痘隨形焉，謂之藕池踏水。心官失守，致血妄行，宜清心抑火，不可妄用寒涼之劑，野仙獨聖散可用也。

小兒未痘之先，身發火熱，飲食懶飱，肚腹膨脹，眼胞浮腫，睡臥不安，不數日而痘隨形焉，謂之石鼓無鳴。宜理脾補氣，參苓白朮散加減用之可也。

小兒身發火熱，自汗不止，眼睛昏花，呵欠啼叫，未愈而痘隨見焉，謂之赤澤栽蓮。宜斂汗補肝，宜黃芪熬人乳頻頻服之，并固真湯可用也。

小兒平時父母不能護從，恣其出入，跌磕傷損頭面肢體，未愈而痘隨出焉，謂之破甕澄漿。宜補血扶脾，籠金湯可用也。

兒輩胷膈飽脹，飲食厭惡，身發火熱，嘔吐頻頻，未愈而痘隨發焉，醫家謂之逐鹿亡羊。此與尋常先吐後出痘者不同。大凡因發痘而吐，毒隨吐減，出痘必輕；今則先因胃氣有傷，腹脹惡食，吐又頻頻不止，則危迫之象矣，須要調理脾胃，如紫霞黃露飲可用也。

小兒面色萎黃，時作潮熱，眼胞浮腫，肚腹絞痛，未愈而痘隨出焉，醫家謂之推車陷雪。此因脾胃有傷，漸成疳積，祛蟲逐積之藥，俱不可用，惟調理脾胃爲上策，龍旋散最妙。

小兒遍身生瘡，頭頸膿窠，旋繞手足關軸，如蛇皮纏裹，寒熱不時，噴嚏不止，未愈而痘隨出焉，醫家謂之霜逐梧桐。法宜涼血衞脾，貞元散可用也。

孩兒心中刺痛，未愈而痘隨出焉，醫家謂之犯奪天梯。此非氣逆，即爲寒積，龍蟠飲可用也。

小兒兩眼風熱，紅腫羞明，刺痛難忍，未愈而痘隨出焉，醫家謂之彈打天烏。法宜清肝祛火，滋元窖，提陰氣，穀精龍膽散可用也。

小兒飲食過度，傷損脾胃，或飽悶，或呑酸，或吐瀉，未愈而痘隨出焉，醫家謂之風燕失巢。痘全資脾胃，急宜消食理脾，消導飲、磨積散相兼而用可也。

兒輩小腹硬脹刺痛，小便赤澁難通，欲尿則啼，不尿則痛，未愈而痘隨發焉，醫家謂之斷橋失渡。此係心經鬱火，積於小腸，浚牛膏是對證之藥。

## 運氣

痘内發於臟腑，外應乎運氣，天動人隨，毫髮不爽，是故治痘者，以明運氣爲急也。歷稽往者，大率三年一發，雖各年零出，間一有之，而其大發之期則三年爲準也。所謂三年者，多係子午卯酉之年，子午少陰君火司天而陽明燥金在泉，卯酉陽明燥金司天而少陰君火在泉。諸瘡非火不發，非金不收，痘以少陰陽明二經爲正者，爲是故也。然元化密移，主客互用，五運有平氣太過不及之殊，六氣有常化淫勝反勝相勝之異，幾微不同，則全體盡別。痘有當盛行而不盛行，有不當盛行而傳染周遍者，是不可執一論也。

按運氣之説，《内經》幾居其半，而世罕行用，蓋泥其常，不通其變，則以爲無驗。余友繆仲淳高明善醫，至排斥五運六氣之謬不容口，余以王炎、沈括之説折之，亦不服，蓋未嘗虛心而細求之也。假令厥陰用事，其氣多風，民病濕泄，豈普天之下皆多風，普天之民皆病濕泄耶？至於一邑之間，而雨暘有不同者，此氣運安在？欲其無謬，不可得也。大凡物理有常有變，運氣所主者常也，異方所主者變也。常則如本氣；變則無所不至，而各有所占，故其候有從逆、淫鬱、勝復、太過不足之變，其發皆不同。若厥陰用事，多風而草木榮茂，是之謂從；天氣明潔，燥而無風，此之謂逆。太虛埃昏，流水不冰，此之謂淫；大風折木，雲物濁擾，此之謂鬱。山澤焦枯，草木凋落，此之謂勝；大暑燔燎，螟蝗爲災，此之謂復。山崩地震，埃昏時作，此之謂太過；陰森無時，重雲晝昏，此之謂不足。隨其所變，疾癘應之，皆視當時當處之候，雖數里之間，但氣候不同，而所應全異，豈可膠於一定？熙寧中，京師久旱，祈禱備至，連日重陰，人謂必雨，一日驟晴，炎日赫然。沈時因事入對，上問雨期，沈對曰：雨候已見，期在明日。衆以謂頻日晦溽，尚且不雨，如此暘燥，豈復有望？次日果大雨。是時濕土用事，連日陰者，從氣已效，但爲厥陰所勝，未能成雨；後日驟晴者，燥金入候，厥陰當折，則太陰得伸，明日運氣皆順，以是知其必雨。今安得如存中者而與之言運氣哉？

## 辨疑似

傷寒男體重面黃，女面赤，喘息急，各憎寒，口中氣熱，呵欠煩悶項急。

痘疹則腮赤燥，多噴嚏，悸動昏倦，四肢冷。

傷寒當發散之，瘡疹當温平之，有大熱者宜解毒。

昏睡喜嚏悸者，將發瘡疹。

痘之始發，有因傷風傷寒而得者，有因時氣傳染而得者，有因傷食嘔吐而得者，有跌撲驚恐蓄血而得者；或爲竄眼驚搐如風之證，或口舌咽喉腹肚疼痛，或煩躁狂悶昏睡，或自汗，或下利，或發熱，或不發熱，證候多端，卒未易辨，須以耳冷、尻冷、足冷、鼻尖冷驗之，并視其耳後有紅筋赤縷者爲真；又脈洪大而弦數，診脈之際，身略戰動，是其證也。

歌曰：五指梢頭冷，驚癇不可安；若還中指熱，必定是傷寒。中指獨自冷，麻痘正相干。男左女右別，分明仔細看。

秘法：凡入門看痘，未知是否，但見心窩皮膚内有紅色，兩耳尖冷，耳筋紅見，此痘徵也。

看耳筋法：未出之先紫筋者不治，預以涼血解毒之劑治之，亦有愈者。若二便秘結，宜先通利。大紅者可治而愈；水紅者不藥而愈；桃紅者分輕重治之，分男左女右看。

## 驗熱時候

始發潮熱三日已上，熱暈入皮膚，即發瘡疹而不甚多者，熱留皮膝之間，潮熱隨臟出；如早食潮熱不已，爲水泡之類也。

痘瘡皆因發熱而出，即其熱之有時，可知其自何臟發出：寅卯辰時潮熱者，屬肝，當出水泡；巳午未時潮熱者，屬心，當出斑瘡；申酉戌時潮熱者，屬肺，當爲膿泡；亥子丑時潮熱者，屬脾，當出疹子。

## 用藥驗是否

王氏驗斑法：若三日未覺形迹，當以生酒塗身上，時時看之，狀如蚤痕者是也。或曰傷寒傷食潮熱，與斑疹不能辨者，宜以辛涼之劑調之。五日已裏發出即汗，五日已外無者非斑也，各隨應見而治之。

## 驗證施治

閻氏治小兒壯熱昏睡，傷風風熱，瘡疹傷食皆相似，未能辨認間，服升麻葛根湯、惺惺散、小柴胡湯甚驗，蓋此數藥通治之，不至悞也。惟傷食則大便酸臭，不消化，畏食或吐，宜以藥下之。

## 五臟見證

肝臟水疱，色或青；肺臟膿疱，色或白；脾臟疹，或如麩糠色；心臟斑，其色赤；變歸腎，則色黑矣。此五色，凡痘疹一色者善，或二色三色相合而作者凶。

第一大小不等，小兒在胎十月，食五臟穢血，生下則其毒當出。故瘡疹之狀，皆五臟之液，肝主淚，肺主涕，心主血，脾爲裏血。其瘡出有五名：肝爲水疱，以淚出如水，其色青而小；肺爲膿疱，以涕稠濁如膿，其色白而大；心爲斑，主血，其色赤而小，次於水疱；脾爲疹，其色赤黄而小。涕淚出多，故膿疱水疱皆大；血榮於内，所出不多，故斑疹皆小。又病水疱膿疱者，涕淚俱少，以液從瘡出故也。譬如泡中容水，水去則泡瘦矣。

水疱者，俗謂之水痘也；膿疱者，俗謂之痘子也；斑者，俗謂之痱子也；疹者，俗謂之麻子也。痘之形狀最大，水痘次之，斑痱又次之。麻子最小，隱隱如麻子也。

四臟之瘡，名狀不同：肝爲水疱，肝之液爲淚，淚出如水，其色微青而小；肺爲膿疱，肺之液爲涕，涕如膿色，微白而大；心主血，其瘡爲斑，色赤而小；脾主裹血，其瘡爲疹，色赤黄而淺。此言其初發之狀不同如此。及五七日後，不問其初出自何臟，悉成血疱，血疱成膿疱，膿疱之後，結痂疕而愈矣。或謂肺爲膿疱，而血疱之後，又成膿疱何耶？蓋肺爲膿疱者，言其初出淡淡如膿，其色白而非黄。若血疱後所結膿疱，乃其瘡已熟，包裹黄膿，其色黄而非白。所言膿疱雖同，而所以爲膿疱，則不同也。又如脾爲疹，亦自其初出色黄微赤，有小斑瘡而言之耳。其成膿結痂收靨而愈，與所謂膚疹者，名同而實則大不同也。心爲斑，與所謂温毒冬温發斑者，亦大不同。

凡瘡疹五臟見證，要察何臟之證爲甚，即主其臟之毒多。如肝證毒多者，必發水疱，生瘙癢，或目疾，宜預解肝之毒，羌活湯加青皮、柴胡。

肺證毒多者，必增喘嗽，煩渴不止，手掐眉目鼻面，宜預解肺之毒，瀉白散合甘桔湯，加牛蒡子、天花粉。

心證毒多者，必伏不起，譫妄飲水，煩哭咬牙，宜預解心之毒，導赤散加黄連、辰砂。

脾證毒多者，必成灰白色，癢塌吐利，宜預保養脾胃以解其毒，四君子湯、調元湯，加白芍藥、防風、連翹。

腎不見平證，耳骫俱熱者，死候也。

## 痘家有八門五樞三關兩煞五軸之分

心爲赤帝門，附心胞絡；肝爲青陽門，附膽併左太陽；脾爲黄央門，附胃；肺爲肅殺門，附額併右太陽；腎爲元武門。

兩顴爲心樞，兩眼眶爲肝樞，兩頤頤爲脾樞，喉突爲肺樞，兩耳垂爲腎樞。

胷堂乳阜，心之關；臍封，脾之關；陽毬，腎之關。

白帝煞門，座於氣窩右太陽；青帝煞門，座於眼眶左太陽。

顴阜、胷乳，心之軸；左太陽、左脅、眼胞、兩腎，肝之軸；右太陽、右脅、項頸、氣突，肺之軸；頤頰、中庭、口角、肚腹、手足，脾之軸；地閣、後頸、耳窖、背俞、腰脊、陽毬，腎之軸。

## 袁氏閱痘重門欄輔軸四字

門犯則驗欄，欄犯則驗輔，輔犯則驗軸，至軸而變態盡矣。

門凡八，欄輔各十有八，軸凡一百五十四，各分經絡而驗之。

天庭穹窿之地名赤帝門，胷堂名炎車門，兩手掌心名正離門。

不屬心而屬陽明，陽明透徹，則鼻先形而掌心次之；陽明迅暴，則掌心先形而鼻次之。標於鼻者順，標於掌者逆。

眉心一帶，統上下寸地，號五將門；眼下絲竹淚堂，名青陽門；氣窩天突穴，名肅殺門；兩耳竅圈，爲元武門；臍封之處，脾經所注，名黄央門。

八門與前稍異，至欄輔軸抑又異矣。圖訣繁俚，無關治療，故今不取。

## 脈候

凡痘子勢重者，以脈候之：脈洪實者吉，浮數虚小者凶。

丹溪治一男子，年十六歲，發熱而昏，目無見，耳無聞，兩手脈皆豁大而略數，知其爲勞傷矣。時裏中多發痘者。雖不知人，與藥則飲，與粥則啜，遂教以參、芪、當歸、蒼朮、陳皮，大料濃與之飲，至二十餘貼，痘始出；又二十貼，則成膿疱，身無全膚。或曰病勞可畏，何不用陳氏全方治之？予曰：此但虚耳，無寒也，只守前方。又數十貼而安。後詢其病因，爲先四五日恐有出痘之患，遂極力采樵，連日出汗甚多，此以脈之豁大而知其虚，乃痘疹因脈施治之一例也。

## 虚實

夫氣有生血之功，血無益氣之理，故氣不可虧，虧則陽會不及，而痘之圓暈之形不成；血不可盈，盈則陰乘陽位，而痘之倒陷之禍立至，是痘有氣血虚實之殊也。大抵寒爲虚，熱爲實。氣虚則宜温補，氣實熱則宜清涼；血虚則宜補血，血熱則宜解毒。必取其氣血中和，無過不及可也。何謂氣血虚實？且如氣過則泡，血過則斑。氣不及，頂陷不起；血不及，漿毒不附。凡痘色淡白，頂不堅實，不礙指，不起脹，皆屬氣虚，大宜保元，倍加酒炒黄芪、肉桂、川芎、丁香、人乳、好酒同服；根窠不紅，或紅而散亂，以手摸過即轉白，痘上如寒毛竪起，枯澁不活者，皆血虚也，宜保元加川芎、當歸酒洗、紅花，及下山楂以消參、芪之滯，再下木香數分以行滯氣而血自活也。凡用黄芪，當在痘盡出之後；凡用熱藥，當看毒盡解之時。又察氣血虚實而治之，則藥無不效矣。凡補血，首尾用地黄，防滯血必用薑製；用芍藥，恐酸寒伐胃氣，必用酒炒。

## 虚證調護論

痘證以元氣爲主，元氣充實，則毒易出易化，故善治痘者，惟保元氣於虚弱之前，使不致於耗散爲貴耳。

然其治法惟何？一曰實腠理而固肌表，二曰節飲食而保脾土。肌表固則外陷之患不足慮，脾土實則下陷之患不足憂。更加以參芪補益之功，則元氣自然充實，而痘之出也自然易以成漿，變證不生而結靨順候矣。是以禁用寒涼蕩滌之劑，如大黄、滑石、車前、生地、鼠黏、紫草、枳殼之類，恐其蕩滌潤下，遂傷脾胃，脾胃傷則元氣由此而下陷氣脱，内攻而死，勢所必至，是則藥殺之也。禁用滑潤發散之劑，如鼠黏、人牙、蟬蜕、麻黄、乾葛、升麻、紫草、桔梗、羌活、防風、荆芥之類，恐其發散太過，遂致表虚，表一虚則元氣由此而外耗，塌癢外剥，命由此喪，誰之過歟？

## 虚證補氣不補血

虚弱痘證，精神倦怠，面青晃白。蓋氣不充則精神倦怠，血不榮則面青晃白。今治虚證，補氣不補血者，何也？氣有神而無形，補之則易充；血有形而無神，補血之藥難收速效。況氣陽而血陰，陰從陽，血從氣者，理也。故補氣不補血，使氣盛而充，則血自隨而亦盛矣。況補血之劑，如當歸、生地，皆能潤燥滑下，多用恐致溏泄故耳。然虚證痘疹，亦有曰陷不榮，不得已而用當歸、芍藥補血之劑；亦有虚火外浮，痘點繁紅而類於血熱之證，不得已而用紫草、紅花、生地活血涼血之藥，併用酒炒，以折其潤下之性，借酒力而行之達表，則補血活血之中而有升發達表之妙，庶無潤腸溏泄之患矣。

## 虚證壞勢必至辨

氣虚痘證，初發身熱悠悠，乍熱乍凉，肌慢神倦，面青晃白，飲食減少，手足時冷時熱，嘔吐便溏；痘點方見，隱隱不振，淡紅皮薄；三四日陸續不齊，不易長大；五六日不易成漿，少食氣餒，傷食易泄；七八日塌陷灰白不起，自汗微渴，或腹脹喘渴泄瀉，塌癢悶亂，咬牙寒戰，頭温足冷，勢所必至。故治虚痘初發之際，不宜投參蘇飲、人參敗毒散、黄連解毒湯、升麻葛根湯、紫草三豆飲，當用參芪飲。氣粗皮燥無潤色，亦忌之，只以四君子減人參，少加桔梗、川芎、腹皮補益之，中略佐以升提之法爲妙。點子出齊，重用參、芪，及至八九日之間，無他凶證，用法如常。若或頂陷灰白不起，漿清自汗，微渴，大補湯加桂；塌陷灰白，腹脹泄瀉，木香散；塌癢悶亂，腹脹渴瀉，喘嗽頭温足冷，寒戰咬牙者，急進異功散救之。

## 虚證變實

氣虚痘證，父母能守禁忌，及用藥不悮，調變順候，則元氣充實，腠理堅固，脾胃强健，飲食如常，二便清調矣。若補益太過，漿足之後，重用參、芪，容亦有腹脹喘急之患，用枳殼湯；悮用五苓、木通，多則有大便秘塞之患，用寬中散；便實而渴，麥門冬湯；過用丁桂辛熱之劑，則亦有咽喉腫痛煩躁閉渴之變，滋陰潤燥湯。蓋喘急腹脹，大便秘堅，煩渴咽痛，皆類實證也。然而氣虚變實者，非真實也，是病淺而用藥過深之失也，只宜斟酌，不宜疎通，重治疎利之過，則方生之氣復虚，而脱證將至矣。

## 虚證似實

氣虚痘證，或爲飲食生冷，調理失宜，致傷脾胃，遂成泄瀉；津液下陷，虚火上盛，必發而爲渴；元氣下陷，則虚陽上擁，下氣不續，必發而爲喘。夫渴與喘實證也，起於泄瀉之後，則爲津液暴亡而渴，氣虚而喘。豈有實熱而渴，氣擁而喘，生於泄瀉之後哉？故治渴則用參、苓、白朮、木香散；渴瀉不止，異功散；喘則用人參定喘湯、獨參、杏仁湯；喘渴而泄，木香異功散。悶亂腹脹，毒成内攻，眼合自語，已名失志，謬認爲實，醫何愚哉！

## 實證似虚

身發壯熱，毛直皮燥，睡臥不寧，腮紅睛赤，氣粗煩渴，腹脹便秘，喘急，皆實證也。此熱盛毒重壅遏之故。而又見嘔吐之證，嘔吐似虛也，然未知熱毒在内，不得伸越，則上逆攻冲而吐。經云：諸逆攻冲，皆屬於火者是也。或爲寒冷所搏，或因乳食不節，致傷風冷，則使内熱不得發越，冷煖相拒而吐。毒不得伸越者，從升陽發散爲最；相拒而吐者引之使下，如猪苓澤瀉桔皮之類。又有泄瀉之證兼見者，泄瀉似虛也，然因熱毒鬱盛，熏炙脾胃，不得外達，則毒從下陷，尋竅而泄，所謂熱毒下注者是也。古云未出而瀉者生，既出而瀉者死，概可見矣。治法以升提發散，引毒達表，毒得外解，則内泄自止。兼傷食而瀉者，輕則加消化之劑，重則從之。又有不思飲食，書云：不思飲食，皆屬内虛者是矣。然不知鬱熱之證，蓋因毒氣在内，不得伸越，達於肌表，二便秘結，腠理阻塞，熱毒壅盛，腹脹滿急，不思飲食者，必然之勢也。治法以升提發散，引毒達表，則熱氣有所伸越而臟腑和平，飲食自進矣。若悞用丁桂、半夏等熱藥，於嘔吐泄瀉不食之證，是以熱攻熱，而轉增煩劇；用人參、黄芪、茯苓、白朮等補劑於腹脹不思飲食之證，則邪得補而愈盛。藥一入口，立見殺人，醫之過也，可不愼歟！他如龍骨、豆蔻雖能止泄，神麯、麥芽、縮砂雖能助脾化食，皆不當用於壅熱不食之證，繼予業者鑒之！

## 熱證變虛

血熱痘證，只宜清凉發散，不宜峻用苦寒。若過投寒劑，如升麻、芩、連及滑泄之藥，必致内傷脾胃，外冰肌肉。脾胃傷，輕則飲食減而溏泄，重則洞泄無度，而遂致虛寒。肌肉冰，則熱蒸之氣不行，腠理閉濇，痘不肥大，不起發，不行漿而遂成伏陷，此熱證變虛之驗。虛證既明，便從虛治，參、芪、丁、桂，亦所不忌。五六日後見之，則木香異功在所宜施，惟在審證而斟酌之也。

## 壅熱變虛

毒盛壅遏，固宜升提發散爲主，而佐以清凉解毒爲善，又宜得平乃止。若發散太過，必致肌表空虛，元氣耗散，内貫清漿，或虚擡空殼，或癢塌外剥，或潰爛不收，百變皆至。見此數端，皆成表虚，表既虚，則元氣從此耗泄而内氣亦不能以自守。略傷飲食或生冷，則成泄瀉，泄瀉不止，遂成虚寒而氣脱，煩渴悶亂，寒戰咬牙，無所不至矣。既知虚證，治從虚例，參、芪、白朮，丁、桂、薑、附，亦所不忌。六七日後見之，雖木香異功，亦宜急進，在察證而酌量之也。

## 壅熱用異功辨

實熱壅遏之證，多用寒涼，致冰伏泄瀉；發散太過，或成表虚。既成冰硬，藥宜温和，薑桂之熱，亦所不忌。泄瀉之後，熱氣自散，真氣自虚。既成氣虚，藥宜補益。氣虚必寒，虚寒既明，藥宜温補。是以始出之時雖爲血熱壅遏，至於三四日後，身反不熱，肌膚冰冷，痘瘡不長，焉得不進以温和之劑，如乾薑、官桂、川芎之類，使内氣一煖，則外氣自和。泄瀉之後，其内必虚，雖有腹脹煩渴喘急，焉得復爲實熱？不過内虚伏陷，毒成内攻而然。故實熱之證七八九日，曾經泄瀉，皆從虚治。有木香異功之證，便進木香異功爲貴。如無冰硬之證，切勿悮投温劑。無泄瀉之證，勿得悮投木香、異功等。蓋塌陷倒靨乾枯，而無冰硬泄瀉之患者，多因熱毒内攻而然，故宜百祥、猪尾等方以治之可也。

## 陰陽

痘瘡證有陽盛陰虚，有陰盛陽虚。陽盛者飲冰雪不知寒，陰盛者飲沸湯不知熱。凡發熱作渴，手足逆冷，大便自利，喜飲熱湯，皆陰盛陽虚也，薛氏用大異功散、八味丸治之。若發熱作渴，而大便秘結，手足併熱，喜飲冷水，皆陽盛陰虚也，薛氏用四順飲、地黄丸治之。若煩熱作渴，面赤睛白，此爲腎經虚熱，亦宜地黄丸之類。陳文中治陰盛陽虚，用大異功散加木香、當歸，以補陽是矣。治陽盛陰虚，用木香散加丁香、官桂以補陰，不亦以火濟火乎？此陳氏方所以爲一偏之術而見譏於前哲也。學者不察而悮用之，夭枉可勝道哉！

## 輕重

或熱極反兼水化者，亦能變黑，當以涼藥主之，不可不察，以脈別之可也。或有出色正者，內素有熱，頭反陷，色或灰青似黑，中有針眼下陷，當急以清涼藥疎之。便結者大黄、牽牛之類，便軟者金花丸之類主之。

二日三日，痘瘡始見，微微才出，如粟米大，或如黍米大，或如菉豆大，如水珠光澤明淨者佳，不須服藥。

四日五日，痘瘡大小不等，根窠紅活，光澤明淨者輕；如稠密頂陷灰白色瀉渴者重。

六日七日，痘瘡肥紅光澤者輕；如身溫氣促、口乾腹脹，足指冷者重。

八日九日，痘瘡長足肥滿，蒼蠟色者輕；如寒戰悶亂，腹脹煩渴，氣急咬牙者重。

## 輕痘歌

熱緩神清痘小稀，根窠紅活出參差；四肢温煖無寒熱，乳食如常渴瀉除。太陽面頰俱光澤，手足纍纍圓似珠；更兼腰項當心少，但宜調護不須醫。

## 重痘歌

初熱一日即便出，稠密鮮紅減飲食；泄瀉煩渴頭面多，紅斑夾疹二便澁。平闊灰白欠光明，疔毒膿瘡水流濕；若此重證須預防，莫待臨期有踈失！

古人云：輕變重，重變輕。輕者指出稀者，裏外肥紅者，人見其輕，遽生怠忽之心，不避風寒，不節飲食，不慎禁戒，不擇醫巫，以致感風寒則生外熱，傷飲食則生内熱，熱氣熏蒸，或翻出瘡痘稠密者，或痘後目盲發癰者，或腹脹，或煩躁，或吐利，犯禁戒則爲瘙癢，爲潰爛。醫之悞，則補所不當補，瀉所不當瀉；巫之誣，則呪水晒之以傷其表，令之飲水以傷其裏，往往變爲重疾，歸之氣數，抑何愚哉？重者指出密者，外黑里赤者，外白裏黑者，能存憂懼之心，適寒温，慎飲食，禁戒必守，醫巫必擇，自然易發易靨，能變爲輕，非人能勝天乎？

## 順逆

古人著書，有泛語其概者，有直道其實者，以意逆志，不以詞害意可也。錢氏小方脈之祖，醫中之聖，無出其右者，宜若所著之論更無可議矣，然亦有未可盡信者，或泛語其概，或後人補之者也。如云先發膿疱，後發疹子者順，脾肺相生也；先疹子，後斑子者順，心脾相生也。先發水疱，後發疹子者逆，肝剋脾也；先發膿疱，後發斑子者逆，心剋肺也。先發膿疱，後發水疱，多者順，少者逆，肝多肺少，木乘金衰也；先水疱，後斑子，多者逆，少者順，子衰母旺則順，火乘木衰則逆也，此皆泛語其概耳。其曰：凡瘡疹只出一般者善，此則直道其實者也。夫四毒之發，各有其時，膿疱最酷，疹次之，水疱又次之，斑爲輕。分作四番，其毒則微；一併夾出，其毒則甚矣。如云春夏爲順，秋冬爲逆。春膿疱，金剋木也；夏黑陷，水剋火也；秋斑子，火剋金也；冬疹子，土剋水也，此亦泛語其概耳。其曰黑者無問何時，十難救其一二，此則直道其實者也。蓋四者之毒，常乘天地不正之令而發，乃疫癘之氣傳染相似，時亦不得主之也。又云：冬月腎旺，又盛寒，病多歸腎變黑，此則後人因秋冬爲逆而杜撰以補之者也。錢氏謂春夏爲順，秋冬爲逆者，蓋以痘疹屬陽，春夏爲陽，秋冬爲陰，從其氣則順，違其氣則逆，不過欲人常和煖而從春夏之化，未嘗拘定其證必某時爲順也。即如冬月變黑之説，則凡冬月出瘡疹者，不分輕重皆變黑而死，天地之氣，必不如是之隘，錢氏之意，亦不如是之拘也。但曰：冬盛寒，腠理閉塞，氣血凝滯，非和煖，瘡難成就可也，何必以變黑歸腎獨主於冬乎？彼夏盛熱，腠理開張，氣血淖澤，亦有變黑歸腎而死，何不云夏有黑陷乎？設云：夏火旺，腎不主事，則夏黑陷爲逆之言，又何自而取乎？况黑陷爲逆，四時皆然，亦不獨在於夏也。

## 形色

先賢看痘有四：曰根、曰窠、曰脚、曰地，用是以驗吉凶，斷死生，不易之法也。何謂窠？中透而起頂者是也。何謂根？外圈而紅者是也。即圈之紅否，而其中之虛實與痘毒之深淺可見矣。即窠之起否，則根之淺深氣血之盈虧可定矣。所謂脚、地，則本乎根窠之圓混，痘子之稀密也。紅暈之處謂之脚，彼此顆粒，界限分明，不散不雜者，此痘脚明淨也。空隙之處，便謂之地，彼此顆粒不相連綴者，此地面明淨也。根欲其活，窠欲其起，脚欲其固，地欲其寬，四者俱順，痘雖密無慮矣。圓者，氣之形也，氣盛則痘窠必圓滿周淨；暈者血之形也，血盛則痘窠必光明紅活。氣虛則頂陷，氣散則塌陷。或有氣虛極而不塌陷者，乃火載之，雖見圓滿，實空殼如泡然也。血虛則暈淡，血憊則暈枯，根必散。或有血虛極，面猶紅色者，乃火上浮，雖見圈暈，實枯槁而不潤澤也。

痘色之明暗，係於血氣之虛實：如色之紅者，痘初出也；白者，毒未解也；黄者，毒將解也；乾黄者，毒盡解也；灰白者，氣衰而血不附也；紫者，毒盛而血滯也；黑者，熱極而兼水化也；焦褐者，氣血枯也。紅變白，白變黄者，順而生；紅變紫，紫變黑者，逆而死。

初驗之時以紅紙蘸清油燃火照之，驗其生意有無。又以手指摩面頰，如紅色隨手轉白，隨白轉紅，謂之血活，生意在矣；如指之不白，舉之不紅，是爲血枯，縱疎不治。又看目睛神光了然，口脣尖上紅活如常，無燥白之色，乃謂吉證，萬無憂也。

## 始終

《指南》云：氣色白也，血色紅也。痘毒初出之際，吉凶未兆，而紅白之形色未分，見於腮耳口鼻年壽之間，一點淡紅而已；既而其中稍有微白，而外則淡紅如故也，至此而吉凶已判矣。既而根窠圓混，而其中之白漸大，而外之淡紅漸細，至此吉凶悔吝之機著矣。既而其痘形色尖圓，光澤中之白色遂充，而外之紅暈漸細，痘至於此始有成漿之意，其中白色略帶微黄而又紅活也。進而五六日之中，内之白色雖將變黄猶未離於紅白之間也，外之紅圈雖將漸細而尚未至於微也。進而六日七日，則中之白色變而純黄猶未至於老也，外附紅暈微有一綫紅潤光潔之色而已。既而八日九日之間，則痘成漿，圓潔飽滿，有黄色而無紅暈，至此氣血順序，治定功成矣。至十一十二日，漸見乾黄，或如青痘色，氣血平復之時也，雖然，猶有倒靨之患，未可忽也。至十二十三日，乾黄皮皺，結成老靨，自頭面而及手足者順也，自手足而及頭面者逆也。至十三十四日，則靨老而落矣，然猶有老而不落之患，名曰漆面刺肉。身體發熱，眼紅面赤，心煩口渴者有矣；面虚目腫惡心者有矣；靨老而後從靨肉潰爛者有矣；身熱不退，口生疳蝕，舌生白胎者有矣；或四肢發毒或發疔腫者有矣；眼生白障，或眼露白睛者有矣。痘雖平復，禍發百出，烏得以靨老而不知防乎？靨老脱卸光潔，治痘若愈矣，然猶未也。靨落而疤白者有矣，有經月之餘而猶發寒熱者矣，或生流注潰爛，或身生疥癩，或發渴狂煩，或喘渴不寧，痂雖脱落，餘證相仍，死生未可保也，治痘者又可以痂落爲平安哉？

## 日數

前人謂小兒虚實不等，不可拘以日數。有熱三日而成斑，有熱六七日而生斑者，有至十餘日而生斑者，但足上有斑爲出齊。出齊之後長成血泡，血泡七日當結膿窠。苟或血泡之中，尚有紅斑點相夾而生，則又不可拘以日數，待其皆作血泡爲齊。血泡七日結膿窠，此乃榮衛調和，内外無諸感冒，方能如期。且如血泡正作之際，遇天冷寒暑燥濕風不節，氣候異宜，因而遲速失序，亦不可拘以日數，但以紅點皆爲血泡日爲齊。若出血泡七日，病人氣虚，尚有紅點未能皆成血泡者，爲毒氣彌盛而不斂，急用猪尾膏，則隨時結痂疕矣。

世俗謂幾日發熱，幾日出形，幾日起發，幾日作漿，幾日收靨，此大略之言耳。痘有疎密，毒有微甚，人有虚實，豈可一切拘以日數？如瘡本疎者，其毒微，其人中氣實，又能食，自然易出易靨，固不待於旬日者。

如瘡本密者，其毒甚，其人中氣實，又能食，榮衛調和，內外無諸傷犯，至十二三日可以刻期收靨也。若其人中氣虛，食少，或內外曾有傷犯，或遇氣候乖變，因而難靨，豈可拘以日數哉？

## 禁忌

聞人氏云：稟氣實者，夏酷暑而不甚畏熱，冬嚴寒而不甚畏冷；稟氣怯者，易寒易熱，天寒陰雨則感寒濕而濡瀉，天氣稍炎則伏熱而中暍。是故先知節候者，能辨陰陽寒暑之盛衰。經云：陽盛人耐冬不耐夏，陰盛人耐夏不耐冬。此亦知人稟受之不同。且自立夏氣變純陽，萬物盛大，治藥者用熱遠熱，如桂枝、麻黃之輩，必加知母、升麻、石膏等服之。立冬氣合純陰，治藥者用寒遠寒，如用諸涼劑中病即止，不必盡劑。又如冬溫煖，則虛者安而實者病；夏寒涼，則實者安而虛者病。冬溫煖，夏寒涼，非節之氣，來暴而去速，在人將攝之如何爾！

如天大寒，蓋覆常宜溫煖，勿使受寒，恐毒氣爲寒所觸而不得出也。如天大熱，不可蓋覆，却宜清涼，勿使客熱與毒相併，致增煩躁，使瘡潰爛也。如時有迅雷烈風暴雨之變，宜謹幃帳，添蓋覆，多燒闢穢香，以闢一時不正之氣。

臥處常要無風，又要通明，切忌幽暗，夜靜不斷燈火，不離親人看守，恐要飲食，一時得具，或有癢痛，與之撫摩，恐他人未必盡心如法也。

聞人氏云：木得桂則枯，雌黃遇胡粉則黑，柑得酒則壞，物之相畏有如此者。痘瘡之畏穢惡雜氣，其理亦如是也。

房中淫佚氣，婦人經候氣，狐臭漏腋氣，醉酒葷穢氣，硫黃蚊藥氣，霉爛蒸濕氣，悞燒油髮氣，潑糞淋尿氣，熬油煎卵氣，一切腥臊氣，五辛氣，遠行染帶氣。

以上最宜避忌，仍令人謹伺門户，勿令生人輒入，勿掃房室，勿動溝渠，勿啓溷厠，勿燒腦麝酷烈諸香。

仲景云：瘡痘欲出之間，宜燒蒼朮、猪甲二物；牀帳左右前後，宜掛胡荽，以酒噴之；或燒乳香尤妙。蓋榮衛得香，則運行甚速，可使瘡毒易出。苟防備一不如法，則禍患踵至，欲出者使之不出，已出者斑爛成片，甚者瘡黑陷伏，加以爛臭，痛如刀剜，悶亂而死。其中縱得安者，亦令瘢痕經年黑色，或反成疥癬，不可不戒。凡痘瘡初出，即當禁戒房事，室中常燒闢穢香，令煙不絶；更多燒硬石，以水澆之。若有觸犯，瘡或色變，或作癢者，以茵陳熏法解之。

## 痘觸變焦紫治法

痘觸變焦紫，倏時喘急起。急覓絲瓜皮，取末蜜調處。甘草地黄湯，一服痘更起。若加煩譫時，犀角磨湯水。此是四五朝，治觸當如此。期若至七八，空殼觸必死。漿半犯觸證，按驗莫糊指。絲瓜皮，須要看他未生筋時，取來燥乾，臨用只取皮蒂爲末。

## 痘觸變灰白治法

痘觸變灰白，梟癢忍不得。附子與黄芪，愈多功愈特。助藥已備前，何須甚分悉？憑君自攄奇，奇處如應敵。此痘須詳察盤座有元紅，則挽治得全；若無真元根縷，不必療治。

## 月水觸變治法

痘正凶凶才翕漿，適爲月經正當場。不知潔淨相防護，致使花爛倏變常。月月紅花一樣藥，不分枝葉取煎湯。嫩杪煎湯投酒服，根枝沸浴活花郎。不須時刻還歸正，任汝經紅觸滿牀。

## 麝香觸癢治法

麝香一觸癢難敖，點點花心帶黑椒。急把升麻蒼耳草，濃煎慢浴轉明饒。内托應須求衛氣，參芪歸芎橘甘遭。生地防風蟬蜕倍，紅花赤豆共成標。

詳考赤豆非家種赤大豆，是生於山谷，粒粗而扁，越人取以鑲嵌首飾，色極紅美。若無，以家赤大豆代之。

屍厭觸變治法

死屍觸變目番斜，痘必沉潛吐沫加。速把元荽併棗艾，爲筒燒噴正靈家。外取辰砂煮薑醴，時時引呷振欄花。雖然屍厭未戕痘，主此依然麗美葩。

愚治此痘，宜元荽和辰砂、薑、酒服，外燒其方藥。而辰砂性沉滯，善能振痘，不宜多服者也。

客忤觸變治法

客忤相侵似若驚，啼號不歇面渾青。絲瓜細結含花者，露滴蒸來焙粉成。見證蜜調多少服，隨兒大小要詳明。此時莫説絲瓜賤，一寸絲瓜一寸金。

獸驚痘縮治法

痘五六朝，正要灌漿，翕膿時候，偶爲貓犬諸獸驚嚇，而痘隨縮匿，或色變爲斜，或形沉於底，蓋心失其主而血不能以歸輔，氣弗協以充托也，急服烏龍散。

烏龍散方

烏龍散治痘中驚，驚係猪貓犬馬形。只求遠志菖蒲等，蟬蜕須將水洗清。再加醴酒頻頻煮，去却菖蒲遠志們，獨留蟬蜕研爲末，砂糖調服酒含噙。

遠志淨一兩，菖蒲淨細實者一兩，和酒煮熟，去二味，蟬蜕焙爲末，將藥酒進服，再投鷄鳴散，無不全美者矣。

錢氏云：凡瘡疹，當乳母慎口，不可令饑及受風冷。聞人氏云：凡人一日不食則饑，觸風冷則病，况小兒當痘瘡之際，正欲賴穀氣以助其内，避風寒以護其外，苟穀氣虧少，風寒侵襲，則爲患可勝言哉？乳下嬰兒，宜常令其母飲食充足，居處避風。能食童子，專令老成耐事人時時管顧。雖然事亦貴得其平，或者以失饑冒風寒爲戒，遂致過飽極温，非徒無益而又害之，瘡痘之家，宜備知之！

陳氏云：痘瘡發熱，口乾煩渴不止者，切不可與水喫，亦不宜與蜜、紅柹、西瓜、橘子等冷物食之。若脈實中有實熱者，不必忌生冷。

痘瘡欲靨已靨之間，忽不能靨，腹脹煩渴，不可與水蜜等冷物食之；或頭温足指冷，或瀉渴氣促，亦不可與之。

十二日十三日，瘡痂已落，其瘢猶黯，或凹或凸，肌肉尚嫩，不可澡浴，亦不宜食炙煿物、酸辣五辛有毒之物，恐熱毒熏膈，眼目多生瞖障。

海藏云：世人徒知憐惜過愛，信其俗而不藥，病已成而方憂，摩撫從容，無所不從。豈知愛之適足以害之，惜之適足以棄之。始不早治，治不全終，卒之殞斃，勞而無功，至是咎醫，嗚呼！其計亦謬矣。

## 汗下

瘡疹惟用温平藥治之，不可妄下及妄攻發。

海藏云：此論惟當在輕則下，若熱甚過極足冷，或内傷腹熱足冷，宜以寒藥，如洗心調胃，及化食藥通膈之類主之。然當求責臟腑秘與不秘，脈道何如耳。許氏云：上熱下冷，傷食也。斑疹初熱，手足亦冷。惟傷寒一身盡熱，不與足冷相類。此傷食，非傷冷也。若傷冷，不宜用，王德孚用感應丸治之。

痘瘡已出，不可疎轉，出得已定，膿血太盛，却用疎利，亦非也。

海藏云：此言若在經而出不盡者爲當。若腹胃有垢膩，便時後重如痢疾，及脈滑在裏者，亦當微下。

大抵瘡疹首尾皆不可下。

海藏云：臟腑有凝滯者，不可拘此。

小兒身耳尻冷，欬嗽，輒用利藥，即害人。

海藏云：此言裏和而少陽之氣在經熱者，故用化毒犀角湯，爲氣出裏。若氣未出，裏未盡，求責疎利亦可。

凡治疹痘，才瀉則令内陷，决不可輕易轉下，惟大小便多日不利，宜微微利之。及痘已靨，尚有餘熱停留，或作熱，或作瘡痍，或成癰，宜四順飲下之。不特消餘毒，亦免生他證，累試累驗。

每見疹痘者服發表麻黄藥出汗，陽氣盡出膚表，遂至斑爛臟虛，虛則腹痛自利，或作寒戰，或作陰癇死者多矣。

凡痘疹證見及斑點既生，若無内外寒熱虛實者，但安養之，任其自然，則非惟不生他證，亦易於調理。今人則才見斑點，不顧所蘊輕重，惟恐不出，用藥表之，服以紫草、蟬蜕，副以人齒、猴梨，併與酒麯、芫荽，無所不試，曾不知毒氣遇發，則一倍變爲十倍，十瘡合爲一瘡，名爲斑爛，五内七竅，至於皆有，則重者不救，輕者爲聲啞，爲目疾，爲斑爛，爲閉耳塞鼻之患。又有過用表藥，裏無陽氣以應之，爲虛脱者多矣，此安表之過也。大抵瘡疹已出，正賴胃氣運其毒氣，善攻其熱者，熱甚則利小便，蓋小便利則心火有所導引，雖不用冷藥，熱亦自減矣。熱輕則解其熱，蓋小熱不解，大熱必生，小熱而利其小便，則慮損氣，故但當解熱也。利小便之藥，導赤散爲上。解毒之劑，如玳瑁湯、獨聖散、安斑散、如聖散、紫草湯、犀角飲，皆可選用。昧者但言瘡疹是熱，時進涼劑，致胃氣轉虛，令兒胷滿腹脹，又且下之，内虛毒入則殺人甚速，此不善下之過也。若小兒鼻塞脣焦，内伏熱也。脈細而色萎黄，或青色皮膚慢，口吐青涎者，此悮下證也。或裏無藴熱，亦何可下？要之：治熱以温，涼而行之，未至於冷；治寒以温，未至於熱，當從其漸而已。

大凡斑疹首尾皆不可下，恐動則生變，此謂少陽通表，宜和之也。當先安裏解毒，次微發之。解毒須安五臟，防風湯是也。如大便不秘者，須微發之藥，宜錢氏方中選而用之。如大便過秘，宜微利之，當歸丸、棗變百祥丸是也。初知斑疹，若使之併出，小兒難禁，是以別生他證也。首尾不可下者，首曰上焦，尾曰下焦，若既吐利，安可下？便宜安裏。若不吐瀉者，先與安裏藥三五服；如能食而大便秘結内實者，宜疎利之；若内虚而利者，宜用安裏藥一二服，末後一服，調以微發之藥。要之安裏之藥多，發表之藥少，秘則微疎之，令邪氣勿壅併，而能作番次出，使兒易禁也。身温者順，身涼者逆，二者宜多服防風湯和之。

假令五日已裏，諸病與斑疹不能別辨者，不可疑作斑疹必須發之，但各從其所傷應見治之，皆不妨斑出。若强發之，其變不可勝數矣。前人言首尾俱不可下者，爲斑未顯於表，下則邪氣不得伸越。此脈證有表而無裏，故禁首不可下也。尾不可下者，爲斑毒已顯於外，内無根蒂，大便不實，無一切裏證，下之則斑氣逆陷，故禁尾不可下也。又言温煖蓋覆，不令通風：以斑未出，或身表涼而惡寒，或天令寒而惡冷，温煖蓋覆，不令通風也；斑若已出，身熱天暄，何必用蓋覆而不使之通風乎？後人執此二句，首尾俱不敢下，温煖不令通風，不知天令之所加，人身之所盛，致使悞人多矣。大抵前人之言，隨時應變，後之人不知其變，故常執而不移也。噫！首尾俱不可下者，以其始終臟腑元無凝滯也；若有一切裏證，及大便結者，安得不下？温煖不使之通風，以其發在冬時，故如此也；若發在夏時，斑雖未出，亦不用此也。斑之用藥，大率以脈爲主，浮中沉之脈，平舉按之候，審其虚實，定其中外，則可以萬全矣。

# 古今圖書集成醫部全録卷四百七十六

## 痘疹門

### 證治準繩 明·王肯堂

#### 證治大法

錢氏法，瘡疹惟用温平藥治之，不可妄下及妄攻發，受風冷。

海藏云：温平者非熱劑，如荆芥、薄荷、防風、牛蒡子、甘草之類，活人鼠黏子湯，與潔古解毒防風湯相兼選用是也。

丹溪云：鼠黏子、連翹、山楂、甘草，此四味痘瘡始終必用之藥。

診睦親宫中十大王瘡疹云：瘡疹始終出未有他證，不可下，但當用平和藥，頻與乳食，不受風冷可也。如瘡疹三日不出，或出不快，即微發之。

鼠黏子湯之類。

如瘡發後不多出，即加藥。

如一日一貼，即加至二貼。

加藥不出，即大發之。

升麻、葛根、防風、羌活、獨活、麻黄、桂枝之類。如發後不多，及脈平無證，即瘡本稀，不可更發也。有大熱者，當利小便；小熱者，當解毒。利小便，四聖散之類。

若不快，勿發勿下攻，止用抱龍丸治之。瘡疹若起能食者，大黄丸下一二行即止。有大熱者，當利小便；有小熱者，宜解毒。若黑紫乾陷者，百祥丸下之；不黑者，慎勿下。身熱煩躁，腹滿而喘，大小便濇，面赤悶亂，大吐，此當利小便，不瘥者，以宣風散下之。若五七日痂不焦，是内發熱，氣蒸於皮中，故瘡不得焦痂也。宜宣風散導之，用生犀角磨汁解之，使熱不生，自然必著痂矣。

東垣師弟法，潔古曰：斑疹之病，其爲證各異。瘡發焮腫於外，屬少陽三焦相火也，謂之斑；小紅靨行皮膚中不出者，屬少陰君火也，謂之疹。凡顯斑疹，若自吐瀉者，不可妄治而多吉，謂邪氣上下皆出也。大凡斑疹首尾皆不可下，詳前汗下條。

## 分氣血虛實

解毒者，三黄湯、金花丸之類。

痘瘡紫屬血熱，涼血爲主；白屬氣虛，補氣爲主；中黑陷而外白色起遲者，則補氣中略帶涼血藥。

痘瘡主治，解表、和中、解毒三法也。解表兼發散之義，使邪氣盡出於外，不使留伏於中，如防風、白芷、荆芥穗、升麻、葛根、柴胡、桂枝之屬。和中專主脾胃，兼助血氣，使裏氣常實，血氣不虧，助養痘瘡而待其成，不致癢塌倒陷，如黄芪、人參、白芍藥、當歸、木香、陳皮之屬。解毒只瀉火，涼血清氣，使毒邪有制，不爲正害，如山豆根、大力子、紫草、連翹、芩連、梔子之屬。

## 分氣虛血熱熱壅三證

凡氣虛之證，初發身熱，手足厥冷，乍涼乍熱，精神倦怠，肌肉晃白，飲食減少，四肢倦而睡臥安静，便清自調，虛證無疑。未見點前，用參芪飲加輕劑發散，如紫蘇、防風、白芷；見點之後，用參芪飲加輕劑，如川芎、桔梗。見點四日之後，重用參芪飲，隨病加減處治。七八日漿足之後，保嬰百補湯，調養氣血而已。此證末梢塌陷黑靨者，多用木香異功散收功。

凡血熱之證，初發身熱壯盛，腮紅臉赤，毛焦色枯，煩躁，渴欲飲水，日夜啼哭，睡臥不寧，好睡冷處，小便赤澀，熱證無疑。未出之前，升麻葛根湯，或升麻流氣飲，雖皆可服，總不若十神解毒湯爲穩。未出至見點三四日後，熱證悉平，勢將行漿，從太乙保和湯加減。八九日漿足後，則有保嬰百補湯調養之。此證七八日間有紫黑乾枯，及青灰乾黑陷者，則有奪命大造、談笑博金、一字金，或百祥、牛李、豬尾、獨神等方，皆可審用。惟經泄瀉之後，有黑陷乾紅者，則從木香異功散治之，此祖宗世業不傳之秘，萬試萬中者也。

凡熱毒壅遏之證，初發身熱壯盛，腮紅臉赤，毛焦皮燥，氣粗喘滿，腹脹煩躁，狂言譫語，睡臥不寧，大便秘結，小便赤澀，面浮眼脹，多啼多怒，的係熱毒壅遏。未見點時，先須升麻葛根湯一服，隨服羌活散鬱湯；至見點三日之內，諸證悉平，勢將行漿，則服益元透肌散加減；漿足之後，服嬰童百補湯調養而已。六七日外，有紫黑乾枯及青灰乾白陷者，則有奪命大造、談笑博金、一字金、百祥、牛李、豬尾、獨神等方，皆可審用。惟曾經瀉，有木香異功證，則從木香異功散治之。

治虛弱痘有二法：的係氣虛，則宜補氣；氣虛易寒，又宜溫之。溫補一法之中，酌量輕重處治，方爲妙用。

治血熱壅遏有五法：表熱盛則痘必乾枯，表太涼則冰伏；內熱盛則秘結，內太涼則泄瀉；氣壅盛則腹脹喘滿；熱毒爲所抑而不得伸越，則腹脹狂亂；毒氣彌盛，則表裏受重而嬰童難任。是故治痘之法：在安表、和中、勻氣、透肌、解毒五者而已。安其表，使無乾枯冰伏之患；和其中，使無便結泄瀉之變；勻其氣，使無壅盛喘滿之過；透其肌，使熱毒得以伸越而達表；解其毒，使內外有所分消。五者不失，則血熱壅遏之證勢雖綿密，亦不足憂矣。

## 温補宜審

丹溪云：木香異功散二藥治寒的當；若虚而不寒者，禍不旋踵。

如瘡始出一日至十日，渾身壯熱，大便黄，是表裏俱實也，其瘡必光澤，必起發，必飽滿，必易靨而不致損傷；若無他疾，不宜服藥。

表裏俱實者，易出易靨；表裏俱虚者，難出難靨；表虚難出，裏虚難靨，隨證治之。

吐瀉少食爲裏虚，陷伏倒靨灰白爲表虚，二者俱見爲表裏俱虚，全用異功散救之，甚至薑、附、靈砂亦可用。若止裏虚，減官桂；若止表虚，減肉豆蔻，不減官桂、丁香；若能食便秘而陷伏倒靨者，爲裏實，當用錢氏及丹溪下法。若不吐瀉能食爲裏實，裏實而補則結癰毒；紅活綻凸爲表實，表實而用表藥則潰爛不結痂。凡痘但見斑點，便忌葛根湯，恐發得表裏俱虚。

王汝言曰：若痘瘡虚怯，淡白色癢塌，此屬虚寒，宜用陳文中方；若發熱壯盛，齊涌紅紫色燥癢，此屬熱毒，急宜涼血解毒。自陳文中方盛行後，屬虚寒者，率得生，屬熱毒者悉不救。痘是胎毒，古人治法只解毒，然氣血虚則送毒氣不出，及不能成就，故陳文中之法，亦千載妙訣，補前人之未備者。但温補之法既行，而解毒之旨遂隱，故救得一邊，又害了一邊。

凡治痘子，要識證候。如痘脚稀疎，根窠紅潤，不瀉不渴，乳食不減，四肢温和，身無大熱，如此候者，不須服藥，惟善調護，以待成就而已。若癢塌，寒戰咬牙，渴不止，痘紫黑色，喘渴不寧，灰白色，頂陷腹脹，頭温足冷，悶亂飲水，氣促泄瀉，渴，如此候者，不必服藥，雖强治之，亦無功也。

凡治痘瘡，善攻不如善守。表裏無邪，不須妄治。有等貪利之人，不分虚實，妄投湯藥，謂曾治某病、治某病，貪天功以爲己有，以致虚虚實實，致生變異，悮人性命，此醫之罪也！

## 用藥

凡痘子用藥，須分氣血虛實，毒氣微甚而治。故灰白者，不起發者，癢塌者，吐利者，寒戰咬牙者，手足冷者，皆氣虚也，宜用補氣之劑；瘡乾者，不紅活者，膿水少者，皆血虛也，宜用補血之劑；稠密者，焮腫者，紅紫者，皆毒甚也，宜用解毒之劑；陷伏者，兼氣血解毒治之。凡用補氣，宜四君子湯；如瘡帶濕，或有自利，用之可也。若瘡乾者，白朮燥津液，茯苓滲津液，或便秘實者，不可用也。

凡用補血，宜四物湯；如瘡乾或色太嬌，用之可也。若不能食者，生地黄泥膈，白芍藥收斂腸胃，不可用也。

凡解毒不過黄連、黄芩、黄蘗、梔子、連翹、牛蒡子、升麻之屬，俱用酒製，恐寒涼反損脾胃也；若欲行表，須少加桂枝。他如紫草、山豆根、葛根之類，則不必用酒製矣。

凡用解毒藥，要別臟腑分陰陽而治之；如黄連解心火，黄芩解肺火，梔子解肝火，黄蘗解腎與三焦火，石膏解胃火，木通解小腸火，黄芩又解大腸火，連翹、牛蒡子解瘡毒火，山豆根、紫草解痘毒火，升麻解疫毒火，各有主治不同也。又歲半已上，屬陽，心肺主事，宜芩、連多用之；歲半已下，屬陰，腎肝主事，宜黄蘗、梔子多用之。

## 初熱證治

小兒斑疹初發，未能辨認間，但求所出之由，因內因外及不因外內，隨其所傷，如法服餌，防其變故，抑其盛氣，比之他證，尤不可緩。或發或瀉，或解其肌，或化其毒，求其所起之由，涼血清肺，調其臟腑，平其飲食，謹其禁忌，嚴其養攝，適其寒温，將理有法，俾盡其道，使出無不快之經，成無不痂之斑；既愈之後，不致遊毒流汗，虛脿，目疾膜瞖，瘡癤癰瘤，喉閉嗌腫，潮熱汗泄，此治斑之大略也。

海藏所謂斑即痘也，非心爲斑之斑。

凡瘡欲出而未出，因發搐者，是外感風寒之邪而内發心熱也，宜王氏惺惺散，或人參葛根湯、木香參蘇飲。

凡瘡欲出未出而吐利者，是中焦停寒，或夾宿食也，宜四君子湯加砂仁、陳皮，或和中散；如夾宿食者，用紫霜丸。

治痘全在發熱之初，看其熱勢微甚；微者固不必治，甚者當解則解，當汗則汗，當下則下，使毒氣得以發泄，則後來不能爲害，痘亦稀少平順。失此不治，則熱毒漸盛，難以解救。大抵此際熱甚，非汗則表不解，非下則裏不解，然藥味之輕重，當隨病勢之微甚而用之。

痘證少具，痘未發，與升麻湯三五錢帶熱服之，待其身表温和，痘證已顯，止藥。如其身涼，痘證未出，只時時與甘桔湯，寬胷膈，利咽喉。

大便酸臭，不消化，畏食或吐，乃内傷飲食，宜枳朮丸。傷冷食飲，神應丸。如見傷食，又見痘證，先與不犯大黃、巴豆藥剋化過，再與升麻湯；如食重傷，前藥不能過，再與犯大黃、巴豆藥過之。此須分證之表裏虚實而斟酌之。先裏後表，亦非古法。如剋化藥不能過，多是脾氣虚，而剋化藥又重傷之，若無便秘裏實之證，其可遽用大黃、巴豆下之乎？

凡初發疑似，但肌表熱而無内傷證者，宜用辛涼之劑調之，以四物解肌湯主之。

或云凡發熱疑似之間，宜用人參敗毒散一劑以發之，是與不是，一發便明。大抵瘡疹只要發盡，不使留伏於中也。

凡發表，宜保嬰丹加薑葱煎湯化下，一也；或升麻葛根湯去升麻加蘇葉、薑、葱，二也；或羌活散加製砂、薑、葱，三也。此可行之於已發熱之時，未發熱之前，不可行也。既見紅點之後，亦不可行，恐表虚故也。如或行之，只宜參蘇飲調保嬰丹，厚蓋取汗。

凡初發表要看天時，如時大寒，則腠理閉密，氣血凝濇，防其發泄得遲，有毒氣壅遏之變，以辛熱之藥發之，宜桂枝葛根湯、五積散去乾薑主之。如時大熱，則腠理開張，氣血淖澤，防其發泄太急，有潰爛之變，以辛涼之藥解之，宜升麻葛根湯、雙解散主之。如不寒不熱，天氣温和，只人參敗毒散甚佳。

小兒出痘，裏有大熱，當利小便，使心火有所引導，雖不用涼藥，其熱自去矣，導赤散主之。若裏有小熱，不宜利小便，當解毒。若小熱利小便，反泄腎氣。宜犀角地黃湯、消毒飲。

或曰痘瘡發熱，何以能預識其輕重而解之耶？曰：凡發熱乍進乍退，氣色明瑩，精神如常，大小便調，能食不渴，目清唇潤，此毒輕也，痘必稀，縱出多，亦自易發易靨。如壯熱不減，氣色慘暗，精神昏悶，大便或秘或瀉，不能食，目赤唇焦，此毒甚也，痘必稠密，宜預解之。其出疎者，防其有伏，未可便許爲疎，但看熱減渴止，精神爽快，清便自調，能食更無他苦，是真疎且輕也。或曰：既識其候，知痘稠密，何以解之？曰：諸瘡皆屬於心，心之華在面。如初發熱，青筋現露，目中淚出，此毒發於肝，肝木生心火，從後來者爲實邪，肝爲水泡，風火相扇，必作瘙癢，宜先解肝之毒。面赤如錦，額上紅筋露現，譫妄多驚，此毒發於心，心火自旺爲正邪，君主不明，必有陷伏不治。口乾唇焦，面黃而燥，此毒發於脾，心火生脾土，從前來者爲虛邪，脾爲斑，心爲疹，此有夾斑夾疹，又脾主肌肉，爲火所灼，必作潰爛，宜先解心脾之毒。面色晄白，鼻中乾燥，或流清涕，或衄出，此毒發於肺，心火刑肺金，乘其所勝爲微邪，宜略解肺之毒。面色黑氣如煙浮，目中見鬼，頭熱足冷，此毒發於腎，腎水剋心火爲賊邪，必成黑陷不治。

痘疹發熱，熱氣微者，其毒必少，痘出自疎，易發易靨，不須服藥。熱氣甚者，其毒必多，痘出自密，難發難靨，且多他變，宜預解之，宜連翹升麻湯或如聖湯，併合代天宣化丸主之。

或有熱微，痘出反密者，其人必口燥渴，唇焦裂，小便赤少，大便秘，身雖不大熱，如蒸蒸然，此毒深熱亦深，故表不大熱而裏熱也，宜急解之。

若煩渴引飲，大熱如炙，頭痛如破，或自汗，或無汗，宜白虎湯主之，甚者石膏用至半斤。溽暑之時有此證，尤宜用之。

或有熱甚，痘出反疎者，其人必不渴，唇潤，目中無赤脈，大小便調，身雖大熱，但熇熇然，此毒淺熱亦淺，故表熱裏氣和也，只以升麻葛根湯。

乍涼乍熱，瘡疹常候，若遍身如火，晝夜不休，此心火亢甚，脾土益燥，爲失其常，宜消詳表裏證候以施治也。如口燥渴，目赤唇焦，大小便不利，此表裏俱熱也，雙解散，或連翹升麻湯，或黄連解毒湯送下七物升麻丸。如咽喉痛，甘桔湯加牛蒡子，或射干鼠黏子湯加桔梗，使咽喉爽快，胷膈開豁。失今不治，他日咽喉閉塞，水入則嗆，穀入則嘔，暴啞失音，悔之無及！

如初發熱，時時惡寒，振振搖動，如瘧之狀，其人衛氣素虚，榮血亦弱，不能逼毒快出，使毒邪留連於經絡之中，欲出不出，與正相争，故振振者，火之象也，以柴葛桂枝湯加黄芪主之，瘡出即愈。不可錯認作寒戰，妄投陳氏辛熱之劑以悮人也。

古人養生或治病者，常順四時之氣，謂之勿伐天和。如春夏養陽，秋冬養陰，飲食起居，各有攸宜。凡痘疹發熱之時，其初發表解肌，四時各有主方：春用羌活湯，夏用五苓散，秋用參蘇飲，冬用五積散，四時通用人參敗毒散。又如春肝旺，風木主事，調養之法，宜四物湯加防風、黄芩、木香、青皮、羌活，以折風木之勝；又以四君子湯加白芍藥、桂心，以補脾之受制，相間服之。夏心旺，熱火主事，宜黄連解毒湯加麥門冬、五味子，以補肺之不足。秋肺旺，燥金主事，宜瀉白散合甘桔湯加牛蒡子、馬兜鈴，以散肺中之邪；又以四物湯去川芎加天麥門冬、天花粉，以潤其燥。冬腎旺，寒水主事，宜五積散以散表之寒，理中湯加黄芪炙、木香、丁香以勝裏之寒。此四時之治法也。如天有暴風，連日不止，恐有風邪，桂枝葛根湯；夏月盛暑，或非時之熱，人參白虎湯；冬月嚴寒，或非時之寒，四君子湯加桂枝、生薑；久雨濕盛，五苓散加蒼朮。此四候者必瘡變色有異證，可依其法治之；苟無他候，不可妄治也。惟謹帷幕，遠風寒，毋令太熱，毋令太寒，但常和煖；更常服蟬蜕膏，蓋此膏能御風邪，闢惡氣，透肌快斑疹也。房室之中，常燒闢穢香，勿得間斷。

凡初發熱二三日間有驚搐者，以導赤散、羌活湯、辰砂散主之。大便秘者，三黄丸微利之。小便澀少者，導赤散。渴甚者，葛根解毒湯。腹中痛者，桂枝大黄湯。腰痛者，人參敗毒散。自利者，黄芩湯。吐利者，黄芩加半夏湯。如脾胃素弱，自利清白者，理中湯丸，或四君子湯、肉豆蔻丸合而服之。餘詳各門。

攻裏

大便酸臭，不消化，畏食，或吐，乃傷飲食，宜枳朮丸。傷冷食飲，神應丸。

初熱吉凶

發熱時身無大熱，腰腹脚膝不痛，過三日才見紅點，又堅硬礙指，此爲吉證，不須服藥。

發熱不時，發驚時渾身温熱，痘自心經出也，乃爲吉證，可治而愈。按近年屢有痘前驚而終凶者，好事不如無，未可言吉。

發熱之初，腹中大痛，腰如被杖，及報痘，乾燥而前痛不止者死不治。先腹痛後止，可用助血氣藥救之。

初發熱一日，遍身即現紅點，稠密如蠶種，摸過不礙手者，死不治。

初發熱時，頭面一片紅如胭脂者，六日後死。

初發熱時，用紅紙撚蘸油點火，照心頭皮肉裏，紅如一片胭脂，或遍身皆有成塊紅者，八九日後死。

見形證治

痘瘡之期，始於見點，從見點而數之，期止七日。七日之内，如花之始蕾而發也，其氣日盛以出，七日之後氣歛而花謝矣。故服藥者，當於七日之内，日夜連服，毋或姑息；苦之以七日，所以全之於百年；人不知此而惟務姑息，七日之外，服無益矣。予嘗謂痘毒之在血氣，譬如糠粃之在米也，惟血氣充足，運轉迅急，若篩米然運轉不停，則糠粃不混於米而騰起浮聚，自作一團，血氣充足周流，則毒不滯於榮衛之中，而自然收歛以成瘡。故痘瘡及時貫膿，未嘗爛肌損肉，只是將皮肉紅色毒氣收貯窠囊而已。其有日久才發臭爛者，此皆變證而非本然如此也。今舉世以食物發痘，而不知其本無益也，惟服補氣血藥以助其運行推出之勢可也。

發熱三日之後，熱退身涼，大小不等，作三次出，淡紅色，如水珠光澤者，不須服藥。

凡痘子出現，疎則毒輕，不可妄治；密則毒盛，却要磊落，大小分明，不相粘連，略與托裏解毒之劑，快斑湯、消毒飲主之，使之易發易靨。如出太密，粘連模糊，其毒尤甚，托裏解毒之劑，宜多飲之，以防癢塌黑陷之變。更察外證，可治則治，不可則勿治。

凡痘子出形，皮肉如常，根苗明潤，此毒輕也，不可妄治。如皮肉昏黑，或赤腫，根苗乾枯青紫，或灰白者，此毒甚也，以消毒飲、奪命丹合服。

凡痘子之出，最要脣潤舌潤，紅鮮如常，其毒則輕。如脣焦破裂，舌燥有芒，爲毒火太甚，表裏鬱遏，急宜解之，黃連解毒湯加大力子。

## 發熱一二日便出

如才發一二日間，痘便一齊涌出者，須問其曾數日前有熱否？如曾數日前乍熱乍涼，以過期論；惟原未發熱，至今才熱便斑現，此表氣虛，毒氣盛，榮熱衞弱，腠理不密，肌肉不堅，不能約束於外，使毒氣衝擊，故出太驟也，宜用實表之劑，可以無癢塌，無潰爛，實表解毒湯主之。

一方，用羌活散調紫草膏，或保嬰丹加紫草、牛蒡子、蟬蜕與服。熱盛不退，以羌活散調退火丹進之；另用燈草、木通、蟬蜕、地骨皮煎湯，候冷服。此用發表之劑，與表虛衞弱之説背馳。蓋亦有初發熱時見表證，失於解散，實熱壅遏而怒發者，此法猶可施也，然得全者鮮矣。

## 發熱四五六日始出

如發熱四日至五六日後始出者，須審視曾有外感内傷否？蓋傷風寒傷食之熱，久而不去，則所藴瘡痘之毒，亦能乘間而出，不可以過期論。惟無内傷外感之因，一向熱而不出，此裏氣虚，不能驅逐其毒，使之即出，而毒邪得以留連，停伏於臟腑腸胃之間，宜先用托裏之劑，令其快出；次以和中之劑多服之，可以無伏無陷，無倒靨。托裏，宜托裏快斑湯，或十宣散；和中，宜四君子湯加黄芪，或保元湯合勻氣散主之。

## 應出不出

痘疹之出，自有常期。如過期應出不出，有數證不同，不可不辨。如内素實之人，皮厚肉密，毒氣難於發越，一旦恃其體厚，不怯風寒，又爲外邪所襲；或體素弱者，風寒易感，以致腠理閉密，氣血凝濇，故應出不出也。其證頭痛，四肢拘急，偎倚蓋覆，常惡風寒，此類宜發之，氣强者用雙解散，氣弱者用參蘇飲或惺惺散。或内虚者，脾弱食少，宜用補脾之劑加行氣發表藥，四君子湯、調元湯，幷加木香、青皮、黄芪、桂枝。或臟腑自利，宜用温裏之劑，黄芪建中湯、益黄散，併與奪命丹合進；利未止者，豆蔻丸合進。蓋裏温則氣不消削，氣不消削則不陷伏矣。若依上法分治，猶不出者，此毒壅伏於三焦，不久而變生焉。

聞人氏槼云：是痘疹證熱數日而不發見者，進退皆難。便欲大發之，懼其本稀而成斑爛，不發之又無以出其毒氣。古人立論，始以藥微發之，微發不出則加藥，加藥不出則大發之。大發之後，所出不多，氣候和平無他證者，即是瘡本稀不可更發也。以此言之，發不至太過，守不至不及，乃用藥之圓活也。愚按古方用發表者，升麻葛根湯，輕劑也；惺惺散，重劑也。謂微發，謂加藥者，或先用輕劑，後用重劑；或只用本劑先小作湯，少飲之，後漸加大，多飲之。非謂於本方之外，再加辛熱大發之藥也。

凡痘疹過期應出不出者，或因外感風寒，依上發表之法；或因内虚泄瀉，依上和中之法。如按法調治猶不出快，熱反甚，大渴腹脹滿，大便硬結不通，煩躁不安者，此毒邪壅伏於内，三黄丸、七味升麻丸擇而用之，甚則三乙承氣湯主之。聞人氏云：且身熱脈數，大便秘而腹脹，此熱毒壅遏，未見形狀者，當微下之；非微下則熱不減，此是始者熱在裏，斑未出之時也。若斑點隱隱在皮膚中者，是已發越在表，瘡正發時，則不可妄下也。又有結膿窠痂疕之際，脈尚洪數，能食而大小便秘，此表已罷，裏有熱毒，宜微利之。大抵臟腑有熱，往往利大小便者，以其主出而不内故也。

張氏從道云：痘瘡氣勻則出快，蓋氣勻則榮衛無滯。勻氣之藥，如桂枝、防風、荆芥穗、薄荷葉，所以行在表之氣而使之無滯也，故凡發表之劑多用之；木香、青皮、枳殼、木通，所以行在裏之氣而使之無滯也，故凡和中之劑多用之。又瘡出之時，常宜和煖，如三春發生之氣，則氣血和暢，自然其出快，其發透，其靨齊。若偏於太熱，則壯火食氣，其氣反虚而不能行；偏於太寒，則氣凝濇而不得行矣。

痘瘡之證，其初不免於發熱者，未出毒，邪在裏，煎熬氣血，熏蒸臟腑而然。瘡既現形，則毒泄而熱解，所以瘡出熱退者，瘡本必疎。若瘡已出，熱不少減，此毒蘊於中，其勢方張，其瘡必密，宜急解其毒，連翹升麻湯加防風、荆芥穗、地骨皮，或解毒防風湯加升麻，或東垣鼠黏子湯，兼服代天宣化丸。服藥之後，瘡或不出，或再出，其熱頓減者，爲氣和也；熱若不減，瘡漸加多，再消詳大小便何如：大便不通，七物升麻丸；小便不利，連翹湯；大小便俱不通，八正散；自利者，黄芩湯加白頭翁、酒黄連調赤石脂末，裏氣和，毒解矣。如更加渴，煩躁不已，或譫妄，或腹脹滿氣促，或自利不止，手足厥冷，此逆證不治。

出太密

一發便密如針頭，形勢重者，合輕其表而涼其内，連翹升麻湯主之。然稠密之處，各有經絡部分所屬：額主心，面主胃，腹與四肢主脾，脅主肝，兩腋主肺，下部主腎，肩背主膀胱，當隨見證治之。若面色黄，大便黑，煩躁喘渴，或腹脹者，瘀血在内也，用犀角地黄湯，或抱龍丸、生犀角汁，但根窠分明肥滿者無妨。

前證若屬心經，用導赤散之類；胃經，用犀角散之類；肝經，用柴胡湯之類。大凡稠密者熱毒熾盛也，若密而不痛，用東垣消毒散；若密而作痛，用仙方活命飲；若密而小便不通，用八正散；若密而大便不通，用承氣湯；若密而惡寒發熱，用麻黄甘草湯。

## 發表

痘出太盛，煩喘甚者，麻黄黄芩湯。

痘出太盛，煩喘咽痛而嗽者，麻黄湯入麝香尤妙。

## 攻裏

斑已發，密重微喘飲水者，有熱也，用去風藥微下之。瘡已發，稠密微喘渴欲飲水，宜微下之，當歸丸及龐氏地黄膏，外以黄蘗膏塗面佳。

痘出太盛，喘促腹滿，小便赤，手足心幷腋下有汗，或狂言妄語，大便不通，宜四順飲、小承氣湯；下後諸證悉退，不可再下。

## 涼血

出太多者，犀角地黄湯，地骨皮鼠黏子湯即地骨皮散加鼠黏子。

或云：一見皮肉纍纍紅點稠密，急用纏豆藤燒灰，加製砂，連進三四服，或薄荷湯調退火丹進之，仍以牛蒡子爲末傅顖門上，以散熱毒，非惟能使痘疎，且免侵眼之患。

用纏豆藤燒灰爲末，加入退火丹内，又用燈草、木通、蟬蜕、地骨皮煎水，調退火丹，連進二三服，則痘之稠密不分者，遂分明矣。後再用乾葡萄五十個，茜草根一兩，荔枝連肉殼核五個，芫荽子五錢，無子莖葉亦可，用好酒二碗，煎一碗，徐徐以熟水攙薄，常與服之；服盡，滓再用水煎，當茶常與之服，則痘之稠者以退不作害，未退者，遂令如水珠起壯，灌膿結靨矣。

凡痘子初出，磊磊落落，似稀疎之狀，其後旋加，日多一日，此毒伏於裏，裏氣虚弱不能托之即出，要大補兼解毒，或什可救其一二也，十宣散加無價散主之。痘瘡多者，是毒氣多，便先宜解毒。然多則恐氣血周貫不足，故亦隨宜兼補藥，以助成膿血。

痘毒自内出外，一二三日方出齊，毒氣尚在内，出至六日則當盡發於表，七八九日成膿而結痂矣。若毒氣盛，不能盡出，過六日毒反内入臟腑，故須於六日以前毒氣該出之時，急服涼血解毒之藥，以驅出之；六日以後，醫無及矣。

## 出不快

瘡疹三日不出，或出不快，即微發之，鼠黏子湯之類。如瘡發後不多出，即加藥，如一日一貼，即加至二貼；加藥不出，即大發之，升麻、葛根、防風、羌活、獨活、麻黄、桂枝之類。如發後不多，及脈平無證，即瘡本稀，不可更發也。有大熱者當利小便，四聖散、六一、四苓散之類。小熱者當解毒。若不快，勿發勿下攻，止用抱龍丸治之。

錢氏消毒散、化毒湯、活人鼠黏子湯，皆發瘡痘，温平温涼藥，錢氏所謂微發之者是也。如微發不出者，即就與前項藥，該每服二錢者即加至三四錢，該每日二服者即加至三四服。如加藥又不出者，即用升麻、葛根、麻黄、桂枝大發之。如大發後不多，及脈平無事者，即瘡稀不可更發。如脈洪有熱，有大熱者，當用四聖、導赤、八正輩，利小便；有小熱者，當用芩、連、金花丸輩解毒。若利小便解毒後，又不快，則勿發勿下，止用抱龍丸治之。此錢氏心法也。

若出不快，清便自調，知其在表不在裏，當微發，升麻葛根湯。

若青乾黑陷，身不大熱，大小便濇，則是熱在内，煎大黄湯，下宣風散。

若身表大熱者，表證未罷，不可下。

若斑已出，見小熱，小便不利，當以八正散利之。

太陽出不快，身之後也，荆芥甘草防風湯。

陽明出不快，身之前也，升麻加紫草湯。《聖惠方》：升麻葛根加紫草。

少陽出不快，身之側也，連翹防風湯，即連翹散。

四肢出不快，防風芍藥甘草湯。

凡痘瘡出不快者，有五證，臨病審而調之。

一證：天時嚴寒，爲寒所折，不能起發，宜散寒温表。冬三月寒甚，紅斑初見，宜五積散、正氣散、參蘇飲、楊氏調解散、陳氏木香散。

一證：炎暑隆盛，煩渴昏迷，瘡出不快，宜辰砂五苓散煎生地黃、麥門冬湯調服。身熱者，小柴胡加生地黃；熱甚煩渴而便實者，白虎加人參湯；輕者，人參竹葉湯加生地黃煎服。

一證：服涼藥損傷脾胃，或胃虚吐利，當温中益氣，宜理中湯；吐利甚者，加附子，或陳氏異功散、木香豆蔻丸。

一證：或成血疱，一半尚是紅點，此毒氣發越不透，必不能食；大便如常者，宜半温裏半助養之劑，用四聖散加減，及紫草木香湯、絲瓜湯、阮氏萬全散、湯氏安斑湯。

一證：外實之人，皮膚厚，肉腠密，毒氣難以發泄，因出不快，宜消毒飲、透肌散。如大便秘實，於消毒飲内加大黃、梔子仁煎服；瘡出太稠，宜犀角地黃湯、張氏解毒防風湯；血氣不足，宜十奇散；咽嗌不利，宜如聖湯加薄荷、枳殼；口中氣熱，咽痛，口舌生瘡，宜甘露飲子；驚風搐搦，宜抱龍丸；煩渴，宜獨參湯、黄芪六一湯。

瘡已出而不遍匀者，聞人氏云：惟透肌解毒，無壅塞之患，則自然出匀，以必勝散、大紫草飲、胡荽酒之類主之。

痘出不長，隱於肌膚者，人參透肌散主之。

出不快，有數證不同：内虚熱極而不發者，朱汝明用四君子加黄芪、紫草發之。有内虚甚而生寒，大便利而出不快者，宜理中、薑附輩以温之，則氣不消剥，自不伏陷。有内實而兼諸熱證出不快者，用四聖散、加味四聖散、紫草飲子、紫草木香湯、紫草木通湯、快斑散、絲瓜湯，俱可選用。或氣實痰鬱而發不出者，蒼朮、白芷、防風、升麻、黄芩、芍藥、連翹、當歸等分煎湯，化抱龍丸。若毒根在裏，或血氣虚弱，或邪穢衝觸内陷而出不快者，托裏散。

疹痘發未透，宜四君子湯加黄芪、紫草、糯米煎。凡醫百病，不可損胃氣，故用四君子及糯米等助其胃氣。服此藥後，若患者身全不熱，又以兎絲子酢製爲末，大人一錢，小兒七分或三分托之，則痘疎疎出矣。此藥大補助火，不可多，多則托出太多矣。

隱於肌肉不起，宜紫草飲子煎服，又不可過用。候三日齊後，以保元湯加好酒、人乳一二錢最穩。

紫草二兩細剉，以百沸湯一大盞沃之，以器合定，勿令泄氣，量兒大小温温服。

## 大發

頭面出不快，此太陽經也，當用荆芥、甘草、羌活、防風、天麻共煎。

胷脅出不快，此少陽經也，當用柴胡、黄芩、紫草、木通、紫蘇共煎。

四肢出不快，此陽明經也，當用升麻、葛根、紫蘇、芍藥、甘草、蓮鬚、葱白共煎。

遍身都出不快，當用九味羌活湯。

以上四證，藥味内各加薑葱爲佐，連進二服，痘出快矣。

## 攻裏

有紅斑點出，日數未盡，其内實而肌熱者，宜疎利之。

## 紫草例

小兒痘疹出未快，可濃煎紫草汁服。

按紫草通腠理，利九竅，涼血活血，爲痘家欲出未出必用之藥。若出已透而大便利者，忌之！

《指南》有禁瘡之説，云：痘毒奔潰，由氣血虛弱，不能拘領其毒，以致毒盛而聚於腠虛之處。故痘之初出也，或一點二點，見於隱僻腠節之處，及方廣四肢之間，此痘一出，則諸痘不得宣發成漿矣，故曰禁瘡。其禁有五：一曰胃禁，二曰火禁，三曰水禁，四曰風禁，五曰寒禁。

胃禁者，毒火炙胃，不能發散於肌表，脾胃潰爛。其外證之痘，出於唇口之間者，或二三四五點相連，諸痘未漿，此痘已先黄熟，知由熱毒内攻，胃已腐爛，故諸痘不得成漿也。如唇口一見此痘，當察其面色頳紅，氣粗熱甚，口臭異常者，是其驗也。

火禁者，小兒初發之際，或因身發寒熱，而悮以火熏炙其衣被，或睡卧於火箱之中，使皮膚乾燥，故痘毒發泄不出；又兼氣虛而不能拘其毒，則毒停皮膚之内，隱隱不能發出肌表也。細看皮内覺有紅點，無頭無脚，或於四肢頭面方廣之處，見一二點痘子，則諸痘皆從此痘上發泄爲孽，而皮内隱隱不出之痘，終不能快出，名爲火禁。以水楊加荆芥煎湯浴之，則諸痘自發矣，輕則升麻和解散主之。

水禁者，初發熱之際，陰陽未分，毒氣方熾，或悮食生冷，則毒停於皮膚之間，隱隱有紅點，或於方廣兩脅手足頭面之際，發有水泡者是也。蓋冷氣在内，則腹痛肚脹，在外則發熱惡寒，此其驗也。以丁桂、茯苓、升麻、大腹皮之類逐之，冷食遺積脾胃，須防下泄，再加山楂。

風禁者，發熱之初，失於不避風，則風入肌表，痘不能發；或肌膚麻木，不知痛癢，或不麻木而乾燥，或毛直而乾焦，或皮癢欲搔，或重則狂煩譫語，此風與火搏故也。治法以升麻湯加羌活、荆芥以逐之，甚則蒺藜、蟬蜕以攻之。

寒禁者，發熱之初，悮經冷水沐浴，或睡臥於鐵漆寒冷之處，或衣被單薄，感冒寒氣，則痘必不能宣露，有手足麻木不知痛癢，有四肢冷痛不能舉動者，有麻木冷痛之處不出痘子，惟于委曲避風之處，或頭面髮際之上，痘出如癮疹者，是其驗也。內以丁桂、川芎、升麻逐之，外用綿衣以温之。曾見小兒年十一二歲，發熱之初，臥新漆床上，初因熱極，父母不防出痘，任小兒手貼漆床而臥，致令寒氣侵入手臂，其餘四肢面腹方廣之處俱出有痘，惟一臂麻木不仁，無一點痘見。諸醫視之，并不知其故，請予至詳察其由，乃以前方治之，後見一臂痘發出，比他處尤爲稠密。臂痘一出，諸痘俱起，九日而平復如故。

## 出見部分

經曰：諸痛癢瘡皆屬心火，心之華在面，痘瘡之火，其出先在於面，但觀其出之部位，可以知其候之吉凶：如在唇四畔先出者，或兩頤出者吉。蓋太陽之邪，下傳陽明，陽明者胃與大腸，積陳受朽，氣血俱多，又口爲水星，頦頤屬腎水，火爲水制，不能作虐也。如在額角眉心先出者凶。蓋太陽足壬膀胱水，手丙小腸火，丙火獨旺，不受壬水之制，其毒并於膀胱之經而先自病，膀胱多氣少血，又正額屬心火，火不務德，妄行無忌，心爲君主之官，主危則十二官皆危矣。凡起發成漿結痂，亦如此論。

經曰：頭者精明之府。又曰：春氣者病在頭。可見頭乃人真元會聚之所，爲發生之本。又面列五官分五行，而五臟之華皆見於面，是頭面者，人君之象，至貴至尊，不可陵犯者也。咽者胃脘水穀之道路也，主內而不出；喉者，肺脘呼吸之往來也，主出而不內。在人之身，譬猶關津要路也。瘡痘之出，最要頭面稀少，頸項無，方是吉兆。若頭面多者，謂之蒙頭，諸陽獨亢，五官不和，神明失守，精華自萎。經云：神去則機息，氣止則化絶者此也。頸項多者，謂之鎖項，內者難出，外者難入，上者不升，下者不降。經云：一息不運則機緘窮，一毫不續則霄壤判者此也。故皆不治。

痘瘡輕者，作三四次出，頭面稀少，胷前無。蓋頭面者，諸陽之會，胷者諸陽之所受氣，此數處痘子宜少不宜多，以清陽之分不可濁亂也。手足雖諸陽之本，乃身所役使，卒伍卑賤之職，非若頭面爲元首也；又居四末，非若胷膈心肺之居，神明之舍也，故雖稠密，不必憂也。若頭面胷項，手足稠密，瑣細一樣者，却愁氣血衰微，脾胃虚弱，不能周流灌注，起發不透，收靨太遲，而生他變矣。

凡痘子初出，便自手足先出者，他處未起而手足先起，他處未收而手足先收者，此陽火大旺，宜用解毒抑陽扶陰之劑，四物湯合黄連解毒湯主之。如他處俱起而手足起遲，他處俱收而手足不收者，此脾胃虚弱，不能行其氣血，達於手足，宜補脾胃，十全大補湯、桂枝芍藥湯主之。

一出紅點數粒於山根之上，爲毒盛氣虚而毒乘虚犯上，或發三五粒一塊者，皆不吉之兆也，宜急用涼血解毒以防危急。若腮頤地閣之間，疎疎發見，淡血潤色，三次出者，乃吉證也。

## 出見形色

凡痘瘡之出，不論疎密而論磊落，若磊磊落落，如珠如豆，顆粒分明，尖圓緊實，雖密無妨，此謂出盡無留毒也。如黏聚成叢，模糊一塊，不分顆粒，恰如紅瘤，雖止一二處，未可言疎，此謂之伏。出未能盡，若待後者再出，則先者或陷而復隱，或癢而俱潰，成壞瘡矣，此猶掩延引日，久而後斃。若如蠶之殼，如蛇之皮，此氣至而血不榮也，謂之乾枯；如蚤之咬，如蚊之嘬，此血至而氣不充也，謂之陷伏，不能引日，奄忽而死矣。

痘瘡初出，與未病時皮色一般者，善。若瘡太赤，根下皮色通紅，此血熱，氣不管束也，後必起發太驟，皮嫩易破，癢塌而不可救，宜急解血分之熱，四物湯加升麻、地骨皮、紅花、紫草，或消毒飲、活血散合而飲之，待色少淡，急補氣分之不足，四君子湯加黄芪、防風、木香，或調元湯、參苓白朮散合而飲之，仍用氣血二方相間而服。若成漿不破損者，吉。服藥不效，反增瘙癢者命也。

痘瘡初出，有四善：紅活明潤，緊實堅厚，尖圓布散，磊落稀疎。蓋痘子賴血以潤之，血活則其色如丹砂，如鷄冠；若毒凝血聚，則遂成黑色；今頭焦黑者，乃榮血不能流行内外，毒氣壅遏，此證甚危。其人必大小便秘，喘急煩躁，宜用七物升麻丸、當歸丸、通關散、三乙承氣湯，看輕重緊慢用之，以解裏之急；得利後以紫草飲、加味四聖散，調無價散以解表之毒，仍用胭脂塗法，瘡變紅活，以漸起發者吉；若更乾黑者凶。莊氏云：斑瘡倒靨而黑色者，謂之鬼瘡。

痘子賴氣以束之，脾胃强，氣實，則肌肉厚，皮膚堅。今痘皮嫩薄，溶溶如淫濕之狀，乃脾胃氣虚，其人必少食，或自利，宜用十全大補湯去生地黄加防風、白芷，外用天水散，蜜水調拂瘡上，以解表之濕熱。若起發成漿者吉，漸變癢塌者凶。聞人氏云：瘡痘作癢，深爲可慮，能調和愛護，勿令有此，乃爲上策。

痘出如灰白色者，氣虚也，候齊後以保元加木通、川芎、肉桂最穩。用木通者，取通心氣也。出不紅活，淡色者，血虚也，保元湯中加酒製當歸、酒炒赤芍藥及川芎；血熱者，仍加生地黄，倍黄芪。

痘出皮膚乾燥枯澁者，必難起脹，用溪中白石，洗淨燒紅，以井花水漬之，使濕氣蒸於痘上，頃間光澤甚易起，又能辟穢。

一出與地皮相似，無臖起之意，乃是紅斑，急宜涼血解毒，宜羌活散加酒炒芍藥、紫草、紅花、蟬蜕、木通、糯米連進數服，或以六一散、保嬰丹、紫草膏隨意用之亦可。斑退以保元加木香、豆蔻煎服，以解紫草之寒，防其泄瀉。若夾疹同出，如治稍遲，則變成黑斑，實難救矣。大抵下紫草，必下糯米五十粒，則不損胃氣，無泄瀉之患。惟大熱，大便秘者，不下糯米，以糯米粘膩故也。餘詳夾斑夾疹條。

一出真紅焮赤，摸過皮軟不礙手者，此係賊痘，過三日變成水泡，甚至紫泡黑泡，此危證也，急少加保元，大加紫草、蟬蜕、紅花解之；或煎燈草木通湯調六一散，利去心熱而紅紫自退。如已成水泡，則保元中大下四苓利之，此千金妙法也。不然，則遍身擦破，赤爛而死。

痘子初出，不成顆粒，但膚間濟濟簇簇，如寒風粟子之狀，或雖出形與針頭相似，稠密無縫，此皆惡候，雖有良工，無能爲矣。

## 護咽喉

凡瘡疹未有咽不痛者，心胃有熱，上攻於咽，乾澀而疼，宜於發熱初出之時預解之，甘桔湯加牛蒡子，甚者射干鼠黏子湯，令毒火解散，不停留於咽喉之間，致生他變也。若初時隱忍，不即解之，以致毒留咽喉，發而爲瘡，腫脹潰爛，水穀不入，呼吸不能，聲啞難言，却欲呼醫，悔無及矣。所以甘桔湯，瘡出之後，當宜飲之，利咽喉，寬胷膈，清肺金，解毒火也。如兼口舌生瘡，齒浮齦腫者，宜甘桔湯合黃連解毒湯加牛蒡子；水漿不入者，射干鼠黏子湯加桔梗、荆芥穗、山豆根。已上證候，須能食，臟腑亦熱，方可用；如上焦雖熱，却覺小便清，大便溏，飲食不進者，只用甘桔湯，不須加牛蒡子。蓋其性涼，爲瘡疹所宜服者，能透肌出癰瘡，是以瘡疹亦出也，大便利則不可服。

## 護目

痘瘡方出之時，使不入目，以神應膏塗眼四周，或只以臙脂取汁塗之，或敷以水調黃蘗末，或以牛蒡子爲末蜜調，貼顖上，或以白芥子末水調，塗足心，此皆養護之良法也。若眼中流淚，或多眵，或目中紅赤，此肝火大旺，宜早解之，洗肝明目散加蟬蜕。又有忌食之法，如醲厚滋味，牛鷄鵝鴨，皆不可食。食鷄鵝鴨卵，未有不爲目害者。但令食清淡之物，或少入鹽，亦無害。如湫隘之家，不可煮鷄鵝鴨卵，其氣相襲，亦能損目，不可不知。

痘瘡初出，用鼠黏子爲末，水調敷顖門，幷無患眼，亦妙。

## 夾疹夾斑

痘瘡只出一般者善。凡痘初出，其間碎密若芥子者，夾疹也，皮肉紅腫成片者，夾斑也。疹由心熱，斑由胃熱，宜急解其毒。消疹用黄連解毒湯合消毒飲；化斑用人參白虎湯合消毒飲，或只以升麻葛根湯。夾疹者，加防風、荊芥穗、木通、麥門冬、黄連；夾斑者加石膏、人參、大青、黑參、淡竹葉。如疹散斑解，現出正痘，疎密停勻者吉；痘被斑疹夾雜，不能起發者凶。

## 疱瘡

傷寒熱邪在表裏，未能作汗，當汗不汗，熱鬱於肌膚，故發疱瘡，色白或赤如火丹，頭作漿白膿者輕；根下紫色，隱隱在肌肉者重；甚者五内七竅皆有之，其形亦如痘。小兒肌肉嫩薄，尤多此證，非正瘡痘也。又云：六腑屬陽，有熱則易出，是以作膚瘡，一出即遍滿肌皮之上，疿瘡細疱子，見而便没，其所受氣淺故也。五臟屬陰，有熱則難出，其爲瘡痘在肌肉血脈之間，必先發紅斑而後如豆，故名瘡痘，其所受氣深故也。大抵暴熱而便出者，必膚疹；久熱而難出者，必是正瘡痘。膚疹非正瘡痘也。愚按痘瘡初出，五臟不同：肝水疱，其色微青而小；肺膿疱，其色微白而大；心爲斑，色赤而小；脾爲疹，色赤黄而淺。及五七日後，不問其初出自何臟，悉成血疱，血疱成膿疱，正如豆樣，膿疱之後結痂疕則愈，此方是正瘡痘也。或人疑之曰：肺既爲膿疱，而血疱之後，又成膿疱者，何耶？蓋膿疱之出於肺者，言其初時淡淡如膿，其色白而非黄，俗稱白痘者是也。若血疱之後，所結膿疱，則是其瘡已熟，譬如果之成實，飽足充滿，包裹黄膿，其色黄而非白也。

## 子母痘

痘經於心者必涌出而無漸，經於腎者必沉匿而難見，痘焉有子母者耶？若肝肺脾三經來者，或作兩三次而盡標，或作四五次而盡標；或一邊灌漿，一邊表暴；或回盡而旁隙處痘又增焉；或頭面先稀少，身體多布列，而後上焦又添出焉；或身體先稀少，頭面多布列，而後下焦又倍出焉，此所謂子母痘者也。蓋因元氣以漸而至，梟炎以漸而微，不失之峻速以貽莫勝之悲，不失之隱滯而踵攻激之害。疔斑可消溶於起點之時，癰毒自袪除於壓痂之後，非陽明胃，太陰脾二經弗克致也。世俗以先標者謂之望痘，後出者謂之贈痘，意有在焉。

## 禁忌

瘡痘本因熱而出，熱勢甚則其出愈難，故斑點未見之時，惟當用平和藥，如升麻葛根湯、參蘇飲、東垣鼠黏子湯、惺惺散等解利之。或有不問虛實，便以辛熱之劑大發之，施之虛者猶庶幾焉。若盛實之人，熱毒彌漫，榮衛閉塞，裏毒甚者，大便不通，小便如血，是謂鬱毒不散，毒氣無所從出，反攻臟腑；表毒盛者，瘡凹而不起，遂成倒陷，或爲潰爛，或爲癰瘡。當此之際，不能解利，至於斃者多矣。是陽氣熱熾，無陰氣以感之也。用消毒飲、七物升麻丸，得毒氣解散，榮衛流通，瘡子將自起矣。

## 見形三朝生死

凡小兒發熱三日之間，熱退身涼，涼而復熱，熱而復涼，然後報痘，從口角顴骨上，兩兩三三成對報點，至三四五日出齊者，順之兆也。其或發熱只一日，或二日，即見紅點，或吐瀉腹痛，或戰慄身温，不食昏臥，三四日痘不起發，不光澤，慘暗不明，根窠色白，皆虛寒之候也，所謂險也，可治而愈。苟發熱太甚，煩躁悶亂，喘急不食，反熱而復涼，連熱一齊突出，紅紫黑色，不起發，不光潤，爲表中實熱，或自太陽天庭方廣出起，皆凶之兆，難治。

報痘時頭面稀少，胷前背後皆無，根窠紅潤，頂尖礙手，如水珠光澤者，上吉也，不必服藥。

報痘時煩躁不寧，腰腹痛不止，口氣大臭，出紫點者死。亦有出青斑，如藍靛色者，皆死證也。

報痘時色白皮薄而光，根窠全無紅色，或根帶一點紅，三五日即長如菉豆大，此痘决不能灌漿，久後成一包清水，擦破即死，不可因其好看，妄與下藥。

報痘全不起頂，又頂如湯泡，及燈草火燒之狀，十日後癢塌而死。

報痘起紅斑如錦紋者六日死；遍身如蛇皮者死。

報痘時黑斑如痣狀，肌肉成塊黑者，即日死。

痘身發熱未透而即報點現標，已而復没不見，又出又没者，謂之弄標痘。蓋痘瘡全憑熱透，則肌膚通暢，自然易出；今熱不透，則皮膚未熱，出而復没，隱而又出，氣血衰弱之甚，無力發泄故也，難治。

痘色紅紫焦枯，貼肉不起，皮厚黑如鐵，挑之不破，無漿血者，謂之鐵甲痘，乃氣澀而不行，血枯而不潤，磅礴皮肉，八九日内死。

凡痘子已出，頭面要稀疎磊落，頸項上宜少不宜多，胷前要少而疎，如此者其毒則輕；如面上模糊一片，未發先腫，纏項稠密，胷前亦密，此毒甚也，勿治。

凡痘子出盡，正將起發，其中有發血疱者，此毒伏于心必死；有發水疱者，此毒伏于肝，旋見癢塌而死。

# 古今圖書集成醫部全録卷四百七十七

## 痘疹門

### 證治準繩 明·王肯堂

#### 起發證治

痘瘡之證，熱三日出，三日後方起發，此常論也。蓋先出者先起，後出者後起。痘疎毒輕，氣稟厚者自易出，易發易靨；痘密毒重，氣稟薄者自難出，難發難靨。未可拘定日數。時師不知虛實補瀉之理，但於起發之初，便用補脾，果内氣不足少食者，用之允當，若内實便秘能食之人，寧不黨邪爲惡乎？非徒無益而反害之。

痘瘡之出，有輕有重，觀其形狀，即可知之。如一發便出盡者，必重也；瘡夾疹者，半輕半重也；出稀者輕。裏外微紅者輕；外黑裏赤，微重也；外白裏黑者，至重也；瘡端裏黑點，如針孔者，勢劇也；青乾紫陷，昏睡汗出，煩躁熱渴，腹脹啼喘，大小便不通者，困也。善用藥者，能使輕者易安，重者不致大困，斯可謂之十全矣。

凡痘瘡疎則無毒，密則有毒。痘疎毒少者，邪不勝正，其氣和，其勢順，不須服藥。痘疏密布散，邪正相持，其氣病，其勢險，此宜抑邪扶正，使邪氣亟奪，不爲正氣之賊。痘稠密無縫，正不勝邪，其氣乖，其勢逆，善治者什可救其二三，不善治者束手待斃而已。故順者不必治，逆者不可治，險者貴治。此以下專言險逆者之證治也。

痘子輕者，作三四次出，大小不一等，其起發亦先後循次，大小分明，不相連串，顆粒尖圓，根窠紅活，光壯肥澤，此表無病；飲食如常，大小便清潤，此裏無病。表裏無病，大吉之兆，不須服藥。

凡痘密者，多難起頂，但欲皮厚有膿漿色，以燈影之，苟非皮薄，水泡光潤，雖平亦無傷。

凡痘子出得稀疎者，自然易發易靨，不可妄治。若瘡稠密，常患其發不能透，宜細視之，但紅活不甚長大者，氣不足也，用四君子湯合勻氣散，加燒人屎治之；如焮腫色帶紅紫者，血熱也，用四物湯合消毒飲加燒人屎治之；如不潤澤而乾者，此血弱也，用活血散加消毒飲與之；如不起發，不紅活，平塌灰白者，此氣血俱虛也，用十全大補湯加燒人屎、牛蒡子與之；如有青乾者，內服快斑湯，加燒人屎合奪命丹與之，外用四聖散合臙脂塗法，或用胡荽酒，或用水楊湯浴法，務求光壯紅活而後已。如中間有成水泡者，防其癢塌，宜先補脾胃，疎風瀉火，使肌肉實不作癢可也，十全大補湯加防風、大力子主之。

瘡子起發，只以出勻爲期，不可拘定日數。瘡出以漸，其發亦以漸，謂之適中。若已一齊湧出，便皮肉處腫，一齊焮發者，此表氣虛，毒氣奔潰而出。表虛不能收斂，必生癢塌，或成潰爛，急宜救表，十宜散調無價散、活血散，合消毒飲相間服之。若出已盡，當起不起，或起不透，此裏氣虛，毒氣留伏，壅遏而不出，必增煩躁腹滿喘促，或後爲癰毒，急宜救裏，十全大補湯合勻氣散，或參苓白朮散調無價散服之。

痘至四五日停住不甚起者，少後力，宜助之，用生黄芪三五錢，人參二三錢，當歸、鹿茸一二錢煎服，或磨入木香少許，兒大者倍之，俟漿滿足而止。

## 乾枯灰白紅紫青黯

如將出成就之際，却色淡不正者，屬血虛，宜用補血藥，當歸、川芎、白芍酒洗之類，或加紅花。

如將成就之際，却色紫不正者，屬熱，宜用涼藥解毒，升麻、黄芩、黄連、桔梗、連翹之類，甚者用犀角屑。

如用後項諸藥色仍不正者，宜兼用二法治之。

痘瘡之毒，必氣以呴之，血以濡之，而後可得成熟也。故於起發之時，光壯者氣有餘也，肥澤者血有餘也，氣血有餘，表裏俱和，不須服藥。如形長大而色枯燥者，此氣至而血不榮也，宜四物湯加人參、麥門冬；如色紅潤而形平陷者，此血至而氣不充也，宜四君子湯加黄芪、官桂、川芎；形平陷色枯萎者，此氣血俱不足也，宜十全大補湯合無價散主之；色灰白者，氣虚也，四君子湯加黄芪、當歸、官桂；色紅紫者，血熱也，四物湯加紅花、地骨皮、牡丹皮。

凡痘疹起發遲滯，頂平色灰白者，氣虚也，其人平日食少，脾胃不足，人參白朮散去葛根加桂、十全大補湯去地黄加木香主之；如曾有吐瀉，以致氣弱者，四君子湯合益黄散主之；瀉未止者，四君子湯吞肉豆蔻丸，甚者陳氏木香散主之；若紅紫色焮腫者，血熱也，四物湯合消毒飲加紅花，外用臙脂塗法解之；乾枯者血虚也，四物湯加人參、麥門冬、地骨皮，外用臙脂塗法、水楊湯浴法。

起發之時，根窠紅活，形色潤澤者，此血隨氣行，灌注諸瘡，自然紅活肥澤，不須服藥。如雖起發，乾枯無水，謂之不肥澤；帶青紫黯色，謂之不紅活；其變爲黑陷，乃血虚也，四物湯加人參及麥門冬、紫草、紅花間進，調無價散，或吞服奪命丹，外用臙脂塗法。

## 頂陷

起發之時，不徐不疾，以漸長大，尖圓磊落，光潤堅實，根脚紅活，此氣充足，載血而行，透徹諸瘡，自然尖圓光壯，不須服藥。如雖紅活，頂平中陷，不成尖圓，色嫩皮薄，不能堅厚，其變爲癢塌，爲留伏壅遏，乃氣虚也，四君子湯合匀氣散加黄芪、官桂，或人參白朮散加黄芪、官桂、防風，或調元湯加官桂、防風、白芷、荆芥穗，或十全大補湯去地黄加防風、白芷，或十宣散，皆可選用。若瘡皮薄色嬌，淫淫如濕者，此氣不勝血，宜補氣涼血，四君子湯、四物湯去川芎、地黄加黄芪、官桂、防風、荆芥穗。如浮囊虚起，殼中無水者，此氣不依血，血不附氣，其變爲癢塌，爲癰腫，十全大補湯去白朮加大力子、連翹、防風、燒人屎。

痘瘡起發，尖圓爲貴，如四圍起，中心平陷者，此有二種：有血化成水，四圍高起，中心略低凹者，俗呼爲茱萸痘，此中氣不足，發未透徹故耳，能食者，至養漿時，盡充滿而起矣；不能食者，宜扶中氣，人參白朮散主之。有四圍沸起，中心落陷無水，猶是死肉，其形如錢，宜急攻之，若待漸變黑點，不可爲矣，此名鬼痘，四君子湯合九味順氣散加燒人屎，或紫草飲子，連進服之，外更用臙脂塗法。

出齊後，痘有小孔，自頂直下至脚，不黑不白，與痘色相同，名爲蛀痘，皆因表虚而腠理不密，成此證也。失於早治，大泄元氣，不起不發，禍不旋踵。急用保元湯下生糯米、川芎、肉桂、丁香，其孔自密，甚爲捷徑。連進二三服，不待孔閉而痘自起。孔若黑色，則爲疔矣。

頂陷色白，皮薄晶光者，氣虚也，大下保元，倍加酒炒黄芪、肉桂、川芎、丁香、茯苓皮、人乳、好酒進之。

痘瘡起發，有心中凸起，四圍乾平無水者，或裏紅外黑者，此由平日感受風寒，皮膚堅木，以致瘡毒鬱而不散，宜桂枝葛根湯、十宣散以散表邪，外用水楊湯浴之。

## 黏連

痘瘡起發，貴於顆粒分明，如其彼此相串，皮腫肉浮，或於本痘四傍旋出小痘，攢聚胖長，漸成一塊，此候最重，宜以快斑湯合消毒飲加燒人屎服之，更宜禁忌以防瘙癢之變。

## 陷伏

凡痘瘡以起發光壯，紅活肥澤爲順。若將起發之時，中間有乾黑不起者，須急治之，不可因循以致傳變加多，不可救藥矣。

痘瘡内而不出謂之伏，外而復入謂之陷。痘瘡黑陷，當分四證：

一則感風寒，肌竅閉塞，血凝而不行，必身痛，四肢微厥，斑點不長，或變黑色，或青紫瘾疹，此爲倒伏也，宜溫肌發散，桂枝葛根湯加麻黄、蟬蛻，或以紫草飲呑奪命丹，外用胡荽酒噴之，須令溫散寒邪，然後熱氣復行，則其斑自長矣。

二則毒氣太盛，内外蒸爍，毒復入裏，必心煩狂躁，氣喘妄言，如見鬼神，大小便秘，渴而腹脹，此爲倒陷伏也。病邪輕者，宜利小便，解毒連翹湯、通關散，甚者以百祥丸、牛李膏，以瀉膀胱之毒，令陽氣復還，脾胃溫煖，服之身溫欲飲水者可治，是脾強勝腎，陷者當復出矣；若加以寒戰身冷汗出，耳尻反熱者死。然百祥丸太峻，今以宣風散、三乙承氣湯代之，外以水楊湯浴之。

三則内虚而不能使陽氣以副榮衛者，出而復沒，斑點白色或黑色，其人必不能乳食，大便自利，或嘔或厥，此胃虚而不出，謂之陷伏也，宜用溫中之劑，令其胃煖，榮衛復行，則當自出矣，宜調元湯加丁香、官桂，理中湯加黄芪、官桂，甚則陳氏木香散、異功散，皆可用也，外用胡荽酒噴之。或因悞下之後，毒氣入裏而黑陷者，則宜溫養而表出之，先以理中湯溫養其裏，後以桂枝葛根湯疎解於表也，不出再加麻黄。

四則被房室等雜穢惡氣衝觸而黑陷者，則宜熏解之，内服紫草飲子，外用胡荽酒噴之，及茵陳熏法。

## 大便

痘瘡自起發之後，大便常宜堅實。緣小兒脆弱，身熱而大便不通者則易實，大便自利者則易虚。雖四五日不便無憂也，不能食者聽其自便，賴舊穀氣爲養，至五日後則膿成毒化，解利之劑可用也。能食者三日後不通，不腹滿，不裏急後重，則亦不必攻之，可用膽導法導之；如不通，以當歸丸微令潤過，使氣道升降，無壅遏之患，不可妄下。

凡能食者，大便喜潤，賴新穀以爲養，而舊污之不留，自然臟腑流利，血氣和平；不可妄用溫補，反增裏熱之證。

胃主腐熟水穀，大腸主傳送已化之物。故食多少，可以知人穀氣之虚實；大便滑澀，可以知人臟腑之冷熱。

大便如常，是亦瘡疹之一順也。如起發之時，忽然泄瀉，此宜急止之，恐腸胃虚，真氣脱也。須辨冷熱虚實：如瀉而手足冷，面色青白，瘡不紅綻者，冷證也，理中湯丸、豆蔻丸、益黄散，甚則陳氏木香散、異功散，皆可用也。瀉下之物，黄又酸臭，渴，手足心熱，面赤，瘡紅綻焮發者，熱證也，黄芩湯、五苓散主之。脾胃怯弱，精神慢而不食者，爲虚，當温養之，益黄散。身熱中滿，渴而不食者，爲實，當清利之，五苓散。其人或臟氣自脱，或因服寒藥，致令瘡毒陷入大腸，瀉下如豆汁，或便膿血，或便黑汁，口内臭氣，脣焦目閉加腹脹者，必死之證。

## 手足

痘瘡起發欲透，惟四肢稍遠，難得均齊，必脾胃素强，能食多者，不須慮此。若脾胃素弱又食少者，手足上瘡常發不透，蓋脾主四肢，脾虚則不能行其津液，溉灌四肢，所以發遲。以補脾爲主，快斑越脾湯；如不令透，其後手足必作癰毒。又手足瘡痘多發水泡者，此肝乘脾也，先瀉肝，羌活湯加柴胡；後補脾，人參白朮散去葛根加桂。如見而復隱，起而復塌，色紫黑者，此腎乘脾，不可治。

## 頭面

頭面屬陽，瘡疹亦屬陽，以類相從，故出現、起發、收靨，自頭面始。升生浮長，陽之性也。痘瘡起發頭面，以漸腫大，升生浮長之性，不須憂恐，只要瘡子磊落紅活，光壯肥澤，待至成膿之後，毒化結痂，而腫亦漸漸消矣。如瘡黏連通串，模糊成餅者，又要紅活潤澤，以快斑湯、消毒飲合而飲之，或消毒化斑湯以解其毒，更以甘桔湯加牛蒡子，相間與之，以利咽喉，寬胷膈，令飲食無阻也；又以神應膏護目。若灰白青黄乾燥瘡面膚起者，皆死證也。其頭面腫有不閉目者毒淺而輕，有閉目者毒深而重，亦待瘡熟腫消而目自開；若瘡未成腫消目開者，此陷也，勿治。

## 痘疔

痘疹之毒，自内而出，衝突氣血，發散腠理。初出一點血，乃身中氣血被毒驅逐，現於皮膚之外，其成形者氣也，成色者血也。毒火太甚，煎熬氣血，先至之氣則削矣，血則枯矣，氣削血枯，腠理反閉，毒不得出，未免復入於裏，遂成陷伏。時人以黑瘡子爲痘疔，又曰鬼痘者，深惡而畏之詞也。此乃毒氣鬱遏，非外感風寒，内虚吐利，雜氣觸犯者可比。古人立方，如大小便秘，腹脹煩躁者，則下之；但小便秘者，則利小便解毒。自利者，以瀉膿血爲順，水穀爲逆，却不立方。以毒雖入腹，皆瀉出也，攻之則無可攻，補之則不可補。昏悶不醒者，用龍腦膏以去心中之邪；枯黑不起者，或内用無價散以解在裏之邪，或外用水楊湯、四聖散、胭脂塗法以解其表，使邪氣得出，皆良法也。爲工者合下即下，合利即利，合發即發，或解其裏，或解其表，應變出奇，勿泥常法可也。

## 發疱

痘瘡發疱，亦與黑陷相似，外出内入雖不同，而毒氣壅鬱則一也。或發水疱，或發血疱，或赤或紫或黑，但見此證，十無一生。然亦有似是而非者，不可不辨。其人身上原有灌瘡，或破傷瘡未痊，或雖痊瘢痕尚嫩，一旦痘出，則瘡瘢四圍，痘必叢集者，物從其類之理也。發生之後，必然作疱者，腐敗皮肉，氣色先變，宜與完膚有别也。治此者先以針破，吮去惡血後，以胭脂塗法合百花膏傅之。此瘡又易作癢，起發之後，常宜以茵陳熏法熏之，勿令爪傷；若被抓搔，則反復灌爛，淹延不愈，變爲疳蝕壞瘡，以致不治者多矣。

痘起六七朝，膿漿未曾充裕，頭面身背或手足關軸，遽起水泡，或似葡萄樣，或似鵪子大，或如被單聯蓋，因肝榮不能以資浥，而肺金竊勢以陵侮，準服三化丹。歌曰：七朝泡起勢相陵，三化丹中二味金。白朮、茯苓俱二兩，四般法製用工深。一兩要同歸酒浸，一兩和却乳參蒸。一兩再加雄附煮，一兩分與炒米停。爲末必須甜醴服，自然泡裏注黄金。痘裏起泡，多患乎膿漿不能充灌。若虚泡結軸，十中八九，泡内微有膿漿，滋養元氣，寒剥之劑，毫不可投；或單用渾天湯和人參酒服，但恐癢作而泡潰，死在旦夕耳。

## 起發不透

痘疹起發欲透，磊落尖圓，光壯肥澤者上也；根脚横開，皮起水漲者次也；頂皮不起，根脚不開，猶是先出之形，不見新生之水，此謂起發不透。審查證候，如氣本實者，必曾感風寒，以桂枝葛根湯合奪命丹發之；如氣本虚，必不能食，或吐利，以人參白朮散合奪命丹，以補中氣而發表邪；如欲成陷伏者，依前四法治之。若時日已多，發猶不透，或煩躁不安者，此毒熱在裏，心惡熱，以導赤散送服牛黄清心丸，以解散熱毒導引心火也。或啼哭者，凡人五臟平和則神宇安静，今五臟蕴毒，内外蒸鬱，神不安舍，以導赤散送服安神丸，使鬱熱解散，神宇清快也。若譫言妄有見聞，時狂叫者，此五臟熱毒蕴積，陽氣獨盛，無陰氣以和之，大便必不利，以當歸丸微利之，再行膽導法，使無留滯，易快利也；甚則三乙承氣湯主之。若昏不知人，腹脹喘呼，死證也。

## 陽毒

七日前陽毒者：凡瘡也，以兒未出痘之先，或生疥瘡，有形窠而成膿，因而發熱出痘者；或凡瘡未痊，因而出痘者；或凡瘡方結成瘢，因而出痘者。蓋凡瘡未痊，及初結瘢處，肉分必虚，毒趨虚處而出，故陽瘡陽毒，雜爲一黨，氣血俱盛則易成漿，氣血衰弱則枯燥乾紅，與諸瘡俱不成漿，治法與頂陷同。

起發最忌泄瀉，故特著之。其他證候，如發熱痛癢，腹脹煩躁譫妄等，各有本門，宜就彼中查之，兹不贅敍。

## 起發吉凶

痘瘡放標以後，漸漸起脹，先出者先起，後出者後起，微紅光澤，根窠明潤，面目漸腫，能食無雜證者吉。

大抵痘脹一分則毒出一分，至六七日不盡，脹又黑色者，死。

鼻有涕，口有涎，眼有淚者可治，俱無者大凶。

凡痘子已出，自放標之日算起，如當起發，不應有漿，先有戴漿者；如當作漿，不應收靨，便有乾收者，此皆惡候，治之無功。

口唇者，脾之外候，人以脾胃爲本，不宜受傷。如初發熱，唇焦裂者，此毒發於脾，便宜用瀉黃散解之。不知早治，痘子之出，叢集於唇，及至起發之初，諸痘尚未試漿，此痘已熟，內帶黃漿者，此惡候也。待諸痘成漿，此瘡已靨，唇皮揭脱，漸變嘔食嗆水，昏睡而死矣。

大抵起發之初，瘡頭便戴白漿者，不分何處，幷非佳兆，不特口唇爲然。蓋痘瘡初出一點血，血化爲水，水化爲膿，膿成而毒解，此自然之序也。若初出之時，半是水疱，或才起便有帶漿者，或未成膿即乾收者，火性躁急，失其自然之序，不應至而至，所謂早發還先萎也。此毒火所爲，倏忽之間，餤息氣盡而死矣。

痘瘡最要以漸起發，磊落紅活，如一發都起，無復顆粒，模糊串連，不紅活帶灰白色，面上浮腫，如錫餅形，此惡候也。其人能食，大小便如常，無他證候者，吉；若食頓減，或原不能食者，凶。凡起發之時，痘瘡稠密，又見陷伏煩躁狂叫之證，或口中出臭氣者，此毒火熏煎，肺爛胃敗之氣也；或不飲食失聲者，此咽喉腫爛也；寒戰咬牙者，邪傳腎也；或悶亂者，神已喪也；或體寒者，陽脱也；或嘔或瀉者，腸胃俱敗也。經云：五臟氣絶於內者，利不止；六腑氣絶於外者，手足厥。凡見以上諸證者，皆不可治。

## 灌漿證治

痘瘡初出一點血，只成小小血疱，起發則漸長大，血化成水，爲水疱，至水疱轉作膿疱，始成實矣。成實之時，却要個個成膿，肥澤飽滿，根脚紅活，又蒼蠟色，如此者可以刻定日數，而知收靨之期。

痘瘡初出，或中心陷下者，或頂平者，或根窠白色者，其人能食，或治不乖方，以至起發之後，陷者盡起，平者復尖，白淡者變紅活，窠中血水已化爲膿。夫陷起平尖，起發可謂透矣；紅活飽滿，氣血可謂足矣；水化爲膿，毒亦解矣；表無痛癢之證，裏無吐瀉之證，是表裏又無病矣。如此者，坐待收靨，不可妄投湯劑。

痘子輕者，常作三四次出，有大小，有先後。起發亦作三四次，先出者先起，後出者後起，大者自大，小者自小，亦如初出之樣；待至養漿則先長者先作漿，後長者後作漿，大小亦如之，磊落分明，不相黏連者上也；痘子密者，長大胖壯，以至作漿，未有不相串者，只要陷者盡起，無處不透，轉成膿漿次也。膿成之後，毒氣已解，無復留伏矣。

人言痘瘡只到成膿，則毒氣化解，便稱無患，不知膿亦有凶有吉。如瘡皮堅厚，膿漿渾濁，約束完固，無少破損，此真吉兆；若瘡皮軟薄，膿水清淡，滲漏淫濕，易於破損，此猶凶也。惟瘡久熟，時日已過，當靨不靨者，則膿復化爲水，皮亦易破，勿依此論。

痘瘡起發之初，已當避風寒，遠人物，節飲食，守禁戒；到此養漿之時，比之起發，尤加謹焉可也。蓋前此人病未久，氣血猶强，足以御乖戾之變，至此則氣耗血虧，精神減損，少有乖戾，不能任之，况瘡始成就，尤易獨犯，不可不加謹矣。如天大熱，則徹去衣被，令常清涼，但謹門窻帷帳，勿使邪風透入；天大寒則添厚蓋覆，令常温煖。更用親人左右夾之，房室中可明亮，勿絶燈火，常燒闢穢香，加乳香，令香氣襲人，日夜常用，一人看視，互相更代，勿令疲倦，恐或作癢，爲之撫摩，莫使悞破以致灌爛，結痂不美。

## 不作膿

凡痘瘡出欲盡，發欲透，至於養膿，便要成膿，飽滿者膿已成也，渾濁者膿之形也，黄白者膿之色也。若當作膿之時，猶是空殼，此氣載毒行，血不附氣。毒者血也，血既不至，則毒猶伏於血中而不出，四物湯合紫草飲加蟬蛻主之。如已成水，清淡灰白，不能作膿，此氣血俱虚，所有之水，乃初時一點血氣解而爲水，非自内潮起之水，十全大補湯主之。此二證者爲癢塌，爲癰毒，不可不知也。

痘瘡初發之後，正待作膿，却不作膿者，此與不起發而黑陷者，分四證同論。如感風寒則當温散，桂枝葛根湯加黃芪、白芷、防風；毒氣盛則宜托裏解毒利小便，紫草飲子、連翹湯相間服之；大便秘者，宣風散；内虚，宜温裏，十全大補湯、陳氏木香散；觸犯宜熏解，内服紫草飲，外用茵陳熏法；若煩躁昏悶者，龍腦膏。

薛氏云：若灰白色，或癢而膿不貫，用紫草、四君、木香；色赤或癢而膿不貫，用紫草木通湯；貫而膿清稀，用參芪内托散；不應，加附子，緩則不救。

頂陷無膿爲逆，急用保元加川芎、肉桂、歸芍、木香、糯米煎熟，加人乳、好酒温服。

色白如水晶，内無膿者，宜保元加糯米、人乳、好酒進之。

按病者元氣素弱，或出痘時因稠密，故服解毒之藥太多，或起發時曾有吐利等證，俱傷元氣，雖用參、芪等助發膿漿，而猶恐元氣薄弱，止灌清漿，或缺而不滿，且有癢塌癰毒之慮，宜於前藥内加上好鹿茸及紫河車丸藥，仍進八味二花散爲妙。

曾見痘瘡初出磊落，起發亦透，只待結膿窠之時，却不作膿，往往變爲壞證者；或因其人不能食，脾胃虚，又自利，不知調理者；或出未匀，發未透，毒氣陷伏，妄談稀疎者：此皆人事之不修，非干時毒而然也。

## 脾胃

痘瘡已長，膿漿欲成之時，專以脾胃爲主，脾胃强則氣血充實，自然膿漿易成，飽滿堅厚，不須服藥。脾胃弱，則氣血衰少，不能周灌於身，使之作漿，虚軟清淡，雖有漿亦水而已，宜十全大補湯去地黃加木香，或人參白朮散去葛根加黃芪、官桂，多服乃佳。然脾胃强弱，於食多少，大便堅利求之：食少大便堅者，脾胃之氣猶足也；若泄瀉，則脾胃益虚，四君子湯送下豆蔻丸；利止，復以人參白朮散去葛根加黃芪、官桂服之。便清要能食，不能食者，亦依上法。如能食大便堅，數日未更衣者，用膽導法通之，使氣得疏通，榮衛和暢，不致斑爛也。

泄瀉

痘瘡出形起發，幷不宜泄瀉，恐裏氣虚，毒邪不出，反成陷伏，故以泄利非佳兆也。若成漿之時，尤不宜利，比之於前，殆有甚焉。蓋前此爲病未久，脾胃尚强，足以任之。今則病久，津液已衰，脾胃已弱，若復泄瀉，則僅存之氣重竭於内，方張之毒不能成於外，或爲癢塌，或爲倒靨，或寒戰咬牙，虚憊而死。輕則人參白朮散去葛根加木香、官桂、黄芪，甚則陳氏木香散、異功散、肉豆蔻丸，可以併進；不效，亟服不二散。

便秘手足厥冷

痘瘡手足和煖爲貴。養漿之時，手足發熱，手足必有汗，此毒熱鬱於中，必大小便不通，脈沉滑數，疾宜利之，三乙承氣湯去芒硝主之。手足厥逆者，此陽氣欲脱，必自利不止，或吐，脈沉細微弱，或浮大而虚，宜急温之，理中湯加熟附子，或陳氏異功散。服藥後手足和煖者生，厥者死。若大便秘，小便不通，煩躁狂妄，腹脹喘而渴，脈沉滑數，瘡不起者，此陷伏之證，爲陽厥，百祥丸、三乙承氣湯主之。

煩躁

痘瘡始終貴於安静，膿成之時，毒已化解，臟腑平和，神宇爽快，尤宜安静也。若忽加煩躁，不得眠者，但就痘子上辨之：如膿多清淡而不滿足，此毒猶在裏，未得盡出也，龍腦膏主之；如膿已成，又飽滿，因發熱乾漿而煩者，此宜利小便，導赤散主之；如瘡子太密，膿成之後，心血虧虚，虚煩不得眠者，四物湯去川芎加人參、麥門冬、梔子仁，又酸棗仁湯主之。

錯喉嘔噦

凡痘瘡密，咽中亦有之。成漿之時，咽瘡早熟，肉虚皮薄，易致破損，瘡瘢新嫩，觸之即痛，痂皮沾滯，痰涎纏裹，所以堵塞，飲食難入，勉强吞嚥，則爲疼痛所苦，痰涎所隔，是以水入則嗆，穀入則嘔也。如語言清亮者可治，甘桔湯加牛蒡子、天花粉，利咽膈，化痰涎，惟多飲之，自然平愈。若聲啞嗄，語言不出者，咽喉潰爛，不可治矣。

## 癢

凡痘瘡皮嫩色嬌者，到成膿時，多生瘙癢，先當調理，勿令有此可也。若失於早治而發癢者，內服消風化毒湯，外用茵陳熏法；破者以白龍散敷之。大抵痘瘡作癢，乃是惡候，吉少凶多。如其人能食，或大便堅，抓破之處，復灌成膿，原無痘處績出，大小不等，雖盡抓破可治，內服十全大補湯、苦參丸間而與之，外以滅瘢救苦散、合百花膏塗之。若瘙癢之時，其人顛倒悶亂，抓破之處，不復腫灌，或成坑窟，或即乾黑，或皮自脱，又加以嗆水嘔食，水漿不入，或泄瀉，或寒戰咬牙，或失聲，或手足厥逆，或狂叫，皆死證也。

## 頭面

凡視痘瘡，以正面爲主，五臟精華皆萃於面故也。身上瘡有癢者，或至抓破，不能爲害。惟正面瘡不可犯動一處，苟於眉目鼻面之間，抓破一處，此肺有熱也，急用甘桔湯加牛蒡子以解之，其癢即止，乃佳兆也；若癢不止，浸淫漸開，氣愈泄而癢愈急，必至滿面抓破而死。

凡痘瘡起發養漿之時，額上瘡如火燒湯澆之狀，潰爛破壞，無復完膚，或兩頰之傍，亦如是樣，不待抓搔而自破爛者，以漸而開，沙崩之勢，莫之能御，殼焦水去，似靨非靨，陽氣脱而死。

痘瘡作漿之初，面上諸瘡未盡成膿，或鼻準頭瘡先乾如橘子色者，或眉心瘡自乾黑者，或唇上瘡焦黑者，或兩耳上瘡自收者，或兩頰瘡如餅，中間乾陷者，此名倒陷，乃死之候，不可認作正收，對人妄言。

## 手足

手足痘瘡，最要膿漿飽滿，乃脾胃强，氣血足也。若灰白色，或清淡水，或虚餒籠塌，此脾胃弱，快斑越脾湯主之。如此者縱得收靨之後，必手足腕膝及關節之處發癰毒也。

## 肩背臀

痘瘡初出起發，邪氣雖旺，正氣亦强，足以任之。至於成漿，則氣血漸耗，精神漸弱，有不勝之狀，起止艱難，多喜仰臥，惟肩髆背臀之瘡，輾轉摩擦，最受虧苦。若痘子好者，自然堅厚，耐久不破；其次則收靨稍遲，膿熟自潰。最可惡者，如湯火之疱，水去皮脱。又瘡自破，清水非膿，黑黯乾焦，皆是不治之證。

## 漏漿

歌曰：才試漿時未飽囊，瘡頭有孔漏膿漿。依然團聚封瘡孔，泄去真津毒氣藏。蓋痘瘡作膿窠之時，最要皮厚，包裹完固。若膿未成，忽然瘡頭有孔，其水漏出，或結聚成團，堆於孔外者；或水去窠空，自乾黑者，俗名漏瘡，必死。若膿熟之後，窠皮亦熟，漿水沸出，因而結靨，此頭額正面之間多有之，俗謂之堆屎收，不可以漏瘡例論。蓋漏瘡膿未成，堆屎收膿過熟也。

## 咽喉不利涕唾稠黏

瘡痘者，每至作膿窠之時，咯唾痰涎，稠黏膿結，或有膿血夾雜者，咽喉不利，飲食亦少。此肺受火邪，津液不足，故多黏痰，喉舌牙齒之間，瘡潰血出，惟用甘桔湯加牛蒡子、天花粉，清肺化痰利咽膈，直待收靨之後，自然平和，不可妄用太涼之劑。

## 睡夢呢喃

痘内之膿，皆身中之血熏蒸而成。瘡痘稠密，膿血周遍，津液消耗，心主血，血虚則舍空，故心熱者虚煩不得眠，酸棗仁湯主之；心虚者喜睡，夢中呢喃，如與人言者，多怪誕之事，喚之不醒，安神丸主之；若昏悶甚者，先以龍腦膏開其心竅，後以安神丸、人參麥門冬湯下之。

## 腹痛

痘瘡初出腹痛者，毒在裏也；起發不透腹痛者，陷伏也。若作膿則毒已出，又無陷伏，忽然腹痛，其人不大便者，必然燥屎也，當歸丸、膽導法以通之；便清者，必受冷也，急與理中湯加桂，或黄芪建中湯加木香主之。痘瘡其出已盡，其發已透，其膿已成，表無邪也；能食，小便清，大便潤，裏無邪也。一向平安，忽然腹脹作痛，煩躁喘促，痘瘡色變，如灰木之狀，此必傷食得之，先以丁香脾積丸，原物湯下，去其宿食；後以人參白朮散去葛根加青、陳橘皮，與養脾丸相間調之。

## 斑爛

夫痘瘡膿熟潰爛者，常候也。若未成膿先即潰者，此名斑爛。其由當發散而不發散，則毒氣閉塞，喘促悶亂；不當發散而悮發散，則熱毒隨陽氣暴出，遍身皮肉潰爛。此不善表之過，宜調脾進食，令大便得所，安養榮衛，生肌解毒，解之不至於冷，調養不至於熱，方爲良法，宜十全大補湯去桂枝，多加防風、荆芥穗。大便秘，以膽導法潤之；膿水不乾，以敗草散襯之；斑爛作膿痛甚者，以天水散和百花膏塗之。又有發表過甚，外爲斑爛，而内虚陽氣不守，臟腑自利，此又急當救裏解表，陳氏木香散主之；厥逆者異功散。

## 板黄

痘澄膿則毒盡全美矣，何有乎板黄？豈知玉不在乎厚薄，而在乎體之純；珠不在乎大小，而在乎體之明；痘漿不在乎飽滿，而在乎黄活。夫黄者，中央土之正色。漿汲乎脾，其黄自潤正者也。彼痘氣得其衛而不逆，血養其榮而不傷，囊窠鼎聳，膿漿澄注於中者，活動而不膩塞，明潤而不死色，烏有所謂板黄者哉？若陰陽離其正氣，梟毒肆其殘虐，根窠薄劣，囊房夷委，膿漿之澄注於中者，板膩牢則死塞而不活動，乾蠟而不明黄，以手指抵之，凝結板定，五經痺而二氣截矣，此謂之板黄。若方廣天庭板黄，而餘者潤活，癰毒必結於腦項；腮臉板黄而四體潤美，痘癰必發於肩阜；肚腹板黄者，癰起於曲池、三里；背脊板黄者，癰結於兩軸尻骨。遍身板黄者死，項頸前後板黄者死，頭面板黄者死，眼眶脣上板黄者死，兩脅陽球板黄者死。觀此而痘囊之膿，固欲其充黄，尤宜潤活也。

## 灌膿吉凶

灌膿時根窠紅潤，膿漿滿足，如黄蠟色，二便如常，飲食不減，此爲吉證，不須服藥。

灌膿時純是清水，皮白而薄，與水泡相似，三四日後抓破而死。

灌膿之時，痘中乾枯，全無活血，此名空倉，不治。

灌膿時吐利不止，或二便下血，乳食不化，痘爛無膿者死。若二便不下血，猶可用止瀉健脾之藥。

灌膿時二便閉，目閉聲啞，腹中脹滿，肌肉變黑者死。

## 收靨證治

痘瘡成膿之後，鮮明肥澤，飽滿堅實，以手拭之，瘡頭微焦硬者，此欲靨也。大小先後，以漸收靨，不失太急，不失太緩。已靨者痂殼周圓，無有突凸陷凹者，乾淨無淫濕破濺者，此爲正靨，否極泰來之象也。

凡痘瘡收靨，不可以日數拘也。大抵痘本稀，元氣實者，自然易出易靨；若瘡本稠密，元氣虛者，難出難靨也。只要先後有次，疾徐得中，飲食如常，便無他證。如收太急者，毒邪未盡，煎熬津液，以致速枯，非正收也，必爲目病，爲癰毒，爲諸怪疾，甚則夭亡，微則殘廢。宜微利之以徹其毒，當歸丸主之。

如收太遲者，中氣已虛，脾胃太弱，不能榮養肌肉，使之完就，以致潰爛，內服十全大補湯，外用敗草散襯之。

斑疹膿而不焦，此本治失清涼之氣，有如五穀得陽氣而成熟。非涼風至則不能實也，天地嚴肅之氣一加，則萬物秀而實矣，與斑疹何異？須察何經而清涼之。或下而成嚴肅之氣，則瘡氣必不至於膿而不痂矣。要當知之，餘毒不盡而疾作，蓋出於此。

當是清涼飲子下之是也。

非陽和則苗不秀，非嚴肅則秀不實。

五七日痂不焦，是內發熱蒸於外，故不得焦痂也，宜宣風散導之，用生犀磨汁解之，必著痂矣。

劉洙《瘡子訣》云：痘發如膿窠不肯靨者，但調沙糖水與吃。劉提點云：亦曾試用，但後來結瘢痕白。

痘欲靨不靨，其痂欲落不落，若腹脹煩渴，忌食水蜜生冷之物，若食之，轉渴而死，急與木香散救之；如身熱煩渴者，宜服人參麥門冬散；身熱大渴，人參白朮散；如不愈，仍服木香散。竊謂前證乃脾胃氣虛，津液不足所致，非實熱爲患也。如身熱煩躁，手足發熱，脾胃有熱也，用人參麥門冬散；身熱作渴，手足微冷者，脾胃氣虛也，用人參白朮散；腹脹泄瀉，或寒戰咬牙，脾胃虛寒也，用十一味木香散；泄瀉氣促，手足併冷，脾氣脫陷也，用十二味異功散。凡瘡結痂作靨，皆由元氣充實而內融也。若審見虛弱，便與滋補，血氣無虧，可保終吉；若見不靨而投補劑，恐無及矣。

## 潰爛

痘瘡過期不收，遍身潰爛者，此與斑爛不同，乃熟太過也。其候不同：或因天寒失於蓋覆，使瘡受凍而不收者，宜内服五積散，外用乳香燒煙於被内熏之；或因天熱過求温煖，使瘡被蒸而不收者，宜内服人參白虎湯或五苓散，外減去衣被，令少清涼，以天水散撲之；或大便秘結，内外極熱，毒氣散漫，無陰氣以斂之而不收者，宜内服宣風散或三黄丸、四順清涼飲，外用膽導法，以敗草散襯之；或泄瀉氣虚，脾胃弱，津液少，肌肉虚而不收者，宜内服陳氏木香散，外用敗草散；或因渴飲冷水過多，以致水漬脾胃，濕淫肌肉而不收者，内服五苓散；如因食少氣虚而不收者，人參白朮散去葛根加桂主之。已上諸證，以法治之，已潰者結薄痂，未潰者結痂，方爲佳兆；若痂皮俱不結者，成倒靨矣。

痘已成膿之後，過期不靨，以致潰爛，膿汁淋漓，不可著席，黏惹疼痛者，用敗草散或蕎麥粉，以絹袋盛，於身體上撲之，更多佈席上襯臥尤佳。面上欲不成瘢黯者，用滅瘢散和百花膏敷之。

## 倒靨

痘子初出，磊落成個，後來長大作膿，始相連串，外雖相串，皮下猶一個是一個，至於結痂，腫消膿乾，現出初來本形，所以收藏斂束，要完全堅固，復成個數爲貴。或根脚相通，皮肉盡串者，結痂之時，亦要乾浄，無有淫濕及濺破者，次也。若未成痂者潰爛，已成痂者只是嫩皮，此倒靨也。

痘毒當靨不靨，復入於内者，謂之倒靨，此死證也。元氣素怯，又不食，常自利者，陳氏木香散、異功散，死中求活，聖藥也。如原無泄瀉，大便久秘，今添腹脹喘呼，此毒盛薄蝕元氣，復入於裏，宜急下之，排毒散；若不急下，則腸胃不通，榮衛不行，益加喘滿躁悶而死矣。若毒入裏，忽然自利者，此人脾胃素强，毒氣難留故自利，須看利下之物：如利痂皮膿血者，毒氣得出爲順，不可止之，待利盡膿血自愈；如利水穀者，此毒氣反驅水穀，脾虛不能制之，其證爲逆，不可治也。

如痘瘡破損潰爛者，復腫灌作瘡，不致乾枯，原無痘瘡處復出一層，如初出之狀，亦以漸起發作膿者，此裏氣充實，毒不得入，猶在於表，未成倒靨，逆中之順證也。但痘子重出一番，必其人能食，大便堅，足以勝其再作之毒。如食少大便潤者，用十全大補湯、人參白朮散、肉豆蔻丸主之。蓋病久氣虛，惟利温補，不可再解毒也。

## 不靨悶亂哽氣腹脹

痘瘡十一日至十二日，當靨不靨，身熱悶亂不寧，臥則哽氣，腹脹泄瀉，寒戰咬牙，急用異功散加木香、當歸以救陰陽表裏，助其收靨。竊謂前證若手足併冷，屬脾胃虛寒，宜用十二味異功散；手足微冷，屬脾胃虛弱，宜用五味異功散加木香；若手足熱，大便秘，屬脾胃實熱，宜用清涼飲救其陰以抑其陽。

## 泄瀉

痘子初出以來，表裏俱病，收靨之時，表邪已解，裏氣當和，大便宜潤，小便宜清，忽爾洞泄水穀者，此中氣暴虛，不能禁固水穀，或毒氣乘虛入裏，欲作倒靨，併宜陳氏木香散、異功散、肉豆蔻丸主之。利止者佳，利不止者陽脱而死。

## 面

痘瘡潰爛，先傷於面者：面乃諸陽之會，痘乃純陽之毒，以類相從，如水就濕，火就燥也；又心之華在面，諸瘡皆屬於心，心火上炎之象。如面瘡已破，腫消目開者，此不著痂，先已乾燥，病爲倒靨，死在旦夕。如已破復灌，滿面成餅，焦裂濺起，膿血淋漓，食穀則嘔，飲水則嗆，咯唾黏涎，語音啞嗄，口中氣臭者，此臟腑敗壞，故諸證盡見也，淹延悶絶而死。如瘡潰腫，飲食無阻，大小便調，更無他苦，如上證者，此則可治，內用十全大補湯、升陽解毒湯相間服之，外用滅瘢救苦散、百花膏合而敷之。

## 人中

人中爲任督交會之衢，督乃陽脈自人中而上，任乃陰脈自人中而下。故自準頭至印堂，與頦至鳩尾相應；印堂至髮際，與鳩尾至膝相應；髮際以上，與膝已下相應。痘瘡收靨，但觀面上收到之處，則知身上收到之處矣。凡痘子自人中上下左右，先出先靨者吉，陰陽變合，相濟之理也。若自額角先靨者孤陽不生，足下先靨者孤陰不長，皆凶兆也。

## 頭足

造化之理，生於陽者陰成之，生於陰者陽成之。故痘瘡收靨，頭自髮際已上，陽氣獨盛，謂之孤陽；足自膝以下，陰氣所聚，謂之寡陰。所以諸瘡皆靨之後，此二處難靨，乃造化自然之理，不可作倒靨論。

## 疳蝕

痘已靨未愈之間，忽然風邪搏之，成疳蝕瘡，宜雄黄散、綿繭散治之；久不愈，多潰骨傷筋殺人。

前證屬足陽明胃經，其方解毒殺蟲之劑，若毒發於外，元氣未傷者，用之多效；若胃氣傷損，邪火上炎者，用蕪荑湯、六味丸；若赤痛者，用小柴胡湯加生地黄；肝脾疳證，必用四味肥兒丸及人參白朮散，更佐以九味蘆薈丸。

痘瘡結膿巢之先，或曾傷犯破損者，灌爛成瘡，至於收靨，此獨不靨，膿汁不乾，更多痛楚，若不急治，漸成疳蝕瘡，損骨傷筋，以致橫夭，宜內服十全大補湯，外用滅瘢散和百花膏敷之。

痘子已成疳蝕瘡者，若在肢節，及諸虛怯軟弱，血氣俱少之處，色青紫黑，腫痛潰爛，以漸延開，血自出者難治；若所生之處，在於陽分，不痛不爛，色不變，血不出者，以綿繭散主之。

## 口疳

痘八九朝之期，雖澄黄結蠟，而口中惡臭噴外，上下牙牀潰爛，舌板堆裹黄垢，名曰口疳，若不早治，則牀脱牙落而成漏矣，速將出白散吹之。

歌曰：痘中疳臭世休輕，脱牀落齒漏淹成。出白散方多不識，細茶薄荷共煎濃。亂髮滚湯摩洗淨，指纏拭口去膜腥。才將青黛硼砂片，薄荷殭蠶與銅青。按製研爲極細末，吹來頃刻痘疳平。

余治痘疳，單用人中白煅過，和片腦、薄荷吹之；朝夕用細茶、黄連、薄荷煎湯，頻漱口後吹之極效。

## 喉痺

痘至七八朝之際，而喉内鎖緊，腫痛難咽，毒峻於陽明而然也，金虛則鳴，當以稀涎散吹之。

歌曰：喉中鎖痛覓稀涎，山豆根真效可言。薄荷熊膽相圭合，再把茶芽總共研。隨時吹入喉門裏，頃刻之間痛遂痊。此方甚妙，熊膽、山豆根，須要識得真正者，方可用此獲效，否則以爲無用之方矣。

## 發熱

痘瘡常宜温煖，有熱不可盡去。如一向身温，今反發熱者，俗名乾漿，此亦常候。只怕内傷飲食，外感風寒，以致發熱，又當别論。然病久氣虛，不可輕用汗下。因外傷者，桂枝葛根湯加人參；因内傷者，木香大安丸主之。

歌曰：待到渾身膿水乾，人情倦怠盡偷安。不知禁忌多翻變，一簣終虧九仞山。蓋收靨之時，人心怠忽，居處飲食，不知禁忌，以致變生異證者，紛紛皆是也。行百里者，半於九十，可不慎哉！

## 收靨吉凶

痘瘡收靨，圓淨堅厚如螺靨者，上也；頭穿膿出，堆聚成痂如鷄矢者，次也；皮破膿出，痂薄如紙者，又其次也；皮爛膿潰，不成痂皮，膿汁腥臭者，斯爲下矣。如已過期，譬如瓜果熟久則爛，此造化之常，還作順看；若未及期，則爲斑爛，乃逆候也，變倒靨而死。

結靨時色轉蒼蠟，一二日從口唇四邊結靨，由胷腹收至兩腿，然後脚背和額上一齊結靨，落而愈者吉。結靨時遍身臭爛，如搭餅，臭不可近，目中無神者死。結靨時遍身發癢，抓破無膿，皮卷如豆殼乾者死。

結靨時，寒戰，手足顫掉，咬牙噤口者死。

落痂後瘢痕雪白，全無血色者死，急宜補氣血養脾胃，庶幾可活。

患痘八九日充灌回謝，宜保全矣。然有回至項頸而死者，有回至胷前而死者，有回至臍上而死者，有回至陽物而死者，其故何歟？曰消息盈虛，自有定數。若痘證僅取其漿灌則可也，倘元氣所稟者，本是薄劣，痘兼多蔓，遂用毒物盡以發之，再投升劫之劑，盡把元氣趕上，痘雖充灌，然外囊實而内體耗蠹矣，五經傷而不能斡補矣。頸上喉突氣窩，肺之關轄也，肺氣先絶，回至此則鯎絆而死。胷阜，心之關轄也，心脈先絶，回至此則死。臍乃脾之關轄也，脾脈先絶，回至此則死。眼眶乃肝之關轄也，肝脈先絶，回至此則死。陽物乃腎之關轄，腎脈先絶，回至此則死。本拔則枝枯，源塞則流涸，自然之道也。若語其變，風寒不知慎護而致梟邪逼於中，飲食不知撙節而致脾胃傷於内，肚腹腫脹痰喘不息，於是回至各關轄而死者，亦有之也。又有一樣囂痘，視之若似黄膿灌滿，回至胷前則死，此真鯎痘也。

## 落痂證治瘢赤黑

瘡痂落後，其面瘢或赤或黑者，用四白滅瘢散，臨睡以清蜜水調搽面上，至曉以水滌去之，自然白瑩，脱去；更宜愛護，不得早見風日，經年不滅。如瘡瘢突起成凸，此熱毒未盡，解毒防風湯主之，外更用蜆子內水摩之。如陷下成凹者，此脾胃虛不能長肌肉也，人參白朮散加黃芪主之。

## 瘢黑暗

凡瘡瘢頭面渾身併黑暗者，未可便說無事，猶恐日前未甚作膿，收靨太急，此倒靨歸腎也。但察其表裏：如壯熱，大渴未除，煩悶昏睡，少食或大便不通，或自利，此真倒靨歸腎也；若身溫煖爽快，食漸加，大小便調者，此瘡瘢本色，無慮也。

## 痂不脫

痘瘡收後，其痂自脫者佳。不脫，以百花膏潤之，令其速脫。稍遲，則乾硬深入肌肉，經久方脫，遂成瘢痕。然久而不脫者，脾胃虛也，人參白朮散加黃芪、官桂主之。不可撏掐剥去，若不禁手，反傷皮膚，復灌作瘡，翻復潰爛，一時難愈，其後多成疥癩也。

痘瘡黏著皮肉，不肯脫落，此表虛也，尤當禁忌以防異變，宜調元固表湯主之。

凡瘡痂日久，當脫不脫者，胷背手足無妨，惟面上不脫，必成瘢陷。未脫者以百花膏潤之，令其易脫；脫盡之後，瘢痕黑黯者，以四白滅瘢散塗之。

如收靨既遲，瘡痂不落，昏昏喜睡者，此邪氣已退，正氣未復，脾胃虛弱，宜調元湯加麥門冬合安神丸，或只用酸棗仁湯，緩緩調理，待氣血平復，榮衛和暢而安矣。

## 瘢腫成膿

痘瘡收靨之後，痂皮盡脫，曾見瘢痕凸起，復作膿窠，依舊結一層疕子者，或因收靨太驟，青氣未盡；或因悞服温補之藥，多啖肥甘之物，飲酒喜食煎炒辛熱；或因出風太早，榮衛鬱而不通，皆能復成此證，亦與前日一般，但無苦耳。若此者毒邪外散，決無留毒之患。

痘瘡遍身潰爛，不結痂者，倒靨也。或三五處腫灌潰爛，不結痂者，疳蝕瘡也。若已正靨，痂起自脱，或面上，或手足，或片結硬瘡，頭雖焦，中蓄膿漿者，此是原出瘡子之初，其處太密，糊塗成片，無復顆粒，所以毒壅於裏，不能起發，作膿結痂也，但用滅瘢救苦散和百花膏塗之，待膿盡痂起自愈。或手足腕膝之間，瘡窠連串作一大塊，膿化作水，停蓄於中，恰如囊袋，皮不破，水不去，日久只如是者，此裏面肌肉已好，原日瘡皮剩於外也，宜用針抉去其水，自乾脱矣。

能食不能食

瘡痂既落，中氣暴虚，多不能食，必借人參白朮散去葛根加陳皮、木香以調養之。其間或有瘡痂起而能食者，是胃中宿有藴熱故也。蓋胃熱則消穀，所以能食。其人必大便稍秘，或大便難，當用三黄丸利之；否則恐胃熱不去，鬱爲口臭齒腐生風之證，流散四肢則發爲癰疽腫毒。然有一等脾胃素壯實者，平素能食，大便亦不至有秘結之患，此又不可一概論也。

瘢痕赤白

痘瘡赤白，各有所因，治法亦異：凡痕赤而作癢，血虚而有熱也，用四物、牡丹皮；赤而作痛，餘熱也，用四君、連翹、金銀花；若發熱而大便調和者，脾胃虚熱也，用五味異功散；若發熱而大便秘結者，腸胃内熱也，用聖濟犀角地黄湯；若母有肝火，用加味逍遥散；若母有鬱怒，用加味歸脾湯，佐以加味逍遥散治之。白者，屬氣虚而血衰也，宜固元氣爲本。癢而作渴者，氣血俱虚也，十全大補湯之類；乳食減少，四肢倦怠者，中氣虚也，五味異功散之類；氣虚發熱者，補中益氣湯之類；血虚發熱者，當歸補血湯之類，須參兼變之證治之。此證若服藥而漸紅活者可治，色不轉者不治，雖經年後，多患瀉利而死。若妄投攻伐，禍在反掌。

## 禁忌

痘瘡新差之後，氣血未復，視之未曆，尤加調護可也。蓋痂皮起落，肌肉新嫩，不宜澡洗，增減衣服，則表已虛，寒暑之氣易襲也。瘡毒内作，臟腑俱傷，毒雖外散，腸胃已弱，不宜飲冷，傷饑過飽，則裏氣虛，飲食之物易傷也。時俗不知此理，謂之已痊，再無他變，怠玩縱弛，致生後災，一旦病生，悔之晚矣。

# 古今圖書集成醫部全録卷四百七十八

## 痘疹門

### 證治準繩　明・王肯堂

#### 發熱

瘡疹發熱，與傷寒相似，但傷寒只見一經形證。若瘡疹則面燥腮赤，呵欠煩悶，乍涼乍熱，多睡欬嗽噴嚏，驚悸吐利，手足梢冷，骫涼耳涼也。然發熱者，瘡疹常候也，不可盡除之。但熱微毒亦微，熱甚毒亦甚。

初發熱時，精神清爽，脣鼻滋潤，更無他證者，此熱在表，其瘡必疎，不須施治。

初發熱時，渾身壯熱，熇熇然不渴，清便自調，此邪在表，拂鬱於皮膚之間，宜以輕揚之劑發之，升麻葛根湯主之，甚則羌活湯主之。

初發熱時，其熱烙手，目赤鼻乾脣燥，小便赤，大便秘，煩悶不安，此表裏俱熱，毒氣壅遏，宜發表攻裏，雙解散主之。

初發熱時，表不大熱，其人煩躁不安，此熱在裏也，以三黃丸微利之。

初發熱時，或乘疫癘之氣，人參敗毒散主之。

初發熱時，或爲風寒所襲，出不快者，桂枝葛根湯、羌活湯、雙解散去大黃主之。

痘瘡之證，其初不免於發熱者，未出毒，邪在裏，煎熬氣血，熏蒸臟腑而然。瘡既現形，則毒泄而熱解，所以瘡出熱退者，瘡本必疎。若瘡已出，熱不少減，此毒蘊於中，其勢方張，其瘡必密，宜急解其毒，連翹升麻湯加防風、荆芥穗、地骨皮，或解毒防風湯加升麻，或東垣鼠黏子湯，兼服代天宣化丸。服藥之後，瘡或不出或再出，其熱頓減者，爲氣和也。熱若不減，瘡漸加多，再消詳大小便何如：大便不通，七物升麻湯；小便不利，連翹湯；大小便俱不通，八正散；自利者黄芩湯加白頭翁、酒黄連調赤石脂末，裏氣和，毒解矣。如更加渴煩躁不已，或譫妄，或腹脹滿氣促，或自利不止，手足厥冷，此逆證勿治。

如瘡已出，但微發熱，不須治之，蓋瘡疹屬火，非熱不能成就也。有大熱則當利小便，小熱當解毒。大熱謂身熱脈實，大小便秘，津液燥而渴，懼其變生他疾，故利小便，八正散、通關散。大便潤者，連翹飲、導赤散加人參、麥門冬，使心火有所導引，則雖不用冷藥，熱亦自減去矣。瘡痘不至熱過，不爲冷悞，甚爲良法。小熱解毒之説，謂小熱不解，大熱必生，利其小便，則慮損氣，故但可解毒而已，甘桔湯加牛蒡子、荆芥穗。

已上起發而熱。

如瘡漿膿已成，毒氣已盡，又復發熱者，俗呼爲乾漿，不須施治。

如結痂之後，其熱不退者，此邪氣未盡，正氣未復，熱微者不須治之，熱甚者當視其虚實。

有初起煩躁譫語，狂渴引飲，若飲水則後來靨不齊，急以涼藥解其標，如益元散之類可用。

錢氏云：有大熱者利小便。又云：身熱煩渴，腹滿而喘，大小便濇，面赤悶亂，大吐，此當利小便，蓋此用導赤散之類是也。

## 渴

前證若二便自調，飲食温和，口渴飲湯，手足不熱，是爲虚熱，不可食生冷之物；若二便秘結，飲食喜冷，口渴飲水，手足併熱，是爲實熱，可與冷水飲之。凡痘出而熱未止者，既出盡則熱自止。

如發熱時便大渴者，熱在内也，葛根解毒湯主之；不止，更加黄連以瀉心火之有餘，黄蘗、知母以滋腎水之不足。舌潤則生，舌如芒刺則死。蓋舌乃心之苗，少陰之脈榮於舌也。如發熱自利而渴者，津液不足也，黄芩湯加人參、白朮、麥門冬主之。

初熱煩躁渴引飲者，急以涼藥解其標。

身熱煩渴，腹滿而喘，大小便濇而赤，悶亂大吐，此當利小便，不瘥者，宣風散主之。

如瘡已出，或起發，或收靨，一向渴不止者，人參麥門冬散主之。

海藏云：若身熱小渴者，六味人參麥門冬散治之；如不愈，或身熱大渴者，七味人參白朮散主之；又不愈，十一味木香散。

如能食而渴者，肺熱也。經曰：心移熱於肺，傳爲膈消。由心火上炎，乘於肺金，熏蒸焦膈，傳耗津液，故渴也，治在上焦，人參白虎湯加黄連主之。

如不能食而渴者，脾虚也。叔和云：口乾饒飲水，多食亦饑虚。由脾素弱不能爲胃行其津液，故渴也，治在中焦，參苓白朮散主之。

自利而渴，輕則人參白朮散，甚則陳氏木香散。自利而渴者，邪傳腎也。《正理論》云：自利而渴者，屬少陰，虚故引水自救。蓋腎主五液，其脈絡於肺，繫舌本。邪傳於腎，則開闔不司，故自利。利則津液下走，腎水乾，不能上潤於舌，故大渴也。治在下焦，宜温之，陳氏異功散主之。

面白腹脹自利而渴者，陳氏十一味木香散主之。

腹脹渴者，瀉渴者，足指冷渴者，驚悸渴者，身温渴者，身熱面晄白色渴者，寒戰渴不止者，氣急咬牙渴者，飲水轉水瀉不已者，已上九證，即非熱也，乃津液少，脾胃肌肉虚故也，宜木香散治之；如不愈，更加丁香、官桂。

此説必加審用之，脹渴，瀉渴，驚悸渴，寒戰渴，咬牙渴，亦多屬熱者，不可不察！

如渴而大便秘者，宜利之，四順清涼飲主之。

如大腸秘澀，或發熱，四君子加瓜蔞、桔梗主之。

痘子稠密，津液少者，十全大補湯。

## 煩躁

凡痘瘡出不快，發不透，靨不齊，有煩躁者，此有二證：如面黃，大便色黑，煩躁喘渴，或如狂，或喜忘，腹脹或痛，此爲有瘀血在裏也，宜當歸丸，或四順清涼飲，併加桃仁泥、紅花；甚者桃仁承氣湯主之。如便血下黑糞，而又睡不醒，心爲血之主，睡不醒則心之神昏矣，黑參地黃湯加木通、麥門冬；若無面黃屎黑如狂喜忘之證，只大便不通，煩躁腹脹者，此有燥屎也，此却真狂譫妄，以三黃丸、四順清涼飲、三乙承氣湯、當歸丸、膽導法，看病輕重，擇而用之。如偏執不可下之法，以致陷伏而死者，醫之咎也！

火入於心則煩，入於腎則躁，皆心火爲之。蓋火旺則金爍水虧，故心腎合而爲躁，宜用梔子豆豉湯。凡痘瘡盛作之時，必令心火有所導引，苟或毒氣出而未盡，遂生煩躁，以生黑豆煎湯，或生犀磨汁飲之亦可；若津液不足，虛煩不得臥者，活人酸棗仁湯。此證多因脾胃氣虛，或服剋伐之劑所致，但當調補中氣爲善。

## 譫妄

痘紫色頂陷，心煩狂躁，氣喘妄語，或如見鬼神，內熱便秘者，宜用龍腦膏子、猪尾膏；如無內熱，大便不實，不可輕服。竊謂前證多因初起熱盛之時，失於解利所致；亦有因痘毒未盡，有因胃經有熱，有因肺經有熱，有因心脾有熱，煩躁痘裂，出血便血衄血，屎黑痕赤，詳見各證。大凡作渴發熱，手足指冷，或大便秘結者，內有熱也，切不可禁其飲水，觀張子和述水中兒事，良可驗矣，蓋熱極故得水而生也。

初發熱便妄有所見聞，妄言如見鬼狀，此爲惡候。蓋毒攻於裏，心志昏惑，神識不清而然。況小兒神氣怯弱，鬼魅易侵，又厲鬼常乘疫氣而行，乘人之虚而疰之。故凡痘疹妄見妄聞，妄言如見鬼者，不可治也。須審發於何臟：如目直視，手尋衣領亂掐物，此發於肝，爲亡魂；悶亂喘促，手掐眉目鼻面，此發於肺，爲亡魄；上竄咬牙，多叫哭驚悸，或不能言，此發於心，爲喪神；困睡手足瘈瘲，不思飲食，此發於脾，爲失意；目無精光，畏明欲墜下而縮身，此發於腎，爲失志。故曰，真臟見者不治。

或發熱時無此證，因大便秘結却有之，此内熱也，先以宣風散解利其熱，後以導赤散送下牛黄清心丸或粉紅丸以鎮其神。病已者可治，連作不已者勿治。如初發熱狂亂，大便自調者，五苓散加辰砂主之；大便秘者，輕則三黄丸，甚則承氣湯主之。

## 驚搐

瘡疹搐，由風火相勝也。惟斑疹能作搐。疹爲脾所生，脾虚而肝旺乘之，木來勝土，熱氣相擊，動於心神，心喜爲熱，神氣不安，因搐成癎。斑子爲心所生，心生熱，熱則生風，風屬於肝，二臟相搏，風火相争，故發搐也。治之當瀉心肝，補其母，瓜蔞湯主之。

諸痛癢瘡，皆屬於心火。無論虚實，皆從心火上説。脾虚則肝乘之，肝與心火相合，故用瓜蔞湯；若脾土實，火旺逆乘而成癎者，此實邪也，便結者瀉青丸，便軟者瀉青湯，亦當以脈別之。

經曰：諸風掉眩，皆屬肝木。然痘出之始，雖有四臟，心實主之。心火熱盛，肺金受尅，不能制伏肝木，熱則生風，風火相搏，神氣不安，故發驚搐。醫者當辨痘疹驚搐，不可遽投凉心之藥。苟不審而概以驚藥治之，則心寒而肌斂，毒氣内陷，痘何由而出也？治法當平肝木利小便爲切要。瀉肝則風去，利小便則心熱退，風熱既定，則痘隨出而驚搐自愈矣。然痘先驚者多吉，痘後驚者多凶，何也？痘未出之先，熱藴於内，故作驚搐；痘出驚止而内無凝滯，故吉。痘出之後，氣血虚弱，復感風寒，熱毒反滯，又毋敢輕易發散清利，故凶。然有非痘證而慢驚者，亦屬於肝，而治法專理脾土，何也？蓋由平日或吐或瀉，脾土虚弱，不能當肝木所尅，此非肝木之本病也。治法只須温補脾土爲主，而肝木自寧。譬如土薄而上有大木，不能乘載，故無風而自動，栽培者當厚填其土，使根深本固，而自無風邪之害也。痘後有此證者，亦由氣血虚極使然也，必爲難治。

挾熱吐瀉，不可投燥藥；傷寒身熱，不可投涼藥；瘡疹發搐，不可投驚藥，此皆外同而内異。蓋瘡疹出於心，驚搐亦出於心也。瘡疹本熱，熱則動心，此理之自然。夫心火獨盛於上，肺金受火剋而不能制伏肝木，熱則生風，木氣盛則脾土衰；熱氣動於心神，心喜爲熱，心臓斑，脾臓疹，瀉肝則風去，利小腸則熱退也。風熱既退，則驚搐自愈矣。昧者不知，投以銀粉、腦、麝、青黛、硃砂、硝石涼心損胃之藥則悮矣。故見證似驚風，用藥當作瘡疹防之，蓋瘡疹之初，似驚風多。大抵瘡疹發驚，必先欬嗽痰涎，心悸煩躁，嘔吐脣紅，頰赤發渴，耳冷足冷，脈數舌白，如有此數證，則銀粉等涼藥切不可用。蓋心涼則幷損胃而毒氣斂伏，又況心主血，寒則血凝而不行，且中焦既冷，上焦熱愈不降，何由運出？又有小兒平常無痛，忽然發搐者，必是瘡疹，尤當審諦。蓋毒氣内盛，但當發散，如惺惺散、消毒散、升麻湯、紅綿散，兼以快氣利小便祛風等藥與之，待其熱氣得泄，心氣亦自定矣。或有風寒與内熱相搏而驚搐者，各隨證治如前法，但加勻氣藥爲妙。張氏云：瘡疹氣勻即出快，氣勻則榮衛無滯，有毒亦散，瘡疹當自出矣。

如大吐面青，脣眼動，手足時搐，慢脾風證也，宜小異功散加升、柴、木香、乾薑治之。

凡未出而發搐者，是外感風寒之邪，内發心熱之所作也，當用茶粉下解毒丸、犀角地黄湯主之。

治瘡痘欲出，身熱煩躁，忽發驚搐，宜驅風膏、小如聖飲；小便不通，八正散；涎盛，利驚丸、抱龍丸，量證施之。

欲發瘡疹，先身熱驚跳搐搦，此非驚風，宜發散藥。

前證痘疹未見，而先發搐者，乃毒氣自心經出也。若病熱輕緩，或形氣虚弱者，不宜用峻厲之劑，恐元氣内損，則毒氣内陷，而瘡不能起發也。或外感風寒之邪，内因瘡疹之熱而相搏，或肝血虚火動而内生風，當補元氣爲主，佐以見證之劑。然前方多峻厲之劑，審有是證方可用。須察其色赤白而以脾胃爲主，虚則用温補，實則用解毒。

痘瘡始作未形見之間，忽然驚搐，是毒氣自心經而出也。苟不以内外證辨明之，便用銀粉青黛等藥，則心寒而毒氣内陷，往往氣絶之際，或隱斑方出，已無及矣。治法但當以導赤散加防風、辰砂末，與瀉青丸合而治之；搐甚者抱龍丸。如再不止，小便利者可治，以導赤散送下牛黄清心丸或粉紅丸；小便不利者，勿治。

夫導赤散、八正散、六一散，皆利小便之劑，小便不利者宜之。然瀉内火以瀉肝之子，乃治驚搐第一要法，不獨小便不利者爲當用也。

斑疹病後欲發癇，以木勝脾，木歸心故也，若涼驚，用涼驚丸；温驚，用粉紅丸。

痘後非時搐搦者，有二證：一則心熱留而不去，熱盛生風，風火相搏，其人必喉中有痰，目直上視，面赤引飲，居處喜冷，宜導赤散、瀉青丸清心瀉肝，後以抱龍丸調之。一則病後多食，胃弱不能勝穀，謂之食蒸發搐，其人必潮熱，大便酸臭，秘泄不調，或嘔吐腹痛，先以備急丸、丁香脾積丸利之，後用木香大安丸、錢氏異功散，調理取愈。

## 中風

痘風分氣血虚實，以日子守之，多帶氣血不足。

虚則黄芪生血之劑助之，略佐以風藥。

實則白芍、黄芩爲君，連翹、白芷、續斷之類爲佐；若屬寒，陳氏方可用。

前證更當分痘瘡已出未出，已靨未靨，外邪所傷，内虚火動。若未出而搐搦，熱毒内藴也，紫草快斑湯加鈎藤鈎。已出紅綻而搐搦，熱毒作痛也，東垣消毒散加鈎藤鈎。灌膿而搐搦，血氣虚也，參芪四聖散加鈎藤鈎。若靨後而搐搦，血氣尤虚也，八珍湯加鈎藤鈎。或目瞤或直視者，風火相搏也，柴胡梔子散或六味地黄丸加柴胡、山梔。或口角流涎者，木乘土也，五味異功散加升麻、柴胡、鈎藤鈎。或目赤眵淚者，肝血虚而生風也，四物湯加柴胡、鈎藤鈎。或角弓反張者，水不生木也，六味地黄丸、加柴胡、當歸，隨用補中益氣湯、加天麻、鈎藤鈎。不可直用治風之藥，蓋風藥能燥血散氣，必驗其手足冷、熱、温和三證，而用補瀉調理之法，庶無悮矣。如嬰兒，當審乳母而治之。

痘後忽遍身青黑色，手足瘈瘲，口噤涎潮，角弓反張，語言艱濇者，此中風也。瘡痘方愈，榮衛正弱，不知避忌，忽遇節令氣交八方不正之氣，乘虚而入，故爲此證，宜消風散二錢，入蟬蜕末一錢，分爲三服，投生薑薄荷汁及酒各數點，温湯浸之，連二三服，或作癮疹，或再出膚疹而愈。

## 自汗

自汗者，不因發散而自然汗出也。衛氣者，衛護皮膚，肥實腠理，禁固津液，使不得妄泄也。痘疹之火，由裏達表，干於衛氣，皮膚爲之緩，腠理爲之疎，津液外泄，故自汗也。凡病自汗，宜遽止之。瘡疹初出，自汗實爲美證，乃陰陽氣和，榮衛通暢，邪氣不留，易出而解也。又心主汗，諸瘡皆屬於心，自汗出者，毒氣外泄也。雖然熱之甚者，亦爲汗解，身復清凉，此毒散也。若汗出不止，其熱反劇，此邪氣併於陽而陽虚，宜斂汗固表，清熱解毒，使衛氣充實，無癢塌潰爛之患，保元湯、當歸六黄湯主之。

如瘡已收鞍，痂皮脱落，自汗者，此氣虚也，宜補陽救陰，使氣無泄，十全大補湯主之。若更不止，調敗蒲散同服，外用温粉撲法。

薛氏云：靨後最宜審治：若血虚者，用當歸補血湯；氣虚者，用四君子湯加黄芪；氣血不足者，十全大補湯；飲食自汗者，小異功散加黄連、五味子、烏梅肉。

睡中汗出，心有熱也，其汗上至頭，下至頸不過胷者，乃六陽虚汗也，不須治之；上至頸，下至臍者，此胃虚也，保元湯；不止，調敗蒲散同服。

自汗者，血之所化，陰氣不能閉藏，所以睡則汗出。痘家當以補血爲主，若當歸補血湯、六味地黄丸、八珍湯、人參養榮湯之類，皆可因證施治。

自汗面赤作渴，手足褺褺汗多者，胃熱也，瀉黄散、人參白虎湯加黄連主之；諸證退，以小異功散加山梔、麥門冬調之。

有食積内熱自汗者，四君子和麯芽。

自汗發搐流涎者，肝木侮土也，小異功散加鈎藤；搐減，去鈎藤加柴胡主之。

丹溪謂自汗不妨，蓋指初出并其汗之不甚者言耳。若汗出過多，最能虚人。未靨之際，恐致氣血虚而不能結痂；既靨之後，尤防血脱陰虚，陽無所附矣。

汗出如油，髮潤如洗，喘不休者，爲肺絶之候，死不治。

## 失血

所云血之妄行，從口、從大小便、從陽瘡或痘毒而出者，悉皆不治，蓋指出之多而不止者言之耳。若初出之時，苟詳推其因而善爲清理，豈俱無生者耶？

若痘瘡赤痛，煩熱作渴，或便血，或衄血，先用犀角地黄湯，次用加減大紫草散去黄芪加木通主之。

吴氏治諸失血，始終用犀角地黄湯加山梔、芩、連、白芍藥。有初出時衄血不止，用下藥而得效者。

## 衄血吐血

《痘疹方》云：若痘發之際，正宜微見，與發汗同體，然血與汗雖殊，其源則一。蓋痘疹乃穢血所發，邪結肺胃，毒氣自然上越也。若見此證，不可妄投以藥，恐治失其宜，瘀蓄者不出，而已出者復傷，反生變證也。

若作渴飲冷，手足并熱，此毒氣熾盛而血上溢也，宜用《聖濟》犀角地黄湯。若肺經熱毒而鼻衄，用地黄清肺飲；胃經熱毒而吐血，亦用《聖濟》犀角地黄湯；若腸胃熱毒而便血，亦用之。作渴飲湯，手足不熱者，脾肺氣虛不能攝血而妄行也，宜用五味異功散。若出血作渴，煩躁面赤者，血脱也，宜用當歸補血湯。

## 便血

凡痘子大便出血者，看其血來如何，又看是何時：如痘子正壯，大便數日未行，血從糞出者，此肛門傷血出也；如瘡已收，大便膿血者，此倒靨之血也。非此二類，但溺血便血者，乃臓腑敗壞，陰血妄行，必死之候。痘疹大便下血或黑糞，若睡而不醒，是爲惡候，乃内熱盛也，用犀角地黄湯、抱龍丸、小柴胡湯加生地黄主之。竊謂前證若寒熱作渴，小柴胡加生地黄；發熱體倦，用五味異功散加當歸；口乾作渴，用人參白朮散。大凡作渴引飲發熱者，屬實熱；作渴飲湯，手足不熱者，屬虛熱；手足逆冷者，屬虛寒。治者審之！

## 溺血

痘兩三日而小便溺血者，名爲沁砂紅。蓋因梟毒輳於心，心失其主而血隨毒激，故奔散而妄馳，心通小腸，注於膀胱而溺血也，或如黑豆汁，或如蘇木水。痛者易治，不痛者難治。

## 焮裂出血

痘瘡大便不通，小便如血，或結癰毒，身痘破裂，乃内火熾盛，失於解利，急用犀角地黄湯、小柴胡湯加生地黄、四順飲之類治之。竊謂前證若心脾熱盛，用犀角地黄湯；心肝熱盛，用小柴胡湯加生地黄；若大便不通，先用四順飲，次用犀角湯；若色赤焮痛，二便不通，急用活命飲加硝黄；若色赤焮痛，惡寒發熱，用活命飲加麻黄；若因乳母怒火，用加味逍遥散、加味歸脾湯。

## 不能食

當與灌漿落痂二門參看。

凡痘家能食者，不問稠密皆吉；不能食者，痘雖疎亦難發難靨，瘡密者危。蓋人絶水穀則死，表裏皆病則困也。有欲食而不能食者，必喉舌有痘作痛，難於吞嚼也，以爛粥米飲頻頻與之，以助脾胃之氣；更以甘桔湯加牛蒡子，以解咽喉，利胷膈也。

夫痘瘡之出也，固賴元氣以發之；而元氣之壯也，必滋乳食以養之。自四五日以至痂落之後，飲食不減，二便如常，雖不起發，不紅綻，或陷塌，用藥得宜，可保無虞；使乳食減少，兼以泄瀉，則元氣自此而日衰，雖無前證，日後必至藥亦難效，去生遠矣。故四五日前而不食者，此毒盛於裏，猶可治也；至六七日後而不能食者，雜證百出，行漿不實，雖藥之亦何益哉？有稟受壯實，又發於五歲之外者，又不可以例論也。有痘已痂起而不食，宜調脾胃；若痘起而倍能食，乃胃中宿熱消穀。能食而大便秘，宜四順飲之類微解之，恐胃熱不去爲口瘡。又有脾胃壯實能食，大便如常，不必服藥。此治痘者可不知所審耶？

不食有虚實之異；其人怯弱，精神慢而不食，或因犯胃氣，臟腑自利而不食者爲虚，當温養之，益黄理中薑附輩主之。身熱中滿而不食者爲實，當清利之，白虎湯、五苓散輩主之。

如腹脹不食，口角流涎者，小異功散主之。

初出胷前稠密而減食者，此毒盛脾弱也，宜消毒飲加酒洗紫草、山楂、人參輩。

已出或因煩渴，飲冷過多，或悮投涼劑，傷冷腹脹，大小便利，腹中虚鳴不能食者，當以温中藥疎逐冷氣，治法見腹脹條。有内實之人，皮厚肉密，而毒氣難於發越者，又當服解毒匀氣之藥。

凡痘出而飲食少進者，多因虚而毒發不透，或兼有積滯故也，以秘傳大透肌散加枳實、厚朴服之。

飲食不化，手足逆冷者，脾氣虚寒也，四君子湯加乾薑，甚則附子。

瘡痂既起，則中氣暴虚，多不能食，只宜四君子輩徐徐調養之。或有瘡痂起而能食者，乃胃中宿有藴熱也，蓋胃熱則消穀，故能食。更兼大便秘結者，宜三黄丸利之，庶不生他變也。然亦有一等脾胃素壯實者，亦自能食，大便亦不至有秘結之患，則不必用此藥也。

靨後大小便如常而食少者，宜胃愛散、小異功散、雙和散之類調補。痂落潮熱，脣紅口渴不食者，四君子湯加陳皮、山楂、黄連；渴甚，白朮散；不解，以大連翹飲去黄芩主之。脾胃傷於飲食者，枳實丸主之。大便酸臭不消化，畏食或吐者，枳朮丸。傷冷飲食者，宜温之，神應丸主之。然神應丸内有巴豆，善醫者臨證須量虚實，斟酌少與之，庶不壞事。

趙氏治瘡痘不進乳食，用白朮苦參湯；宿食不消者，陳皮枳實湯；如因熱壅不食者，二和湯加黄芩；胃虚弱不調而不能食者，人參養胃湯、麥冬參朮散、七珍散，俱可選用。或有雜證者，去其雜證，氣和自能食矣。或大小便秘者，利之。

凡痘瘡飲食之間，毋令太飽，毋太寒太熱，以損脾胃，但與糜粥爛飯，淡薄滋味以養之；切忌肥甘煎炒五辛，一切動風動火之物。

## 欬嗽

痘疹未出欲出之際，乃熱毒上熏清道，肺氣不寧，宜用惺惺散；若已出之後，則屬元氣虚弱，不能固衛腠理，風邪乘虚而襲，宜用五味異功散加桔梗、五味子以補脾肺。

《痘疹方》云：痘瘡未出之先欬嗽，升麻湯。

頭疼身熱，惡寒欬嗽，參蘇飲。

嘔吐痰涎欬嗽，白朮湯。

時氣頭痛，身熱欬嗽，惺惺散。

如涎唾帶血，此咽中瘡，或齒縫中出也，不須妄治。

瘡不起發，悶亂喘嗽，手足寒，飲冷者，木香散。

嗽甚，别無他證，五味子湯。

如瘡已靨欬嗽者，不問形寒飲冷所致，併宜人參清膈散主之。

若涕唾稠黏，鼻塞不利者，乃風邪傷肺也，宜惺惺散、參蘇飲主之。

若痰盛煩躁，痘赤壯熱飲冷者，乃脾肺實熱也，人參清膈散主之，併飲芹菜汁。

若痰唾稠黏，大便黑色，乃胃經熱毒也，用犀角湯，併飲芹菜汁以解之。

病後餘毒欬嗽者，升麻湯。

感寒頭痛，身熱惡寒而嗽者，參蘇飲。

煩熱而嗽者，生地黄散。

風熱欬嗽，咽膈不利，甘桔防風湯。

兼喘五味子湯。

病後欬嗽脅痛者，蓋脅居一身之左右，陰陽二氣之所行也，餘毒在中，二氣不能升降，故脅痛，用赤茯苓湯、小柴胡湯加五味子、桔梗、枳殼等，解去毒氣，則真氣行而所苦自平矣。

若痘交七八日期，而身發火熱，惡嗽連聲，鼻竅衝出鮮血，金虚則鳴，梟毒激蕩於太陰之絡故耳。以杏仁五錢，忍冬花五錢，門冬五錢，瓜蔞仁五錢，與梨汁共煎爲膏時，取起再加白蜜、人乳，緊煎數沸，納於磁器內，每晨昏進兩匙，其效神應。

歌曰：痘中惡嗽衝出血，要識金虚梟毒徹。冬花杏仁與麥門，梨汁瓜蔞仁最切。熬膏投和白蜜中，量數斟加人乳捷。去火緊封磁器內，晨昏進服嗽聲歇。

痘中患嗽，極爲凶險。但有感冒風邪於肺絡而嗽者，不在此犯論，易治易痊。若元氣虚梟甚，宜調養。而男子時邁十七八歲，破陽損精，痘犯於此，貴宜按方法服治，斯免夭亡矣。

## 喘

收靨後腹脹喘渴，大便利，小便濇，葶藶木香散。

喘而嗽，五味子湯。

喘渴靨後餘毒不除，大便堅實，前胡枳殼散。

錢氏法，喘而腹滿，大小便濇者，利小便；不瘥者，宣風散下之。

瘡疹肺不利，紫草甘草枳殼湯。

痘出之間，或氣促者，木香散主之。

脾肺虛弱，白朮散。

脾肺虛寒，木香散。

熱毒内蘊，紫草甘草枳殼湯。

風邪外感，參蘇飲。

内外壅滯，人參清膈散。

大便自利，小便濇滯，葶藶木香散。

大便堅實，前胡枳殼散。

## 涕唾稠黏

瘡痘涕唾稠黏，身熱鼻乾，大便如常，小便黄赤，用人參清膈散；如痰實壯熱，胷中煩悶，大便堅實，卧則喘急，用前胡枳殼散。竊謂前證若肺胃實熱，氣鬱痰滯，或大便秘結，小便赤濇，煩渴飲冷，宜用人參清膈散，表散外邪，疎通内熱，使邪不壅滯。若毒蘊臟腑，大便秘結，用前胡枳殼散，疎導其裏，調和榮衛，使邪自解散。若痰嗽涕唾，鼻塞不利，宜用惺惺散或參蘇飲，發散外邪，庶元氣不傷，痘瘡輕而易愈。

## 失音

參形氣條看。

痘疹初出後，聲音洪亮，形病而氣不病也。痘疹未發，聲音不出，形不病而氣病也。瘡疹既發，聲音不出，形氣俱病也。氣病宜補肺散加黄芪。形氣俱病宜用八風湯、涼膈散去硝黄主之。小兒稟賦素弱者，宜預服十奇散。有心火刑肺而失音者，以導赤散合甘桔湯加炒牛蒡子主之，或用人參平肺散。

若津液不足，虛火熏蒸者，宜用地黄丸。

若七日後，痘瘡成漿之際而失音者，乃氣喉有痘，初出細小不覺，及至肌表之痘成漿，喉中之痘亦成漿，其毒壅盛，則氣出，管籥窄狹，故所出之聲，不清而爲咽啞也。大率七日前失音者，併爲逆證；七日後而有者，不治自愈。蓋外痘結痂則喉之痘自痊故也。當用甘桔湯服於已發未發之前，所以清其氣道，使毒不犯。此預治之法，不可不知。

若痘瘡靨後而失音者，餘毒過盛，上攻於咽，以致腫痛乾濇，聲音不出，宜甘露飲、甘桔防風湯、天花散、黑參升麻湯主之。

## 嗆水

咽以嚥物，喉以候氣。咽居後而通於胃，喉居前而通於肺。肺無下竅，如槖籥然，能受清虛之氣，而不受有形之物。喉上有物，若懸乳，名曰會厭。凡物入口則舌抵上齶，舌抵上齶則會厭必掩其喉，故水穀但入咽而不入喉。若痘生會厭，則木强不利開闔矣，乾物間可入咽，而水飲或漏入喉，所以嗆也。嗆者猶云錯喉氣，須藥補。湯藥不入，則無補法，故不可治。

七日以前，痘色紅紫而兼此證者，乃火氣炎上，熱毒壅塞故也；痘色灰白不起而兼此證者，乃氣血虛弱肺胃受傷故也，二者俱是逆證。七日以後，外痘蒸長光潤而有此證者，是内證亦長，故致如此。外痘結痂，則内證亦靨矣，不治自愈。善治者當察毒盛之痘，於其咽喉乾燥之先，而用甘桔湯、解毒湯加麥冬、瓜蔞皮穰、牛蒡子、黑參、荆芥之類，以清氣道，不使熱毒有犯，則自能免此患矣。

袁氏治嗆逆歌曰：痘中嗆逆最凶危，沉香濃汁杏仁推。還把蜂糖多和水，按經煎透濾渣隨。欲服晨時和好乳，湯中温熱漸調之。

余每詳察痘嗆者，乃元氣耗爍，梟炎上升，故致嗆逆，用人乳一鍾，人參一錢，桔梗一錢，枇杷葉三片，共煎濾渣服乳。或用沉香磨人乳服者雖效，總不若此方之屢見捷也。

## 吐瀉

《痘疹方》云：痘疹吐瀉，蓋因脾胃不和，飲食不調，煩渴嘔吐泄瀉，併用白朮散。然瘡疹皆賴脾土，脾土實則易出易靨，萬物得土氣温煖而生，吐瀉則傷脾土，遂有更變之證。夏月中暑煩渴瀉或腹痛，或欠筋，用五苓散加藿香；傷食吐瀉用小異功散；手足併冷者用益黄散、豆蔻丸；頂陷灰白用木香散。瘡正出而吐瀉者，或見血者，俱爲逆證難治。竊謂前證雖因脾胃不和，然邪實上焦則宜吐，邪實下焦則宜瀉。如吐瀉噯腐吞酸，皆宜宣發，但微甚不同耳。張翼之云：若痘疹吐瀉少食爲裏虚，陷伏倒靨灰白爲表虚，二者俱見爲表裏俱虚，合用十二味異功散救之，甚至薑附、靈砂亦可用。若止裏虚，去官桂；止表虚，減肉豆蔻；若能食便秘，倒靨爲裏實，而補，當用錢氏及丹溪法下之。皆爲能食爲裏實，裏實而補，則結癰毒。紅活綻凸，爲表實，表實而補，則潰爛不結痂。凡痘見斑，便忌葛根湯，恐發表虚也。如有更變，當隨證治之。

吐瀉有冷熱二證：吐而不渴，瀉而手足冷，面色青白，此冷證也，益黄、理中輩主之，或四君子加木香、豆蔻亦妙。既吐且渴，雖瀉而手足心熱，面赤，居處喜冷，此熱證也，五苓散、竹葉石膏湯加橘皮等主之。大吐而身熱煩渴，腹滿而喘，大小便濇，面赤悶亂，錢氏云：此當利小便，不瘥者宜風散下之。《百問》方用香蘇飲，吐加半夏、茯苓、白芍，瀉加白朮、茯苓。煩躁吐渴瀉者亦熱也，白朮散最當，紫草木香湯亦可。

初發熱自利而吐者，黄芩加半夏湯主之。

更詳審吐利所出之物：如吐酸水者，利色黄或青緑者，其氣臭者，皆熱也。若吐清痰之水，利下清白，不臭，未可作熱治之，乃内虚也，四君子湯加訶子肉及益黄散。

一云：痘欲出未出而吐利者，是中焦停寒，或挾宿食也，四君子湯加砂仁、橘紅，或中和散；有宿食者，用紫霜丸。

發熱時吐瀉不止，身熱口渴者，四苓散加黄連、淡竹葉煎服。

起脹灌膿時吐利併作，宜急治之，胃寒者益黄散、理中湯，胃熱者黄芩、半夏湯調四苓散。

靨後吐瀉，亦分冷熱：冷者亦宜益黄、理中輩；熱者四苓散、竹葉石膏湯加橘皮，或竹茹湯亦可。

凡瘡痘已經大吐大瀉之後，上下俱脱，即當用大補之劑，縱有他證，皆以虚論。庸醫每不顧人元氣，用藥剋削而致夭枉者，滔滔皆是，可恨也！

## 吐逆

胃爲水穀之海，上通乎咽，内而不出。如初發熱有吐逆之證，此火邪犯胃，其氣上逆，治之則易；若自出現以至收靨有是證者，乃瘡集於咽門，攻於胃脘，吞嚥不利，治之則難。由於不知預解咽喉之法，漸變爲失音嗆水，而不可救矣。

痘瘡吐逆，無痰，益黄散；有痰，二陳湯，或橘皮半夏湯；不止者加丁香。

胃寒者宜之；胃熱宜加蘆根、茅根、枇杷葉、黄連。

若吐而瀉者，亦宜益黄散，及陳氏木香散、異功散。

吐而身熱煩渴，腹滿喘，大小便濇面赤者，當利小便；不瘥者，宣風散下之。

前證若手足併冷，渴飲熱湯，或腹作痛，中氣虚寒也，宜用益黄散。手足不冷，吐逆痰涎，中氣虚弱也，宜用橘皮半夏湯。手足併熱，熱毒壅滯也，宜用導赤散。口乾，飲乳不徹，胃經氣熱也，宜用竹茹湯。吐逆不乳，或吐乳酸穢，此脾氣虚而乳食停滯也，宜枳朮丸。

如初發熱，暴吐不止，此火氣上逆也，茱連散主之。

如因飲水過多而嘔吐者，此水逆也，五苓散主之。

如因傷食而嘔吐者，以丁香脾積丸微利之。

如無上證而嘔噦者：人以胃氣爲本，胃者土也，土敗則木來侮之；今木挾相火之勢，上乘乎胃，其氣自臍下直犯清道，上出於賁門，胃上口也，微則乾嘔，甚則噦，土敗之象也。《太素》曰：絃絶者其聲嘶敗，木陳者其葉落，病深者其聲噦，短針無取，毒藥無攻，謂不治也。

## 瀉利

凡瘡未出而利者，邪氣併於裏，腸胃熱甚而傳化失常也，黄芩湯主之。

如自利清白色者，爲裏寒，理中湯主之。

瘡已出而利者，邪氣併於表，正氣方逐邪氣，主乎表而不主裏，則裏氣虚不能停納水穀，故亦自利也，宜從氣虚而治，九味理中湯倍人參加黄芪、白芍藥。

瘡疹所忌，内虚泄瀉。凡覺腹痛，或漉漉響趨小腹者，皆欲作利，宜先以法治之，九味理中湯治之；不止，此開腸洞泄，惟濇劑可以收之，豆蔻丸；不止，則用真鴉片配蓮肉粉止之。庸醫每不敢用濇藥，恐濇住邪氣，不知邪氣之盛，莫如傷寒，而張仲景治挾熱自利，每用石脂。蓋濇劑之去滑，猶寒病之去熱，熱疾之去寒，是謂對證之藥。今既滑泄不已，自當收濇，又何疑焉？如服濇劑而又不止，則根本已撥，無能爲矣。

胃主腐熟水穀，大腸主傳送已化之物，故食多少可以知人穀氣之虚實，大便滑濇可以知人臟腑之冷熱。大便如常，是亦瘡疹之一順也。如起發之時，忽然泄瀉，此宜急止之，恐腸胃虚，真氣脱也。須辨冷熱虚實：如瀉而手足冷，面色青白，瘡不紅綻者，冷證也，理中湯、豆蔻丸、益黄散，甚則陳氏木香散、異功散皆可用也。瀉下之物，黄又酸臭，渴，手足心熱，面赤，瘡紅綻焮發者，熱證也，黄芩湯、五苓散主之。脾胃怯弱，精神慢而不食者，爲虛，當温養之，益黄散。身熱中滿，渴而不食者，爲實，當清利之，五苓散。其人或臟氣自脱，或因服寒藥，致令瘡毒陷入大腸，瀉下如豆汁，或便膿血，或便黑汁，口內臭氣，脣焦目閉，加腹脹者，必死之證。

## 大小便秘

疹痘最要大小腑分曉，所以錢氏四聖散，用木通、枳殼極妙；若大小腑流利，則不必苦泥。

凡痘子要大小便自調，則裏氣和，無留邪也。故小便宜長而清，如小便赤濇，導赤散；小便短少，八正散；瘡出太密，小便不通者，連翹湯。蓋瘡子發熱，不可驟去，惟利小便以折其鬱。如痘稠密，小便少者，此氣血衰少，津液虛耗，非熱也，不可利之，反傷真陽之氣，十全大補湯主之。能食者，大便宜潤，有入必有出也；不能食者，大便宜實，存舊穀氣以養血氣也。如四五日不行，大便結燥者，用膽導法導之；不通，以三黄丸微利之；如大結腹脹者，以三乙承氣湯下之。如大便泄瀉即止之，蓋痘瘡要裏氣實，恐瀉得脾胃虛也。輕則理中湯丸、益黄散、豆蔻丸，甚則陳氏木香散、異功散主之。

痘出正盛，喘促腹滿，手掌心併腋下有汗，或譫語妄言，小便赤而大便不通者，小承氣湯之類下之。若面赤黄，大便秘濇，小便少而或嘔者，宜小柴胡湯。熱甚而榮衛閉塞則毒氣彌蔓，如裏毒盛者，大便不通，小便如血；如表毒盛者，或爲癰瘡，身上破裂。此皆因不曾解利之故，俱宜犀角地黄湯、小柴胡湯加生地、四順飲、牛黄散、紫雪輩救之。若毒凝血聚，瘡成黑色，大小便秘，喘急煩躁者，治法見驗色條。

治大小便不通，以皂莢燒灰存性爲末，米飲調下葵子末一合，水一盞，煮至半，入猪脂半兩，空心服。

## 小便不利

痘疹未出之先，小便不利，熱盛，用導赤散微解之。

熱入膀胱，如有血淋，犀角地黄湯。

初出不快，小便赤濇，四聖散。

已出而赤濇，白朮散加木通、五苓散加木香，丹溪用五苓散加麥門冬，煎服。

收靨之後，小便不利，煩熱而渴，猪苓散。

前證當分所因：若小腸熱結，用導赤散。

肝經熱，用柴胡麥門冬湯。

脾經熱，用犀角地黄湯。

肺經熱，用生地黄湯。

腎經熱，地黄丸。

靨後氣血虛弱，用八珍湯。

中氣虛弱，用五味異功散。

## 大便秘

痘疹四五日，不大便，以肥猪脿白水煮熟，切豆大，五七塊，與食之，滋潤臟腑，痂易落，切不可妄投宣利之藥，恐真氣內虛，瘡毒入裏。如六七日身壯熱，不大便，其脈緊盛，與三味消毒飲微利之。竊謂前證若毒在肌肉，而未能盡發，脈浮而緊者，最宜此藥，疎解其毒；若脈沉而緊者，宜用前胡枳殼散，疎通毒氣，以絶其源。若口舌咽喉腫痛，瘡毒盛也，用射干鼠黏子湯。若大便既通，作渴飲湯，脾胃氣虛也，用人參白朮散。凡燥糞在直腸不能下者，宜用猪膽汁導之，忌用疎利之劑，恐復傷胃氣，則瘡未出者不能發出，已出者不能灌靨。大抵分辨虛實，當以手足冷熱，或飲水飲湯驗之。

如發熱時，大便不行，熱微者，三黄丸；甚則承氣湯主之。

如起發至收靨，大便不行者，用膽導法，不可遽用利藥。

但瘡乾黑陷，大便秘煩躁者，以百祥丸、牛李膏主之；如無此藥，以承氣代之。

## 寒戰咬牙

凡病痘者，瘡本稠密，轉動之間，身體振揺者，此一身被瘡所困，不能支持，轉動艱難之故，不可便作寒戰，妄投熱藥也。有只咬牙者，此心肝二經火旺也。蓋肝虚咬牙，心熱者亦咬牙，勿便作不治論。

瘡已出或已成漿而寒戰者，表氣虚而不勝邪氣之盛也，養衛化毒湯主之。

收靨之時，痂皮圓淨，但或時戰慄者，此正氣將復，不能自持之兆，不必憂疑，須臾自定。

憎寒困倦，或發寒戰，能令痘子縮伏，宜用陳文中異功散。

婁氏云：嘗治痘瘡寒戰，用白朮、芪、歸加芩治之愈。

如發熱之初便咬牙者，此與癢塌、吐瀉、脾胃弱者不同，須審形證分治之：若多欠咬牙煩悶者，肝臟風熱也，羌活湯；目上竄咬牙者，心臟熱也，導赤散。不可妄用陳氏辛熱之劑。

咬牙兼面赤作渴，至夜爲甚者，宜地黄丸。

或因陽氣虧損，咬牙寒戰者，獨參湯、參附湯甚效。

若血氣不榮而不能靨，兼以悶亂不寧，臥則哽氣，泄瀉寒戰咬牙者，陳氏異功散加木香、當歸以救之。

錢氏法寒戰咬牙黑陷者，百祥丸下之。

前證若手足併冷，渴飲熱湯，大便泄瀉者，陽氣虚寒也，宜熱補之；手足不冷，大便不利，渴飲温湯者，脾氣虚熱也，宜調補之；手足不熱，大便不利，渴飲熱湯者，脾胃虚弱也，宜温補之。

諸書多以寒戰咬牙，併作爲不治之證，然能善治之，多有生者。蓋熱毒不得盡發，内與正氣相搏，則筋脈因之而動揺。人之一身，惟手足能運動，口能開闔，皆虚境也，相搏之際，故手足戰動，而口齒相戛矣。

## 厥逆

足却宜和煖，雖云足屬腎要涼，涼非冷也，只與常人同，遍身皆熱而此同常人，故稱涼，亦和煖之意，非真冷也。若手足冷，由其人曾多吐瀉，脾臟虛怯，脾主四肢，所以冷。冷爲惡候，不可單用發表，反損脾胃，宜和中發表兼用。痘出以脾胃爲主，又宜急與朮作湯以飲之，不可因循空談廢事也。先以黄芪建中湯加防風、羌活，或四君子湯加黄芪、桂枝、防風以發之；後以四君子湯加黄芪、白芍藥、當歸、桂心以補脾胃，養氣血，而助痘瘡之成就也。

## 眼目

痘毒入眼而虛弱者，不宜涼劑，俟靨後治之。雖有目瞖，切不可用點藥，只宜活血解毒，俟五臟和平，瞖當自去；若悞用點藥，則非徒無益而反害之。

如痘傷眼，必用山梔、赤芍、決明、歸鬚、連翹、防風、桔梗、升麻，小劑末之調服。如眼無光，過百日後，血氣完復，則自明矣。

治瘡疹後毒氣攻眼，或生瞖膜赤黑之類，宜用四物加荆芥、防風煎服；兼用黑豆皮、穀精草、海蛤、甘草等分爲末，用熟猪肝切片蘸服，神妙。

治痘瘡風熱，毒瞖膜暈遮睛，以瀉青丸治之大效，初覺易治。

云岐用竹葉湯和砂糖水，化下瀉青丸二丸，漸至微利，神效。

斑入眼，用決明、撥雲、密蒙花、通聖蛤粉散之類。

海藏云：莫若病時隨經而取，不使毒氣轉入眼中爲尤妙。然眼有五輪，亦當求責，此言爲失治者説也。

眼閉不開者，肝經熱也，用消毒救苦湯，子母同服；或先用柴胡麥冬散，次用四物湯加山梔，亦可。目赤腫痛者，用柴胡麥冬散，併穀精散治之。倪氏維德《啓微集》治痘疹餘毒不解，未滿二十一日，上攻眼目生瞖，眵淚俱多，紅赤腫閉者，亦用消毒救苦湯治效。

如痘稠密，面腫目閉，未收靨而眼忽先開者，凶。

元氣虛損，脈數促，致令目眼上弔而露白，非痘毒也，時人謂風證謬甚。但只露白而無他證，急以保元湯加陳黃米主之。七日之後有此，十生六七；七日之前有此，百無一生。無魂失志者不治。不省人事者不治。

# 古今圖書集成醫部全録卷四百七十九

## 痘疹門

### 證治準繩 明·王肯堂

#### 咽喉

初覺發熱，煩躁咽痛者，宜升麻湯、活人如聖餅子、消毒散。

咽痛發熱作渴，面赤飲冷者，胃經實熱也，射干鼠黏子湯主之。

既出而咽喉疼者，乃心胃有熱上攻，如咽乾濇而疼，兼口舌生瘡，齒浮齦腫者，宜甘露飲，丹溪用鼠黏子湯。水漿不入者，紫雪最妙，抱龍丸、消毒飲皆可用。毒攻咽喉，口舌生瘡，不能吮乳者，如聖餅子主之。此以上劑須能食，臟腑實，方可用。如上焦雖熱，却小便清，大便溏薄，飲食不進者，當以清上温下藥調之，如甘桔湯加參、朮、陳皮、訶子之類；更驗手足，如不熱者，白朮散調之。

靨後咽痛，治法見痘後餘毒條。風熱欬嗽，咽膈不利者，陳氏用桔梗甘草防風湯，黑參升麻湯亦得。

身壯熱，口舌生瘡，咽喉腫痛，大便堅實者，射干鼠黏子湯。

靨後壯熱咽痛，痘痕色紅，手微熱者，餘毒未解也，柴胡麥門冬散主之；手指似熱而冷者，脾氣虛也，錢氏異功散主之。

《要訣》云：喉者氣之出入之户也，熱毒之氣，至此亦爲極地，故痘證喉病獨多，而且暴烈，或痛或燥，或破或咽食，或嗆食，或流涎，變證多端，固難定治，俱以退火爲急，用甘桔湯合解毒湯，加麥門冬、薄荷、硼砂、孩兒茶爲極細末，煉蜜丸如大豆大，時時噙化。嗾骨垂下，或腫大，以玉鎖匙點之。嗆喉六日以前，宜急治之；喉痛喉燥喉破，不能飲食者，亦玉鎖匙吹之。

如喉痛作渴，上體雖甚熱而兩足俱冷，瘡不起發者，乃腎經虚熱也，不可專用清涼之劑，宜以地黄丸料煎與恣飲，兼用八物湯補之。

## 腰痛

痘瘡而見腰痛證者，皆因腎經虚怯，相火内燥，真陰不能勝邪，故腰作痛也，急服地黄丸，以防變黑歸腎，乃克有濟。大抵此痘因稟賦腎家精氣不足，故目睛多白，俗謂之折腰痘是也。若平素面白，眼白睛多，行遲語遲者，出痘必歸腎經，預爲調補腎氣，庶免此患。

## 腹痛

痘腹痛，多是痘毒，當臨證消息。

痘疹腹痛者，由毒鬱於三陰，臍已上屬太陰，當臍屬少陰，小腹屬厥陰，須分别之。腹脹者，毒聚於腸胃也。治法俱當升發，解利痘毒，兼分利小便，使毒氣上下分消，則痛與脹自止。故曰痛隨利減，脹以利消。俗醫以厚朴行滯氣，而不知升發解利，非其治矣。亦有乳食停滯，不消化而腹脹者，當以升發解利藥中，加消食之劑。所傷之物，當審其寒熱。又有數日大便者，大便行而痛脹自止，亦未可驟用硝黄也。

紹定論云：病有似是而非，若同而異者。蓋肢體厥冷而腹痛者，此毒氣在裏也。若不審諦，必作極冷治之反與熱藥，爲害愈深。未冷極者，不問有無寒熱肢冷腹痛，必大便自利，踡卧惡寒；今身熱肢冷，腹痛大便不通，乃熱毒在裏，熱甚則發厥，仲景所謂熱深厥亦深也。伏熱深而瘡疹不出者，宜以蟬蛻末水煎服之，已出者亦可服，毒氣得泄，則四肢温煖，腹痛自止矣。前人論腹痛有虚實：腸鳴自利而腹痛者，爲虚痛，是冷也；腹滿而不大便者，爲實痛，是熱也。今腹中痛而不大便，又身熱耳尖冷脚冷，爲瘡疹證明矣。又有瘡疹始發，腹中有宿塊而痛者，醫不能辨，悮作食積下之，多夭横矣！

前證痘未出而發熱煩躁，或作渴飲冷，大便堅實，此熱毒壅滯也，用疎利之藥。

凡有發熱腹中便痛者，此毒氣内攻也，急宜發表疎裏，桂枝大黄湯主之。亦有外邪與毒相併，致未盡出而腹疼脹滿者，宜參蘇飲去參、苓，加縮砂温而出之。若原無腹痛，發熱二三日後，大便不通而痛者，此燥屎與毒相併而痛也，三黄丸、七物升麻丸、宣風散擇而用之。有譫妄狂亂者，三乙承氣湯主之。原無腹痛或因飲冷水而痛者，此冷痛也，理中湯加桂心。或因多食而痛者，此食積痛也，微則木香大安丸；甚則備急丸、丁香脾積丸，原物湯下。

原無腹痛，自利後痛者，此虚痛也，黄芪建中湯加木香、青皮。

發熱自利又腹痛者，此亦毒也，黄芩湯加木香青皮，或化毒湯主之。如瘡乍出乍隱，此伏也，七物升麻丸。瘡出盡者，再以紫草飲大發之，瘡不出者，勿治。

痘未出有先作腹疼，或腹中有塊者，乃腹中先出也，不可投疎利之藥以戕賊胃氣，但與和平匀氣兼發散藥，如升麻湯、參蘇飲之類。

痘已出而腹痛，亦是毒在裏，未曾出透，亦宜桂枝大黄湯。

起發不透腹痛者，陷伏也，亦宜三乙承氣湯及宣風散。

痘已出而不熱燥，不飲冷，大便不實，此元氣虚弱也，用白朮散之類補之。

出不快而腹痛者，活血散，即一味白芍藥，以薑湯調下。

若毒氣彌蔓，陽毒入胃，便血，日夜無度，腹痛啼哭者，牛黄散主之。

又有一等將成内潰之證而腹痛者，當預防之。七日前内潰，蓋因風寒所中，腠理固密，陰陽二分，壅塞不通，其毒内攻臟腑之間，毒火炮熾，以致胃爛潰而成膿，口舌皆白，是其驗也。此證極爲慘毒，識者知痘毒未出之時，或有風寒阻隔，氣粗熱甚，身必戰動，腹肚急疼者，是欲成内潰也，急以和解湯、升麻湯，逐散寒邪，開泄腠理，縱毒而出，庶無此證；若證已成而治之，亦無及矣。

如身不甚熱，或時發寒，或嘔吐，六脈虚細，四肢逆冷而腹痛者，陳氏木香散主之。

腹痛面青而手足冷者，脾胃虚寒證也，宜益黄理中輩主之。理中湯加白芍藥、桂。

右三條以温藥治寒痛例，作渴飲湯，手足併冷者，宜之。

嘗治痘始出腹痛，或身痛脈洪數者，解表涼藥加芍藥、甘草，漸安。

按解表涼藥，即升麻湯、連翹升麻湯、雙解散之類，加者倍而用之也。

右一條以涼藥治熱痛例，作渴飲冷，手足併熱者宜之。

如瘡已出，至收靨時原無腹痛，忽然作痛，此必有飲食也，消息審問：曾因飲冷水者，五苓散主之，或用黄芪建中湯加白朮、乾薑、人參；曾傷食者，問傷何食，丁香脾積丸主之，用原物湯送下。

傷食腹痛，不可用巴豆、大黄輩，只宜平胃助氣之劑，如平胃散、小異功散、橘皮湯皆可。

噯腐吞酸，大便穢臭，乳食停滯也，用保和丸消之。

若靨後傷食，食蒸發搐，而嘔吐腹痛者，治法見驚搐條。

靨後熱多，大便實，糞黑腹痛者，蓄血也，犀角地黄湯主之。

如發熱時心腹絞痛，煩渴叫呼，或瘡陷伏，脹滿疼痛喘促者，此毒惡之氣攻刺腸胃，燔灼臟腑，必不可治。

## 腹脹

凡痘子腹中常宜寬舒，爲裏無邪。若腹脹滿，須審其傷食否，及大小便何如：如曾傷食微滿不痛者，木香大安丸；脹滿腹痛甚者，丁香脾積丸；小便不通者，百祥丸；大便不通者，宣風散主之。此上諸證，皆實脹者也，故宜利之。若自利腹脹，乃虚脹也，陳氏木香散主之。

## 腹脹分虚實寒熱

身熱煩躁，腹滿而喘，大小便濇，面赤悶亂大吐者，當利小便；不瘥者，宣風散下之。此實熱治例也。

陳文中木香散，治痘瘡腹脹渴瀉，此虚寒治例也。

腹脹瀉渴，脾胃虚寒也，用大異功散、參芪内托散治之。若前證而兼氣促體倦，乃脾氣虚也，用白朮散加木香，煎送四神丸；如腹脹作喘，大便利，小便秘，手足併冷，乃脾氣虚也，先用葶藶木香散，次用小異功散一二劑自愈，此平補例也。

初熱時腹脹痛者，由毒氣與外邪相搏，欲出而不得出也，用參蘇飲加縮砂、陳皮，去參、苓服之，挾有表證者宜此。

身熱脈數，大便秘而腹脹，此熱毒壅遏也，當微下之。或瘡半未出而喘息腹脹，其人大便不通，煩躁作渴，譫語不安者，當急下之，俱用紫草承氣湯，夾有裏證者宜此。丹溪用桔梗枳殼湯、二陳加枳殼湯。

若虚弱自利，四肢厥冷，腹脹發噦者，裏氣虚也，薑附理中輩急救之。

若瘡既出而腹脹者，有二證：一則陰陽不和，或因作熱煩渴，飲冷過多，或悮投涼劑，熱爲冷所激，欲出不能，毒不能發越，故令腹脹，其人必不能食，二便利，腹中虚鳴，甚者氣喘發厥，瘡白無血色者，多致不救，急當以温中藥，疎逐冷氣，不可又用宣瀉之藥以重其困，如小異功散、木香散俱可用。王中陽云：木香散性温平，能和表裏，治腹脹瀉渴，有如神之效。一則毒氣陷伏入裏，必有他證相雜，或煩躁大渴，或大小便秘，或啼哭不止，但用温平解毒快氣之劑，如人齒散、活血散之類。

又有小便赤濇而心腹脹滿，別無他證者，此伏熱在胃，則中有所隔，上爲心氣不降故小便濇少而赤，下爲陰氣不升故腹中脹滿，董氏用四聖散以發出其毒，則胃熱自散矣。

若出太盛而面黄，大便黑，煩躁喘渴腹脹者，此有瘀血在裏也，治法見渴條。若出太盛，至當結膿窠痂而不結，能食而喘，腹脹譫語，不大便者，及靨後腹脹喘渴，大便利，小便濇者，治法俱見喘條。

痘瘡起發而腹脹者，二證同前，陰陽不和者，瘡痘正發，熱毒方盛，必生煩渴，宜以葛根解毒湯、人參麥門冬散、人參白朮散之類主之。不知此理，或飲冷過多，或悮投凉劑，熱爲冷激，欲出而不能，冷熱相搏，毒不起發，故令腹脹。且傷於冷者，急當以温中藥疎逐冷氣，冷氣散則腹脹自消，益黄散去甘草，加薑製厚朴。甚者氣喘發厥，瘡白而無血色，多致不救，陳氏木香散，聖方也。昧者反用峻下藥，致令重困而死。其毒氣陷伏入裏者，但用温平解毒快氣之劑，紫草飲子主之。若腹脹而目閉，口中如爛肉臭者，其證爲大惡。

## 薑附湯論

治瘡疹半出而半不出，或出盛時，却下利，肢厥嘔逆，腹脹噯噫，須急與理中丸、四逆薑附湯之類，不須疑已試之驗也。大便自利腹脹者，是熱毒被冷所搐不能出，冷甚則爲下利，其毒小得出則爲腹脹，此當以理中丸、四逆薑附湯等服之，裏復温則利止，熱毒得復出則腹脹自消，瘡疹亦自出矣。又有瘡疹半出半未出，或出盛時，却大便不通，小便赤濇，喘粗腹脹，而脣齒乾，口燥渴引飲，譫語者，當急下之。此證是毒氣壅瘀，欲出而出不得，故腹脹，下之熱毒散，榮衛伸，則裏脹消，外瘡出。合温合下，皆得其宜，不可不述之。若下膿血而腹脹者，又非此證，宜服南金散、乳香猪血膏、理中丸、薑附湯。

## 痛

治痘瘡痛，用温驚丸，水化下。

治瘡出煩痛，用五物木香散。

若身後痛，屬膀胱經也，用羌活、荆芥、甘草湯。身前痛，屬肺經也，用升麻、葛根、紫草湯。身側痛，屬膽經也，用柴胡、山梔、連翹、防風湯。四肢痛，屬胃經也，用防風、芍藥、甘草湯，以急止之。蓋恐叫號傷氣，忍痛傷血而變證也。若熱毒盛者，用東垣消毒散，或仙方活命飲。食鷄魚葡萄酒物者，用東垣清胃散、生犀汁。若發熱飲冷，大便調和，用四物、連翹、牡丹皮。若發熱飲冷，大便秘結，脾胃實熱也，用清涼飲。若發熱作渴飲湯者，脾胃虛熱也，用七味白朮散。大凡痘切不可食毒物，恐作痛致傷元氣，輕者反重，重者難治。大人亦然。

痘瘡起發痛者有二：一則毒邪欲出，氣血隨之，肌肉綳急而痛，九味順氣散合活血散主之；一則皮膚厚，肉理密，爲外寒相搏而痛，桂枝葛根湯主之。

痘將結靨，乾硬而痛，宜塗酥潤之，靨可揭去則去之；如無酥，用猪油煎汁代之。此痛非服藥可免也。

## 身痛

經云：諸寒爲痛。又云：痛則爲實，内快外痛爲外實内虛，外快内痛爲内實外虛。今痘瘡身痛者，是皮膚厚，肉理密，或爲外寒相搏，或熱毒内作，或血虛不能榮養，審而治之。

凡瘡發身痛，不爲外寒所折，則肉腠厚密，宜分而治之。若紅點方見，爲寒所折，而内體有熱，宜木香參蘇飲；輕者消毒飲，或葛根、升麻加芍藥湯。肉腠密者，宜活血合勻氣散。

外寒搏者，必兼有裏證，如和解湯，攻毒散去柴胡、前胡，皆可用；若兼發熱頭痛欬嗽者，參蘇飲主之。

熱毒内作血瘀而痛者，先用活命飲，次用消毒救苦湯。

血虛而瘀因作痛者，四物湯之類。

遍身如黳，色黑者，毒氣壅滯而血凝也，乃是危證。若二便秘結，喘急煩躁，用梔子仁湯，或猪尾膏血調片腦治之。自利不食者不治。

## 癢塌

凡痘子瘙癢者，須於形色上詳審：如瘡一向起發紅活，光壯肥滿，忽然瘙癢者，此穢氣所觸也，宜内服十全大補湯，外用茵陳熏法；其破者以白龍散敷之。如瘡本乾，又添瘙癢者，火甚也；如瘡原帶水，皮肉嫩薄癢者，此濕熱也。擺頭扭項，手足動作昏悶者，死證。

起發身癢有二證：一則血氣不足，其癢爲虚，十全大補湯主之。一則不能食淡，以至發癢，蟬蜕膏主之。

凡痘子已熟，忽作瘙癢抓破者，此脾胃虚弱，不能榮養肌肉也，内服四君子湯加黄芪、官桂，外以敗草散主之。如因自利，脾胃虚，致癢塌者，陳氏木香散、異功散主之。

丹溪法於形色脈上分虚實：實則脈有力氣壯，虚則脈無力氣餒。實癢則勢焮，虚癢則勢怯。虚癢以實表之劑，加涼血藥；實癢以大黄寒涼之藥少許與之，下其結糞。

滄州翁法主血氣不足，用十補托裏散，及木香散加丁香、官桂。胃主肌肉，尤宜四君子湯加芎、歸、木香、紫草煎服。或患者不能忌口，因食毒物而作癢者，二物湯、百花膏，或四君子湯加解毒藥。

陳氏法痘瘡作癢，抓破成瘡，膿水淋漓者，由血氣衰，肌肉虚也，宜用木香散加丁香、肉桂及敗草散，切忌用牛糞灰。聞人氏法，癢有二證：一則氣血不足，其癢爲虚，活血散或四君子湯，加黄芪、枳殼主之。

左中恕用十全大補湯、十宣内托散。

一則不能食淡以致癢，蟬蜕一物湯主之。

魏氏法以保元湯倍加黄芪，少加芍藥。

或云：首尾癢塌，保元加牛蒡子、白芍藥、何首烏。何首烏有紅白二種，名爲雄雌，必須兼下有效，忌鐵。

痘瘡虚怯，淡白色癢塌，此屬虚寒，宜用陳氏法；若發熱壯盛，齊涌，紅紫色燥癢，此屬熱毒，宜用涼血解毒之劑。

前證皆因氣血虛弱所致，預爲調護，使氣血和平，庶無此患。又必察其外證：色白者用四君之類，色赤者用四物之類。

囊貯半漿而作癢者，可以療止，必當用參、芪、芍藥、升麻、附子之屬，不宜投寒散之藥。若焦貼皮膚作癢者，不治。空殼蓮蓬作癢者，不治。

癢甚欲搔者，以鳥羽輕拂之，以細茶、當歸、黄芪、黑參燒煙熏之；或以鐵器燒紅置釅酢中，於室中熏之。輕者，用淡蜜水調滑石末，以鷄羽潤瘡上。

痘癢難任，搔之成瘡，或膿或血出者，敗草散治之。切不可用牛糞灰貼，則臭穢，斑瘢多矣。

小兒痘瘡癢難任，悮搔成瘡，及瘡痂欲落不落，用上好白蜜一味塗於瘡上，其痂易落，可無紫黑瘢痕。

世傳痘靨落後，痘毒不盡，變成癩癬，其癢難任，用陳年臘脂油敷，神妙。

又方：用羊髑骨髓塗瘡，效。

## 爬破

凡痘子膿成漿熟或癢，悮犯破者，雖復灌爛，不能成痂；若膿漿未成之時，不可犯破半個，必癢塌而死。敢問有爬破囊房，膿血淋漓而死者；有爬破囊房，乾枯脱皮而死者，其故何與？曰：木枯則自折，土燥則自裂。痘之囊房空虛則臬癢自作，欲其不搔爬也難矣。但爬破於不關軸之處，猶可以全活；若臉顴氣窩，命之要轄也，於茲爬破，死在旦夕。被爬破而膿血淋漓，似乎氣血交養，本不宜死也，而有死者，豈痘之不分美惡乎？要知魚得水而肥，鳥得林而棲，痘囊既破，膿血淋漓，既竭則元氣耗絶矣，元氣既竭，烏得不至死耶？評云：膿血流來痘可生，只因灌破走黄金。任教爐火工夫到，棄了黄金惱殺人。喻言極是。謝衝霄説女媧煉五色石以補天，皮脱可藥紙以封之，斯言誠謬矣。

治痘瘡抓碎出血，黑虎丹。歌曰：絲瓜連蒂與囊皮，孔裏烏金統用之。慢火置於新瓦炙，燒時存性效真奇。

痘經抓破惡臭攻，須識王真一笑翁。荊芥防風香白芷，綿芪芍藥建奇功。

按古方有用敗草散抹者，有用蕎麥粉抹者，有用文蛤末摻者，總不如黑虎丹之妙也。

## 陷伏倒靨

斑點色白或黑色，其人必不能食乳，大便自利，或嘔或厥，此胃虚弱而不能副榮衛故也，宜用温中之劑，令其胃煖，榮衛復行，則當自出矣，宜理中湯、丁香煮散之類。

如倒陷者，看其大腑何如：如大小便秘，四順清凉飲合奪命丹主之。泄利氣弱者，十全大補湯合奪命丹主之，併外用胡荽酒、水楊湯。

痘瘡倒陷，因真氣虚而毒氣不能盡出者，用黄芪、人參、紫草，酒製治之。若將成就之際，却淡色者，屬血虚，用當歸、川芎之類，或加紅花、紫草；屬熱毒者，用升麻、芩、連、梗、翹之類；甚者用犀角屑，大解痘毒。

竊謂前證若熱毒方出，忽被風寒閉塞肌竅，血脈不行，身體作痛，或四肢微厥，斑點不長，或變青紫黑色者，此爲倒靨。若胃氣虚弱，不能補接榮衛，出而復沒者，謂之陷伏；悮用解毒之藥，必致陷塌。若喜熱飲食，手足併冷者，乃脾胃虧損，陽氣虚寒之證，宜辛熱之劑補之；喜冷飲食，手足併熱，乃陽氣實熱之證，宜用苦寒之劑瀉之。外感風寒者，温散之；毒入腹者，分利之；陽氣虚者，温補之；外寒觸犯者，熏解之。

自昔謂白陷不可救。蓋痘色白者必變爲灰慘，灰慘者必至於平伏倒塌，故謂之白陷。此固由氣虚所致，然血不華色，血亦本虚，治法須兼氣血爲當，血和氣行，白可變而爲紅，自不至於陷塌矣。若單補氣，則氣愈燥熱，勢必陷伏。故白陷抓破，皮薄乾燥而極癢者，由失於補血，致氣盛極而燥也，愈用補氣之藥，速死之兆也。故凡痘色白者，無分先後，皆以補中益氣湯合四物湯治之。内有熱者，加解毒藥，或利小便。若待白陷已成而後治之，難爲力矣。

痘有紫黑陷、灰白陷、紫黑陷者，乃血熱乾滯，而氣亦不能以運行，有餘之證也，急治之，猶多可活。灰白之陷，乃元氣衰敗，故不能起發，而血亦不得通貫，不足之證也，多難救治。

羅浮方治塌陷痘歌曰：烏蛇全蠍與殭蠶，帶肉穿山甲與纏。四樣淨該均一兩，綿芪官桂倍加焉。白酒煮濃隨意服，見多陷痘得迴全。

愚每用此全活甚衆。但殭蠶須要去絲，清水洗去石灰，再曬乾；烏蛇須用尾極好；穿山甲酒洗焙乾用。

袁氏治倒靨歌曰：倒靨原爲痘後難，只因氣血兩相殘。參芪歸地併蟬蛻，連綿進服靨自還。

又云：倒靨血不止，名爲迴陽泉。若犯胷膂地，十來九不全。速覓胭脂胚，血竭加一錢。燒之俱存性，點上血收乾。

予見痘後倒靨，人多妄用浴法，枉殺人男女。若痘後結痂厚壘，不能脱起，或半脱而半在，或四圍脱而中心錐痛者，準用生蜜、蘇合油二味調勻，用銀簪敷於靨盤沿處，其痛即止而靨自速脱，併無嗆血暴肉之患。如無蘇合油，只以綫鷄油代之，甚妙。

## 黑陷

邵子《觀物篇》曰：東赤、南白、西黄、北黑，此正色也，驗之於曉午暮夜之時，可見之矣。由是推之，嬰兒始生而赤，長稍變而白；病則黄，老死而黑。物生地下而赤，稍長而白，萎落則黄，枯槁而黑，凡物皆資一陽之氣以生，此四色者，乃一陽之氣色遞變者也。痘瘡由出現而起發，起發而成漿，成漿而結痂，亦人身中一陽之氣之流行也。其出現而赤，起發稍變而白，成漿則黄，結痂則黑。此亦色之遞變自然者，乃證之順，未可全以變黑爲不正之色也。夫以變黑爲逆者，以四時言之，春主生，夏主長，秋主收，冬主藏，此自然之序遞相成功者也。痘瘡之出，猶春之生也，起發猶夏之長也，成漿猶秋之收也，結痂猶冬之藏也，亦自然之序。苟出現而黑色，是春行冬令矣；起發而黑色，是夏行冬令矣；成漿而黑色，是秋行冬令矣。不循遞變之次，故謂之逆。黑者，腎之色也，爲起蟄封藏之本，故以變黑爲歸腎也。又肺主皮毛，心主血脈，脾主肌肉，肝主筋，腎主骨髓。瘡疹之毒，由内而外爲順，内者不出曰伏，已出復入曰陷，不能成漿謂之倒陷，不能結痂謂之倒靨。曰伏、曰陷、曰倒，皆由外而内，入於骨髓，故曰歸腎爲逆也。

按錢仲陽爲萬世幼醫之祖，而獨以變黑歸腎爲腎實之證，其失不小。萬氏闢之，最爲詳明，故備引之。蓋耳骩者，腎之部也。諸痛瘡瘍，皆屬於火。腎本屬水，水不畏火，故瘡疹之初，腎獨無證。凡五臟之部之色之證見者，皆爲惡候，故曰善則不可見，惡則可見也。倘若小兒腎水本虧，則火毒愈盛，水不足以制之，而火反侮其所不勝；及其既久，火熬水熱，於是腎之所部始病而惡證見焉。錢氏以百祥丸下之者，大有至理。蓋大戟者，瀉小腸之藥也。心與小腸爲表裏，不直瀉其心而瀉其舍，使心火下降而腎水上升，得陰陽交媾之道，有起骨加肉之功。然不救者，尚十有九，水火豈易抽添哉？蓋非百祥丸則無治也，毒氣去而真氣不絶者猶活。前人謂百祥丸瀉膀胱之水，令脾土復旺，是不讀本草而且大失仲陽之旨也。又導赤散，亦仲陽所製，亦瀉小腸，但與百祥丸之功效有寬猛耳。四聖散用木通亦妙。世以大戟爲猛而易以其他淡滲之藥，反瀉膀胱與腎者，是不刃而殺之矣。萬氏以百祥丸下腎中毒氣，是猶以爲腎實而瀉其子也，毫釐之差，千里之謬，不可以不辨。

瘡痘黑陷分四證，詳見起發證治陷伏條。

喜熱飲食，手足併冷者，乃脾胃虧損，陽氣虚寒之證，宜用辛熱之劑補之。喜冷飲食，手足併熱，乃陽氣實熱之證，宜用苦寒之劑瀉之。外感風寒者，温散之。毒入腹者，分利之。陽氣虚者，温補之。外寒觸犯者，熏解之。

《活人》治瘡黑倒陷，猪尾湯、無比散、龍腦膏，無不驗。陳宿州先生用十二味異功散，以預保脾土於未敗之先，實發前人之未發，開萬世之聾瞶也。

海藏云：若用草藥下之，似勝腦、麝，必不得已而後用之可也。

治疹痘不透，乾黑危困，用山楂肉一味爲末，每服二錢，紫草酒送下，量兒大小加減，徐徐進三四服，即紅活。

劉守真涼膈散，治小兒斑疹黑陷，亦妙。然止能治大便結硬，小便赤澁爲當。若大便小便已通，不宜用此，惟以易老去大黄、硝者，最爲穩當。

凡痘疹重者，猶十活四五，黑者無問何如，十難救一。其候或寒戰咬牙，或身黄腫紫，宜急以百祥丸下之。復惡寒不已，身冷出汗，耳尻反熱者，死。何以然？腎氣大旺，脾虚不能治故也。下後，身熱氣温，欲飲水者可治，以脾氣生勝腎，寒去而温熱也。治之宜解毒，不可妄下；妄下則内虚，多歸於腎。若能食而痂頭焦起，或未焦而喘實者，可下之，宜四順飲。瘡赤陷而耳尻反熱者，爲逆，用百祥丸、牛李膏各三服，不愈者死。

痘瘡黑陷二種，因氣虚而毒氣不能盡出者，用黄芪、人參、酒炒紫草治之。顔色正者，如上治法。

參、芪之補，佐以紫草之通利也。

變黑歸腎，乃氣弱不能蓄血，血亦不榮，故致枯萎而黑，只用保元湯加芎、桂，補提其氣，其氣旺則黑者轉而爲黄矣。

右補虚例，第三證所謂内虚而不能使陽氣以副云云者之所宜也。

痘色初深紅者必變紫，紫必變黑，紫黑必至於乾枯，此血熱漸變，理勢之一定不移者也。故初見深紅，失於解散，至於乾枯黑陷，危殆極矣。治法當以涼血退熱爲主，看其微甚，或利大便，或利小便，或用解散之劑。頂雖平陷，不可專以氣虚例之，而惟用參、芪補劑，補則氣愈盛而血愈乾涸矣。

治血熱證，七八日間有紫黑乾枯，及青灰乾黑陷者，有奪命、大造、談笑、博金、一字金，或百祥、牛李、豬尾等方。然早能涼血解毒，必無此患，患此而後用此藥，得全者少矣。若服涼解之藥過多，以致泄瀉滑脱而成黑陷者，仍從陳氏法，以木香異功治之，又不得以血熱爲拘也。

## 灰白

爐灰白色，靜者怯者作寒看，燥者勇者焮發者作熱看。

凡痘疹白色，將靨如豆殼者，蓋因初起時飲水多，其靨不齊，俗呼倒靨，不妨，但服實表之劑。如毒氣鬱裏，消息他大小便，如大便閉，通大便，小便閉，通小便，無妨。

前證不起發，不紅活者，此因脾肺氣虛，用參芪四聖散。

頂陷灰白瀉渴者，脾肺虛寒，用木香散、異功散。

痘初出時色白者，氣血虛也，便宜大補氣血，參、朮、芪、芎、升麻、乾薑、甘草、木香、丁香、酒洗當歸、白芍藥；若大便瀉，加訶子、肉果。

凡血氣不足，灰白頂陷不起者，宜內托散即十宣散加紫草併乳汁調補。

痘色灰白，漿不滿足，欲成倒塌，皮薄欲破者，保元湯加芎、歸、芍藥、升麻、人乳、好酒進之。

有一等白痘似粉，醫人所不識，有盤有頂而軟肥者，以加減大紫草散主之。

夾疹

狀如錦紋，其中有空缺處，如雲頭樣者爲斑；遍身無空處，疎密不等者爲疹。

夫疹乃風邪外患，痘爲胎毒內發，二證併作，臟腑俱病也。二者相雜，赤暈發焮，痘瘡愈盛，悞謂痘出太密，多不可救。然此乃夾疹痘也，當治以人參羌活散，疹毒即解，痘勢亦退。其元氣虧損，不能結痂，當補脾胃爲急也。

痘內夾出丹疹者，不必治之，當以托痘爲主，痘出而疹自消矣。

夾斑

痘出而夾斑者，痘毒隨臟而出，其毒發之勢，最爲迅疾。或血太過而氣不及，則衛氣疎缺，不能密護脈絡，而致太過之血夾毒上浮，亦乘毒出之勢而發爲斑也，較前夾疹者稍爲易治。如痘起齊，其內必虛，斑多從內解；如不解，以升麻湯加歸芍主之。又有或結痂後而發者，餘毒熱盛，煎熬肉分，其斑必爛，以消毒散加歸、芎、防風，盛則用連翹湯，爛處以生肌散敷之。若夾毒初出，色赤如火，乃毒滯不能宣發之故，以四順飲利之。如大便利一二次而斑或退，則血附氣位，急用四君子湯加芪、薑、棗與服，以防其損陷；如不止，加肉豆蔻必止。翁用黑參升麻湯，黃芩、荆芥、白芍、歸芎。在初多用表散，在後多用解利。紅斑易退，紫斑稍難，藍斑不可治。

婁用白虎湯。

痘中夾斑，陽明受梟炎之毒盛而然，丁桂之藥，纖毫莫可投也。張半仙用黃連解毒湯，以治夾斑之痘，則失之太寒；錢氏用檳榔、大黃，以療痘中之斑，則失之太峻。總不如犀角地黃湯以徹內陽明之鬱毒，五龍化斑湯以消外蚊咬之血紋，內外夾攻，表裏調和，斯能復全矣。

愚治痘裏夾斑者極多，但見形就是斑，不是痘樣者，熱毒峻烈，克全者十止三四。兩日而斑見者，速清逐爲尚。患此者必煩躁譫語，渴飲不寧，劉禪師用地龍汁和犀角水投服，亦心得治斑之法者矣。

夾癭爲痰毒凝結而成也，或結於頸項，或結於耳後，或結於腋下，大者如桃，小者似李，長者似瓜，短者似棗，身烙煩渴，勢若不凶。痘三四日而癭作，則毒隨痘泄，膿隨痘灌，自可挽全而無害，倘癭紅腫將膿，而痘隨標焉。吾恐毒膿一潰，元氣囂漓，痘焉能表暴充灌乎？七八之期，痘已黃蠟，而癭作焉，保護元氣，消毒祛邪，竟獲綏全之慶，雖潰無妨。治法在乎審日期之先後，視元氣之厚薄，紀男女之大小，範時令之寒暑，庶幾免紊錯之愆矣。癭已紅腫而痘標焉，法宜托裏，毒盛消其毒，元虛補其元，木通、桔梗解毒而徹關鎖，惡實、生地除梟而祛榮火，甘草清理諸邪，蟬蜕祛風辟毒，芍藥泄諸經之鬱火，荆芥散陽明之風邪，諸藥缺一不可也。

痘起遂發癭，治以補托，惟芩連之藥不可用，耗爍之劑不宜投，消痰解毒爲尚。

痘標而癭破流膿出血，自致元氣虛虧，大用黃芪衛元湯可也，人參、黃芪、川歸、紅花、桔梗、芍藥、甘草、防風煎服。

痘兩三日而癭毒仍作，急用三消散、半夏、川歸、茯苓、甘草、木通、紅花、生地、芍藥、牛蒡子、天花粉、蟬蜕、燈草煎服。

痘七八日充灌而癭作，宜服沖和飲子，人參、黄芪、麥門、柴胡、防風、荆芥、芍藥、茯苓、炒白朮、桔梗、連翹、當歸、瓜蔞根，頻進四服自愈矣。

歌曰：木通生地併黄芪，桔梗當歸芍藥俱。大力蟬蜕兼甘草，白茯殭蠶效實奇。上焦加味升麻引，貝母門冬不可遺。下焦牛膝相資助，緊覓山姑倍用之。熱多荆芥隨多少，疼極還尋白芷醫。

按方治證，須驗時日，若頭面盡腫而癭腫，則諸痘決不能鼎峻，多致損傷。

## 夾丹

痘裏發丹，内熱之極而然也，不宜遽用極寒透裏之劑。若見標三二日，竟以化斑湯徐徐浴之，内服生地、牛蒡子、芍藥、甘草、木通、荆芥穗，其毒自消矣，若用猪膽、京墨、冰片塗之，竟罹其害，慎之！頭面項頸，倘如蛇纒硬腫，火燒疼痛，梟毒輳於上，宜用炒黄連、紫草、車前子、梔子等藥。

余治痘丹，準前藥加減，單用露桃花二錢，即丹收痘朗；若腫痛須加柴胡、羌活、生地、芍藥倍之。有用鳳尾草獨煎湯飲，豈知山蕨即鳳尾草也，性極寒而沉走，恐傷於痘，不可輕用。

## 夾瘡瘍

痘裏夾瘡，痘迎瘡見隙而盤據，愈加多密矣。痘起氣虚，風癢自作，宜用紫蘇荆芥湯浴之，隨用芍藥、生地、防風、黄芪、白朮、殭蠶、甘草、蟬蜕等藥服之可也。若男女患楊梅惡瘡，痛不可忍，而痘適標其間，李少陽用蝸牛丹以治，但香油、皂子仁不可輕用；若患肥疳瘡，如松香、輕粉、飛丹、雄黄皆不可塗也。

歌曰：黄芪芍藥直殭蠶，生地防風白朮聯，甘草紅花牛蒡子，酒煎萊服效難言。若是楊梅瘡破爛，牛黄土茯倍加焉。痛極乳香些少助，自然瘡可痘安全。

余歷驗小兒痘種於瘡瘍中，痘雖美麗，勢必梟癢，若不按法製湯以浴，痘蹲聚於瘡隙，奚克鼎峻？尹頭陀專以香馬蘭藤煎湯，浴夾瘡瘍之痘，允得鎮痘之妙。但香馬蘭有三種分別，青紅白根，浮上紅者甚佳，採用則可。治法以升麻、黄芪爲君，芍藥、生地爲臣，羌活、防風爲佐，甘草、蟬蜕爲使，此準格也。

## 夾損傷

痘標一兩日，或致撲跌，或犯金石所傷，則脾脈虧損而血氣走散，痘終受其阻厄。李少陽用孩骨胡桃酒以治，則失之峻利；況胡桃又作瀉之物，用之不宜。王近川用歸尾桃仁湯以治，則失之狂妄，痘中豈宜破敗其血者耶？準依劉半塘拱元散，人參、黄芪、當歸、紅花、伏鳳雛、蟬蜕、防風、芍藥、甘草以補托其内，用文蛤、棕灰奩於傷處以收歛其外可也。若損而不破者，用蝦蟆皮貼之，徐徐以手摩撫。若是湯潑火烙者，不宜敷以生冷之藥，以凝滯其痘也。

歌曰：損傷須覓伏鳳雛，土鱉參芪蟬蜕馳。橘紅甘草當歸合，再入紅花防地俱。

## 痘疔

諸痘中有獨大者，或黑或白，其根結硬，即是痘疔，如疔瘡樣，直抵筋骨，宜挑破，以四聖散點之。凡黑陷中有微尖，頂如苦楮樣者，疔也；無此狀者，謂之黑陷，非疔也。

痘疔又謂又賊痘，或三五枚，或五七枚，間雜於諸痘之間，其色紫黯，作痛不寧，以致諸證蜂起，不能灌膿，甚至不救，乃熱毒勢甚併結也，用仙方活命飲；如二便秘濇，量加大黄，遍身拘急，加麻黄。外必用綫針挑破，出黑血，或吮出毒血，以泄其毒，餘痘才得灌膿；否則其毒無從而解，必致不起。如未應，急用隔蒜灸；若毒氣盛者，或不知痛者，不用蒜隔，就著肉灼艾灸之。若灸後瘡頭紅腫焮發，用針挑破，出毒血，灼艾尤好。雖此法未出方書，予屢用屢驗者。世多用至寶丹之類，亦不可恃。别見起發證治，宜參考。

凡痘瘡起發之時，但見乾燥，其根焦黑者，即内服奪命丹，外用四聖散塗之。如原有瘡疹，或灌瘡未愈，或瘡將較瘢嫩者，至痘出之時，其處痘本攢聚，形色黑潰，急以針刺破之，吮去毒血，外以四聖散塗之，内服加味四聖湯調無價散，併奪命丹主之。如瘡焦黑，渾身皆是者，看大便何如：若大便秘，内服承氣湯調無價散，外用水楊湯浴法；大便利者，内服十全大補湯、陳氏木香散調無價散，合奪命丹，外用水楊湯浴法。

## 卷簾疔

痘六七朝，舌望上卷，喉鎖煩渴緊痛，飲食難進，不知者妄用刀割舌下青筋，倏時致死。豈知疔毒結坐於舌根，疔甚者如黑豆，次者似葡萄。犯此證候，要把銀鉤鉤破患處，儘淨惡血，隨以苦茶漱口，盡吐其毒血，而以後方投之。

歌曰：晡仙妙製龍宫丹，冰片硼砂青黛間。薄荷荊芥殭蠶炒，還覓黄連法製難。按合研匀爲細末，慢吹喉内卷簾翻。

按此疔人多不曉，夭殺兒童。若患此者，痘定經於心，急宜清解；若補助之藥，不宜服也。有方用蛤蜊汁和玉露滴者，亦可。

## 燕窩疔

痘形五六日而腋下硬腫，兩手坦垂，不能活動轉舒，煩躁譫語，眼碧臉赤，惡渴吐沫，不知者以爲結癰而然，豈知痘毒結坐於腋下，名曰燕窩疔。急用銀針挑去其根，盡除惡血，隨將燕窩打水澄清者洗淨，而以珍珠末和油胭脂塗其患處，内服消毒飲。

歌曰：燕窩疔欲燕窩除，挑破須將澄去泥。洗淨盡除其毒血，油胭脂和米珍珠。塗抹其中時刻候，管教毒盡痘離離。

又曰：消毒飲是鼠黏先，甘草通茯生地全。紅花犀芍連翹合，燈草濃煎毒盡捐。

余歷詳察此痘左腋潛注，則右體之痘，沉伏而失色，右腋潛注，則左體之痘，叛逆而無元，是準格也。若曰疔左而左痘壞，則踁矣。有方以蜒蝣和核桃肉吞者，雖暫獲效，終於無濟。

## 火珠疔

痘值六七日，而鼻竅中閬塞噴火，氣息甚難，惡渴煩躁，面赤眼紅，痰緊，飲食不餐，熱烙，名曰火珠疔。外要鉤破，隨將藥點入眼角，再服瀉金湯則愈矣。

歌曰：鼻中閬塞火珠疔，速要鉤穿眼上行。黃連膏和梅花片，點滴其中左右經。再服瀉金湯二劑，自然毒盡得安寧。

瀉金湯歌曰：烏犀桔梗鼠黏行，芍藥甘梢伏火清。生地紅花通紫草，合煎服後自消疔。

按此痘疔患於小兒們，人昧以爲息肉閬塞，不知挑剔，屢致枉死。慣治者，允宜詳驗，眼翻氣急，手足亂撒，候則是矣。或以田螺水滴入者，未善。

## 忘汲疔

痘值六七之期，兩眼沿倏然結作疔毒，封合腫脹，熱極而面色紫，煩渴，則以治鼻疔法治之。挑破處速以瓦葱搗爛盦之，蓋此處不可以鉤穿者也。

歌曰：眼沿生疔眼必瞎，自有仙家神治法。瓦葱細搗盦封牢，莫待風梟再作惡。

昔穆修治此疔，專用山慈菇和蜣螂肉搗爛，盦上取疔根，亦捷法也。

## 豢虎疔

痘期裹正要會膿結轍，而耳孔内結成疔毒，蓋腎地宜無痘毒，而疔獨輳結於此者，則梟炎熾而癸元已耗矣。急宜錐破，隨用鵝管石、女貞子、薄荷共研爲極細末，吹於患處；再用馬蘭根洗淨，寸斷塞耳。

歌曰：豢虎由來兩耳中，少陽臨證製吹筒。鵝管石和女真子，薄荷三味併相攻。再把馬蘭根洗淨，隨將寸斷塞其中。不須時刻相回挽，自然疔裏見奇功。

按此方鵝管石宜改元精石，以元精而寫鵝管，此亦傳易隱射之失也。内還有冰片，女真子亦是女真，抄曰子者，亦傳訛也。

## 注命疔

痘期裏兩足掌心痘毒，輳結成疔，硬腫惡痛，或如錢様，或如大黑豆，或如胡椒粒，紫筋直注透足股盤處，其毒甚矣。速鋤取其根，淨盡其血，隨用田螺水調和冰片點三次，把愼火草、菉豆浸脹，搗爛，盦於患處，内服化毒丹。

歌曰：痘裏如生注命疔，花欄決定不爲輕。銀針挑盡其中毒，尋個田螺吐水清。調和冰片胭脂點，再覓龍鱗草要真即愼火草，又名火丹草。脱皮菉豆浸漬脹，共搗將來盦一層。内把化毒丹來服，不怕疔生足掌心。

俗人多以足下疔不加意，豈知疔雖生於下，而綰刺於上，竟犯脾心二經，時刻不可捱，故曰注命。

## 驪含疔

痘值五六朝，身發惡熱，煩躁譫語，兩眼翻厥，肚腹膨脹，小便閉塞，惡痛，叫號不寧，蓋因梟毒澄聚於膀胱，而於陽莖竅裏，輳結鴆疔，名驪含疔。語云：痘疔結此，時刻要死。急用銀硃、冰片、蟾酥、牛黄、麝香，研匀極細末，將黄連細茶濃煎候冷，取半匙調藥，把細軟稻心蘸藥，通納其竅中，再用油菜子搓捋其莖，内服木通敗毒散。

歌曰：驪含生疔疔如刀，十個疔來九不饒。胡僧仙授攻醫法，繼後驪含命始逃。牛黄冰片蟾酥麝，和合銀硃一様搒。茶連數沸煎濃冷，稻草心將蘸藥膏。依方按法相爲用，何畏疔錐日夜號。

昔雲間一僧用細銀絲通竅内，隨以清水漱口淨吸之，以盡其毒血，外用珍珠、片腦調敷，亦驗。

## 透腸疔

痘六七朝之内，腹中飽悶，絞痛難忍，大便秘結，煩渴，遂於糞門旁闔輳作疔毒，腫硬紫錐，名曰透腸疔，毒徹於陽明故耳。速針錐其毒，大用金銀花、防風煎湯，候冷洗淨，隨將輕粉、珍珠、片腦、白斂末，燈心蘸塗於上，内服黄連解毒湯。

歌曰：透腸疔毒命隨傾，治得全時漏不成。此方奇效人誰得？惟是晡仙用自珍。片腦珍珠與輕粉，分兩般般無重輕。要將白斂先爲末，澄過乾時後併行。毒收還冀時乾結，潰爛來時極可憎。

此疔有剔後用苧根搗爛罨者，有用桑杪搗爛和麝敷者，俱有明效，總不如野菉豆末和紅花末乾摻，甚美。

收靨門參看。

## 潰爛

痘斑爛之證，因當發散而不發散，則毒氣閉塞，以致喘促悶亂；不當發散而悮發散，則毒隨陽氣暴出於外，遍身皮膚潰爛。治宜調脾胃，進飲食，大便調和，榮衛健旺，毒氣自解，而無目赤咽痛口瘡吐衄等證。竊謂前證若發表過甚，大便自利，急用理中丸、豆蔻丸，以救其裏。亦有痘疹如蚊所齧，而色黑，乃危證也。若大小便秘結煩躁，用山梔子湯，豶猪尾血調腦子治之，自利不食者不可用。蓋毒發於表而妄汗之，則腠理開泄，榮衛益虚，轉增瘡爛，由是風邪乘虚變證者有之。若毒根於裏而妄下之，則内氣愈虚，毒不能出而反入焉，由是土不勝水，變黑歸腎，身體振寒，兩耳尻冷，眼合肚脹，其瘡黑陷，十無一生，治者審之！

瘡出太盛，膿汁淋漓，不可著席，疼痛者，乾黄土羅末敷之，甚者白龍散帛裹撲之，或敗草散貼之。丹溪云：瘡濕者用瀉濕，乃肌表間濕，宜用風藥，白芷、防風之類。聞人氏用麥麩襯卧，暑月熱甚，當借之，以芭蕉葉爲佳。

或瘡已出定，大便不通而膿汁不乾者，此熱毒合下證也，宜牛黄丹利之。若瘡口濕，及膿血雜流者，百花膏、生肌散、金華散、綿繭散、魏氏白螺散、乳香韶粉散，俱可用。若靨後復生，乃餘毒失於解利，留滯於肌肉之間而然也，宜消毒散；或結痂久而不落，亦宜百花膏。

若痘爛無膿，吐利不止，或二便下血，乳食不化者，不治之證也。

## 臭痘

先哲云：臭痘不死，以其得化泄陽明之毒氣故耳。若臭而黑爛成窩者，元氣虧損，亦死之證也。患此者，須服定金湯。

予每診臭痘，膿血流溢者生；臭不梟癢者生；臭不延人者生；臭不抓脱者生；臭不黑爛者生。犯此須芫荽、艾葉燒，辟其穢氣；隨用升麻紫蘇湯揩挹其臭處，淨潔其衣服牀被，即服前方，無不獲全。若頂脅胷頸氣窩處，凹爛黑臭，洞見筋骨者，必死之痘也。四明俞氏用寒水丹摻之，亦可。

## 蛆痘

天地間有形化者，有氣化者。形化者由於胎卵，氣化者忽然成形。痘之有蛆，形化氣化兼之也。近有華峯道人，隱吳山治痘。有一小兒患痘，時届十一月，感發之候，痘經正順，囊廓鼎聳，忽頭項上惡癢難忍，手搔難禁，遂於潰破處將銀簪挑之，則見其蟲如絲細而長有寸，遂以香油取盡，花椒湯洗之，癢即止。愚按寒冬蟄令，豈有蟲乎？茲乃氣化然也。又有一患痘者，時值炎熱之際，頭項上如前作癢，予視之，見其蟲如米粒，囊中或二三盤據焉，此乃蠅蚋聚齧膿血，形化然也。先哲云：蛆痘不死，以其梟毒盡發於外也。

## 驗面

痘疹屬火證，其面色赤者爲順，甚者爲熱。若肝木剋制脾土，致面色青者，是爲逆也。急用四君、升麻、柴胡，調補脾胃，色正才治。竊謂前證若傷食而嘔吐搐搦，脾氣受傷而瀉利搐搦，或厥逆，皆慢脾風之漸也，用人參理中湯加柴胡、鈎藤鈎治之。或有少悞，多致不起。若有痘毒內外鬱蒸發出，遇風寒相搏，凝滯於肌肉，遍身皮膚青色者，用透肌散。胃傷則生風嘔吐，脾傷則生風厥逆，用五味異功散加天麻；若瘡密熱盛便秘，飲冷面赤者，用犀角解毒散；灌漿之後，發熱煩躁，作渴面赤者，用當歸補血湯；足熱腰痛，目睛赤者，地黄丸，皆要法也。

## 痘後餘毒證治

斑瘡餘毒，或肝虛入眼目，或肺虛爲癬疥，或爲癰癤，發在骨節，腎之虛也；發在肌肉，脾之虛也。或在筋，或在頭，或在面，或牙齒疳蝕，或咽喉腫痛，各隨經而見，皆毒不散，蘊積而成。或病人始不早治，或醫者失治遺於經絡，其所由來，蓋有自矣，宜服解毒等劑。

痘毒攻脾則泄瀉身浮，攻肝則眼生瞖膜，攻心則煩躁啼哭，攻腎則耳疼膿聚，攻肺則欬嗽痰涎。若已發後，有餘毒未散，復有身熱瘡腫之類，當茶清下解毒丸。

## 癰癤

痘癰多是實毒，血熱成癰，分上下用藥，一日不可緩。成膿必用清熱涼血爲主，赤芍藥、甘草節、連翹、桔梗之類；上引用升麻、葛根，下引用檳榔、牛膝；更助以貝母、忍冬、白芷、瓜蔞。大便燥，用大黄，寒熱用芩、蘗。此法累效。

前證初起未成膿者，用活命飲、隔蒜灸，治而消之；欲成膿者，用活命飲解而潰之；氣血虚者，八珍湯實而潰之；虚而不能斂者，托裏散補而斂之。大凡發熱腫痛，大便不結，用仙方活命飲及隔蒜灸法；大便秘結，用仙方活命飲加大黄；大便已通，腫痛未退，再用活命飲一服，用托裏散補其元氣。若發熱倦怠，大便調和，用補中益氣湯；未應，亦用隔蒜灸。若潰而發熱口乾，肢體倦怠，用東垣聖愈湯；膿水淋漓，不時發熱，用四君、參芪。若因乳母肝經血虚發熱，用加味小柴胡湯；肝脾鬱怒發熱，用加味歸脾湯；膏粱厚味積熱，用加味清胃散。如專與涼血，用敗毒等藥，復傷元氣，必致成者不能潰，潰者不能斂矣。

## 癮疹

癮者，皮膚間隱隱成疙瘩瘙癢，爬搔更多，内服解毒防風湯，外以箪衣湯洗之。

疹者，皮間點點狀如蚊蚤所咬之迹，或如小芥子，即麻子也，升麻葛根湯加防風、荆芥穗主之；熱甚渴者，與人參白虎湯相合服之。

## 丹瘤

赤火丹瘤，此惡候也。流移紅腫，其痛手不可近。從頭上起者，過心即死；從足下起者，過腎即死。宜内服小柴胡加生地黄湯，黑參化毒湯，外用蜞針法吮去惡血自消。若但紅不腫不痛者，斑也，人參白虎湯加黑參、大青、生地黄主之。

## 發熱

痘瘡收靨之後，渾身經熱不除，别無他證，用柴胡麥門冬散；如不退，服人參白朮散。若風熱欬嗽，咽喉不利，用桔梗甘草防風湯。竊謂前證有因熱毒未解者，有因胃氣虛熱者，有因胃氣實熱者，其因不能枚舉，當臨證制宜而藥之。

## 骨節作痛

俗名痘風。丹溪分氣血虛實。以日子守之，多帶氣血不足。

虛則黃芪生血之劑助之，略佐以風藥。

實則白芍藥、黄芩爲君，連翹、白芷、續斷之類爲佐。

若屬虛寒，陳氏方可用。餘詳痘中風門。

## 水痘

小兒痘瘡，有正痘與水痘之不同。新安張季明云：其瘡皮不薄，如赤根白頭，漸漸赤腫而有膿差遲者，謂之大痘，此裏證發於臟也。其瘡皮薄如水泡，破即易乾，而出無漸次，白色或淡紅，冷冷有水漿者，謂之水痘，此表證發於腑也，亦與疹子同，又輕於疹。發熱一二日而出，出而即消，易出易靨，不宜燥温，但用輕劑解之，麥湯散主之，羌活散、消毒飲、麥煎散俱可服，又當服大連翹湯以解之。

如心悶煩躁發熱，及大小便濇，口舌生瘡者，通關散主之。

水痘夾黑出來，或黑水流，或手足冷者，前胡、甘草、生地、黑參、連翹、茯苓、木通、蟬蛻、麥門冬、川芎、陳皮、當歸、生薑，水煎服。

## 麻疹

麻疹浮小而有頭，粒隨出即收，不結膿疱，北人謂之糖瘡，南人謂之麩瘡，吳人謂之痧，越人謂之痳，古所謂麻，聞人氏所謂膚疹是也，與前所謂脾爲疹者不同。小兒有出一二次者。出輕而日數少者，名嫲疹子；出稍重而日數稍多者，名正疹子。又出於痘前者，名嫲疹子；出於痘後者，名正疹子。初出亦與痘瘡相似，但痘發於臟，麻發於腑。臟屬陰，其病本深，故難出難收，而藥於温平爲宜；腑屬陽，其病本淺，故易出易收，而藥於清涼爲宜。

按既是心火刑肺金，即是賊邪，其證當重，何反輕於痘？余每治麻疹，但據見證，以瀉白散加減大劑投之，即至危困之證，無不愈者。其他時師，用苦寒降火，辛温發表，而阽於危亡者，不可勝數，安在其爲心火刑肺也？

麻疹初出，全類傷風，發熱欬嗽，鼻塞面腫，涕唾稠黏，全是肺經之證。有未傳泄利者，有一起兼泄利者，肺與大腸相表裏，表裏俱病也。惟不可觸冒風寒，及於正蒸熱時啗食，能變輕爲重，不可不慎！

麻疹形證亦同，有如發風疹，疙瘩擁起如雲頭，色赤成斑，隨見隨沒者，有如粟米頭粇，三番俱見而不沒，至三日後方收漸沒者，然皆謂之麻疹。其於欲出未出之際，當用發表之藥發之，則易出易愈也。

麻疹有發熱至十餘日始見者，大抵主在發散肺經之熱毒者始事也，調理補養病後之元氣者終事也。其間或兼風，或兼痰，或傷食，併隨宜加對證之藥。其有變證，即隨病用對證之藥。要不亂投湯劑，則兒無事矣。

## 初熱

痘疹發熱之初，多似傷寒，惟麻疹則欬嗽噴嚏，鼻流清涕，眼胞腫，其淚汪汪，面浮腮赤，或嘔惡，或泄利，或手掐眉目鼻面，此爲異耳。輕者以瀉白散合三味消毒散主之，重者以金沸草散主之；兼泄利者，合升麻葛根湯，以白芷代葛根。此餘創立治法，用之無不效者。即十分危證，守而勿失，終於必濟。每見諸書所定方，類皆苦寒、辛涼發表之劑，不盡對證對經，恐有誅罰太過之失，用者詳之。

大抵疹欲出已出之際，雖寒勿用桂枝，雖虛勿用參、朮，雖嘔而有痰勿用半夏、南星。

大忌認作傷寒，妄汗妄下。汗之則增其熱，爲鼻衄，爲欬血，爲口瘡咽痛，爲目赤痛，爲煩躁，爲大小便不通；下之則虛其裏，爲滑泄，爲滯下，多至不救，慎之！

疹子初發熱時，未見出現，欬嗽百十聲不止，上氣喘急，面浮目胞腫，宜甘桔湯、消毒散、瀉白散，三方合用。內桑白皮采鮮者多用。熱盛煩渴，加石膏末、知母、黄芩、天花粉。

疹子發熱吐利，乃火邪内迫，純是熱證，不可作寒論。上焦多吐，宜黄芩湯加茅根、蘆根、枇杷葉。下焦多利，宜黄芩湯送下香連丸。中焦吐利俱多，宜黄芩湯，多加蘆根、茅根，前調六一散。自利甚，則裏急後重而爲滯下，宜加味黄芩湯，調六一散。大抵疹家吐利滯下，宜於疹家求之，不可作吐利滯下而治。

疹出之時，咽喉腫痛者，乃毒火上熏而然，勿作喉痹治法，妄用針刺。喉痹內作癰腫，故宜決去惡血。痘疹只是咽乾作痛，宜甘桔湯加黑參、牛蒡、連翹，或射干鼠黏子湯，細細嚥之，錢氏甘露飲子亦可，外用十全散、玉鎖匙點之。

疹子渴喜飲水，純是火邪，肺焦胃乾，心火内亢之故也。初發熱渴者，前發散藥中多加石膏、天花粉，或葛根麥門冬散。

## 見形

疹子初起，多瀉不妨，惟愈後最忌重熱，此不可不調治者。蓋疹子發熱多至十一二日，少亦不下五七日，熱久，元氣虛矣，加之疹出，飲食不進而復重熱，陰陽耗竭，不死何待？故再熱者，必大補氣血可也，予見忽以爲常而死者屢矣。

疹退之後，微微欬嗽者，此餘毒未盡也，瀉白散合消毒散主之。若欬甚氣喘，連聲不住，甚至飲食湯水俱嗆出者，此熱毒乘肺而然也，宜門冬清肺湯加枇杷葉；見血加茅根汁、阿膠珠主之。但見胷高如龜殼，肩聳而喘，血出口鼻，擺手摇頭，面色或青或赤，或白而枯者，皆不可治也。

疹出之時，曾作泄利，未經清解，至疹退之後，變爲休息痢，不問赤白，裏急後重，日夜無度，此餘毒在大腸也，以黄芩湯送下香連丸。虚者加人參，滑者加椿根白皮，俱於丸藥内加之，勿入煎藥。

疹子既收，其毒不解，邪火拂鬱，渾身發熱，晝夜不退，髮枯膚瘁，漸成疳瘵，以清熱除疳丸主之。若不早治，以致睡則揚睛，口鼻氣冷，手足厥逆，微微瘈瘲，變爲慢風，不救者多矣。

如渾身壯熱，未至羸瘦，但多搐掣，煩躁不寧，此熱在心脾二經也，以當歸養血湯、黄連安神丸間服之。

幾見疹子收完之後，出入動止如常，忽然心腹絞痛而死者，還是元氣虚弱，曾受疫癘之氣，外雖無病，裏實虧損，所以一發而死也，謂之中惡，間有用人參湯研蘇合香丸而甦者。

## 禁忌

疹家禁忌比痘家禁忌尤甚，若悮食鷄魚，則終身但遇天行之時，又令重出也。鹽酢食之，令欬不止；五辛食之，令生驚熱。所以通禁，必待四十九日之後方無禁也。

大熱未退，不可與食，與傷寒同。

一發之時，既表之後，切戒風寒冷水瓜果之類。如一犯之，則皮毛閉寒，毒氣難泄，遂變紫黑而死矣。如極渴欲水，只宜少與葱白，以滋其渴耳。必須使皮竅中常微汗，潤澤可也。又忌梅桃魚蜂蜜香鮮之物，恐惹疳蟲上行。

# 古今圖書集成醫部全録卷四百八十

## 痘疹門

### 痘疹論 清·聶久吾

#### 辟時醫之謬

近世痘方，多宗黄西丘，其書自始至終，俱分順逆險而立三圖説。其謂順者，不必服藥是也；謂險者，宜以保元湯加減調治猶近理也。但謂逆者俱不可治，治之徒勞無益，是教人袖手待斃矣。其言不仁之甚，而貽害於世不小也。此爲俗醫圖利計則甚便，而於救濟生靈之術則甚乖也。蓋醫者仁術，聖人以之贊助造化之不及，所貴者，扶危救困，起死迴生耳。若治其易治者，而棄其難治者，則何以醫爲？惟俗醫意在圖利，又恐壞名，見證有不順者，輒委棄之，彼誠恐利未必得，而徒冒不識證之名。若仁人君子，當爲之死裏求生，豈忍斷其必死而坐視不治？故曰：西丘之言，便於俗醫而非所以濟世也。且其所指逆證多端，痘瘡稠密者多有之，如初熱而驚悸吐瀉，報痘而先發於印堂司空天庭等處，初出而根窠無暈，既出而色白灰陷，或發水泡或癢塌，或當行漿而不行漿，或痂未落而寒戰咬牙等證，皆其圖説所謂逆而不治者，予每治之而得生者多矣。奈何悉謂治之無益，而戒人勿治乎？惟初出形如蠶種，既出而紫黑乾枯者，難以灌漿，多不可救耳。然寧救之而不活，不忍坐視而不救也。

近年有庠生管橓編集《保赤全書》，載痘疹方論，頗爲詳備，然其人博而不精，未諳妙理，所論氣血虚實寒熱等理，多混雜未能融通，所論某證該用某方，多鹵莽又多乖舛而不得其宜，在明者得之，猶可備參考，若昧者執而用之，鮮不悞事。予恐其無益於世而反惑世也，故表而出之。

痘證與他證不同，自初發熱，以至於結痂，限日限時，救困扶危，當用之藥，宜及時而用，如救焚拯溺，不可緩也。蓋痘毒發自五臟，實動五臟之真氣，其出痘多者，真氣發泄亦多，當此之時，人之血氣幾絶，岌岌乎殆哉！如油盡之燈，不速爲之增油，則燈焰熄；如風中之燭，不速爲之蔽風，則燭光滅也。時醫則不然，輕視人命而重視財利，其愚而不知用藥者，姑無論已，即稍知用藥者，亦不肯及時用藥，欲因禍大而顯功，遲延至於氣血已絶，不可復續，雖有對證之藥，緩不及事，因而悞人性命者多矣。此醫家之害，而病家不可不知也。又時醫識見淺陋，未諳妙理，執泥祖傳舊方，不知變通，遇痘證之輕者，猶可動手調治，而自以爲功，一遇危險重證，便束手無策，不能救療，甚至治而不活者，則以爲痘證原惡，而不自咎其術之拙，病家亦以爲痘證本惡，而不歸咎醫之拙。殊不知痘瘡常數，若無甚惡之證，而調治得宜，十可十生；間有極惡之證，必不可救療者，十不過一二。今治而十死七八，何惡證之多也？無亦術之不精乎！

當時令，衆人出痘時，小兒或有發熱稍緩，其熱或作或止，其紅點或未見，或微見而未明，或是出痘，或非出痘，正在疑似之間，當此之時，不如且勿服藥，以待其自定，但禁風禁葷，調護之而已。所謂不輕治，正所以深治之者，此也。有等富貴之家，珍愛太過，見其如此，屢投以清涼解毒之劑。不知若是痘證，則其毒氣發動於五臟，勃勃欲出，其勢决不可阻遏，屢用清涼阻遏其勢，即所以迫之内攻而禍速矣。故犯此者，多有報痘數日，即煩悶驚搐而死，此解毒之劑殺之也。正如蔻在宫牆之内，不逐之出外，反遏其出路，圍而攻之，宫中之人，有不遭殘害者乎？然醫者曰：吾用解毒藥，何至於殺人？既不自任其咎。病家亦曰：彼用解毒藥，何至於殺吾人？亦不歸咎於醫殺人於冥冥之中，而已不悟也。人不知也，予故表而出之，以戒世之愛而反害者。

語曰：久臟者毒必厚。痘毒稟於胎元，伏於五臟，其輕者無論已，其重者深藏久蓄，不爲不厚矣。一旦觸發於倏然忽然之頃，其勢猛鋭欲出，斷不可御，是以必借氣血載毒出外，成漿結痂，然後毒散而成功，此病機亦化機也。此豈若諸瘡之毒，可以驟然而解散者？故解之於既出之後，是順其欲散之勢，猶爲近理；解之於未出之先，是遏其猛鋭欲出之勢，其禍甚速。如初決之堤，水勢排山，而欲捧土塞之，有是理乎？奈何自古治痘之家，其卑者固不足道，其高者亦未深悟此理，每每於痘瘡發熱之初，欲出未出之際，輒以解毒爲主，且曰：服某藥則毒可解，而痘出必稀。不知痘之稀，由其初受毒之輕耳，豈將出之時所能驟解乎？致啓後之庸醫，訛以承訛，見痘瘡欲出未出之間，毒氣熾盛，則多用寒凉以解之，或妄下以解之，彼自以爲對證之妙劑，而不知反致内攻之奇禍，至於殺人而終不悟，前覆而後不鑒，其禍又無窮也。予睹近時庸醫，治痘多犯此失，以致童幼數日而死者甚多，則皆茫然，委於證惡難救，而舉世莫覺其致死之由，殊可矜惻也，故不得不再三發明其理以救將來。

自有方書治痘以來，其時不啻二千年，其人不啻數百家，然皆詳於已出之後，略於未出之前，深言出速而稠密之危，不言留中而不出之禍。不知已出之毒，外寇也；未出之毒，内寇也。徒知御外寇而不知逐内寇，自古以來，諸賢之爲計疎也。然其失計安在？惟在痘未出而急於解毒，緩於逐毒也。不知未出之毒不可解，但當汲汲逐之出外也。予深悟其理而明鑒其失，故長顧却慮，爲未出以前諸證設法，惟明辨其虚實寒熱以施治。實熱者，宣發其壅滯以逐毒出外；虚寒者，補助其氣血以逐毒出外。至於急用寒凉遏毒内攻等弊，則諄諄致戒，不厭再三，一以救前哲之失，一以開後人之迷，雖岐黄復起，不易吾言矣。

須知出痘多者，收結之時，還元之後，五臟真氣發泄已多，一身血氣耗散已甚，雖或毒氣未淨，而其正氣極虚，是以用凉藥解毒，必須用酒炒製。其體氣弱者，或時加入參、芪、歸、芎之類以救血氣，切不可因其有熱證而遽投以生三黄、生梔子、生大黄、生石膏之類，此時正氣微弱，驟用凉寒峻攻，多有一投而輒斃者，戒之戒之！

治痘之家，既謹其始，又必謹其終。蓋痘之危險不測者有二：一曰毒盛，一曰體虚。當其未出之時，或三五日而速斃者，皆因毒盛也。及其結痂還元之時，或悮投一藥，悮進一飲一食而輒斃者，皆因體虚也。然毒盛欲出不出者能順其勢以導之，出而不妄施解毒以阻遏拂逆之，則未必致斃。故再三戒諭，深爲謹始者慮也。體虚者能察其虚而補養之，又防其虚而不峻攻之，則可保無虞。惟玩其收結還元，而忽易不加謹者，多致悮事，故又深爲謹終者警也。

## 白术散豆蔻丸説

此等丸散，治痘之家，必須豫製以防虚滑泄瀉。若痘起脹，或收結時，驟然泄瀉不止，危在旦夕矣。然止瀉用湯藥多不效，有服至異功散而不止者，惟此丸散可以止之。惟毒熱作渴者，加味四苓散，一二服即可止。起脹灌膿時，或有六七日不大便而煩悶作痛者，毒盛而秘也，用清毒活血湯去參、芪，加懷牛膝二錢、紫草、當歸各加至二錢煎，藥熟去渣，入生蜜半酒杯服之。如又不通，用前藥加酒炒大黄三錢微利之。若仍不通，用猪膽汁滴入穀道中即通。終不可用硝、黄大下，恐下後變他證則危矣。

## 論衄血

痘有鼻中衄血者，毒氣上衝於肺也。此其毒氣外泄，亦非惡候，不必驚惶，只用髮灰散或清肺湯治之。切不可峻用寒凉，如犀角、生地、山梔、生大黄之類，冰伏其血，必爲大害。世人不諳此理，一遇痘瘡有衄血咽喉口舌等證，即認爲實熱，遽投以寒凉，冰凝血脈，以致痘瘡不得成膿，而變爲壞證者多矣！是治末而妨其本，味之甚者也。

## 論年長出痘

又有一種出痘稠密，毒火既盛，然元氣虚，血氣弱，津液枯竭，不能制火，以致虚火炎蒸，或煩或渴，或咽喉痛，或鼻時出血，難任温補，痘必不能成漿結痂。大凡年長之男女，嗜慾久開，血氣既耗者，多有此證，最爲難治。時醫見其多熱候，率用清涼，如犀角地黄湯之類，不知原因血氣不能勝毒氣而致有此證，今又純用寒涼，則血氣甚虧損而毒氣愈肆行，豈復有可生之理？是以此等痘證，時醫治之，十無一生，殊可哀憐。今特製參麥清補湯，用人參、酒洗當歸各八分，麥冬酒蒸曬乾一錢二分，花粉酒蒸曬乾、生黄芪各一錢，前胡、牛蒡、山楂肉各五分，炙甘草、生甘草、酒洗紅花、川芎、酒洗生地、桔梗各三分，酒炒白芍、生白芍各四分，生薑一片，龍眼肉三個，同煎温服以調之。遇此證者，此藥當頻服，於痘出五六日内，至七八日，若膿漿不行，亦當用參芪鹿茸湯托之。若膿漿不起，則無生意矣。若有四五分膿，猶可望生。

## 或問五條

或問曰：醫治未病，古人立豫解痘毒之方，或解之於平日，或解之於臨時，其方何啻數百，子何以知痘毒不可豫解而不載一方也？曰：以其理知之，又驗其事而知之。蓋痘毒稟受於胚胎而潛伏於五臟，或數年而後發，或十數年而後發，或數十年而後發，當其未發時，深藏潛伏，聲臭俱泯，於何而解之？彼無聲臭之毒，又豈有形質有氣味之藥所能解散？且用藥攻病，猶如用兵誅寇，故必執兵持竿，然後可以寇誅之。當閭閻無事時，雖有奸豪潛伏其中，而不執兵，不持竿，誰能識其爲寇而誅之？今豫解痘毒於聲臭俱泯之時，得無類是乎？此以理知其不能解也。予婦産男女十人，皆已出痘，前六人多用豫解痘毒之方而出痘反有極多者，後四人不用此方而出痘極少，皆勿藥自愈矣。此可驗痘毒輕重，定於稟受之初，而不能豫解也。然服解毒藥於平時雖無益，猶無害也；至於臨時解毒，則有反害者矣。每見富貴之家，父母珍愛其子，一聞鄰家出痘，則多服解毒之藥，以致損兒胃氣者有之；或兒已發熱，將出痘而多服解毒藥，以鬱遏其毒氣者有之。犯此二者，所謂無益而又害之者也。以是知解之於臨時者，尤不可也。

或問曰：子立論，若劉河間、錢仲陽、陳文中等，皆古名醫，子議其失，猶之可也。至於朱丹溪集醫道之大成，亦議其未盡痘家之妙，何也？曰：丹溪之醫誠精矣，子謂其足以盡醫家之妙乎？又足以盡痘家之妙乎？

且醫之爲道，精微廣大，亦難言矣。自古名醫雖各有精微，然亦多有訛謬，如王叔和著《脈訣》，論五臟六腑，謂：三焦無狀空有名，寄在胷中膈相應。此其説大謬矣。夫叔和名醫，有如此者，後人習焉不察，至宋張季明著《醫説》，始論其謬，其言有理有據，然世上竟宗叔和之謬，而莫知有季明之辨也。如此之類，何可枚舉？若劉河間等之治痘，而專用寒涼解毒，則又宗《内經》諸瘡俱屬心火之言而失其意者也。蓋《内經》此言，爲諸瘡發也，非爲痘瘡發也。痘瘡與諸瘡大不同者也。且而劉河間、錢仲陽輩，乃宗其論諸瘡之言，以治痘瘡，此何異行車於水而推舟於陸也，訛謬甚矣。丹溪又宗劉、錢而不能正其謬者也，何以能盡痘家之妙也！

或問曰：古人治痘，一以解毒爲主，至丹溪揭解毒和中安表六字，論者以爲精當之極。大略謂痘未出而能解毒則可以使痘出稀少，痘既出而能解毒則可免潰爛發癰發疔入眼等患，豈不深有至理？而子獨極言解毒之害，而諄諄以妄解毒爲戒，此説未之前聞，不亦過高駭衆乎？曰：此痘家第一精深微妙之理。古今高明之士，皆迷而不悟，是以徒知解毒之利，而不知解毒之害也。雖丹溪解毒和中安表之説，亦欠分曉。蓋揭解毒二字，於和中安表之上，後人執而用之，多致悮事。以丹溪之明而見不及此，況其下焉者乎？蓋痘毒久伏於五臟，一旦觸動而勃發，其勇悍猛烈之勢，斷不可御遏，又何可解散？智者惟順其勢以導之出外而已；昧者當其欲出未出時，而遽投以解毒藥，則拂逆其勢，豈惟不能解散，而適以逼之返戈内攻，宜其禍不旋踵也。故多有痘才見數點而兒已斃者，則亦慘矣。近日每見富貴之家，極珍愛其子者，多罹此禍。然而病家與醫家，終不悟其失。且曰：此痘最惡，吾先爲之解毒，猶不能救？況不解毒乎？噫！迷亦甚矣！獨不思使其不遽用解毒藥，以逼毒内攻，則毒出外而内自安，何遽至於斃？縱其痘出，或稠密，或紅紫，或乾枯，猶可從容調治，孰與未見痘而速死之慘乎？是以痘未出之前，除升發微汗一劑外，凡攻裏清表寒涼解毒之劑，當一切禁之，如砒、巴勿令入口可也。古人謂不可汗下，亦是此理，惜其語焉而不詳也。丹溪亦戒妄汗妄下，庶幾不失古人之意矣。然又教人用犀角地黄湯之類，是徒知汗下之害，而不知當此欲出未出之時，不必汗下而後爲害，即多用清涼如犀角、生地之類，亦能遏毒内攻而致害也。惟人參敗毒散，能宣發毒氣出外，猶無害耳。若胡氏輩率其愚臆謬見，而妄謂非汗則表熱不解，非下則裏熱不解，汗下以解表裏，則痘出稀而必無逆證，而後之愚醫，若管橓輩又從而敷衍其說，使世人不察而悮用之，以致兒童之罹此而夭折者，不可勝計，禍亦大矣。予欲救其禍，安得不詳辨以破其迷也！至於痘既出之後，則有不必解毒者，有不可解毒者，有不可專解毒而必兼補養者，有可以專解毒而不必兼補養者。不必解毒與不可解毒者，辨之詳矣。若其痘出稠密，紫暗乾枯而不起發，不灌膿者，此毒氣盛而血氣弱者也，或先用清涼藥，解散其毒氣，而隨以補血氣藥助其行漿，或於解毒藥中兼活血養血，扶元氣藥可也，此則所謂不可專解毒而必兼補養者也。丹溪所謂解毒和中安表者，惟用之於此爲適當乎？若其痘出稠密涌盛，紅紫凸綻而潤澤，然而口渴喜飲，善飢喜食，煩躁不安，大便久秘，小便赤濇，此則可以專用清涼解毒，不必復兼補養者也。大略既出以後，未收以前，可以專解毒者，惟此一證，以其血氣與毒氣俱盛耳。然兒童出痘多者，真氣發泄，血氣難支，多致虛弱，恐血氣毒氣俱盛者，百中一二耳。專主解毒者，錯謬不亦多乎？惟收結後，覺有餘毒，則急宜解散，不可少緩，緩則恐發癰患眼也。

或問曰：昔人治痘，先辨生死，其證逆而必死者，或作爲歌訣，或著爲圖說，戒人不必施治，若妄治則反招怨尤，子獨不分別逆證而一概爲之立方設法，何也？曰：彼以醫之心立法，而吾以父母之心立法也。世之出痘者，孰非人子乎？父母之於子，忍度其必死而不爲之救治乎？況病證雖有順逆，而治法豈無工拙？彼前人思之未精，治之未盡其妙，多以可治之證，認爲必不可治，而一概教後人棄而勿治，此非仁人之心也。予甚惡其說，是以必矯其失，然非徒以空言矯之也。每於前人所指必不可治之證，十常活其五六，又未嘗不咎前人之疎於立法而輕於立言也，是以不忍不爲之死裏求生也。其或有求其生而不得，吾未如之何者，然後於好生之心無忝矣。

或問曰：古人立方用大靈丹、大成散、返靈丹、龍虎丹之類，皆相傳以爲治痘妙方，而子俱不取用，何也？曰：痘瘡一以氣血爲主。其順者，血氣能勝毒氣者也。其險而不順者，皆血氣不能勝毒氣者也。治痘者，當視血氣强弱而酌其宜，以解毒氣，乃爲穩當。以上諸方，皆用金、石、腦、麝等悍猛之藥，以刧散毒氣而損傷血氣殆甚，用之於元氣厚者或可以偶中而獲效，用之於元氣弱者一不中而萬有餘敗矣。前人傳用其方，蓋計其效而不計其敗者也。予所以不取用者，恐未得其效而反受其敗也。

## 麻疹四忌

麻疹形如麻，痘疹形如豆，皆象其形而名之也。麻痘俱胎毒，而痘出五臟，臟屬陰，陰主閉藏，其毒深而難散；麻出六腑，腑屬陽，陽主發散，其毒淺而易散。臟陰多虚寒，故痘可温補；腑陽多實熱，故麻宜解散。然麻雖屬腑，而其熱毒之氣上蒸於肺，肺主皮毛，實受其毒，是以發熱之初，雖似傷寒，而肺家見證獨多，欬嗽嚏噴，鼻流清涕，眼泡腫，眼淚汪汪，面腫腮赤是也。治之之法，惟在宣發其毒，以盡出之於外，雖紅腫之甚，狀如漆瘡，亦不足慮。以其既發於外，則可免内攻，不若痘家之必顧其收結也。此證若調治得法，十可十全；而調治失宜，則殺人亦如反掌。蓋麻證有所大忌，病家犯其所忌則至於殺人，醫家犯其所忌，亦至於殺人也。其所忌不同，皆忌閉塞其毒，不得發泄也。今標四大忌於後，令人勿犯也。

一忌葷腥生冷風寒。出麻疹時，大忌食葷腥，食生冷，冒犯風寒，皆能使皮膚閉塞，毒氣抑鬱而内攻也。

一忌驟用寒凉。初發熱時，最忌驟用寒凉以冰毒，使毒氣抑遏不得出，則成内攻之患。而昔人謂天氣暄熱，宜用辛凉發之，如黄連解毒湯之類。不知天時暑熱之氣，豈寒凉之藥所能解？今驟用寒凉，恐不足以解外熱，而適足以阻内熱，使不得出也。曾見有一宦家艱子，得一子甫一歲，出麻發熱，麻未見形而發搐，醫悮認爲急驚，而用凉藥攻之，遂令麻毒隱隱在皮下不出；後醫以滋陰爲主，而用四物等藥，亦不能救，煩悶聲啞，至旬日而死。此可以知凉藥冰毒之害矣。今因天熱而驟用寒凉，豈理也哉？

一忌多用辛熱。初發熱時，最忌多用辛熱以助毒，如桂枝、麻黄、羌活之類，能使毒壅蔽而不得出，亦致内攻之患。而昔人謂天氣大寒，宜用辛熱如桂枝湯之類發之。不知天氣大寒，只宜置之煖室，謹避風寒可也。且天氣雖寒，而人身之熱毒未必減也，而多用辛熱，豈理也哉？

一忌用補濇。麻出之時，多有自利不止者，其毒亦因利而散，此殊無妨。如泄利過甚，則以加味四苓散與之，切忌用參、朮、訶、蔻補濇之藥，重則令腹脹喘滿而不可救，輕則變爲休息痢，戒之戒之！

# 痧科纂要 清·馬之騏

## 麻痧通論

夫嬰兒麻痧，固與痘瘡大不相侔，亦與斑痧癮痧併不相同。蓋麻痧亦屬胎毒，乃係六腑蘊蓄積熱，發自脾肺二經，或受風寒，或傷飲食，時氣感觸，煽動心火，燔爍肺金，肺主皮毛，故其邪發於皮膚之上，出爲細痧，遍身點點紅色，甚則疊腫，有小顆粒隨出隨沒，沒則又出，俗名糠瘡，又曰麩瘡。其證初發熱時，略類風寒，而實大異。亦與痘證相似，但痘瘡自裏而出於五臟，臟屬陰，其病本深，難出難收，故有形有漿；麻痧自表而出於六腑，腑屬陽，其病本淺，易出易收，故有形無漿，然多實熱無寒。又有戰慄似寒者，乃熱極生陰，反作寒耳，切不可作寒證治之。雖較痘瘡爲易，然倏忽變化，其證急速。自初出一二日，及愈後月餘，虛者百日，皆不可以其易而忽之。經曰：痘前痧後，信哉！

若初生嬰兒，未及滿月或百日内外，或未生痘瘡之先，遍身發出紅點，如粟米狀，滿月内外，名爲爛衣瘡；百日内外，及未生痘瘡之先，名爲瘙痧。蓋兒在母腹中，爲陰血之氣熏蒸已久，生後忽遇陽風，一逼遂發，此痧不治自愈。

若痘瘡愈後，起居不節，飲食過度，外感風寒，痘愈數日之後，身忽略熱，遍身即出紅點，大小不一，亦如粟米之狀，作癢，愈抓愈盛，如雲成片，名爲雲頭痧，又名蓋痘痧。非真痧也，勿以爲真痧而畏之。

若天行疫病，大人小兒感之，大便秘結，熱氣流於胃中，忽發紅斑，隱於皮膚之内，有色點而無顆粒，如蚊蚤之迹、錦文之狀者，無頭且平，名曰發斑。其證有陽毒陰毒之殊，總皆熱毒所致，非真痧也。不可與痧同治。

若感冒時氣，頗類傷寒，俗名紅眼汗病，係心火爍乎肺金，紅點隱於皮膚之間，發則多癢或不仁者，是有風濕之殊。色紅者火也，亦皆熱毒所致。其證多屬於脾，狀隱隱然，故名曰癮疹。非真疹也，亦不可與疹同治。

## 證治大略

麻疹爲實熱之證，屬在於肺。其發也，多因風熱兼痰而作，浮於皮膚，有小顆粒隨出隨沒，沒則又出，故雖值寒天，亦不可重加衣被而過於熱，恐毒入咽喉，令其聲啞，麻疹不出，致有變證，爲害不小。治療之法，宜清肺火降痰，主乎解散，惟以發表出透爲妙，汗之即愈。亦有可下者，但忌認作傷寒，妄汗妄下。汗之則增其熱，爲鼻衄，爲欬血，爲口瘡咽痛，爲目赤痛，爲煩躁，爲大小便不通；下之則虛其裏，爲滑泄，爲滯下，多致不救，愼之愼之！故初熱時，先宜發散，次清利，次清熱，次補血。蓋發散則風熱解，清利則肺金清，清熱則心火瀉，免致金受火剋，則證自輕。然麻疹屬陽，熱甚則陰分受損，血多虛耗，必宜滋養陰血，此首尾所以當瀉心火，清肺金，散風熱，滋陰血爲主，不可少動其氣，宜通聖散中消息用之。如人參、白朮、半夏一切燥悍之藥，皆不可用；即升麻升動陽氣上衝，亦不可多用。蓋麻疹標屬陰而本屬陽也。苟麻疹未愈，輕用温熱燥悍之劑，多致牙齦腫爛。雖氣血虛弱，亦必待麻疹愈後，方用補虛養血調理脾胃之藥，斯乃萬無一失；不則毒氣壅遏，頓生奇禍，不可不愼。此治麻疹之大端也。

## 潮熱證治

麻疹初發時，略類傷寒而迥異，蓋其增寒壯熱，頭痛臉赤，目赤頰紅，身體疼痛，此略類也。至其火熱太盛，多欬嗽噴嚏，鼻流清涕，眼光如水，眼胞浮腫，眼角生眵，眼淚汪汪，惡心乾嘔，恒欲飲水，或痰涎吐瀉，不思飲食，大便急而小便濇，則皆熱之所致爲迥異耳。然有熱一二日而出者，有發熱五六日而出者，或有發熱七八日而出者，證候未明，疑似之際，但覺潮熱，即宜升麻葛根湯加紫蘇、葱白一根煎服，或參蘇飲去人參、半夏、陳皮，腹痛仍用陳皮加砂仁煎服，被蓋微表之，得汗自頭至足，方漸漸減去衣被，則皮膚通暢，腠理開豁，自無留毒而疹易出矣。若有未出，亦不可再表。

既表即宜謹避風寒，勿食生冷，忌酒肉鷄魚一切葷腥等物。如外犯風寒，內傷腥冷，輕則癮疹生痰嗽成驚搐，重則皮毛閉塞，毒氣難出，遂變紫黑而死矣。

如食酒肉鷄魚葷腥等物，則毒入脾胃，必至麻疹後生瘡癤；下流大腸，爲泄瀉白痢等證；流入小腸，則小水赤濇爲血痢等證。俗謂白痢屬冷，血痢屬熱者非也，戒之戒之！

麻疹未出時，發熱，吐瀉交作，三日內出，耳後項上腰腿先出，一日出三次，二日再出六次，見點紅活顯露，形小明淨，頂尖不長，隨出隨沒，三四日方收者，順證也，不治自愈。

麻未出時，發熱，乾霍亂，身體極熱，欲出不出，隱伏皮內，發不透快者險，宜升麻葛根湯；大寒加麻黄即出。

麻未出時，發熱喘促者險，宜三拗湯加煅過石膏、茶葉名五虎湯治之。

麻未出時，發熱，面先青黑，乃毒氣攻心者逆，宜內托散消毒湯以解之，不然則必死。

身體極熱，隱伏不出，或帶紫色不明，或不突起，與肉一平，或一二日就沒，喘嗽利下者逆，速宜解表，急則用麻黄湯以發之，胡荽酒以擦之；緩則用升麻葛根湯加石膏、黄芩以解之。

麻疹正出時，身猶大熱，宜升麻葛根湯加黄芩、地骨皮治之。若以手摹之，疹色白，起手即紅者，血虛，宜養榮湯主之。

正出色紅者火盛，宜化斑湯主之，或人參白虎湯。

色紫赤乾灰燥暗，大渴飲水不止，乃火盛毒熾，宜六一散解之，或四物湯去地黄加紅花、黄芩進之，或黄連麥門冬湯亦可。大熱不退，加柴胡、黄芩、升麻、葛根、牛蒡子、黑參。

色紫黑，乃內外熱甚而血結者逆，必須急速解表，宜葛根麥門冬散、生地黄散、升麻葛根湯，或荆防敗毒散加梔子仁，或雙解散。有痰加杏仁，無汗加麻黄。若其色變黑者，宜黄連杏仁湯主之，或山梔子湯、化斑湯速解治之，緩則不及矣。

故曰：初發赤白者生，黑紫者死。蓋赤疹屬陽，遇清冷而消；白疹屬陰，遇煖温而滅，故皆可生。若所發黑紫者，内熱甚而血結，生機將絶，速就前法解治，死中求活者也。

麻疹已出時，其疹色正而身猶大熱，宜升麻葛根湯、白虎湯，倍加牛蒡子、黑參。

既出已過三日，不能沒落，乃内有虚熱，宜四物湯治之。又如有失血之證，加犀角汁解之。

麻疹已沒落，身猶大熱，宜升麻葛根湯，加黄連地骨皮治之。

麻疹已沒落，别無他證，但餘熱不除，宜黄連解毒湯調益元散治之。

麻疹收平，數日之後，猶有餘熱未盡，復再發熱，日夜不退，每夜煩躁譫語，狂亂失血，且多驚搐，重出一番麻疹，比前略少，此乃心血耗散，餘毒熱甚，先治失血，急用犀角地黄湯、解毒湯一劑，再用四物湯加远志肉三分、甘草二分，服一劑而血止。若譫語狂亂驚搐，再煎五苓散調辰砂益元散一錢服之，諸證自無。凡遇此證，血實易治，血虚難治。總之，麻疹前後，燒熱不退，飲食不進等證，併屬血虚血熱，宜四物湯按證加減。

滋陰補血，渴加麥門冬、犀角汁，嗽加瓜蔞仁，痰加貝母、橘紅。

内多實熱，宜四物湯加芩、連、防風、連翹，涼其中以退其陽。

凡汗出不透，燒熱不退，倍加紫蘇葉、葛根、白芷等藥助之，當得大汗，去病如掃。

蓋麻疹屬陽，陰血被其煎耗作熱，故以滋補陰血爲主，其熱自除，所謂養陰退陽之義也。

## 傷風

當發表後，麻疹正出之時，偶遇大風大寒，或内傷生冷，令麻疹隱隱於皮膚之内，時有時無，欲出不出，如物影之摇動，謂之影疹，急宜升麻葛根湯、化斑湯，或活血散治之，其影麻不日即出。如小便不通，熱甚，宜四苓湯加梔子、木通。若不急治，則皮膚閉塞，毒氣壅滯，或一片白，一片紅，一片紫，喘滿腹脹腹痛，反復變亂，危亡立至。

如出一日而沒，乃爲風寒所襲，忽然沒落，急宜消毒飲治之。若不急治，毒氣內攻，瘙爛而死。既見，三日退後，若有被風之證，亦宜消毒飲，神效。

麻疹退後，不可當風，苟見風太早，腫一即消，必體瘦肌黃，恐防病目，致生麻風瘡。如有麻風瘡，宜大連翹飲加牛蒡子、防風、金銀花，爛處敷生肌散。

## 汗渴飲水

麻疹得汗爲妙，固不可無汗，亦不可過於汗。如初熱時，未曾用藥發表，自然多汗，遍身流出如水，此則腠理開泄，內毒盡從汗出，順證也，不必再用發表，亦不可驟止。如汗出太多不止，乃毒盛致液妄行，宜用五倍子三錢爲末，唾津調爲餅，敷貼臍上，其汗即止。

麻疹之證，猶如傷寒熱病，未有不作渴者。傷寒發渴，得水而生；麻疹發渴，亦可飲水，但不可過多。如麻疹渴時，只宜常服葱白湯；或以穀粗糠用滾水潑淋，候溫飲之，稍涼亦可，使毛竅中常有微汗潤澤，其疹自出，自無發搐之證；或以烏梅一兩，熬水二鍾，入井水中浸涼，每用一盞，攙涼水一盞，徐徐飲之。如熱不退，渴不止，宜服化斑湯數劑亦不妨，渴止熱減住服；或人參白虎湯，其渴即止。大熱不退，作渴，人參白虎湯主之。不可飲水過多，恐生水蓄之病。蓋熱極而渴者心也，水既入心，傳於脾，爲吐嘔瀉痢，脾傷水，五苓散主之；傳於肺，爲喘爲嗽，肺傷水，清肺飲加白丑末少許主之；傳於腎，爲小便不利，爲陰囊浮腫；傳於肝，爲脅痛，爲筋軟，爲膨脹，肝與腎傷水，亦用五苓散加木通、車前子，以泄膀胱之水，則肝腎之病除矣。

## 煩躁

未出煩躁，宜升麻葛根湯加紫蘇、葱白一根。

已出煩躁，宜黄連解毒湯加白虎湯。

沒落煩躁，宜黄連解毒湯加麥門冬、地骨皮。

### 譫語

初出實熱，火盛譫語，宜升麻葛根湯加調辰砂益元散。

已出譫語，宜黄連解毒湯調辰砂益元散。

譫語熱甚，昏昧不省人事，宜黄連解毒湯。

沒落譫語者凶，宜燈心湯調辰砂益元散。

### 欬嗽

未出欬嗽，宜升麻葛根湯加麻黄。

若發熱欬嗽，三五日不出者，以胡荽酒擦之；或炒胡荽子，以薄綿包裹，乘熱熨身上，亦即出矣。

已出欬嗽，宜涼膈散加桔梗、地骨皮。

若已出三四日之間，發熱欬嗽，聲音不出，乃火毒在肺與胃中，急宜用涼水調兒茶散，數次火退，聲音即出，再服清金降火湯即愈。

若欬嗽痰吐不出，發散後宜瓜蔞仁、黄連、枳實、甘草煎服之。

沒落欬嗽，宜涼膈散加桔梗、地骨皮、五味子。

總之，麻疹前後欬嗽，皆系麻毒，不可輕視，宜服參蘇飲、瀉白散，或防風通聖散，皆可選用。若久嗽頓成疹後風，或令咽喉出血，急宜服麥門冬清肺飲。若不急治，傷及肺胃，胷高腹脹，喘急滿悶，唇面青白，紅紫枯黯，顏色不正，口鼻出血，則難治矣。故麻疹退後，須謹避風寒，慎戒水濕，忌食鷄魚鵝鴨，不則終身欬嗽，患風瘡，傷眼目，無有愈日，切宜戒之。

## 咽痛失音

麻疹咽喉腫痛，宜甘桔湯加黑參；痛甚再加射干鼠黏子或桔梗湯，或以冷水磨山豆根服之。

麻疹聲啞無音，宜桔梗湯加荆芥、防風、元參，或兒茶散，或以冷水磨訶子服之。

麻疹没後，聲啞不出，宜清金降火湯。

若没落八九日，聲啞無音，宜兒茶散服之即愈。

## 嘔吐腹痛

麻疹嘔吐，五苓散去桂加化斑湯主之。夏月，五苓散去桂加黄連、滑石。乾嘔，五苓散加竹茹。腹悶，五苓散去桂加紫蘇、香附。熱盛腹痛，煎去桂五苓散調益元散，或水磨山楂子服之。

## 泄瀉

初出未出泄瀉，宜升麻葛根湯加五苓散去桂。

若夏月更將四苓散煎湯，調益元散服之。

已出泄瀉，宜黄連解毒湯加五苓散去桂，或人參白虎湯最妙。

没落泄瀉，宜黄連解毒湯加導赤散。

總之，麻疹吐瀉，乃火邪内迫，純是熱證，莫作寒論，宜四苓湯加牛蒡子、訶子；切不可温，悮用豆蔻、木香、乾薑之類。

又須分别新久寒熱：新瀉熱瀉，宜四苓湯加木通。熱極瀉清黄水，宜黄連解毒湯合五苓散治之。水瀉黄白，宜五苓散加減；瀉黄去桂加木瓜，瀉白吐乳宜同蘇合丸治之。泄瀉米穀不化傷食者，宜四苓湯加消導藥。惟至久瀉，方宜豆蔻丸或五倍子、罌粟殼燒灰水調灌之。

寒瀉者，十中無一，如有傷食生冷，不得已以理中湯一服即愈。

凡泄瀉宜用苦温苦寒之藥以治之，不可用參、芪等甘温之藥，必瀉止後，脾胃虚弱，方可用參、芪等藥以補之。

## 痢

麻疹出時，痢，謂之夾疹痢，宜黄連解毒湯加枳殼、白芍。

沒落後，痢赤白，宜黄芩湯、黄連解毒湯等劑治之。

沒落後，多食油膩厚味，致令久痢不已，此因積膩所傷，餘毒留在大腸，不可速止，宜先清利其毒而後補之。先用大黄、黄連、枳殼、檳榔以疎利之，或用三黄湯加檳榔、枳殼同煎，調益元散服之可愈。若妄投澁藥，一服即止，則内毒上攻，令其嘔吐不食，噤口不語，二三日毒攻大腸，或下鮮血，或下如屋漏豆汁，遂成不治之證矣。

## 諸失血

麻疹發熱時，鼻中血出，此毒從鼻血而解，不可驟然即止。如血出太多，是火毒熾盛，逼迫太過，致血妄行，宜當歸六黄湯一劑即愈。

初出，鼻口出血，宜升麻葛根湯加炒梔子仁。

已出，鼻口出血，宜黄連解毒湯加梔子仁、童便。

沒落後，鼻口出血，宜涼膈散加梔子仁、生地黄、童便。沒落後，牙齦腐爛，鼻血横流，併爲失血之證，宜急用四物湯加山茵陳、木通、犀角之類以利小便，使血下行，外用獨棗丹治之，不可緩視。

麻疹初出，大便出血，宜升麻葛根湯加犀角地黄湯治之。

小便溺赤，宜升麻葛根湯加木通。

已出及沒，大便出血，宜黄連解毒湯加犀角地黄湯治之。

小便溺赤，宜黄連解毒湯加木通。

沒落後，溺赤如泔濁者，宜五苓散加車前子、木通。

總之，麻疹心火未散，發爲嗽血、吐血、衄血、失血、下血，或傷眼目，俱宜犀角地黄湯主之。

若失於發表，熱毒不得出，内攻五臟，眼角耳中出血不止，大便出血不止者逆，宜急用升麻葛根湯加當歸六黄湯治之，可救一二。

凡痰嗽失血，以及大人酒色過度，損傷肺腎真陽，欬嗽吐痰，衄血、吐血、咳血、咯血等證，宜服苦寒甘寒之藥，以生血降火，不可用參、芪等甘温之藥。

## 飲食瘡毒

麻疹正出時，雖不大飲食，但其色紅白潤澤者無妨，蓋熱毒未解，不食無害。若數日不食，止於飲水，宜清胃養脾解毒爲主，毒退自然飲食如常，用調中湯去藁本加黄連，自利者減大黄，胃弱者勿下。沒落後不食，宜四物湯加神麯、砂仁、麥芽，一二服自能食矣。如胃氣虚勿下。

麻疹忌食鵝鴨卵，如犯傷目。

忌食薑椒熱物，如犯胃火上觸，口舌生瘡，宜人中白炒過爲末，少許撒之即愈。

忌食甘甜，如犯致生牙疳，宜獨棗丹擦之。

疹前後縱意多食甘甜之物，濕熱動蟲，爲走馬牙疳，穿腮落齒，或面頰浮腫，環口青黑，脣崩鼻壞，及胃爛臭氣，疳瘡色白者，皆不治，逆證。

麻疹愈後，牙齦潰爛，肉腐出血，臭氣衝人，皆因疹後未服解毒清利之劑，以致餘毒遊熱不退，積於皮膚，入於胃中，久而不散，故發此證。宜清胃散、涼膈散、獨棗丹等劑治之，以退胃火，可無大患。唇口多瘡而極癢，一似傷寒狐惑之病，若不急治，上下唇俱爲蟲蝕腐爛，以及昏悶失聲，遂爲不治之證，宜急用化蟲丸治之，雄黄散擦之，可愈。

麻疹沒後，生瘡疥及眼目疾，宜黄連解毒湯加減治之。

疹夾丹毒，宜涼膈散加當歸、生地黄。

## 痘瘡後蓋痘疹

痘瘡愈後，數日之間，内傷飲食，外感風寒，身忽少熱，發出蓋痘疹，如雲成片，一名雲頭疹，雖不與真疹同，治宜三仙散，再加防風、黄連，消積食，除風熱，以免瀉痢之患。

## 疫病發斑夾斑

天行疫病，大便秘結，熱毒入胃，忽發紅斑，隱於皮膚，無粒且平，名爲發斑。若身熱作渴，宜白虎湯加大青、元參，一劑而愈。

麻疹正出，忽發紅點者，名爲夾斑，宜小柴胡湯加當歸、生地黄。

## 傷寒發斑瘾疹

此斑疹證，即今俗謂傷寒穀黍之證，又謂紅眼傷寒之證。有色點而無顆粒者曰發斑；隱於皮膚，發則多癢曰瘾疹，屬風熱夾痰而作，其發類傷寒，乃痰熱之病證之發於外者也。亦有自裏而發於外者，其證有陽毒陰毒之不同。

陽毒脈浮數洪大，内外結熱極深，面赤狂亂，舌卷焦黑，鼻若煙煤，四肢煩躁，狂言譫語，如見鬼神，下利頻多不安，發點斑爛，名爲陽毒。陰毒脈沉細疾實，眼痛，唇口青黑，咽喉不利，身體沉重，背强不能轉，四肢厥冷，毒氣攻心，小腹急痛，乾嘔，身發斑點，名爲陰毒。總皆濕毒熱毒所致，或證病下之太早，熱氣乘虛入胃，或下之太遲，熱氣鬱積胃中，或悞服熱藥過多，胃氣熱甚，及內傷熱證，虛火灼於脾肺之間，皆發紅斑，是爲癮疹，亦皆熱毒之所致也。

至於丹疹，均是惡候。熱血蘊毒，遇君相二火合起即發。

亦有時疫腫毒，咽喉堵塞，亦臟腑積熱之所致。大約初發赤斑者多生，初發黑斑者多死。丹疹先從四肢起而後入腹者死。

六脈洪大者，陽毒也，宜汗而解之。如失汗則邪傳入臟，毒熱在裏不散，致狂亂妄語，如見鬼神，面赤，四肢煩躁，發出斑爛，下痢瘀血，又加遍身自汗，口如魚口開張者死。若能過七日，則過陽經熱退，方有可救之理。

六脈沉細而疾者，陰毒也。體重眼痛，小腹急痛，唇口青黑，四肢厥冷，咽喉不利，宜速灸臍下丹田、關元穴以回陽氣，陰氣自散。若過六日，乃陰極陽生，方可望生。

其治療之法，無問大人小兒，黑斑紅斑，瘡癢癮疹，併宜防風通聖散爲末調服之。

或以通聖散中消息用之，宜微汗以散之，切不可下。或以化斑湯、升麻葛根湯、元參升麻湯，通加羌活、防風、荆芥、桂枝、芍藥，隨宜酌用，合上諸方煎服；外用黃瓜水調伏龍肝去紅點斑。發斑風熱夾痰而作，自內發外者，宜通聖散，以微汗散之。

發斑似傷寒者，痰熱之病發於外，宜升麻葛根湯以微汗散之。

發斑有屬裏者，因胃熱助手少陽火，入於手太陰肺，故紅點如斑，出於皮毛間，宜白虎湯、瀉心散、調胃散、承氣湯，從長選用之。

內傷發斑者，胃氣極虛，一身之火，遊行於外所致。

補以降之，於陰證例中求之，或調中湯。陽毒宜陽毒升麻湯、梔子仁湯。傷寒時氣，陽毒發斑，胃實之人，悮服熱劑，或加以風暑，宜陽毒升麻湯。胃爛發斑，因陽明胃實，或失下，或失之太早所致，宜化斑湯、石膏湯。陰毒濕毒，宜黄連橘皮湯、調中湯、升麻鼈甲湯、黑膏。傷寒時氣，濕毒發斑，宜元參升麻湯，重用荆防敗毒散。

時氣發斑，宜石膏湯。

瘟疫發斑，癮疹痛癢，宜大青四物湯、加味敗毒散、犀角消毒散、解毒防風湯、加味羌活散、消風散、葛根橘皮湯。

丹疹，如遇熱時，宜通聖散辛涼之劑解之，寒月以升麻葛根湯辛温之劑解之。

冷丹，屬血風血熱，宜通聖散。若痰血相搏，宜用蟬蜕、殭蠶、荆芥、南星以治之。時疫腫毒疙瘩，或臓腑積熱，發於頭項，咽喉堵塞，水漿不下，或面赤熱甚，六脈洪浮，宜漏蘆湯加升麻、黄芩、大黄各一錢，大青葉即大藍葉、元參各二錢煎服。

乳孩因胎毒兩腋生癧，後腹脹，發赤疹如霞成片者，取剪刀草舂汁，調原蠶沙敷之即愈。

凡傷寒時氣，大病熱退之後，先服參、芪甘温之藥，以扶元氣，隨即服滋血生津潤燥之藥。

以上二類，本不宜註治法，但恐與疹相混，不厭詳耳。

## 孕婦麻疹發斑

孕婦麻疹，當以安胎清血爲主，宜四物湯倍加白朮、條芩、艾葉服之，則胎無危而疹易出矣。

疹出不快，宜白虎湯合用升麻葛根湯，倍加元參、牛蒡子治之。

胎氣上衝，急用苧根、艾葉煎湯，磨檳榔服之，再以四物湯進之。

熱甚胎氣不安，服固胎飲數劑。如又不愈，腹痛腰酸，即知胎有必墮之機。如胎墮，即以産法論，先用大補，次用他證藥，胎雖動而婦可生。蓋麻疹宜裏空，熱毒隨胎氣而下也。

## 水痘證治

水痘之證，亦類傷寒之狀，面赤脣紅，眼光如水，欬嗽噴嚏，唾涕稠黏，身熱二三日而出，明淨如水泡，易出易靨，與痘瘡大不相同，雖不爲害，亦不宜温燥。苟或温之，則痂難落而成爛瘡。亦不宜食薑豆生薑、沐浴冷水，恐成瘡疥水腫。始覺及出長，宜服麥湯散。

# 古今圖書集成醫部全録卷四百八十一

## 痘疹門

### 痘科類編釋意　清・翟良

#### 原痘論

痘之一證，其名不一，曰聖瘡，曰百歲瘡，又曰天瘡。聖瘡言其變化莫測，百歲瘡言其自少至老只作一番，天瘡言爲天行疫癘也。總之不可以定名，惟曰痘瘡，正世俗所謂豌豆瘡是也，言其形之相似耳。言其形之似豆則順，形之不似豆則逆也。取名之義甚確，而痘之名定矣。特痘毒之所由來，其論不一：有謂男女媾精，無慾不行，無火不動，恣情肆慾，淫火之毒，遺於精血之間，精血成胎，胎形完備，子母分張，其毒蘊於五臟百骸，四肢無不有者；有謂胎在腹中，食母穢液，至生之時，啼聲一發，口中所含血餅，隨吸而下，寄於命門包絡之中，痘瘡之發，乃下焦相火熾者；有謂痘瘡者，母血之毒也，地氣重濁，故含虛碩大，既作膿汁又復結痂，陰之道也，非受於父者；而麻疹則父精之毒也，天氣輕清，故但結顆粒，不作膿汁，亦不結痂，陽之道也。前人論痘不一若是。吾今統會其説，若謂之胎毒則誠是也，千古不易之論也。但以男女媾精，無慾不行，無火不動，淫火之毒遺於精血之間，謂痘毒專得於交媾淫火，則未詳也。何也？蓋自人之幼壯以至有年，自貧賤以至富貴，男女交媾，豈有有慾不行有火不動者哉？何小兒生痘而有輕重之不同也？殆由於父母之氣血先異也。父母素性和平，滋味淡薄，或稍知自慎，血氣已無蓄毒，則交媾淫火之毒必淺，不待言矣。如爲父者，平日以酒爲漿，以妄爲常，暴戾自恣，厚其滋味，或服助陽之藥，邪火已伏於血氣之中，交媾之際，淫火已動，邪火併熾，父之遺毒於氣之始者必深矣。如爲母者，褊急嫉妒，恣其所慾，厚味是嗜，好啖辛酸，好食異物，穿綿向煖，受用過度，血氣之中，已有伏火，懷胎之後，又不知禁忌，其氣傳於胞胎之中，母之遺毒於形之始者亦必深矣。且古之君子，必待婦人月事當期，與之交媾以成其胎，婦人有娠則居側室以保其胎，不妄作勞，飲食必謹。今之夫婦，不知此理，情慾妄動，飲食妄嗜，父母之遺毒，嬰兒受之，原非一端，豈是在父母交媾之際，而有淫火之遺，誕生之時，嚥其血餅，以致有痘毒哉？由是觀之，謂小兒初生口含血餅嚥下，寄於腎經，以致痘證者，謬矣。且人之有生，既受氣於父，成形於母，則痘疹之毒，皆父母所遺，以痘而專責之母者亦偏矣。蓋胎毒蘊於五臟筋肉骨髓之中，歲氣流行，相感而動，乘時而發，或遇天地肅殺之氣，歲運乖戾之變，厲氣侵人，大人感之而生瘟疫，小人感之，胎毒即發而生痘瘡。廛市村落，互相傳染，證候相似，輕則俱輕，重則俱重，若有主之者，是則天行癘疫之氣所爲也。豈可概責之胎毒哉？是胎毒之外，又有時氣邪熱之毒所兼併而發者。若非歲運時氣之太盛，有因中寒而發者，有因傷食而發者，或受驚或感風而發者，種種不一。外有所感，內毒因之而發，毒有淺深則痘有輕重，非若天行癘疫爲之主，一時輕則俱輕，重則俱重之比矣。可見待時而發者，胎毒也，一發則其毒盡泄，所以終身只作一番，後即有時氣之感，亦不復作矣。有曰：痘非胎毒，乃天地之癘氣所爲，是以一時之輕則俱輕，重則俱重。若果胎毒也，何輕重各在一時，而一時則無輕重之殊乎？俱重者無論，俱輕者豈時氣能減胎毒耶？予曰：若然，天地之癘氣發不一次，何痘瘡只生一番而無二次也？若謂癘氣之爲，能令痘有輕重則是，若謂痘證必因癘氣之感而後有，則非也。痘毒之在人身，感時氣而後發，若磁石之引針，陽燧之取火，火取之而始出，針引之而後動，其毒原禀於胎元，伏於五臟，其重者深藏久蓄，時氣不烈，不足以感動而引出，元氣虛弱，又不能驅逐而送出，必待天行之癘氣一感，輕者出而重者亦出。重則俱重者，不必論痘毒之輕重，而一時之癘氣，則足以殺人也。輕則俱輕者，元氣壯，胎毒淺，時氣稍感而即發，值時氣之不烈，所以輕也。若一時之癘氣甚烈，求一輕者豈能得乎？又有從旁而詰之者，曰：痘果胎毒耶，曾見胎母一産而孿生者，則生痘就當相同，乃有一出痘稀而且輕，一出痘密而且重，豈胎母之遺注，能有異乎？予應之曰：父母之遺注於胎者則一，而胎之所以承受於父母者則異。如孿生之中，曾有一男一女，而陰陽之大不相同者，如木之結果，一枝併生幾枚，有長成者，就有不成而墜落者之大不相同也。可見胎毒之所遺，而承受亦自有異耳。況方書有云：飲食淡薄，足生膨脹；厚味過度，足生大疔。小兒降生之後，或乳母食無禁忌，隨乳而遺其毒；或小兒能食之後，父母過愛，滋味厚養而釀其毒。乳食之毒，釀於氣血之中，痘瘡一發，食毒與胎毒合幷而熾，則輕重又不專係於承受之胎毒矣。若非然者，則痘瘡之有輕重，必胎毒之有淺深也。痘乃胎毒，可勿疑也。

## 補遺

口含血餅，降生之時，嚥下寄於命門，而作痘證之説，不可憑也。何也？人之有生，自父母交會而二氣相合，即精血爲胞胎，是一點精血凝結中涵生意也。一月胚，二月胎，三月之後，形骸臟腑，次第而生。惟有一臍帶，子母相联，兒在母腹，暗注母氣，母呼亦呼，母吸亦吸，凡百動盪，内外相因，至於血之灌注則如樹之結果，如蔓之結瓜，其血液之滋養兒體，由於臍帶以灌溉也，胡有血液以資兒食？如必曰：兒在腹中，必有所食，胚胎之初，形象未備，何能飲食？且胞從胎長，幷無間孔，血何自而入到兒口邊以資兒食？兒之在胞中也，猶鳥雛之在卵殼中，渾渾然熏蒸滋養，惟所受太初之氣，漸自生長，日至形完，自破卵而出，豈卵内者亦有所食邪？所謂口含血餅，或産時母血横流，兒啼口開，灌兒口中，容或有之，斷非所食之血餅也。若謂兒食此血以養成，則此血是真元至寳，既能養兒於胞中，必能養兒於胞外，豈有未産時則爲寳，既産後則爲毒也？或曰：兒在母腹，既無所食，降生之始，而即有便，俗名臍屎者，何也？曰：便之下行，猶瓜菓中之汁水耳，原非食之所化也。況胎之有始，父精之所種，胎之生長，母血之所成，父母之遺毒，小兒受之，豈是一朝一夕哉？斷非形成之後，降生之始，口含血餅，咽下寄於命門，而始有是毒也。則痘毒之不專由於此也明矣。

## 論氣血并晰氣血盈虧消長之理

人稟氣血以有生，即借氣血以成形。氣爲衛，血爲營。氣屬陽，主乎動，以衝暢隧道；血屬陰，主乎静，以濡潤肌膚。氣無血不走，血無氣不行。氣行血亦行，氣先而血隨，灌溉周身，無處不到。至於小兒痘瘡，尤仗氣血以成功，初借氣血逐毒送毒以出外，繼則運毒化毒以結靨，是痘中之最要者氣血也。而盈虧消長之理，不可不詳矣。蓋氣體天而親上，血體地而親下。痘之出也，其高起之疱，氣之位也，上也，氣宜充焉；其四暈根脚，血之位也，下也，血宜附焉。疱頂尖圓而色白潤，是氣充而居其親上之尊也；四圍有暈而色紅活，是血附而安其親下之分也。氣居其尊，血安其分，氣血和順交會，而載毒外出，此最吉之痘，可勿藥而愈也。若頂陷則氣反親下，此氣虧而不能充也，法當補氣；四圍根脚無紅暈，此血虧而不能附也，法當補血。此其理猶易明也。其有通頂紅色成血疱者，是血反親上也，此證最險，必不能漿，至八九日後則癢塌而死。此非血之毒盈，乃由氣虧而失其居尊之常，故血得以妄行而僭居其位也，急宜大補其氣，氣充則必居其在上之位，而血自安其在下之分，不得泛濫妄行，而疱轉白矣。世人不識此理，見其血疱，謬爲血熱，而用涼血之劑，致令氣愈虧而斃愈速也，不亦悲乎！故氣血虧盈之理，微妙而難識也。至於調治痘瘡之氣血，其氣獨虛者，固宜專補氣而不宜補血，蓋陽不能從陰，陰愈消也。有血虛者，多由胃氣損傷，元氣不足所致。補血亦宜兼補其氣，蓋陰必從陽，陽生則陰長也。有謂血虛而用參、芪以補氣，則陽旺而陰血愈消者，是不明於陰陽消長之理也。曾見治便血之虛滑者，婦人産後去血過多而大發熱者，婦人血虛與崩漏而血不止者，俱用參、芪、薑、附爲主，佐以血藥與升提藥，皆獲奇效，安在血病不可補氣乎？則補血宜兼補氣也明矣。是氣血消長之理，不可不講也。

## 補遺

真正血熱之證則枯焦紫黑，甚至遍身無痘處亦紫，血熱兼氣滯之證，則頂陷紫黑，甚至周身之氣血亦不紅活，又不可以氣虛而用温補之劑，但當解毒活血爲主。血活氣行，而痘之枯焦紫黑，頂陷之證亦自愈矣。

## 部位論

痘疹陽毒，諸陽皆聚於面，吉凶善惡，尤易見也。額屬心火，如印堂以上，髮際以下，横兩日月角位，先見紅點，先作漿，先結靨者，此惡候也。蓋心爲君主，毒發於心，故先見於其位。君危則十二官皆危，其死速矣。左臉屬肝木，右臉屬肺金，如兩臉先見紅點，磊落者吉；如相聚作塊，其肉硬腫者凶。蓋肝藏魂，肺藏魄，生意既絶，魂魄相離，故不治也。頦屬腎，承漿横抵兩頤，先見紅點，先發先靨者吉。此位雖屬腎，然三陰三陽之脈，皆聚於此，陰陽和故可治也。鼻屬脾土，若準頭先出先靨者凶。蓋鼻屬土，四臟稟命於脾，毒發於脾土，敗則四臟相隨而敗，故綿延日久而後斃也。腎之竅在耳，又云心開竅於耳，心腎皆少陰君火也；又少陽相火之脈，行耳前後，凡耳輪先見紅點者凶。蓋君相二火用事，燔灼之勢，難以撲滅也。惟口脣四圍，先出先起先靨者大吉。蓋陽明之起脈，夾口環脣，胃與大腸主之，無物不受故也。

## 頭面預腫漸腫論

氣屬陽，血屬陰，宜和而不離。痘未起發而頭面先腫者，此乃陽火亢盛，火性炎上。《内經》曰：火盛則腫。以見毒火隨陽上升，而陰血不能歸附，氣血相離之象。若痘起發，頭面以漸而腫者，此毒氣發越聚於三陽，欲作膿血，此宜腫也。設當起發而頭面不腫者，必痘本磊落，毒勢輕淺，雖爾作漿，根不黏處所以不腫，此佳兆也。如痘本稠密起發，宜腫而不腫者，此毒伏於内，不能發越，此正氣不足，不能勝邪而然也，治法當助正氣爲主。如痘稀疎起發，不應腫而腫者，此感疫毒之氣，名大頭瘟者是也。治法當兼疫氣而治之。大凡瘡腫者，直至膿滿結痂毒化而腫消目開者吉；若未充足而腫消目開者，此正氣不足，不能化毒成漿，名爲倒靨，乃凶兆也。故應腫不腫，不應腫而腫，應消不消，不應消而消，皆宜詳察。

## 痘成功有次序色有遞變不同論

痘初出色淡紅，繼而成膿時則變白，繼而膿滿時則變黃，繼而收靨時則變黑，此依次序遞變之正色也。若初出即帶白色，起長即有膿漿，成膿時即帶焦黑，此不挨次序者，此際亟當詳察。若初出色大紅，紅必變赤，赤必變紫，紫必變黑，此又一色遞變，而與各色之遞變者迥異矣。當於紅赤未變紫黑時急治之，宜用九味神功散。息重氣粗者，加梔子仁炒主之。

## 形色論

或云：痘瘡之候，無以脈診，言形色可辨也。謂之形者，痘之形也。尖圓堅厚，始出之形；發榮滋長，欲壯之形；飽滿充足，成漿之形；斂束完固，收靨之形。與大豆、豌豆、菉豆相似者，皆正形也；或平或陷，形之變也。如初出時空若蠶種之蛻，隱如蚊蚤之跡，薄如麩片，密如針頭，若熱之疿、寒之粟者，不能起發而死；黏聚模糊，肌肉虛浮，溶軟嫩薄，皮膚潰爛者，不能收靨而死。謂之色者，痘之色也。喜鮮明而惡昏暗，喜潤澤而惡乾枯，喜蒼蠟而惡嬌嫩。紅不欲豔，豔則易破；白不欲灰，灰則難靨。由紅而白、白而黃、黃而黑者，此出形起發成漿結痂之正色也。出形而帶紫，起發而灰白，此色之變也，治痘者詳之。

## 補遺

痘形尖圓而光壯，是氣之充拓，痘色鮮明而潤澤，是血之涵養。若氣至而血不足，雖起發而根窠必不明潤；若血至而氣不足，雖明潤而郛郭，必不起脹，此又據痘之形色，以驗氣血順和交會之理也。

## 寧教有色而無形休教有形而無色論

此就痘之壞證而有生機者論也。有形無形，非止就可見之顆粒有無論也。如平頂，如空囊，如破爛流漿，如三五串成一片，皆謂之無形，是形迹不完，固而無可觀之佳狀也。凡痘始終以氣血爲主，若色紅活而不滯，光潤而不枯，氣血活動，則痘可調治成功，所以謂寧教有色而無形。如頂尖圓而色黑，或漿滿而根不紅，或一片紫黑，後必板黄，是氣血不活，痘何由而成其功也？所以謂休教有形而無色。蓋以形雖平塌，其色光潤，根窠紅活，亦可治愈。是痘始終以色爲主，色以紅活爲貴。但紅有圈紅噀紅鋪紅之别：圈紅者，一線蕊紅，緊附於根下而無散走之勢，順之兆也。噀紅者，血雖似附，而根脚血色隱隱出於部外，險之兆也。鋪紅者，痘色與肉色不分，平鋪散漫，凶之兆也。治痘者，不可不明辨之。

## 虛實寒熱不同辨

凡治病必先辨虛實寒熱四證，望聞問切，無非辨此四者而已。四者了然於胸中，則用藥取效，其應如響。四者不能辨，而執成方以用藥，鮮有不悞者，時或奏效，亦幸中耳。至於痘瘡之虛實寒熱，尤爲緊要，辨之不明，用藥多致敗事，況成功乎？奈何歷代治痘之家，著論立方，互相同異，至於虛實寒熱，多略而不辨，或辨而不明，致令檢方者，漫無下手處，竟不知某證屬虛寒當用某方，某證屬實熱當用某方，則雖千百方書，千百妙論，無益於用。無怪乎自古及今，治痘者多迷途，而慈幼之術疎也。且痘之虛實寒熱，與諸證之虛實寒熱，其異同固自有辨。諸證有虛者，元氣自虛也，宜補也；痘證有表虛，有裏虛，亦元氣自虛也，宜補也，此其相同者也。諸證有實者，邪氣實也，可瀉也；痘瘡有表實，有裏實，此則元氣完固，而毒氣不能爲害，不可瀉，亦不必瀉也，此其不同者也。諸病有虛之甚者，陰有餘陽不足而寒自虛生，宜温熱之劑補之；痘瘡有虛之甚者，亦陰有餘陽不足，而寒自虛生，亦宜温熱之劑以補之，此其相同者也。諸證有寒自外入者，外感是也，當其在表宜發散之，久而入裏，則鬱而爲熱，宜清解之；痘出而風寒外襲，宜温而散之，或外寒入内而爲吐瀉，亦宜温之而已，外不可發汗，内不可清解，此其不同者也。諸病有虛熱者，元氣虛，津液竭，而火從虛起，補之則熱自除，不必解熱也；痘證亦有虛熱者，元氣虛而毒氣肆也，當以補元氣爲主，而略解毒可也，此同而有不同者也。諸病有實熱者，血氣未虧而邪氣壅盛，單用寒涼瀉之可也；痘證亦有實熱者，賦稟强血氣盛，而毒亦盛，亦單用寒涼解之可也，此又其相同者也。今自發熱之初，以至還元之後，俱辨證之虚實寒熱，逐一立方，令人細心審證，而後用藥，庶不至於虚虚而實實乎？不至於損不足而補有餘乎？不至於以水益寒以火益熱乎？然痘之虚實寒熱，較之他證，猶顯明而易察。蓋自見點以至結痂，其形其色既朗然可覩，若又聽其聲音，觀其動静，視其飲食之多少，審其大小便之澁利，三歲以上者，診其脈之遲數洪微，以辨其虚實寒熱，常若黑白之分明，而用藥取效，猶反掌耳。

## 補遺

表有虚實：表實當解，失解則爲紅紫掀發黑陷等證；若加之以妄補，則潰爛不結痂。表虚當補，失補則爲灰白頂陷癢塌倒靨等證。裏有虚實：裏實當瀉不瀉，則爲喘渴煩亂，咽痛喉嗆失血等證；若加之以妄補，則生癰腫。裏虚宜補不補，則爲瀉泄不止，飲食不進，口鼻少氣等證。

## 評諸家明用藥寒熱要各得其宜

治痘之家多矣。劉河間悉用寒涼，偏害非小。至於錢仲陽立方，亦以解毒爲主，而多用寒涼，少用温補，張潔古、王海藏咸宗之。此其意俱本於《内經》諸痛瘡瘍皆屬心火之一言，故以寒瀉火也，專用黄連解毒湯、白虎湯等寒涼之劑。厥後陳文中立方，力矯其偏，專主温補。凡痘瘡未出之間，諸證悉用十一味木香散，已出之間，悉用十二味異功散，其意歸重於太陰一經。蓋以手太陰肺主皮毛，足太陰脾主肌肉，肺經惡寒，脾土惡濕，故用丁香、官桂以治肺之寒，用木香、香附、半夏以治脾之濕。二方用之當，其效固大，然不分寒熱虚實而一概用之，則不宜於實熱，其偏害又可知也，朱丹溪辨之是矣。至丹溪立論，矯陳氏之偏而取錢氏之長，主於解毒和中安表，似爲妥當，舉世宗之，數百年來無敢議其失者。不知丹溪治他病極多妙論，獨於治痘則亦有未盡其妙者，倘亦千慮之失乎？蓋其矯偏於陳氏，而不敢輕用木香、丁香、香附等熱劑，似乎因噎而廢食；其取長於錢氏，而必用芩、連、牛蒡、連翹之類，以監製參、芪、歸、朮等補劑，似乎任將而中掣也。其失亦起於泥《內經》諸痛瘡瘍皆屬心火之言而未思其理也。不思痘瘡雖屬心火，却與諸瘡不同。諸瘡之毒，其初發而未成形，可用藥解散內消而愈，及已成形而未成膿，又可用藥逐散，不成膿而愈。痘毒發自五臟，必借氣血，送出於皮膚，運化之而成膿，收靨之而成痂，而後收成全之功也。可內消而愈乎？可不成膿而愈乎？故諸瘡以解毒爲主，能解毒於早則輕，不能解毒於早則重；痘瘡以氣血爲主，氣血能送毒以灌漿結痂則生，氣血不能送毒以灌膿結痂則死。解毒涼藥多損血氣，不顧血氣之虛損而急於解毒，是猶不慮我兵之羸弱而急於殺敵也。況毒有不必解者，又有不可解者。若小兒稟賦强壯，胃氣好，飲食如常，其氣血自旺，自能送毒出外，以灌膿結痂而成功，其痘自始至終多順證，此不必解毒者也。若其稟賦素弱，脾胃又虛，出痘時飲食又少，或瀉或腹脹，或手足冷，或氣短促，或失聲，或出不快，或根窠不紅活，或色白而頂陷，或當灌膿而不灌膿，或當結痂而不結痂，此血氣不能送毒，此又不可解毒者，當速用溫補以扶胃氣而助血氣。若用參、芪、歸、朮而力不及，即加入丁香、木香、桂、附等佐之亦不爲過，何必參入芩、連、牛蒡、連翹等涼品，以監製溫補之力而損血氣乎？間又教人用犀角地黄湯以解痘毒，人習用之，以爲奇妙，而不知其害也。蓋心者血之主，心之所以能主血者，以其屬火也。痘瘡屬心火，正借心以運用一身之血而成功，豈心火可瀉而去之乎？蓋人身之血，溫則流行，寒則凝滯，犀角地黄湯涼心經而瀉心火，心經既涼，心火既瀉，則一身之血俱凝滯不行，何以運化痘毒而成膿結痂乎？則內攻之患作，而竟以告斃者，瀉心火之藥實殺之，而人竟不知也，醫亦竟不悟也，可慨也！故痘已出之後，未痂之前，凡一切涼心之藥，如犀角、生地之類，宜一概禁絶不用，直待結痂後用之，解餘毒可也。或曰：若然，則未收結之前，毒俱不可解乎？曰：奚爲皆不可？若其血氣與毒氣俱盛者，脈必洪數，痘或初出即帶紫色，或既出而稠密紅紫，內證則煩悶躁渴，小便赤濇，大便秘結，此則屬實熱，宜速用清涼之劑以解毒。如大便久秘，量入酒炒大黄微利之可也。或有鼻口出血者，即犀角、生地之類用之亦可也。若其毒雖盛，而血氣不旺者，以解毒爲主，而兼之以活血補氣，則參、朮、歸、芍之類，亦不可離也。

## 補遺

用藥寒熱斷不可偏執。如生痘小兒，形體虛怯，六脈微弱，痘色灰白，或曾經大病，損傷氣血，或大病初愈，或時在吐瀉交作，或又值天氣嚴寒，此從虛治，輒用溫補之劑以助氣血宜矣，是使氣血俱旺，能使毒外出，運化成膿，收靨結痂而成功也。若不問兒之虛弱，概用芩連梔蘗之屬，以致脾胃損傷，不食癢塌，爲害多矣。如小兒形體壯健，六脈洪數，大小便秘，痘色紅紫，或又值天氣暄熱，此從實治，輒用清涼之劑，以解其毒亦宜矣，是使邪熱減退，氣血不受煎熬，亦得送毒出外，運化成膿收靨結痂而成功也。若不問兒之壯盛，概用丁、桂、薑、附之類，以致皮膚潰爛，咽瘡目矇，害立至矣。誰謂用藥寒熱，可執一偏之見，而貽禍無窮哉！

## 汗下論

治痘之家，其論不一：有謂首尾不可汗下，汗則虛其表而難成功，或至破爛而漿流；下則虛其裏而易倒陷，或至內攻而多證。有謂表證非汗不解，裏證非下不除。二説雖不一，其實皆是也。若平順之痘，而輕用汗下，則虛表虛裏之禍立至矣。設若外感風寒，腠理閉密，痘出不快，發不透而表實者，則汗劑亦可用也，不發散則壅遏之患立至矣。又如大小便秘結，煩悶狂躁而裏實者，則下劑亦可用也，不泄利則腹脹喘急之患不免矣。但汗下不可妄施，在醫之能消息虛實，認證的確，與時權宜，可汗則汗，可下則下，而善用之耳。

## 熱不可盡除説

與初熱論參看。

痘瘡始終借熱以成功。如初出，不熱不出，出齊則熱退；漿將行則又熱，遍體紅活而後漿行，漿足則熱退；

迴漿則又熱，漿迴則熱退；結痂收靨落痂後則又熱，謂之燒斑。誰曰痘不借熱以成功哉！治痘者不諳此理，泥於解毒之説，見熱則用涼藥以解之，不思人身之血氣，温則流行，寒則凝滯，痘之出長，成膿結痂，必借血氣運行而後成功，血氣既已凝滯不行，何以運行痘毒而出長成膿結痂也。如初出用涼藥過度，令熱盡解，則血氣凝滯，不能逐毒出外，毒留於内則内攻矣。常見醫於痘未出將出之際，見熱不論熱之淺深，輒用涼藥清解，令痘不得出，且曰：清解無差，可殺痘毒；又曰：熱深毒亦深，清涼之劑不可緩投，恐痘出稠密。不知痘不出，毒留内，内寇也；痘已出，毒在外，外寇也。出則稠密者，外攻也。留中不出者，内攻也；内寇與外寇勢孰急？内攻與外攻禍孰烈？故痘不出而死者，多在六日之内；痘已出而死者，多在旬日之間。況於已出之後，相形察色而調治之，則易於施功。若必用涼藥，盡除其熱，俾血氣凝滯，不能逐毒出外，是知急於解毒，而不知急於逐毒也。即起脹行漿之日，熱亦不可盡除。若用涼藥盡除其熱，則一身之血氣，俱凝滯不行，何以運化痘毒而成膿結痂乎？語云：灌漿時不宜輕用涼藥，誠然矣。或曰：痘未出已出之際，與已出之後，涼藥概不可用乎？曰：奚爲概不可用？若痘毒與時氣相搏而熾盛，其熱太過，血氣爲邪熱煎熬，皮膚枯焦，痘不能出，或出不快利，或初出即帶紫色，或既出而稠密紅紫，當急用清熱之藥以解之，但不可令熱盡除耳。

## 解毒化毒論

解者，毒從氣分而解；化者，毒從血分而化。痘毒蘊於五臟肌肉之間，感天之時氣流行而後發。未感之時，痘毒與血氣渾成一塊，未曾破解；有感之後，痘毒與血氣漸漸分離，如胎之將産，正子母分形解體時也。痘出一分，毒解一分；痘出二分，毒解二分；痘盡出而能長，則五臟無留邪，其内毒盡解，特在肌膚之間而未化耳。所以然者，成形成膿而有色，雖是血使之能出透，能起發者，則氣之領逐其血，開竅衝利而爲之運行也，所以謂毒從氣分而解，此十成痘也。等而下之，有出不快，出不透，而不起脹者，須借醫藥以療之，當乘其勢，迎其機，開竅理氣，竭力疎通，使之出透起脹，亦如所謂痘出一分，毒解一分；痘出二分，毒解二分；痘盡出，其毒盡解。解乃分解之解，如人之相鬥，衆聚一塊，而我爲之分解也，與解凡瘡之毒不同。世醫謂痘未出，解可使之不出；痘出密，解可使之不密。不思痘毒之在人五臟肌膚之中，如胎之在腹，痘可使之不出，可使之不密，然胎之在腹者能使之不産，將産亦可使之有不産者哉？且謂痘與凡瘡同治法，解之純用涼藥，不知人身之氣血，冷則凝滯，熱則流通，若涼藥過用，氣血因之而滯，痘毒與氣血，渾成一塊者，何由分解而使之出透起脹耶？惟天之時氣流行，與痘毒相搏而熾盛者，用涼藥以解時氣之熱，令血氣不受煎熬而痘得成其功耳，豈是解法必用涼藥也哉？毒從血分而化膿者，血之變也，必膿稠而滿，色白根紅，不寒不熱。痘毒之在肌膚者，盡附於瘡窠而内無留邪，將毒化而成痂矣，上也。等而下之，或肉腫而痘枯，或空殼而無膿，或漿清而不滿，或有膿而根窠不紅，種種之證，不能悉述，然皆血病而毒不化，治之必兼調氣。如血虚補血，亦補其氣，陽生而陰長；血滯活血，亦理其氣，氣行而血亦行。即此類推，治法雖不能一，然必血不病而毒自化。化乃腐化之化，渾化之化，如草腐爛而成敗土，如柴火化而成灰燼，與痘之已出起脹成膿而毒化，所剩者痂而已矣無異也。世醫不惟不悟解化之意，并解化二字亦不作兩看，輒謂用藥於痘之未出，能解毒化毒，没痘毒於無何有之鄉，令痘之不生，真怪論矣。吾因此將解化二字分破，而各暢其説，俟高明者再正之。

補遺

解之意不一。胎毒藴於五臟，感時行之氣而發，發而成痘，此時仔細詳察，看時氣盛則解時氣，胎毒盛則解胎毒。解時氣之解，清解也，或解表，或解裏，或表裏雙解，或用涼藥清之以殺其熱，與治痘之分解解散不同。雖然，胎毒與時氣合併而熱熾，痘爲時氣撓擾，出不得透，長不起發，痘毒何由分解？用涼藥以清解其熱，時氣退則痘易出而易長，仍與分解解散之意兩相成也。豈可謂涼藥一概禁止而不用哉？

## 痘不爲害惟毒爲害論

痘之輕重稀密，由於毒之淺深，古人已言之矣。但痘不爲害，惟毒爲害之理，猶未晰也。何也？毒盡附於痘之顆粒則不爲害，不歸顆粒則爲害也。如痘之初出時，顆粒尖圓，其色微紅，與無痘處皮色迥異，挨次出齊，是毒盡歸於顆粒，隨顆粒而達於皮膚，五藏無留邪，何害之有？倘痘顆粒不尖圓，其痘色與無痘處渾無界限，或出不快，或出不齊，是毒不盡歸於顆粒，邪留五臟，將變證百端，此時當觀其形，察其色，隨其所因而施治，必使其毒盡歸於顆粒，達於皮膚而後已也。無論隨所因而用何劑，劑中必加穿山甲末，以透其竅而逐其毒。如痘之起脹行漿時，顆粒漸漸放白，血色盡附於顆粒之根脚，周圍環抱，而無外布之勢，是毒盡歸於顆粒，肌膚無留邪，何害之有？倘顆粒之頂不放白，根脚之血色散漫，痘色與無痘處皮色，渾無分界，或爲倒陷，或爲倒靨，是毒不盡歸於顆粒，邪留肌膚，將變證百出，此時當觀其形，察其色，隨所因而施治，必使其毒盡歸於顆粒，無稍留於肌膚而後已也。無論隨所因而用何劑，劑中必加白芍，以斂其血而收其毒，此余之治痘屢試而屢驗者也。

## 痘有成色當就其成色而成就之治法不可執一論

初出一二日，形色俱佳，出透而起脹如期，此十成痘也，不必施治，自然成膿而結痂。若曰助長釀漿，無有太過者，妄施其治，異日頂破漿流，斑爛而不結痂，種種證出，是痘本無證，藥之而反生其證也。有一種至佳之痘，隨出隨長，隨長隨灌，頂尖圓而色紅潤，稍見漿而即靨，是亦不必施治者也。然又有一種奇痘，隨出隨長，隨長即靨，通不見膿汁，名爲旱痘。若執方書之言，有膿者生，無膿者死，妄攻其膿則斃矣。初出一二日形色不佳，或色闇，或形枯，欲出不出，出之不透，氣血與痘毒而俱盛者，當急急施治。出不透必竭力疎導使之出，透不長必竭力助之長，無膿必竭力釀其膿，膿不滿必竭力使之滿，斯無倒靨之患，此七八成痘也。治之須早，必使長與膿形色俱如十成者之狀。若治失其時，則不可救矣。初出一二日間，出亦快利，形之顆粒小，色亦淡，氣血俱虛，當稍助其長，微釀其膿，使膿稠色白，根窠紅潤，半漿亦可成功，此五六成痘也。若助長釀漿，必欲使之如十成者之狀，過於助長，則空殼而發癢，過於釀漿，則斑爛而不收；即不斑爛，攻之太過，氣血原虛，膿滿則血盡，形大則氣竭，膿滿而根窠斷不紅潤，此氣血雙脱，必至板黄而不可救，可不慎哉！初出一二日間，出亦快利，但顆粒甚密，頂不尖圓，色微紅而淡，血氣兩虛，表裏俱無他證者，當稍助之長，微釀其膿，或膿稠而半漿，或年壽上、天庭上、承漿處、兩顴骨之近臉處，有幾顆大而膿滿者，他處之痘，即微有漿色，亦可愈也，此四五成之痘。若助長釀漿，必欲使之如六七成之痘狀，俾氣血雙脱則立斃矣。此就成色之中，論治法不可執。然亦有不必以成色拘，而治法尤不可執者。如發熱依期而痘出，然出只一顆或兩顆，其形甚大而帶漿，色極紅潤，一名賊痘，一名痘攬，頭易長易灌，膿稠滿而色亦佳，悞認爲稀，靨後腹脹喘急而斃。此痘盗周身之氣血而盡附之，所以易長易灌，膿稠滿而色佳，因名之爲賊痘。此痘離衆痘而先出，若痘之頭目然。獨長，獨灌，獨靨，若總攬其事而擔當者，所以名爲攬頭。若能認真知是此痘，即以銀針挑破，令稍見血，點以鉛粉，時時常看，若長而有膿，即如前法再點，不妨再四再三，必令其不長不灌，後或待之四五日七八日，而遍身之痘出矣。然亦有出之極密者，隨時調理，亦可愈也。如蒙頭，如鎖項，如抱鼻，如鎖口，或單或雙，如痘母痘疔，當隨時依期而治之早。所以方書有云：痘證生於七日之前者易治，生於七日之後者難治。是知痘之無論上等下等者，七日之後，其勢已成，難以轉移，痘未盡出者，其毒又將轉而内攻矣。所以治痘要法，在於放標起長之時，觀形察色，相其機，預知其能灌能靨，有證無證，或不能灌不能靨，隨證早治，百無一失。如過時失治，險證延之，而變爲逆證者有之。醫有云：七日前痘未盡出而裏實者，治法當用涼藥；七日後痘已出而裏虛者，治法當用熱藥。此是就其大概而言之。七日前宜解者十常八九，宜補者百中一二。設遇其百中一二之痘，形小而色不紅，身涼而出不快，是元氣不足以逐毒，當急用温補以助元氣。若執之而用涼藥，元氣益耗，痘何由而出？何由而長？七日後宜補者十常八九，宜解者百中一二。設遇百中一二之痘，形大而色紫，身熱而枯焦，或夾食蒸，或夾時氣，痘毒與邪熱併熾，猶如火裏苗，若火不退，苗則槁矣，當急用清解以除邪熱。若執之而用温補，痘必枯焦，無膿而立斃矣。誰曰治痘之法，可執一也。

補遺

髮際以下，印堂之上，乃天庭也。山根以下，年壽相近處，乃準頭也。部位論中，言此處先出先長先灌靨者，凶。成色論中，言此處有幾顆大而膿滿者，他處之痘，即微有膿色，亦可愈也。兩論若相悖矣。恐後人不能無疑，今悉論之。夫痘應出應長，應灌應靨，未過其期，周身之痘，未出未長未灌未收靨，而此處先出先長先灌先收靨，是心脾之毒偏盛，毒發於心脾，故言凶。若過其期，已成壞證，而周身之痘不起灌，此處獨有幾顆起灌者，是心脾二經之毒解矣。蓋心主血，又爲君主之官，而十二官之聽命，脾主肌肉五臟之根本，此二臟之氣血活，則五臟之氣血無不活者。天庭起脹灌漿，知心經不留毒，而周身之氣血不滯；準頭起脹灌漿，知脾經不留毒，盡發之肌肉皮膚之外，故言可治。

氣尊血分者生毒參陽位者死解

氣，陽也，君也；血，陰也，臣也。氣尊是居其君之尊而親上，血分是安其臣之分而親下，此非就一身之部位而言，乃就一身之痘形色而言也。如痘頂尖圓，膿白而滿，氣親乎上而居其尊矣；根窠紅活不散，如一顆珍珠，坐於胭脂之上，血親乎下而安其分矣。是氣足以領其血，氣升血附，君令臣從，氣血順和，痘易成功則生。如痘頂平陷，顆粒紅紫，地界不分，或通頂紫黑而成血疱，是血反親上，氣血不和，痘難成功，何由而生？治痘者當明辨之。

痘不以稀密分輕重説

世俗謂痘稀則輕，痘密則重；醫亦謂稀者毒淺，密者毒深，言之誠是也。然不知稀亦有重者。如痘毒甚盛，表實而氣血凝滯，出不得透，只疎疎顆粒，見於皮膚之外，餘毒窩伏於内，至起脹之時，餘毒變而爲黑點，在皮膚之內，煩悶喘急而斃。若真稀則輕也。密亦有可救者。毒甚而痘密，其毒已出於皮膚之外，非若痘似稀而毒伏於內者，此只看其形色，若紅活滋潤，頂尖不焦，亦可調理而愈，不必執方書密如蠶子不救之説。況其説亦有意也，言密可救，如蠶子則不可救。蠶子之形，色闇頂陷，周圍似圈形，中心硬黑，是毒潛於內，血氣已不活，何能救也？治痘者，不可不明辨之。又有痘在肌膚之內，氣血虚弱，無力送出，出不得透，只疎疎顆粒，見於皮膚之外，餘毒窩伏於內，綿延多日，諸證蜂起，竟不可救。又有發熱一二日，痘出一二粒或兩三粒，已出之後，突然高起，根脚開闊，暈紅帶紫，五六日後似膿非膿，七八日後似靨非靨，種種證出，若遇此等怪痘，當於出長之時，用銀針挑破，去其毒血，敷以拔毒膏，或四聖膏，再投以解毒之劑，使痘毒以解而退，得出增痘，庶可回生。倘治失其時，毒伏於內，靨後喘急而斃。此皆非真稀，悞認爲稀，以稀爲輕，見稀守稀，其害非小。須細加詳審，察其實者清解而開發之，虚者温補而開發之，宜挑者挑之。若真稀則輕，又不在此類矣。

## 痘中疹子與正疹子丹毒斑點沙子不同論

有先出疹，疹靨而痘即出者，名爲墊疹。有與痘併出，疹靨而痘始長者，名曰夾疹。有痘出即有小小顆粒，堆於痘之上者，名爲罩痘沙。又有痘出時，而皮肉間隱隱有斑點，大小不一者，名爲夾斑。皮肉間艷色紅赤如雲頭，而突起成片者，名爲丹毒。靨後痂落而疹出者，名爲蓋疹。種種不一，然皆痘毒之浮遊散漫於皮膚之間者，只當於痘中用活法，不可與正經麻疹、瘟疹，時證之發斑點、發丹毒出疹者，同一治也。

## 痘不可與凡瘡同治論

世人見《內經》諸痛瘡瘍皆屬心火之言，輒謂痘亦瘡類也，亦屬火也，治法可以類用。不知諸瘡有皮瘡、血瘡、肉瘡、筋瘡、骨瘡之不同，初發已有淺深之分，或發於一經而與他經全無干涉；痘則胎毒藴於五臟，發亦自五臟而發，自內達外，由筋骨而血肉，由血肉而皮膚，與凡瘡之發，各有深淺，發自一經者自異，可同治法乎？況凡瘡之毒，初發而未成形可用藥解散內消而愈；及至已成形而未成膿，又可用藥逐散，不成膿而愈。痘毒發自五臟，必借血氣送出於皮膚，運化之而成膿，收靨之而成痂，而後收成全之功也。斷不能用藥解散內消而愈，斷不能用藥逐散不成膿而愈。且凡瘡以解毒爲主，若失其解而形成膿熟，必令頂破膿出，另生肌肉而後愈。痘則是起脹成漿，漿滿而稠，頂殼完固，回漿還元結痂而愈。若頂破膿出，反爲不美。與凡瘡膿熟之後，必頂破膿出另生肌肉而始愈者，亦自異矣。可曰痘瘡與凡瘡同治法耶？

## 痘疹不同論

痘出於五臟，臟屬陰，所以言痘稟於陰也，然雖稟於陰而必成於陽。疹出於六腑，腑屬陽，所以言疹稟於陽，然雖稟於陽而必成於陰。蓋陽主氣，氣盛則痘易成功；陰主血，血旺則疹易成就。痘有顆粒，有膿汁，又結痂，是稟於陰，陰氣重濁而如是也。若頂尖膿白，使之能起頂，能灌漿收靨，則又氣之領逐其血以成功也，非稟於陰而成於陽乎？疹有小小顆粒，尖而不長，無膿汁，又不結痂，是稟於陽，陽氣輕清而然也。若顆粒紅潤鮮艷，使之不紫黑，不枯焦，則又血之附隨其氣以成功也，非稟於陽而成於陰乎？寒則傷氣，熱則傷血，所以謂痘宜溫煖而疹宜清凉，此常法也。設疹生於天氣嚴寒之際，而清凉之藥，亦當斟酌用之。設痘生於天氣暑熱之時，溫煖之劑，豈可輕用乎？痘以稀爲貴，稀則毒輕；疹以密爲佳，密則其毒盡泄。痘怕太紅，皮嫩易破，必生瘙癢；疹喜鮮紅，疹發於心，紅心之正色也，又不可不知。

## 變黑歸腎腎經留邪論

方書有云：變黑歸腎者不救，腎經留邪者不救。世人宗之，見痘有黑色，於未起脹之前而倒伏者則以爲腎經留邪，於既起脹之後而倒陷者則以爲變黑歸腎。蓋以痘自筋骨而達於血肉，自血肉而達於皮膚，腎主乎骨，其色黑，所以見色黑而倒伏者則謂腎經留邪，而倒陷者則謂變黑歸腎，要皆惑於口含惡血嚥下，寄於右腎命門而作痘證之語也。余則以爲不然。余每治痘，遇兒之虚弱者勿論矣，其壯盛者，於未起脹色黑而倒伏者，用活血散以疎其滯，加麝香以透其竅；於已起脹色黑而倒陷者，用活血散加穿山甲末以逐其毒。二證用藥後，皆以水楊湯洗之，往往不致壞事。蓋以氣血活動流暢則色紅，氣血壅滯不行則色黑。痘始終以氣血爲主，氣血活動，能送毒出外起脹灌漿結痂則生；氣血不行，不能送毒外出起脹結痂則死。豈必以色黑屬腎，而必曰變黑歸腎不救，腎經留邪不救哉？然亦有火極則兼水化而黑者，蓋火之災也則紅，炎之過也則黑，或當清解，或當汗散，又在臨時而權變之，不必以黑而專求之腎也。

## 首尾忌腦麝論

忌腦、麝之説，爲痘之順而無證者言也。蓋痘以顆粒完固，磊落齊整爲佳，最忌破爛漿流。且氣血壯盛，元氣充實，方易成功。腦、麝能開氣活血，透竅甚捷，用之不當，大損氣血，傷元氣，開放太過，令頂破漿流而不完固者有之。惟氣血凝滯之極，痘色黑紫，痘形堅硬，按之如石，周圍之血肉尚活者，即用腦、麝等藥，開氣透竅以急救之。若不急用腦、麝，則遍身血死而斃。不可執定首尾忌之之説而不用也。然亦不可認證不真，輕投而嘗試之。

# 古今圖書集成醫部全録卷四百八十二

## 痘疹門

### 痘科類編釋意 清·翟良

#### 治痘始終雜證與痘證當分治論

痘毒感時氣而發。大抵痘之順而無證者，不必言治法；即痘不順而有證者，亦當痘證與雜證各各分治。或有痘因元氣本虚，不能依期出長而膿靨者；或亦有元氣不虚，痘毒太盛，不得出長而膿靨者；繼而變證多端，種種證出，是雜證因痘證而生，當於痘中尋治法，使痘無證而雜證自退。然亦有先雜證而後生痘者，是痘證因雜證而生；或雜證之邪熱未盡解，氣血因雜證而損耗，使痘不能出長而膿靨；或偶因風寒暑熱穢污飲食所傷，無分痘之虚實，悉爲所害，不能起長而膿靨者，當於雜證中尋治法。雜證愈，痘自依期而愈。如嘔吐腹脹，或因痘毒内伏，出不透不起發者，只專治痘證，使之出透起發，則毒不内伏，而嘔吐腹脹自愈。如嘔吐腹脹，或飲食過多，或傷生冷，而痘因之出不透不起發者，只專治脾胃，理其嘔吐腹脹，使嘔吐腹脹先愈，痘自出透而起發矣。即此二證，其餘可類推也。有曰：但扶元氣爲主，元氣旺而邪氣自退，雜證當不必治，説亦近理。但雜證因痘證而作者猶可，若痘爲雜證撓擾而不能成就者，猶亂世之賊寇撓擾地方，勢必猖獗，不假兵革，欲以王道勝之能乎？況扶元氣之藥味必用温熱，能扶元氣，亦能長邪熱也，豈可乎？痘後雜證，有餘毒未盡而生有餘之證當解者，有血氣因之虧損而生不足之證當補者，有失其調養内傷外感而證隨作者，當一一認真，各分治法，不可專以解痘毒拘也。

補遺

痘之爲毒，皆痘之餘焰。毒之爲害，皆因小兒之氣血不能收拾，痘毒盡附痘窠，從痘中化，而餘焰散佈於經絡，或游移於肌膚而爲害也，當相其機以理之。又有時氣毒癘，雖好痘亦因之而變爲凶痘者；調養失宜，衝犯禁忌，雖輕痘亦因之而變爲重痘者，當隨其因以治之，此痘證雜證分治之要訣也。

## 治痘始終看法説

發熱未出時，看其兩目不腫，皮肉不紅，即知出痘必輕。痘出後，看其形色，初出之像如粟狀，色紅而潤，與無痘處之皮色迥異，謂紅者非深紅也，特淡紅少異於皮膚之不紅耳。前人謂初出血疱，血疱化爲水疱，水疱化爲膿疱，所謂初出血疱者，非有大疱，内含一包血也，不過謂初出小小顆粒一點血耳。見於皮膚之外，有形可指，所謂疱也。以紙撚照之，内裹紅色，非水非膿，所謂血疱也。至於起發，則頂顆放白，根脚肥大，以紙撚照之，内裹光瑩，非血非膿，所謂水疱也。至於成漿，水化爲膿，色白稠膿，以紙撚照之，内裹純白，非血非水，所謂膿疱也。膿滿漿老，色黄形焦，將收之狀；膿乾痂結，色黑形厚，成實之象；痂落而瘢紅，不赤不黑，無凸無凹，痘功已成，最上乘者。反此則當詳審施治。

## 痘不拘日期説

痘以發熱三日，放標三日，起脹三日，灌膿三日，收靨三日，共一十五日而成功者，此常數也。如此者多。然亦有隨出隨脹，隨脹隨灌，隨灌隨靨，七日而成功者，此血氣壯痘毒輕者，成功在常數之内。惟痘有爲雜證所擾，出不透治之使透，不脹治之使脹，不灌治之使灌，不靨治之使靨，綿延多日，至十七八日而成功者。又有一種虚寒之痘，痘毒不甚，血氣俱虚，欲脹不能脹，欲灌不能灌，欲靨不能靨，用藥療之，補助之劑，一時無間，緩緩調理，常至十七八日或二十日而成功者，治之又不可太驟也。如不脹，補劑中加助脹之藥；不灌，補劑中加釀漿之藥；不靨，補劑中加收斂之藥是也。此痘毒輕血氣弱者，成功又在常數之外。可見治痘不可拘定日數，當達遲速之變，於出齊之日，觀形察色，預知其能脹不能脹，能灌不能灌，能靨不能靨，先期及時而治之早，若必待應脹應灌應靨之日而始圖之則遲矣。是痘之成功不怕遲，而治法則不可遲也。况古人云：熱三日而痘出，今有熱七日或數日而方出者，亦有熱一二日而即出者，亦有出齊之後，當顆粒脹大起發之時，顆粒中尚有紅點始出而相雜者，日數豈可拘哉？

## 痘證傳變説

前輩謂痘出自腎，而傳肝、傳脾、傳心、傳肺者，人皆疑之。不知此乃自内傳外之意，非謂胎毒獨藏於腎，自腎而傳於各經也。蓋痘毒在人身，藴於五臟百骸四肢，無處不有。感時氣而發自骨髓，而達於筋，腎主乎骨，血氣壯盛，毒盡送出於筋，而不少留於骨髓，則腎經之毒解；自筋達於肌膚，肝主乎筋，氣血充足，毒盡送出於肌肉，而不少留於筋，則肝經之毒解；自肌肉而達於血脈，脾主肌肉，血氣充足，毒盡送出於血脈，而不少留於肌肉，則脾經之毒解；自血脈而達於皮毛，心主乎血，氣血充足，毒盡送出於皮毛，而不少留於血脈，則心經之毒解；自皮毛而達於瘡窠，肺主乎皮毛，血氣充足，毒盡送出於瘡窠，而不少留於皮毛，則肺經之毒解。五臟毒解，血化爲膿，毒從膿化，將結痂痂落而成功矣。若出於筋而少留於骨髓，則渾身壯熱，口乾悶亂；出於肌肉而少留於筋，則搐搦牽掣，紫黑潮熱；出於血脈而少留於肌肉，則發癰而在四肢；出於皮毛而少留於血脈，則痘不圓肥；出於瘡窠而少留於皮毛，則痂落遲而多麻瘢。此自腎經遞傳而至於肺之説也。當隨經察證，隨證用藥，始不悮矣。

## 補遺

古人陳氏云：痘以太陰脾肺二經爲主，肺宜温而脾宜燥。萬氏云：痘瘡始終以脾胃爲主，胃當養而脾當補。馬氏云：痘以少陰心經爲主，火不可太清而血不可太寒。三説雖不一，其實皆是也。蓋脾爲孤臟，能灌四傍，則四臟咸賴一臟以養之。況脾屬土而主肌肉，若能化水穀，成津液，灌漑諸經，令肌肉不枯，氣血得其助，痘何難成功！但寒土不能生物，必陽氣熏蒸於下，而後能發育也。如萬物之根在土，而冬月何不在乎，以真陽之氣息也。可見脾受水穀，化生津液，亦必借真火，始能成腐化之功，所以謂火能生土，太乃土之母也。然心爲君火，能役相火，又主乎血脈。若心火不息，血不寒凝，自能與脾之津液，相爲流通，痘自紅潤而鮮艷。所以謂血主濡之，氣主呴之；氣無血不走，血無氣不行；氣乃血之帥也，氣行血亦行。然肺統一身之氣，又主乎皮毛，若肺氣充盈，自能與心之血脈相爲周運，痘自尖圓而肥潤，是血氣充足，交會於前，脾生津液，助養於後。痘之成功，三臟缺一不可。至於腎經，古人謂惟腎證爲惡候，誠是也。痘瘡自内達外，腎乃最深之處，若有留毒而不外傳者，則死於出見之日矣，救何能及也？若肝經則無成痘之功，何也？肝者火之母，若心火不足，邪火猖獗，肝邪移於脾，則木剋土，木反勝金，則火剋肺，所以古人謂肝經有瀉而無補也。蓋有瀉而無補者，是不補其氣也。若痘後目病，肝血虚而火盛者，清之後則當補矣。此一段論，與上論宜合會參看，上是言痘之傳變，此是言痘之成功，後學不可不知。

## 出長各經見證與傳變成功形色不同之辨

與上看痘法條參看。

痘雖自内達外而布四體，其根實由於五臟。如肝主淚而爲水泡；肺主涕而作膿囊；心則斑而且赤；脾則疹而又黄；腎乃封藏之本，變則黑陷之象，此論發熱出見時形證。若初出小小顆粒，一點血也，血化爲水，水化爲膿，膿成而毒解，此自然之序也，與隨臟見證，如肝主淚而爲水泡云云者不同。若初出之時，半是水泡，或才起發，便有帶漿者，或未成膿，即有乾收者，火性躁急，失其自然之序矣。遇此等證候，不可忽也，有性命之關矣。

## 就人以斷痘之輕重説

以痘毒之淺深定輕重，以痘證之虛實寒熱定治法，此其常也。若人形體壯健，精神快爽，言笑不苟，出痘時又安静如常，痘雖重亦可以輕斷之。如人頭大而項小，足小而身重，喜笑出於無因，精神短少，出痘時大異平常，且不安静，痘雖輕亦可以重斷之。此驗過者，治痘者不可不知。

## 就人以定痘之治法説

看痘施治，當先看其人。其人或貧賤家兒，或富貴家兒，兒之稟賦厚薄，肌膚老嫩，氣血虛實，聲音清濁，生於某處地方，所受之燥濕，所食之濃淡，先知其人而後看其痘。如貧賤家多歷辛勤風寒水濕之苦，更無厚味傷脾，有證便能抵當，古人所謂百煉成鋼，此類是也。富貴家煖衣厚味，少見風日，脾胃薄弱，不耐勞苦風霜，古人所謂陰草怕旭日，此類是也。富貴衣食居處所養成之兒，即就富貴以調理之；貧賤衣食居處所養成之兒，即就貧賤以調理之。語云：貴賤分二等，貧富不同治，此之謂也。至於兒之稟賦厚者多宜攻，薄者多宜補；肌膚老者多宜開發，嫩者多宜温養；聲音清者當守，濁者當清；氣血弱者當補元氣，實者當解痘毒。南方風氣柔弱，地濕窪下，飲食多嫩軟，以此養成之形體，自當依此以調理，調理自不可同於北方也；北方風氣剛勁，地高風燥，飲食多强硬，以此養成之形體，自當依此以調理，調理自不可同於南方也。有平日穀食多肉食少，養成之氣血形體者，生痘自當禁忌羊肉猪肉牛肉鷄肉魚腥等物，以此等物能動風助火也。所以謂能禁忌則重者變輕，不能禁忌則輕者變重。倘平日穀食少肉食多，如羊肉猪肉牛肉鷄肉魚腥等物，養成之氣血形體者，則脾胃亦是此等之物以養成矣。生痘始終以脾胃爲主，借脾胃飲食之滋潤以成功，若遽禁其平日所食之物，是絶其脾胃生生之氣，痘何所借以成功乎？是又不可以常法拘者，治痘者不可不知。

## 三等五要説

痘有三等：順、險、逆。順者，氣血充和，痘毒宣暢，不必施治；險者，氣血不舒，痘毒壅遏，或雜證攪擾，當急急施治；逆者，痘毒凝結，氣血不活，治之無功。有五要：一要出欲盡，二要起發透，三要膿稠滿，四要收靨齊，五要結痂厚。五者缺一，不能成功，非要乎！

## 痘有五善七惡説

飲食如常，一善也；大小便調，二善也；瘡紅活堅實，三善也；脈靜身涼，手足温煖，四善也；聲音清亮，動止安靜，五善也。五善不能全得，得一二亦自清吉。七惡：煩躁悶亂，譫妄恍惚，一惡也；嘔啘泄利，飲食不能，二惡也；焦枯黑陷，癢塌破爛，三惡也；頭面預腫，鼻塞目閉脣裂，四惡也；喉舌潰爛，食入即啘，水入則嗆，五惡也；寒戰咬牙，聲啞色黯，六惡也；腹脹喘促，四肢逆冷，七惡也。七惡不必皆有，但見一證，亦不可爲。七惡之外，又有渾身血泡，心腹刺痛，陷伏不出，便溺皆血，尋衣撮空者，是又卒死之證也。

## 治痘總法

治痘瘡原無奇法，大約先視其人之氣血强弱，痘毒之淺深，時氣之寒燠。自發熱之初，見點之時，即當觀形察色，思及何如起發，何如灌漿，何如收靨；一動手用藥，就便顧首尾，慎其初以善其後；然後次第調理，分其表裏虛實寒熱，虛者補之，實者瀉之，寒者温之，熱者清之。無過温，無過清，不妄瀉，不妄補，要在使其正氣不損而氣血盛，邪氣不留而痘毒解。痘或有不必用藥者，或有宜輕劑者、宜重劑者，細心詳審，各各分别，斟酌施治，斯可收萬全之功矣。如痘發熱之後，作三四次出，有大有小，有先有後；起發亦作三四次，先出者先起，後出者後起，大者自大，小者自小，大小次第而起；待至養漿，則先起者先作漿，後起者後作漿，大小亦如之，磊落分明，不相黏連，色極紅潤，不帶火色者，順也，不必用藥。若時醫射利，以爲不用藥，無以見功，欲妄投其劑，幸邀天功。不知治痘，惟有補瀉二法。痘證既順，則無邪正之偏，補則助其火邪，瀉則損其正氣，痘無證藥之，而反生其證也，何能成功？徒殺人耳。若險證則宜急治，治之不急則險證變而爲逆證者有之。時醫用藥，恐證變不已，歸罪於藥，憚而不用，坐視險者變而爲逆，全不顧也，心何忍乎？是又以不用藥而殺人也。至於逆證棄而不救，恐費其調治不能成功，徒招謗也。雖然，豈醫者活人之心哉？當察其色脈於不治之中，尋其生機，定一治法，然亦有不壞事者。予曾見同道治孫姓者一女，年七歲出痘，則犯逆證：形如蚊跡，不成顆粒，一逆也；腰痛腹又痛，二逆也；昏睡譫語，三逆也；乾嘔，四逆也。惟色脈無恙，可生之機也。隨定一方，用保元湯以補其中氣，加羌活、防風、荆芥、柴胡以爲發散表邪之用，木香、山楂以爲驅逐裏邪之用，調辰砂末以爲解毒之用，連進三劑，證變而成功矣。逆證豈可盡棄哉！今不論險逆，一一定方於後。

## 初熱三日證治

痘必發熱而後出者，何也？蓋天地之育萬物，雖賴土以生息，而土不得陽氣熏蒸於下，安能發生萬物？人身一小天地也，痘之管紐在脾，脾屬中土，若非火蒸透膈，則痘毒安能震動而發泄？師曰：五穀不逢熱不結，痘瘡不熱透不徹。所以痘瘡之毒，藴伏五臟，欲出則必熏蒸而發熱。是以書云：熱蒸三日而斑生。蓋痘本火毒，待熱而發，熱微則毒微，熱甚則毒甚，而痘之稀密輕重係焉。雖然，亦有熱甚而毒不甚者，如熱甚不煩不渴，大小便如常，精神清爽，此熱在表，其裏無邪，毒火發越，痘易出而易成功也。亦有熱微而毒不微者，熱雖微而煩躁不安，大小便難，昏昏喜睡，毒火内藴，不得發越，表熱雖微，内熱則甚，毒火鬱遏之極，痘必出不快而難成功也。熱微毒微，熱甚毒甚，此言其常也。熱微毒不微，熱甚毒不甚，又是其變也。治痘者，正當於此有斟酌矣。前人有云：當發散清解，使邪熱盡退。痘出之形，不帶火色。一失其治，痘帶火色，而出則紅必變赤，赤必變紫，紫必變黑，救無及矣。有云外感癘氣，内有所傷，與痘毒合併而發熱者，當清解之。若痘毒之正熱，其毒稟於胎元，伏於五臟，深藏久蓄，一旦觸發，倏然忽然之頃，其勢猛鋭，勃勃欲出，斷不可遏阻其勢，必借氣血載毒出外，痘出而熱自退，或熱退而痘即出。若必如管橓立論，首次解毒令熱盡退爲説，純用涼藥，則氣血滯凝不能載毒外出，毒將内攻而告變矣，奚可哉？庸醫相習，以訛傳訛，俱用寒涼清解，自以爲對證之妙劑，以致毒不得外出，返而内攻者多矣。今領前人之論，不敢執定不用清解，以不用藥而悮事；亦不敢執定純用清涼，又以用藥而害事。因病用藥，隨證定方，一一如左。

## 論痘瘡發熱與傷寒不同

風寒之證，邪自外入，陽氣拂鬱而發熱，患者惡寒，怕露頭面，且只見一經形證。痘瘡之證，毒自内出，陽氣熏蒸而發熱，患者惡熱，喜露頭面，且五臟之證俱見：呵欠煩悶，肝證也；乍涼乍熱，手足冷多睡，脾證也；面燥腮赤，欬嗽噴嚏，肺證也；驚悸，心證也；骫涼耳涼，腎之平證也。再觀心窩有紅色，耳後有紅筋赤縷，或身熱手指皆熱，惟中指獨冷，男左女右，乃知是痘證也。初發熱身熱和緩，時熱時退，神清氣爽，飲食二便如常，無雜證者，吐瀉不甚而隨止者，發驚搐後即見痘影者，自汗而汗不大者，此榮衛氣和，腠理疎通，不必施治。

一發熱至收靨，始終宜服三豆湯，渴者更宜。

一初發熱增寒壯熱，頭痛欬嗽，鼻流清涕者，多由於外感不可驟發散也，當視兒强弱以調治之。如兒體氣壯盛者，用升麻葛根湯加桔梗三分、蘇葉五分、小川芎四分、山楂肉八分、牛蒡子五分、生薑三片，水一鍾，煎五分熱服取汗。體素怯弱者，用參蘇飲去木香、枳殼，加牛蒡子炒四分、山楂肉六分，微汗之，然不可令汗出太多，發虚其表，後難起脹收靨也。如汗後身熱不退，且勿峻攻，姑稍待之。其或煩悶燥渴而妄語者，敗毒和中散清之；腹痛大便秘者，加酒炒大黄微利之。

一身熱至二三日之後，痘欲出不出，或煩悶驚搐，狂言亂語，切不可驚惶失措，須詳審虚實寒熱而治之。

要知此等證，皆由毒氣在內，不得宣發於外而作。然毒氣不得宣發之證，又不一樣，而有三等，最宜精詳。觀形察色，審聲問證，又參之以脈，并用紙撚照法，然後可以辨別。察其痘影紅紫，面赤脣紫，聲音不亮，口氣粗，手足熱，脈洪數，此毒氣壅盛於內，不能驟發於外，而驚搐狂躁者，宜用清解散以宣之。或痘影形色同前，但聲重鼻塞，鼻涕，脈浮數不同，此內毒本盛，外爲風寒所束，鬱滯不得出，而驚搐狂躁者，宜用蘇解散以發之。察其痘影澹澹在皮下，不見紅活，脣澹面白或帶青，脈又遲緩，此血氣虛弱，不能送毒外出而驚搐狂躁者，宜用温中益氣湯以托之。三者分别明白而後用藥，當一劑之後，痘出而驚定矣。昔人謂痘未出而驚搐爲順，是在一二日間也，若至二三日則不可忽矣。

一幼兒欲出痘發熱，至二三日全無痘點形影，忽然而發驚搐狀，與急驚風一樣者，此亦毒氣壅遏，不能宣發所致，宜用清解散以宣之。若時醫不知是痘證，悮作急驚風施治，或單以寒冷投之，以驅痰峻藥下之，其兒必死。何者？阻遏其毒，使不得外出而內攻也。故未出痘之小兒，若遇此等證，即當驚疑，恐是痘也。

一發熱雖輕，至三四日而怠倦嗜臥，不思飲食，所出之痘，影影淡白，點顆不明，此非痘毒輕少，亦是血氣虛弱，送毒不出也，宜用温中益氣湯以托之。甚者必連服三四劑，痘始出齊，其痘必多。若因其安静，袖手玩視，而不急托痘出外，延至五六日後，毒氣內攻，須臾告變，不可救療，誠足畏也。昔人熱輕痘輕之說，可盡憑乎？而六日以前，痘未出齊，勿用温補之説，可盡拘乎？

一發熱至數日而痘不出，此時進退兩難。欲大發之，懼其本稀而成斑爛；不發之，又無以出其毒。當始以藥微發之，微發不出則加藥，加藥不出則大發之，大發之後所出不多，即是痘本稀不可再發也。微發用升麻葛根湯，大發用惺惺散加防風、小川芎、薄荷各五分。加藥者，本方多加分兩，非謂於本方之外，加辛熱而大發也。

一初熱便妄有所見聞，妄言如見鬼狀，此皆毒氣內攻，以致心神不清，最爲惡候，宜導赤散加連翹、黄芩、犀角、木通、琥珀、抱龍丸。惟大便秘結者，或用牛黄清心丸，或粉紅丸，用藥後病已者可治。

一發熱失血口鼻出者，用童便磨犀角服。小便溺血者不救。

餘有諸證，俱載在雜證類中。

## 出見三日證治

出見者痘出而見其形也，形見而色亦見焉。形色既見，則吉凶攸分。治痘者，心有明鑑，又具慧眼，觀形察色，詳細分別，則起脹灌膿之證，可逆覩矣。要在預相其機而圖之早，若因循失治，臨證便難措手。如起脹之機，非必於起脹時而後議也，正當於出見時，預知其能起脹不能起脹而先理之。蓋熱退而痘出，初出之像如粟狀，色紅而潤澤，與無痘處之皮色迥異。謂紅者非深紅也，特淡紅少異於皮膚之不紅耳。自血肉而達於皮膚，其根甚深，三四次出盡。先一次出者，其時稍待則形尖，其體大於二次出者；二次出者，其時稍待則形尖，其體大於三次出者；三次大於四次者。大小不一，磊落分明。觀其形則知其後日之能起不能起，察其色則知其後日之能灌不能灌，此治痘之第一節要也。生痘家亦自此以後，當謹慎調養，注意避忌。

## 調養禁忌

自出痘至收靨，房中常宜燒辟穢香，加茵陳、大棗。見形後，宜用葫荽酒，即以此噴牀壁，臥席下鋪些葫荽亦妙。痘瘡既出，内臟空虛，熱氣一蒸，毛孔俱開，自此以後，常避風寒，調飲食。衣服勿令其過煖，勿令其過寒。雖天氣暄熱時，亦勿令其赤體，或單衣當風取涼；雖天氣嚴冷時，亦勿令其重綿纍褥，使熱氣壅遏。飲食勿過飽，勿過飢，勿食生冷，勿飲涼水，及一切鷄肉猪肉牛肉羊肉魚腥，併荔枝棗柿糖蜜酒葱蒜與酢。蓋以鷄肉動風、猪肉生痰、羊肉助熱、魚腥助火、牛肉黑癜之故也。荔枝酒又能發癢；棗柿糖蜜，其味甘甜，引痘入眼；酢酸損齒；葱蒜泄氣，所以悉宜忌之。

又：生人往來，厲聲高語，對梳頭，對搔癢，勿掃地，勿輕移器物，勿僧道巫師入房。

## 避穢氣

婦人經脈氣，房中淫液氣，腋下狐臭氣，行遠勞汗氣，溝糞濁惡氣，諸瘡腥臭氣，硫黄蚊煙氣，吹滅燈燭氣，悞燒頭髮氣，柴煙魚骨氣，葱蒜韭薤氣，煎炒油煙氣，醉酒葷腥氣，麝香臊穢氣。

已上三段，自出痘至收靨，悉宜遵之。

一痘初出，有夾斑而出者；有夾紅赤覼而無顆粒，隨出而隨没者；又有夾丹而出，紅赤成片如雲頭而突起者；有夾沙者；有小小點粒，聚於痘頂之上，謂之罩頂沙者，此皆毒火浮遊散漫於皮膚之間也。遇此不必驚惶，但用黑參升麻湯三二劑，散其遊火，斑丹自退。有夾麻疹而出者，亦用黑參升麻湯加酒炒黄芩、桔梗各六分，令其麻疹先退，痘瘡亦自起發矣。

一痘初出，口鼻兩旁人中上下腮耳年壽之間，先見一二三點，淡紅而潤澤，然後挨次而出，三四次出盡，皮厚堅硬，以手摸之礙手，又無三五相連者，不必施治。

一痘初出，太陽太陰額角髮際天庭方廣之處，先見四五點，熱尚未退，帶火而出者，難治。

一出痘之時，其人精神爽健，氣色光彩，年壽明潤，印堂黄亮，無論痘出之稀密，必無變證，不必施治。若其人精神倦怠，氣色昏黯，痘出雖稀，當時時詳察，防有變證。有證當急急施治，遷延怠緩，證勢已成，則難救矣。

一痘熱三四日或四五日而始出，所出之痘，形堅實而皮厚，色明潤而鮮艷，不必施治。若熱一日或半日，即一齊涌出，所出之痘，頭焦帶黑色，皮薄，當急急施治。頭焦黑者，用涼血化毒飲；若熱未退，加防風、荆芥各三分、柴胡七分，去連翹、桔梗。色白皮薄者，固陽散火湯，去荆芥穗、生地，加茯苓、白朮各五分。

一痘初出，以紙撚照之，其皮中歷歷可指，皮中有小小顆粒甚多，若有勃勃欲出之勢，已出者色又紅潤，即身熱，亦不必服藥，恐是夾疹夾沙證也。若皮中顆粒，雖不甚多，色紅不至於紫，而地界不分，身熱未退者，用九味神功散加柴胡六分、蟬蜕五個主之。

一痘出而熱不退，是毒盛而人之氣血又盛，所以能逐毒外出。痘紅紫而不分地界者，當急退其熱。若熱不急退，血氣被其煎熬，痘必變爲焦枯之證，後至黑陷者有之，宜用清地退火湯。

一痘隱伏皮膚，出現不快，及用而復隱，與不起發者，用神功散調紫草茸末服之。其紫草茸分兩之多少，隨兒大小證之輕重酌用。如無此藥，用猪尾膏亦可。又有南金散，特治痘已出而復隱，勢至危者。

一痘瘡之出，自有常期，若過期應出不出、出不快者，各有所因，病證不同，當詳察明辨。如鼻塞聲重，欬嗽頭痛，四肢拘急，常喜蓋覆而惡風寒，出不快者，風寒閉之也，當分人之壯弱，各施其治。或其人血氣壯盛，皮厚肉密，毒氣難於發越，恃其體厚，不避風寒，一旦爲風寒所襲而出不快，用雙解散去石膏、桂枝、滑石加紫草八分；大便不秘，幷大黄亦去而不用。或其人形體怯弱，風寒易感，以致腠理閉密，氣血凝滯而出不快，宜惺惺散去細辛，加小川芎、防風、荆芥、薄荷各五分。或其人氣血怯弱，不能載毒出外，痘色淡白，飲食減少，身涼手足冷，小便清，大便滑而出不快，宜用温中益氣湯。大便自利不止，用豆蔻丸。

一痘因邪穢所觸，陷伏而出不快者，用平和湯，外用闢穢香加乳香、芫荽燒之。

一痘正出時，忽作風狀，眼直視，牙關緊者，此調護不謹，而爲風寒所襲也，且勿輕用驅風峻劑，宜用薑附湯取微汗即愈。

一痘出三日之後，則當盡出於外，而無稍留於中，以紙撚照之，皮膚内無隱伏之紅點，脚心手心俱有，痘則出齊矣。出齊之時，身體微温，不熱不寒，即微熱亦無妨。惟大熱痘稠密，紅紫乾枯者，宜調元化毒湯去參、芪主之。痘不紅紫乾枯，色光潤者，不必施治。

餘有諸證，載在雜證類中。

## 起脹三日證治

起脹者，痘勃勃欲長，有起發之勢，顆粒尖圓而脹大也。先出者先起，後出者後起，大小不一，痘肥脹一分則胎毒發出一分，痘盡肥脹則毒亦盡出矣。當此之時，其根脚當涌起紅色，又加鋸齒，其顆粒當放白光瑩，又不凝滯，是氣血交會，氣升血附，具後日行漿灌漿之基。如《悟真篇》所云：初開緑葉陽先暢，次發紅花陰後隨也。若有不然者，是又其變也。治痘者，於此時觀形察色，則後日漿之能灌與不能灌，能足與不能足，可以逆覩矣。當預相其機而圖之早。若於此失治，必待漿之不能灌不能足之時，而始圖之，則無及矣。況痘瘡一證，有膿則生，無膿則死，膿足則易靨，膿不足則倒靨。諸證將種種百變迭出，是相機釀漿起脹之日，又痘家極緊要時也。今隨證用藥，一一定方於左。

一痘出齊之後，先出者先起，後出者後起，顆粒尖圓光澤，根脚紅綻肥胖，其人飲食如常，二便如常，神清氣爽而無他證者，不必施治，但節飲食、避風寒、防穢氣而已。

一痘頂不尖圓肥滿，色雖紅潤，而形平陷皮薄者，此血至而氣不充也，宜用四君子湯加黄芪、官桂、川芎主之。

一痘頂長大尖圓，而根脚之血不聚，色不紅活者，此氣至而血不榮也，宜用當歸活血湯加陳皮三分主之。

一痘灰白頂陷，皮軟不厚，根盤血散不聚，光白不榮，此血氣兩不足之證，宜用保元湯加丁香、當歸、川芎主之。

一起發時，浮囊虚起，殼中無水者，此氣不依血，血不附氣，其變爲癢塌爲癰腫，宜用十全大補湯去白朮加大力子、連翹、防風、燒人糞主之。

一痘瘡起發，尖圓爲貴。如四圍起中心平陷者，此有二種：有血化成水，四圍高起，中心略低凹者，俗呼爲茱萸痘，此中氣不足，發未透徹故耳。能食者至養漿之時，盡充滿而起矣，不必施治；不能食者，宜扶中氣，人參白朮散主之。有四圍沸起中心落陷無水，猶是死肉，其形如錢者，急宜攻之。若稍遲緩，漸變黑點，不可爲矣。此名鬼痘。宜用九味順氣散加山楂肉、穿山甲末主之，外用胭脂塗法。

一痘瘡起發，有中心凸起，四圍乾平無水者，或裏紅外黑者，此由平日感受風寒，皮膚堅厚，以致痘毒鬱而不散，用桂枝葛根湯或十宣散，外用水楊湯浴之。

一痘瘡起發，貴於顆粒分明。如彼此相串，皮腫肉浮，或本痘四傍，旋出小痘，攢聚胖脹，漸成一塊，此候最重，宜用快斑湯加燒人糞服之。

一痘瘡遍身起發，惟四肢不起，蓋痘瘡起發貴透，四肢不起發，發之不透，後日手足必生癰毒，而四肢之所以不起發者，皆由於脾之虛弱，脾主四肢，脾既虛則不能行其津液，灌溉四肢，所以發遲，宜用黃芪建中湯加防風主之。

若手足痘瘡，多發水泡者，又肝木乘脾土也，當先瀉其肝，用羌活湯加柴胡主之；後補其脾，用人參白朮散去葛根加桂主之。

一痘瘡起發時，痘以漸長，頭面以漸腫大，是內毒外達之機。痘又磊落紅活，光壯肥澤，待膿成收靨而腫漸消，此常候也。有痘長而頭面不腫者，是痘稀毒微，上等痘也。有頭面腫而目閉者，痘密毒深者也。有頭面腫而目不閉者，痘稀而毒淺者也。皆不必慮，亦待瘡熟腫消而目自開矣。若瘡未成熟，腫消目開者，此陷伏也，宜急用人牙散。若痘未起而頭面先腫，皮光色艷，如瓠瓜之狀者，此惡毒之氣上衝頭面，最惡候也。方書所謂難治肉腫瘡不腫，當於初腫之時，急用羌活救苦湯多服方妙。

一痘正當起脹時，有頭面連目預腫脹而痘不脹者，此血氣虛弱，不能拘攝其毒以成膿，故其毒散漫於肉分而發腫，皮色未至光艷，如瓠瓜之狀者，宜急用藥大補氣血以收攝其毒，則痘自起脹灌膿，而肉腫自消矣。以參歸大補湯主之。

一痘瘡正起發時，而口脣痘瘡先熟，內帶黃漿，名爲鵝口之痘，此最惡之候，待諸痘成漿，則此痘已靨，脣皮揭脫，漸變嘔噲，不可救矣。此毒發於脾經證也，宜急用瀉黃散主之。

一痘瘡起發時，有一處焦枯不起，周圍有柿餅大，或大於柿餅，其根下皮肉，以銀針按而搖之，亦不甚活動，此毒氣留伏，壅遏結滯而不發越，若怠忽而不急治，將傳變不已，周身之痘變而成陷伏之證者有之。即不然，後日必爲癰毒。宜用胭脂塗法，令熱塗之，以皮肉活動，痘不焦枯爲期，方妙。

一痘瘡起發，其形色光壯，紅活肥潤爲佳。發時有變黑者，最爲惡候，其證逆，時醫多棄而不救。不知黑痘之證，亦不一種，有可救者，有不可救者，當分別急療，認證的確，用藥對證，權變施治，不可以常法拘也。若因循失治，以致傳變不可救者多矣。治此證者，亦有數法，一一列之於後。

一起發時，痘有一二枚變黑，摸之則痛者，此痘疔也，宜急用胭脂塗法頻頻塗之；或用四聖散胭脂水調，以銀針撥開瘡頭塗之；或用四聖膏封之。

一起發時，其痘漸漸變黑，已延蔓一身，未至乾枯塌陷者，此天行疫癘之氣所致，正所謂火發而熏昧者也，宜用加味保元湯主之，連用十劑多亦可，或加分兩而用重劑亦可。

一起發時，痘有數個乾黑，根脚堅硬者，宜亟以胭脂汁調四聖散，以銀針撥開痘頂，入藥於其中，片時則當起發紅活矣。若仍前皮肉不活，根脚不腫，則不可救。

一痘雖有數個變黑，而四圍有水，惟中心黑陷者，只用胭脂塗法頻頻塗之，直待轉紅起胖而止。若遍身如此者，亟用加味保元湯加燒人糞調服。若起發有水，頂平而黑者，宜用涼血解毒湯去燈心加牛蒡子，調燒人糞服，外用胭脂塗法塗之。若大便不通者，内用通幽散去升麻加紫草，覺煩躁而裏急加酒炒大黃；外用膽導法或猪胞導法。若泄瀉者，用保元湯加木香、官桂主之。

一痘瘡有陷伏之證。伏者在内而不出也，陷者自外而復入也。痘瘡變黑陷伏者，有四證，當分治之。

一則感風寒，肌竅閉塞，血凝而不行，必身痛四肢微厥，痘瘡不長，此爲倒伏也。宜溫肌發散，用桂枝葛根湯加麻黃、蟬蜕主之，外用水楊湯浴法。

二則毒氣太盛，内外蒸爍，毒復入裏，必煩躁氣喘，妄言如見鬼神，渴而腹脹，此爲倒陷伏也。大便不閉而小便閉者用連翹湯，小便不閉而大便閉者牛李膏，二便俱閉者通關散主之，外以水楊湯浴之。

三則内虛而不能使陽氣以副榮衛者，出而復没，斑點之色或白或黑，其人必不能乳食，大便自利，或嘔或厥，謂之陷伏也。宜用保元湯加丁香、官桂，陳氏木香散、異功散，皆可選用；外用胡荽酒噴之。或下之後，毒氣入裏而黑陷者，先以理中湯温養其裏，後以桂枝葛根湯疎解其表，不出加麻黄。

四則被房室等雜穢惡氣衝觸而黑陷者，內服紫草飲子，外用茵陳熏法。

又有一等陷伏之證，毒氣太盛，煎熬氣血，氣血不能送毒出於外，已出之痘，又反復入於裏者，是毒氣壅遏，非若外感風寒，內虛吐利雜氣觸犯者之比。當審其大小便：若閉而腹脹煩躁者則下之，獨小便閉者則利小便。倘毒解而自利者，以瀉膿血爲順，水穀爲逆，不必用藥，毒雖入裏，皆可從瀉而出也。瀉止而枯黑不起者，內用無價散以解在裏之邪，外用水楊湯以解其表，使毒氣得出，皆良法也。善醫者，可發則發，可下則下，可利則利，或解表，或解裏，隨機應變，不拘常法，庶人悞人性命也。

一痘起發時而有水泡，最爲惡候，雖與黑陷疔痘不同，而其能爲大害則一也，當分别而急治。所謂水疱者，與初出血疱，血化而爲水疱之疱，其名雖一，而其實則不同也。所謂初出血疱者，非有大疱，而内含一包血也，不過小小顆粒見於皮膚之外，有形可指，所謂疱也。以紙撚照之，内裏紅色鮮艷，非水非膿，所謂血也。至於起發，則顆粒尖圓，根脚肥胖，以紙撚照之，内裏紅白光瑩，非血非膿，所謂水疱也。今之所謂水疱者，形大皮薄，内含一包清水是也。是毒氣壅遏，留伏於内，熱氣衝突，毛孔開張，驅逐津液而先行也。稍緩其治，則癢塌而死。若遇此等水疱，或有幾枚，即當以銀針刺其根窠，令出紫血，以胡荽酒調官粉塗之；後若膿清欲陷，即以小濕濕蟲三四個，水研三四茶匙，澄清服之。

若起水疱而兼瀉泄者，宜用保元湯加白朮、茯苓、肉豆蔻以止其瀉，用十全大補湯去熟地加白朮、官桂以助膿而成功；若渴仍用保元湯加麥冬、五味子主之。

若遍身水疱，猶如水痘，皮厚肉堅而色蒼蠟者，宜四君子湯加黄芪、防風、牛蒡子主之；皮白色嬌者，不可救。

一痘至起發一二日之後，頂尖圓而根脚闊大，根脚四圍之血甚艷，見於本部之外，以紙撚照之，窠内有渾渾漿水，是漿行而欲成膿之兆。到灌膿之日，四圍之血，必盡歸附顆粒之中，其膿亦必稠密而白，根脚獨留一血綫圍繞，宛然一珍珠而坐於胭脂之上也。痘有稠密者，血色紅艷，就連皮肉俱紅，而顆粒獨白，到成膿之日，亦必若前痘之狀也，皆不必慮。惟根脚横開，頂皮亦起，而根脚之血不艷，以紙撚照之，內有影影之漿水，又不充暢，是氣血不交會，後必不能灌膿者也，當用九味神功散，頂平者加穿山甲末主之，或用猪尾膏亦可。

餘有諸證，載在雜證類中。

## 灌膿三日證治

膿者血之變也，血化爲膿，毒從膿化，痘瘡至此漸成實矣。然成實之狀，又自不同，有漿行、漿足、漿老之異。漿行者，氣血交會，氣盈血附，其毒自化。根脚之紅色，起發時如鋸齒之狀者，又變而爲如紅絨花蕊之狀，鮮艷可愛，痘之根底周圍皆血，不淡不散，此血上潮則漿行。上潮五分則漿至五分，上潮八分則漿至八分，上潮十分則漿至十分而膿足矣。膿足之後，色白肥滿，血歸根底，其血緊緊斂附於根下，周圍成一紅圈，而無外布之勢，宛然一顆珍珠，出於胭脂上也。然痘又不能一齊而皆如此，必先起者先灌，後起者後灌。如先起者至五分，則後起者而漿行；先起者至八分，則後起者至五分；先起者至十分，則後起者至八分。亦如起脹之三四次而灌足，膿足而根脚紅活，則先灌者當變而爲黄潤之漿，其色蒼蠟而漿老矣。後起者，亦挨次而如之，則順也。有不順者，因證調治，一一立法開列於後。

一痘色淡白，疱不尖圓，根無暈紅者，氣虚而血縮者也，必不成膿，宜用參歸鹿茸湯或千金內托散主之。

一痘色紅紫乾枯，或帶黑焦者，毒熾而血凝者也，必不成膿，宜用清毒活血湯主之。

一痘至灌膿起脹，光澤可觀，以手摸之，皮軟而皺，毒雖化而漿未滿，或中間猶有未成漿者，是氣血虚寒而不能振作者，急用保元湯加當歸、川芎、官桂、穿山甲末、乳、酒以助其漿。

一痘頂陷無膿，服內托藥而暫起，轉時而又陷者，宜用內托散，依後方加減用之。

一痘雖有漿，色灰白而不滿足，欲成倒塌，皮薄易破者，宜保元湯加當歸、川芎、升麻，加鹿茸酒調服。

一痘色紅紫而膿不滿足，欲成乾枯黑陷者，宜用當歸活血散主之。

一痘當作膿之時，猶是空殼，此氣載毒行，血不附氣，毒藴於血也。血既不至，則毒猶伏於血中而不出，宜用内托散加蟬蜕，倍加參、芪、芎、歸，以人乳、好酒各半盞，入藥温服。

一痘灌膿時，或有漿而清薄，或已成水，清淡灰白不能作漿，此氣血俱虚，所有之水，乃初時一點血氣解而爲水，非自内潮出之水，宜用十全大補湯主之，鷄冠血酒亦可用。用三五年以上大雄鷄，先將好酒一杯，頓温，次刺鷄冠血滴入和勻，仍頓温服之，雖躁痛一時亦無妨。

一痘正當作膿之時，却不作膿者，亦與不起發而黑陷者，分四證同論。

外感風寒，肌膚閉塞，血凝不行而不作膿者，宜温散，用桂枝葛根湯加防風、白芷。

毒氣大盛，内外蒸爍，氣血被其煎熬而不作膿，小便閉者，用連翹湯；大便閉者，牛李膏；二便俱閉者，通關散主之。

内虚而不能使陽氣以副榮衛，其人必不能乳食，大便利，或嘔或厥而不作膿者，用保元湯加丁香、官桂，陳氏木香散、異功散，皆可選用。

有被房室等雜穢惡之氣觸犯而不作膿者，内服紫草飲子，外用茵陳熏法。若煩躁昏悶者，龍腦膏主之。

一痘破成坑者，此内陷也，急用白龍散敷罨其瘡，内服内托散。

一痘灌膿時，有發白泡如彈大者，宜用保元湯加白朮、茯苓主之。

一痘瘡灌膿各處飽滿，惟手足不飽滿，或灰白色，或清淡水，或虚餒平塌，此脾胃虚弱，氣血不足也，宜用快斑越脾湯主之。

一痘瘡作膿之時，咯唾痰涎，稠黏濃結，或有膿血夾雜者，咽喉不利，飲食亦少。此肺受火邪，津液不足，所以痰涎稠黏；膿結喉舌牙牀之間，瘡潰血出，所以膿血夾雜。宜用甘桔湯加牛蒡子、天花粉、連翹主之，不可妄用太凉之劑。

一痘瘡作膿時，膿尚未成而潰爛，此名斑爛。斑爛之由，由於不當發散而悮發散，使熱毒隨陽氣而暴出，所以潰爛也。宜用十全大補湯去桂加防風、荆芥穗，多服幾劑，或重劑以調理之。若大便閉，以膽導法潤之。若膿水不乾，以敗草散或白龍散襯之。若斑作膿痛甚，以天水散和百花膏塗之。若因發表過甚，外爲斑爛虚證，内作陽氣不守，臟腑自利者，又當急救其裏而解其表，陳氏木香散主之。若厥逆者，異功散主之。

一小兒痘多則氣血有限，不能盡成膿漿，而水疱與膿疱相半，此理之常也。若無他證，不必施治。餘有諸證，載在雜證類中。

## 收靨三日證治

痘至收靨，其毒盡解，其功成矣。若以前調養得法，治無失宜，至此則顆粒肥胖，膿漿稠滿，堅實而無破爛浸淫，以手摸之，瘡頭微焦硬者，此欲靨之狀也。然靨又貴先後有次序，疾徐得合中，先灌者先靨，後灌者後靨，靨亦如灌漿之三四次相挨而成功也。初時其膿漸乾如蒼蠟色，或葡萄色，從口鼻兩傍，或面部收起，至胷腹而下，挨次靨滿，靨痂遂漸剥落，内證全無，身漸輕快，飲食二便如常者，吉；或手足心或手指尖或陰上先收者，吉；或人中先收者，更吉。髮際以上，陽中之陽，謂之孤陽；足膝以下，陰中之陰，謂之孤陰，二處每遲留後靨，亦不必慮。惟痘毒太盛而未解，元氣太虚而未補，或補之過，解之過，治失其宜者，又有内傷外感，觸犯雜氣，調養不得法者，種種不一，致生多證，隨證用方，一一開列於後。

一痘至九日十日之間，膿漿滿足而色蒼蠟者，必發熱熏蒸，此回漿之候也，俗名謂之燒漿，又謂之乾漿。蓋真陽運化，其水自消爍而收靨矣。若及時回漿，當靨而不靨，其人身涼而手足冷，脈來沉遲者，此元氣不足，虚寒證也，須大補氣血而助之收結，宜用温表調中湯，或用回漿散以主之。

一痘當靨不靨，其人身熱手足熱，脈來洪數，此發熱熏蒸而不靨，毒氣未盡解也，退其熱則痘自收靨，宜用清表散毒湯，或用甘露回天飲以主之。

一痘有靨至頸，或至腰而下身，數日不靨者，此熱在下也。小便閉者，用四苓散加芩、連、滑石、木通；

大便閉者，用當歸解毒湯主之。

一痘當靨不靨，而流漿不已者，因表過則斑爛流水，或飲水多則漂蕩流水，俱宜服保元湯加防風、白芷、白朮，或除濕湯，外以敗草散或白龍散敷之。

一痘過期不靨，遍身潰爛者，其因有六，各各分治。

或因天氣嚴寒，失於蓋覆，使瘡被寒氣鬱遏而不收靨者，宜桂枝解毒湯，外用乳香燒煙於被內熏之。

或因天氣炎熱，過求溫煖，使瘡被熱氣熏而不收靨者，內用人參白虎湯或五苓散；外減去衣被，令稍清涼，以天水散撲之。

或因大便閉結，內外極熱，毒氣散漫，無陰氣以斂之，而不收靨者，宜內服宣風散，外用膽導法，以敗草散襯之。

或因泄瀉氣虛，脾胃弱，肌肉虛而不收靨者，內服陳氏木香散，外用敗草散。

或因發渴飲水過多，以致水漬脾胃，濕淫肌肉而不收靨者，內服五苓散，外以敗草散或白龍散襯之。

或因食少氣虛而不收靨者，人參白朮散去葛加桂主之。以上六證，調理後若仍不結痂，則成倒靨矣。

一痘已成膿，過期不靨，以致潰爛，膿汁淋漓，不能著席，黏惹疼痛者，用敗草散，或白龍散，或蕎麥粉，以絹袋裝包，身體上撲之，更多用佈席上襯臥尤佳。

一痘因服熱藥過多，以致熱毒猖狂，痘爛不靨者，宜用小柴胡湯合回漿散或天水散，外以黃連輕粉爲末，柏油調敷。

一痘瘡原多潰爛，至收結之時，仍作熱臭潰爛，膿水出而不止，宜用生肌散搽之。若發熱不結痂，遍身出清水者，毒未淨也，內用連翹湯加牛蒡子，外用綿繭散搽之。

一痘當靨不靨，發熱譫語，目閉大喘，手足大亂，小便不利者，此熱毒乘於肺金，無陰氣以收之也，急用清金導赤飲主之。

一痘漿未稠膿，頂未飽滿，面腫忽退，目閉忽開，瘡脚散闊，色白皮破，乾燥，似靨非靨，此因津液枯竭，氣血虚少，内證未除之故也，宜急用四君子湯加麥冬、牛蒡子、荆芥、連翹救之。

一痘漿回而不結痂，反成潰爛，合皮脱去者，此倒靨也，急用保元湯加當歸、牛蒡子、連翹、薄桂、木香主之。

一氣血本虚，多服補劑，以漸起發灌膿，將收靨而不收靨，微發熱者，宜與補藥中加涼藥可也。若謂將靨，去補劑而竟與涼藥，或用下利藥，令其速靨，是令其速斃也，宜用象牙散主之。

一痘證原不大順，遍身之痘有極好者，亦有參差不齊者，至靨時，極好者先靨，當看已靨之痘，或自面部至手内踝足兩踝皆有靨者，即是全靨，參差不齊之痘，遲幾日靨亦無妨，俗名謂之花靨，不必施治。

餘有諸證，載在雜證類中。

## 結痂落痂證治

前人有云：痘至膿足漿回結靨之時，其瘡蒼蠟色或葡萄色，漿回結痂厚硬而色黑，隨結隨落，亦如起脹灌漿收靨之三四次，相挨而結落，其瘢微紅，鮮明光瑩，無赤黑無凸凹者，上吉也。予治痘二十年來，歷觀結靨之狀，又有種種不一者：有漿老而頂皮嫩薄，堆起一尖，狀如攢餡包，周圍之皮漸皺，膿漸乾而痂結，其色微黄，稍待則色黑而焦硬，隨結隨落者；有漿老而頂皮與周圍之皮皆焦硬，形如小鐃鈸，瓦灰色，見其色者，人皆驚疑，後其膿漸乾結痂甚厚，灰色俱變而爲黑色，隨結隨落，竟無恙者；有膿回痘與皮平，全無痂狀，稍待則皮漸堆起，結痂甚厚，隨結隨落，竟無恙者；有膿回剩一空殼，全無結痂，見者無不驚惶，後殼破内裏却有結成之痂，雖不甚厚，痂落亦竟無恙者，後學不可不知。然有應落不落以至綿延日久，或落而不齊，此時尤宜辨明而速治之。痘後氣血虧損，虚火易熾，因循失治，恐致生他證也。其證多端，不能盡述，因證施治，一一定方於左。

一瘡痂日久，當脱不脱，胷背手足無妨，惟面上不脱則可慮，毒聚於陽會也，宜用大連翹去紫草加白芷，外以百花膏潤之。

一痘痂不落，昏昏喜睡者，此邪氣已退，正氣未復，脾胃虛弱證也，宜用人參清神湯主之。

一痘痂至半月或一月，黏肉不落或發癢者，此因表發太過，以致肌肉不密，無力收斂故也，用人參固肌湯治之。

一瘡痂深入肌肉而不脱落者，用百花膏潤之。

一瘡痂雖乾好，但半邊焮起，半邊黏着，不能脱落者，宜升麻葛根湯加防風、荆芥、蟬蜕、連翹主之。

一瘡痂落後，瘢肉凸起作癢，宜荆芥敗毒散加人參主之。

一瘡痂落後，瘢紅紫者，毒盛血熱也，宜用清凉解毒湯主之。

一瘡痂落後，其瘢甚白，以手拭過，不見血色，此血不足也，不治。雖過四十日或一月亦死。此證因漿淡結痂薄，所以瘢白。若膿漿充足，必無此證。急用十全大補湯去茯苓加白朮、紅花主之。

一瘡痂落後，其瘢白，以手拭之則稍紅，此氣虛也。肺主氣，其色白。宜多服保元湯，必至瘢紅而後止。

一瘡痂落後，其瘢紅多白少，微癢，宜用保元湯加白芷、防風，服一二劑，不可多服。

一痂落後，虛煩不眠，宜用竹葉石膏湯，應病則止，不可多用。

# 古今圖書集成醫部全録卷四百八十三

## 痘疹門

### 痘科類編釋意 清·翟良

#### 痘後餘毒餘證

大凡痘瘡痂落之後，一有其證，則曰餘毒。不知餘毒之外，又有餘證。餘證與餘毒，原有分別。如結靨之時，有已成之瘡，綿延至今，肌肉不復，或發疥癩，或發癰瘡，或發疙瘩，或發癰腫，或發目赤，皆餘毒也。若或悮服藥劑，或外感風寒，内傷飲食，觸雜惡氣，起居不時，外感六淫，内傷七情，所生之證，皆餘證也。治之要分別酌量。痘證至此，歷起脹灌漿收結還元，五臟真氣發泄已多，一身氣血耗散已甚，雖或毒氣未淨，而其正氣已虚，當以補虚爲本，所因之病，以末治之，不可純用涼藥。

一痂落之時，有潰爛之瘡，其來日久，肌肉未復者，内宜連翹湯加牛蒡子，外用生肌散摻之。

一痘後毒氣，留藏經絡，失於解利，餘毒太盛，外不得泄於皮膚，内不得入於臟腑，聚而不散，遂發紅腫而成癰。未成膿者，用解毒内托散主之，即於紅腫硬痛處，以銀針刺其根，令出惡血，以拔毒膏敷貼。已成膿而未潰者，以銀針刺出其膿，勿使内潰。已潰者，用十全大補湯加連翹、金銀花主之，當分別治之。

一痘後癰毒，發於手足委中、曲池而不散者，乃氣血凝滯於彎曲也，宜用十三味敗毒散主之。此處與他處不同，初起不可用針刺，當以三豆湯料爲末，酢研如糊塗之。

一遍身肢節有疳蝕瘡者，因氣血虚弱，被風寒相搏於腠理，使津液澀滯而然也。宜以綿繭散治之。有熱者，用大連翹飲主之。

一痘後遍身瘡癬，如疥如癩，膿水浸淫，皮膚潰爛，日久而不愈者，是毒氣散漫於皮膚也，宜用防風解毒湯主之。搔掐成瘡，以百花膏塗之。

一痘後發丹瘤，紅腫作痛，手不可近，流移上下，宜内服小柴胡加生地黄湯，外用砭法。若但紅不腫不痛者，斑也，宜用人參白虎湯主之。

一痘毒有爲目瞖者，是自臟而達外，治之之法，當活血解毒而已。活血不至於熱，解毒不至於寒，五臟平和則瞖自去，不可輕用點藥，反致損睛，宜用蟬蜕散、四物湯加柴胡主之。

一痘後目閉淚出，不敢見明，惟於黑暗處則開，才見明則陽光爍之，淚自溢出，癮澀難開，此羞明證也，宜用洗肝明目散加密蒙花主之。

一痘後兩目不開，兩泡高腫而不流淚，乃脾經濕熱也，宜用蒼朮黄連湯主之。

一小兒痘後出外，忽頭腫兩目不開，此非痘毒，乃風熱也，宜用羌活防風湯主之。

餘證載在雜證類中。

## 痘中雜證

痘瘡之證，惟在氣滯、血熱、毒盛、氣虚、血虚、毒壅之證盡之矣。自此以外有異痘，又有雜證。或痘證發而雜證鬱於内，亦與之俱發者，有因外感者，有因内傷者，有因穢污觸犯而雜證生者，當急急治之。何也？痘證始終賴氣血以成功。人之一身，乃有限之氣血，雜證添一分則氣血因之亦虧損一分，氣血虧一分則於痘上增一分病矣。痘證爲雜證撓擾，何能成功？況痘證有定限，而雜證無定期，所以方書有云：治雜證一寸則痘證落後一丈，誠有見之言也，治痘者不可不知。

## 異痘四種

一蒙頭。頭乃諸陽之會，若痘出各處疎少，而頭額獨多者，謂之蒙頭，宜急用臙脂塗法。若痘有半漿，形稍尖圓，而此處尚平者，急用升天散。倘治失其時，諸陽獨亢，精華自萎，救無及矣。

二抱鼻。面部各處俱稀，而鼻梁左右密如蠶種者，名曰抱鼻，此毒聚於脾胃也，其證甚危，當用臙脂塗法以求其生。

三鎖口。面部俱稀，而嘴角有一點黑痘，較諸痘獨大者，名單鎖口；若兩嘴角各有一粒，名曰雙鎖口，皆惡候也。俱宜以銀針挑破，以官粉點之，不可令此痘先脹而先灌也。

四鎖項。頸項者，咽喉之管束也。咽乃胃脘水穀之道路，主納而不出；喉乃肺脘呼吸之往來，主出而不納。頸項者，又陰陽之道路也，三陽之脈自頸而上，三陰之脈自頸而還。此處貴稀少。若各處匀朗，纏項而出者獨稠密太甚，謂之鎖項，宜急服甘桔湯加黑參、山豆根以防咽喉腫塞。倘治失其時，必至廢其管束，阻其道路，內者不出，外者不入。經云：出入廢則神機化滅，升降息則氣立孤危。音啞水嗆，壅塞而斃矣。

## 發熱

痘正出正長時熱甚者，用升麻葛根湯。或氣粗息重兼內熱者，用消毒飲。至起脹釀漿時發熱者，大熱則利小便，小熱則解毒。大熱謂身熱脈大，大小便閉，用八正散；大便不閉，用導赤散加人參、麥冬主之；小熱解毒者，恐小熱不解，大熱必生，利小便慮損其氣，所以惟解毒而已，用甘桔湯加牛蒡子、荆芥穗主之。結痂後發熱或煩渴者，當辨其虛實寒熱調治。如發熱壯盛，胷腹手足頭面俱熱，大便閉濇，小便赤濇者，餘毒盛也，即當解毒，以大連翹飲主之。若其熱稍緩，頭熱面不甚熱，手足心熱，手背不熱，精神困倦，大小便利者，虛熱也，宜補中益氣湯，渴加麥冬、五味子主之。痂落還元後，或痂落一半，忽然遍身大熱者，餘毒欲發癰也，或手足四肢頭項胷背有一二處更甚者，即癰之所在也。此必膿漿不滿，結痂浮薄，速收速落者，多有此證。宜用大連翹飲主之以退其熱，大便秘者加酒炒大黄微利之。如熱不退，須連服幾劑，必令熱退身涼，癰毒方可消。

## 寒熱

寒熱者，或寒熱齊作，覺熱極而又畏寒；或寒熱間作，迭相往來，寒熱不一，此皆痘毒欲發而不出耳。若於未出之時而寒熱，是氣血與毒火相攻也；已出之後而寒熱，毒盛則爲邪勝，毒輕則爲虚極；發於結痂之後，則爲餘毒，皆表裏俱見之證也。治法始終用柴胡湯加知母、石膏主之。大便秘，宜服大柴胡湯主之。

## 厥逆

逆者，四肢逆而不温也。厥者，冷也，又甚於逆。四肢乃諸陽之本，常宜和煖。若指頭微寒者，陽氣衰也。足心冷者，陰氣盛也。如瘡本焦黑，煩渴躁悶喘促而厥逆者，此陽毒内陷，熱氣鬱伏，手足爲之冷，所謂熱深厥亦深，火極似水。大便不通者，承氣湯主之，或棗變百祥丸，此死中求活之藥，非痘黑者不可輕用。若瘡本灰白，泄利而厥逆者，此元氣虚憊，陰陽不能順接而手足爲之冷也，陳氏木香散、異功散主之。十指微寒者，四君子湯、理中湯併加桂主之。

## 頭温足冷

頭乃諸陽之會，因毒氣上蒸，熱在陽分，故温也。足膝以下，乃孤陰之處，純陰無陽，寒在陰分，故冷也。故曰：足冷過膝者不救。然亦有火鬱於上而足冷者，清上則火降而足自温矣，宜用參蘇飲去人參、桔梗加厚朴、梔子仁主之。

夾斑

形如云頭而突起，色赤成片而無顆粒，謂之斑。斑乃血之餘也。因毒火鬱遏，煎熬陰血，血熱相搏，浮遊之火，散漫於皮膚之間，與痘相夾而發之於外，片片如錦紋也。宜用升麻葛根湯去芍藥加黑參、荆芥穗、防風、蟬蜕主之。斑退之後，辨虛實療之。若養漿時而發斑者，發與夾不同，乃血熱不解，浮於肌肉，散於皮膚而爲斑，宜用人參白虎湯加紫草、紅花、當歸、地骨皮、淡竹葉主之。若結痂之後而發斑者，此餘毒而發也，宜用解毒散加當歸、芍藥、石膏主之。有爛處，以生肌散敷之。故曰：斑發七日之前多宜表散，七日之後多用解利，愼在得中。若延滯日久，則血液乾枯，痘難成功也。斑色紅活爲吉，紫滯者毒盛也，斑藍黑者凶。

夾疹

痘已見形，間有頭粒細密如麻子者，此夾疹也。是痘毒之發，被風寒壅閉腠理，濕蒸火熾，觸動腑毒，故與痘併出也。夫疹痘者，皆胎毒也，但所受有淺深之殊，而所發有臟腑之異。蓋痘出於臟，疹出於腑。臟屬陰，乃爲積受之地，其受毒最深；腑屬陽，而爲傳送之所，其受毒尚淺。故痘之始終，每以二旬日爲限；疹之消長，一晬時而已，可不從其急而先其治乎？經曰：急則治其標。治其先，散其疹，而後治其痘，宜用升麻葛根湯加防風、荆芥、蟬蜕主之。疹不散則痘必不起，疹一散則痘勃然而興，莫能御之矣。若不先散其疹而妄治之，則疹邪留滯於肌表，俾痘不起而有煩喘悶亂之患矣。若疹散痘起，綻凸匀朗紅潤，其勢吉矣。若疹雖散而痘稠密，平塌灰白紫滯，其勢亦險也。故曰痘夾疹者，半輕半重，非順也。

夾沙

沙與疹，蔡氏謂皆麻之異名也，但沙含水而疹無水也。

沙之形如粟，一般尖圓而硬，中含清水，夾痘而出，亦熱毒之所發也，用四苓散加防風、黄芩主之。

## 發泡

痘瘡發泡，肺熱也。肺主乎皮毛，熱毒在肺，敷於皮膚之間，故泡從而發也。紫泡血泡，宜加味清肺飲加當歸、生地去五味子、粟殼。白泡亦清肺飲加生地、酒炒黄芩主之。

## 陷伏

伏者，毒蘊於裏而不出也；陷者，毒出而復入也。此皆惡候。伏惟一證，候於見形之後，應出齊之時，其人熱不減，煩渴悶躁，痘頂不尖，此有伏毒未盡出也，宜用雙解散主之。陷有數種，血陷、紫陷、黑陷、白陷、灰陷也。如痘稠密紅紫而頂陷者，紫陷也；甚則轉而爲黑陷矣。此毒熱熾盛，閉其氣，凝其血而陷也，宜用清毒活血湯主之。若煩渴去參、芪，加麥冬、天花粉。然當其紫陷時，不過一二劑而痘立起，其效如神。及至黑陷，則毒已深入，便非此方所能救。大便秘者，承氣湯下之，或用人牙散、獨聖散、鷄冠血和酒灌之，外用胡荽酒塗其遍身，併衣服熏蒸之。亦有用壁間喜蜘蛛如豆大者研爛，入雄黄末，每歲一釐同研勻，酒調服者。如痘稠密，其色淡白，根無紅暈而頂陷者，白陷也；甚則轉而爲灰陷矣。此氣血虚寒，不能運化毒氣以成漿，故陷也，宜參歸鹿茸湯主之。若困倦手足冷，飲食少，加木香、官桂，或千金内托散主之。

又有一種痘瘡頂頭顆粒通紅，成血疱而不成漿者，此氣虚不能統血，而血妄居氣位也。宜用保元湯加官桂、薑一片，水煎温服，此疱即轉白而成漿矣。血疱失治，則氣愈虚而爲血陷，然治之亦不外此方。血陷與紫陷相類，但血陷雖紅，然淡而不紫也。氣粗身熱者，紫陷也，即色暫紅，亦必至紫矣。氣弱身涼者，血陷也，色雖紅，得補必轉白而成膿矣，又不可不辨。

## 倒靨

倒靨之證，痘瘡初見一二日細小，四五日漸大頂平，至六七日根脚漸闊，頂愈平陷，其色全白，形如豆殼者，倒靨也。有膿清不滿，已成痂者只是嫩皮，未成痂者俱潰爛不收，亦是倒靨也。宜用人參歸芪湯去桂加芍藥、連翹、白芷、香附主之。泄瀉者止之，便秘者通之，爲穢氣所觸而倒靨者加味四聖散主之。大凡痘瘡當靨不靨，復入於裏，全無痂形者，皆謂之倒靨也，壞事者多。若元氣素怯，又不能食，常自利者，陳氏木香散、異功散，此死中求活之藥也。如原無瀉泄，大便久秘，今添腹脹喘呼，此毒盛薄蝕元氣，復入於裏，宜急下之，用排毒散主之。如毒入裏，忽然自利者，此脾胃素强，毒氣難留，故自利。利下痂皮膿血者不可止，利盡膿血自愈。利下水穀者則不可救，或用異功散死中求活亦可。

## 癢

經曰：諸痛爲實，諸癢爲虚。又曰：火盛則痛，火微則癢。有痘方出而身癢者，初見紅點，遍身作癢，此邪氣欲出，皮膚閉密，其火游移往來，故癢也，宜發之，使皮膚縱緩，腠理開通，邪氣得泄，痘出而癢自止，所謂火鬱則發之是也。宜用升麻葛根湯去白芍加赤芍、防風、桂枝、淡豆豉主之。有養漿時淡白平塌，少食便溏，漿清而癢，爬抓不寧者，此脾胃弱而氣血俱虚也，宜用十全大補湯加防風、牛蒡子主之。有將收斂而作癢者，膿成毒化，邪氣盡解，正氣漸復，榮衛和暢，故癢也，與瘡癤將痊而癢者同論，不必服藥。有因穢氣觸犯而暴癢者，宜用内托散主之，外以辟穢香加小棗、茶葉火燒熏之。有因風寒所感而發癢者，亦如前法熏之。有無所因而癢者，當視其瘡形：如瘡乾而癢者，宜養血潤燥，用四物湯加防風、黄芪、荆芥、桂枝、牛蒡子、升麻、甘草主之；如瘡濕而癢者，宜補氣除濕，以四君子湯加防風、荆芥、黄芪、桂枝、牛蒡子主之。

一方外治痘癢，用荆芥、黄茶葉爲末，紙裹緊搓，糊黏紙縫并頭，令不散，仍焙乾，燈上燃之，却於桌上舂之，令火息，指定癢痘，用荆芥火燒熱，蘸點癢痘之頂，患者自以爲妙。大凡痘癢俱是惡候，要其人精神清爽，自知其悞抓破者，或言其癢，欲人拊摸者吉。若悶亂不寧，搖舞亂言，爬抓不寧，不聽禁止者，凶也。一方治癢，蟬蜕二十個去翅足，水煎服，立止。

痛

痘初出時痛者發未盡也，既出稠密而痛者毒盛血瘀也，宜用四物湯加連翹、丹皮、牛蒡子、荆芥、防風、紅花主之。若頭痛發熱欬嗽者，參蘇飲主之。熱氣上攻，痰壅頭痛者，二陳湯加石膏、黄芩、山梔、荆芥、薄荷主之。身背痛者，羌活當歸湯主之。或感冒作痛者，升麻葛根湯加山梔、蟬蜕、羌活主之。收靨痛甚，治之不愈者凶。

腰痛

痘瘡發熱腰痛，惡候也。經曰：腰者腎之府也。又曰：太陽所至爲腰痛。蓋足太陽膀胱經爲十二經之首，其脈俠脊抵腰中，入循膂絡腎。痘毒起於腎，循足太陽膀胱，散於諸經，乃邪由裏傳表也。如初發熱，其腰即痛，此邪由膀胱直入於腎，腎部虚損，邪火亢盛，不能勝邪，毒乘腎而腰痛也。宜急解毒以瀉少陰之邪，發表以通太陽之經，使邪氣不得以深入，熱毒得解，然後調理氣血，痘雖稠密，或可愈也。治若少緩，則太陽之邪由表以傳於陽，少陰之邪由裏以傳於陰，表裏受病，陰陽俱傷，榮衛之脈不行，臟腑之氣皆絶，或爲黑陷，或爲癢塌，莫能救矣。宜先服人參敗毒散，次服五苓散加獨活主之。

腹痛

腹痛屬寒者多。惟有痘瘡一證，皆屬毒熱也。訣云：發熱肚中痛，斑瘡腹内攻。發熱便腹痛者，此毒氣鬱於腸胃而内攻也，宜用桂枝大黄湯主之。發熱腹痛，大渴煩躁，大便閉狂妄者，承氣湯主之。發熱腹痛，大便自利者，黄芪建中湯主之。出不快，腹痛煩躁啼叫者，芍藥防風湯主之。便秘者，承氣湯主之。有因停食作腹痛者，與毒氣作腹痛，其證不同。停食痛者，其痛多急疾而啼叫必甚，多在臍上，面必青白，脣淡手足冷；毒氣痛者，痛稍延緩，有作有止，多在臍以下，或連腰而痛，或色紅而脣紫，手足不冷。此兩者必辨别明白，方可用藥。傷食而痛，用平胃散加山楂、神麯、麥芽、香附主之。悞食生冷腹痛者，理中湯加陳皮、砂仁主之。感冒風寒，身體戰動而動痛者，升麻葛根湯主之。痛在臍以上屬太陰，痛在當臍屬少陰，痛在少腹屬厥陰，皆毒氣鬱遏之故，俱宜平胃散加升麻、葛根、防風、燈心、淡竹葉主之。如痘已出至收靨，原無腹痛，忽然而痛者，此必飲食所傷，宜用平胃散加山楂、香附、赤茯苓主之。大便秘者，承氣湯主之。

## 腹脹

痘初出而腹脹者，毒氣聚於腸胃，不能發出，或少發外而反内入也，甚者氣喘發厥。痘出之後腹脹，瘡無血色或變紫黑者，亦是腸胃所聚之毒氣，不能盡發於外也。當急治之，治之稍緩，多致不救。治法當升發解利，使毒氣分消，則脹自愈。脹而腹痛，亦是此法。故曰：痛隨利減，脹以利消。大便秘，脾熱生脹者，枳殼散主之。小便赤，胃熱生脹者，四聖湯。痘色紫者，加芩、連、紅花，倍加紫草主之。亦有乳食停滯而腹脹者，平胃散加山楂、麥芽主之。若痘起灌時，偶爲生冷所傷，以致毒氣倒靨，令人腹脹或瀉者，異功散主之。

## 口脣

口脣爲脾之竅。經曰：六腑之華在脣。故痘瘡始終以脣口紅潤爲吉。若脣口腫硬，或口脣燥裂者，乃毒火乘脾，毒乘於中則熱熾於外，宜用升麻葛根湯加藿香、山梔子、防風主之；熱甚發渴，加石膏以解其毒，脾毒解則能約束津液，化生氣血，可保無虞。或痘出稠密，脣口瘡子相黏連乾黑，諸證未起，脣口先已黄熟或腫硬者，此死證也，外用胭脂塗法，内服瀉黄散以救之，死中求活也。若諸痘未收，脣口先已焦黑，其脣剥落一層又一層者，口中臭氣者，口中涎如膠黏者，脣上縮者，脣下自呷者，魚口者，皆凶也。

## 口舌

口舌與五内相通，故毒熱之發，口舌先受。毒盛則口舌或紫或白，或黑或腫大，此皆實熱之證也，用加味犀角湯主之，以玉鎖匙點。或舌舒出口，以手弄舌者，舒舌脾熱也，弄舌心熱也。或曰：舌者心之苗，舌舒出口，反説脾熱，何也？蓋脾之絡在脣，脾熱則脣焦，舒舌以餂其脣也。四肢皆屬脾土，以手弄舌，反説心熱，何也？蓋舌者心之苗，心熱則舌脹，以手弄舌，心役之也。宜犀角地黄湯加梔子、石膏主之。

## 咽喉

咽者，胃脘水穀之道路，喉者，肺脘呼吸之門户。咽喉司呼吸，主升降，乃一身之緊關橐籥也。若痘毒不能發舒於外，遂至衝逆於此，卒然腫痛，呼吸不能，飲食難入，或至啞嗆，俱宜用甘桔湯加麥冬、牛蒡子、黑參、杏仁、荆芥主之；或調小無比散解之，其效更捷。大便秘者，承氣湯去芒硝加當歸主之。

## 欬嗽

有聲無痰謂之欬，有痰無聲謂之嗽，有痰有聲謂之欬嗽。欬嗽者，肺證也。痘瘡發熱之初，便有欬嗽者，肺爲五臟之華蓋，痘瘡之火，挾君相二火，上熏乎肺，肺氣焦舉，故氣逆而欬也。或至於嗽，宜參蘇飲去人參主之；即感風寒而欬嗽者，亦此方主之。痘瘡既出而欬者，此喉嚨有痘，淫淫如癢，習習如梗，阻礙氣道而欬嗽也。痘收自愈，不須治。若覺喉痛，則甘桔湯加牛蒡子主之。痘瘡收靨後而欬嗽者，此衛氣虚弱，腠理疎開，風寒外襲，肺氣逆而不收，故欬嗽也，人參清膈散主之。

## 痰涎

痰涎者，津液之所結也。人生之津液，所以滋生精血。蓋爲痘毒之氣閉塞，而有礙於津液之道路，津液不得流通，故作痰涎，正氣壅鬱於胷膈，故爲喘爲嗽而喉中作聲也。宜用二陳湯加前胡、枳殼、桔梗、瓜蔞仁、石膏、麥冬、杏仁、黄芩主之。

## 失音

音者，心之聲也。心氣上達於肺而作音，肺清則音清，肺熱則音啞。肺喉有痘，熱毒閉塞肺竅而失音也。始終俱宜甘桔湯加射干、牛蒡子、黑參、連翹、麥冬、梔子主之，或與導赤散兼用。

## 譫妄

譫，多言也。妄，虚妄也。譫妄者，妄有聞見而語言無倫也。皆邪氣熾盛，正氣虚弱，神識不清之所致。如發熱時譫語者，此毒邪犯心，心爲熱冒，其神浮越，宜瀉火導赤散、牛黄清心丸兼而治之。亦有胃熱而譫語者，内中必有燥屎，三五日未便，宜四順清涼飲主之。自起發至成漿欲靨之時，忽然神昏譫語者，此由瘡本稠密，精血外耗，不能養神，宜養血清火，安神丸主之。如妄有所見，狀如見鬼而恐怖，神昏不知人，衣被不斂，言語不避親疎者，乃神志俱喪，軀殼徒存，不過引日而已。此證自始至終，皆不宜有也。

## 嗆水吐食

水入則嗆者，由痘毒壅咽門也。蓋咽門司納飲食，通於口，入於胃。今爲毒所壅，飲水不得入咽，而乃溢入喉門。喉司氣之出入，通於鼻而統於肺，至清至虚，有形之物，不容毫末。今水入喉門，故氣逆噴出而嗆也。宜甘桔湯加牛蒡子、射干主之。食入則吐者，咽門傷則門户隘塞，食物不能直奔於胃，若緩則汩汩而下，蓋穀食有渣滓，自能入咽門而下，非如水溢以犯氣道也。若咽門塞甚，則阻而吐出矣。亦宜甘桔湯，口噙緩緩咽之。此證見於七日之前者難治，是熱毒壅塞，不能盡行肌表也，亦宜以甘桔湯加牛蒡子、連翹、紫草、防風救之。

見於七日之後者，不藥自愈，是咽門有痘，外痘生長，內痘亦生長，壅窒道路而然，待外痘收靨，而內亦自痊也。然亦有舌上有瘡爛破，如蜂窠之狀，舌痛强硬，不能爲用，延納水穀，亦使水入則嗆，食入則吐，待舌瘡平則安矣。然皆失於預治，若預以甘桔湯清其咽喉，安致有此患哉？

## 中風

痘證熱則生風，亦如中風之狀，或手足腰項强急，直視牽引，口張舌强，宜用參蘇飲主之，有痰加元明粉。若起脹後見此，危殆之證也。

## 驚搐

驚搐者，口眼喎邪，手足搐搦，隨作隨止也。是痘瘡出於心，驚搐亦出於心。夫痘毒本熱，熱氣擊動心神，肝不能制，蓋心屬火而惡熱，肝主風而善動，痘瘡之火生於心，心移熱於肝，風火相搏，故發爲驚搐也。痘未出時，此其常候，俗呼驚痘。最吉者，以牽引伸縮，骨節開張，腠理疎解，內寓發散之義，痘出而驚自止。若一向發而不止，則急用升麻葛根湯加荆芥、牛蒡各二錢，甘草一錢主之；或用導赤散、牛黄丸相兼治之，不可竟投涼藥。蓋心以涼則氣血隨斂，毒無從出也。痘既出而有此證，由熱毒之未解耳，宜四苓散加荆芥、牛蒡子、甘草主之。若風火相搏，喉中痰鳴，目睛上視，面赤引飲，喜居冷處，柴苓湯主之。以上證俱用抱龍丸薄荷湯下。若痘後胃弱，飲食不化，謂之食蒸發搐，其人必面黄潮熱，大便酸臭，秘瀉不調，或吐利腹痛，大便秘者，宜四順清涼飲主之。靨後發驚搐者，此真氣虚弱，火邪內攻，寧神湯、抱龍丸主之。

## 倦怠

倦怠者，神氣本弱，爲熱所蔽，而精神不能舒暢也。然不可專以虚治，宜清熱助氣爲主，以保元湯加陳皮、茯苓、麥冬、梔子、黄芩、白芍主之。起脹後倦怠嗜卧而聲啞者，喉舌必有疳蝕，須急視之，緩則悮矣。

## 喘

喘者，呼吸不相續也。有虚喘，喘必微，氣息短而無力；有實喘，喘聲粗大而氣息且長，要皆熱毒壅遏肺金受制而然也。經曰：五臟之氣皆統於肺，肺爲氣之主，居至高之分，喜清虚而惡填實，若爲邪氣所干，則肺竅窒塞，發而爲喘也。如初發熱，或痘初出，噴嚏鼻流清水而喘者，此風寒客肺也，宜參蘇飲主之。有傷食穀氣蒸而爲熱，上乘於肺作喘者，宜平胃散加山楂、神麯、麥芽主之。有吐後而喘者，此胃虚不能制伏相火，火逆上衝而然也，宜四君子湯加陳皮、半夏主之。有瀉後而喘者，乃元氣下陷，虚火上擁，下氣不續，此脾氣不足而然也，宜補中益氣湯主之。有泄瀉日久，内虚腹脹而喘者，陳氏木香散主之。痘漿半足而倒靨喘脹者，保元湯加防風調獨聖散主之。有痘密以致鼻塞，而口中氣促似乎喘者，非喘也，不必施治。

## 煩躁

痘證始終以安静爲吉，但有煩躁，必生變證，當詳察明辨而急調治。煩者，擾擾而不寧也；躁者，憒憒而不快也。合而言之，煩躁也，皆由毒火盛則金熾而水涸也。故曰：火入於肺則煩，火入於腎則躁。又曰：煩向心生，躁從腎發。總之皆心火盛而爲之也。若痘未出而煩躁，乃毒火内鬱，或風寒壅遏，不能即出，人參白虎湯加梔子仁主之。痘未盡出而煩躁者，亦毒火盛也，消毒飲加蟬蜕、燒人糞主之。痘盡出又已起發，猶煩躁者，乃血熱毒盛也，宜牛黄清心丸主之。痘養漿時而煩躁者，當辨虚實療之。如痘頂平淡白，漿不易充者，此氣血不足，宜用保元湯加麥冬、酸棗仁、歸、芍主之。如痘綻凸紫滯，便秘溺濇者，乃正氣足而毒盛不解，治宜解利，四順清凉飲主之。若自利不止而煩躁者，輕則陳氏木香散，甚則異功散主之。如揚手擲足，欲去衣被者，此熱甚於表也，羌活湯主之。如神識昏迷，反復顛倒者，此熱甚於裏也，導赤飲、牛黄清心丸合而治之。如晝日煩躁，夜則安寧者，此陽盛於晝，至夜則陽退而安靜也，人參白虎湯加梔子仁主之。如晝日安靜，夜則煩躁者，此陽氣陷入於陰，夜則陰盛，陰陽交爭，故煩躁也，四物湯加梔子仁主之。靨後發熱渴而煩躁者，麥門冬湯主之。若痘倒靨，喘脹悶亂而煩躁者，此正氣虛脱而毒盛，不治也。

## 渴

痘瘡發渴者，裹熱也。蓋三焦者，水穀之道路；津液者，水穀之精華。蓋水穀入胃，變化津液，流行三焦，以灌溉乎臟腑也。痘瘡之火起於内，銷爍水穀，不得以變化津液，灌溉臟腑，故渴也。發熱時大渴者，裹熱甚也，葛根解毒湯主之。如痘已出，或起發，或收靨，一向渴不止者，人參麥冬散主之。如能食而渴者，肺熱也。毒火亢甚，心火上炎，乘於肺金，熏蒸焦膈，煎耗津液，故渴。經曰：心移熱於肺，傳爲膈消是也。治在上焦，宜人參白虎湯加黄連主之。不能食而渴者，脾虛也。胃受水穀，化生津液，借脾運行以灌五臟，若脾土虛弱，不能爲胃行其津液則渴。治在中焦，人參白朮散主之。自利而渴者，邪傳腎也。蓋腎屬少陰，主五液，其脈絡於肺，通於舌，邪傳於腎，則開闔不司，下元失其鎖鑰，故自利。自利則津液下走，腎水乾不能上潤乎舌，故大渴也。治在下焦，宜温之，異功散主之。渴而大便秘者，宜利之，四順清凉飲主之。有痘瘡稠密，津液外泄，化爲膿漿，不能滋養真氣而渴者，常病也，不必施治。若渴甚者，用人參、麥冬、五味、紅花子煎湯服。

## 不食

痘瘡始終以脾胃爲主。若能飲食，則能受水穀之氣，化生津液，灌溉臟腑，榮養血氣，滋潤肌膚，痘可賴之以成功。若不喜飲食者，必須詳察明辨，分别施治：如泄瀉痘瘡灰白而不食者，此脾胃虛而元氣弱也，宜四君子湯治之。如大便秘，痘瘡焮腫而不食者，此毒盛而血熱也，宜四物湯加薑汁炒芩連、酒炒大黄微利之。

## 汗

汗乃心之液，由熱氣内蒸，腠理開張，熱隨氣而出也，故自汗。汗出則津液受傷，無以滋養肌膚，未漿之時恐不能灌，既灌恐不能靨，既靨恐血脱陽虚，變爲他證，宜用保元湯加桂枝、白芍、浮小麥以斂之；有熱加酒炒黄芩。若微汗則不必慮，是陰陽氣和，榮衛通暢，邪氣不留，易出而易解也，不必施治。如瘡已收靨，痂皮脱落自汗者，不可忽也。痘證至此時，邪氣盡解，元氣未復，氣血正虚，恐生變證，宜急補陽救陰，使氣無外泄而内固也，用十全大補湯主之。

## 諸失血

血屬陰也，所主在心，統化在脾，藏納在肝，宣佈在肺，輸泄在腎，灌溉一身，滋養百脈，諸經由此而生毓焉。然血之所通同者，氣也，故曰：氣主呴之，血主濡之。是以氣行則血行，氣止則血止，氣温則血滑，氣寒則血凝。蓋痘瘡一證，始終賴氣血以成功。若氣血無傷，不寒不熱，始則送毒出外而見形起發，繼則化毒成實而灌漿收靨。若痘毒火熾，熏灼於内，迫血妄行，隨火而動，或上逆而吐衄，或下注而便出，此惡候也。氣血先病，痘何所借以成功？諸失血惟鼻衄血者可救，其餘皆死證也。鼻中衄血者，毒氣上衝於肺也。肺主皮毛，開竅於鼻，血自此竅而出，是血載毒行，毒氣外泄，不犯其内，所以可治，宜用髮灰散、清肺湯治之，其血立止。輕者用髮灰散吹鼻亦止。倘不見應，分别治療：如痘尖綻紫滯而衄者，乃毒火刑金，宜四物湯加紅花、丹皮、炒黑梔仁主之。如靨後餘毒乘脾，脾氣受傷，不能統血歸經，妄行而衄者，宜用人參白朮散加白芍、黄連炒微黑主之。如躁熱悶亂，口乾渴而衄者，宜犀角地黄湯加酒炒黄連、炒黑梔子、炒黑乾薑主之。其餘不可救者，又于死中求活，開方於後：如毒甚壅熾，肺金受制，流注大腸，不衄而下便者，宜四物湯加芩、連、地榆、丹皮、荆芥穗炒黑主之。如有熱證，悮投熱劑而失血者，髮灰散加皮硝少許主之。有氣血足，毒氣盛而失血者，亦以髮灰散主之。如痘未盡出，而過用寒冷，毒爲冷激，傷其脾氣，不能運動其血，致逆於臟腑之中，内毒擊搏，滯於胷膈之上，積成穢血，忽然妄行而暴吐衄，昏運軟倒，痘色淡白陷伏者，宜温補爲主，用理中湯，乾薑炒黑治之；或用獨參湯主之。仲景治血脱益氣，東垣論陽生陰長，正此之謂也。惟小便溺血者，無法可救。

## 嘔吐噦

有聲有物謂之嘔，有物無聲謂之吐，有聲無物謂之噦。然又有所謂乾嘔者，乾猶空也，明其無物而有聲也。與噦之有聲無物者同。但乾嘔其聲輕小而短，噦其聲重大而長。此證皆屬於胃，皆熱毒壅塞胃口而然也。如初發熱，或痘正出時而嘔吐者，此火邪犯胃，氣上逆而然也，不可驟止；稍待而不止者，用二陳湯加炒梔子、薑汁炒黄連、生薑主之。如出見以至收靨而嘔吐者，乃瘡集咽門，攻於胃脘，呑嚥不利而然也，宜加味鼠黏子湯主之。如飲水過多而嘔吐者，此水逆也，五苓散主之。如傷食而嘔吐者，二陳湯加山楂、神麴、枳實主之。若無嘔吐證，只乾嘔或噦者，土敗也，他方不能救，宜用定中湯：硃砂、明雄黄各一錢共爲末，真黄土無雜色者一大塊，入磁器内，以百沸湯泡，上用物蓋嚴，少頃取出，調前藥末服。或用土水於房内熏之，此方兼治吐瀉煩躁。

## 瀉利

經曰：陽氣在下則生飧泄。蓋積熱之氣，不得上升，注而爲下泄也。又曰：濕勝則濡泄。痘瘡而瀉利者，如未出而利，是邪氣併於裏，腸胃熱甚而傳化失常也，宜柴苓湯主之。瘡已出而利，是邪氣併於表，正氣方逐邪氣而外出，正氣主乎表而不主裏，則裏氣虚不能停納水穀，故自利也，宜四君子湯加訶子肉、肉豆蔻主之。利久不止，四君子湯送下豆蔻丸主之。起發時忽然瀉利，宜急止之，恐腸胃虚，真氣脱也，須辨寒熱虚實調治：如瀉而手足冷，面色青白，瘡不紅綻者，冷瀉也，宜用理中湯、豆蔻丸；甚則陳氏木香散、異功散，皆可用也。如瀉下之物，色黄酸臭渴，手足心熱，面赤瘡紅綻焮腫者，熱證也，黄芩湯、五苓散主之。脾胃怯弱，精神倦怠，不食而瀉者，虛也，當温養之，益黄散。身熱中滿，不食而作瀉者，實也，當清利之，五苓散主之。成漿之時，尤不宜瀉。前此爲病未久，脾胃尚强，足以任之；今則病久津液已衰，脾胃已弱，若復瀉利，則僅存之氣，重竭於内，方張之毒，不能成於外，必變證百出，宜急止之。輕則人參白朮散去乾薑加官桂、黄芪，甚則陳氏木香散、異功散、豆蔻丸。可以併進。痘至養漿收靨之時，有瀉者，此爲大忌，恐中氣虛而毒復陷也，故專以温補止濇之法爲正。然有利清水者，有利膿血者，又不可與虛寒者，併論治法也。蓋利清水者，或曾有大渴，飲水過多，蓄聚於中，漬灌腸胃，今乃作瀉利，此蓄水瀉也，水去盡則瀉止。利膿血者，因痘不收以成倒靨，中氣充實，毒不得留，乃自大便而下，此倒靨瀉也，泄盡膿血自愈。若不知此二證待其自愈，妄投止濇之劑，是令其速斃也，慎之！痘至收靨結痂時，泄瀉而不收者，陳氏木香散主之。若痘有頂破漿流者，以敗草散襯之。痘有當靨不靨，毒復入裏，倒靨而自利，利有水穀者，此死證也，宜陳氏木香散、異功散救之，此二方死中求活之聖藥也。

## 吐瀉併作

痘瘡發熱初出而吐瀉者，皆因毒火所致而然也。《内經》曰：諸嘔吐暴注，皆屬於熱。蓋三焦爲水穀傳化之道路，毒火内迫，傳化失常，而吐瀉併作，火性躁動迅欻故也。又曰：邪在上焦則吐，邪在下焦則瀉，邪在中焦則吐瀉併作。但不可驟止吐瀉，中有疎通之義，毒氣從上下分消無壅遏也。若吐瀉稍待而不止，宜用平和疎通升提發散之劑，俾引毒達表則吐瀉自止，用柴苓湯加薑汁炒黄連、陳皮、砂仁主之。若以吐瀉爲裏寒，則遽用丁桂、薑、附等熱藥，是以熱投熱，而轉增其煩劇也。以爲裏虛而遽用參、芪、苓、芍、朮等補藥，是以實投實，而反增其壅遏，此專爲痘證發熱，初出未透時而言。若漿正行之時，或漿既足之後，而吐瀉者，乃脾胃虛弱也，急急施治，方能免内虛倒靨喘脹之患，宜用四君子湯送豆蔻丸主之。若有外受寒邪，内食寒物，脾胃停寒，吐瀉因寒而作，痘色灰白，手足厥而寒戰咬牙者，則陳氏異功散主之。大約起脹灌膿時，不宜久吐瀉，初出時收靨後，或可少待而後治也。

## 痢

赤痢屬血，自小腸來；白痢屬氣，自大腸來。此皆濕熱鬱於腸胃，致傷氣血而然也。痘瘡以氣血爲主，而熱傷之可乎？有痢當急治之，赤者用四物湯加酒炒芩連、炙甘草、木香主之，白者用四君子湯加炒芩連、木香、陳皮主之，赤白相兼者合而治之。後重者加滑石、枳殼、生白芍、條芩酒炒主之。久不愈，不後重者，加訶子、肉豆蔻以止之。若大便膿血下腸垢者，阿膠駐車丸主之。痘後下痢膿血黄赤者，薤白散主之。若兼小便赤濇而煩渴者，導赤散主之。大凡治痘痢，只宜解毒清利，不可遵無積不成痢之説而破積也。

## 寒戰咬牙

寒戰者，森森然若寒，振振然摇動也。咬牙者，上下片牙相磨而鳴也。方書云：氣虚則寒戰，血虚則咬牙。單見者生，雙見者死。可見此二證，痘中之所不宜有者。所以諸家之説不一，有以寒戰咬牙專主肺胃者，則曰：肺熱則寒戰，胃熱則咬牙；又有以寒戰咬牙，專主心肝者，則曰：《内經》有云，諸風振掉，皆屬肝木，寒戰而振振動摇，風之象也；火氣衝物亦然。錢氏曰：肝主風，虚則咬牙多欠。又曰：上竄咬牙，心熱也。以此想之，痘毒藴於五臟，痘瘡自五臟而發，證則隨臟而見，寒戰咬牙，或不專主于一二經也。當隨成就之序，觀痘之形色，視證之動静，認證的確而施治焉。如發熱初出而寒戰者，其人衛氣素虚，榮血亦弱，不能逐毒外出，使毒邪留連於經絡之中，欲出不出，邪正相爭，故振振然而摇動者，火之象也，似寒而實熱，宜柴葛桂枝湯加黄芪主之。痘正出外，爲寒邪所襲，而證候與上相似者，柴葛桂枝湯去人參加荆芥主之。如瘡本稠密，焮發腫痛，經脈因痛而動摇，時時振動而寒戰者，不必施治，待膿成痛去而自安。又有肉動跳筋似寒戰者，是瘡本稠密，經絡之血，爲瘡所耗，不能榮養肌肉，主持筋脈，故惕惕然而手足自摇，瞤瞤然而膚肉自動，與他寒戰不同，但養其氣血，宜用十全大補湯主之。咬牙呵欠煩悶者，肝臟風熱也。陽引而上，陰引而下，則呵而欠也；陽上極而下，陰下極而上，則合而鬬齒也，羌活湯主之。咬牙目上竄者，心臟熱也，諸瘡皆屬心火，上竄者火氣炎上之象也，咬牙者火氣動摇之象也，導赤散加牛蒡子主之，俱不可用陳氏辛熱之劑。已上出長時之證治。若養漿時寒戰者，乃陰凝於陽，陽分虚則陰入氣道而作戰也，宜保元湯加丁香而温陽分。養漿時咬牙者，乃陽陷於陰，陰分虚則陽入血道，故咬牙也，宜保元湯加芎、歸以益陰分。已上言寒戰咬牙單見之證治。若二證併見，則當審經絡，分虚實寒熱，用合治之法。爲痘色紅赤或紫黑，身熱煩躁，惡熱作渴，大便秘，小便赤濇者，此實熱也，是陽明胃熱則咬牙，太陰肺熱則寒戰，宜用四物湯加連翹、木通、石膏、麥冬、酒炒大黄主之；大便不秘，去大黄加升麻。如痘色淡白或青色，或皮薄頂陷，身涼而靜，惡寒不渴，大便利，小便清長，此虚寒也。是胃氣虚寒則咬牙，肺氣虚寒則寒戰。寒非寒涼之寒，乃虚寒之寒，寒生於虚也，宜保元湯加芎、歸、桂枝、炒黑乾薑以補之。然又有寒戰咬牙而瘡本潰爛者，此手少陰心火也。經曰：火勝則肉腐。寒戰咬牙，火氣動摇之象也。人皆以爲不治，亦不可遽棄也，用導赤散加酒炒芩連、牛蒡子以救之，死中求活也。又有寒戰咬牙而瘡本焦黑者，此足少陰腎水也。腎色黑，爲主蟄封藏之本。乾黑者，真臟色見也。腎氣寒則動變爲慄。寒戰者，腎本病也。腎主骨，牙爲骨之餘，寒戰則鼓頷而兩牙相軋咬者，腎寒所發也。人皆以爲壞證，救之無益，今則選方用之，於死中求活。若脈小氣息不粗，或大便瀉，以異功散救之。若脈小有力，氣息粗大，或大便秘者，棗變百祥丸下之。寒戰咬牙二證，乃痘瘡雜證中之最劇者，莫過於此矣。然其間有屬險而可救者，有屬逆而不可救者。蓋痘毒蘊於五臟，自内達外，由筋骨而達於血肉，由血肉而達於皮毛，痘瘡出長之時，正由筋骨而達於血肉之時，肝主筋，脾主肌肉，心主血，血則徹筋骨肌肉而共灌者也。此時寒戰咬牙而呵欠者，肝也，險也。寒戰咬牙而目上竄者，心也，險也。痘瘡至灌膿之時，則由肌肉而達於皮毛之時，脾主肌肉，肺主皮毛，心主血，血則徹肌肉皮毛而共灌者也。此時而寒戰咬牙，胃熱則咬牙，肺熱則寒戰，心熱則寒戰而咬牙，皆火動之象也，險也。至膿老收漿之時，痘色黑而寒戰咬牙者，腎也。腎爲封藏之本，痘色黑，是膿熟功成閉藏之象也，亦險也。若痘色黑，寒戰咬牙而見於出長之時，是應該長養而反見收藏之象，生機盡也，逆也。若呵欠目竄，寒戰咬牙，而見於成熟之時，是應該收藏，而反見長養之象，難還元也，亦逆也。治痘者不可不知。

## 二便

凡痘瘡，小便欲長，大便欲實。經曰：小便數者，大便必硬。雖二三日不更衣無害也。此就痘證始終大概而言之也。起脹灌漿時猶可，若初發熱時，則大便宜潤。或二三日不便，宜急利之，恐腸胃不通，營衛不行，痘何能出也？身大熱者，用大柴胡湯主之；身不大熱者通幽散，或四順清涼飲主之。若起發至灌漿收靨，大便不行者，用膽導法，不可遽用利藥，或用猪胞導法主之。然小便與大便不同，自發熱至收靨，始終不宜閉濇，一閉濇則禍不可知。痘毒屬熱，最宜宣暢，經絡疎利，氣血活動，方易出易起灌漿收靨而成功。經曰：諸痛瘡瘍，皆屬心火。若心移熱於小腸，小腸移熱於膀胱，膀胱爲津液之府，氣化則出，氣爲火食，不能傳化，所以津液不出而小便閉濇，經絡由此而凝滯，氣血由此而壅遏，毒火内攻，不能外達，痘證豈堪有此乎？急宜通之，輕則用導赤散加梔子仁，甚則八正散主之。大小便俱閉者，死證也。若瘡乾而黑陷煩躁者，棗變百祥丸下之。火隨利降，大竅開或小竅亦開，此死中求活之法也。

## 潰爛

痘瘡所貴者，堅實不破，圓淨成痂也。其有潰爛者，火勝也。經曰：火勝則肉腐。火之爲用，猛烈峻暴，近之則燥癢不寧，迫之則焦痛難忍，灼之則糜爛成瘡，故敗物者，莫如火也。火生於空，非虛不燃，乘之以風，其燄益烈。痘瘡潰爛，由肌肉素虛，邪風侵襲，風者善行數變，行諸脈俞，散於營衛之間，一旦毒發於裏，風應於表，風火相煽，肌肉墳填，皮膚決裂而瘡壞矣。如膿成不靨，以致潰爛，膿汁淋漓，不敢著席，黏惹疼痛者，以敗草散或白龍散絹袋裝盛，遍身上撲之，更多佈席上襯臥尤佳。膿未成而毒未化，癢破潰爛者，衛氣暴泄，津液不榮則危矣。如瘡潰爛，目不開，腫不消飲食無阻，大小便調，無他證者，内用十全大補湯，外用敗草散或白龍散撲襯之。

## 痘疔

痘疔者，害痘之禍苗也。若七日至十二三日之間，痘瘡忽然變動，灰白頂陷，即用紙撚照法照之，其間有紫黑，脹硬獨大而無根者，即是也。痘中有此，則不能宣發諸毒，故爾變動。以銀針挑破，用四聖散，綿胭脂水調，填入孔中，以滿爲度，其毒自散，則痘即紅活灌漿矣。靨後痘疔潰成坑見筋骨者，服人參敗毒散加穿山甲、蟬蛻、殭蠶、連翹主之。若痘黑陷中心肉硬，成疔者，以銀針挑破硬處，以巴豆一粒去皮膜，硃砂一分，研爛，點入立效。

## 陰囊發腫

痘證而陰囊腫痛如瓠瓜者，乃熱毒流入小腸也，宜用四苓散加滑石、瞿麥、梔子仁、木通主之。亦有厥陰肝經之熱，下注而發腫者，小柴胡湯加青皮、木通、山楂肉主之。

## 痘後浮腫

痘後面目虚浮，久則一身皆腫者，此表氣不足，見風太早，風邪乘虚而入，其治在肺，宜五皮湯；初加桂枝微汗之，後只服本方。若面目不虚浮而遍身皆腫者，以胃苓湯合五皮湯主之。腹覺不快利，而面目遍身皆腫者，人參、四苓、五皮散主之。

## 痘毒

痘毒發於肌膚，而營衛不能運行，是以鬱熱不散，輕則結爲瘡癤，重則頭項胷背手足肢節之間，赤腫而成癰毒。方未成膿，宜解肌發表，令其自散；及其成膿，則宜涼血解毒托裏，使其自愈也。但痘正發之時，熱甚則升麻葛根湯，或當歸活血湯，活血解毒，併痘大發之。若膿已成而未潰者，以銀針決其膿，無使内潰也，外以膏藥貼之。靨後發者未成膿，宜用消毒飲或小柴胡湯，加羌活、連翹、金銀花、黄芩、赤芍主之。已成膿潰後，用十全大補湯主之。大抵痘毒發癰在手肘腕足膝膕中者多。若在手腕發者太陰肺經，足膕發者太陰脾經，俱宜用解毒内托散主之。

## 疳瘡口瘡

口舌生疳者，以吹口丹吹入即愈。若毒攻牙根，腐爛成疳者，此證殺人甚速，急服甘露飲。先以韭菜根、老茶葉濃煎水，用鷄翎毛刷去腐肉，洗見鮮血，乃以搽牙散加象牙、蠶繭敷之，日三四次，亦可。口瘡即用此方，加人中白、麝香搽之。爛至喉中者，用小竹筒將藥吹入，雖遍口牙齒爛落，口脣穿破者，敷藥皆愈。

## 眼目

目爲五臟之精華，五臟之精氣，皆上注於目，故陰陽合德而爲精明也。丹溪曰：目病屬風熱血少。夫痘蘊非常之熱，自裏而達於外，苟氣血弱而不能逐毒外出，則毒火内鬱而血脈逆行，斯痘毒入於目矣。况熱毒生風，肝應於目，而目病由兹作焉。是故有赤腫而痛不能開者，宜洗肝散加石膏主之，便閉加大黄。有不赤不腫不痛，黑暗處則能開，才見明則陽光爍之，淚自溢出，癮濇難開者，洗肝明目散加蟬蜕主之。有瞖膜遮蔽而不能視者，地黄散主之。有瞖膜遮睛，濇淚羞明者，宜龍膽草散加蔓荆子、密蒙花主之。大抵痘毒入眼，俱宜用兎糞丸常服，不宜用點藥。又有失調養治療，以致痘毒入眼者，其證多在收靨之時，或滿面痘瘡破爛，重復腫灌，而膿血膠固毒蒸，内攻於眼，其毒入眼者；或痘出太密，成就遲緩，醫用辛熱之藥發之，亦能令痘毒入眼；或於收靨之時，故啖辛熱之味，以致二火相煽，亦能令痘毒入眼，俗謂之乾漿。生膜在白珠者，不必治，久當自去。惟在黑輪上或掩瞳人者，急用望月砂散治之，不可輕用點洗之藥。

# 古今圖書集成醫部全録卷四百八十四

## 痘疹門

### 痘疹經驗良方 明・魏君用〔一〕

#### 預防

治痘於已然，不如治痘於未然。治已然者難爲力，治未然者易爲功。蓋已然者，毒氣結成，深入臟腑，非具大手眼者，不能成功。若未然者，其毒尚未凝定，止慮血熱挾食耳。有熱有食，一遇出痘，助成毒氣矣。苟於里巷人家出痘時，即製稀痘丹，日日令兒服之，則積毒自消，重可使輕，危可使安，用力少而成功多。愚人不知，每遲延至六七日，方請醫治，無論用藥未必合宜，即合宜矣，而毒氣急不能去，傷殘不少，甚可悲也，何如預防之爲善乎！

其或面白唇白，屬血虛者，遇出痘時，用熟地四物湯以養血。

其或稟氣虛弱，或大病後元氣未復，聲小氣歉無力，用黄芪六一湯以養氣。

服預防等藥，未有不吉者。苟未及預防，於發熱時先要辨明根由：感風寒暑濕者，解散清除之；傷飲食生冷者，和中分消之。迨至見苗已去其所以助毒者，而猶患其不轉重爲輕，變危爲安者乎？要之，七日以前，多屬裏實，止宜和血清解，不宜妄用熱補；八日以後，膿漿出矣，未有不裏虛者，止宜温托，不宜攻伐以泄真氣。

註〔一〕明・魏君用　原缺，據《痘疹經驗良方》補。該書又名《小兒痘疹經驗良方》。

然色紅血熱者，亦不可陡用參朮，恐激而發癢也。至於逆證，固不可治，然寧忍坐視其死乎？須盡心竭力，當清則清，當補則補，當下則下，一旦毒消血和，間有生者。雖然，逆證亦有極難下手處，如正氣虛而邪氣實者，如宜大發而過時者，必須斟酌緩急，奇正相生，或先清後補，或隨清隨補，或補中帶清，一日兩劑三劑，庶克建功耳。若照常治之，所謂一杯水救一車薪之火，一根木頂大厦之傾，有是理哉！

預防固所當知，又有十八犯爲治痘入手之始，苟不詳究由來，概以治痘之法治之，亦未有不悞者，故又詳於左。

## 遵歲氣

經云：必先歲氣，毋伐天和。凡雜證傷寒時氣，固所當知，痘疹尤所宜講者也。苟不知歲氣，照痘疹成方膠柱用之，鮮有不悞者。但諸書俱言五運六氣，而方則未備，故人多臨證茫然，明知而犯伐天和者甚多。檢得《東醫寶鑑》有方，喜而録之，遇大病按方用之，輒有殊效，然亦間有不效者。續得桐城胡秋潭年兄家藏，有歲氣亦有方，併録之，有疑難處，參酌用之，起死回生者，不可勝計。今不忍秘其術，付梓人弁於前，令治痘者胷有成竹，不伐天和，豈惟病家幸甚也哉？但方之分量，雖有照古方註定，而大小强弱輕重之間，又在臨時斟酌增減，亦不可拘泥成方，所謂神明變化，存乎其人耳。

甲子　甲寅　甲辰　甲午　甲申　甲戌

此六甲年，爲敦阜之紀，歲土太過，濕氣流行，腎水受邪，民病耳聾骨痛，足痿，行步艱難，毛髮焦枯，體腫脹滿，泄瀉，兩肋氣痛，嘔吐，宜用東本地黄湯。

乙丑　乙卯　乙巳　乙未　乙酉　乙亥

此六乙年，爲從革之紀，歲金不及，火氣流行，金反受邪，民病惡寒喘急，欬嗽便紅，尻臀痛，延巔頂顖門，口舌生瘡注下，宜用東本補肺湯。

丙子　丙寅　丙辰　丙午　丙申　丙戌

此六丙年，爲流衍之紀，歲水太過，邪氣流行，心火受邪，民病心煩懊憹，驚悸怔忡，盜汗譫語，腹滿體重，喘欬腸鳴，飲食少進，甚則神昏氣閉而絶，宜用東本養心湯。

丁丑　丁卯　丁巳　丁未　丁酉　丁亥

此六丁年，爲委和之紀，歲木不及，燥金流行，木反受邪，民病脅肋肩背連小腹拘急疼痛，癰腫瘡瘍，燥癢目赤，宜用東本補肝湯。

戊子　戊寅　戊辰　戊午　戊申　戊戌

此六戊年，爲赫羲之紀，歲火太過，炎暑盛行，肺金受邪，民病狂越罵詈，喘嗽咯血，血溢痰壅，短氣耳聾，骨蒸肩背臂痛，尻臏疼，宜用東本紫菀湯。

己丑　己卯　己巳　己未　己酉　己亥

此六己年，爲卑監之紀，歲土不及，風木流行，土反受邪，民病暴急，肚腹絞痛，霍亂飧瀉體腫，欬嗽喘滿，太息，飲食少味，宜用東本補脾湯。

庚子　庚寅　庚辰　庚午　庚申　庚戌

此六庚年，爲堅成之紀，歲金太過，燥氣流行，肝木受邪，民病肩背胷脅小腹拘急，陰股疼痛，目赤耳聾，暴仆，不省人事，宜用東本麥冬黄芩湯。

辛丑　辛卯　辛巳　辛未　辛酉　辛亥

此六辛年，爲涸流之紀，歲水不及，濕氣流行，水反受邪，民病腰膝不便，足痿脚腿腫，面青，筋骨疼痛，目視䀮，宜用東本補腎湯。

壬子　壬寅　壬辰　壬午　壬申　壬戌

此六壬年，爲發生之紀，歲木太過，風氣流行，脾土受邪，民病脅肋痛，善怒眩暈，體重腸鳴，食減飧泄，氣喘欬嗽吐疾，宜用東本白朮湯。

癸丑　癸卯　癸巳　癸未　癸酉　癸亥

此六癸年，爲伏明之紀，歲火不及，寒水流行，火反受邪，民病暴仆僵直，冒昧譫語，心痛，飲食少進，溏泄脹滿，四肢不任，宜用東本補心湯。

子午之歲，少陰君火司天，陽明燥金在泉，氣化運行先天，民病目赤，心痛血溢，咯血鼽衄，鬱熱淋痛，水腫欬嗽，瘡瘍瘙癢，宜辛苦以平其上，鹹温以利其下，宜用東本犀歸湯。

寅申之歲，少陽相火司天，厥陰風木在泉，民病頭痛，脅肋脹滿，欬逆，關節不利，身腫，鬱熱煩躁，宜鹹寒平其上，辛温治其下，宜用東本升明湯。

辰戌之歲，太陽寒水司天，太陰濕土在泉，民病身熱頭痛項强，氣鬱脅悶中滿，足痿少力，流注，痢赤白，宜甘温以平水，盛苦以補火，抑太過，補不足，宜用東本静順湯。

丑未之歲，太陰濕土司天，太陽寒水在泉，民病肢體脹滿，泄瀉痎瘧，癘氣盛行，宜苦平治其上，甘温治其下，宜用東本備化湯。

卯酉之歲，陽明燥金司天，少陰君火在泉，民病中熱，小便黄赤，振慄善仆，妄語鼽衄面腫，宜鹹寒以抑火，辛甘以助金，宜用東本審平湯。

巳亥之歲，厥陰司天，少陽在泉，民病寒於右脅下，耳鳴掉眩，黄疸胕腫，熱中寒氣及體，瘟癘，宜用東本敷和湯。

以上支干共三十一法，治病以本年干支四方合而參酌用之，自有奇效，勿拘痘疹自有成方，不顧歲氣也。

## 痘前十八犯

第一犯，身熱頭痛自汗，感冒風邪，欬嗽不已，傷寒未愈而痘隨出，用滋陰三寶飲。

第二犯，飲食不能撙節，暑濕不能護養，肚腹壞傷，泄瀉頻頻，飲食懶餐，肢體羸瘦，愈未幾而出痘，急宜補脾，用四製白朮散。

第三犯，瘧疾纏綿，寒熱銷爍，肌肉漸瘦，未幾而痘出，用五珍膏、衛元湯。

第四犯，小兒元體薄弱，身發火熱，乾渴惡嗽，疹出未幾而痘隨後見，急宜滋陰，清金培土，忌用黄芪致喘嗽，用内托至奇湯。

第五犯，小兒平時患疳積，肚大青筋瘦弱，變爲丁奚，倏然出痘，忌用厚朴、檳榔、肥兒丸、柴、連諸冷藥，用益黄惠脾湯。

第六犯，風熱輳裏，時發火熱，自頭達身，遍起丹瘤，愈未幾而痘形，用犀角地黄湯。

第七犯，遍身火熱，臉赤，眼睛直竪，手足掣搐，譫語躁亂，驚厥，不數日而痘見，用茯神湯，始終可用。

第八犯，身熱自汗，口中咯血，或鼻衄溺血，不數日而痘形，此熱犯心，只宜清心抑火，莫用寒涼，用野仙獨聖散，始終可用。

第九犯，身熱不思飲食，肚腹膨脹，眼泡浮腫，睡臥不安，不數日而出痘，急補脾調氣，用參朮散。

第十犯，身熱自汗不止，眼睛昏昏，呵欠啼叫，未愈而痘見，急斂汗補肝，用固真湯。

第十一犯，因嬉戲跌撲，損傷肢體手足頭面，破損未愈，不數日而痘形，急宜安驚活血開滯，用十全湯。

第十二犯，往來潮熱，腹生痞塊，日積月累，身體瘦弱，面黄，未幾而痘見，用扶脾補胃湯。

第十三犯，稟父母胎毒，身犯楊梅廣瘡，不時寒熱，未愈而形見，切勿熏點，外用敷洗良方，内用奪命丹，此藥解毒，發痘一日至六日皆可用。

第十四犯，身如火烙，不時嘔吐，不能飲食，投諸時染，痘隨形焉，用調胃散。

第十五犯，飲食平日不撙節，致傷脾胃，四肢不收，發熱惡寒而痘見，用調脾散。

第十六犯，因感濕熱之氣，患赤白痢，未愈而痘見，用止痢湯。

第十七犯，悮持刀刃，致傷肢體，寒熱往來而痘見，用十味地黃湯。

第十八犯，因驚厥或患風癇，未愈而痘形，用化風丹。

右痘前十八犯，人多忽而不講，不知根源不究，每遺害無窮，故首拈之，欲人臨痘，當細考其所由來也。

## 痘疔方位所屬

夫疔者釘也，釘固而不能展舒也。心疔赤色，達道於顴阜胷乳之軸；肝疔紫色，達道於左太陽左脅眼泡兩臀阜之軸；肺疔先灰後黑，達道於右太陽右脅頸項喉突之軸；脾疔先黃後黑，達道於腮頰中庭口角肚腹手足之軸；腎疔黑色，達道於地閣後頸耳窖背俞腰脊陽莖之軸。又有賊疔難識者，卷簾座於舌根，燕窠座於腋下，鬼眼座於耳竅，蜂蠆座於足指，虺疔座於尾閭。善觀痘者，察其患處而急治之可也。疔起於方廣者，毒峻，急下以解之。起於各部者，急解以平之。起於胷膛者，宜驅其毒以清心之邪；起於腹上者，宜撤其炎以逐脾之邪；起於鼻梁手心者，梟毒輳於陽明，滌蕩其邪可也。若痘見一日而遂見疔者，毒刦赤帝門，名和尚疔，此狐痘也，難治；二日而見疔者，毒匿於青門，名絞腸疔，此惑痘也，難治；四日而見疔者，梟邪攻脾，治之可痊。又痘初出，方見紅點，其中有黑點子，雜見於紅點之間，名爲斑疔，又名禁疔，一有此則諸毒不得宣發，而痘瘡不能成漿，危證也，時人謂之變黑歸腎。又有曰：癰疔，其色青黑，如打傷之色；有曰水疔，如疥窠，二三日頭黑結痂，不散不起；有曰連珠疔，如連珠不絶；有曰魚眼疔，如魚眼。凡毒不逼近臟腑，雖抵筋穿骨可治；內攻腑臟，蓋陰瘡也，死不治。

## 認痘疔訣

古人止云痘有順逆險三證。順證不必治而愈，逆證即治亦無益，二者皆自天定，非人力可爲。惟險證治之則生，不治則死，未可盡歸於數也。朱氏、蔡氏、錢氏、聞氏、陳氏論痘，惟知氣血虛實寒熱，就中斟酌瀉補，用藥調理，并無言及治痘疔之説，惟羅田萬公曰：痘疔只要疎通解散，不使毒邪陷伏，别無治法。涇川吴子曰：以針挑破，以口吸其血，點入四聖丹。此雖知挑，又未盡得法。不知治痘專以認疔痘爲奇法，如有痘疔，此非藥餌所能去者，急用銀針挑之，點二妙丹。巳時挑過，午時即起發貫膿，爲效甚速。故先要識得怪痘、望痘：怪痘者，衆痘未熱先標，未長先膿，其膿且滿而黄，名爲怪痘；望痘者，衆痘未熱先出，形似癧瘍，有白果大者，有核桃大者，且硬而有紅根，又非銀針之可挑者，急用獨蒜、艾葉灸之即愈。起死回生，只在一針一灸之微。不知者一聞挑撥之説，爲之吐舌，惟恐泄氣。不知疔猶寇也，一寇荷戈，千人辟易，君子不得而出矣。設有良將，斬寇奪關，凡我君子，前無障礙，遂得一涌而出，此挑撥之功，所以爲大也。設若有痘疔不挑，令兒躁煩悶亂，腹脹惡心不食，即用藥百劑無益矣。嘗見二三日有疔不撥，當出不出；三四日有疔不撥，當長不長；五六日有疔不撥，當膿不膿，過七日不撥，雖盧、扁何所用其力哉？然撥要當時，惟二三日當即撥之，其餘須待疔痘上漿之際，方能含針。不可太早，不可挑破痘殼，又不可重入傷肌出血，輕重之間，最宜留心。

## 用銀針手法

用針挑兒痘時，以二指拿針，約二韭葉寬，平平入痘，撥斷痘中筋絡，衆痘即出即發。不可直上破頂，不可直下傷肉，不可傍穿破皮。輕重疾徐之間，有得心應手之妙。須三、四、五、六日上漿之時，方可挑撥，過此亦無用矣。

一、孕婦出痘，當先保胎，胎不保，血耗氣損，斷無生理，宜用罩胎飲。

## 發熱

一、頭痛足冷，脈數身熱煩痛，用升麻湯。

此方能發表解毒，疏通血氣，升降陰陽。但泄瀉有汗，表虚勿用。

一、驚搐壯熱面紅，煩躁多渴，小便赤濇，用導赤散。

一、發熱惡寒，喘嗽傷食，用參蘇飲。

一、發熱痰喘煩悶，不敢重發散者，用惺惺散。

一、傷風瘟疫，頭痛目眩，四肢痛，項强鼻塞聲重，用李氏敗毒散。

一、發搐熱不退，用羌活散。

一、遇冬月寒邪太重，必用辛温之劑發者，用桂枝葛根湯，五積散亦可。

一、氣實熱盛，渴而大便秘結，用雙解散。

一、發熱嘔吐傷脾胃，用正氣散。

一、素日脾胃虚弱，初熱吐瀉不已者，用加味四君子湯。

一、初熱狂言發搐，驚悶昏亂，暫用辰砂六一散。

一、壯熱顛狂，驚搐譫語，紅紫斑黑乾陷，一切危惡證，用大靈丹能起死回生，順證勿用。

一、初熱痘未形而先有風疹，用犀角飲子，熱盛紅色一片極宜。

一、發熱煩躁無汗，用麻黄桂枝湯。

## 見點

一、見點一日至三日，心氣用事，宜勻氣利小便；若煩躁驚搐，用升解散。

一、發熱一日或兩日即見點，形如蠶種，上吐下瀉，身如火熱，神昏志亂，煩悶不寧，此死證也。惟宜解毒發表，不可止瀉。用加味敗毒散，用在初出時，可以轉凶爲吉，遲則不治，慎之。

一、見點，三日内不拘稀密，頂陷色白，脾胃虚弱，或作泄瀉，用升均湯。

一、見點稠密，心肝二經熱極，不可不防焦紫，且却他日眼患，用鼠黏散。

一、見點胷前稠密，用加味消毒飲。

一、發熱一二日便出者，此表氣虚，毒氣盛，榮熱衛弱，腠理不密，肌肉不堅，不能約束於外，使毒氣衝擊，故出太驟也，宜用實表之劑，可免癢塌潰爛之患，用實表解毒湯。

一、發熱四五日始出者，此裏氣虚不能驅逐其毒，而毒邪得以留連停伏於臟腑腸胃之間，宜先用托裏之劑，令其快出；次以和中之劑多服之，可免陷伏倒靨之患，用托裏快斑湯。

一、見點太密，如針頭形者，逆證也，宜輕其表而涼其内，用連翹升麻湯。

## 稠密之處各有經絡部分所屬

額主心，導赤散主之。

面主胃，犀角湯主之。

腹與四肢主脾，清脾爲主。

左脅主肝，清肝爲主。

右脅主肺，清肺爲主。

腰以下主腎。

肩背主膀胱。

以上當隨證治勿悮。

若面黄大便黑，煩躁喘渴腹脹者，瘀血在内也，用犀角地黄湯或抱龍丸、生犀汁。但根窠分明肥滿者，無妨。

若密而痛者，用仙方活命飲。密而小便不利者，用八正散。大便不利者，用承氣湯。密而惡寒發熱者，用麻黄甘草湯。

一、見點，遍身都出不快，用九味羌活湯發痘，神效。頭面出不快，太陽經也，當用荆芥、甘草、羌活、防風、天麻湯。胷脅出不快，少陽經也，當用柴胡、黄芩、紫草、木通、紫蘇湯。四肢出不快，陽明經也，當用升麻、葛根、紫蘇、芍藥、甘草、葱白湯。

一、見點，大渴，用聖惠白虎湯。

一、見點出不均，屬氣虚者，宜用匀氣湯。

一、見點出不快，或倒靨，毒氣入腹，氣喘肚脹，急用紫草迴斑散。

一、見點血氣不足，不能發出，色不紅活，用紫草快斑湯。

一、見點不快，不紅活，不起根，屬血虚者，用甘草四物湯。自古至今，用之如寶，六日前皆可用。如無别證，只此可以奏功。

一、見點，煩不得眠，用甘桔梔子湯。

一、痘最忌禁瘡。何謂禁瘡？痘之初出，或一點或二點，見於隱僻輳節之處，及方廣四肢之間，此點一出，則諸痘不得宣發成漿，故曰禁瘡。

一曰胃禁。毒火炙胃，不能發散於肌表，脾胃潰爛，其外證之痘，出於脣口之間者，或二三四五點相連，諸痘未漿，此痘已先黄熟，知由熱毒内攻，胃已腐爛，故諸痘不得成漿。面色煩紅，氣粗熱甚，口臭異常，是其驗也，不治。然清胃解毒亦生。

一曰火禁。初發之際，或因身發寒熱，而悮以火熏炙其衣被，或睡臥於火箱之中，使皮膚乾燥，故痘毒發泄不出，又兼氣虚，不能拘其毒，則毒停皮膚之内，隱隱不能發出肌表。細看皮内，覺有紅點，無頭無脚；或於四肢頭面方廣之處，見一二點痘子，則諸痘皆从此痘上發泄爲孽，而皮内隱隱之痘，終不能快，故曰火禁，急以水楊湯加荆芥浴之，自出快矣。輕，以升麻和解湯主之。

一曰水禁。初熱陰陽未分，毒氣方熾，或悮食生冷，則毒停於皮肉之間，隱隱有紅點，或於方廣兩脅手足頭面之際，發有水泡。蓋冷氣在内則腹疼肚脹，在外則發熱惡寒，故曰水禁。治以丁、桂、茯苓、升麻、大腹皮之類逐之。冷食遺積脾胃，須防下泄，再加山楂。

一曰風禁。初熱不避風，則風入肌表，痘不能發，或肌膚麻木，不知痛癢，或不麻木而乾燥，或毛直而乾焦，或皮癢而欲搔，甚則狂煩譫語，此風與火搏故也，故曰風禁。治以升麻湯加羌活、荆芥以逐之，甚加蒺藜、蟬蛻以攻之。

一曰寒禁。初熱悮經冷水沐浴，或睡臥於鐵漆寒冷之處，或衣被單薄，感冒寒氣，則痘必不能宣露，有手足麻木不知痛癢，有四肢冷痛不能舉動，有麻木冷痛之處不出痘子，惟於委曲避風之處，或頭面髮際上痘出如癮疹者，故曰寒禁。治法内以丁、桂、川芎、升麻逐之，外用綿衣以温之。

一、胭脂塗痘法。凡見點乾紅或頂陷，有黑心，須常常塗之。升麻不拘多少，煎濃湯去渣，用胭脂於湯内揉出紅汁，以木綿蘸湯，頻於痘上拭之，即變紅活而起矣。

一、見點時，忽然頭面項下發腫者，名爲痘母，用解毒散。

一、見點三兩朝，身中烙熱焦紫，目赤小便澀結，用加減犀角地黄湯。

一、見點就如蚊蚤咬形者，是痘毒緊輳心肝二經，用五龍湯。

一、見點遍身俱是黑色，此元癸奪權争先，第一奇痘，外用化斑湯浴之，内服四仙散，自然色變而爲美矣。

一、見點一朝結焦粒，是梟炎徹於肝榮，而元水弗克和解，急服玉泉散。

一、見點出多，熱不退，紅不分地，或痘苗乾枯黑陷，急用涼血解毒湯。

一、見點，咽喉痛，心胃有熱上攻也，用牛蒡甘桔湯。

如兼口瘡齦腫，合黄連解毒湯。水漿不入者，加射干、荆芥、山豆根。若大小便利，牛蒡子勿用。

一、見點，覺頭目稠密，不可不防護痘毒入目，緩則痘收後多致傷目，用神應膏。

一、見點，其間碎密若芥子者，夾疹也。疹由心熱，用黃連解毒湯合消毒飲，或只用升葛湯加荊芥、木通、麥冬、黃連。如疹散現出正痘，疏密停勻者，吉；不退，夾雜，不起發，不治。

一、見點，其間紅腫成片於皮肉者，夾斑也。斑由胃熱，用人參白虎湯合消毒飲，或只用升葛湯加石膏、人參、大青、元參、淡竹葉。如斑散現出正痘，疏密停勻者，吉；不退，夾雜，不起發，不治。

一、痘紫黑，大便秘結，極危急之證，須下之，否則不救，用桃仁承氣湯，五六日犯此亦可用。人多畏下而喜補，不知當下不下，即是誤殺。

一、見點，煩躁譫語，驚狂發斑，此證自始至終，皆不可有，乃神志俱喪，軀殼徒存，不過引日而已，逆惡證也。然亦須治之，用梔子仁湯。

一、痘發熱至見點，鼻衄血者，火刑肺也，用元參地黃湯。

一、見點，頭面兩腿俱密密有顆，惟肚腹間總無，此名斷橋痘，亦名兩截痘。蓋因風寒所逼，或悞食陰冷沉寒之物，停滯不能宣發故也。庸醫不識，悞爲稀少，不急開發，每至斂時，腹脹喘悶而死。治法：要有三四日內外，用水楊湯洗浴，內服升發開解之劑，或煖中，或消導，必依稀添得數顆，方得無患。頭面無，用升麻、前胡爲主；四肢無，用桂枝、牛膝、羌活爲主，即見點。至五六日還可發表升解，即不能出痘顆，復於原無處，出密密沙子即生矣。若原來稀少，又不在此例。

一、見點毒氣太盛，血紅一片，不分地界，形如蛇皮蠶種，或失血，或吐瀉，急宜解毒起發，用神功散。

凡痘初出，以三清化毒黃蠟丸服之，痘即減少輕快，其效如神。

痘不起發，紫暗板實，用神應奪命丹，發痘最捷。擇天醫生氣日修合。

痘出心熱神昏者，用牛黃清心丸。

痘出神昏志亂，臥起不安，用寧神湯，始終可用。

痘出大便秘結，要通利不傷元氣者，用膽導法。

見點，壯熱風搐，毒甚者，用羌活救苦湯。

## 起脹

見點之四日則傳肝經，何以知之？左眼下先腫是驗。應傳不傳。按見點三日内應用之藥，加山楂催之。

一、起脹三日内，有噴嚏，身涼之後，不甚起發者，用滋榮助痘湯。若無他證，日用一劑，極效。

一、起脹三日内，血熱毒盛者，用活血消毒飲。

一、血虚不甚紅活潤澤，須養血爲主，用加味四物湯。

一、起脹三日内，不長不生膿，或癢塌，用參芪四聖散。

一、起脹三日内乾紅，不起發，枯澀板呆者，外用水楊湯熏洗，内用九味羌活湯神效。遲則變成空倉，不治。

一、起脹時最忌諸穢惡。五六朝痘本美麗鼎峻，一時失防，或觸腥血，或感穢臭，或遠人汗氣，倏忽更變，外用祛邪湯浴之，内用玉樞正氣丹，燒闢穢香熏之可愈，茵陳煙亦好。

一、起脹時，痘毒在裏，頂陷色白，屬虚寒者，用内托散。

一、起脹時，通身冰涼，寒戰咬牙，灰白不起，此元氣本虚，或經吐瀉之所致，急用迴陽丹，有再造之功。

一、痘將起發，頭面預腫，此時行疫癘之氣，名大頭瘟，其毒最酷，急用羌活救苦湯。

一、起脹三日内，若毒火太盛，遍身忽變成黑瘡，名曰痘疔，當急以銀針挑出紫血，外用四聖丹貼，内服活血清毒飲，庶免成瘖。

若犯此證，合下即下，合發即發，或解其裏，或解其表，應變出奇，勿泥常法，悞則爲患不小。

一、起脹時，痘形隱隱不能快利，或煩躁譫語，或腹痛嘔吐，或痰喘惡渴，急用鷄鳴散，則毒自表出矣。

一、起脹時，痘隱伏於皮膚，或形於頭面一二顆，或標於身體四五顆，上不宜補，下不宜清，此危惡不治之證，急用震蟄丹，有起死回生之功。

一、男子十七八歲，或二三十歲，破陽虧元，倏然患痘，稀少者無妨；若多密連布，欲其鼎峻充灌，勢必難矣，急用天元接髓丹。

一、小兒百日裏出痘，猛浪之劑，不宜妄投，只宜用蠍蟬散。

一、痘至五六朝，忽然手脚牽縮一團，此陽明經受梟毒之熬鑠，而筋絡不能榮血以滋養故也，謂之一把縛。非驚，非寒戰。二三日是驚，八九日是寒戰。若作驚治即傷，宜用羚羊散。

一、起脹時，身熱不退，煩悶燥渴者，險證也，用敗毒和中湯。

一、起脹三日，毒熾血凝，紅紫乾枯，或帶焦黑，用清毒活血湯。

一、氣血兩虛，不能送毒，頂陷枯濇，用八珍湯。

一、起脹時，毒火熾盛，紫陷乾枯煩躁，腹脹喘渴，急用加味四聖快斑湯，解毒發表，起死回生。

一、痘不起發光澤，泄瀉腹脹寒戰，身熱汗出，内虛寒而外假熱者，用十二味異功散。

一、起脹時，身熱瀉利者，用加味四苓散。

一、起脹時，身熱作痢，腹痛後重者，用神效止痢湯，此必挾食積，大腸有積熱，故用之。

一、起脹三日内，最忌泄瀉，若用湯藥不止，急用豆蔻丸。

一、脾胃虛寒，泄瀉痢不止，危在旦夕，急用神效參香散。大小男婦産前産後諸藥不效者，皆可用，真仙方也。人多畏粟殼，不知妙處全在此味。

一、痘因邪穢所觸，伏陷而出不快，用正氣湯，此方較玉樞正氣丹更妙。

一、肝經邪熱太盛，目赤腫，若不急治，爲害不淺，用龍膽羌活湯。

一、起脹時，咽喉腫痛，用利咽解毒湯。

一、起脹三日内，口乾渴嘔噦，用藿香湯。

一、痘黑陷倒靨，不起不紅，小便不利，用四聖散。

一、大小便不通，用通關散。

一、起脹時，四肢冷不起發，用桂葛湯。

一、痘至五六日，毒氣上壅於肺，而衄血欬嗽，用清肺湯。

一、毒火上騰，嘔吐酸苦有聲，用加減二陳湯。

一、痘心有黑點不甚起發，用化毒湯，化黑痘如神，比升解散迅些。

一、痘將膿，忽搔癢不止，用荆防散。見點三日，癢乃開發，不治不妨。若起脹將膿，不治恐抓破，難以攝毒。

一、小兒素有痞病成癖，遇出痘至四五日，痞氣制住不紅活，色白作熱，或腹脹痛，或嘔瀉，補則愈助痞氣，清則有礙血脈，當用消痞湯一兩劑。

起脹時，乾嘔不止，用茱連散，始終可用。

起脹時，或因發散大汗不止，用温粉撲法。

痘中昏悶譫妄，用龍腦安神丸。

痘中狂妄，色變紫暗，用退火回生丹。

起脹時，心驚色不鮮明，用粉紅丸，始終可用。

起脹時，痘瘡手足不起發，用快斑越脾湯。

## 灌漿

見點之七日則傳肺經。何以知之？右眼下先有稠膿爲驗。輕者五六日即有白膿，重者必待七日。未傳，按六七日應用藥，加山楂催之。

一、痘至七日，頂陷色白，膿不滿足者，用排膿托裏湯。如無他證，此三日，日用一貼妙。

一、七日至九日，氣血俱不足，重則用十全大補湯，輕用芪歸湯。

一、七八日內氣不足而頂陷，血不足而色白，不必用大力量藥味者，用六一湯四物湯，最和平王道。

一、灌漿時，陰陽離其正氣，梟毒肆其殘虐，根窠薄劣，囊房夷委，膿漿之澄注於中者，板膩不活動，乾蠟不明黄，以手指抵之，凝結板定，五經痺而二氣截，此謂板黄，多由前日失於活血之所致也。

一、痘瘡不起，起而不膿，膿而不蒼厚，煩悶不寧，或遍身癢塌，間有黑乾者，若不急補血氣，化内毒，膿不滿足，縱苟延一時，倒靨倒陷，日久不痊者多矣。用三清快斑紅蠟丸。

一、六日至九日，體虛痘形萎弱，或兼瀉利，用十宣散。

一、痘正出時，或爲風襲而作搐搦，口噤涎潮，角弓反張，急用人參消風散，自始至終犯此，皆可用。

一、痘有腎虛，不可補，不可清，用六味地黄湯。

一、八九日黑陷倒靨，乾枯不起，非草藥所能迴者，用五毒丹。

一、痘黑陷不起，用紫草飲。

一、七日至九日，虛煩不眠，神昏志亂，用棗仁湯、歸脾湯、人參竹葉湯，神效。

一、痘至八九日，吃湯水乳食即嗆者，乃元氣耗爍，梟炎上升也，急用參乳飲。

一、七八日元氣虛弱，津液枯竭，不能制火，以致虛火炎蒸，或煩渴，或咽喉痛，難任溫補，必不能成漿結痂，宜用參麥清補湯，此半清半補之方。

一、七八日淡白不尖圓，根無紅暈，氣虛血縮，純是虛證，用參歸鹿茸湯。

一、痘正灌漿時，欬嗽不已，乃肺氣虛，毒因乘之，當補肺清毒，用補肺湯。

一、痘至七八日，脾胃虛弱，不進飲食，用後三方。

一、治腹脹滿，或挾食不敢剋消者，用二和湯。

一、七八日間，寒戰咬牙，用透骨解毒湯，屢用效。

一、忽然腰痛者，用如神散。惟痘最忌腰痛，腰痛則毒攻腎矣。
一、腰背痛，多屬風火凝滯，當散之，用羌活當歸湯。
一、膿未滿足，瞬息遍身痂結，此是青乾，非正靨，急用十奇散。
一、六日前後，頭面不腫，決無生理，如助痘湯等藥，已服不效，急用珍珠起膿散。蓋痘之要全在起膿，不起必由痰血凝滯。珍珠消痰，血竭和血，人牙起痘，血和痰消，何患膿之不生乎？
一、灌漿時發熱，大癢，抓破，用蟬花散。
一、不食發渴自利者，脾虚也，用人參白朮散。
一、能食而渴者，肺熱也。經曰：心熱移於肺，熏蒸焦隔，傳耗津液，故渴，治在上焦也，用人參白虎湯。
痘正膿時，傷食腹脹痛，用補中順氣湯。
痘至七八日，脾經熱者，用瀉黄散。
痘中心經虚熱，用酸棗仁湯，始終可用。
女人出痘，遇行經血忽無聲者，用參歸地黄湯。
痘遇精血虚敗而渴者，用加味參麥湯。

## 收靨餘毒

見點之十日至十二日，乃脾氣用事，如傳脾經，則脣上下有黄痂，是驗。
一、痘至十一二日半收半斂之際，既不可過補，又不敢太清，用托裏消毒飲。
一、痘已結痂之後，作癰疽瘡癤，用白芷升麻湯。
一、斂後大便秘，目赤腫，有熱用涼膈散。
一、痘風瘈瘲，喉中涎聲如曳鋸，角弓反張，目豹，用消風散。

一、痘膿已足，火熱不收靨，用四苓散。

一、痘至十三四天不收漿，結痂，用回漿散。

一、斂後熱瀉，用芩芍湯。

一、斂後冷瀉，用理中湯。

一、痂白，用十奇湯或八珍湯。

一、痘已斂，毒氣內攻，不能降散，隱伏於臟腑之內，乘虛勞發，變證多端，總以化毒爲主，斯免爛膚腐筋壞骨潰鼻蝕牙喪明之患，用三清百解緑蠟丸。

一、痘後爲飲食所傷，腹脹不思食，用大安丸，或作湯亦可。

一、痘已成膿，過期不靨，以致潰爛，膿汁淋漓，不可著席，黏惹疼痛，用敗草散，以多受風露之氣，能解痘毒。蕎麥一味，磨取細麪，痘破敷之，潰爛者遍身撲，絹袋盛撲，以此襯臥尤佳。或菉豆粉炒牙色亦妙，六一散撲亦妙。

一、痘毒當斂不斂，復入於裏者，謂之倒斂，此死證也。元氣素弱，又不食，常自利，以致氣餒，不能托毒，故復入焉。用木香散，此死中求活之聖藥也。異功散亦可用。

一、原無泄瀉，大便久秘，今添腹脹喘呼，此毒氣薄蝕元氣，復入於裏，宜急下之。若不急下，則傷胃不通，榮衛不行，益加喘滿躁悶而死矣。用排毒散。

一、痘痂未落已落，昏迷沉睡者，用人參清神湯。

一、結痂之後，其熱不退，此邪氣未盡，正氣未復，氣實者，用羌活湯。

一、痘後虛熱不退者，用柴胡麥冬湯。

一、痘毒入眼，赤腫而痛澀不開，及瞖膜遮閉不能視者，用清毒撥瞖湯。

一、血少有餘毒而熱者，用當歸犀角湯。

一、痘瘡咽喉腫痛，用玉鎖匙。
一、痘後牙宣牙疳，用吹牙散。
一、痘臭爛，出膿不止，用生肌散。
一、膿水淋漓，將成疳蝕，用綿繭散。
一、痘毒未解，焮腫作痛，成癰瘤未破，用之可使自破出膿，用仙方活命飲。
一、痘毒入於心肺，嗆嗽心煩者，用清金導赤散。
一、表虚有熱，用實表解毒湯。
一、痘毒未解，表實蒸蒸發熱，當斂不斂，用清表解毒湯。
一、痘後大渴，用瓜蔞根湯。
一、痘後久嗽，肺氣傷而吐痰有血腥穢膿血，成肺癰者，用桔梗湯。
一、痘後咽乾聲啞，用清肺湯。
痘後狐惑聲啞者，用化䘌丸。
收靨後，兩腮腫成癰，用小柴胡加生地黄湯。
痘後面瘡，用四白滅瘢散。
痘後有癰者，用解毒内托湯。
痘後氣血虚而有熱者，宜補虚清熱，用東垣鼠黏子湯。
痘後常患傷食，用養脾丸。
痘後毒入目，睛有白斑者，用消毒化斑湯。
痘後潰爛成疥者，用苦參丸。
痘後心虚聲不揚者，用導赤通氣湯。
痘後胷有積聚者，用丁香脾積丸。

# 古今圖書集成醫部全録卷四百八十五

## 痘疹門

### 救偏瑣言 明·費啟泰〔一〕

#### 救偏總論

太極判而天地分，天地位而萬物育，生生化化，不外於陰陽相濟，而成時行物生之令，一有偏勝，雨暘便不能時，若四時便不能順叙，而萬物俱爲病矣。妙於調燮者，是在於太過則泄之，不及則補之，偏以偏救，而後可以救大造之偏。人肖天地，亦猶是焉。元氣即天地之陽，五液即天地之陰。有是陽則一身之生長有源，有是陰則一身之滋養有本。是陽之爲陽，非陰不成；陰之爲陰，非陽不就。猶天地之生化，宜相濟而不宜偏勝者也。否則陽勝則陰虧，虧久則竭，竭則陽亦隨之矣；陰勝則陽衰，衰久則脱，脱則陰亦繼之矣。所謂氣和則物生，氣偏則物病，氣絶則物死，理固然也。妙於藥其偏而還歸於無過不及者，是在醫之衡量耳。矧痘之一證，與他證不同，一有偏勝，生死捷於反掌，尤非他證之可緩也。蓋痘有順逆險三項，順與逆無借於醫矣，至險之一證，亦自有三項焉。有險中之順，險中之險，險中之逆。險之順者，痘原平易，治者何用過求，按日數而循規則，痘自依期而起，依期而脹，灌漿結痂，亦順叙而功成矣；若過求之，反失中和之的。若險之險者，證必

注〔一〕明·費啟泰　原缺，據本書卷五百十七醫術名流列傳「費啟泰」補。

偏陷，非氣血虧於不足，即毒火盛於有餘，若規規焉，峻補虞其太實，重瀉虞其虛至，第酌之於輕重之間，聽浮沉於其際，何藉乎醫之有哉？至險而逆者，證已偏陷，而勢又猖獗，虛幾不及補，毒幾無可消，所爭在於一綫，而間不容髮，其機不容少待，猶之入虎穴而取虎子，若存畏縮，何能挽造化於人工也？然所謂補救其偏者，亦甚難矣。識見不真，先迷向往之路；膽力不雄，同歸廢弛之地；理障未捐，難神變化之用。是必膽與識俱，心隨理運者，而後可以語此。夫識見何以難真也？有如白者辨其爲虛，而抑知有血鬱之白；紅者辨其爲熱，而抑知有嬌艷之紅。密者爲凶，得充肥而何妨於密；稀者爲吉，有內證而何貴於稀。頂喜其綻，痘不蒼而綻歸何用；陷則爲虛，色若滯而陷豈緣虛。至皮薄者，慮其漿清，有浮衣而非真薄；漿黄者，慶其蒼老，有板黄而非真蒼。毒滯不鬆，悮認以爲平扁；根窠毒絆，錯羨以爲能拘。以膿成便爲無恙，以痂落即快收功。此由識見之不真，形色之莫辨，一也。作癢者補之於氣，咬牙者養之於血；寒戰者助陽，咽乾者補液。補中健胃，施於食之不思；定志安神，行於夜之不寐。汗多則實表而慮亡陽，解頻則固脾而虞氣泄。夫固用藥之常法，業是者所習熟也。殊不知證有似是而非，僅是毫釐之謬，悮認以非爲是，殆至千里之差。每見養血而牙仍鬥，助陽而戰適增，開胃而食愈不思，安神而躁愈甚。斂汗止瀉，俱屬抱薪而救火；定癢生津，猶之助桀而爲虐。病自炳於星日，昧者竟是矇聾，此識見之不明，致施治之差訛，二也。膽力何以貴雄也？偏僻之性，固所最忌，設有補不宜重者重而不覺，伐不必過者過而不知，此蓋偏之爲害而悮不淺也。若見爲車薪之焰而僅以杯水之救，見若江河之潰而將撮土之防，可乎不可乎？懵焉任事，病在鹵莽，不若曲謹之爲愈，趨向既真，而當機畏縮，何如必至之有成也。病故有舉手而應心者，有事半而功倍者，有竭其心思盡其藥力而始奏效者，蓋病有淺深，功自有難易，若概期於速效，藥餌未半，更端遂起，是何異功虧一簣，棄井九仞也哉！此膽力之未雄，卒廢於半途者，三也。理障何以難捐也？凡人出於臆度者，猶存疑畏；自見爲理者，居之而不疑。蓋理本無障，執之即爲障。略舉一二言之。如放標時而升發者，理也；執升發於放標時者，障也。清解於起脹候者，理也；執清解於起脹候者，障也。補拓於灌漿之際，收斂於結痂之時者，理也；若執於是期必拓，是期必收者，皆理之障也。

痘有變遷，日期難執。嘗有痘雖初放，功不在於升發；時雖起脹，寧必事乎清涼。寓補於瀉，何嫌於灌漿而解利；用散爲收，何病於結痂而疏發。入門之始而不循規則，是無階梯；臨證之時而必拘繩墨，何以司命？往往株守者，終身迷而不悟，此繇理障之不清，至臨證之多乖，四也。前人處方立論，有就證而論證者，有因時而制宜者，有矯前人之僻而言下不無過激者，有慮後人放佚而立論不無拘檢者。亦有喜行溫補，凡證歸於虛論者；有樂於清解，凡證歸於熱治者。總之，一隅之見不可徇，言筌之迹不可泥。如泥於言筌，即如春夏爲順秋冬爲逆之説而拘之，則春夏無不起之痘，秋冬無生全之證矣，有是理乎？如局於一隅，宗文中必致害於血熱，信仲陽必致損於氣虛。守魏氏而概用溫補者，未有不致悞實實而夭折生命者也。貴在因其法而窮其理，彙其紛而歸於一，是謂得之。至臨證當機，其著見明顯者，迎眸自照，不必猜疑。其隱伏莫測者，多似是而非，當必細察其形，詳驗其色。形色未燭，復於神情而繹之；容有可疑，更於內證而參之，則庶乎似虛寒而反實熱者難逃，似有餘而反不足者莫掩，似平易而實危困者何廋，似必斃而實有可生者自在。調之得當，扶元見化毒之工；施之不合，即爲伐性之斧。治之得宜，蕩滌即保護之丹；用之不當，即爲腐腸之藥。首尾偏徇，却與中和而適合；小心曲謹，適與敗謀而同事。苟非膽與識俱，從心所欲者，何可以語此？

## 原痘論

痘一胎毒耳，名之曰痘，取象形之義也。有謂天瘡者，以先天所種，非後來之毒也。然所謂先者，非懷娠時母感七情六慾，辛熱煿炙之毒，當二五妙合，精行血就時當下之毒也。何也？孩體以精血而成，精血以情慾而媾，有是身則有是毒矣。精血爲成身之本，情慾在會合之先，先孰最焉？同一情慾而痘有順險逆之分，何也？精血厚而情慾淡，更得性恬味薄者，合天地化生之理，得陰陽和合之宜，其禀旺，其毒輕，痘瘡自順。有血旺而精薄，有精强而血虛，或偶爲七情所擾，或適爲辛熱煿炙所乘，至交媾時，或男淡而女熾，或女淡而男濃，是精血不能無病矣，其痘自險。至若積爲七情所擾，或嗜厚味無厭，或久服興陽壯火之藥，皆足以致火，洽髓淪肌，更兼男女俱熾，樂及於縱，即精血極旺，而精乃毒精，血爲毒血矣。以毒精毒血而成此孕，其能保痘之不逆乎？又有欲泄而强閉以貪歡會，此又逆之最速，不終日而可斃，是謂悶痘。此順險逆之由分也。究其出也，是痘未出時，果屬何象？出則布於周身，未出時著於何地？古來列説紛紛，皆是捕風捉影。不知人身百骸，未生元始之初，先結右腎，謂之命門，以其爲受命之門也。其毒如一小櫻桃，即結於此臟，如膽之繫於肝者然，内所包孕者，僅氣而已。順者其氣清，險者其氣濁，逆者其氣黑。毒惟有囊包孕，故未有感觸，藏之若無，一泄而吉凶便判。可見稀痘之方，理之所無。藥即刀圭，亦何從而稀之？若可以稀，則可以化之使無矣。有一富翁，晚年得一子，訪此道於余。余以此理言之弗聽，出得意之方十餘以相質，據方有巧思，然雖無益，却亦無損者，余亦不之禁，彼一一如方而預圖之。及後出痘，最逆無倫，不及透點而斃。神奇不根於理，總屬虚誑。試問清與濁、濁與黑之呈見何如？清者其毒輕，感觸其竅，一任氣領血載，徐徐而出，出於藴藏之地，漸而升於脾絡，猶太極而分兩儀也。自脾而行於肝，勢猶寛緩，未之分布，猶兩儀而分四象也。次第而至於心肺上乘之地，而始分布於外，猶之四象變化，庶類自繁，熱故得以和緩，越三日而見標，漸漸而出，先於頭面，次及乎身，以至四體，灌漿結痂，亦自上而下，所以謂心肺之痘爲上。氣濁者其毒涌盛，遇有感觸，非若清者之從容緩布也。一出本位，燔熱燥渴，經於脾絡，一及乎肝，毒其莫御，非領毒之氣受壅，即載毒之血被灼，所以熱不三日而即見，不暇論其形色各證，第驗筋抽脈惕之象，而證已非輕矣。所以肝經之痘爲險。有未及乎肝，而於脾即發者，勢尤猛烈，一出本位，毒便猖狂，熱及周時，痘即一齊涌出，或見點而累日不起，氣血俱受其困，凡通臟腑，無不見其凶象，第驗其腹痛脣焦，其餘證自惡，此險中帶逆，濁而兼黑者，其象如斯。黑者一觸其竅，勢若砲烈，未及離乎本位，毒即肆虐，并亦不容分布，氣受其錮，血受其瘀，凡通腎臟之地，無不聽其攻擊，即如腰如被杖，屈不能伸，已卜其喪無日矣。要知五臟見證皆出於腎，第腎爲稟受之地，諸臟爲分布之所，緩急關生死之界，緩一步則毒輕一步。緩而至於心，緩之至者也；肺則次之，故心肺爲順。肝則界於緩急之間，故爲險。至於脾則急矣；腎則急而更急，若迅雷之不及掩耳，故爲逆。然則腎痘之不救，以人力之不及施也。若謂腎不受毒，諸臟獨可以受毒乎？更有變黑歸腎之説，得毋以腎爲元武，其色故黑耶？若是則赤當歸於心，青當歸於肝，黄當歸於脾，白當歸於肺。赤與白，白與黄，痘固宜有之色，青獨非所忌乎？何獨慮腎而不及肝耶？總以血瘀則黑，血爲毒瘀，其毒自不可解，豈有變黑歸腎之理乎？有因虚而不起者，必其兼毒盛者也。毒得其輕，雖虚何害？毒若猖狂，氣血成何用耶？

## 論氣

人身之氣，得太極之陽，而神爲之主，輕清象天，源於太虚，本於剛健，無形而爲形君，無體而能體物，爲主命之根，合乾道焉。遡有生以前，孩體何肇？如萬物之資始乾元也。既生以後，長養何從？如萬物之暢茂於陽和也。運行不息，無竅不達，如日之經天而行健也。精彩洋溢，潤乎一身，如天喬之敷榮於化日也。衛護於外，六淫不擾，如乾陽透地，而陰霾莫能晦其照也。充實於内，至老不衰，如悠久成物，而亘古莫能究其竟也。自孩而少，少而壯，壯而老，旋轉一身，周而復始，宛如一貞下起元而太極之乾道也。至於塞天地，入水火，變化飛升，何莫非真氣之妙用乎？應乎痘瘡，氣得其正者，透必暢快，脹必如期，頂尖而脚圓，頭面先身而至，以見痘之非氣弗領，升發於陽而輕清上升之義明矣。包血成暈，不令脚散，磊落分明，不令細碎，雖密必成顆粒，以見氣之拘制其毒，而陽剛之義昭矣。放點明潤可觀，成漿肥黄悦目，收靨結痂，不乾不燥，以見氣之津液外旺而證敷榮之象矣。紅而得白，白而得黄，黄而得老，以見氣之運行不息，成血之功而合乾健之體矣。痘從無而至有，見點以至成痂，靡不成形於氣，以見氣之體物不遺之象矣。是氣得其正之局也。令毒火太盛而氣爲毒壅，火太盛而氣爲火蝕，氣本輕清而屬陽也，爲毒火所虐則不能上升，而痘必倒置，頂必不能尖綻，或平或陷，而反制於毒矣。不能蓄血定位，痘其稠密細碎而界地不分矣。氣主乎神，神被火灼，色自不能光澤，或乾紅，或紫滯，連血亦爲不榮矣。氣主動盪，一爲桎梏，氣必不能化毒，或外剥，或内攻，而成熟無望矣，安冀其有終乎？氣若不足，則又餒而不振，雖無壅遏侵蝕之患，亦終虧拘領成熟之功。邪正不併立，正氣一虚，邪毒進步，變證蜂起，其殆疾如反掌。故毒制於氣則吉，氣制於毒則凶。氣虛而不能馭毒則從補，毒盛而虐陷乎氣則當攻。或補氣，或攻毒，總不令氣爲毒害，斯明乎太極之理，而治氣莫能出其右矣。

## 論血

人身之血，得太極之陰，重濁象地，稟輕清之氣以成其體而具資生，承剛健之氣以厚其用而主長養，有乘載之功，柔順之德，合坤道焉。當胎元包孕，孩體何成？如萬物之資生於坤元也。自孩至長，長而至壯，如萬物之長養於博厚也。得氣而生，得氣而旺，如土脈之賴於陽和也。隨氣運行，周流無滯，如陰柔之以順爲德也。灌溉五臟，榮養一身，旺於內，明足以察秋毫，心足以應萬事，當炎暑而不畏熱；旺於外，則筋强而力倍，髮潤而爪華，脣若桃舒而面若杏吐，如夭喬之敷榮於地道也。榮極則枯，旺極則衰，髮鬢頒而五色眩，精髓虧而天癸絶，類若草木之零落於冬土，而宛然一太極之坤元也。至於屍解蟬蛻，脱化而軀殼如生，何莫非真陰之妙境乎？應乎痘瘡，初見一點紅，昭其爲痘，以見血之載毒而出，同於載物之功矣。紅而能潤，色得以呈乎外，以見血不自呈，而需輕清之氣明矣。紅而能白，白而能黄，黄而能老，血得以化而成膿，以見血不自化，而借剛健之氣又明矣。歸附周圍得以圓淨，放白眼鼻得以封塞，黄熟周身得以脹滿，以見血隨氣運，而象順德之無疆矣。痘本從無而有點，點而遞至於成痂，以見痘之皆屬血體，而合乎資生之理矣。放點如粟，起脹如豆，漿黄如蠟，以見痘之血體日繁，而合乎博厚之道矣。漿足漸收，成痂落靨，以見痘之收斂於陰，如冬令之解蘀辭條而歸根於土矣。是皆血之制毒而然也。今反爲毒制而血失其正，血本爲榮而屬陰也，爲毒火所爍，痘自不能榮潤，輕則焮紅而重則紫艷矣。血本運行而流通者也，爲梟毒壅閼，痘必血瘀，輕則椒皮紫黯，重則紫背浮萍，黑如洒墨矣。血本賴以滋養者也，爲毒火逼迫，血必妄行，而致失血之患矣，尚冀其載毒而出，放白成膿，收痂落靨之境哉？此係血被毒害，而非血之不足也。血若不足，則白而不紅，氣縱有領毒之功，而血無載毒之力，以致有頂而無盤。氣足以包血成圓，血不能以附氣成暈，以致空殼無漿。痘賴血體而成膿，毒賴膿成而毒解，膿乏其本，即毒得其輕，氣得其旺，亦何能濟其缺陷哉？故血虛之證，必當養於平素，以補氣之功易，補血之功難也。治血與治氣同參，斯妙於治血，而明乎太極之陰者矣。

## 治痘運掌賦

病有表裏虛實，藥有補瀉温涼。取證不可偏據，合外内與脈詳。表似虛兮，必合内而評論；證似實兮，更參脈以相商。理在窮源兮，須究其致；不必他求兮，豈可悖常？痘更變而莫測，非若他證可傍。有似虛兮反實，有似熱兮反涼。變證百出，千形万狀。欲求變幻，先知三項。順若治而多事，逆若治而招謗。險能通變，治痘賢良。有如熱和緩兮體潤，神開爽兮如常。淡紅其色兮，如杏蕊之舒露；尖綻其形兮，如笋芽之透狀。毒火輕淺，氣血兩旺。漸漸光壯兮，紅變爲白；氣尊血附兮，白變爲黃。膿成始於頭面，終於四體，次第不紊；珠結肇於人中，末及足脛，陰陽和暢。飲食加餐兮，二便調順；痂落滋潤兮，疤色榮光。何用醫林之藥石，何須父母之驚慌。假令面顏青慘兮涎涌氣促，如畏刀鋸兮兩目徬徨。腰膝曲而如折，青紫點如萍樣。手足撩亂兮，身無安放；啼聲不出兮，意甚慌張。洒墨兮四體曁乎胷背，失血兮口便合乎瘡瘍。腹脹如鼓兮，神情悶亂；額汗如淋兮，厥冷非常。此等逆中最速，悶痘即日能亡。更有立刻可斃，脣舌滿口如霜。設若輕與湯劑，反致毁於熱腸。

遍身蚤斑蚊迹，藍斑焦紫如傷。一片兮蛇皮蠶殼，成粒兮水泡空囊。根堅硬兮黯滯，頂嬌嫩兮油光。面目掀腫兮，痘卒不起；四心泛白兮，面不行漿。額攢聚而如麻，顴細碎而平脹。頷下模糊託腮，谿來不吉；顛頂盤聚復釜，自古非祥。功將九仞兮，痰壅氣喘；時方發軔兮，咽啞水嗆。目之有點兮，按之無粒而必敗；形雖磊落兮，根無盤助而堪慌。膿未成而泡涌紫白，同歸於盡；漿未行而癢沸燥濕，總屬悲傷。頂破乾赤兮，痘如剮去；頂破乾黑兮，凹似煤坑。地角數點乾黑兮，靨似内出而圈不斂；曁其鼻準若是兮，兩顴平斂而及印堂。紅暈散漫而不附，氣離血散而乖張。徹夜無眠兮，漿後豈容如是？終日不食兮，痂後寧保無妨。漿不成痂兮，和皮黏去而如剥；硬痂燥黑兮，嵌入紅暈而如鑲。頭摇身拱，足擲手揚。躁亂不寧，猶之發始；熱如炮熾，更甚於囊。痛楚不堪兮，衣衾難動；身如捆綁兮，困苦著牀。牽唇鼓頷，尋衣摸裳。手足振戰而無措，欲言無語而皇皇。目開睛定兮，口吐涎沫；神情恍惚兮，身無主張。有本逆而不治，有失治而致戕。凡此同歸於逆，謾誇痘内岐黄。

要知何爲是險？閲時須要端詳。痘使稠密兮，色猶滋潤；色或乾滯兮，形還稀朗。即使密而兼滯兮，顆粒分明而綻突；其或平而兼陷兮，不至脚塌而空洋。間貫珠而成形兮，餘痘尚得充肥；間堆聚而成象兮，諸痘猶能光壯。出之太遲兮，淹滯而神情不迫；出之太驟兮，毒涌而勢不猖狂。欲知其密兮，四五相連而擁簇；欲卜其稀兮，單見其形而老蒼。大熱得静兮，毒隨熱出而無慮；微熱躁亂兮，毒與熱閉而宜防。發必期盡，透欲其暢。氣不充拓兮，歸附則厚；血不紅活兮，郛廓則壯。舌刺焦黑兮，痘不焦枯而莫慮；臉若塗硃兮，紅中泛頂而休慌。喉間乾噁兮，聲音能喨；空竅失血兮，目與瘡瘍。神若昏憒兮，非痰喘而莫棄；狂言譫語兮，非焦紫而能康。唇腫裂而焦黑，腹絞痛而莫當。目下綫紅，拳毛若鎗。皮毛若刺兮，痛猶膚剥；叫喊不已兮，寢食俱亡。此等惡證，皆毒潛藏。痘若磊落，可冀無殃。若夫腰如被杖兮，毒攻本位，遇發始而未可遽絶；頭如斧劈兮，毒參陽位，初見痘而還宜審量。作癢兮禁止能定，搔破兮流血流漿。泄瀉而痘瘡不變，有因利而痘反安康。體戰慄兮神不昏，兩齒鬥兮身安静。痘使陷伏兮，囊窠未隱；精神困乏兮，飲食方强。漿灰白而目未開，膿水薄而癢未作。身不成痂兮，有痘疤而莫慮；面痂乾薄兮，漸堆結而何傷？漿停燥實兮，空地復補而可喜；收靨黑薄兮，根窠得泛而無殃。痂乾絶無腥臭，須知餘毒尚伏。腐爛臭惡如尸，須防生蛆攢癢。發癰發疔，身熱不宜炮熾；發斑發疹，紅潤爲泄毒牖窻。浸淫不斂兮，土虚不能制水；潰爛不收兮，火旺爍金之象。疤凸赤兮，因風熱所搏；疤凹白兮，因虚陷成坑。

險居可生可死之界，得生失死之場。援之得兮罔不起，投之一失罔不亡。險證多般，須挈紀綱。一一求之，志無定向；一以貫之，運如反掌。辛温滋補之證繁多，得一真虚而盡括；寒凉攻解之治不同，得一真實而俱囊。窮其真虚真實之源，達其極熱極寒之變。權其輕重，較其短長。用補用攻，應必如響。勢如寬緩而直達兮，必遵常格；勢若急迫而更似是兮，可不窮理而通方。徒據日而定治，尋春於昏夜；第見病而治病，隔靴而搔癢。

神理豈規則能定？妙訣惟洞徹陰陽。元陽得足兮，痘無氣虚之患；真陰得旺兮，痘無血熱之防。邪陽旺而五液虧，陰寒盛而真火滅。陽極則厥而似陰，陰極則躁而似陽。氣血得勝兮，毒火退聽；毒火雄烈兮，氣血滅亡。畏矣哉，邪毒之進退；大矣哉，氣血之消長。

氣爲陽而毒火侵炙兮，爲蝕氣，或煩熱，或燥渴，口膩如脂，喉間乾惡，痘色輕則乾而重則滯，極則燥而枯，有舌起芒刺，有脣縮燥硬等象。血爲陰而毒火侵炙兮，爲燥血，或大便燥結，或小便短赤，夜不成寐，脣焦舌黑，痘或乾紅，或紫黯，或板黄，或焦黑，收痂燥硬，爬肌搔肉，痂不能落。毒火衝突氣分兮熱如火熾，爲亢陽，或顛狂，或叫喊，或大渴不已，或喜冷思涼，有皮肉擁腫，有面目光亮，有口熱如爐，有脣腫如炊，有痘起浮衣，有發空泡，有水泡，有重頂，有迸裂，或氣涌，或塡脹，或頭汗如淋，或面目預腫，過期腐爛。毒火衝突血分兮，爲血熱，或界地不分，鋪紅肆溢，或眼赤如硃，或迫血妄行，有從口鼻而出，有從大小便而出，有從瘍瘡當頂而出，痘或焮紅，有紫艷，或發血泡，或發紫泡。毒火盤據氣分兮爲氣滯，不能領毒，痘出不快；不能峻頂，或平或陷；不能化毒，難以成漿，或板或堅或硬；不能成熟，難以拘毒，或密或細，或堆聚成形，或貫珠成象，不能磊落。一身之氣，均爲毒錮而失其尊。毒火盤據血分兮爲血瘀，瘀於内，根窠無暈，有頂無盤，痘色白黯，與肉色無別，難以載毒；瘀於外，根盤紫黯，有發蚤斑，有發蚊迹，有若紫背浮萍，難以成漿。一身之血，悉爲毒錮而失其附。毒火外虐兮，輕則抵穿筋骨，頭面潰敗，毁容殘相；重則如失水之魚，剥膚之木。毒火内虐兮，輕則便膿便血，如木之有蠹；重則潰腑潰臟，如果之腐仁矣。此非氣血之不足，咸受毒火之傷殘。

至若氣虚不振兮，無能領毒，亦頂平，亦頂陷，有灰有白，爲餒而不充，槁而不澤；無能拘毒，脚不能斂；無能蓄血，盤不圓淨，或皮薄，或皺軟，爲不蒼老。血虚不榮兮，無能載毒，歸附不厚，行漿淡薄，不能發臭，疤不紅潤，面不榮光，終無血色。

知其侵炙兮，則知氣血之燥烈，急清解以制其火，涼血以潤其燥，開其牖而清澈之，不使至於焦枯。可知其衝突兮，則知氣血之搏激，急蕩滌以攻其毒，苦寒以制其燄，涼血以救其陰，兼於疏表而令宣暢，不使至於外剥。知其盤據兮，則知氣血之拘因，急蕩滌以開其閉，破血以導其瘀，兼於疎達，拔其深根而不使内潰。知其氣虛不振兮，則知毒無駕馭，或温補以致其旺，或峻補以復其陽，或關鎖以禁其虛滑，不使淪於脱去。知其血虛枯槁兮，則知毒無乘載，或滋養以厚其體，或重補以振其漿，不令流於空殼。

百凡變證，惟此推詳。不必以痛爲實，以癢爲虛，以燥爲熱，以戰爲涼。出運之根宗洞達，隨在得從心之爽。不求合矩，自不踰方。莫謂參芪非發痘之劑，蕩滌非治痘之方；莫謂行漿無寒涼之法，收斂無疏達之商。此理若明，尤得豫而克濟；徹彼桑土，迨未雨而可防。毒至潰而攻之，覓犬於見兎；元至脱而回之，補牢於亡羊。知微之顯而得預爲之地，知風之自而悉致病之詳。

痘出不快兮，主乎升發；必究其繇兮，寧第蟬蜕蜂房。其或表邪外束兮，必解散而毒有出路；飲食停内兮，必食消而毒無攔擋。毒火熾盛兮，奪其勢而不使壅遏；氣虛不振兮，助其元而令彼發揚。其源得濬，其流自長。貫漿同於一轍，結痂寧有參商？表如太實兮，鬆之不徹，毒火仍閉而爲虐；表若太虛兮，固之不實，真氣終泄而爲殃。裏若太實兮，攻之不暢，氣血仍困而受虐；裏若太虛兮，補之不實，真元終乏而何漿。實必至於内潰，虛必至於亡陽。更若加乎顛倒，何異抵痘於鋒鋩？妄冀成膿，求魚毁網。即此一端，可以推廣。

膿若成而毒未盡，治毒何能遽止？氣雖足而血未收，涼血何可鬆放？不則竟爾收斂，餘毒必至彰彰。亦有當收不收，脾氣必困中央。此宜實脾燥濕，助痘收斂何妨。口渴不因火炙，生津補液相當。便瀉不因火迫，固脾實土爲良。心虛不寐兮，自宜定志；胃氣不食兮，助納爲强。腠理虛而汗泄，還宜實表；神不守而多言，務使神藏。邪毒淨盡兮，悉從乎補；餘毒留連兮，可廢平章。總歸虛治兮，不通之論；不明剥復兮，安用彼相？補必期足，攻必期暢。藥不勝病兮，何言九仞？治之過當兮，誰云力量？酌其虛而温之補之，熱之固之，不爲實實；明其實而涼之瀉之，寒之解之，不爲虛虛。首尾不拘，惟理是傍。痘若平易，好奇必悮；痘若偏陷，適莫宜亡。常道不諳兮，無此庸俗；尋常不化兮，烏得爲良！

# 推廣規則録

道有元機，階梯必從規則；學期自得，畫一何能推廣？孩體初熱兮，視其溫壯，溫則輕而壯則重。溫必神爽方輕，躁亂莫慶；壯則痘起猶輕，毒滯尤重。壯熱按其燥潤兮，潤則水濟猶輕，燥則亢陽尤重。兩眼昏沉兮，如睡未醒；脣口手指瞤惕兮，神情恍恍。胃火上衝而嘔吐，邪熱下注而傾腸。此因毒趨百竅，是皆出痘之象。吐不必治兮，邪從吐泄；利不必止兮，毒以利暢。其或發搐兮，惟利關節，毋爲驚治；其或狂躁兮，惟清煩熱，安神必戕。治先疏肌消食，升發透毒爲良。表邪因其輕重，輕則前胡荊芥，重則芎蘇乾葛。風寒可用辛散，風熱惟宜清徹。內傷何獨不然！食輕麥芽山楂，重必青皮枳實。發痘隨證相宜，蟬蜕蘆芽桑蛀；咽喉凡痘宜清，牛蒡與夫甘桔。惟有內傷嘔吐，甘桔亦宜暫撤。毒盛內伏兮，攻不宜緩；身如火炙兮，早撲可滅。遲則養虎貽患，致令將來無策。無論漿不能化，縱發何能得出？亦有胃寒而嘔，脾虛而瀉。非因欲痘而然，痘瘡偶因發泄。其必目眶低陷，天柱攲側，足冷頭溫，神情虛怯，重語聲輕，面顏㿠白。必先安胃醒脾，茯苓車前退朮。縮砂陳皮甘草，扁豆蓮心配合。方於痘所宜兼，并行不悖揀擇。亦令疏肌消食，何異霜而重雪。痘若險中帶順，率由舊章。乃得痘看稀密兮，稀爲輕而密爲重，稀得榮綻爲輕，密更不鬆尤重。察其色之紅白兮，白屬血虛而紅屬血熱，白而嫩薄，血真虛也。血虛者，慮其漿清，紅而壯熱，血真熱也，熱則防其紫黑，頂平頂陷。有氣虛氣滯之分：氣虛者淡白，氣滯者板赤。淡白充拓而可起，板赤疏達而勃勃。根壯根堅，有毒鬆毒錮之殊。壯者圓綻而鬆，堅者箍而硬結。圓綻可以弗藥，硬結非透可出。活血透毒，起脹時之工夫；涼血清火，成漿前之規則。活血如紅花紫草，透毒如山甲蜂房。清火芩連犀角，涼血丹皮地黃。囊殼得鬆兮，不必再透；色轉紅活兮，何用再涼？痘犯熾熱，涼解何拘首尾；痘若虛寒，溫補何妨巔末。淡白而兼色嫩兮，參芪保元爲最；淡白而郛殼老蒼兮，芎歸熟地爲良。小水短赤，導赤繇來必用；心煩躁亂，涼膈散快胷堂。疏表以毒透爲期，涼解以火清爲傍。咽喉時防阻塞，莫犯辛酸冷熱；頭面時防搔癢，最忌醴穢腥香。皮薄漿清，托裏而膿自足；灰白平陷，氣足而痘自發煌。癢分虛實，濕爲虛而燥爲實。虛則倍以參芪，燥者黄連生地。便分滑滯，滯爲毒而滑爲虛。毒則惡實紅花黄連木通滑石，虛則木香訶子茯苓陳皮參朮。亢極作戰兮，必燥熱而腫赤；氣虛寒戰兮，必冷白而皺濕。亢極重，以清火而佐散；氣虛急，以回陽而俾煖。牙門於發痘之始，責於肝腎之火伏；齒戛於漿成之後，責於腎肝之少血。虛當重以芎歸，熱伏勿令火遏。日不思食兮，有胃虛火閉之殊；夜不成寐兮，有心虛熱擾之别。邪熱迫而液沸，腠理虛而汗泄。總令補瀉合宜，勿使虛虛實實。形不鬆，色不活，水楊湯和入胡荽而可浴；或黑黯，或破傷，化毒丹調入胭脂而急貼。氣血錮閉，猪尾膏透活無雙；黑黯乾紅，無價散能令紅活。未應收而燥斂，生地重以兩許；應回結而濕潤不收，薏米防風苓朮。餘毒未盡兮審其透伏，伏則疏肌透發，透則活血解毒。體虛而毒未盡，參歸化毒湯宜；神爽而熱未和，地骨小柴亦得。肢節擁腫，歸尾牛膝爲君，佐以紅花羌活；兩目紅腫，羚羊荆芥爲先，次以甘菊羌活。木通赤芍連翹，燥熱生地皆合。熱蒸不斂，細茶末收之而可乾；和皮脱去，金蓋散敷之而自結。種種有實有虛，有寒有熱。不得以陷爲表虛，以綻爲表實，以吐瀉爲裏虛，不吐瀉爲裏實。不可以漿後爲虛，漿前爲實。痘多疑似，毋爲其惑。欲得其真，必詳參合。詳其似是實非，衡其當務爲急。證若偏枯，宜以偏濟。證無定局，妙在權宜。以補作瀉，以瀉作補，究不離乎規則；合乎日期，同乎矩矱，原不下於通方。五行順叙，即顛倒之元機；顛倒元機，即生剋之常理。

## 治痘須知大運論

天以陰陽而運六氣，運有小大，小則逐歲而更，大則六十年而易。小大有不合，大運於陽，歲位居陰，是陽中之陰，猶夏日之亥子時也；大運於陰，歲位居陽，是陰中之陽，猶冬日之巳午刻也。民病之應乎運氣，在大不在小，不可拘小節，遺其本而專事其末也。譬之星理，以命爲主，流年利鈍，焉能移其大局乎？病而於小大俱合無論矣。有於大運則合，歲氣相違者，自從其大而略變其間也。此常理也。間有於小則合，於大相違，更有於大運歲氣俱違者，偶爾之變，亦當因其變而變應之。如冬温春寒，更有若夏令飛霜，隆冬雷電，時令不無怪異，民病豈無悖常？但不可以常理論也。總以大運爲主，不以歲氣紛更，强合乎病，又不設成見於胷，惟證爲的，與司天不合而自合，庶乎其近道矣。若概謂當先歲氣，毋伐天和，似非世則之言。嘗稽東垣一以保脾爲主，河間一以滋陰爲重，子和一以蕩滌爲先，皆能表表於世，總得挈領提綱，故得一本萬殊之妙。不則當年豈無歲氣，而必各取其一耶？至於痘證，有獨取於辛熱，有得意於寒凉，有扼要於保元，是亦治痘之明手，何不見有逐年之分別耶？要知大運之使然，非三氏之偏辟也。如曰偏辟，則當年各操其一以應世，何以得各擅其勝乎？成平以禮樂，勘定以干戈，此世運推遷之理，人事當然之局也。後學不明其故，各效其一而不通變，亦有畏其偏辟而第據證按期，有侈談歲氣以示高卓，皆不知循環之大運者也。余先君養恒治痘，肇於神宗初年，以及謝事，大運寒水，痘多氣虚即血熱之證，至行漿時而火無不清矣，漿後而毒無不解矣。即有變證，悉屬真元不繼；縱有火毒未盡，亦不過强弩之末。總歸虚治，無不響應。昔魏氏之保元，正是時之真訣也。及予於丁巳至癸亥，尚多氣虚，與曩局較若一軌，自甲子而血熱者漸多矣，其毒亦漸深矣。向補宜從重者變而宜輕，瀉宜從輕者變而宜重。迨及丁卯，所宜重瀉者，雖極清極解，而亦弗靈矣。勢必蕩滌，而元梟之勢始殺，然猶放標起脹時之權宜也。至壬申後，蕩滌之法向施於成漿前者，竟有首尾而難免者矣。歷年以來，居然成一定局，間有宜温補者，不過百中一二而已，見大運轉於相火矣。治痘不同，其因如此。試問痘之形色證狀，亦有異於前乎？無以異也。第多內證焉耳，伏毒焉耳。痘如稀疏者，其熱宜和，乃有非乾焦如炙，即頭汗如淋；其神宜爽，乃有非啼號不已，即昏憒如迷。脣有不見焮腫而口熱如爐，舌膩如脂；目有不見紅赤而拳毛倒竪，兩頰如硃。色令紫滯，譫妄其宜，每見肥紅而語言錯亂；色如灰白，厥逆其常，每見焮紅而愁肢冷。期至漿滿，痛脹何奇，每見放標而即如膚剥；時方透點，煩熱何妨，每見落痂而熱猶火熾。有時時而乾嘔者，有頻頻而腹痛者，證難悉舉。使內無伏毒，何以其若是也？使伏毒而僅以規則治之，毒其能治否耶？見相火應病怪異乃爾也。自古氣運靡常，純駁無定，痘故變態靡常，補瀉無定，是知今之非昔，其殆日後之非今乎？乃見前賢往哲，道雖不同，其趨一也。若使易地則皆然者矣，詎任胷臆者所可彷彿者哉？予於當事時懷冰兢，惟恐偏僻致悞，庶幾屢應屢驗，稍可自信。亦有莫挽者，明知其逆不必治，不過熱腸所迫耳。

## 論治痘權宜

治痘百千妙訣，不越補瀉兩途。痘證百千形狀，不離氣虛血熱兩項。氣見其虛，無證是實；血見其熱，無證爲虛。得補諸邪自解，宜瀉正氣自復。補瀉之法，用於常則易，用於變則難。人第知其以補爲補，以瀉爲瀉之成法耳。不知補瀉之變幻，有用補以成其瀉，有用瀉以成其補者。如痘不起發，以之疏表達裏，是以瀉爲瀉也。乃有固中實表，而痘適以起者，非以補成其瀉也乎？如漿不能足，以之保元托裏，是以補爲補也。乃有凉解疏達，而漿適以足者，非以瀉成其補也乎？此《内經》瀉東方而以南，補西方而以北也。舉一而言，三隅可知。知此則補不必拘於時，瀉不必拘於候。時而一以補焉，當不至於助毒；一以瀉焉，當不害於損元。時而依期傍候，蹈矩循規，只見行其無事，非爲胷中無識矣。於此不能權宜，凡可生之痘，皆淪於不起。然痘家喜補而畏攻者多，信攻而畏補者少；醫亦依傍繩墨者多，達權通變者少，往往從補而致斃者，更十居八九也。

## 治痘藥性摘要賦

方不合宜，厥疾何瘳？藥不明性，方從何合？山楂寬氣道而鬆痘，消食亦宜；桔梗順肺氣而清喉，藥中舟楫。蟬蜕發痘之必需，甘草解毒之莫缺。前胡清風熱之痰，亦能下氣；葛根散肌表之邪，兼能解渴。薄荷清風痰而散驚，鈎藤利驚搐而散悸。木通導赤除煩，毒從溺解；牛蒡清喉解毒，邪從肌泄。枳殼下氣寬胷，青皮散結消食。檳榔豁痰逐水，殺蟲去積；枳實倍於枳殼，推牆倒壁。澤瀉利水通淋，猪苓速於澤瀉。川芎助清陽而升頭角，毒火上炎者宜審；木香理滯氣而溫脾胃，乾紅色滯者何涉。大黄驅梟毒而不留，破惡瘀而不守，不令内潰；石膏解煩渴之如煙，退炎炎之火烈，不使焦黑。殭蠶催漿，定癢之一隅；白芷托頂，排膿之偏卒。荆芥散風熱而清血中之火，徹上徹下；防風散風邪而行周身之閉，驅風燥濕。生地黄凉血之聖劑，潤燥無雙；熟地黄補血最良，右莫能出。麻黃發痘而透淵潛，寒勝則宜；陳皮消痰而開逆氣，燥烈則撤。升麻升散而上提，火炎必戒；白芍斂陰而退熱，莫投血熱。山甲力透重圍，其性燥烈；地龍無地不透，最能活血。毒凝滯而不透，紫草當行；血乾滯而不榮，紅花莫失。羚羊清乎肺肝，犀角解乎心熱。黃芩瀉肺火而涼大腸，失血亦宜；黃連瀉諸火而解熱毒，乾嘔聖藥。赤芍藥破血中之滯氣，療毒壅之腹痛；牡丹皮退陰中之伏火，散血熱之氣結。桃仁佐大黃而退浮萍，血瘀必用；地丁君紅花而散紫黑，毒結尤良。貝母治毒痰而利心肺，桑皮瀉肺火而治氣逆。滑石利六腑之塞結，溺赤尤宜；杏仁開心氣之閉塞，止嗽亦得。連翹足能瀉火，花粉可以解渴。當歸補血虛之要劑，鹿茸振血冷之幾脱。猪尾膏透伏毒之深藏，無價散轉黑陷爲紅活。元府留毒，化之無敵珍珠；毒凝痛楚，定之還須乳没。牛黃護心解毒，清火開痰；琥珀利水除煩，安神散血。黃芪振氣虛之不充，排膿托裏而實表；人參補真元之不足，滋助五臟而内益。桂爲參芪之使，壯血虛冷；附起虛脱之疴，回陽反本。白朮止吐瀉而健脾，茯苓利水道而滲濕。金銀花解痘後之餘毒，地骨皮退痘後之虛熱。茯神酸棗，寧毒盡之心虛；訶子肉果，塞脾虛之滑瀉。山藥助脾而益腎，薏仁收濕而助脾。邪留下部，行走必需牛膝；毒存筋骨，通散無逾羌活。小柴解痘後之潮熱，引藥入肝而主升提；麥冬清心肺之煩渴，生津補液非虛弗合。元參去浮游之火，解咽痛而快斑；山梔去曲折之火，清肺胃而止衄。木賊草退餘毒之目瞖，甘菊花療痘毒之目疾。扁豆蓮肉助脾，無嗔無喜；竹葉燈心清心，可出可入。藥品浩繁，惟貴精擇。純熟其性，泛應不竭。倘不辨證虛實，必致禍乎蒼生；偶或悮投温涼，亦難逃乎天罰。告爾醫工，切須戒慎！

## 發熱論

痘瘡未形，熱兆其先。何以其自熱始也？蓋痘本一先天毒火，毒而係乎先天，毒自内出可知。而且濟之於火，其爲熱毒又可知。熱毒發於内而欲達於外，其有不熱者乎？然熱證繁多，何以則其爲痘之熱也？毒一萌動，出乎包孕之地，其勢旁達，細察其毛竅則聳簇，按其肌肉則瞤惕，唇口必濡跳，手指微抽掣，有似驚意，但驚則顯見而迫，彼則隱微更緩耳。其所以然者，以毒尋竅而出故也。其氣腥穢衝衝而起，眼必昏沉，胃必嘔吐，氣濁而神不清，所以然者，以胃與目，神與氣，屬上焦而主輕清，目更係五液水會之地，爲腥穢所干，自搖動而不得清寧矣。凡發熱而有是象者，痘之熱也。古人驗中指獨自冷者，亦謂其中指通受納之關，胃爲穢毒所衝而故失其常也。又卜其兩耳紅筋必輕，紫筋必重，與夫耳骫冷熱之辨，亦爲耳乃腎之竅，水受火之搏也。然有驗有不驗者，必合驗前象之爲最確耳。寂無所感，痘自驀然而萌動者，其象如斯。若先感寒邪，必鼻流清涕，面顏青慘，翕翕發熱，不免於淅淅惡寒，頭疼拘縮而無汗，啞兒烏知其疼，驗其眉愁是也。若感風熱則面赤聲重，涕唾稠黏，氣粗鼻塞而氣熱，太陽筋惕，身有微汗。若傷飲食，胷腹按之必愁，彈之如鼓，口中嚘腐酸臭，大便或閉或瀉，閉則轉氣極矢臭，瀉則如注，穢臭倍常。驚則面有青氣，但不惡寒，手足兢跳而不拘縮，卒然啼哭而若有所見，神情恍惚，如人捕捉，緊抱則安，稍動即悸，甚則或斜視，或上竄，手足拘攣，角弓反張。四者皆客感，本非痘象，然皆足以致痘。痘若因感而動於中，心合痘象而見於外，證雖多般，總不離熱。是熱也，痘雖未形，而痘之吉凶生死，未始不判於當下。如客感無侵，則毒無阻礙，更得熱勢和緩，體膚滋潤，微兆其欲痘之象，別無可虞之證，將來放點，痘必氣領血載，稀疏綻突，榮潤可觀，吉之兆也。如痘本輕，客邪太重，重在表則腠理閉密而毒無出路，重在裏則中宫填塞而毒難宣暢，重在驚則精神虛惕而毒不得振作，縱令痘無可虞之象，而客邪有變痘之虞，是謂險從順變，而吉中不能無凶矣。若夫壯熱煩渴，或大便燥，或小水赤，或不耐衣被者，不必問客邪犯與不犯，熱象如是，痘自匪輕，難乎其爲吉矣。至於熱如火熾，體膚更燥，發渴不已，口熱如爐，鼻燥唇裂，目紅頰赤，小便癃而大便閉者，此熱之盛而凶之至也。乃有遍體燔灼而四肢則冷，體燥如炙而頭汗如蒸，有靜則燥熱如炙，動即汗泄如油，唇口焦裂，舌起芒刺，目紅而拳毛倒竪，面赤而板硬如臃，鼻衄成流，溺血如膏，置身體於泥水之中則快，嚥冰雪於咽喉之下則爽，有一於此，是熱盛之劇，窮凶之至，而與死幾鄰者也。又有骨節煩疼，腰如被杖，徹夜無眠，身無安放，靜則昏憒如迷，躁則如魚失水，筋抽脈惕，甚至手足俱搦，皮毛刺痛，甚至衣衾難動，有叫喊而不休，有欲啼號而莫得，目閉者終日不開，直視者終夜不合，舌弄如蛇，天柱倒側，此等惡證，熱如炮烙者有之，頭温足冷者有之，脣焦頰赤者有之，青慘黯滯者有之，即一體之中，寒熱相判者有之，陰陽殊絶者有之，殆不可以數計也。所以然者，以毒火有隱見之分，非真有寒熱之介也。乃若從前所論熱之有温有壯，壯而有潤有燥，燥而有劇與不劇者，何以故？以毒火有輕重之别，在氣在血之不同耳。火毒初萌，有血當其先者，血當其先則血之受毒倍於氣；有氣當其先者，氣當其先則氣之受毒倍於血，毒所以有在氣在血之證也。血屬陰，以陰遇火則自熱，火毒得其輕則熱自透而能和；氣屬陽，以陽遇火則熱自壯，火毒得其輕則熱雖壯而能潤。令重者而血當之，身之賴以滋養者惟血，血爲烈火煎熬則血失其養，其熱自燥而體不得潤矣。令重者而氣當之，身之賴以運行者惟氣，氣爲壯火所蝕則氣失其運，而脈絡爲之阻塞，遏鬱處則冷，衝突處則熱似火，汗如蒸矣。重極者而血當之，以有限之血，而抵無涯之火，猶杯水而敵車薪，鼎沸於内則妄行空竅，蓄聚於中則凝結成瘀矣。血至於瘀而氣有不受困乎？尚冀其能領毒而發見也耶？不熱自有之矣。外見青紫如傷，藍斑如靛，是其驗也。重極者而氣當之，以陽剛之性，而攖烈毒之火，陽既亢而毒且厲，陽亢則熱極生寒，火極似水，毒厲則萌動即攻，未幾欲潰，經絡隧道，悉爲毒錮，尚冀其能蒸發而熾熱也乎？凡見悶亂無聲，面顏青黯，是其驗也。所以悶痘之斃，不俟終日，總以無所容其發泄焉耳。故熱雖發始之證，而熱之輕重緩急，不可不知。輕者不治而自愈，緩者從容而可圖。重若忽而必敗，急若懈而何追。挽回調劑，古人必按痘之形色而後推敲，施於緩者則可，其重且急者，痘雖未形而兒體之生命，已在涉春冰而蹈虎尾。乘痘未及見，毒雖猛而尚未有定位，火雖烈而尚未及燎原，此誠轉危就安之機，起死回生之會也。必俟察形驗色，其勢已成，而牢不可破矣。況乎形從氣見，色以血呈，欲卜形色之美惡，即氣血安危之機而逆睹矣。欲察氣血之機，即發熱時之景象而昭然也。誰謂發端非究竟乎？火未至而先煙，雨將至而雲合，由來其機如此。得此元關於發熱時之調劑，不必求合於痘而自中的。若泛以熱治，未有不致誤於重而急者矣。

## 升發論

升者，提清氣以上達也。發者，開百竅以四播也。世俗但知以毒透毒，不知升發之義者也。痘自包孕之地，萌動而起，達於肌肉，見於皮毛，一皆從竅而出，竅有阻塞則毒無出路矣。周於一身，遍於四體，一以頭面爲主，清氣不升則元首蒙蔽矣。舍輕淺之痘，不得沾沾以逐毒爲發也。故古人有以升麻葛根湯，謂已發未發俱可用，以葛根能開泄腠理，疏暢百竅，痘得以縱步而出，升麻能提氣上升，透發頭面，痘得以挈領提綱，其不專以毒逐毒可知。然成方又不可拘者。愚謂痘犯氣虛，腠理不疏而自泄，必用乾葛，則重泄其表，俾氣愈虛，痘反餒而不振矣。痘犯血熱，毒火不提而上竄，必用升麻，則更提其燄，俾毒愈涌，致毒反攻頭面矣。又有謂一見紅點，便忌升麻、乾葛，愚謂氣虛則氣下陷，虛劇者升之而猶未能上達，法必得補而可充，併升麻且不敢用，痘將何由而起？血熱則表裏壅遏，熱劇者疏之而还虞未濬，法必攻之而得暢，併乾葛且不敢用，梟毒何自而鬆？此兩説者，各執一定見而不通變，學者不可以概法也。況升發之妙，亦非僅以提爲升，以疏爲發。疏則第可以逐寒邪，散風熱；提則第可以助清陽，發真氣。不惟真虛真寒，惡火惡毒所不能調劑，即如飲食停滯，暑濕穢氣，孰非阻竅脈而礙氣道者，其得以兼攝否耶？存心於此道者，必審其何痘宜疏，當不虛其表；何痘宜升，當不提其毒；何痘宜升發併行，兩用而兩得其效；何痘可以升發無借，即得以無事爲工；何痘宜寬中，何痘宜清徹；何痘以不發爲發，不以疏爲例；何痘以不升爲升，不以提爲則。總令氣之得以直達，不爲毒錮，不爲火蝕，不爲邪鬱，不爲穢閉，不使窒礙，不使消阻，得以拘領其毒而出，升發之梗概，庶乎其得之矣。得此機關，苦寒如芩、連，辛熱如桂、附，補塞如參、芪，蕩滌如硝、黄，何莫非升發之劑？此竅不得，山甲、人牙施於燥熱之兒，地龍、尾血投於寒凝之痘，桑蚟、蟬蜕隨痘皆宜，據日期而不敢多用，魚蝦鷄笋，鑽瘡宜禁，凡遇痘而漫無區別，本透毒之利刃，與不能操刀者而反割矣。若是則元之又元，似乎無可適從，要不外於表裏虛實之間，輕重緩急之勢，驗其形色，考其證狀，體其神情，參其脈息，一一而端詳之，治法與發熱之條無兩軸也。

## 疎表

發痘機關先辨表，表係痘瘡之門户。表若無邪莫過求，表若干邪無出路。疏表必審是何邪，不可混同無區別。冒寒清涕在隆冬，蜜炒麻黃蘇與芎。傷風涕唾必稠黏，羌活荆防可去風。風熱相兼身燥熱，面赤騂騂口膩渴。前胡荆芥葛根宜，莫用辛香與燥濕。表證雖無痘不鬆，亦宜三味無他擇。痘如起發表邪清，不可過用令肌泄。若還表虛痘必癢，表若留邪毒閉塞。亦有表清毒已透，痘出焮紅或紫色。此是血熱火熬煎，血中之火當俾徹。荆芥一穗妙靈丹，徹始徹終莫計日。

## 達裏

發痘機關當究裏，痘有未見先傷食。飲食内停中氣阻，轉運失職脾困苦。縱然痘順亦淹遲，設一痘險尤難布。要識如何爲内傷，口中噯腐氣非常。恒有吐瀉交相迫，亦有胷膛難按掌。有轉失氣甚酸臭，指彈腹聲如悶鼓。此等内傷悉非輕，萊菔陳皮枳實君。青皮等味佐桔梗，欲其下降必兼升。有升有降理自然，前胡下氣必推陳。木香厚朴薑砂類，氣味辛香與燥溫。證非燥渴方擬用，不可混作消食論。食若無多僅帶消，山楂麥芽亦足應。輕重寒熱最宜分，若還倒置痘先困。

# 古今圖書集成醫部全録卷四百八十六

## 痘疹門

### 救偏瑣言 明・費啟泰

#### 痘有首尾疎達訣

此言毒火表裏俱盛，令得宣暢，非外感内傷也。

痘有首尾宜疏達，不可專以痘初發。初發之時固多宜，漿期斂後尤當察。若使表裏俱實甚，期在行漿正涌盛。疏表達裏不能權，變證百出趨愈遠。安望成漿毒化膿，壅遏毒火成内攻。漿期已得此中竅，期在收痂又當曉。謾道回漿宜斂陰，宜疏反斂終不清。致毒留連難跳脱，紅暈依然痂燥黑。輕則纏擾重則斃，多因悞斂少清徹。謾道漿後證無實，猶宜鬆達反令塞。毒痂抓肉不能落，餘毒般般無休歇。輕發癰疔重必悶，誤將惡毒爲虚論。首尾疏達痘如何，惡毒爲殃何用多。片雲能使日光晦，前後工夫須合符。有一不倖知未靖，餘氛未殄得非荼。證一炮熱尚如曩，餘象和平那算康。痛苦神情仍未釋，痘雖許可怎無傷？漿信肥濃形足羨，色猶焮赤可云祥。形色神情俱似可，一惡當頭未肯降。一惡深藏根未拔，能虧九仞至淪亡。只此類推餘可概，可拘末路不通方。更有一痘最爲奇，痘出稀疎綻且肥。起脹成漿猶似順，順中倐爾變崎蹊。逆嫌一點非虚話，結局雄疔要害踞。有痘稠密頗多虞，前局多虞後轉移。從此遞看渾似順，順中恆有伏干戈。前途棄甲從旁刺，結局疔痍遍體罹。早覺尚能謀治策，昧即攻心殞刻期。惡毒難靖猶難測，疏達工夫可忽微？

## 痘有不宜疏達訣

痘有始終忌疏達，不第行漿收靨時。證犯氣虛難振作，發始須當預護持。痘賴氣領方能透，虛更疏兮有何竇。毛竅況以氣爲衛，衛已疏泄何堪再？縱有客感謂傷氣，非若表實傷風例。疏邪還宜兼實表，竟爾疏邪焉得起？氣能充塞令毒暢，氣虛裏實猶希旺。借令通達混同施，裏若虧兮損何地？即有停滯謂傷脾，非若脾强傷食例。消食毋使脾受虧，脾氣虛虧痘必危。莫謂放標功有待，始之不謹終何賴？

## 放點證治準

痘未見點，豫卜其爲吉爲凶，惟於神情證象而求之，脈理而參之，然非極美極惡者未易鏡其將來也。放點則有形可察，有色可詳，順逆險三途，昭然而覩矣。蓋形成於氣，色根乎血，氣正則拘領其毒。毒有所拘，痘雖密而得定其位，不糊模，不細碎，顆粒分明，而脚必周淨；毒有所領，毒易達於外，痘雖密，頂綻突而囊蒼老，此氣得其正而形其無間也。血正則榮載其毒，毒有所載，痘雖密而能安其位，根有盤助，囊厚其藏而饒涵泳；毒受其榮，痘不燥濇，形雖密，淡而不白，紅而不嬌，此血得其正而色其無咎也。反此則氣血反受毒制。可知有表裏俱虛而出不快者，有表裏俱實而毒壅滯者，有氣血虛餒皮薄而色白者，有毒火熾盛形惡而色惡者，千形萬態，總由此出，詳別證治於後。

放點於熱三日後，身凉神爽，顆粒鬆朗，淡紅蒼老，其餘可知爲順，不必服藥。

放點，熱不一日，烈熱乾炮，帶火而出，不論稀密，色一紫艷或焮紅，其他可知。此梟毒烈火，及早圖之，不致日後内潰。急以攻毒清火，帶清肌透發，不可以初見而翫忽也。

放點，有身不見熱，神情困倦，偶因四旁痘氣相感而出見痘，色淡皮薄，此腠理不密，肌肉不固，不能約束而然也，不宜疏散，防日後有癢塌之患，以調中湯主之。

放點，有先因吐瀉困倦，頭温足冷，適感時行而出，色淡囊薄而淹滯不起者，此氣虚不振，不能透發，宜以升發中即兼治本，免日後有倒陷之患。

放點，有熱如火熾，紫艷焮紅，神情躁亂，累日不鬆而不起者，急宜攻毒涼血，清火疏肌以透之。

放點，有僅數粒，色不甚紅，亦有甚白，身體温和，神情清爽，不諳者目之爲順，不知其囊窠累日不見粗壯，痘色不見光肥，浮沉其間，名爲等伴痘。先見數點者報痘也，四五日後，身必忽然大熱，神即昏憒，大隊梟毒，一時涌出，其痘稠密紫黯，大都不起明者，即與挑破，吮鬆其毒，以藥胭脂貼之，内服猪尾膏、通天散，活血疎透。來勢猖狂，法必蕩滌，庶可救。

放點，有毒火雄烈，氣血不能約束，一齊涌出，火熱如焚，急宜攻毒涼血清火。

放點，熱猶火灼，乾燥如煙，神情躁亂，不論稀稠，急宜攻毒涼血，清肌散火。緩則毒内攻，恐無及矣。

放點，痘色乾滯礬紅，身宜壯熱而反涼者，以毒火遏鬱於内，非真涼也。急宜散火疎肌，活血透發，俟火透而後清涼，不宜遽與清火。

放點，痘甚稀疎，却間蚤斑，或間紫黯，有若紫背浮萍，或犯貫珠堆簇，神情愁悶，及諸般痛楚之類，多因惡毒盤據於内，表裏故不相符，不可因其稀而致忽也，即當攻其伏毒，鬆肌活血。

放點，有脣烈焮腫甚，有焦黑如煤，或口中穢氣不堪，或舌起芒刺，此毒火犯胃，急宜重以清火涼血解毒，重必攻之。

放點，皮毛刺痛，衣衾苦動，此毒壅於肺，急宜重以攻毒，鬆肌透發。失治，至行漿時，膿根不起，必至燥癢而斃。

放點，筋抽脈惕，叫喊不已者，此伏毒在肝，宜疎肝，毒重必宜攻，有咬牙者亦如之。

放點，譫語狂煩，如見鬼祟，此毒火迷心，宜涼血清火；兼之身熱如烙，或諸般痛楚者，尤宜攻毒。

放點，骨節煩疼，更有腰如被杖，此毒在於腎，大都不起，攻毒刻不容緩。

放點，拳毛倒竪，目泡下有血絲，如綫絆於其處，或腹痛不已，身熱如火，肢冷如冰，此毒伏於脾，急宜攻毒，兼清肌透發。

放點，小水有如醃魚汁，有鮮血如紅花膏，此毒火下注小腸，急宜攻毒涼血，鼻衄成流者亦然。

放點，大便欲解不解，或解時疾首蹙頞，所解如漆如膠，有若瘀血，有若羊糞者，此毒注大腸，急宜攻毒，因勢而利導之。

放點，大便暴注如傾，有純解清水而躁亂者，此火擾大腸，宜分理涼大腸。五臟伏火伏毒，惟下利稍輕，以大腸爲傳送之地，雖壅滯艱塞，終得因勢利導。

放點，顆粒稀疏，囊窠飽滿，而色有礬紅，有紫艶，有晦色，此毒火在於血分也，宜解血分之毒，清血中之火。

放點，有歸附甚厚，而囊窠不鬆，或平或陷，此血至而氣不至也，宜寬氣道，鬆肌疏透；兼他證凶暴者，必下之。

放點，有郛殼圓滿，而盤助乾滯，此氣至而血不至也，宜清榮活血；兼他證猖狂者必攻之。

放點，有外感未愈，或風或寒，或風熱，或輕或重，有累日不起，有起而不快，此爲表實，審其何邪而疏解之，令毒有出路。

放點，有飲食未消，中宮阻塞，口中噯腐酸臭，腹内飽悶，痘出不快者，是爲裏實，急宜消化，令得宣暢。

放點證治之大略也，由此而推之，其餘可概矣。

## 稀有内證

痘欲其稀，稀則毒輕。不知稀而有内證，非真稀也。透於外，其毒則爲痘。藏於中，其毒則見證或躁亂，或痛楚，或乾嘔，或昏迷，或失血，或叫喊，或洞瀉，或艱塞，或大渴不已，或脈惕筋抽，或咬牙弄舌，内證甚多，類此是也。無論氣血不足，即使有餘，亦爲毒所錮閉而陷於無用，於囊窠不能鬆綻，痘色不能紅活，非血鬱而白，即乾紅而滯，或紫艷，或深紅，或間斑點，唇黑如煤，頂黯如焠，非壯熱如炮即身涼而躁，痘即可以數紀，亦何貴其稀也。儘有頂綻如珠，光明潤澤，一犯内證，便非真稀。明者燭其故，隨其證之所至，或宜疏，或宜達，或宜清火，或宜攻毒，或宜破瘀，或宜透發，乘毒未張大，及早圖之，容可保全生命矣。

總訣

外稀尤貴内安和，内不安和稀用何？重必内攻輕内擾，蚤圖猶得幸無疴。

密有充肥

痘畏其密，密則毒盛。不知密得充肥，其毒雖盛，而氣血頗饒。氣血雖饒，而或陷害於毒，亦何能發透於外而覩其充肥？今充肥則氣血不爲毒害可知。充肥則氣血又得以制其毒，而化毒又可知，其毒雖盛何畏焉？外有熱熾如火，或絳紅，或紫艷，或煩躁，痘雖充肥，毒亦猛烈，較之深藏隱伏者，彼得發見於外耳，又不得概以充肥而目之也。

總訣

毒無壅滯痘充肥，痘得充肥正有餘。更得淡紅滋潤色，縱然稠密莫躊躕。

陷有毒滯

氣不能充則頂陷，陷則虛，無疑矣。然必皮薄色淡，方合虛局。若囊厚色蒼，氣之本體已具，未有氣虛而囊不薄色不嫩者也。以氣爲壯火所蝕，壅遏不能上達，以故陷而不滿，不惟囊厚而且臃腫，不惟色老而且乾滯，尚有别證可參，與虛陷自是迥别。每見時師不審其由，一見頂陷便謂氣虛，亦不識根脚之如何爲斂，如何爲塌，如何爲根鬆，如何爲毒絆，因其頂陷連脚，亦混言之，曰：此痘脚塌頂陷，并血亦牽在其中，則曰：氣血兩虛，必須大補，貿貿焉竟以參芪保元固本，以實投實，致悞者不可勝紀矣。悲夫！

總訣

痘瘡頂陷若茱萸，囊老乾紅豈是虛？氣因毒滯無能峻，毒得鬆兮氣自尊。

綻有囊薄

氣尊於中則綻，綻則氣似足，然綻而不蒼，是空擡虛殼也，綻何取焉？氣虛不能衛護，郛殼隨毒而起，雖若圓滿而實飄薄，其色淡白，雖紅亦嫩，體必温涼，人必懶倦，無論氣虛不實，其血亦自不足，不得目其磊落而可喜也。其本質與嬌紅同體，薄似浮衣，證自迥别。乘氣血未至離散，及時早圖，未始不可以轉移也。不則必至癢塌而斃。

總訣

氣虛頂綻痘空囊，綻若囊空反不祥。浮擡不實成何用，及早扶元免破傷。

薄有浮衣

痘瘡皮薄，自是氣虛。蓋皮毛屬肺，肺主氣，痘之囊窠厚薄，頂綻頂陷，蒼老皺嫩，皆氣主之，未有皮薄而氣不虛者也。獨有浮衣則不然。毒火猛烈，衝突皮膚，其苦皮隨其炮熾而起，如湯火炮燃之象，較之氣虛之薄，其薄更有甚焉者。孰知其本然囊窠，尚伏而未起，毒火一清，本體自透，漸成蒼老，然果何以辨其爲浮衣也？其道一以貫之，氣虛之薄，其體自涼，其盤自淡，其神必倦，口不膩渴，大小便如常，諸凡火象，自爾不犯，是爲真薄。若盤暈焮赤，燥渴神煩，身熱如焚，或小便沁紅，大便閉結，或傾腸直注，不必一一如是，有一二乾證，的確烈火無逃者，餘即有似虛似寒，間乎其間，正其熱劇隱伏之故，非雙關兩屬之證也。若以氣虛治，助其烈火，閉其毛竅，不得發泄其外，浮衣勢必破碎，如乾豆皮，内囊肉色燥赤如剥兔，併空隙之地亦散漫游紅，煩躁擾亂，而莫可救藥矣。似是而非，可不明辨也乎？

總訣

皮薄身涼屬氣虛，皮毛火逼起浮衣。窠囊毒涌同於薄，一得清肌即轉移。

平扁與不鬆辨

何爲不鬆？板實而不暢滿也。何爲平扁？餒乏而不充拓也。其形若似，其致不同，一屬於虛，一屬於實。然實亦有不同，一有可生，一有必斃。囊窠板實，氣爲毒滯，以故不能暢滿。若血猶歸附，受困惟在於氣，一治其毒，毒殺其勢，氣得以伸其轉運，血因以佐其流通，氣運血隨而痘自鬆，其可生者此耳。令氣血俱爲遏鬱者，囊固不鬆，根亦無暈，所謂痘色與肉色一般，此氣血俱不至之痘也，無可救藥。如身涼人静，囊軟色淡，絶無乾燥壅滯之象，是謂平扁，由氣虛而不能峻頂也，早宜保元湯倍用黄芪而振氣，内力得旺而氣尊於中矣。虛實補瀉之界，不可以不明辨也。

總訣

毒滯囊窠謂不鬆，氣虛平扁莫能充。不鬆形色無柔嫩，平扁何曾有板癰。

氣拘與毒絆辨

上文平扁與不鬆，指痘之窠囊而言；此拘與絆，指痘之根脚而言也。根主盤暈而屬血，血隨氣以爲通塞。

氣得其令，則毒受制於氣，氣能以蓄血定位，拘斂其根，不使旁溢，盤暈能圓，壯而紅潤，是氣交則圓必周淨之謂也，是爲氣拘。若氣失其令，受制於毒，氣爲毒錮，窠囊固不得鬆，而盤亦緊束如箍，按之結硬，則根無盤暈矣。是痘神情大都躁亂而體則不熱者，此屬不治。所謂陽毒易治，陰毒難理。

## 總訣

毒絆根窠似氣拘，氣拘盤蓄痘充肥。絆其緊束根堅硬，并亦無盤淚必揮。

## 嬌紅非血熱辨

紅者血之體也，血因火動而呈其色也。痘不遇火，雖紅必淡，紅則爲火迫矣。故古人有言曰：紅屬血熱。良有以也。蓋指紅深者而言，非所云嬌也。嬌則氣固不足，連血亦虛，無幾之血，爲無根之火，遊行於皮膚間，故雖紅而實嬌，口必不膩，熱必不壯，囊窠不能厚，日後必至敗於癢塌，其痘最惡。所以謂紅而嫩不若白而老。嫩者嬌之謂也。

## 總訣

痘令深紅是火炎，水紅榴子又虛看。血虛氣弱嬌何嫩，皮薄漿清癢必纏。

## 血鬱非氣虛辨

白屬氣虛，自古言之。何以既白矣，而云非虛也？蓋血著於外則紅，鬱於内則白。血受毒鬱，則血不能灌輸於痘，而潛伏於内，所謂血不至之痘也。然其空隙之地，必有硃砂斑點雜於其中；即未必其然，或有數點紫滯乾紅而露其朕兆者，即痘無可憑，或神情躁亂，脣口焦裂，濁膩如脂，或衄血溺血，舌弄如蛇之類，色雖隱伏，端倪自見。若以氣虛治，投於丁香、薑、桂之屬，不俄頃而遍體焦紫矣。

## 總訣

毒壅血鬱不流通，血鬱難呈載毒功。白即似虛機自露，細心參合掩何從。

## 起脹證治準

痘之根透則爲起，囊綻則爲脹，起居先而脹繼之者也。痘初放點，其粒如菽，遞及五朝，前後表裏，得以無邪，痘瘡不至偏陷，縱步而出，根透囊綻，菽而至於如豆，是謂起脹，毒其盡行於肌表矣。以毒達於外，痘故得以起脹也。其象眼封鼻塞，氣尊血附，頂白根紅，白而且肥，紅而能淡，光壯如珠，身體溫和，神清氣爽，飲食二便如常，是起脹之順者也，勿藥有喜，其斯之謂歟！

起脹時，若表邪未盡，致毒不能盡行肌表，向來痰唾稠黏，或鼻流清涕，或面赤多淚，或面青聲重，或翕翕發熱，或淅淅惡寒，或毫竅直豎，至此猶未霍然，痘必未能起脹，仍必疏肌達表而兼升發。古人言一見紅點，便忌升麻、乾葛，不可拘也。

起脹時，若有宿食未消，致毒阻塞於內，向來胷膈不寬，按之眉愁，口中噯腐酸臭，轉失氣極臭，至此猶未跳脱，痘必應至不至，仍以寬中化食而兼升發。古人言治雜證一寸，痘子落後一丈，不可訓也。

起脹時，表裏無邪，雖無阻礙，氣虛血弱，痘雖起脹而少光壯，淡白而不蒼老，眼不甚封，鼻不甚塞，脚雖不塌，頂不能綻，體靜溫和者，稍稍解毒中，即當漸補氣血，溫中保脾，如保元湯加芎、歸、木香、殭蠶、白芷、山楂，量用解毒一二味，以預防漿後泄瀉倒陷之患。

起脹時，有氣血虛劇，不惟溫而且冷，不但靜而且倦，不惟白而更嫩，不但不老而且皺薄，頂陷而兼脚塌，重語聲輕，眼不能封，鼻不能塞，淹淹不振而不起脹者，即當大劑保元湯加芎、歸、鹿茸以峻補氣血，或丁香、桂、附以振作元陽。參、芪太重，必須濟以山楂，以此味能行參、芪之滯，不減參、芪之力，此用藥相濟之法，不可不知。桂、附量視緩急。參、芪、鹿茸，遲則殆無及矣。此偏於不及者，大略治法也。

起脹時，至若毒火猛烈，更有伏火伏毒，鬱於皮毛，痛如膚剥，衣衾難動，期雖起脹，竟累日壅遏者；有毒參陽位，面目焮腫而痘不腫者；有毒滯於頂，根起而囊不鬆者；有一身之內，通塞不均，衝突處則重頂，甚則涌泡，遏鬱處或平或陷，甚至連窠囊亦板實者；亦有窠粒周圍，貼抱一圈，狀如珠殼者；有毒擁皮肉，痘雖粗大板而平者。此等梟毒在於氣分，不拘痘色紅與白、紫與黯，必用蕩滌之劑，佐以青皮、赤芍、荆芥、牛蒡、木通、蟬蜕，用山楂兩許，煎湯代水以治之，重以桑蟲透發，庶氣不爲毒錮，氣得以暢達而痘起脹矣。古人言氣不可虧，不可法也。

起脹時，有諸痘未漿，并有未及放白數點，先已黄熟者；有半爲熱毒燔灼，半爲伏毒錮閉，一則鋪紅肆溢，一則痘若水珠者；有通身或紫黯，或紫艷，或焮紅，或礬紅，或晦色，或間硃砂斑點，或紫背浮萍，或失血空竅者。此等熱毒，在於血分，不拘痘之日期，亦必以蕩滌爲主，佐以桃仁、赤芍、紫草、地丁、丹皮、荆芥、木通、猪尾膏、地龍，以散其凝結之毒，庶血不爲毒瘀，得以通達而痘自起脹矣。古人言補血之功難，須當養於平素之説，不可泥也。

假令毒火發見於外，熱如火熾，煩渴不已，口熱如爐，不拘在氣在血，均以石膏、芩、連、犀角，或四聖散、金汁等類，以制其陽光烈火，庶氣血兩不受炙，痘其得以起脹而榮潤矣。古人言疹愛清涼痘要温，不得以此痘律也。

起脹時，有根起而囊少脹，起脹而或少充，充而色或少潤，潤而熱有未和，是毒火未得宣暢，概以疏透清解，固無事於蕩滌，亦不必過以寒涼，尤不宜妄用辛熱，亦不當便用温補，但以連翹、牛蒡、生地、丹皮、紅花、山楂、甘草、荆芥穗之類，稍以白芷、殭蠶、桑蟲、占米以催漿拓頂。火雖不熾，清之則熱得以和平，色得以滋潤，行漿而漿得以洋溢；毒雖不盛，解之則囊得以鬆泛，毒得以化漿，至收結而不爲餘毒纒擾。清解之法，常規原以此期。痘至五六日，大都起脹，起脹則毒在外，毒既在外而清之解之，則毒無寒凝之慮。痘方起脹，則漿未及行，而裏未虛，乘未虛而清之解之，則痘無内虛倒陷之患。而孰知過與不及，不可以常理論也歟？

## 攻毒總訣

問痘如何有用攻，伏毒伏火豈堪容！毒火鬆透稠無害，毒火深藏稀亦凶。細究神情暨見證，察形驗色皎如星。上焦衝突如泉衄，舌刺脣焦與炙同。下迫小腸溲是血，大腸逼迫苦難禁。拂鬱皮毛痛似剥，啼號不已虐中宫。胷堂壅遏躁如嗔，日夜無眠擾不寧。痰一因之迷上竅，氣雄煩悶叩無聲。静不静兮躁不躁，愁容可掬畏人親。骨節煩疼腰似杖，筋抽脈惕狀如驚。遍體炎炎駭熱深，更呀四體有如冰。通身汗涌令人畏，尤怪身焦首似蒸。毒涌肌肉周身板，掀腫如吹痘却平。擁突如桃名疙瘩，痘瘡未見毒先行。痘未脹時面預腫，額顴未起眼先封。赤眼泡下繞紅絲，倒竪拳毛人未知。遍軀晦滯如蒙垢，口舌無皮穢氣噴。兩頰燃紅無點粒，發始牙爭舌不寧。報點歪斜黑陷硬，一齊涌出細如針。紫背浮萍斑似蚤，犯一稀稠總不論。貫珠攢簇又堪嗟，蟹爪遊蠶蓏上沙。燕蟢二窩并鳥跡，疊錢鼠跡及螺疔。雁行珠殼蛇皮類，履底環珠總象形。其在部位亦多名，覆釜蒙頭兩截分。瑣項纏腰雙鎖口，托腮攢背與攢胷。披肩囊腹咽關屬，抱鬢蒙骱及鎖脣。鱗坐囊毬暨抱膝，隨地逢之莫覷輕。色有紫艷有深紅，紫滯乾紅又不同。紫類鷄冠花是艷，深其無異絳桃紅。滯色猶如花木筆，乾如紙色有礬紅。若比青蓮滯更惡，椒皮乾色惡無倫。有頂平平若烙炮，有頂如煤類火燒。有頂陷下根紅腫，有頂尖圓色紫焦。痘色頗佳多惡證，痘稀色白見雄標。飛漿迭見黄如蠟，發泡看來似荸桃。有白有紫有色黑，或粗或細毒咸梟。那般痘色那般形，見證神情總毒伏。毒伏於内血受瘀，毒伏於内氣受錮。毒輕本受氣血制，慘彼氣血亦歸毒。是痘生成必内潰，除却蕩滌無生路。縱使不能一一蘇，舍此千中無一復。前人列於不治條，後人模糊傍矩矱。亦有識者謂實病，懊歎嬰兒是天命。天假千慮之一得，殺身惡毒容稍減。惡毒驅兮氣血暢，氣血融通痘自放。氣領血載功自全，頂白根紅自光壯。即使貫珠堆聚類，亦得鬆抬無敢抗。氣煦血化漿自成，不借參芪保元神。成痂落靨無侵蝕，胃自開强脾自實。此痘不拘兒厚薄，不拘未痘先病弱。不拘眼下便已瀉，不拘眼下便閉結。不拘成漿宜保脾，不拘痘後須調理。尋常之法治尋常，不可將來抵惡灼。梟毒不驅是縱虎，驅之不盡防竊發。若使反以補爲良，可嘆適以齎盜糧。有慮兒虛且傍穩，坐視匍匐將入井。從來有病則病受，始終細細宜詳究。犯此尤當及早圖，更須絶頂方駐足。但憑漿後胃日强，夜臥日高猶未足。落痂體快與身涼，笑口歡容無稍楚。方是梟毒盡無餘，才得修文偃卻武。

## 申明鼻衄

痘瘡鼻衄，與雜證鼻衄不同。雜證不過迫於肺經浮遊之火，清之立解；縱有爲積熱所致，勢亦猖獗者有之，要無内潰之慘。痘乃先天毒火，不衄則已，衄則烈毒内亂，五臟沸騰，致血妄行，空竅點點，皆毒血也，非等閒邪火可例。勢必蕩滌而佐以涼解，庶可治其虐焰。不則毒血瘀内，毒瘀於内，其有不潰者乎？内至於潰，其有得生者乎？若僅以犀角地黄之劑而希止之，是有揚湯止沸，非鍋底抽薪之法也。是證甚多，以下攻毒之驗，總難筆記，附其一以證其概。

## 申明舌刺咽乾

舌苔如刺，咽乾如炙，傷寒雜證見之，亦陽盛陰虧之象，然扶陰抑陽，其厄可解。痘瘡若見，總烈毒肆虐，以非僅焞炙而已也。輕則乾憔，重則焦黑，亦必潰而後已。總係咽喉之毒，所以咽啞水嗆，并爲逆證。舌刺如芒者，不治。欲解其圍，非蕩滌不可。即使攻之，亦必早圖，乃克有濟，不當目之於泛常也。

## 申明溺血

痘瘡失血，列於不治，總以烈毒内攻也，況出自小腸乎？故五淋惟血尤重，痘瘡犯此可知。涼血清毒，固是證之首務，而無斬關之劑以驅逐之，縱極清極凉，僅足以緩其流，難以澄其源也。

## 申明大腸逼迫

大腸爲傳送之官，通利易，結實難，故大便之實與瀉，中氣之虚實因之。所以古人治痘，用木香異功散，以預防其滑瀉。而孰知梟毒深藏之痘，不爲氣領，不爲血載，表裏壅塞，發泄無門，因有傳送之隙可乘，毒其騰涌於此矣。腸既毒涌，下注逼迫，自欲解而仍不得解，誠能因勢而利導之，俾毒得以宣暢，則氣血融通而痘其發皇矣。

## 申明拂鬱皮毛

痘未分布而毒先涌發如瘢者，名爲疙瘩塊。痘未及乎肌肉，而毒之鋒纇先射乎皮毛，謂之纇毒。稍一擾之，痛如膚剥者是也。此不早圖，任其肆虐，七八朝必至燥癢外剥而斃，毒之最惡者也。

## 申明啼號不已

啼哭嬰兒之常態，至於不已，非煩熱所致，即痛之使然，而可慮矣。聲必急驟，面必愁容，與常態自是不同。即使煩熱痛楚，其因别證，如蛔結食積、瘡瘍瘢毒等類，亦無事於蕩滌者。惟痘瘡犯此，中藏伏毒，毒則擾，擾則攻，攻則潰，所以叫喊不已者不治，非不可救藥也，正不知有此治法耳。

## 申明胷堂壅遏日夜無眠

胷堂乃上焦心肺之地，最輕清而邪不易犯者。然六淫惟火上炎而易及，干於心則以火濟火而神自不寧，干於肺則金被火爍而躁自不覺。況此火更出於毒，病不止於燔灼，輕則内擾，眉宇不舒，重則内攻，如魚失水，日夜無眠，所必至矣。輕者導赤可解，重者必需攻逐，不則養虎貽患。是證施於未見，使痘可以成顆；施於已見，細碎可以退去。凡猖獗之證，在三日後，内已受攻，無及矣。

申明痰迷上竅昏悶無聲

心之氣，出於肺而爲聲，其竅若管籥焉。竅爲痰迷，痰因氣閉，氣因毒滯，毒氣瀰漫，痰迷心竅。蓋心爲神明之官，迷則神自不清，閉則聲自不出矣。詳其痘瘡皮肉壅腫，紫滯焮紅，壯熱氣粗者，方合是證。

申明静躁無定愁容可掬

凡静則病退，躁則病進。至於似乎静而卒不容安，似乎躁而若爲所禁，滿面愁容，凡所遇而增惡焉，較之狂躁者更重。甚至有天柱傾倒，刻不能支者矣。痘瘡犯此，無論熱如炮烙，紫艷深紅，見其熱毒内擾，即身體温和，痘色黯滯者，尤見其熱毒固閉，而故身無安放也。與氣虚困倦，自是霄壤。

申明骨節煩疼腰如被杖

痘瘡包孕，在於腎臟。腰者腎之候也，骨亦屬腎，此地若痛，是於發動之地，便即肆虐，烏能歷日期，待朝數，而施功於次第也？縱有良法，苦不及施，猶之迅雷不及掩耳。所以腰如被杖者，爲不治。惟於痘未見點，萌芽甫動，得以即挫其鋒，庶可挽回於萬一。若一見點，本臟便壞，惟有待斃而已。若清溪章繼美之痘，是一驗也。

申明筋抽脈惕

筋抽脈惕者，狀若驚也。筋屬肝，毒在於肝，不得尋竅而出，筋脈受其衝激，以故抽惕如驚，而實非驚。

有發於未痘之先，景象凶暴，見痘即止，此痘發於心，世俗所謂驚痘者是也。然亦非驚。此則未發已發，不時抽惕，惟懷抱者知之，傍觀者不覺。此毒不驅，肝臟受攻，肝爲血海，血海擾害，難於載毒，紅暈不著，難以成漿，囊不充溢，首尾類多咬牙，終必潰而後已。是證輕者疏達活血，稍與攻毒；重者重與攻毒，佐以活血疏達。若以驚視，悞人多矣。

申明遍體炎炎

痘瘡非熱不發，非熱不脹，非熱不成漿，非熱不結痂，是元陽制化其毒，終始其功，故首尾不可無熱。然熱宜和，體宜潤。乃若如火炎炎，遍體乾灼，肆虐臟腑，蝕真氣，爍真陰，是痘瘡焦紫之媒，不論已出未出，按之若此者，便是窮兇極惡之證，不可以泛常之熱而忽之也。

申明四肢獨冷

四肢屬脾，惟宜和煖，固不宜熱，尤不宜冷。冷而皮薄色淡，身涼而手足更冷者，此脾臟虛寒，元陽幾脱之象。冷而乾紅色滯，通身火熱，而手足獨冷者，此烈毒壅遏於脾，邪陽莫透，火鬱則寒之象。冷之極，正熱之極也，較之炮熾者而更重矣。在他證則發之而火自散，此係烈毒深藏，非攻不透，失治而脾必潰爛矣。

申明通身汗湧

陽虛則自汗，汗多則亡陽而有虛脱之患。孰知痘瘡有陽極而汗湧泄者也？人身水火，不容偏勝，水勝則火熄，火勝則水沸，烈火燔灼，五液沸騰，液有出於毛竅者爲汗，此五液之一也。火擾於內而汗自泄，是汗之爲火逼可知。有汗出如淋者，火之極也。其證通身焮赤燔熱，氣粗躁亂，是其驗也。火盛即毒盛，故氣虛而毒盛者有之，未有血熱而毒輕者也。火毒相併，血遇必瘀，血至於瘀而內有不潰者乎？其攻自不容緩。

## 申明頭汗如蒸

頭汗如蒸者，通身焦燥如炙，惟頭面汗若籠蒸也。緣烈毒涌於肌表，壅塞氣道而致表實。然五液却沸於内，滲泄無門，以故身燥如炙。火性炎上，兼之不容旁達，燄尤上竄，汗之所以上涌若蒸也。頭爲諸陽之首，輕清最上之位，邪陽不易犯者；又一身之樞紐，痘瘡吉凶之凖，邪陽更不宜犯者。而汗若此，五内可知。前人所以謂毒參陽位者死，是汗居其一也。尚有併頭面而不得泄者，面反青黯，兩目徬徨，悶亂喘急，此又立刻待斃者矣。

## 申明毒涌掀腫

瘡有毒盛松透於外者，肉地即腫，必因痘腫而腫，囊必綻突，色必紅潤。若郛廓則平，痘色則滯，肌肉掀腫如吹，按之板實，此一身領毒之氣悉爲毒錮，一任梟毒衝突於身，所謂難療肉腫痘不腫者是也。此毒不驅，七日必至内攻而斃。

## 申明疙瘩塊

痘瘡輕淺者，萌芽發動，氣領血載，從容散布，不但顆粒分明，界地亦不連，其色若重而急者，朕兆一萌，毒鋒如射，或上竄，或旁涌，任其毒之所至，擁突如桃，形如癧毒，是謂疙瘩塊。痘未及見，毒先涌發，驗其身熱如炮，神情躁亂，哈舌不已，叫喊不止，更合之兩目昏眊，肉瞤筋惕，是其證也。若以尋常癧毒視之，則悞矣。

## 申明預封預腫

痘至五日期，起脹光壯，面因痘脹而腫，眼因面腫而閉，此勢之必然者也。痘若平而不起，板而不鬆，惟皮肉掀腫，目泡臃合，此梟毒騰涌，不受氣領，不爲血載，惟毒縱横，是亦毒參陽位之一證也。前人所以謂面目預腫者不治。及早攻之，容或可救。

申明紅絲遶目倒竪拳毛

紅絲繞目者，有血絲遶於拳毛之下也。拳毛倒竪者，眼拳毛根根如針簇也。此伏毒衝擊於脾之使然。各臟凡有伏毒，即是惡證，至於脾最惡矣。僅在兩腎之上，却居心肺肝部之下，毒愈下而透愈難。脾受衝擊，所屬之地，自失其常，所以拳毛倒竪，血絲繞目畔也。較之腹痛唇腫等證，殆有甚焉者矣。是屬毒參陽位之一證也。

申明痘如蒙垢口穢噴人

痘如蒙垢，色近於灰，灰而囊薄色白者，此氣血不足，虚之極也。灰而黯滯，囊老板實，此氣血爲邪毒壅滯，不能焕發其華，色愈黯者，其毒愈深。若兼之於口中穢氣，令人難近，此毒固盛而烈火尤内燄者也。不可據其似而失其真也。

申明發始咬牙

鬥牙有血虚，有熱毒。大都漿後者屬血虚，漿前者屬熱毒。然漿後而猶因熱毒者有之，未有發始而血虚者也。往往有痘方二三日而便鬥牙者，有見點而即犯此者，更有痘未及見，一發熱而相戛作聲者。無論痘未及見，就在放標透點時，血初定位，縱血虚之人，血亦何自而虚，致齒失其養耶？明是毒火肆虐，不必參合形色内證，自是燎然。

申明發始弄舌

舌者心之苗，心寧則舌寧，心擾則舌亂。心固象離屬火，雖若易動，然下交於腎，得坎水相濟，而成其爲火者，故爲君火，當寂無所觸。其何弗寧者？惟是邪陽烈毒，衝突其經，以火濟火，二火相併，其苗自不能寧。痘瘡自内達表，非火不透。痘之順者，其熱温和，客火不熾，於心何犯？即使險者，因逐毒而壯熱者有之。熱因逐毒而壯，猶爲發揚松透之火，於内亦不擾，擾則險而逆矣。烈毒内炎，燔及少陰，非躁亂無聲即叫喊不已，非躁熱如煙即汗出如油，痘隱隱於肌肉之間，非紫艷或礬紅，證難悉舉，類多如此，弄舌其能免乎？是證燔熱者攻而凉解，隱伏者攻而散達，斯得之矣。

## 申明兩頰通紅痘無一點

兩頰係一身痘瘡之主，氣血領載之會，先於此地透發，後及其餘。見氣得其暢，故領毒而先後不紊，得於此地分根，不連其色；見血得其和，故載毒而盤暈圓淨。若一片通紅，是血被火灼而旁溢，毒不受載矣。不見點粒，是氣被火蝕而遏鬱，毒無所領矣。氣血俱爲陷害，僅以凉血升透，成何濟耶？

## 申明涌出如針

痘瘡形成於氣，毒受氣制者，出必漸次，雖密亦分珠圓綻，以毒輕鬆而氣得以拘領也。毒若雄猛，則氣不能領，一任毒之奔騰，所以涌出而不得漸次；氣更不能拘，一任毒之縱横，所以細碎而不成顆粒。痘之蛇皮蠶殼，皆始於此。其痘斃在七朝，本無治法。惟於放點之初，見有攢簇不成顆粒者，速即攻之，令洶涌之勢，大挫其鋒，遏鬱之氣，得伸其令，庶乎密者可以轉稀，疏細者可以轉磊落，此真稀痘之秘訣也。但當治之以早，是痘令一越宿，毒即有定位，三日内攻，已成牢不可破矣。盡有一見點而攻不退者，必至蛇皮蠶殼亡之，其命也歟！

## 申明黑陷歪斜

氣得其暢，包血成圓而松透；血得其和，附氣成暈而紅活。反此自平陷歪斜，乾紅滯色，甚則其黑硬矣。

以見梟毒縱横，氣血瘀滯。可知散見且凶，况報痘乎？希冀挽回，豈徒事升發之謂歟？

申明紫背浮萍

痘之色，血之色也。血和紅而能潤，血熱其紅若絳矣。熱劇則紫，紫黯則血瘀矣。至如紫背浮萍，較之紫黯不更甚乎？緣爲血被火炙，榮失其榮，致色乃爾。更受逼迫，血失其位，致見此斑。古人棄之不問。若在初見，其血瘀而未死，及時破滌，瘀毒得活，其斑漸淡漸退，儘有可活者。僅以活血之劑而希治之，必至就木而已。

申明蚤斑

蚤斑者，有點不成顆，有粒無盤暈，似乎蚤疤，名爲蚤斑。點子雖同，但蚤疤松而散，此則斂而結，其色紫，其點細，較若紫背浮萍，其勢略緩，亦以血爲毒瘀。外見此斑，內瘀不破，必然內潰，是亦不治之證也。

申明貫珠攢簇怪痘

痘不在乎稀，得勻朗散布，雖多何害？若連串貫珠，有形相似而雜乎其間者，若堆聚攢簇，有象可名而間乎其內者，有一於此，空地雖多，亦何取焉。須知梟毒深藏，氣血錮閉，毒無領載，痘不得透，故多隙地，內却受其殃。其貫珠攢簇者，梟毒衝突，氣血不能駕馭，一任毒之縱橫。凝結成條者，外見連串貫珠；團結成塊者，外見堆聚攢簇。誠中形外，信不誣也。是毒頑而不鬆，伏而不透，猶賊之巨魁也。此毒不治，諸痘皆爲抗拒。治不以攻，治之何益？巨魁授首，前途不戰，有倒戈之勢。然世於貫珠者，習矣不察而多忽；於攢簇者，歸咎於命而棄絶焉。興言及此，亦慘甚矣。庶狀其圖象，或得觸目經心，詳其治法，或得挽回萬一，未必無小補云。

申明惡色并治法

痘之色血之見乎外也，血和則紅淡而潤，紅深如絳則血熱之燄昭然。熱若鬱而不透，則火燄不發而紅自乾，乾而至於色類椒皮，榮失其榮，而血幾於死矣。是紅之最惡者此也。熱劇則血瘀而色紫，紫而艷，雖瘀而猶可活。紫至於滯，則血被毒囚，而內攻幾成矣。是紫之不堪者此也。黯滯青蓮，可無擬治法矣。是紅是紫，皆熱毒肆虐，在所必攻。然攻有不同，當分隱見。其隱與見之分，總以身之熱與不熱辨之。身熾熱者，熱毒燔灼，其血沸騰，攻宜與活血清火并行，大忌辛燥，即當歸在所宜禁，以血中之辛藥也。體不熱者，熱毒固閉，血如膠漆，攻宜與導瘀活血共濟，大忌寒涼，即生地亦所宜禁，以血中之涼劑也。然辛燥尤不可攖，總令血得其和，歸於紅潤，斯爲良法。

## 申明四毒頂

痘貴綻而紅活。平平若烙炮者，其頂若熨而平，其色若熟而腐白也。痘貴氣尊而血附，下陷根腫者，頂若茱萸而脚不鬆也。一平一陷，均氣爲毒滯。一毒上壅而不得榮於囊殼，一毒下鬱而不得透於頂尖，治法皆所當攻。其熾熱者重攻而寒之，熱不甚者輕瀉而鬆透之。如煤類火燒者，其色焦黑。似乎火焠者，然囊頂尖圓者，本是妙境，而色焦紫，形亦何足取也。斯二者均血被火灼，血劇則變也，大都不治。得無他證而顆粒磊落者，容或可治。熾熱者攻而寒之，更導其瘀；熱不甚者攻而導之，兼達其閉。

## 申明痘佳證惡

痘之吉凶，世多還以痘準。如顆粒圓綻，盤暈肥紅，更兼疏朗，人人目之爲順，何虞其有復敗之患哉？不知痘象雖佳，證或凶暴，若以痘美而致忽焉，繼必痘隨證變，秀而不實矣。然證與痘俱由內而發，何以痘既若此，證又若彼耶？蓋痘出於險者，毒恆有隱見不同，發見處則氣血暢達，領載其毒，痘故得以光壯；隱伏處則氣血錮閉，毒無駕馭，横證所以旁出。即以痘觀之，稀疏處可以數紀，稠密處無以容針，衝突處至於重頂，陷伏處過期不透。即以證言之，體熱如烙者肢冷如冰，傾瀉如注者倏爾閉塞，毋惑乎痘無可虞而有可畏之證矣。證不必多，美難勝惡。犯一痘忌，大局隨之；順不嘉多，逆嫌一點。此之謂也。

## 申明痘白雄標

痘若稀疏，其毒似輕，淡白則痘似不足。至於標痘，或紫或焦，或盤暈焮赤，中心黑陷，按之板實，是謂雄標，係一身痘瘡之主。主痘若此，則其稀者諸痘，爲梟毒抗拒也。致伏於内，故若稀非毒輕也。白者，血爲毒鬱，不得外著，故白非不足也。急宜刺之，吮出其毒，用胭脂膏封貼。視其神情内證，輕者以活血透毒；重則必攻，令毒根一鬆，通身透發，而白變爲紅矣。

## 申明飛漿

痘期十四日，自放點以至落痂，猶十二卦之陰陽消長也。當初出一點紅，血初定位，純陰坤卦之象。陰極陽生，漸而復，復而臨，臨而泰，三陽透於頂尖之上，陽交於陰，氣會乎血，痘故紅而變白。五朝大壯，六朝夬，七朝乾，六陽呈象，血受氣化而至純陽，痘故白變爲黄。所謂七漿八足，是則爲膿。成膿而色自黄，是痘之應至而至，陰陽自然之理也。若未及三朝，諸痘未能放白，數點驟然黄熟，緣爲烈毒所衝故爾。漿成迅速，是謂飛漿。止一二點熱不甚熾者，以針挑之，用胭脂膏封貼，但與涼血清解，自放白成漿矣。如其迭見不已，熱如炮烙者必攻。僅與清火涼血，終必焦紫，不能救援者也。

## 申明泡涌

痘瘡氣盛則泡。氣盛者，毒氣盛也。毒氣雄猛，反成遏鬱，遏鬱之極，内有衝突，以物極則反也。遏鬱處頂平頂陷，顆粒不鬆，連肉亦有板實者；衝突處毒鋒如射，膺其鋒者，囊隨毒起，泡之有自來矣。所起乃郛殼浮皮，不爲氣領，而囊故飄薄，不受血載，而根故無暈。氣血關鎖之極者，色白而囊空。氣得浮動者，内涵清水；血得浮動者，水若醃魚。血内瘀者其色紫，血幾於死者其色黑，宛若一荸桃之形，有粗有細，酷肖，其色有白、有紫、有黑，而有若醃魚，水色也。總爲毒氣衝突之使然，證屬不治。但於放點之時，顆粒不鬆，根無盤助者，知其泡所必至，即以驅毒鬆肌，杜於未萌，斯爲良法。有膿成之後，過期不斂，膿化爲水，數粒相併而若泡者，以針挑破自乾，不爲泡論。

# 古今圖書集成醫部全録卷四百八十七

## 痘疹門

### 救偏瑣言 明·費啟泰

#### 涼血撮要訣

問痘如何血用涼，陰血爲榮畏亢陽。陽亢血熱陰難養，榮失其榮燥怎當？始終滋潤方爲貴，色一乾焦痘必殃。燔灼放標焉得起，煎熬起脹怎榮光？灌漿時被炎威炙，安得膿漿灌頂囊？儘有血旺得催成，迅速催成亦板黄。紅暈尚焮囊已黑，燥硬乾痂總不祥。涼血生地必爲君，次擇芩連犀與羚。陰中伏火丹皮徹，血分燔炎散必荆。重須石膏兼蕩滌，由來沸極必抽薪。輕惟生地與丹皮，荆芥連翹紫草宜。重可用輕輕勿重，輕重惟於痘上憑。或紅或紫艷如霞，體熱如炮重莫加。僅若清涼非重劑，終歸焦黑斷無差。詳明輕重熱爲先，熱盛應知血劇焉。熱重涼輕何克挽，熱輕涼重更生寒。紫有黯滯紅椒色，身反温涼熱又潛。毒火潛藏血又瘀，血瘀寒苦又非宜。破瘀攻毒斯良法，火透身燔方可除。兒體强弱可無拘，弱體當炎更易枯。有病病受原無損，聽彼熬煎痘可知。本體尚爾難固執，首尾何須又執迷。更有亢極戰如寒，面赤瘡紅身極燔。火迫大腸頻下利，神煩思冷體炎炎。火涌頭面赤騂騂，熱血醃皮癢自侵。胃難受穀惟思飲，舌刺唇焦體若蒸。血皆熱極貌皆虚，參合端詳顯易知。當事幸無云法古，膠持規則悞人兒。

# 清火窮源論

問痘緣何用清火，只因虐燄獨炎炎。不第肺金愁彼爍，坎宮五液畏其煎。五液所關滋五臟，離宮亦借有丹田。萬物化生皆賴水，人身資水更何言。一生一剋本天成，水火玄關又獨深。木受水生寧第木，金爲火剋豈惟金？試闡坎離生與剋，痘宜清火殆非輕。

腎主五液一爲涎，涎養脾陰己土安。胃本陽明爲戊土，亦需汁養胃無愆。誰道中央無借水，但愁甲乙不愁南。

腎之液入脾爲涎。土雖得火而生，然象中坤，無專氣，無定位，寄旺於四季，爲己土，屬陰，其性中和而喜溫，得腎之液，生發其涎，以滋培其性，而始得運化，消磨五穀。安穀得昌，血賴之而統，脣賴之而華，身賴之而潤，肌肉以之而滋長，己土乃安。胃雖戊土，性固純陽，然脾胃相通，達其液於胃，而胃得有汁，以見陽中有陰，得以受納五穀，胃庶無愆。不則俱爲燥土矣，燥則失其爲土矣，以證土之不能無水可知。痘若火旺，燔灼其液，必口膩如脂，脣裂肌燥，目泡紅腫，渴而喜冷，口穢噴人，凡屬熱證，類多如此。木受水生，而土亦賴水滋培者也。火能生土，火極亦能侮土者也。此論邪火不可容，真水不可涸則然耳。若真火不及，客水泛溢，水大而土又崩，脾所以有惡寒惡濕之理。此五行反復顛倒，其可不知之乎？總以痘之形色神情見證，及似是而非，一一而參詳之，無不得矣。

腎液輸肝淚滿涵，長生得水旺仍然。膽同津液成爲腑，滋養曲直得成酸。所畏莫道惟從革，火到燎原木盡焉。

腎之液入肝爲淚。肝生於腎，還以腎旺，肝得液養則能以藏心之血，而滿血之量，謂之血海。目能視，筋能榮，爪能華，手能握，足能步，魂以之而能定，聲以之而能呼，皆津液外旺之象也。膽爲之腑，一氣相通，同爲津液之府，得以發陳而主春升，以遂其直達之性，而總成其爲肝。獨歸乎淚者，淚尤肝之精華也。淚足則血無不足，人故有過泣，至於淚不能繼則血矣。以見血即淚，淚即血，木之借水可知，不則肝爲槁木矣。痘若火旺，煎及其液，肝液沸騰，目必多淚，其淚必熱，甚則有如膽汁，更有流血。舉一而言，凡肝熱可概。其長生於水固然，而帝旺仍需於水也。固畏金剋，不知受虐於火，更甚於金也。崔真人云：火不出則薪存。火發於外，薪之盡矣。

潤下從來剋上炎，誰知作苦反根鹹。令無腎液生心血，君宰神煩溲亦艱。須解象離非燥火，燥炎不戢自終燔。

腎之液入心爲血。心爲神舍，係一身之主宰，得其液以養而神始寧，慮事不煩，處喧無惡，外應舌榮，內行血海，以見火亦不能無水可知。有言汗爲心液者，此言心之汗也。有心血而有心汗，所以奪血者不奪汗。心固屬火象離，離下必需坎應，方爲水火既濟而成其爲火，是謂坎離交媾，非燥火也。故分火論云：久而不戢，將自焚矣。痘若火旺，燔其心液，輕則煩躁，重則顛狂，緩則舌燥，急則黑刺如煤，或舒或弄。小腸乃心之腑，本同一氣，輕則短縮如油，重則溺血如膏。舉一而言，其他可知。第知火生於木，何知水足以濟火也。知水能剋火，孰知火還以自剋也。

玄武本是兑金生，那曉西方得坎成。液滋氣主根何在，傳送和調得任因。若遇炎炎尤所畏，由來火熾不容金。

腎之液入肺爲涕。肺爲氣之主，諸臟之華蓋，得其液以滋養，通調水道，運行百脈，潤乎一身，分布四體，以輸降下之令。鼻得之而瑩，能悉香臭；咽得之而清，聲音嘹喨；皮毛得之而潤，不至燥濇。大腸爲之腑，因之而傳送，得以和調，大便無愆，以見肺之賴腎可知。不則肺爲燥金矣，燥則不成其爲金矣。痘若火旺，銷爍其液，鼻燥咽乾，皮毛燥炙，便閉衄血，咽痛聲啞，甚至便血，瀉則暴注如射。凡屬燥金，可概金木生水，抑知金反資乎水耶？慮火剋金，抑知助水有以制火也耶？

南方本畏北方剋，縱有炎炎當易滅。誰知杯水與車薪，那論相生與相剋。腎主五液且猶然，餘臟當之何足說。

腎爲五液之主，諸水發源之地。其爲水也，無成名，無定液，形其無形乃爲形君。兩目瞳神，其真水也。褚氏云：天地定位，水位乎中，雲興雨降，百物生化，賴有水焉。人肖天地，亦猶是也。以故腎之爲腎，木得之而能生，火得之而克濟，土得之而能培，金得之而能潤。充之本位而精髓洋溢，耳聰目明，骨力堅强，炎暑而不畏熱，藏精納氣，以待發陳，諸臟均以賴焉。五行之關乎水也如此。若火之爲暴也，金遇固爍，木遇則焚，土遇雖生，過而又燥，本位過極而自焚，諸臟之畏其虐也固如此。其所畏者惟水，此造物相制之權，五行生剋之理。乃若火旺水衰，燔灼其腎，猶之杯水車薪，日受其熯，其臟必至腦髓空虛，遺精盜汗，骨蒸夜熱，軟弱無力，五色眩而五聲聾，人其失志，面色如粧，失其閉藏之令，反爲火所竭矣。水且猶然，而何有於他臟也。痘若水旺，煎熬及此，則無臟不銷，無臟不爍，不但重而險，必至逆而莫挽矣。千形萬狀，惡證難悉。大都於色則灑墨塗硃；於形則迸裂泡涌；於證則空竅失血，腰如被杖；於神情則瞳矇失志，躁亂不寧，其大略也。人知水能剋火，抑知水反爲火竭耶？知五行生剋之常，抑知水火玄關之奥也耶？此論邪火則然。如元陽真火，賴以生發，賴以鼓盪，賴以暢茂，賴以成熟，五行得之，亦豈小哉！

腎無瀉法是真詮，養病息火誠秘訣。火之爲病其證暴，火之殺人其死卒。火有君相局不同，君火猶容緩調燮。相火厲局殆其然，客感邪陽尚難滅。痘瘡毒火種先天，更值暴令交相賊。勸君莫把等閒看，蹉跎因循令猖獗。猖獗之時枉用功，生死安危爭頃刻。

## 論行漿

痘之體，始終一血而已；痘之用，始終一氣而已。血之體成漿，氣之用化血。漿之成，血之化也；血之化，氣之噓也矣。噓血化而漿始成，漿老則爲膿矣。血不得氣則頑而不化，氣不得血則鼓吹無地。氣血虛餒則寒凝不振，毒火燔灼則氣血沸騰。氣爲毒錮，則氣不動盪，囊窠不松，平陷乾憔；血爲毒錮，則血不融通，盤暈不活，乾紅紫滯。血足而氣不足，歸附厚而囊薄，漿不充溢；氣足而血不足，窠粒壯而暈淡，漿不濃厚。以見虛則乏其本，而漿無所化；實則受其虐，而化不得行。是則行漿之理，有當制以泄其過，有當助以補其不足，不可專以保元爲則矣。然補與瀉之形色證狀，不可殫詰，即逐一指之，未必無似是之悮，約之於虛實之的，即靡弗齊也。虛則斷無熾熱之理，熱劇似寒則有之，未有虛而熾熱者也。實則斷無皺濕之象，虛而乾憔則有之，未有實而皺濕者也。是謂江河一點血，辨别虛實之妙訣。不必拘其便與食，戰與渴。作癢責以氣，咬牙責以血。紛紜雜揉之象，悉於此而總括矣。痘無可議，漿忽停駐，此必因護調失宜，飲食失節，起居不時，香穢阻塞，是亦不可不察也。

## 論補氣

問痘如何用補氣？形色神情證悉虛。氣虛之痘身不熱，縱熱温和非熾烈。冒寒伏火儘多涼，形色現證是迥别。氣虛之痘色不紅，縱紅嬌艷不蒼實。血虛血鬱白恒多，非若氣虛終嫩色。内虛不振少充肥，或平或陷根盤塌。皮薄肉軟嫩溶溶，到得成漿漿不濃。漿未稠濃頂未滿，進退浮沉漿忽停。輕不肥濃不蒼蠟，重若錫皮如灰白。盡有漿色亦堪回，到得收回不能結。儘有漿薄望堆沙，面不堆沙腫似鼈。亦有當頂如針刺，漏出清漿頂陷白。亦有痂薄痘疤凹，疤色淡白無血澤。神情懶倦語話慵，重語聲輕音濇濇。氣虛之證亦繁多，總無烈火灼皮膚。惟有濕潤無燥烈，脈微緩弱無數實。此痘若還有别證，種種將來作虛論。不惟寒戰助元陽，癢塌方思固氣分。縱有似熱正由寒，寒極生熱古論定。毒即留連總屬虛，治毒亦須還養正。呻吟不寐莫猜煩，累日不解毋虞結。眼封日久毒非壅，求飲頻頻豈火渴？推之疑似且無差，明明虛證尤易識。知其虛寒看輕重，重不早圖必虛脱。

## 論補血

問痘如何當補血，色不榮兮嫌淡白。囊殼僅僅非空飄，囊竟空兮補何益？盤暈歸附亦不厚，竟若無盤難轉易。補血之功較氣難，氣主神兮彼屬體。點點有形難促致，長養工夫由平素。放點一見色欠紅，便慮成漿漿不濃。漿若不濃毒不盡，毒一不盡多別證。即使收回靨必薄，痘痂飄薄疤亦白。凡見血虛須預補，根得紅兮漿自足。漿足收回痂自厚，疤得榮兮皆血力。始終得血體無虧，體若虧兮必令實。有孩稟賦素血虛，有兒本質多內熱。恒有痘與娠相逢，亦有痘與經相值。又有善衄慣腸紅，儘有疹後痢方歇。此等皆令致血虧，放點雖紅終慮白。血熱宜攻毋問體，血虛偏宜顧本質。欲審其虛人必清，唇口温潤無燥烈。痘無斑點雜其間，按其體膚無熾熱。不則縱使色不紅，是爲痘中血鬱白。的是真虛芎與歸，倍用酒蒸懷熟地。血鬱用芎反提火，歸味辛香反助熱。白芍酸斂尤不堪，熟地庶幾終膩膈。若使血虛兼滑瀉，歸地潤腸亦不合。惟有嫩鹿茸爲良，佐以川芎功莫及。參芪同用亦相宜，由來氣有生血力。

## 論實表

何爲表？腠理是也。何爲實表？固氣是也。氣爲一身之衛，內主充塞，外護腠理，氣虛於內，則餒而不充，衛護無力而致表虛，表虛則腠理不密而氣難存養，氣又因虛而致虛而虛愈甚，故表虛之痘，客感易侵。已發未發之時，若有表證，便當疏邪實表，以豫防其起發不振。起發之後，痘之虛象立見，便宜扶元固氣，以豫防其癢塌之患。漿得過半，稍可以回，即宜與斂，令氣還元，以豫慮其虛脱之地。不拘痘之首尾，兒之厚薄，但看神情懶倦，身體温涼，面顔恍白，二便清利，唇口不乾不燥，凡此景象，按之體膚有汗者，是表虛也。若有表邪，不可專以疏散。及見囊薄脚軟，色或淡白，或嬌紅，漿清痂薄，絶無燥熱雄猛、煩躁乾紅、板實壅腫之象，即稠密毒盛，不宜清涼，亦不可專以解毒，悉以固氣實表爲先，稍兼佐理可也。

## 論健胃

人以飲食爲命。經云：地食人以五味，味有所藏，以養五氣，氣和而生，津液乃成。津液者，誠資生之源，成身之本也。是以安穀則昌，必得胃氣强健，乃能受納，故人以胃氣爲本。痘瘡初放便能食者，是爲裏實。夫固爲順。即不能食，毒尚未透，邪害空竅，故未之思，未足爲虞。痘若已齊，毒其盡行於肌表而内空矣。空則宜思，儘有不食者，其胃弱也何疑！至於成漿，則一身之精神發泄於外，一身之氣血耗散於痘，其内尤虚矣。尤賴飲食相繼，濟其空乏，庶克有終。至此猶未作想，即勸勉之而終不知味，亦不能多，安望其成痂而結局也？宜以保元湯加山藥、扁豆、薑、棗、陳倉米以開助其胃。如身涼體倦，重語聲輕，漿清色白者，保元湯加白朮、木香、當歸、陳皮、薑、桂、大棗、陳冬米以醒豁之。更有淡白皺濕，如嫩腐皮，頭温足冷，痂後目無精彩者，前方更加熟附以振之。痘若虚之劇者，不必待其起齊成漿時，方思開胃之地，發始之初，便當早爲之計者也。必須以痘爲準，不見惡形惡色，不見一切燥烈之象；以證爲憑，不因毒侵火擾，不因一切閉塞之故，方可健胃，不則不可以常理論也。

## 論安神

心藏神，得血而寧，神寧則睡自安，安睡而神又足，兩相需而兩相輔者。諸病剥而之復，皆以睡中來也。血虚之體，痘兼稠密，氣虚者有儘血化漿而血無餘地，血熱者有腐爛作臭而侵淫日久，皆有以致血空虚，而神無所養，恍恍惚惚，不能收攝，而睡何能安？雖曰静則神藏，寐固主静，静中之神不守，殆不令其藏矣。驗其證，於漿必清，於痂必薄，色必淡白，體必温涼，一切燥熱之證，自不相涉。即血熱者，未必如是。然人必倦乏，目必少神，重語聲輕，色必乾憔，一切雄烈之象，自是銷鎔。證難悉指，類多如此。一似傾國之兵，一似强弩之末，總歸虚論，法當以安神散治之。兼别證者，隨其證而損益焉，要不外以安神爲主。

## 論血虚咬牙

齒者骨之餘，賴血榮養而得安。榮養而欲及其餘，其及亦不易，故其生也獨後，未衰而即落，況血難盈而易虧者也。是以補血之功難，當養於平素。痘瘡初出一點紅，即血之體也，得血而載，得血而漿。血虛之痘，八九日後，其血悉爲漿耗，何能有餘地以榮養其餘？所以齒牙妄劇而相鬥也，此蓋血虛使然。以保元湯，大劑芎、歸、懷熟地，更用嫩鹿茸煎膏以補其缺陷，斯爲良法。此必漿後而見，尤無毒火可蹤，才合是證。

## 論氣虛寒戰

痘瘡何自而寒戰也？寒則陽虛可知，陽虛則氣自不足，虛劇則戰自作。氣爲體之充，充達於外則密護腠理，所以爲衛；充實於內則元陽中守，衛寒不冷，所以爲陽。痘故得以領達而出毒，故得以鼓盪而化漿，故得以成熟而黃，亦何寒戰之有？若氣虛而痘密，以有限之氣，而周給一身之毒，發始尚苦於不振，至毒出一步，內虛一步，痘得起齊而中空空矣。漿未稠濃而發皇已盡，頂未滿足而力量已虧，其不寒戰得乎？故氣虛之痘，於放點時，細察其無一切躁熱之證，皮薄色淡，頂陷脚塌者，即宜預防是證。須知三禁：不宜寒涼，不宜疏散，不宜過發。於放白時，便當保元稍兼解毒，務令養正以化毒。證若已犯，以大劑參、芪，佐以鹿茸、河車，稍加肉桂。寒極而戰甚者，更加熟附以回陽。然必驗其囊窠，飄薄淡白，無神體倦人静，甚則錫皮灰白，鼓頷搖脣，皺濕如濕腐皮者，方合是證。

## 論氣虛作癢

痘證惟癢最惡。禁止能定者，猶可以修爲。若身不自主，必搔破而後已者，是爲外剝，毒即入裏，不治。何以辨其爲氣虛耶？見點之後，三日之間，頂陷而兼囊薄，身涼而復色嫩者是也。然氣虛何以致癢耶？蓋氣能蓄血而使歸附圓淨，尤能鼓盪而使血化成膿，膿成則毒解，尚何癢之有哉？惟是氣既已虛，而血當其旺，是血有附氣之能，而氣無制血之力，致血肆溢而不得歸附，焉能化血而令成膿？血味且鹹，醃螫皮肉，而癢自不能已矣。治癢之法，一見其象，即以保元湯加殭蠶、白芷，隨證宜加而佐之，庶杜患於未萌之策。如癢已作，倍用黄芪以助氣，稍加白芍以制血，其瘙即止。鋪紅如錦者，又當重加生地、荆芥以清徹之，悉用大桑蟲以鬆透其毒。面上破傷者，急以胭脂膏封貼。肢體難禁者，以荆芥穗研末，卷於紙條内點火焠之；或以炒黄豆盞許一包，乘熱撲之；或以茵陳爲末，與爛紅棗同搗成餅，燒煙熏之，亦治標之法也。

## 論脾虚作瀉

痘犯氣虚，初朝以至七日候，一身之氣血盡發於外，内已空虚，嗣後之成漿收斂，所望於將來者，是在人事之調劑以繼之。須知氣虚者陽虚，以陽虚之痘，而陽發於外，内乏温養可知，脾喜温而惡寒者也。既失其養，宜預防其泄瀉之患，魏氏之保元、陳氏之異功，宜量度而取之者矣。若已泄瀉，則真元傾泄，毒必乘虚入裏，反攻於内，變證蜂起，危孰甚焉？亦必察其輕重緩急而因應之。如第不實者，可以參、芪、茯、朮、陳皮、木香、甘草、薑、棗以實之。如滑瀉者，前方加肉果、訶子以止之。如不惟囊薄而且皺，不惟色白而且灰，手指梢冷者，氣血中宫虚劇也，前方重以參、芪加鹿茸、少許鴉片以振之。其或四肢厥冷，摇唇鼓頷而寒戰者，此元陽幾脱之象也，前方加桂、附回陽反本以奪之。是證與治，必詳察真確，而後施無不當。若臧次仲之證，是一驗也。其或體熱燥烈，煩渴乾紅，焦紫痛楚艱塞等證，即次數無度，純利清水，此是熱毒下利，不可言馬駝背也。自甲子以來，脾虚泄瀉之痘，間或有之，不概見矣，惜乎知之者寡也。

## 論痘變證有不常不古

痘於察形驗色之外，其虚實寒熱則據證矣。然形色不一，證更繁多。一形而數證因之者有之，一色而諸證出焉者有之，證之所以謂變也。證固繁多，而變又有變中之常，變中之變。常者與形色相符，依日期而至，其證著見明顯；變者首尾偏峯，與形色兩截，其證深藏隱伏。如痘屬血熱而實證迭乘，痘屬氣虚而寒證竊發，此變證之常也。假令痘本實而證若虚，痘本虚而證若實，此變證之變也。漿前而客證多端，漿後而本證雜出，此漿前爲實漿後爲虛之常變也。放標而即餒乏不振，結痂而猶熱毒留連，此偏枯陷溺之異變也。蹈常不容作聰明，履變不可傍矩矱。氣虛劇者無證不虛，血熱劇者無證不實。常證即愚者易知，變者即知者當之。苟不細細參合，一一端詳，亦有未易明焉者矣。虛實寒熱之證，自古有之。但虛寒多而實熱者少。實熱之證，漿前猶多，而漿後尤少。至虛實寒熱之變，似實熱而虛寒者，容或有之；似虛寒而實熱者，未之有也。自甲子以來，大運在於相火，放標以至落痂，虛寒之證十不一二，梟毒烈火十居八九，似火似實之證百中無一，似虛似寒之證無不皆然。證至於實熱而似虛似寒，非至極不爾。以至極之證，工力有一未盡，尚棄併於九仞，令是非之界，不之明辨，工力先無所施矣。留焉從事，以規則是傍，不幾以非爲是而妄投湯劑也乎？矧誤用温補，人所易從，不至復敗不已。如此殘害生靈，何其慘毒！總由於是非莫辨，余故列似是之證於後，庶不至詣燕而南向也。

## 痘證變幻總論

證莫暴乎血熱。血熱之證，發見者易知，隱伏變幻者難測。色似胭脂，便硬譫語，狂煩躁亂，唇烈焮腫，頰紅面赤，發渴不已，皮臃肉腫，痛楚難堪，形圓頂綻，一迎眸而莫掩者，至於血熱反常，似虛似寒，人不知之矣。有身涼色白者，有皮薄頂陷者，有昏沉如倦者，有四肢厥冷者，有寒戰咬牙者，有漿後頻解不食者，有痂後而夜不成寐者，有痘後而汗洩不已者，此等皆似虛寒，而孰知非血熱之劇不至如此。蓋緣熱伏於內，毒藏於中，以故難以測識，所謂陽極似陰，火極似水者也。據其色猶必合其形，驗其外猶必參其內，內外詳辨，容有未悉，更復察其神情脈理，則其所疑似而隱伏者，自莫能逃矣。氣虛難辨者亦有之，終不若血熱之變幻多端，令人莫得其故。且痘至疑難，人多疑其虛不疑其實。況痘易趨於補者，失補而致誤者猶少，惟此慘害生靈，迷而不覺，倍於虛者十居八九。敢以似虛之證辨之，以鳴同患。此成敗之關，生死之界，未必無小補於痘也。

## 論火毒咬牙

咬牙屬血虛證固有之，不知毒火潛伏於肝腎者，與血虛者更甚。毒火雖盛，暴厲而發揚者，當無是證，即伏而在別臟者，亦不患是。惟在肝，肝則藏血而養筋骨；在腎，腎則主骨而生肝，還以血養，是猶脣齒之邦，兩相輔而兩相需者。況肝應春陽，腎應冬藏，升沉之臟，兩受其虐而失其和，齒其安劇而自鬥矣。猶是鬥也，虛者聲鬆，彼則聲緊；虛者在於漿後，彼則於放點時而即相戛。痘當初放即血虛者，血於何耗而便及此，則其受虐於毒火也可知。不必辨其形色證狀神情，而已昭然矣。但察其痘色焮紅而熾熱者，以清涼攻毒飲減紅花以涼解之。痘色乾紅，或紫滯而身不熱者，以涼血攻毒飲以透達之。不拘焮艷乾滯，熱與不熱，凡有諸般痛楚，及内證凶暴者，以必勝湯。焮艷者，減桃仁、紅花、地龍；乾滯者，加紫草以攻逐之。有出而未暢者，通加大桑蟲、蘆笋以透之。成漿後者，通以化毒丹調入牛黄珠末以解之。至痘之日期，體之厚薄，不可執而論也。如王含叔之女，其一證矣。

## 總訣

毒火深潛腎與肝，升沉二臟擾何安。齒牙相戛聲何慘，透解潛藏自貼然。

## 論血熱作癢

諸痛爲實，諸癢爲虛。又云：氣愈虛而愈癢。所以然者，以氣本虛，毒原不熾，氣虛則正不勝邪，無以制化其毒而固然也。以故治癢之法，必從補氣。有血熱毒盛而癢者大相懸矣。蓋熱毒壅於皮肉，氣爲遏鬱，血被煎熬。氣非不足也，錮之則陷於無用，血非自熱也，灼之則迫其遊行。血味且鹹，遊行皮肉，癢之所以作也。以清涼攻毒飲減紅花，量用大黄，重以石膏、生地以涼解之，以殺熱毒之勢，庶氣血不受邪虐，氣得以化血，血得以成膿，何患乎癢之有哉？是謂實者虛之，正妙於實者也。今人不審虛實，執古方而泥成説，凡遇癢證，概以參芪，投之不應，責以補之力薄，遂思重劑以勝之，氣不受補而毒火愈熾，愈熾而癢愈甚矣。嗟夫！何異抱薪而救火也！然果何以辨其爲毒火耶？曷不觀形與色、内與外之呈見乎？同一色也，虛則白而實則紅。即同一紅也，虛則嬌而實則滯。色之不侔，已較然矣。再觀其形，虛者皮薄而濕，實者皮厚而燥。按其體膚，有温涼熾熱之殊；察其神情，有倦乏躁亂之異。一一殊途，種種各別。更或兼之於痛楚，或熱如炮烙者，前方重以大黃；或色若胭脂，諸般失血者，前方加桃仁。正面稍有擦意，不拘破與不破，即以化毒丹調入油胭脂內，用綿紙貼之，須令嚴防，勿使抓破。破而血得成流者，猶幸無恙；破而乾赤皮如剝去者，無可生之理矣。凡放點時，熱一如炮不分界地，或焮紅，或紫艶，即當預爲之地，重以涼血，急以清火。內證猖狂者，尤宜速與蕩滌，不可臨渴而浚井也。外有調護，過煖助火而致癢者，急令撤其重圍，或減其衣被，處之清爽而痘自安。

## 總訣

實癢紫艶或焮紅，燥烈皮蒼毒火擁。血被煎熬氣被遏，輕宜涼解重加攻。

## 論熱劇寒戰

痘瘡寒戰，似無區別，孰知有先後之分，關虛實之異。先寒後戰者，寒極而戰，虛劇之象也。先戰後寒者，戰極而寒，熱劇之象也。故戰不可概以寒視，寒不可概以虛論也。氣虛寒戰，前已陳其概矣。更以熱極作戰，戰極而寒者言之：火之爲火，其性甚烈，其發甚暴，喜散而不受遏鬱。火雖熾而發見者，遍體皆熱矣。雖熱而身靜，以火得順其性也。熾而劇則遏鬱矣，鬱則拂其性矣，以暴烈之性，欲達而不得達，則氣血與毒火，五內搏激，其能免身之不振戰乎？猶之水沸於火也，身雖戰振，其面必赤，其體自熱，戰之不皆出於寒也明矣。火鬱固戰，過鬱則寒，是熱極反見水化，如强酒於不能勝者，反爲酒所寒矣，酒性豈寒者哉？夫亦因其過而致反也。身雖惡寒，肢雖逆冷，其氣必雄，其神自躁，痘必紫滯，脈必沉數有力，寒之不皆出於虛也又明矣。凡血熱之痘，熱極作戰，不問別證，不拘首尾，熱如炮烙者，以瀉黄散主之，量證加減。如身體反涼，更喜温煖者，熱毒深藏固閉也，以散火鬆毒飲，隆冬加炒黑麻黄二分，先達其伏。毒火鬆透，身必熾熱。方火熾皮肉腫硬者，不拘熱與不熱，必用大黄以宣暢，以瀉黄散清之。或兼諸般痛楚，或空竅失血，或熱如之，庶不至毒火内擾而至攻潰也。

## 總訣

寒戰陽虚自古云，熱极水化少知音。若還誤認陽幾脱，火上重油禍匪輕。

## 論熱毒下利

痘出於肌肉而脾爲之主，脾氣實則精神内固而外旺，痘必易出易漿易靨，若泄瀉則脾弱而内虚矣。痘必有應至不至之虞，變證由此而出，而脾顧不重哉！以故泄瀉之痘，一切寒涼清解之劑，在所必禁，然非所以概熱毒下利之證也。熱毒太盛，其毒不能盡行肌表，勢必留滯而内擾，喜内實不受邪，侵注於大腸，大腸爲傳送之官，不受毒害，而第逼迫於中，頻頻下利，雖若與泄瀉之相似，而實與泄瀉不相侔。瀉者滑而不禁，彼則艱而閉塞；瀉者溏而不實，彼則凝結如膠。亦有純利清水者，或穢氣之不堪，或便色之雜出，或眉愁而腹痛，或躁亂而不寧。辨痘之色，輕則乾紅而重則紫滯。驗痘之形，輕則鬆綻而重則板實。即在收靨結痂之日，何莫非餘毒之使然。視其痂皮則燥硬，按其體膚則燔灼，口内或膩而成疳，目睛或紅而有障，如是而投於香燥止塞之劑，不猶之欲北路而南轅者耶？燭其故而清其源，輕者解毒鬆滯，重者清火攻毒，使毒火不至内擾，而腸胃清寧，便不止而自止，脾不實而自實矣。若以瀉治，毒火愈熾愈壅，七日前立見於枯焦紫，而膿漿無望矣；七日後餘毒無歸，胃氣閉塞，喘急煩躁而終斃矣。貿貿焉見其頻解，而不究其所由，亂施死方，我之所不解也。

## 總訣

熱毒衝腸便自頻，喜腸傳送毒難侵。頻頻欲解仍艱塞，悮認脾虚終内攻。

## 論胃熱不食

痘不思食，固有胃弱而不納者，尤有邪熱犯胃而不思者。要其虚與熱之别，總以痘爲憑，以證爲準。痘屬氣虚爲虚，痘屬血熱是熱。更參之於當下之證，與見前脈息，一一而詳合之，自無不得矣。不可以日期爲則，以漿前爲實，漿後爲虚。尤不可泥於胃彊則納之語，而概以虚論也。概以虚論，固不可與語道，拘於日期，亦非爲調元之手也。何也？氣虚之痘，漿雖未行，其中氣已虧於不足；血熱之痘，漿雖充滿，而清氣尚受夫邪迷。又有自放點以至成膿，飲食不減，至漿後而胃氣忽閉者，漿豈未化而毒輕，已化而反重耶？蓋痘之始終，合天地四時之氣。前七日其毒升發起脹，自内達表，猶春夏生長之令，毒不太盛者，其毒得盡行肌表，胃氣自清，故其飲食如常。七日後，其毒成膿漸斂，自外收内，猶秋冬收藏之令，毒得盡淨而收，胃氣終清。若毒有未盡，痘隨火斂，是謂火遏，非正收也。火毒内斂，胃得終於思食乎？其痘膿雖老而紅暈未收，痂雖結而焦燥難脱，身多壯熱，脈自洪數，與胃虚不食，遠隔參商。凡痘身熱未和，紅暈未收，漿雖極老，不可與斂。若與斂之，不啻胃受火閉，一項般般餘毒，不可勝紀矣。務宜重以生地，佐以黄連、丹皮、荆芥、牛蒡、木通、甘草。熱如炮烙，盤暈焮紅者，更加石膏。俟其火毒清解，聽其自收，自無不開之胃。如以始爲熱而終爲寒，始爲實而終爲虚，一以參、朮、薑、棗之類以補之，如火益熱矣。今之不食之證，往往如是。若章繼翁之證，臧比老之子可鑒矣。外有飲食過多，或痰凝氣滯，與夫寒邪阻塞，暑熱干犯者，皆令不食，此痘外之雜證，非氣虚血熱之所致也。然以神情證狀，并逐日調護而審其故，自昭然於心目矣。

## 總訣

百凡飲食最爲先，不食應知各有緣。胃虚不食身涼静，胃熱人煩體自炎。

## 論火擾不寐

痘有夜不成寐，在七日前者，人皆知其爲邪熱内擾，至成漿後者，皆責以心虛矣。豈不曰血化成膿而血爲之虛耗，膿成毒解而邪熱俱已消融。不知血虛而火毒不甚熾者，理固然也。深藏猛烈者，漿非不足而漿不能盡其毒，火非不泄而泄未能罄其藏，外雖成膿結痂，而内之餘炎未盡，臟腑未得清寧；況心爲君火，以火遇火，較之餘臟，更不能容；且當收斂之時，非若漿前發揚之候，此蓋心被火灼而然。身必壯熱，人必彊揚，脣或燥烈，痂或燥黑，證亦不能枚舉，種種皆類是也。較之心虛不寐者，自是迥别。明者察其毒盛則解之，火盛則清之，或透肌，或涼血，俾邪熱得以泄越，有發斑疹而安者，有發癰毒而寧者，有於疤内復泛而得熟睡者，是皆毒有所歸，而神自清寧矣，尚何有夜不成寐乎？若以安神藥必收斂，是猶執熱而反令探湯矣。

### 總訣

火擾不寐始曾聞，漿後猶云論似新。烈火燎原非易滅，莫輕斂志與安神。

## 論渴有虛實

咽喉乾燥則渴，然乾與燥有虛實之分，乾爲虛而燥爲實，均屬肺病。咽喉屬肺，肺屬金，金生水而畏火，金虛則不能輸降下之令，猶之白露不降，水乏其本，華池乾涸，而渴從之。其渴稍飲即止，俄頃又乾，喜熱而惡冷，聲音低小，脈必微緩，法當以補液湯生其津液而渴自止。實則金被火爍，虐焰如爐，五液可竭而肺更何言？其渴百杯未足，俄頃又燥，喜冷而惡熱，聲非啞而即厲，脈必洪數，法當以清金解渴湯，制其烈火而渴自解。虛與實之别辨有未確，更合之於神情證象，與夫痘之形色，一一而參考之，自無不得其真矣。

總訣

渴有咽乾肺屬虚，金虚補液自相宜。烈火刑金咽更燥，火清方得救華池。

論汗有補瀉

汗者，液之派也。腎之液自毛竅出者爲汗，汗之是亦水也。可知其本於肺之通調四布，而得潤乎一身，滋養四體，猶之白露下降，草木敷榮，是水藏則存而爲液，疏則泄而爲汗，涸則皮毛枯澁，鬱則肢體浮腫，寒則凝，熱則沸，液汗之故也亦多矣。但以痘瘡之汗而言，證順則存而色潤，氣虚則疏而汗泄，火沸則汗涌如淋，不可專以氣虚論也。痘如淡白無神，身温體倦，種種合乎氣虚者，當以實表爲主，否則氣既已虚而復汗泄於放標時，發必不振，繼必平陷癢塌，寒戰灰白，悉如蜂起，當以保元、八珍湯減枸杞加白芍、五味以收之。如其紫色乾紅，煩渴壯熱者，以其火擾於内，故其水沸於外也。不拘首尾，當以清涼攻毒飲以清徹之。外有血熱之證，調劑得宜，不爲毒害。至痂落時而有此汗者，是餘毒無所容，以汗而解也，驗其因汗而適快者是也。固不宜斂，亦不宜清，惟以忍冬解毒湯減紅花加當歸足矣，不可以過求也。凡火擾而水沸者，七日前而悮斂之，梟毒閉塞，必成内潰；七日後而悮斂之，餘毒不解，輕則纏延疲敝，重則一簣之虧矣。

總訣

痘汗如何云表虚？身温淡白不充肥。紫艷身熇爲火沸，一虚一實少人知。

清火證治準

欲明清火之理，不可不窮其源。欲善清火之法，不可不察其證。如痘已發未發，以至成痂落靨，身熱和平，更不見有煩躁乾紅燥烈之證者，此痘瘡應有之火，而無事清之者也。犯此煩躁數項，身卒不熱，反有温凉，或有肢冷者，是隱伏之火，先透發以達其鬱，而未可遽清者也。若熱則火發見矣，發見而無甚惡候者，以荆芥、連翹、丹皮、木通、牛蒡輕以清之。壯熱而煩躁者，前藥加生地、滑石、甘草。壯熱而乾嘔口膩者，前藥加黄連、滑石。壯熱而痘色乾紅色滯者，前藥加黄連、赤芍、青皮、紅花、紫草。壯熱而燥烈者，前藥加黄連、生地。壯熱如炮而燥炙者，前藥加黄連、石膏、大黄、生地。壯熱而皮毛若刺者，前藥加黄連、桔梗、葛根、蟬蜕、紫草、大黄。壯熱而叫喊不已者，前藥加大黄、青皮、赤芍、黄連。壯熱而鼻衄如泉者，前藥加大黄、生地、元參、犀角、黄連。壯熱而溺血者，前藥加黄連、山梔、大黄、生地、滑石、甘草。壯熱而腰如被杖者，前藥加大黄、牛膝、黄連、地丁、元參。壯熱而大渴不已者，前藥加黄連、石膏、生地、花粉。壯熱而瀉水如注者，前藥加黄連、滑石、甘草、澤瀉。壯熱而大便欲解不解，所解如漆如膠而愁楚者，前藥加大黄、滑石、青皮、黄連、赤芍。壯熱而大便去紫黑血者，前藥加黄連、大黄、桃仁、赤芍。壯熱而筋抽脈惕者，前藥加大黄、青皮、黄連，稍佐小柴胡、羌活。壯熱而拳毛倒竪者，前藥加大黄、赤芍、青皮。壯熱而目紅如火，兩頰如朱者，前藥加大黄、生地、赤芍、羚羊、甘菊。壯熱而狂言弄舌者，前藥加黄連、生地、甘草、犀角。壯熱而痘色紫艷或焮紅或唇舌無皮者，前藥加黄連、生地、石膏、元參。壯熱而痘間硃砂斑或紫背浮萍或紫黯色或發疔者，前藥加大黄、桃仁、赤芍、地丁、黄連、地龍、猪尾膏。壯熱而痘有貫珠堆聚，或面目預腫，或窠粒不鬆，或皮肉腫硬者，前藥加黄連、大黄、地丁、紅花、青皮、猪尾膏。壯熱而唇黑如煤，舌起焦刺者，前藥加黄連、石膏、生地、元參。壯熱而目生瞖障，或過期不開者，前藥加黄連、生地、甘菊、羚羊、穀精草、金銀花。壯熱而發痘癰者，前藥加歸尾、羌活、貝母、金銀花、元參、赤芍、甘草；癰硬而熱更熾者，再加黄連、大黄、地丁。壯熱於放點之時，細碎如針砂者，前藥加大黄、青皮、地丁、猪尾膏；熱更如火色或礬紅或紫艷者，更加石膏、桃仁、生地、赤芍二三劑，顆粒分明，色轉紅活，可治。壯熱而頭汗如淋者，前藥加大黄、石膏、黄連，汗收者可救。壯熱於結痂之後，神情尚楚，猶不思食者，必有餘毒伏而不透，前藥加大黄、地丁、黃連、蟬蛻、生地。壯熱而起牙疳，前藥加黃連、花粉、貝母、元參、甘、桔，調入牛黃、珠末。此證治之大略也。若夫細微曲折，筆所難罄，推而及之，無遺藴矣。痘證始終不可無熱，尤畏其壯熱，熱一過當，凡屬水位，或被煎熬，或被沸騰，或被燥烈，或被焦枯，爲害可勝道哉！但有緩急輕重之不同耳。因其緩急輕重而因應之，治火無不當也歟。

## 涼血清火不拘首尾論

痘瘡涼血清火，於起脹時，人人之能事，至於放點成膿結痂之際，知之者或寡矣。以爲痘之出，非熱不發，時方見點，以鬆肌透毒爲主。遽用寒涼，毒冰不發，發亦不透。如春温得以生發也，不知正取其温，不欲其熱。若春行夏令，時便酷熱，萌芽有不槁乎？是拘於熱則行、冷則凝之説悮之也。化育之妙，在不偏枯。獨陰不生，獨陽不長。毒火旺極，始即炮熾，五液沸騰，痘賴氣血領載而出，氣爲壯火所蝕，血爲烈火所燔，痘其何自而出？徒以透肌升發，俟其起齊而後涼解，毒已内攻，痘其焦紫矣，是謂火裏苗未有能秀者也。試比一物，其理豁然。譬之欲得乳鴨，暖其卵則生，寒其卵則隱。如欲其煖而置之於烈火之中以炙之，所欲其可得乎？痘之漿非熱不灌，以氣呴血化而成，如夏熱得以成熟也。寒涼恐氣失其呴，血失其化，而膿漿何自？不知夏熱象離，離下必需水濟，如亢旱之年，惟有烈日，萬物亦自焦枯，血熱其猶是也。亦有疑而相詰曰：失治於前者，其象如此，放點及今，清解已多日矣，從前功力何在？熱毒其猶熾耶？曾聞痘毒出一步，則内空虚一步，邪熱縱有未盡，當亦毒隨漿化，即血熱者，不至敗於虚寒，當無事温補足矣，緣何尚有虞焉？吁！總不知偏枯缺陷之理者也。輕淺者易清，重極者難徹。血熱之極者，偏僻於火，期至八九日，如日至中天，歲當三伏，於少陽初起，尚即猖熾，至此純陽旺極之際，烏能便解？若從前失治者，至此亦無可清解矣。火得一分清徹，漿得一分融化。間有平時血旺之人，足以御火，不至焦枯，迅速催成，漿極黃老，然絶無榮活滋潤之意，頂平囊實，是謂板黃，不諳其故而謂膿成毒解，遂致悮焉。終亦必亡而已矣。論痘之痂，非熱不結。俗語謂蒸痘回見，火不宜熾，始終不可無；漿得肥濃，所冀惟在收斂。有生長，應有收藏，亦天地自然之理。痘至於斯，用燥濕斂陰實脾利水之劑，以助其收靨結痂，自是宜然。仍復涼血以助其濕，清火以寒其胃，寒凝太過，中氣必虧，漿即肥濃，不幾始實而終虛乎？痘將何以終局也？如曰：毒火未清，漿何能足？化毒成漿之謂何？而猶云未盡也。嗟夫！是但聞毒化成膿之説，而未知血盡毒解之理。化毒成膿，蓋言氣化囊窠之毒也。血盡毒解，蓋言根盤血分之毒也。血有一絲之未收，毒有一絲之未解。氣之振作易，血之成熟難。以氣輕清而無形，血重濁而有體。氣尊於中，氣清頂所以陷而能起，起而能白，白而能黄。漿雖血之體，而鼓蕩之權操於氣，氣毒不清，血其物而不化矣。血附於外，血清盤所以紅而能淡，淡而能收，收而能盡。血雖氣之輔，而乘載之體在乎血，血毒不清，氣亦歸於淪喪矣。況云化者頑而至化，毒將解而猶未盡也。解者化而至解，毒其盡而無餘也。故囊極融化根底血附綫紅，其毒未爲盡解。乃若紅暈焮赤，身熱未退，但見漿足，即與滲濕收斂，毒即隨火而乾，未盡之毒，仍歸於内，其靨乾焦燥，硬嵌入皮肉，輕則發癰發斑，重則發疔，更有悶亂喘急而莫可挽矣，可勝道哉！古人云：氣足血收，痘始成功，斯言不我欺也！

## 分别毒火論

毒與火，自有相因，亦自有不同。有火者必其爲毒，有毒者未必其皆火也。毒盛而蔑火者有之，未有火盛而毒不盛者也。如血熱毒盛者，血屬陰爲寒，陰且熱矣，有陽而反寒者乎？其爲毒也自火，故無有血熱而兼氣虛者也，是火即是毒矣。如氣虛毒盛者，氣屬陽爲火，陽且虛矣，有陰而反熱者乎？其爲毒也又寒，故不見有氣虛而兼血熱者也，是毒與火無干矣。然虛者固未有不寒，即毒之實者，未必盡出於火也。是以苦寒之劑，自無投於氣虛之理。即毒之雄猛者，亦還宜精察而明辨者矣。有如梟毒而濟烈火，併行交迫，治火治毒，在所併進，不容偏廢。有如毒重而火輕者，治必因其輕重而輕重之，不得混而無别。有如毒火太重而致遏鬱者，必先攻其毒而後清其火，宜知先後。有如無證不實，而火無可據者，不得妄以實爲火也。凡痘囊窠蒼老者，其毒爲實也。老而疎朗者，毒輕者，投寒劑致毒凝而冰伏。甚哉火毒之不可以不辨也！分珠而密者，毒盛者也。既密而間貫珠堆簇，成形成象者，盛而尤重者也。密而不成顆粒，與稀而形象繁多，更見要害之地者，類多不起者也。毒雖猛而能起能脹者，毒其見於外也。痘雖稀陷而板實者，毒其伏於內也。

凡痘紅而色老者，實火也。老而能潤者，火實而輕者也。老而色乾，或紅而絳色，紫若胭脂者，均火之凶暴者也。紅而更黯，紫而更滯，俱淪於莫挽者也。以見毒辨於形，火呈於色。然毒之輕重見伏，皆在於形火之輕重見伏，全不在乎色也。又當於體膚之熱與不熱，以證其見伏。

如遍體壯熱者，火其見於外也。色即紅紫而體膚若涼者，火其伏於內也。身壯熱而肢獨冷者，因氣滯而火偏伏也。有身燥熱，頭汗如蒸者，火上涌而毒參陽位也。有靜則躁炙，動則汗泄者，火閃霎而無定也。是火與毒之呈於形色，昭於體膚者如斯。乃若神情見證，亦未始不昭其辨也。如愁眉蹙頞者，痛也。諸痛皆毒，叫喊不已，皮毛若刺，轉側呻吟，屈伸甚楚，脈惕筋抽，衣衾難動，便時艱塞而容愁，卒然啼號而聲厲，此皆痛之象而毒之徵也。

如躁亂不寧者，煩也。諸煩皆火，不耐衣衾，夜不成寐，惡聞人聲，惡見人形，若欲求食，食之而又不欲，似欲思安，安之而又不樂，此皆煩之象也。如皮纏肉腫者，滯也。諸滯皆毒鬱悶不舒，身如捆綁，胷填腹滿，面目預腫，通塞不均，此皆滯之象也。如脣焦舌黑者，燥也。諸燥皆火，大渴不已，口內如爐，溺血便紅，憶水思冰，狂言譫語，此皆燥之象也。是痛是煩，若滯若燥，總歸於以熱爲見，以不熱爲伏也。

治毒之法，審其輕重爲先。輕而發見者，治之以解散；輕而隱伏者，治之以透發。重而發見者，輕與之攻而重與之散；既重而又隱伏者，重與之攻，兼透而兼散。治火之法，察其隱見爲先。發見而輕者，治之以涼解；發見而重者，治之以苦寒。隱伏而輕者，輕與之攻而重與之散；隱伏而又重者，重與之攻而兼與之散。攻毒不嫌於早，治火期於適時。攻毒當厄，可以該治火之效；治火失宜，更有以妨治毒之功。假令失於清火，其必紅變乾焦，紫變焦黑，可勝道哉！外有當然之火，自然之毒，又非一概論也。有如痘脹而頭面發腫，眼封鼻塞，漿滿而身重難移，肢浮體胖，項大聲粗，回漿發臭，此非自然之毒也乎？氣領血載，非熱何能達表？氣煦血化，非熱何能黃熟？漿老成痂，非熱何能收結？此非當然之火也乎？只合行其無事而已，亦何分別之有！

# 古今圖書集成醫部全録卷四百八十八

## 痘疹門

### 救偏瑣言 明·費啟泰

#### 論結痂

痘瘡行漿，三日後期，至九十朝，其得膿漿飽滿，氣足血收，此陽極化陰爲姤時當收結矣。始於人中，以及兩頤鼻準，漸至地角，以至周身，末及巔頂足脛，次第收結，痂如鎔蠟初凝，厚而滋潤，是謂珠結，毒盡解矣。其餘可知，不須調劑。有等氣虛之痘，得補成漿，漿終淡薄，至此雖云收結，痂皮飄薄，神色枯淡者，謹防精神不繼，鮮克有終，以保元八珍湯減川芎加山藥，以濟其匱乏。更有土虛不能制水，濕潤不斂，漿水腐白，頭温足冷者，前方減熟地加河車膏、茯苓、白朮，以助其收結。如便不實而胃弱者，前方減當歸、熟地加茯苓、陳皮、白朮。渴者，前方減枸杞加麥冬、五味。睡不熟者，減黄芪加棗仁暨紅花分許，餘可類推。所謂痘後無實證，總歸虛治者，此也。有等血熱之痘，稠無隙地，得力於清解，成漿連成一片，腐爛作臭，煩熱猶在，焮赤猶存，終係邪陽太旺，不得陰氣收斂，而不能成痂者，以消斑快毒湯減蟬蜕主之，外以金蓋散收其熱毒。亦有同於血熱，浸淫日久，至後氣血虛耗，不能收結，驗其煩熱退聽，神情懶倦，腐爛處，肉地與漿水淡白者是也，以保元回漿散主之，外以細茶末以清其肌表。至有梟毒烈火，血熱之極，非不極其清解，其如烈熱未滅，紅暈未收，膿囊便有斂意，謹防火褐以成倒靨，以清涼攻毒飲，重以生地、石膏主之，庶不至焦痂黑靨，令毒復歸於內。更有從前失治，漿未成熟，血暈如霞，竟爲烈火燔灼，已成倒靨，焦黑如煤，平者如螺靨，陷者成煤坑，間有老痂，亦黑硬如鐵，如此等象，若變證雜出，皆毒氣内攻所致，不得目之以膿成毒解而作虚論也。希援於望外，以必勝湯倍用生地，復以大桑蟲以攻發之。熱熾者，加石膏、黄連。根下腫硬者，貼以胭脂膏。得盤暈漸淡漸收，平陷者鬆，黑硬者潤，或泛疤，或補空，或發斑疹癰疔，毒仍達表，可慶重生。凡血熱之痘，匀朗稀疏者，必能成漿，漿必肥濃，第虐燄未消，收靨可畏耳。是痘因其漿濃，且以日久，悮認以爲回頭，不食者以之開胃，不寐者以之安神，發渴者以之補液，下利者以之實脾，如此等類，促其斃者，不可勝紀矣。僅記其一二，以爲鑑觀云爾。

## 論落靨

易痂易落，收局之佳境。然易痂有凶有吉，易落有吉無凶。以邪毒盡淨而無餘毒煿炙，痂故得一收便落。其疤大都榮潤，肌膚大都滑澤。亦有疤白不榮，陷而凹下者，此因氣血虚乏而然，非因易落而有此象也。以保元八珍湯主之。外此有爬肌抓肉，累日不脱者，有擦去疤有血迹者，有褪去兩邊中獨留一綫者，有半掀起半咬緊者，有日久方脱而疤凸起者，有四沿浮皮掀簇者，有身褪而頭面不褪者，或有血疤或紫黯或黑黯，或似茄花色者，痘疤不一，皆爲毒火煿炙所致。身熱温和，無甚惡證者，涼血解毒而清散之。身體壯熱而多惡證者，攻毒清火，重以涼血而散解之。輕則泛疤發斑發疹而愈，重則發癰發疔而解。痂落之際，證亦多端，總以痘爲準。餘毒作祟，治毒爲主。毒盡元虚，保元爲要。總有實中虚，虚中實，亦權其緩急輕重而因應之，不可遺其重且急，而反迂務其輕且緩也。若執以痘後無實證，總歸虚治，悮之甚矣。

## 論餘毒

餘毒者，痘瘡未盡之毒也。痘瘡毒化而成漿，漿老而成膿，膿成血盡而毒解。氣血虚者，血不患不盡，患漿不成膿，膿成而毒盡矣。熱毒盛者，漿不患不老，而患血未收，血收而毒解矣。氣虛之證，行漿時或失於內托，托而尚有未足，或人力極盡，而氣血其如虛劇，幸不至灰白平陷，漿蓋不能老而成膿，餘毒有所不免矣。血熱之證，行漿時或失於涼解，或依傍日期而解之不早，或慮寒涼太過而工力有未暢，或循規則而反投溫補，或極其周酌而毒火其如雄烈，幸不至紫陷乾焦，而膿或板黃，即鬆而或燥，即潤而紅暈，尚有未收，或收而未盡，帶火收結，餘毒尤有所不免，更有甚焉者矣。痘有氣虛血熱之分，順逆險三途之異，而餘毒亦然。驗其毒不紅腫，身涼體靜，或神情懶倦，其得飲食進而睡臥安，毒且小，小而且軟，痛楚不甚者，屬虛而順者也，以參歸化毒湯而調治之。

毒若大而白，平而板，不能起發，愁容可掬，靜而忽躁，神情終倦，涼而忽熱，未幾復涼，能食而不能強，能睡而不能熟，兩目有神，神思能定，此屬虛而險者也。以加味內托十宣散治之，庶得以潰而成膿，而毒其化解矣。

毒不拘大小，按之板實，白而帶青，神思昏倦，痛楚難支，兩目無神，口出涎沫，體欲靜而不得，聲欲出而難揚，此虛而逆者也，不治。

血熱之辨何如？有發斑，有發疹，散於周身，布於四體，一發而即身涼體靜，神情爽朗，此血熱之順者也。其未發之前，熱必不免，睡必不寧，痂必老，色必燥，而血必不全收，神必旺而氣必粗，此發斑發疹之機也。不諳者以膿成可以收斂，以收結可用調補，致毒不得發泄，往往有輕而變重，重則有不可知之患矣。不拘已發未發，均以消斑快毒湯而一清徹之，可無不瘳矣。

若癰則毒聚矣，毒併於一處而發，勢必潰而得解，其毒紅腫，發於四肢，兩肩兩脅，熱不甚熾，寢食如常，亦險而順者也，以活血解毒湯主之。

發於兩顴、腦後、胷背、環跳等處，身體壯熱，痛楚殊甚，毒大而且板，則險矣。然得板而不硬，大而紅腫，熱雖壯而體不燥，痛雖甚而不至難支，飲食與夜臥居半，亦無大害，以前方加地丁、白項地龍併蜜湯，調服賽金化毒丹以治之。

發於百會、太陽、少腹上下及穀道、涌泉等處，板而更硬，紅而帶紫，更有凝結成疔，形似螺肉，毒黑而堅，根深入肉，不拘是癰是疔，燥熱如炙，飲食不思，徹夜不寐，此險而逆者也。癰則內服賽金化毒散；外即以此散調入油胭脂內，以綿紙攤貼，中留一頂。疔則用銀針挑鬆，四圍亦如癰之貼法，不必留頭。次日有膿水來，用軟絹拭乾，將此散摻入四圍，仍以胭脂膏貼好。又次日復如此法。俟其疔褪出，竟以此填滿復貼之，以疔潭長滿而止。二毒通以必勝湯治之，庶可保全生命。

借令發於咽喉、當心、腰胯，不論小與大，疔與癰，癰則按之硬而青黯或紫黑，疔則大如錢，聲啞氣促，神情躁亂，兩目徬徨，如畏刀鋸，如見狼虎，惡聞人聲，惡見人形，或身涼而乾惡，或身熾而肢寒，證難枚舉。凡此等證痘，即屈指可數，痂落無遺，亦禍不旋踵矣。

外此毒聚於肝，則目起瞖障，或兩目掀腫，內眥膿血淋漓，或有如猪膽汁，有過期不開，均以撥雲散治之，不可點洗外治之法。眼科規則之劑以療之，毒必不消，火必不散而眼廢矣。

留於脾，於上則脣裂掀腫，堆結如煤，動即血流，血即燥結，於下則注入大腸，下利惡垢，猶之滯下之疾，如漆如膠，有純下鮮血，痛楚不堪，若以瀉治則枉死矣，以滌除救苦湯治之。便血者，加生地；血紫滯而堅凝者，加桃仁；艱塞之極者，倍大黃、滑石；痛極者亦如之，更加赤芍。

留於胃，則口內生疳，或牙齦腐爛，甚則穿腮落齒，漸入咽喉，名爲走馬疳，一日爛一分，十日爛一寸，以忍冬解毒湯加黃連、山豆根、元參、桔梗以治之，外吹消疳解毒散。

有熱毒上壅巔頂諸陽會集之所，時值炎天，臭惡熏蒸，潰爛生蛆者，以清涼攻毒飲治之；剪其髮，去其蛆，以金銀花煎湯淨洗之，或金蓋散或黃金散研入冰片、青黛而外治焉。

有餘火留於肺，津液不能上行，咽喉乾燥，音啞而發嗆者，以清金飲治之。毒鎖咽喉者，不治。

時值隆冬，表邪未盡，風邪與熱毒鬱於皮毛，至收靨時，發出如炎天沸子，名爲水珠毒，以清肌散毒治之。

餘毒般般，總不越一虛實中來也。虛者真元不繼，實者邪毒留連。痘至收痂，一身之精神，發皇於外，兒體之實者且虛，況虛者乎！此時火清毒解而擬調治，詎不晏然？即毒有未盡，僅屬强弩之末，補中帶解，亦無難事。至若仍然清解，復用寒凉，猶然蕩滌，似屬理之所無，而實勢所必至，斯亦難矣。故治痘難，治偏鋒之痘尤難。偏於虛者難於始，偏於毒者難於終。漿前恐攖其毒，而孰知不預則廢；漿後防其虛脱，而孰知當如除惡者矣。人言百日是痘，蓋謂惡痘有潛藏之毒也。虛實之辨，必究其真，不令有似是之誤，斯爲盡善。如毒色白而身凉者似虛，合之於脣裂迸血，非虛也；頻解不食似虛，合之於腹痛乾嘔，非虛也；羸瘦日久似虛，合之於氣雄壯熱，非虛也；寒戰咬牙似虛，合之於面赤躁熱黑硬乾痂，非虛也。毒色紅而時躁時熱者似實，合之於兩眼倦開重語聲輕，非實也；便閉思飲似實，合之於脣白而潤不見裏急，非實也；多言妄語似實，合之於四肢不舉重語聲輕，非實也；餘毒不一，合之於平而塌凉而軟，非實也。似是之證，非語言所能罄者，惟在於會心者得之。得其真實真虛，而更權其緩急輕重，治餘毒無餘蘊矣。

## 娠婦痘

娠婦出痘，平順輕鬆者，以安胎爲主，兼治其痘，是百病以末治之之謂也。安法不外於保脾養血，寬氣道，清子宫等項，然放標時，則以寬氣爲重而帶升發，氣鬆則痘亦易透，升發亦無病於胎，兩全無害之道。寬氣如陳皮、川芎、酒製香附、大腹皮、蘇梗或蘇葉，升發如蟬蜕、桑蟲、荆芥、牛蒡、山楂、桔梗、甘草、乾葛或升麻之類。起齊候則以清子宫爲重而帶凉解，清則與痘適宜，凉解與胎適合，有并行不悖之妙。如黄芩、山梔、生地、元參、甘草，清之屬也；如連翹、牛蒡、木通、黄連、荆芥、山楂，凉解之類也。行漿時，則以保脾爲重而帶排膿。痘之成膿本於血，血之根本出於脾，保脾正催漿之地。如茯苓、白朮、砂仁、陳皮、甘草，保脾之要劑也；如人參、黄芪、木香、糯米、大棗、殭蠶、白芷，催漿之首藥也。回漿時，則以養血爲重而帶斂陰。胎之所養，全賴乎血，血之所有，皆耗於漿，補血且得陰收之義。如當歸、白芍、丹參以補其不足，如茯苓、砂仁、防風、甘草以助其收結。擇取金銀花、牛蒡、連翹、元參、貝母等味，以稍解毒。此蓋語其常，非所以論其變也。借令痘犯氣虛，囊薄脚散者，豈得拘於胎前母氣滯而必以蘇梗、蘇葉乎？荆芥、乾葛無論矣。錫皮皺濕者，豈得拘於子宮宜清而必以黄芩、梔子乎？連翹、黄連無論矣。更有頭温足冷，灰白寒戰者，豈得拘於胎熱則動，置桂、附而弗講乎？僅以參、芪、苓、朮何能砥柱也？借令痘犯梟毒烈火，血受其殃者，如紫艷礬紅等色，失血内瘀等證；氣受其虐者，如貫珠攢聚等形，躁亂燔熱等證，勢必制其亢，攻其毒，令氣血歸於和暢，乃得化而成膿。若泥於百病且安胎，惟知胎以血養，血以脾統，而不治其毒，必得胎前之毒，不治而自解則可，不則任其燔灼，聽其内攻，可有身外之胎乎？痘證本輕，妄投重劑，胎必受之，胎損而母亦隨之矣。痘證惡極，劑雖極重，毒其受之，毒解而胎自安矣。凡病權其輕重緩急，重在務本，不得專事其末，急在除邪，不得迂務其本。得其要領，總歸一道。

## 痘後調護宜謹

痘後表裏俱虛，調護悉宜加謹，一有疎漏，以實投虛，病即終身不拔，非細故也。最要有五：一節飲食。飲食不節，脾氣受傷，脾係一身根本之地，精神生發之源。有因過飽，終身不能多食者；有爲一物所傷，終身不能一見者；有因偶爾失調，致脾氣不實遂成痼疾者，皆能致肌肉不長，面不華色，然此尚屬日後久遠之慮。曾有東林陳九嶷之子，痘已收功，喜食圓眼，因過愛而不之禁，縱及觔許，遂致腹脹如毬，喊不絶口，一懷抱而更加喘悶，以手扶其肋下，坐於膝上而已，極其撫摩而不稍息，以和脾宣化飲投及三劑不效，舉家徬徨，追悔無地。余思藥雖對證，賴脾運化。叫喊幾及一晝兩夜，神其敝矣。仍以前方加參三分助脾運化外，以山楂二兩煎湯代水服。及逾時，兩眼矇眊有睡意，因得漸漸懷抱，竟爾睡著。自午及申，醒餘大解極多，所食未化者幾半，遂得開爽調理而愈。幾乎有意外之變，飲食不謹如此。

一防客感。痘痂初褪，腠理開泄，直抵筋骨臟腑，六淫易襲，起居一有不謹，輕則傷而重則中，非泛常感冒可例。恒有寢食如常，神情如故，而卒然昏暈者，其由此也。

一戒煩擾。痘後精神盡發於外，縱得歡容笑口，僅脱離苦境之象，精神氣血，尚未之復，必得静養可致。儻有愛而不當者，戲弄而引之，致其喜以爲喜，不知傷其神矣。即房闈舉動，亦當以静爲貴。去年胡某有三歲一長郎，痘方初起，時值炎天，以房不寬暢，移於廳後，左右窗紙，日光耀目，痘眼初開，何堪當此照耀也。余令以青紗蔽之，嫌氣悶而弗聽，且頻頻煩擾，非弄其笑，即以換衣撲粉，殆無寧刻，欲其適體，不知傷神何地矣。苦口諭之，全不入耳。次日，兩目上竄，牽脣鼓頷而斃。

一體寒暄。天時冷熱不常，痘後之體，又難調攝，衣服之間，稍冷即傷榮，過煖即傷氣，或驟寒而不知加，驟熱而不知減，寒與煖大人不覺，痘體受之，較常人十倍矣。有因寒而即寒熱似瘧者，有因熱而即神情昏憒者，難以悉指，由不體寒暄之故也。富貴之家過煖，更什居八九，不知過猶不及也。

一戒好潔。房中幃帳衽席，自是宜潔。至痘兒之體，自頭面及身，以至手足，任其穢則穢，任其臭則臭。究其所以日久而穢臭猶存者，以收斂之局未盡也。收斂未盡，精神猶在於肌表而未還元，欲滌其穢而反以滌其神，如之何其可也？更有可畏者，體膚柔嫩，猶脱皮脱骨之餘，輕則皮毛若刺，重則湯氣入裏，喘急腫脹，可立而待。有一兒痘將一月，其母愛潔，竟濯之以湯，而且暢其浴，次日遍體浮腫，喘急而莫救，可不慎歟！

## 痘前諸瘡宜急治

諸般瘡瘍在痘前者，務宜急治，必愈爲貴。萬一與痘相值，痘即極順，降而爲險矣。險自可知。以痘之最惡，無如外剥，外剥必由於癢，瘡則未有不癢者，痘即可免，而瘡爲之招，連痘亦沸然矣。或得蒼老稀疏，間瘡而出者，即癢或可禁止。設若稍密，其必繞瘡四畔，攢集其窠，以瘡爲壑矣。水從下流，毒從虚發也。至痘起脹時，浮浮一片，無分瘡痘，一擦而身無完膚矣。雖有善者，何能濟其患哉？世人不諳者，多恒置而不問，有悮認瘡痘總是一毒，反暢其發，以爲稀痘之計。不知痘係交媾慾火之毒，感於娠之先者；瘡乃成孕之後，受母腹之積熱，或生下後濕熱流火所發，與痘絶不相侔。累月經年，何能致稀一粒？亦有瘡後而果稀者，適相湊也，與瘡何與？又有無稽之言云：嬰兒體膚柔嫩，瘡藥一及，滲入骨髓，發痘不出。舉世訛傳，悞人不淺。但治瘡有法，當以漸而施，先於胷腹，次日肩背，又次日四體，結末頭面，治其一，緩其三，周而復始，以愈爲度，乃爲良法。不則治之太驟，柔體不勝，反致變矣，不可不知。

## 論大黃

有客過余而問曰：伏火伏毒，非清解之能事，攻之固不容已矣。然大黃之力，斬關奪門，爲蕩滌之將軍，元梟毒火，當之尚爾退聽，於氣血則獨無所虧乎？氣血若虧，孰爲領載，孰爲化解，而終始其功也？予曰：不然。有病則病受，病受其藥則銷鎔在邪毒，邪毒銷鎔則氣血不爲邪毒桎梏，而融通灌溉於痘矣。不第於氣血無損，正以救護氣血之地也。邪正相乘，一負則一勝。負既在此，則勝自在彼。但當衡其輕重，所重在補，養正則邪自除；所重宜攻，驅邪則正自復。何虞氣血之受損乎？

蕩滌之法，古來不數見也。間有用者，不過錢許至三錢，一劑至二劑。更不出便閉者方用，便利即止。若錢許以至兩許，自放點以至落痂，甚至瀉利者用之，而便反實。有純利清水而攻猶未已，豈是索隱行怪好奇示異哉？奈世運變遷，甲子以來，痘瘡迥別於前。是年曾有一痘磊落粗綻疤紅，光澤圓滿如珠，目之者咸贊其爲狀元痘。予按其身熱如火，口中乾膩，予思痘象固佳，不宜熱渴如此。謂其父曰：是痘氣血强旺，又得內無伏毒，外象固好，然熱渴太甚，火毒非輕，速宜涼血清火，不可懈也。此人全不之信，不事醫藥，至九朝帶火乾收，燥硬焦痂有如瀝青，盤暈肆溢有似紫霞，喘急躁亂而莫能挽矣。以如是之痘，縱失醫藥，亦何至於此地，乃竟以一熾熱一膩渴之嫌，便同於逆，可遞而推之。熾熱而更頂陷者當何如？頂陷而更紫滯者又何如？紫滯而更稠密者又何如？稠密而更加貫珠堆簇者又何如？貫珠堆簇而更內多惡證者又何如？是知清解所不效者，當破其凝滯之毒，而佐之以清解矣。至破滯而不能取勝者，當進而攻其伏藏之毒，而佐之以散達矣。放點凶惡，攻之而起脹，得以滿徹則已；起脹未應，攻之而成漿，得以暢遂即止。乃至有收結而始盡淨者，有落痂而始霍然者，然其所以然者，原非有怪異也。前之毒盛者，至起脹時，毒盡發於外，所謂毒出一步，內虚一步。至行漿時，痘稠密者，惟有氣血不繼，故必以保元爲要。一失內拓，必至白陷灰陷，錫皮皺濕，氣離血散而敗。今有毒盛者，恒多伏藏於內，輕則內擾，重者內潰。內擾者猶可以清解疏達而起，即有不應，蕩滌之而自松透矣。若內潰者，臟腑糜爛，藥即金丹，亦爲無用，而況清解乎？故內毒甚者，無論發始半途即結尾收成，餘殃未殄，當如除惡務本，必期於盡。但盡之之法，又當察其輕重緩急而因應之，不可執成見於我也。純熟於此，不特險之重者，得以轉危就安，即鄰於逆者，施功於已發未發時，儘可挽回。若腰如被杖，叫喊不已，空竅失血，蚤斑蚊迹，紫背浮萍，纏腰兩截，托腮鎖項，拳毛倒竪，稠密細碎，面目預腫等證，前賢往哲，列於不治之條，皆可以起，尤宜治之於早，乘毒無定位，內未受攻，乃克有濟。若至三日之期，內已受攻，亦無如之何矣。

## 論石膏

石膏名爲白虎，湯火泡燃，桐油調敷，痛即如失，性果何如其寒也。人有言疹要清涼痘要温，芩連犀角尚不敢輕投，恐傷脾胃，用之而且兩許，更有始終不撤，不惟無傷於脾胃而更得益焉，何也？喜温之説，前人言氣虚之痘。若犯血熱，熱而且甚者，內煎熬而外沸騰，五內之地，輕則恣其銷爍，重則爲其焦枯。蓋以先天毒火，火而出之於毒，不啻一熱而已，毒而濟之於火，其猛烈當何如也！石膏雖大寒，僅足以制其亢，寧有餘寒而傷及於脾胃乎？儘有落痂之後，火邪盡淨，復起牙疳，目生翳障，但有未盡之餘，不見有過寒之證，總不越有病病受。若使中病即已，不必盡劑，容可過乎哉？何爲中病？假令身熱如火者，熱和爲中；大渴不已者，渴緩爲中；紫艷焮紅者，紅活爲中。何爲未中？如口熱如爐，空竅失血，脣焦舌黑，狂煩譫語，其勢未殺，病猶未中，雖多何畏焉？借令泥古方，拘日期，論劑數，則悮矣。

## 論猪尾血

諸血居補，惟此血最活動，而搜剔凝結之瘀，所以産婦多有食之，取其能破敗惡露也。論痘非血不載，非血無漿，況補血之功不易，何反取其破敗爲哉？毒鬆透者，血得載毒而出，痘雖稠密，色必紅活，自無凝滯之患。若毒火雄烈萌動即熾，血遇之即凝結而瘀矣。血本載毒者也，瘀則連血亦爲毒血矣。不第此瘀爲毒已也，一有瘀毒，併周身之血，悉爲此毒攝伏，而不得灌輸於痘，以故痘有空殼，以故有與肉色一般，此痘之最惡者也。如女人懷娠，通身之血，朝毓於娠，上乳下經皆絶響矣，不則天下有無血之孩乎？其次則乾紅晦滯，紫艷乾焦，或蚤斑蚊迹，種種皆内瘀之符也。然此瘀非猶夫血塊癥瘕之類，無論大小皆係殺身之毒，但小則日期緩，大則日期迫耳。緩則桃仁、地丁、紅花、赤芍亦能取效，迫則必需於此。猪血固能破瘀，而出自尾尖，尤爲活動緊關之處，而且取破血下流之義，得冰片爲佐，開泄腠理，通達内外，内結散而外滯疏，此瘀一活，則一身之血，皆得灌輸於痘，而立轉紅活矣。是以血活血，猶之以血補血，草木之味，烏能及焉。如用之輕必盞許，重則四五盞或十數盞，方可取效。如方書所云一二點，此亦習聞而未能經驗者也。

## 論濁陰

何爲濁陰？無價散、鷄矢醴、人中黄、人中白、童便、秋石、金蓋散、金汁、糞青、女人經布、男婦裩襠之類，均爲濁陰。辛甘爲陽，苦寒爲陰。輕清爲陽，重濁爲陰。此等穢惡，尤爲陰中之陰，濁中之濁。痘犯烈火，苦寒所不能勝，非此莫制。予孟兒喉間忽然鯁痛，身即躁熱如焚，俄頃而音聲即啞，咽傍有兩蛾，相對如圓眼大，先以蘆刀刺之，令出惡血，色甚紫滯。予見勢重，即以大黄、石膏、黄連、荆芥、牛蒡、生地、甘、桔、木通，連服二頭汁不應，滿腹如火炙，不省人事；前方用大黄五錢，生地、石膏各一兩，日服三頭汁，如此服過三日，勢不稍殺而且日甚，燈與幃帳相去丈餘，畏明若刺，口中譫語，音啞不知所訟，如此三日，所服之劑，如水澆石。予思陽光烈火，非苦寒所能駕馭也，遂想濁陰以勝之。濁陰之中，無如鷄矢，鷄矢之中，惟溏而若乾醬者爲最，此又濁中之濁，陰中之陰，能治疔瘡立效，其濁陰無匹可見。取有尖頭者佳，以六一散調爲丸，如菉豆大；另以六一散一二匙，研入冰片少許爲衣，以掩其臭，且得以開泄竅脈，用燈心湯送服。一二刻後，從來燥熱如火，忽爾身體振戰，汗泄如漿，發出一身惡疹，與牛皮癬一般。自來疹子無痂，及回後遍身脱下痂皮，如厚油紙，而諸證悉愈。若非此品斬將搴旗以奪之，諸藥終歸無用。一奪其勢，諸藥亦與有力焉。濁陰能制陽光，先言堪世則矣。人畏大黄爲將軍，石膏爲白虎，此證用及各有觔餘，如水澆石，賴此開先而始奏效。所以藥貴對病，寒熱攻補，是在用之者何如耳。

## 遊蠶形

已下詳列異痘形狀。

是痘貫珠成條，其形如蠶，故名遊蠶。有稀密，有長短。身上者輕，頭面者重。身上短而稀所見無多者輕，長而密更繁多者重。重則必攻令鬆透，如一赤豆莢，其毒方起。

## 疊錢形

是痘圓圓攢簇，絶不成點，錢許之大，故名之也。僅見二三者輕，多見者重，重則必攻。亦以藥胭脂膏封貼，更和猪尾膏、大桑蟲於劑内透之，令毒如蒸餅，其毒方透。

## 燕窩形

是痘攢簇纍纍，象似燕窩而名者也。單見尚重，見而不一者不治。急攻之，務令鬆擡如餅，其毒方化。以油胭脂調入化毒丹，用綿紙攤貼，更佐以猪尾膏、大桑蟲。

## 雁行形

雁行狀似遊蠶，但曲而甚長，以其排行而若雁字也。單見者亦重，不一者更重。攻之鬆若遊蠶而毒化矣。

鼠跡形

是痘或四五粒或六七點，相簇如鼠跡，故以是名。無多者輕，見於周身者重。重則必攻，令相併成泡，其毒方鬆，劑内調入化毒丹，并猪尾膏。

蓏沙形

蓏沙者，其痘扁闊歪斜，無頂無盤，有細點如沙攢簇於囊，宛似蓏沙而名之也。可以數紀者輕，遍及者重。重則必攻，務令高擡如芡實殻，其毒才化而成漿。

珠殼形

珠殻者，其痘有頂而平，四圍貼附一細圈，宛如珠殻。無多者輕，及於周身者重。重者必攻，務令圓滿綻凸，其毒乃透。

鳥跡形

鳥跡者，連串三條，頭簇脚開，其痘若鳥之跡也。單見者輕，五六處者重。重者必攻，亦如遊蠶鬆透爲準。

蟹爪形

蟹爪者，貫珠連串，粒細一粒，尖稍有隱隱黑絲如髮，竟與蟹爪無異。無幾者輕，繁多者重。重者必攻，其形統脹成條而毒盡泄矣。

蛇皮形

叢簇成片，散漫無拘，形似蛇皮而名之也。見此不治。或見點之初，燈下照之，隱隱簇簇，細密無倫，將形未形之際，即便攻之，佐以猪尾膏破之，不使其成，庶可有爲。

履底形

履底者，形似蛇皮，不若蛇皮散漫耳。隨處皆凶。其形得小，更得早圖，庶可有爲。速以猪尾膏和入攻毒劑内，并大桑蟲透之；急以藥胭脂膏封貼，令得膿水淋漓，方能慶生。

蟢窩形

蟢窩者，較疊錢而更大也。另別其名者，其形大，其毒亦更重也。即屈指無多，毒已不淺，攻之自不容已。佐以大桑蟲、猪尾膏，外亦以藥胭脂貼之，得鬆泛平擡，方可成膿。

螺疔形

其毒頭大根尖頂黑，形若螺肉，深入於肉裏，有大小，有深淺，按其四圍板硬。治法見於餘毒。若放點時而即見者最惡，先用挑鬆，即將應服之藥，大人含於口中，吮其數次，隨用貼法。

紫背形

斑之形似萍，其色似萍之背紫而帶黯，有大有小，目之有點，手按無形，無幾便重，繁多者莫救。急宜攻毒破瘀，務令漸淡淡而退去，方可回生，必須早圖。

環珠形

是痘連串環遶，故以是名。有臂因鐲阻，痘即如鐲而繞者；有項以圈繫，痘即如圈而聚者。於臂稍輕，於項則重。因阻猶重，無因更重。不特項臂爲然，頭身亦有之。凡見宜攻。

覆釜形

是痘盤聚於巔頂，如釜之覆，名曰覆釜，是毒參陽位之一證也。其餘疏朗明潤者，以鬆肌通聖散和猪尾膏、化毒丹治之，外用胭脂膏搽貼。更稠密火熱者，必加大黄，令膿水腐爛，其毒方化。

兩截形

是痘上與下綿密如鋪，中段絶無一點。梟毒擁於上下，氣血阻於中宫，以致上下隔截，痘之最惡者也。首尾一以攻毒爲主，佐以猪尾膏、地龍，令氣血疏達。要截處得散，散透點，方可挽回。

蒙頭形

是痘繞頭貫頂，有似兜帽，故名蒙頭，毒參陽位之首惡也。餘更稠密火熱者不治。治則必攻，與覆釜同法，必早圖可挽。有獨聚於天庭者，亦是蒙頭。餘若疏朗明潤，體不熾熱者，不必用大黄。

纏腰形

腰者腎之候也，連串環遶於此，緣毒伏於腎，而有此象，貫珠之最惡者也。餘即疏朗，不得視以爲美。治必以攻，得此鬆擡，統成一圍，如豇豆莢，方不爲害。不則痘縱可觀，九朝忽然悶亂，變焦紫而斃矣。

托腮形

頷下亦腎經所屬，痘瘡攢成一片，是爲托腮。清氣爲其所阻，頭面必不能起，身更可知。痰涌氣喘，可立而待，從來不治。若見點之初，毒勢未成，以治蒙頭之法治之，亦可救援一二。速宜封貼。

鎖口形

雙鎖口者，兩口角左右一粒，較旁痘獨大，板實而無盤者是也。此毒擁於脾，而有此象。口乃脾之竅，飲食接送之門，可令毒藏此地乎？治法輕重與覆釜一轍。有連串繞於上下脣畔亦是。

鎖項形

項係水穀之路，呼吸出入之門，痘瘡連串，環繞於此，是毒鎖咽喉，與托腮無異，咽啞水嗆，皆由此致，俱屬不救。但得放點之初，即以清金攻毒飲并猪尾膏，杜患於將萌，容有可起。

攢背形

毒發於背，便關生死，況痘攢簇隨地皆凶，而可令此地犯及乎？攢而得鬆者，以鬆肌透毒散合化毒丹、猪尾膏治之，外以胭脂膏貼。攢而更板，壯熱如火者必攻，須得腐爛，方可慶生。

囊腹形

腹近五内，猶之同室，與他處不同，一有變證，毒即入裏，捷於反掌。但此地空隙而未得爲吉者矣，未有此聚如囊而得無恙者也。治法攢背同。

攢胷形

胷與腹俱逼近臟腑，攢胷猶之囊腹，調劑之法，亦與攢背同。

## 咽關形

咽關當喉攢簇而犯疊錢者也，若蟢窩則尤重矣。咽與項皆水穀之路，呼吸出入之門，其害與鎖項無異。鎖項之害，病在環遶；咽關之害，病在攢簇。治法與鎖項同，更以胭脂膏貼。

## 抱膝形

兩膝攢簇如餅，毒聚於此，漿不能達足脛，而致虧於一簣。餘地無疵，更無内證，止以鬆肌透毒散加牛膝合化毒丹治之，併用胭脂膏貼。更多惡象内證者，必攻。

## 鎖脣形

脣者脾之華，脾臟安和，痘不相及，更得温潤，不則攢聚於此。有黄熟如蠟，有嘴突如蕾，有黑硬燥裂而血迸，皆毒攻於脾，象見於脣。如無他證，瀉黄散合猪尾膏治之。更壯熱如炮者必攻。

## 蒙骯形

痘攢簇於耳後高骨，是謂蒙骯，亦腎經伏毒之一徵也。頭面餘處皆稀，止此犯忌，以鬆肌透毒散加元參，合化毒丹、猪尾膏治之，外用貼法。更稠密而炮熱者必攻。

## 披肩形

披肩者，如其肩而兜聚也，較之於背稍輕。然臟腑真氣所聚之處，即鼠跡瓢沙尚屬可畏，而況攢布成片乎？此毒不鬆，真氣錮閉，上下阻塞。治與攢背同法。

## 抱鬢形

鬢接太陽，梟毒起伏，於此取驗。痘證若重，鬢極稀疏，必此地掀腫如蓮瓣，以及正面腫脹如毬，毒根方透。不則此地不脹，即通身光壯，毒根猶伏，厥後終敗，可令犯忌於此乎？治法與蒙骯同。

## 鱗坐形

鱗坐者，其臀攢集如鱗也。穴屬環跳，部位又至陰之地，故發漿不過環跳者，不治。平而乾滯者，鬆肌通聖散加牛膝；板而紫滯且熾熱者，涼膈攻毒散減豆根，亦加牛膝，俱合化毒丹并貼法。

## 囊毬形

痘得陰陽和暢，雖密無咎。陽毬乃下焦陰陽交會之所，故陰上先收者吉，取其下焦和暢也。於此若囊毒壅，交會可知。上下相因，下壅則上閉。治以散結湯、化毒丹，熾熱者加大黄、石膏。

# 古今圖書集成醫部全録卷四百八十九

## 痘疹門

### 方

**百祥丸**《小兒直訣》，下同　一名南陽丸。治痘瘡黑陷，及嗽而吐青緑水。

紅芽大戟 陰乾，漿水煮軟去骨曬乾，復入元汁中煮盡汁

右焙乾爲末，水丸粟大，每服十丸，赤脂麻湯下。薛己曰：前方治痘瘡黑陷耳骩冷咬牙吐瀉者，乃脾土虚敗，寒水反侮，歸腎之惡候也。用百祥丸瀉之，急以四君子加丁香、陳皮、木香、厚朴、炮薑以温補脾土，身熱飲水，黑陷復起，十救一二。蓋此證因脾土虚敗，寒水乘侮。陳文秀先生云：若治寒水於既侮之後，何不保脾土於未敗之先？此發前人之未發。況前藥必借脾胃之氣，運及於腎而才瀉之，吾恐胃氣先傷而莫能及。然非錢公之明見不敢投，非古昔之元氣不敢用，治者慎焉！

**牛李膏**　一名必勝膏。治痘瘡黑陷。

牛李子 不拘多少，此物野生道邊，至秋結實，黑圓成穗

右杵汁，石器内熬膏，每服皂子大，煎杏膠湯化下。

**宣風散**　治小兒痘瘡内熱及驚風。

陳皮　甘草各五錢　牽牛四兩，半生半炒　檳榔二個

右爲末，每服三五分，蜜湯調下。薛己曰：愚按肝氣爲陽爲火，肝血爲陰爲水，故肝氣熱則生風，風熱搏則驚搐，而肝血必損也。然有餘當認爲不足，若屢服利驚宣風之劑，未免虧損脾胃，以成慢驚矣。慎之！

**瓜蔞湯**　治小兒慢驚及痘疹作搐。

瓜蔞根二錢　白甘遂一錢

右慢火炒黄爲末，每服二三分，薄荷麝香湯下。薛己曰：按徐用誠云：錢氏治慢驚用瓜蔞湯，恐傳寫悮耳。蓋驚主風木，甲木屬陽，病急易治；乙木屬陰，病緩難治。況小兒五臟之氣未實，神氣未完，而自病慢驚之證，非病後及吐瀉脾胃虚損而得者，慎勿用此峻厲之劑。

**四順清涼飲**　治小兒臟腑有熱，頰赤作渴，四肢驚掣，大便秘濇；或風熱結核，頭面生瘡，目赤咽痛，一切有餘之證。

赤芍藥　當歸　甘草　大黄各等分

右每服一錢，水煎。

**六君子湯**　治小兒脾胃虚弱，體瘦面黄；或久患瘧痢，不思乳食；或嘔吐泄瀉，飲食不化；或時患飲食停滯；或母有前證，致兒爲患。

人參　白朮　白茯苓各二錢　陳皮　半夏　炙甘草各一錢

右每服二三錢，薑棗水煎。

**參芪四聖散**　治痘瘡已出至六七日，不起發，不成膿。

人參　黄芪炒　白朮炒　茯苓　白芍藥炒　當歸　川芎各五分　糯米二百粒　紫草　木通　防風各三分

右作二劑，水煎服。

**升麻湯**《活人書》，下同　治傷寒中風頭痛，憎寒壯熱，支體痛，發熱畏寒，鼻乾不得睡；兼治小兒大人瘡疹，已發未發皆可服；兼治寒暄不時，人多疾疫，乍暖脱著及暴熱之次，忽變陰寒，身體疼痛，頭重如石者。

升麻　白芍藥　炙甘草　乾葛各等分

右剉如麻豆大，每服五錢，以水一盞半，煎至八分，去滓温服。若大段寒即熱服，若熱則温服。瘡疹亦準此。服藥已，身凉止藥。小兒量度多少服。如老兒喫，去芍藥，加柴胡一兩、人參半兩。古人治痘，以葛根湯爲主。後世好奇，多立方法，法愈多而治愈難矣。苟能變通，自發熱以至收靨，葛根湯皆可增損用之，不特發表解肌而已。今以葛根湯爲主，隨證立增損法於後：初發熱，解表加柴胡、羌活、白芷、桔梗、防風。口乾渴，内熱也，加葛粉、天花粉、麥門冬。自利，加條實黄芩生用。嘔吐，加半夏、生薑。腹中痛，加木香、青皮、枳殼、山楂肉。腰痛，加獨活、北細辛。頭痛，加羌活、藁本、蔓荊子。驚搐，加木通、生地黄、燈心。小便少，加木通、車前子、瞿麥。大便秘，加大黄。衄血，加山梔仁、黑參、生地黄。發熱三四日熱不減，加解毒藥，大力子、連翹、紫草、桔梗。瘡不出，加防風、蟬蛻、荆芥穗、紅花子。眼痛，加密蒙花、柴胡、龍膽草。瘡出太稠密，加人參、當歸、木香、紫草、大力子、防風、桔梗。咽痛，加桔梗、連翹。按《經驗良方》加有山豆根去連翹。瘡乾或帶紫，或色大赤者，血熱也，加當歸梢、生地黄、紅花、地骨皮、牡丹皮。瘡灰白色平陷者，氣虚也，加人參、黄芪、防風、木香、官桂。手足瘡不起，脾胃不足也，加防風、人參、黄芪。瘡密起發不透又渴者，此津液不足，加人參、麥門冬、天花粉。泄瀉者，裏虚也，加人參、白朮、訶子、白茯苓。瘡不著痂者，濕熱也，加黄芪、防風、官桂、白朮；李氏加紫蘇五分，笋尖、山楂、牛蒡子各一錢。冬月加製過麻黄一錢。海藏曰：升麻葛根湯，太陽陽明之藥。陳文中曰：身熱腹痛者，身熱泄瀉者，身熱驚悸者，身熱汗出者，身熱足冷者，俱不宜服升麻葛根湯。又曰：痘疹初發熱未明，宜用此湯以散之。張巽之曰：凡痘見斑點，忌葛根湯，恐發得表虚也。萬氏曰：古人謂但見紅點，便不可服升麻葛根湯，恐發得表虚也。此蓋爲痘疏毒少者言。後人不達立言之旨，遽謂凡出痘子，才見紅點，真不可服。殊不知升麻葛根湯四味，乃發表解毒，流通血氣，升降陰陽之劑，痘出太密，正宜常服以解之，令陷者升之，燥者潤之，鬱者疏之，過者平之，陰精不衰，而陽毒不亢也。苟謂痘疏毒少者，雖他不可服，況葛根湯乎？薛己曰：愚按前方，胃經發表之劑，表實而熱毒壅滯於肌肉者，須用此藥以疏泄之，恐虛其表，而痘毒不能托出也。王肯堂曰：治大人小兒時氣瘟疫，頭痛足冷，脈數發熱，肢體煩疼，及瘡疹疑貳之間，併宜服之。或未經解利而瘡毒已發，又云證候未全或未明者，但可與解散之也。又云，患瘡疹大便自如常者，亦可服升麻湯。蓋用升麻，其性苦寒無毒，主解百毒，殺鬼邪，辟瘟瘴蠱毒，中惡腹痛咽喉口瘡皆毒也，瘡痘亦毒故也。其次用葛根，性平，治消渴大熱，解肌發表出汗，開腠理，治頭痛。升麻葛根二藥，皆治伏熱毒動，心恍惚，驚悸煩躁。大抵瘡疹是蘊熱毒，葛根解熱、升麻去毒也。病熱而藥性微寒，冷熱相攻，則芍藥治時行寒熱，又活血痺，使痘瘡易出也；又利小便，瘡疹有大熱者則利小便也。次有甘草調和之；況新書言瘡疹渴躁甚者，亦用炙草散主之。四者，解毒治熱調榮衛，爲治瘡疹之要藥也。爲其疑貳之間，非瘡疹伏熱而發熱者，有傷寒傷風傷食驚證，兼患瘡疹而禀氣怯者，皆發虛熱而非實熱。若服之，是瘡疹者則毒減而愈，他證者反以爲害，不能盡述其由。但有壯熱而面青目白，睛不黃赤，大便不秘，小便清者，皆不可服，裏無蘊熱故也。此藥治未發瘡疹之前，瘡疹已愈之後，服之消毒故也，非正出時服。董鳳翀曰：外感重，加柴胡、羌活、白芷、防風；口乾內熱作渴，加葛粉、天花粉、麥冬；痰嗽，加紫蘇、陳皮、半夏。

**犀角地黃湯**　治傷寒及瘟病，應發汗而不發汗，內有瘀血鼻衄吐血，面黃大便黑。此方主消化瘀血，兼治瘡疹出得太盛，以此解之。

赤芍藥三分　生地黃半斤　牡丹皮去心　犀角屑一兩，如無以升麻代之　一方加燈草十根。

右剉如麻豆大，每服五錢匕，水一盞半，煎服一盞。有熱如狂者，加黃芩二兩。其人脈大來遲，腹不滿，自言滿者，爲無熱，更不用黃芩也。王肯堂曰：熱盛者，加酒炒黃連；若有瘀血停留，加酢製大黃；若口鼻出血，加大薊、茅根；若小便血，去大黃加小薊。

**麻黃黃芩湯**　小兒傷寒無汗，頭痛發熱惡寒，兼治天行熱氣，生豌豆瘡不快，益煩躁昏憒，或出尚身痛熱者。

麻黃去節，二兩　黃芩　赤芍各半兩　甘草　桂枝去皮，各一分

右擣羅爲細末，每服二錢，滾水調下，日三。

**化毒湯**　治小兒瘡痘已出未出，併皆服之。

紫草嫩者　升麻　炙甘草各半兩

右剉如麻豆大，以水二盞，糯米五十粒，煎至一盞，去滓温服。王肯堂曰：余用粳米，去糯米，以此爲陽明之藥也。

**紫草木通湯**　治小兒瘡疹出不快。

紫草　木通　人參　茯苓去皮　糯米各等分　甘草半之

右剉如麻豆大，每服四錢匕，以水一盞半，煎至一盞，去滓温服。

**鼠黏子湯**　治痘疹欲出未能得透皮膚，熱氣攻咽喉，眼赤心煩者。

鼠黏子四兩，炒香　甘草一兩，炙　防風半兩　荆芥穗二兩

右擣羅爲末，每服二錢，沸湯點服，食後臨臥，逐日三服。大利咽膈，化痰涎，止嗽。若春冬間常服，免生瘡癤。老幼皆宜服。海藏曰：太陽少陽之劑，首論温平者此也。

**升麻黄芩湯**　治小兒傷風有汗，頭痛發熱惡寒；兼時行瘡痘出不快。煩躁不眠者，加木香一錢五分。

升麻　乾葛　黄芩　芍藥各三錢　炙草一錢半

右剉如麻豆大，每服二錢，以水一中盞，煎至六分，去滓温服。

**水解散**　治天行頭痛壯熱一二日；兼治疱瘡未出煩躁，或出尚身體發熱。

大黄　黄芩　桂心　甘草炙　芍藥各二兩　麻黄四兩，去節湯泡焙秤

右擣羅爲末，患者以生熟湯浴訖，以煖水調下二錢，相次二服，得汗利便差。强實人服二方寸匕。此調風實之人，三伏中宜用。若去大黄，即春夏通用。

**猪尾膏**　治瘡子倒靨，心神不寧。

小猪兒尾尖刺血一兩點

右入生腦子少許同研，新水調下，立效。《幼幼近編》：木香湯送下。費啓泰曰：治痘瘡細如麻芥，實而不鬆，

黯而不活，諸般惡形惡色惡證，累日不起者神效。

**無比散**　治瘡疹惡候不快，及黑瘡子應一切惡候。

牛膽黄　麝香　龍腦　膩粉各一分，細研　硃砂一兩，先研如粉

右爲極細。如有患者，小兒一字，大人半錢，水銀少許，同小豶猪尾上血三兩滴，新汲水少許同調服。先寧穩得睡，然後取轉下如爛魚腸蒲桃穗之類涎臭惡物便安。小兒用奶汁滴尤妙。一方有蟾酥。

**龍腦膏**　治時疾發豌豆瘡，及赤瘡子未透，心煩狂躁，氣喘妄語，或見鬼神，或已發而陷伏，皆宜速治，不爾毒入臟必死。

生龍腦一錢

右細研，旋滴猪心血，和丸鷄豆肉大，每服一丸。心煩狂躁者，用紫草湯化下。若瘡子陷伏者，用温酒下。少時心神便定得睡，瘡疹發透，依常將息。海藏曰：此必證極而用，蓋不得已也。

**如聖湯**　治小兒瘡疹毒，攻咽喉腫痛。

桔梗　牛蒡子炒　生甘草各一兩　麥門冬半兩

右爲細末，每服二錢，沸湯點，細細呷服，入竹葉煎化服尤妙。

**決明散**　治疹痘瘡入眼。

決明子　赤芍藥　炙甘草各一分　瓜蔞根半分

右擣羅爲末，每服半錢，蜜水調下，日進三服。

**撥雲散**　治疹痘瘡入眼，及生瞖。

桑螵蛸真者一兩，炙令焦細研

右擣羅爲細末，入麝香少許令匀，每服二錢，生米泔調下，臨臥服之。

**密蒙花散**　治疹痘瘡，并諸毒氣入眼。

密蒙花錢半　青葙子　決明子　車前子各半錢

右爲細末，用羊肝一片，破開作三片，摻藥令勻，却合作一片，以濕紙七重裹，煻灰火中煨熟，空心食。

**通聖散**　治疹痘瘡入眼及生瞖。

白菊花如無，甘菊花代，然不如白菊花　菉豆皮　穀精草去根，各一兩

右搗羅爲末，每服用一大錢，乾柿一個，生粟米泔一盞，共一處煎，候米泔盡，只將乾柿去核吃之，不拘時候，一日可吃三枚。日淺者五七日可效，遠者半月餘。

**葛根麥門冬散**《陳氏痘疹》，下同　治小兒熱毒斑疹，頭痛壯熱，心神煩悶。

葛根三錢　麥冬去心，四錢　石膏半兩　甘草　川升麻　人參　茯苓各二錢　赤芍藥一錢

右爲粗散，每服三錢，水一大盞，煎至六分，去滓，徐徐温服，不拘時，量大小增減。薛己曰：愚按前方，足陽明胃經之藥也。外除表邪，内清胃火，兼補元氣。若非發熱作渴，表裏有熱者，不可用。若表裏俱虚而發熱作渴者，宜用人參麥門冬散。

**生地黄散**　治小兒斑疹，身熱口渴，欬嗽心煩者。

生地黄半兩　麥冬去心，七錢　杏仁　款冬花　陳皮各三錢　甘草二錢半，炙

右爲粗散，每服三錢，水一大盞，煎至六分，去滓徐徐温服，不拘時，量大小加減。薛己曰：愚按前方，若肺經有熱者，宜用此方；若痰氣上壅，佐以抱龍丸。

**惺惺散**　治小兒風熱瘡疹時氣，頭痛壯熱，目澁多睡，欬嗽喘促。

桔梗炒　真細辛　人參　甘草　白茯苓　真川芎　白朮各一兩

右爲粗散，每服三錢，水一大盞，薄荷五葉，生薑三片，同煎至六分，去滓，徐徐温服，不拘時候，量大小加減。海藏曰：惺惺散治風熱，咽不利，脾不和，少陽渴，小便不利。薛己曰：愚按前證方，若表虚風寒所乘而致諸證者，宜用此藥。若表實内熱相搏而致諸證者，宜用升麻葛根湯。若兼作渴飲冷者，須用葛根麥門冬

散。大凡瘡瘮未出已出之間，多增寒壯熱，身體疼痛，大便黄稠，此正病也。若無他疾，不必服藥。王肯堂曰：治數證，皆純陽人所用，古人處爲小兒藥，非乃裏寒者可服，且以藥對其證用之意，大抵渾身壯熱，必由風熱瘡瘮傷寒時氣，且先與之也。其頭痛目濇，鼻流清涕者，用細辛；喘粗者，用桔梗、人參；多睡者，用茯苓；恐傷寒時氣乘裏弱者，用白朮也。治風熱瘡瘮，瓜蔞根也。瓜蔞味苦寒，治身熱煩滿，大熱，除腸胃中痼熱八疸，面黄燥渴，通月水，止小便，利熱，而胷痹不下乳，陽證傷寒，治癰下乳，皆攻其熱也，故非裏寒者可用。其裏寒者，由身有大壯熱不渴，而大便反利，小便不赤，面青目白，睛不黄赤，皆裏寒證也。其中雖有白朮以温，終非爲虚熱者用。人之臟腑寒則寒藥先效，熱藥未必能制之；臟腑熱則熱藥先效，寒未必能制之，此勢之自然也，豈得不辨表裏冷熱而用藥也？《和劑》方小兒傷寒壯熱，當先服此，大效；次服羌活散。如壯熱未退，切不可與通利大便及涼藥，恐是瘡瘮，服藥則誤矣。一方加防風、花粉。

**十一味異功散**　又名木香散。

木香　大腹皮　人參　桂心　赤茯苓　青皮　前胡　訶梨勒去核　半夏薑汁製　丁香　甘草炙，各三錢

右爲粗散，每服三錢，水一大盞，生薑三片，同煎至六分，去滓，空心温服，量大小以意加減。薛己曰：按前方治痘瘡已出未愈之間，其瘡不光澤，不起發，不紅活；或已出一日至五七日間，或泄瀉作渴，或肚腹作脹，氣促作喘，或身雖熱而腹脹足指冷，或身熱而作渴，或身熱而驚悸腹脹，或身熱汗出不止，或氣急寒戰咬牙，或渴而飲水愈渴；或瘡欲靨而不靨，或瘡痂欲落不落，而反腹脹渴瀉，足指寒冷，或驚悸寒戰咬牙，此脾胃終變虚寒，津液衰少，此發《内經》微旨，陰陽藴奥，非神於術者豈能言哉？前證乃陽氣内虚寒而外假熱，如癰疽脾胃虧損諸臟虚寒之敗證，急用前散以救胃氣，亦有可生者。

**十二味異功散**

木香　當歸各三錢半　人參　厚朴薑製　陳皮　丁香　茯苓　官桂去粗皮　白朮炒　肉豆蔻各二錢半　川附子炮去皮，一錢半　半夏薑製，一錢

右爲粗散，每服三錢，水一大盞半，生薑五片，肥棗三枚，煎至六分，去滓，空心温服。三歲兒作三服，五歲兒作兩服，一週兩歲兒作三五服。病有大小，以意加減。此藥家傳五世，累經效驗。薛己曰：愚按前方治痘瘡已出未出，不發起，不光澤，不紅活，謂之表虚，宜用此藥治之。若已出未愈，瘡不光澤，或不起發，不紅活，或腹脹作渴，泄瀉氣促，謂之表裏虚寒，急用此藥送豆蔻丸。或十一日間不靨，壯熱，悶亂不寧，臥則煩渴咬牙，手足指冷，數飲沸湯而不熱，圍火重衾而仍寒，悉屬表裏虚寒也。王太僕云：大寒而盛，熱之不熱，是無火也。當益其心火，急用前藥以回其陽，亦有生者。

**肉豆蔻丸** 治瀉水穀，或白或淡黄不止者。

廣木香 縮砂仁三錢 肉豆蔻 白龍骨 訶子肉各半兩 赤石脂 枯白礬各七錢半

右爲細末，用麪糊爲丸如黍米大，一週歲兒，每三五十丸，三歲兒服百丸，温米飲下。瀉甚者，煎木香散或異功散送下。瀉止住服，不止多服。薛己曰：愚按前方，治陽氣虚寒，腸滑泄瀉之澀劑。蓋腎主大便，若因腎氣不固而致前證者，宜用木香散送四神丸。如不應，急煎六君子湯送四神丸補之。蓋豆蔻丸澀滯之功多，補益之功少也。

**人參麥門冬散** 治痘瘡微渴。一名麥門冬散。

麥門冬一兩 人參 甘草炙 陳皮 白朮 厚朴薑製，各半兩

右爲粗散，每服三錢，水一大盞，煎至六分，去滓，徐徐温服，不拘時，量大小增減。《幼科全書》曰：渴不止，加天花粉、葛根、酒芩、竹瀝。薛己曰：愚按前方，若痘瘡熱毒，氣虚作渴，宜用之。若因氣虚弱作渴，用人參白朮散。

**消毒散** 治痘瘡六七日間，身壯熱不大便，其脈緊盛者，用此藥以微利之。一名消毒飲。

牛蒡子四兩，杵炒 荆芥穗 甘草炙，各一兩

右爲粗散，每服三錢，水一大盞，煎至八分，去滓，不拘時，徐徐温服。薛己曰：愚按前方，若毒在肌肉，尚未能盡發而致斯證，脈浮而緊者，最宜此藥疏解其毒。若痘頓輕，脈沉而緊者，毒在臟腑，宜用前胡、枳殼

疏通，以絶其源，其痘尤輕。海藏曰：此藥皆温平之劑。一方加防風、薄荷。王肯堂曰：治瘡未出或已出，未能匀遍；又治一切瘡，涼膈去痰；治咽喉痛。

**柴胡麥門冬散**　治痘瘡壯熱，經日不止，更無他證，此藥治之。即六味柴胡麥門冬散。

柴胡二錢半　龍膽草炒，一錢　麥門冬三錢　甘草炙　人參　黑參各一錢半

右爲粗散，每服三錢，水一大盞，煎至六分，去滓，不拘時，徐徐温服，量大小加減。薛己曰：愚按前方，若痘瘡表熱，根盤色赤，焮痛作渴，飲冷，或兩目作痛，或素有肝火而患痘瘡者，尤宜用之。

**射干鼠黏子湯**　治痘瘡壯熱，大便堅實，或口舌生瘡，咽喉腫痛，皆餘毒所致。

鼠黏子四兩，炒杵　甘草炙　升麻　射干各一兩

右爲粗散，每服三錢，水一大盞，煎至六分，去滓，徐徐温服。薛己曰：愚按前方，若痘瘡初出，發熱焮痛，根盤赤盛，或咽喉口舌疼痛，作渴引飲者，宜用。若因胃氣虚弱，發熱而致前證者，宜用人參麥門冬散。

**桔梗甘草防風湯**　治風熱咽喉不利。

桔梗炒　甘草炙　防風各等分

右爲粗散，每服三錢，水一大盞，煎至六分，去滓，徐徐温服，不拘時，量大小加減。薛己曰：愚按前方，若上焦風熱，或痰涎上攻，咽喉不利，或口舌生瘡，作渴引飲者，須用此藥發散解毒，痘雖出亦在輕淺。

**人參清膈散**　治涕唾稠黏，身熱鼻乾，大便如常，小便黄赤，宜用此方治之。

人參　柴胡　當歸　芍藥　知母炒　黄芪炒　桑白皮炒　白朮炒　紫菀　地骨皮　茯苓　甘草　桔梗炒，各一兩　黄芩半兩　石膏　滑石各一兩半

右爲粗末，每服三錢，水一大盞，生薑三片，同煎至六分，去滓，不拘時徐徐温服，量大小加減。薛己曰：愚按前證，即癰疽因熱毒藴結於臟腑經絡之間者，當用此藥以疏導托裏，調和榮衛，使邪氣退，則元氣不傷而痘瘡易愈也。

**前胡枳殼散**　治痰實壯熱，胷中煩悶，大便堅實，臥則喘急。

前胡一兩　枳殼　赤茯苓　大黄　甘草各半兩

右爲粗散，每服三錢，水一大盞，煎至六分，去滓，不拘時，量大小加減。如身温脈微并瀉者，不可服。

薛己曰：愚按前證，若屬肺胃實熱，氣鬱痰滯，大便秘結，小便赤濇，煩渴飲冷，身熱脈數者，宜用之以表散外邪，疏通内臟，使邪氣不壅滯，且痘瘡輕而易愈也。

**人參白朮散**　治痘瘡已靨，身熱不退。此藥清神生津，除煩止渴。

人參　白朮　藿香葉　廣木香　生甘草　白茯苓各一兩　乾葛三兩

右爲粗散，每服三錢，水一大盞，煎至六分，去滓，不拘時徐徐服。薛己曰：愚按前證，若痘瘡已靨身熱，或津液少而口乾引飲者，胃氣虚弱也，宜用人參白朮散。若腹脹泄瀉，口乾足指寒冷者，脾氣虚寒也，宜用十一味木香散。若形寒惡寒，嘔吐不食，腹脹瀉渴等證，乃脾氣虚寒下陷也，用六君子加升麻、薑、桂；如不應，急加丁香。若發熱煩躁，身熱惡衣，屬血脱發躁，用當歸補血湯。大凡痘瘡，若脾氣虚弱出不快者，誤以爲熱毒壅盛，用凉藥宣利解散，致脾胃受傷，元氣愈虚，使瘡不起發，不充滿，不結靨，不成痂，而癢塌煩躁喘渴死者多矣。凡痘瘡首尾不宜與水，則瘡靨之後，其痂落遲。或生癰腫，治失其法，必成疳蝕瘡，血水不絶，甚則面黄脣白，多致難愈，蓋脾胃屬土而主肌肉故也。

**韶粉散**　治小兒痘瘡才愈，而毒氣尚未全散，瘡痂雖落，其瘢猶黯，或凹凸肉起，當用此藥塗之。

韶粉二兩　輕粉一錢

右研和，入煉猪脂油拌勾如膏，薄塗瘡瘢上。如痘痂欲落不落，當用此方。

**羊髄膏**　治痘痂欲落不落，瘢痕。

羊䯗骨髓一兩

右煉，入輕粉一錢，研成白膏，瓷合盛之，塗瘡上。薛己曰：愚按前證，若痘瘡痕赤而作癢，屬血虚而有熱也，佐以四物、牡丹皮。若痕白而作癢，氣虚而有熱也，佐以四君、芎、歸。瘡痂欲落不落者，脾經血氣虚，八珍湯。若發熱而大便秘結者，腸胃内熱也，犀角消毒丸。發熱而大便調和者，脾胃熱也，麥門冬散。膿水淋漓者，肌表熱也，用敗草散敷之。

**雄黄散** 治小兒因痘後牙齦生疳蝕瘡。

雄黄一錢　銅緑二錢

右二味，同研極細，量瘡大小乾摻。

**綿繭散** 治小兒因痘瘡餘毒，肢體節骱上有疳蝕瘡，膿水不絶。

出蛾綿繭不拘多少

右用生白礬槌碎，實入繭内，以炭火燒礬汁乾，取出爲末，乾貼疳瘡口内。如腫臂作痛，更服活命飲。《幼科全書》曰：繭礬每兩加密陀僧五錢、白芷末二錢，以白蜜調而敷之。薛己曰：愚按雄黄散，清肝殺蟲解毒，外治之方也。其證所感之經，與所致之因，各有不同。若因手足陽明經蘊熱所致者，用犀角消毒散。若因脾經疳熱者，用大蕪荑湯。若因腎經虚熱者，用地黄丸。若因肝經疳熱者，用蕪荑湯送大蘆薈丸。其綿繭散，總治瘡毒膿水淋漓收斂之外劑，若果係内無餘毒而未痊者，宜用斂之。若因氣血虚而不斂，宜用托裏散。若發熱腫痛，大便不結，用仙方活命飲，更以隔蒜灸法。若腫痛作渴，大便秘結，用四順清涼飲。若大便已通，腫痛未退，仍用活命飲。若發熱倦怠，大便調和，用八珍湯加犀角。如疳蝕未應，急用隔蒜灸。若發熱口乾，肢體倦怠，用八珍湯加黄芪。若飲食少思，肢體倦怠，用五味異功散加當歸。若膿水不絶而發熱，用四物、參、芪、丹皮。若膿水不絶而惡寒，用四君、歸、芪。惡寒發熱者，用八珍、黄芪。若乳母肝經血虚發熱，用加味逍遥散。若肝經因怒發熱，用加味小柴胡湯。若肝經因鬱發熱，用加味歸脾湯。仍參前痘瘡首尾悞飲水證。

**穀精草散** 治小兒痘瘡已靨，眼目翳膜，遮障瞳人，癮澀淚出，久而不退；或十二三日，瘡痂已落，其瘡瘢猶黯，或凹或凸。此肌肉尚嫩，不可澡浴，及食炙煿辛辣有毒之物，恐熱毒熏於肝膈，目生翳障，若不能守禁而致患者，須用此治之。一名蛤粉散。

穀精草一兩　生蛤粉二兩

右爲細末，以豮猪肝一葉，用竹刀批片，糝藥在内，用草繩縛定，入磁器内，量用水，慢火煮熟，令兒食之。一方有黑豆二兩。《活人書》曰：煮熟收入磁瓶内熏眼，候温取食，日作，不過十日退。薛己曰：愚按前證，若痘瘡愈後，餘毒入於肝經而作痛者，宜用此方；羊肝散亦效。若肝經熱毒，眼睛作痛，佐以小柴胡湯加生地黄，或犀角地黄湯。

**解毒湯**　治一切熱毒腫痛，或風熱搔癢。

黄連三分　金銀花　連翹各五分

右，水煎服。薛己曰：愚按前證，當審其臟腑部分，及各隨所因而治之。若在乳下，必當兼治其母。

**參湯散**　治水痘。

地骨皮炒　滑石　炙甘草各半分　麻黄去節　人參　大黄濕紙煨熟　甜葶藶用濕紙裹煨　知母　羌活各一分

右爲末，每服半錢，水一小盞，入小麥七粒，同煎至十數沸，每服三五匙，不可多服。薛己曰：愚按前方，發表散邪疏通内熱之峻劑。若遍身作痛，壯熱煩躁，作渴飲冷，大便秘結，小便澀滯，喘嗽等證，宜用此方，或前胡枳殼散。然水痘多屬表邪，若但發熱引飲，小便赤色者，當用升麻葛根湯。如無他證，不必用藥也。

右小兒瘡瘆無正方論，雖王、譚、錢氏之書，止見其方，未見其源。療之者，往往以藥宣利解散，因耗傷真氣，遂至不救者多矣。深可痛憫！文中今將祖父秘傳方論，集爲一卷，葢守此方三十餘年，全活者甚衆，百不失一。今合廣其傳，使患者無夭枉之禍，醫者有活人之功，此僕之夙心也。

**參芪内托散**　治痘瘡裏虚發癢，或不潰膿，或爲倒靨等證。

人參　黄芪炒　當歸　川芎　薑製厚朴　防風　桔梗炒　白芷　官桂　紫草　木香　甘草

右入糯米一撮，水煎服，仍量兒加減。王肯堂曰：去厚朴、紫草加白芍。瀉加訶子、肉豆蔻，有斑加桂、紫草、酒炒黄連、牛蒡子之類。

**紫草快斑湯**　治痘疹血氣不足，不能發出，色不紅活等證。即紫草湯。

紫草　人參　白朮　茯苓　當歸　赤芍藥　川芎　木通　甘草　糯米

右，每服二錢，水煎。

**人參胃愛散**　治痘瘡已發未發，吐瀉不止，不思飲食等證。

人參　藿香　紫蘇　木瓜　丁香　茯苓　甘草　糯米

右，每服三錢，薑棗水煎。

**四聖散**　治痘疹出不快及倒靨。

紫草茸　木通　甘草炙　枳殼麩炒　黄芪

右各等分，每服二錢，水煎。

**獨聖散**　治痘瘡倒靨陷伏。

穿山甲取前足嘴上者燒存性

右爲末，以木香湯入少酒服之。

**快透散**　治痘瘡出不快等證。

紫草　蟬蜕　木通　芍藥　甘草炙，各等分

右每服二錢，水煎。薛己曰：愚按海藏先生云，身後出不快，足太陽經也，用荆芥甘草防風湯；身前出不快，手陽明經也，用升麻葛根湯；四肢出不快，足陽明經也，用防風芍藥甘草湯。此皆解毒升發之劑也，不可不知。

**鼠黏子湯**　治斑疹稠密身熱等證。

牛蒡炒　當歸　甘草炙，各一錢　柴胡　連翹　黄芩　黄芪各錢半　地骨皮二錢

一方無芩加連。每服二錢，水煎。

**紫草散** 治痘疹黑陷，氣血虛弱，瘡疹不起。

紫草　甘草　黄芪炙　糯米各一錢半

右水煎服。

**活血散** 治痘疹血虛熱，已出未盡，煩躁不寧，肚腹疼。

白芍藥一兩，酒炒

右爲末，每服一匙，糯米湯調下，荔枝湯亦可。對四君子湯加歸、芪，名歸芪活血散。《活人書》曰：治瘡子出不快，酒調。如欲止痛，用温熟水調下。海藏曰：張子和治四肢出不快，加防風大效，此乃太陰藥也。

**人參透肌散** 治痘瘡虛而有熱，雖能出快，長不齊整，隱於肌膚間者。

人參　紫草如無，紅花代　白朮　茯苓　當歸　芍藥　木通　蟬蜕　甘草　糯米各等分

右每服三錢，水一盞，煎半，徐徐服。

**大連翹飲** 治積熱大小便不利，及痘後餘毒不解，肢體患瘡，或丹瘤遊走不止。

連翹　瞿麥　荆芥　木通　赤芍藥　當歸　防風　柴胡　滑石　蟬蜕　甘草各一錢　山梔炒　黄芩炒，各五分

右每服三錢，水煎。一歲每服一二匙，三五歲者每服數匙。一方有車前、紫草。薛己曰：愚按前方苦寒辛散，發散肌表，疎通内臟之劑。若表裏實熱，煩躁飲冷，大便不通，小便秘結者，最宜用之。慎不可過劑，恐復傷胃氣而變他證也。若妄發之則成斑爛，妄下之則成虛脱。

# 古今圖書集成醫部全録卷四百九十

## 痘疹門

### 方

**胡荽酒**《陳氏痘疹》，下同　治穢氣，使痘疹出快。

胡荽一把

右以好酒二盞，煎一兩沸，令乳母每含一兩口，噴兒遍身，勻噴頭面。房中須燒胡荽香，能闢除穢氣，使痘疹出快。煎過胡荽懸掛房門上最妙。薛己曰：愚按前方，最宜用之。若痘疹已出，而飲食少思，宜用棗焚之。兒聞棗香，尤能開胃氣，進飲食，解毒氣。若因飲食停滯，未及消導，遂用此法，恐反助其邪以生濕熱，則成痘毒也。

**甘露飲子**　治積熱，及痘後咽喉腫痛，口舌生瘡，齒斷宣腫。

生地黄炒　麥門冬去心焙　熟地黄　黄芩炒　天門冬去心　石斛　枳殼麩炒　枇杷葉去毛　茵陳　甘草炙，各等分　一方加犀角。

右每服三錢，水煎。每服三五匙，不可多服。薛己曰：愚按前方涼血解毒，除濕清熱，寒中之劑，治者審之。

**托裏散**　治痘毒，元氣虚弱，或行剋伐，不能潰散，用之未成自消，已成自潰。

人參　黄芪炒，各二錢　當歸酒洗　白朮炒　陳皮　熟地黄　茯苓　芍藥炒，各一錢半　甘草炙，五分右，三五錢，水煎服。

**托裏消毒散** 治痘毒，氣血虛弱，不能起發，腐潰收斂，或發寒熱，肌肉不生。

人參 黄芪炒 當歸酒洗 川芎 芍藥炒 白朮炒 陳皮 茯苓各一錢 金銀花 連翹 白芷各七分 甘草五分

右每服三五錢，水煎服。

**八正散** 治下焦積熱火，小便不通，或小便淋漓，脈證俱實者。

大黄酒炒 車前子炒 瞿麥 扁蓄 山梔炒 木通 甘草各一錢 滑石煅，二錢

右每二錢，水煎服。

**涼膈散** 治上焦實熱煩渴，面目赤熱，頭昏咽燥，咽痛口瘡，便溺赤濇，狂言譫妄，睡臥不安。

大黄 朴硝 甘草各二兩 連翹一兩 梔子 薄荷葉各二錢

右爲末，每服一錢，竹葉蜜些少煎服。

**解毒防風湯** 治痘瘡毒氣熾盛。

防風 地骨皮 黄芪 白芍藥炒 荆芥 牛蒡子

右每服四錢，水煎服；或爲末，白湯調下。

**人參理中湯** 治中氣虛熱。

人參 白朮炒 甘草炙，各等分

右每服一錢，薑棗水煎服；爲末，薑汁糊丸菉豆大，每服二三十丸，白湯下亦可。一方加乾薑。

**補中益氣湯** 治中氣不足，因睡發熱，或元氣虛弱，感冒風寒諸證。

黄芪炙 人參 白朮炒 甘草炙 陳皮 當歸各五分 升麻 柴胡各二分

右薑棗水煎。

**瀉黄散** 治脾胃實熱。

藿香葉　甘草各七錢五分　山梔仁一兩　石膏五錢　防風二兩

右用蜜酒微炒爲末，每服一二錢，水煎。

**五味異功散**　治脾胃虚弱，吐瀉不食。

人參　茯苓　白朮　甘草炒　陳皮各等分

右爲末，每服三錢，薑棗水煎。

**四君子湯**　治脾虚飲食不化，或泄瀉嘔吐。

人參　白茯苓　白朮　甘草炙，各五分

右水煎服。《幼科全書》曰：治痘疹氣虚，此爲要藥。

**四物湯**　治肝脾血虚發熱，日晡益甚，或煩躁不寐。

當歸酒洗　熟地黄各二錢　白芍藥炒，一錢　川芎五分

右作二劑，水煎服。《幼科全書》曰：治痘疹血虚，此爲要藥。

**桔梗湯**　治欬嗽吐膿，痰中有血，已成肺癰。

桔梗炒　貝母　當歸酒浸　瓜蔞　枳殼麩炒　薏苡仁　桑白皮炒　百合蒸各一錢五分　五味子炒　甜葶藶炒　地骨皮　知母炒　黄芪炒　甘草節　杏仁　防己各五分

右，每服一二錢，水煎。

**蟾蜍丸**　治無辜疳證，一服虚熱退，二服煩渴止，三服瀉痢愈。

蟾蜍一枚，夏月溝渠中，取腹大不跳不鳴，身多癟者

右取糞蛆一杓，置桶中，以尿浸之，却將蟾蜍跌死，投與蛆食一晝夜，用布袋盛蛆，置急流中一宿取出，瓦上焙乾爲末，入麝香一字，粳米飯丸麻子大，每服二三十丸，米飲下，甚效。

**人參敗毒散**　治傷風時氣，寒熱欬嗽。

人參　茯苓　甘草炒　前胡　川芎　羌活　獨活　桔梗　柴胡　枳殼各等分

右爲末，每服一二錢，生薑薄荷水煎。《幼科全書》曰：治痘出腰痛，兼治疫癘。或加升麻、葛根、竹瀝。

**仙方活命飲**　治一切瘡毒，未成内消，已成即潰，此消毒排膿止痛之聖藥也。若膿出而腫痛不止，元氣虚也，當用托裏散之類。

穿山甲　白芷　防風　没藥　甘草　赤芍藥　當歸尾　乳香　花粉　貝母各一錢　金銀花　陳皮各三錢　皂角刺二錢

右每服二三錢，酒水各半煎。

**神效當歸膏**　治痘毒浸淫，或湯火等瘡，不問已潰未潰。

當歸　黄蠟　生地黄各一兩　麻油六兩

右先將當歸、地黄入油煎黑，去滓入蠟鎔化，候冷攪勻，即成膏矣。

**蛇蜕散**　治痘毒目瞖。

蛇蜕二錢，爲末　瓜蔞仁五錢，研爛

一方去瓜蔞，用天花粉。右用羊肝一片，批開入藥末二錢，綫扎緊，用米泔煮熟，頻與兒食或乳母食。

**荆芥甘草防風湯**　解痘毒。

荆芥　甘草　防風各等分

右每服一錢，水煎。

**防風芍藥甘草湯**　解痘毒。

防風　芍藥　甘草各等分

右每服一錢，水煎。

**麻黄甘草湯**　治表實痘毒熾盛。

麻黄五分　生甘草三分

右水煎服。

**輕粉散**　治出痘眼内生瞖。

真輕粉　黄丹各等分

右研，左眼有瞖，吹入右耳；右眼有瞖，吹入左耳。更以菉豆皮、穀精草、白菊花各一兩爲末，每服三錢；乾柹一枚，米泔一盞，煎乾，將柹去核食之，不拘時候，日三枚。

**禹太和蟢蜘方**　治痘瘡黑陷垂死者。

壁間蟢蜘如黄豆大者一枚

右擣爛，若一歲兒用雄黄一釐，二歲者用二釐，十歲者一錢，再同蜘蛛研勻，用好燒酒一杯調和，徐徐服之。余意此方，即同前十二味與十一味異功散之相類也。若因陽氣虚寒，不能榮運周身，以致四肢逆冷，腹脹脣青，其色黑陷者，宜用燒酒。若因元氣虚乏，或色淡白，隱隱見於肌膚，而不能起發者，宜用陳酒亦可，不可拘滯於燒酒也。若小兒未周歲者，宜酌量與服之，亦不拘於杯許也。又有一等氣血俱虚者，或色淡紅而不光澤，又不起發，或驚悸咬牙，用紫草與紅花，以陳煮酒濃煎與兒服之，亦可以保其全生也，用者宜審諸。

**抱龍丸**　治痰熱喘嗽，發熱，驚悸不安，痘瘡不發。

膽星四兩　天竺黄一兩　雄黄　硃砂各五錢　麝香少許

《全書》云忌用麝。右爲細末，用甘草一斤，煮汁爲丸，每一兩作二十丸，用薄荷湯或燈心湯化下。

**造膽星法**

南星不拘多少，臘月臘水浸洗，切塊曬乾爲末，用黄牛膽汁拌勻，仍用牛膽殼裝入填滿，以綫扎口，懸掛當風處陰乾，隔年方可用。薛己曰：愚按前方，清熱豁痰利氣之藥，過劑則脾肺復傷而反不愈。或更加胷腹作脹，飲食作嘔者，宜用人參白朮散培補中氣。

**五福化毒丹** 治胎毒及痘後頭面生瘡，眼目腫痛。

生地黄 熟地黄 天門冬去心 麥門冬去心 黑參 甘草 甜硝各三兩 青黛一兩五錢

右爲末，煉蜜丸芡實大，每服一丸，白湯化下。薛己曰：愚按前方，生血涼血，解毒寒中之劑，用之得宜，殊有良驗，不過一二丸。王肯堂曰：按化毒丹，降火涼血解毒寒中之劑；犀角消毒丸，清熱解毒破血之劑。蓋小兒臟腑脆嫩，元氣易傷，況痘後氣血皆虛，豈能勝當此劑？若胃氣一傷，則未成者不能消散，已成者不能腐潰，已潰者不能生肌。殊不知痘瘡乃臟腑所發，遍身之血，皆化爲膿，況此方愈而患此，乃脾胃虛怯，肌肉消弱，榮衛短濇所致，治者審之！

**犀角消毒丸** 治諸積熱及痘疹後餘毒生瘡。

生地 防風 當歸 犀角屑鎊 荆芥各一兩 牛蒡子杵炒 赤芍藥 連翹 桔梗各七錢 薄荷 黄芩炒 甘草各五分

右爲末，煉蜜丸芡實大，每服一丸，薄荷湯下。薛己曰：愚按前方清熱解表，涼血破血，消毒損胃之劑，多不過一二服。凡痘毒當參前痘瘡悞飲冷水韶粉散治法用之，餘倣此。

**敗草散** 治痘瘡撾搔，或瘡膿血淋漓，謂之斑爛。

蓋屋爛草或蓋墻爛草多年者佳。如無，曠野生者，尤佳

右爲末塗之。《幼科全書》曰：研極細絹篩，鋪席上，任其展轉，其草受風霜雨露，能解毒也。薛己曰：愚按前證，亦有氣血虛熱而不愈者。如遍身患者，須多摻鋪席上，令兒坐臥，其瘡即愈。

**羊肝散** 治痘毒入眼，或無辜疳氣入眼。

密蒙花 青葙子 決明子 車前子炒

右爲末，用密蒙花末三錢，餘藥各一錢，拌勻，用羊肝一大葉，薄批摻上，濕紙裹煨熟，空心食之。薛己曰：愚按前證，若因肝經風熱傷血，宜用本方。若因肝經血虛風燥，宜用四物湯加山梔、鈎藤鉤、牡丹皮。若因肝經血虛生風，或腎水不能生肝木，宜用六味丸。若成肝疳者，宜用六味地黄丸以滋肝腎，用四味肥兒丸加

人參、白朮以補肝脾。

**蟬菊散**　治斑瘡入眼，或病後生瞖障。

蟬蛻洗淨去土　白菊花各等分

右每服二錢，水一盞，入蜜少許煎，乳食後，量兒大小與之。

**羌菊散**　治痘毒上攻生瞖，并暴赤羞明。

羌活　蟬蛻　防風　菊花　蛇蛻　穀精草　木賊　甘草　山梔子　白蒺藜　大黄　黄連　沙苑蒺藜各等分

右爲末，每服一錢，清米泔温煖調下。

**丹粉散**　治痘毒膿水淋漓。

輕粉　黄丹各五分　黄連末，二錢

右研勻搽患處。

**當歸補血湯**　治血氣損傷，或妄服峻劑，致氣血益虚，肌熱大渴引飲，目赤面紅，脈洪大而虚，重按全無，此病多得於飢飽勞役者。

黄芪炙，一兩　當歸三錢，酒製

右水煎，乳母同服。

**四神丸**　治脾胃虚弱，大便不實，飲食不思，或泄利腹痛等證。

肉豆蔻　五味子各二兩　補骨脂炒，四兩　吴茱萸炒，一兩

右爲末，生薑八兩，紅棗一百枚煮熟，取棗肉和末丸桐子大，每服五七十丸，空心或食前白湯服。去五味子、吴茱萸，名二神丸。

**四味肥兒丸**　治小兒食積五疳，或白禿體瘦，肚大筋青，發稀成穗，或遍身瘡疥等證。

蕪荑炒　神麯炒　麥芽炒　黄連各等分

右爲末，猪膽汁丸黍米大，每服三十丸，木通煎湯下。

**九味蘆薈丸** 治小兒肝脾疳積，體瘦熱渴，大便不調，或瘰癧結核，耳内生瘡等證。

胡連 川連 蘆薈 木香 蕪荑炒 白雷丸 青皮 鶴膝草各一兩 麝香三錢

右爲末，蒸餅糊丸麻子大，每服一錢，空心白湯下。

**大蕪荑湯** 一名梔子茯苓湯。治小兒脾疳少食，發熱作渴，大便不調，發黄脱落，面黑便清，鼻下生瘡，愛食泥土等證。

蕪荑五分 黄連 黄蘗 防風 甘草各二分 麻黄 羌活 柴胡 山梔子各三分 白朮 茯苓 當歸各四分

右，每服二三錢，水煎。

**濟生歸脾湯** 治脾血虧損，健忘驚悸等證。

人參 黄芪蜜炙 茯神各四錢 炙甘草 木香各五分 白朮土炒 遠志 棗仁炒 龍眼肉 當歸各一錢

薛己曰：愚按前方，若乳母憂思傷脾，血虛發熱，食少體倦，或脾不能攝血，以致妄行吐下，或健忘怔忡，驚悸少寐，或心脾作痛，自汗盜汗，或肢體腫痛，大便不調，或經候不準，晡熱内熱，或脣瘡流注等證致爲患者用之，令子母俱服。

**八味地黄丸**

即六味地黄丸，加肉桂、附子各一兩

薛己曰：愚按前方，治禀賦命門火衰，不能生土，以致脾土虛寒，或飲食少思，或食而不化，臍腹疼痛，夜多旋溺等。若病久元氣耗損所致，尤宜用之。或乳母命門火衰，鬼飲其乳，以致前證者，母宜服之。

**加減八味丸**

即六味地黄丸，加肉桂一兩、五味子四兩。薛己曰：愚按前方，治禀賦腎陰不足，或吐瀉久病，津液虧損，口乾作渴，或口舌生瘡，兩足發熱，或痰氣上涌，或手足厥冷等證。

**八珍湯**

即前四君子四物二湯相合。薛己曰：愚按前方，治氣血俱虚，或因尅伐之劑，脾胃虧損，肌肉消瘦，發熱發寒，飲食少思等證。

**十全大補湯**

即八珍湯加黄芪、肉桂。薛己曰：愚按前方氣血虚弱，或稟賦不足，寒熱自汗，食少體瘦，發熱作渴，頭痛眩暈皆宜。

**逍遥散**　加牡丹皮、山梔，名加味逍遥散。

當歸　甘草炙　芍藥酒炒　茯苓　白朮炒　柴胡各一錢　牡丹皮　山梔炒，各七分

右，水煎服。薛己曰：愚按前方，若乳母肝脾血虚内熱，或遍身搔癢寒熱，或肢體作痛，頭目昏重，或怔忡頰赤，口燥咽乾，或發汗盜汗，食少不寐，或口舌生瘡，耳内作痛，或胷乳腹脹，小便不利，致兒爲患者，尤宜用之。

**九味龍膽瀉肝湯**　治肝經濕熱，或囊癰下疳便毒，小便濇滯，或陰囊作痛，小便短少。

龍膽草酒炒　車前子炒　木通　當歸尾　澤瀉各五分　生甘草　黄芩　生乾地黄　山梔各三分

右，水煎，子母同服。

**抑肝散**　治肝經虚熱發搐，或發熱咬牙，或驚悸寒熱，或木乘土而嘔吐痰涎，腹膨少食，睡臥不安。

柴胡　甘草各五分　川芎八分　當歸　茯苓　白朮炒　釣藤鉤各一錢

右水煎，子母同服。

**梔子清肝散**　一名柴胡梔子散。治三焦及足少陽經風熱，耳内作癢生瘡，或水出疼痛，或胷乳間作痛，或寒熱往來。

柴胡　梔子炒　牡丹皮各一錢　茯苓　川芎　芍藥　當歸　牛蒡子炒，各七分　甘草

右水煎，子母同服。《準繩》加白朮。若太陽頭痛加羌活，渴加葛根。

**柴胡清肝散** 治鬢疽及肝膽三焦風熱怒火之證，或項胷作痛，瘡毒發熱。

柴胡 山梔炒，各一錢半 黄芩炒 人參 川芎各一錢 連翹 甘草五分 桔梗八分

右水煎，子母同服。

**小柴胡湯** 加山梔子牡丹皮，名加味小柴胡湯。治傷寒温熱，身熱惡風，頭痛項强，四肢煩疼，往來寒熱，嘔噦痰實，中暑瘧疾，併服之。

柴胡二錢 黄芩炒，錢半 人參 半夏各七分 甘草炙，五分

右薑水煎，子母同服。薛己曰：愚按前方，若肝膽經風熱，肝火瘰癧，寒熱往來，日晡發熱，潮熱身熱，不欲飲食，或怒火口苦，耳聾欬嗽，或脅痛胷滿，小便不利，或泄瀉，吐酸苦水，或肢體搐動，脣目抽劄，併宜用之。王肯堂曰：前方爲粗末，每服三錢，水一盞，生薑三片，棗子一枚，同煎至半盞，去滓温服。欬嗽者，加五味子煎服。頭痛發熱，肢節疼痛者，四味升麻湯。大便不通者，四順飲。若大便自利黄黑色者，此毒亦有所出，不必廣與湯劑，恐重增他病。大便自然通，不得以温藥助之。疹瘡亦稀少，自快利，只與四味升麻湯、荆芥散。雖大便利，不可以温藥助之。其下利甚者，却與少温之。

**神功散** 治痘毒腫焮作痛，未成者敷之即散，已潰者敷之腫痛即消。

黄蘗炒 草烏炒 血竭加倍

右爲末，等分，津調敷患處。

**製附子法**

附子，重一兩三四錢，有蓮花瓣，頭圓底平者。先備童便五六碗，將附子先放在竈上煙櫃中間良久，乘熱投入童便，浸五七日，候潤透揭皮，切四塊，仍浸二三日；用粗紙數層包之，浸濕，埋灰火，半日取出，切片檢視，有白星者，仍用瓦上炙熟，至無白星爲度。如急用，即切大片，用童便煮二三沸，熱瓦炙熟用之。

**升均湯**　治痘瘡已出不匀，或吐瀉發熱作渴。

升麻　乾葛　芍藥炒　人參　白朮炒　茯苓　甘草　紫草如無，紅花代之

右每服三五錢，薑水煎。

**丹溪先生解瘡毒藥**

絲瓜　升麻　芍藥酒炒　甘草　山楂　黑豆　赤小豆　犀角鎊，各等分

右爲粗散，每服三錢，水一大盞，煎至六分，去滓，不拘時徐徐温服，量大小加減。

**稀痘方**

老鼠肉

右去皮取肉，水煮熟，量兒大小與食數次。出痘甚稀，未食葷時，與食尤效，屢試屢驗。

**清解湯**《沈氏心傳》，下同　治痘疹有餘。

黄芩一錢　生甘草四分　升麻　柴胡各三分　紫草　川芎　麥門冬　荆芥　防風　黄蘗　黄連　知母各七分　牛蒡子炒　蟬蜕　元參　山梔　桔梗各六分

右水二鍾，用竹葉數片，煎至一鍾，陸續服。色赤稠密，不食，加地丁、金銀花、地骨皮、燈心。渴，加葛根。小便白，去梔子、燈心、竹葉。癢，加防風、荆芥、羌活、蟬蜕、連翹。欬嗽咽痛，加山豆根，倍加麥門冬、牛蒡子。嘔，加石膏。腹脹，加紫蘇。瀉，去麥門、知母、紫草，切不可加訶子、豆蔻。出汗，去升麻、川芎、柴胡、荆芥、防風、連翹、羌活，切不可加黄芪。不靨，是無陰不藏，乃經之陰藏，仍復前藥，陰生自藏。痘後病目，加菊花、決明子。醫家活法，全在看痘輕重，隨時加減，俟醫者之自得耳。切不可妄用補藥熱藥。

**助陽方**　治痘疹不及。

人參爲君，一錢　白朮七分　白茯苓　熟地黄　當歸各五分　黄芪九分，已上三味皆酒浸　川芎　甘草炙，各四分　升麻　柴胡各三分

右水一鍾，用棗二枚，糯米百粒。泄，加訶子、豆蔻。出汗，倍加黄芪。嘔，加石膏。癢，加白芷、防風、蟬蜕。倒靨乃陽絶之證，加附子。白疱頂凹，倍加人參，必紅活膿足方止。

**防風湯**《素問病機》，下同 治小兒斑疹，宜此安和五臟。

防風一兩 地骨皮 黄芪 芍藥 荆芥穗 枳殼 牛蒡子各半兩

右爲細末，温水調下；或爲粗末，煎服二三錢，更妙。

**當歸丸** 治小兒斑疹，大便秘而内實能食。

當歸五錢 黄連二錢半 大黄二錢 炙草一錢

先將當歸熬作膏子，入後三味爲丸如菉豆大，漸次服至十丸妙。

**棗變百祥丸** 治斑疹大便秘結。

大戟去骨，一兩 棗三十個，去皮核

右二味，用水一碗，煎至水盡爲度，去大戟不用，將棗焙乾，可和劑，旋丸，從少至多，以利爲度。一方以木香湯下。萬氏曰：可代百祥丸、牛李膏用。

**消毒救苦散**《蘭室秘藏》，下同 治斑證悉具，消化便令不出；如已出稀者，再不生斑。

防風 羌活 麻黄根 川升麻 生地黄 連翹初出者減，出大者加 酒炒黄蘗各五分 當歸身 黄連各三分 川芎 藁本 柴胡 葛根 酒黄芩 生黄芩 蒼朮各二分 細辛 生甘草 白朮 陳皮 蘇木 紅花各一分 吴茱萸半分

右剉如麻豆大，每服五錢，水二大盞，煎至一盞，去滓，稍熱空心服。夫斑疹出者，皆因内傷，必出斑，營氣逆故也。大禁牽牛、巴豆食藥，宜以半夏、枳、朮、大黄、益智仁之類，去其泄瀉，止其吐。若耳尖冷，呵欠，睡中驚，嚏噴眼濇，知必出斑也。諸大膿泡小水泡斑疹癮三色，皆營氣逆而寒復其表，宜以四味升麻湯中加當歸身、連翹，此定法也。如肺成膿斑，先嗽喘，或氣高而喘促，加人參，少加黄芩，以瀉伏火而補元氣。如心出小紅斑，必先見乾噦，驚悸身熱，肌肉腫，脈弦洪，少加黄連。如命門出癮疹，必先骨疼身熱，其疼痛

不敢動摇，少加生地黄，又加黄蘖。諸斑疹皆爲陰證瘡，是皆因内傷飲食，脾胃不足，營氣逆行，雖大熱内熾，陰復其外，治法如前。如痘疹則發於脾，宜陳氏人參清膈散。水疱多因傷寒熱毒而發，宜升麻散及羌活散。

《原機啓微》曰：右方功非獨能於目，蓋專於斑者而置也。今以治斑之劑治目者，以其毒尚熾盛，又傍害於目也。夫斑疹之發，初則膀胱壬水剋小腸丙火，羌活、藁本乃治足太陽之藥；次則腎經癸水又剋心火，細辛主少陰之藥，故爲君。終則二火熾盛，反制寒水，故用黄連、黄芩、黄蘖以療二火。酒製者，反治也。生地黄益寒水，故爲臣。麻黄、防風、川芎，升發陽氣，祛諸風邪；葛根、柴胡解利邪毒，升麻散諸鬱結，白朮、蒼朮除濕和胃，生甘草大退諸熱，故爲佐。氣不得上下，吴茱萸、陳皮通之；血不得流行，蘇木、紅花順之；當歸愈惡瘡，連翹除客熱，故爲使。此方君臣佐使，逆從反正，用藥治法俱備，通造化明藥性者能知也。如未見斑疹之前，小兒耳尖冷呵欠，睡中驚，嚏噴眼濇，知其必出斑者，急以此藥投之。甚者則稀，稀者立已，已後無再出之患。

陳文中曰：治小兒斑疹，未滿二十一日而目疾作，神效。

**桔梗湯**　如斑已出，只時時與之快咽喉，寬利胷膈。

桔梗二錢　甘草一錢

右爲粗末，每服三錢，水一大盞，煎至六分，去滓，大温，時時服之，不可計服數。如見傷食證，又見斑證，先與不犯大黄、巴豆藥剋化過，再與升麻湯。如食重傷，前藥不能過，再與大黄、巴豆藥過。如大便行，當即便與升麻湯服之，恐斑子内陷。已後臨時作方治。如斑子已出稠密，身表熱，急與鼠黏子湯。《活幼全書》加牛蒡子。

**麻黄柴胡升麻湯**　治小兒寒鬱而喘，喉鳴腹中鳴，腹滿，鼻流清涕，脈沉急而數。

麻黄　草蔻仁　益智仁各一錢五分　吴茱萸　厚朴各二分　當歸梢　生甘草　生黄芩　柴胡各一分　升麻　神麯　蘇木各半分　全蠍二個　紅花少許

右剉如麻豆大，分作二服，水一大盞，煎七分，食遠服。忌風寒。微有汗則效。

**羚羊角散** 《原機啓微》，下同　治小兒斑疹後，餘毒不解，上攻眼目，生瞖羞明，眵淚俱多，紅赤腫閉。

羚羊角 鎊　黄芩　黄芪　草決明　車前子　升麻　防風　大黄　芒硝 各等分

作一服，水一盞，煎半盞，去滓，稍熱服。右方以羚羊角主明目爲君。升麻補足太陰以實内，逐其毒也；黄芪補手太陰以實外，御其邪也，爲臣。防風升清陽，車前子瀉濁陰，爲佐。草決明療赤痛淚出，黄芩、大黄、芒硝用以攻其固熱，爲使。然大黄、芒硝，爲大苦寒之藥，智者當量其虚實以爲加減。未滿二十一日而目疾作者，消毒化斑湯主之。

**平和飲子** 《顱顖經》　治小兒痘疹。

人參　白朮　茯苓　甘草　升麻 各等分

右爲細末，每服一二錢，水煎去滓，温，細細飲之。量歲大小虚實，以意詳之。此藥治諸瘡痛，煩渴不寧者，皆可服之。惟小兒瘡疹尤佳。

**托痘花蛇散** 《王氏手集》　治小兒痘瘡黑陷。

白花蛇連骨 炙勿令焦，三錢　大丁香 七枚

二共爲末，每服五分，以水和淡酒下，神效。移時身上發熱，其瘡痘頓出紅活也。

**秘傳稀痘神方** 《窮鄉便方》，下同

小飯赤豆　黑豆　菉豆　粉草 各爲細末，一兩

用竹筒削去皮，兩頭留節，將一頭鑿一孔，以藥末入筒中，用杉木楔塞緊，黄蠟封固，外以小繩繫之，投入臘月厠中，滿一月即用。取出連筒洗淨風乾，每藥一兩，配臘月梅花片末三錢和勻。若得雪中自落地梅花片，不著人手，以針刺取者。更妙。如急用，入紙封套内，略烘即乾。兒大者用一錢，小者用五七分，俱以霜後取起絲瓜藤上小藤絲煎湯，調藥末，空腹服。湯宜多服。服後必忌葷腥一十二日，解少黑糞爲驗。一次可稀，滿三次不出矣。每年冬服一次。

**又**

大粒硃砂三錢，用絲絹包裹　大紫草　蕠升麻　麻黃連根節各二錢　荔枝殼四錢

已上四味剉碎，用水三碗，入土罐内，同朱砂煮半日，慢火煮之，取出硃砂，清水洗過爲極細末，或燈心湯，或蘇穗湯調下三分。如一歲一分，二歲二分，三歲三分，四五歲亦只三分而止。服十日半月，至痘出時自稀，歷試有驗。如服半月未出，過兩三日，又以硃砂三錢製過一遍。

**稀痘丹**《身經通考》方，下同　此方每有應驗。

兔絲子四兩，酒煮搗餅乾　元參一兩，竹刀切片

右二味爲細末，蒸熟，黑砂糖水濾清拌服。

**神功消毒保嬰丹**　凡小兒未出痘瘡者，每遇春分、秋分日服一丸，其痘毒即漸消化。若服一二次者，只得減少。若服三年六次，其毒盡能消化，必保無虞。此方屢經試驗。務要後開日期，潔誠修合，服之神效。

纏豆藤一兩五錢，其藤八月收取毛豆梗上纏繞細紅絲就是，采取陰乾，此味爲主，妙在此味藥上　黑豆二十粒　赤豆七十粒　山楂肉一兩　升麻七錢五分　生地　荆芥　防風　獨活　甘草　當歸　桔梗各五錢　連翹七錢五分　川黃連　赤芍藥炒，各五錢　牛蒡子一兩　苦絲瓜一個，長五寸，隔年經霜者爲妙，燒灰存性　辰砂另研，甘草一兩五錢同煮過，去甘草

右各爲極細末，砂糖拌勻，共搗千餘下，丸如李核大，每服一丸，濃煎甘草湯化下。其前項藥，預辦精料，遇春分、秋分，或正月十五，或七月十五日修合，務在虔誠。忌婦人鷄犬貓孝子見。合藥須於淨室焚香，向太陽祝藥云：神仙真藥，體合自然，嬰兒吞服，天地齊年。吾奉太上老君，急急如律令勅！一氣七遍。

**神授小兒稀痘丹**　此方係呂仙翁乩上所授，服之屢有神效。

人參　黃連酒浸　蟬蜕各二錢　白殭蠶五錢　懷熟地黃三錢，鴨血浸蒸　白蚯蚓去土曬乾　黃蘗酒炒　芙蓉葉各一錢　知母錢半，酒炒　兔絲子用黃蘗水浸，煮爛成餅曬乾，五錢，爲末　牛黃　冰片各五分

右爲細末，用鷄子白丸如龍眼大，每服一丸，米湯送下。

**如聖散** 治小兒痘靨，潮熱未除，鼻口内發疳，宜速服之。

史君子肉　胡黄連　黄連炒　山楂肉　薄荷　白朮麩炒　荆芥穗　陳皮各等分　燈心十莖

右水一鍾，煎四分，不拘時服。

**三豆湯**《幼幼全書》，下同　預防小兒痘毒。

赤小豆　黑大豆　菉豆生用，各一升

右以三豆淘洗，同甘草，用雪水八升，如無以長流水代，煮豆熟爲度。去甘草，將豆曬乾，又入汁，再浸再曬，汁盡爲度。逐日取豆煎水，任意面東服之。

**代天宣化丸** 即韓氏五毒湯加減，又名五瘟丹。

人中黄屬土，甲己年爲君　連翹酒製爲佐　黄芩酒炒，屬金，乙庚年爲君　山豆根爲佐　山梔仁酒炒，屬木，丁壬年爲君　防風爲佐　黄蘗酒炒，屬水，丙辛年爲君　牛蒡酒洗，爲佐　黄連酒炒，屬火，戊癸年爲君　荆芥穗爲佐　苦參爲佐

右，先視年歲以爲君，其餘所屬歲氣者，悉以爲臣，君者倍之，臣者半之，佐者如臣四分之三。於冬至日修合爲末，取雪水煮升麻，和竹瀝，調神麯糊爲丸，以雄黄、辰砂爲衣，每服竹葉湯下。製人中黄法，取甘草大者，不拘多少，用斷竹一節，留一節，納甘草於中，仍以絮塞無節處，放糞缸中，浸七七四十九日，取出曬乾聽用。

**加味連芩升麻湯** 治痘疹大熱。

連翹去心酒洗　升麻酒洗　葛根　桔梗酒洗　甘草梢　赤芍　酒芩　酒梔　牛蒡子酒洗炒　木通酒洗　滑石　麥門冬去心

右水一鍾，淡竹葉、燈心爲引，不拘時服。

**葛根湯** 治痘疹初熱。

葛根　升麻　芍藥　甘草各等分

右口乾，加天花粉、麥門冬、茅根汁。頭痛，加藁本、白芷。腹痛，加枳實、山楂、木香。腰痛脚膝痿，加蒼朮、黄蘗、羌活、木通。驚搐，加木通、薄荷葉、燈心、竹瀝。泄瀉，加人參、白朮、白茯苓、訶子肉。嘔吐，加白朮、半夏、陳皮。發斑，加山梔仁、石菖蒲、木通、辰砂。四肢冷，加人參、黄芪、乾薑、官桂。衄血，加茅根汁、黄芩、山梔仁、元參。咽痛，加大力子、射干。欬嗽，加蘇葉、陳皮、前胡、枳殼。大便結，加歸尾、生地、紫草、紅花。多叫哭，加黄連、木通、山梔仁、麥門冬。吐舌弄舌，加黄連、防風、梔子。常用，加桔梗、防風、荊芥、大力子、連翹。

**桂枝葛根湯**　治痘疹連日暴風，有傷風證。

桂枝　赤芍　乾葛　甘草　防風各一錢

右薑棗爲引。《準繩》：加升麻等分。

**正氣散**　治痘嚴寒凛冽，恐有寒病。

甘草炙二分　陳皮　木香　蒼朮各五分　厚朴薑製二錢　麻黄一錢　官桂三分

右，水煎温服。

**人參白虎湯**　治痘疹酷暑熏蒸，恐有熱病。

人參　知母　石膏　甘草　麥冬　香茹　藿香　淡竹葉　粳米　白扁豆炒過爲引

右白水煎服。

**胃苓湯**　治痘疹久雨濕淫，恐有濕病。

蒼朮泔製　厚朴薑製　陳皮　甘草炙　猪苓　澤瀉　赤茯　白朮　官桂

右水煎温服。

**加味葛根湯**　治痘疹初熱，發表解毒托裏。

乾葛　升麻　赤芍藥　甘草　桔梗　柴胡　防風　荊芥　連翹　牛蒡炒　木通

右淡竹葉爲引。大便結燥，加紫草、紅花。渴，加天花粉、麥門冬。腹痛秘結，少加酒炒大黄。

**麻黄解表湯** 治痘疹發熱不出，外感風寒。

麻黄去根節酒炒黑色 羌活 升麻 葛根 防風 荆穗 甘草 蟬蜕 大力子 桔梗

右各等分，水煎，入燒人糞同服。

**托裏十補散** 治痘疹發熱，内傷飲食，毒鬱不出。一名十奇散，又名十宣散。

人參 黄芪 桔梗 官桂 川芎 防風 白芷 厚朴薑製 甘草

右，水煎，調大力子末服。《準繩》加當歸。

**枳實導滯散** 治痘疹内實不出。

枳實 山楂肉 連翹 半夏薑製 酒黄連 木通 酒大黄 甘草 紫草

右水煎，檳榔末同服。

**葛根解毒湯** 治痘疹作渴，毒火内蒸。

生葛汁如無，葛根代 茅根汁 天花粉 升麻 甘草末 麥門冬去心 生地黄 酒芩

右等分，水煎衆藥，和各汁同飲。

**葛根化毒湯** 治痘疹腹痛。

葛根 官桂 白芍 甘草 青皮 木香 枳殼 連翹 山楂肉各等分

右，水煎。

**三黄解毒湯** 治痘疹大便鞕結，煩躁作渴，腹痛。

當歸梢 酒大黄 酒芩 酒連 紫草 紅花 枳實 木通 檳榔各等分

右水煎。

**建中托裏散** 治痘泄瀉腹痛。

黄芪　官桂　人參　白芍　白朮　甘草　升麻酒炒

右水煎服。

**導赤散**　治痘發熱，心煩啼哭。

木通　生地黄　甘草　防風　薄荷

右燈心引，水煎服。

**瀉青導赤湯**　治同前。

歸尾　木通　甘草　羌活　防風　酒梔仁　川芎　黄連　淡竹葉

右，燈心引，水煎，入竹瀝同服。

**麥門冬導赤散**　治同前。

木通　麥門冬　甘草　黄連各等分

右燈心引，水煎，入竹瀝同服。虚者加人參。

**寧神湯**　治痘已收靨，餘熱不退，發搐慢驚。

石菖蒲　白茯苓　麥門冬　甘草　黄連　木通

右各等分，燈心引，水煎，入竹瀝同服。虚者加人參。

**調中湯**　治痘後吐瀉。

人參　黄芪　白朮　甘草炙　白芍藥酒炒　木香　陳皮

右薑引，水煎服。

**辰砂導赤散**　治痘出譫語。

人參　白茯　黄連炒　山梔炒　石菖蒲　木通　麥冬　辰砂另研　牛黄另研

右燈心引，水煎，入竹瀝，調辰砂、牛黄末同服。

**補中益氣湯** 治痘手足厥冷。

人參 黄芪 白朮 甘草炙 白芍酒炒 木香 陳皮

右薑引，水煎服。

**元參解毒湯** 治痘失血。

元參 生芩 酒梔仁 桔梗 甘草 乾葛 生地 荆芥穗各等分

右水煎，臨服入茅根汁，磨京墨同服。

**黄連解毒合甘桔湯** 治痘口舌生瘡。

酒黄連 酒黄芩 酒梔子 薄荷葉 荆芥穗 石膏 桔梗 甘草 連翹 牛蒡子炒

右水煎，入竹瀝同服。

**調元湯** 治痘多汗。

人參 黄芪 甘草 生地 麥門冬 白芍藥 白朮

右水煎服。汗不止，加地骨皮、麻黄根，以猪心肺煮湯兼引。

**柴胡加桂枝湯** 治痘發戰。

柴胡 葛根 甘草 羌活 人參 防風 官桂 牛蒡子

右淡竹葉爲引，水煎服。

# 古今圖書集成醫部全録卷四百九十一

## 痘疹門

### 方

**加味甘桔湯**《幼科全書》，下同　治痘咽痛。

桔梗　甘草　牛蒡炒研　荆芥穗　升麻　射干

右取順水一盞煎熟，時常服之。

**橘皮湯**　治痘中傷食。

橘皮　青皮　枳殼　木香　白茯　甘草　山楂

右麥芽作引，水煎，不拘時服。

**參苓白朮散**　治痘中脾胃氣弱，不食。

人參　白朮　茯苓　甘草　桔梗　山楂肉　木香　枳實　陳皮

右水煎，槌砂仁一個作引，不拘時服。

**消毒快斑湯**　治痘不及期，發熱即出。

桔梗　甘草　防風　赤芍　木通　天花粉　元參　大力子　歸尾　黄芪　前胡　荆穗　連翹

右水煎服。《準繩》：重加連翹。

**增損八物湯** 治痘過期發熱不出。

人參　黄芪　白朮　甘草　當歸　大力子炒　赤芍　川芎　荆芥　防風　連翹　桔梗　乾葛

右水煎服。

**加味參蘇飲** 治痘應出不出，外感風寒。

人參　蘇葉　葛根　陳皮　前胡　白芷　桂枝　枳殼　甘草　羌活　防風

右竹葉引，水煎服。《準繩》：去桂枝加桔梗。

**加味調中湯** 治痘裏虚不出。

人參　黄芪　甘草　白朮　木香　官桂　白茯　半夏　陳皮

右水煎服。

**消斑承氣湯** 治痘毒内蓄。

枳殼　厚朴　大黄酒炒　黄芩　黄連　梔子　連翹　木通　甘草

右薑引，水煎服。甚者加芒硝、紫草。

**解肌化斑湯** 治痘出，熱不退。

葛根　木通　桔梗　甘草　大力子　連翹　荆芥　酒芩　酒蘗　天花粉　地骨皮

右水煎服。大便秘加紫草。

**疎毒快斑湯** 治痘遍身稠密瑣碎。

荆芥　防風　人參　當歸　連翹　甘草　桔梗　赤芍　大力子

右，水煎服。熱甚加酒連、酒芩、地骨皮，渴加天花粉、葛根，食少加白朮、山楂、陳皮，腹痛加厚朴、大腹皮，喘欬加知母、桑白皮，泄瀉加官桂、梔子、乾薑，痛加白芍藥、酒炒黄芩，癢加官桂。

**芎歸均氣飲** 治痘如蠶殼蛇皮，氣至而血不至。

歸身　川芎　赤芍　麥冬　人參　荆芥穗　防風　青皮　木香　官桂　甘草

右水煎服。

**參芪和血飲**　治痘如蚤斑蚊迹，血至而氣不至。

人參　黄芪　連翹　酒芩　葛根　歸尾　蟬蜕　大力子　木通　桔梗　甘草

右水煎服。

**固陽散火湯**　治痘色帶艷赤，防後癢塌飲此。

人參　黄芪　甘草　歸尾　升麻　葛根　連翹　防風　荆芥　生地　木通

右水煎服。

**鼠黏子湯**　治咽喉瘡痛。

射干　桔梗　甘草　連翹　鼠黏子

右水煎，入竹瀝同服。

**一聖散**　治咽痘痛甚，用此吐之。

苦參

右爲末，每用一字吹之甚效。又用硼砂吹之。咽痛首尾可服。

**蟬花散**　治同前。

蟬蜕　密蒙花　酒連　歸尾　柴胡梢　木通　川芎　梔子仁酒炒　白豆蔻　龍膽草酒洗　防風

右淡竹葉引，水煎服。

**荆防解毒湯**　治痘兼斑疹。

荆芥　防風　酒芩　黄蘗　元參　升麻　知母　人參　石膏　甘草　連翹　牛蒡炒

右淡竹葉引，水煎服。

**清金瀉火湯** 治痘瘡口臭。

生片芩 知母 石膏 桔梗 甘草 馬兜鈴 麥冬 天門冬 木通 山梔仁 天花粉

右水煎，入竹瀝同服。

**黄芪芍藥湯** 治痘出未及期，當防癢塌。

黄芪 白芍 酒芩 連翹 防風 荆芥穗 桔梗 甘草 葛根 人參 大力子炒

右淡竹葉爲引，水煎服。

**風火併治湯** 治痘瘡作癢。

荆芥 防風 升麻 白芍 桂枝 葛根 牛蒡炒

右淡竹葉引，水煎服。

**内托護心散** 治痘過期，六七日不起發。

人參 當歸 防風 荆芥 牛蒡炒 酒連 酒蘗 酒芩 甘草 蟬蜕 木通 桂枝 連翹

右作一服，用水煎，入燒人糞調服。便閉者，去人參，加大黄、紫草。

**十宣内托散** 治痘出形紫黑，不能起發。

黄芪 人參 當歸 川芎 桔梗 甘草 牛蒡 防風 荆芥

右水煎，入燒屎同服。渴加天花粉、葛根，大便秘加大黄、紫草，小便秘加紫草、木通。

**解毒托裏散** 治痘出形稠密，血氣不足，起發不透。

牛蒡炒 桔梗 人中黄 防風 荆芥 升麻 葛根 赤芍 蟬蜕去土 酒紅花 歸尾 連翹

右水煎，入燒人屎同服。

**四物快斑湯** 治痘瘡火盛而血不足。

歸尾 川芎 赤芍 生地 荆芥 升麻 葛根 牛蒡炒 連翹 紫草 地骨皮

右水煎，入燒人糞同服。

**四君子快斑湯**　治痘瘡濕盛而氣不足。

黄芪　人參　白朮　白茯　甘草　官桂　白芷　防風　陳皮　白芍　荆芥

右水煎服。

**大補養命湯**　治痘瘡皮嫩易破。

黄芪　官桂　川芎　赤芍　白朮　白茯　甘草　木香　當歸　大棗

右水煎服。

**大補快斑湯**　治痘瘡浮囊空殼如麩皮，中無水色。

黄芪　當歸　川芎　赤芍　人參　生地　甘草　牛蒡　防風　荆芥穗　連翹　官桂

右水煎，入燒人糞同服。

**解標瀉火湯**　治痘根窠赤頂紅，此火勝也。

歸尾　牛蒡　地骨皮　山豆根　酒梔仁　酒芩　酒連　連翹　桔梗　甘草　升麻　葛根

右水煎，入燒人糞同服。

**解毒化斑湯**　治痘中枯，黑子。

黄芪　人參　甘草　歸身　川芎　牛蒡炒　荆芥穗　防風　連翹

右水煎，入燒人糞同服。寒月加官桂。

**四聖珍珠散**　治痘疔。

豌豆四十九粒　菉豆四十九粒　油髮一撮　珍珠七粒

右二豆、油髮各燒灰存性，共珍珠爲細末，用胭脂取汁調勻，以針挑破黑陷，納藥於中，胭脂水塗四圍，其瘡必回。不回而添黑陷，决死無疑。宋杏莊加雄黄八分，紫草茸錢半。周順齋用牛黄一錢二分，硃砂八分，珍珠三分爲末，口嚼胭脂汁調搽。

**加味四聖快斑湯** 治痘瘡毒氣陷伏倒靨。

黄芪 人中黄 木通 紫草 酒紅花 連翹 麻黄酒炒黑 牛蒡炒 絲瓜帶蒂燒灰存性 辰砂另研

右入燒人糞，水煎，調辰砂、絲瓜灰服。

**宣風快斑湯** 治同前。

木香 枳殼 甘草 檳榔 大黄

右水煎，用黑牽牛半生半熟研末同服，以通爲度。瘡回，服四君子湯調之。

**木香快斑散** 治痘瘡倒伏倒靨。

木香 黄芪 人參 桂心 青皮 訶子肉 歸身 甘草炙 陳皮 白朮 茯苓

右生薑引，水煎服。

**十全快斑湯** 治痘瘡灰白，頂平正，氣虚弱。

人參 黄芪炙 甘草炙 白朮 歸身 白芍 川芎 木香 官桂 陳皮 藿香 棗子

右，薑引，水煎服。

**異功快斑湯** 治痘瀉不止。

人參 黄芪炙 白朮 歸身 木香 桂心 陳皮 訶子 丁香 白茯 棗子 炙甘草

右薑引，水煎服。

**附子理中湯** 治同前。

人參 白朮 甘草炙 乾薑炙 附子煨熟 訶子肉

右水煎服。

**補元快斑湯** 治痘瘡元氣不足。

人參　黄芪　白朮　當歸　甘草
右水煎温服。
**調中快斑湯**　治痘瘡悞服涼藥冷水。
人參　白朮　白茯　甘草　桂心　木香　陳皮　蒼朮　厚朴　藿香
右薑引，水煎服。
**涼血快斑湯**　治痘瘡紅紫焮腫血熱。
歸梢　生地　酒紅花　連翹　牛蒡炒　升麻　甘草
右水煎温服。大便堅者加紫草，甚者加大黄。小便少者，加木通。
**助脾快斑湯**　治痘瘡初發如錫餅。
陳皮　山楂肉　荆穗　牛蒡炒　甘草　木香　青皮　枳殼　木通
右白水煎服。
**補脾快斑湯**　治痘瘡手足發不透。
黄芪　人參　甘草　防風　官桂少許
右水煎服。
**正氣快斑湯**　治痘爲寒所鬱，不能起發。
羌活　蒼朮　防風　甘草　桔梗　當歸　葛根　白芷　川芎
右薑引，水煎服。寒月加官桂。
**平胃快斑湯**　治痘遇久雨不能起發。
蒼朮　厚朴　陳皮　甘草　羌活　防風　官桂　猪苓　白茯
右水煎服。

**白虎快斑湯** 治痘瘡天時暄熱，毒火鬱遏，不得發越。

人參二錢 軟石膏 甘草 麥門冬 葛根 升麻

右各等分，淡竹葉爲引，水煎服。昏暈者加辰砂，小便赤加木通、滑石，大便堅者加生石膏。

**理中快斑湯** 治痘起發，誤食生冷，脾胃虛不能發透。

人參 白茯 甘草 乾薑 官桂 木香

右薑引，水煎服。嘔者加半夏，泄瀉加訶子肉。

**寬中快斑湯** 治痘內傷飲食腹痛，不能發透。

陳皮 半夏 白朮 枳實 山楂肉 神麯炒 砂仁 黄連薑汁炒 甘草炙 厚朴 青皮 木香 連翹

右薑引，水煎温服。

**四苓新加湯** 治痘起發，小便赤。

猪苓 澤瀉 木通 赤茯苓 甘草 滑石 連翹

右淡竹葉、燈心引，水煎服。

**胃苓和中湯** 治痘起發，泄瀉焦黄酸臭，内熱。

猪苓 澤瀉 白朮 茯苓 陳皮 甘草炙 木通 黄連酒炒 訶子肉 升麻炒 藿香

右粳米爲引，水煎服。

**加減六君子湯** 治痘泄瀉能食者。

人參 白朮 白茯 甘草炙 黄芪炙 陳皮 山楂 神麯炒 木香 升麻 砂仁

右大棗爲引，水煎服。

**消毒化斑湯** 治痘起發，頭面焮腫。

牛蒡 桔梗 連翹 防風 柴胡 升麻 蟬蛻 人中黄 密蒙花 龍膽草

右水煎服。

**托裏快斑湯**　治痘瘡稠密，應腫不腫。

羌活　桔梗　防風　升麻　荆芥　牛蒡子　連翹　甘草　歸尾　葛根　官桂少許

右淡竹葉爲引，水煎服。

**救苦散**　治大頭瘟。

羌活　防風　牛蒡　桔梗　酒芩　荆穗　連翹　人中黄

右淡竹葉、燈心爲引，薑汁少調，細細嚥之。

**凉血芍藥湯**　治痘瘡痛癢。

歸尾　白芍酒炒　生地　黄花酒洗　地骨皮

右水煎服。

**四聖解毒湯**　治痘瘡痛癢，大便秘結，能食。

紫草　木通　枳殼　黄芪　桂枝　大黄

右水煎服。又用乾山藥、陳白芨二味爲末，燃而熏之。又用升麻、蒼朮、麻黄、桂枝、桑枝五味煎水，乘熱拭之。

**調元托裏湯**　治痘瘡泄瀉痛癢。

人參　黄芪　甘草　桂枝　訶子　木香　陳皮　荆芥　防風　羌活　赤芍

右薑引，水煎服。

**導赤解毒湯**　治痘瘡熱渴，脣焦舌燥，小便短少。

木通　防風　麥冬　連翹　地骨皮　天花粉　生地　升麻　乾葛　赤芍

右燈心引，水煎服。

**生津地黄湯** 治痘瘡，大便堅實，作渴。

生地 麥冬 知母 甘草 天花粉

右淡竹葉爲引，水煎服。

**白朮散** 治痘瘡，泄瀉作渴。

人參 白朮 黄芪 白茯 甘草 木香 藿香 葛根

右水煎服。

**二陳理中湯** 治痘瘡，胃傷生冷，寒嘔。

人參 白朮 陳皮 半夏 白茯

右薑引，水煎服。

**二陳一連湯** 治熱嘔。

陳皮 半夏 白茯 酒連 竹茹

右薑引，水煎服。

**加味鼠黏湯** 治同前。

桔梗 大力子炒 射干 山豆根 甘草 防風 荆芥 連翹

右水煎，細細呷之。

**控涎散** 治熱嘔咽痛。

辰砂三分 雄黄三分 兒茶五分 黄蘗五分

右共爲細末，少許吹之。

**四物化毒湯** 治痘瘡血不足。

歸身 川芎 白芷 生地 麥冬 木通 牛蒡 甘草 桂少許

白水煎服。

**保元化毒湯**　治氣不足。

人參　黄芪　甘草　桂枝　羌活　荆芥　牛蒡　防風　連翹

白水煎服。

**十全化毒湯**　治氣血俱不足。

人參　黄芪　甘草　當歸　川芎　牛蒡　桂枝　防風　荆芥　赤芍

右，水煎服。

**承氣化毒湯**　治痘瘡六腑秘結，狂妄煩躁，口乾作渴，手足寒熱異常。

枳殻　厚朴　大黄酒炒　檳榔　甘草

右水煎服。

**養衛化毒湯**　治痘已成膿，寒戰。

人參　黄芪　桂枝　甘草　當歸

右水煎服。

**清神化毒湯**　治痘已成膿，咬牙。

升麻　生地　木通　麥冬　防風　甘草

右水煎服。

**芍藥化毒湯**　治寒戰咬牙倂作。

白芍　歸尾　連翹　紅花　苦參酒浸洗

右水煎服。

**導赤化毒湯**　治痘已成膿瘙癢。

木通　麥冬　甘草　梔子仁炒　酸棗仁　辰砂研末調

右燈心爲引，各等分煎服。

**養胃化毒湯**　治痘已成膿，火衝於胃，吐而有物。

陳皮　白朮　白茯　砂仁　黃連薑汁少許炒

右水煎服。

**香連化毒湯**　治痘已成膿，瀉利色黃而臭。

木香　黃連炒　甘草炙　白朮炒

右水煎服。

**理中化毒湯**　治痘已成膿，瀉利而清。

人參　白朮　白茯　甘草炙　乾薑炙

右水煎服。王肯堂曰：如惡寒加附子，名附子理中湯，各劑二錢半。

**附子化毒湯**　治痘已成膿，吐利不止，手足冷。

人參　白朮　乾薑炮　附子煨熟　甘草炙　黃芪炙

右水煎服。

**甘桔化毒湯**　治痘食辛熱，咽喉失聲。

甘草　桔梗　牛蒡　射干炒　連翹

右水煎，入竹瀝同服。

**養心化毒湯**　治咽喉暴啞。

生地　當歸　麥冬　升麻　人參

右燈心引，水煎服。

**大補化毒湯**　治氣血不足，痘色灰白。

人參　黄芪　歸身　白朮炙　甘草炙　赤芍　官桂少許

右水煎服。

**固本化毒湯**　治痘瘡泄瀉，膿色灰白。

人參　白朮炒　甘草炙　乾薑炙　官桂　丁香　訶子肉

右水煎服。

**解肌化毒湯**　治痘色灰白，氣有腥臭，此有濕熱，當解其標。

升麻　乾葛根　連翹　荆芥穗　天花粉　黄蘗酒炒　赤芍　甘草　蒼朮

右，水煎服。

**四聖化毒湯**　治痘瘡瘙癢，形體壯實。

木通　歸尾　赤芍　防風　桂枝少許　荆穗

右水煎服。

**參歸化毒湯**　治痘瘡瘙癢，元氣素怯。

人參　黄芪　當歸　赤芍　桂枝　白朮　甘草

右水煎服。

**寧神化毒湯**　治成漿時，昏昏讝語。

歸身　生地　木通　麥冬　山梔炒　石菖蒲　人參　赤茯苓

右，水煎服。

**安神丸**　治證同前。

當歸身酒洗，一錢半　茯神八分　甘草炙　酸棗仁去殼，各五分　遠志去心　石菖蒲　黄連各一錢右猪心血和丸，硃砂爲衣，燈心湯送下。

**大黄化毒湯** 治痘出腹痛，未經大便。

歸尾 生地 升麻 麻子仁研 桃仁泡 紅花 大黄酒炒 枳殼炒

右水煎，入檳榔末同服。

**温中化毒湯** 治痘出食冷腹痛。

丁香 人參 木香 白朮 桂心 甘草炙 白芍 枳實 陳皮 乾薑

右，水煎熱服。

**助脾化毒湯** 治傷食腹脹喘促，又加煩躁，輕者消導之。

陳皮 半夏 厚朴 枳殼 蘇子炒 蘿蔔子 檳榔

右水煎服。

**不二丸** 治證同前，而脹甚者，以所傷之物送下。

蒼朮米泔製，二兩 甘草炒，一兩 羌活一兩半 巴豆去殼製油 杏仁去皮尖炒，各四十九粒

右共爲細末，神麯爲丸，黄蘗末爲衣，每用一丸。

**補中化毒湯** 治同前。

陳皮 白朮 砂仁 神麯炒 山楂肉

右水煎熱服。

**元參化毒湯** 治痘後丹瘤。

歸尾 生地 紅花酒洗 連翹 元參 石膏 赤芍 防風 木通 荆芥穗 地骨皮

右淡竹葉引，水煎服。

**除濕湯** 治痘瘡多飲冷水，濕浸脾胃，收靨不齊。

羌活　蒼朮　防風　猪苓　澤瀉　木通　白朮　薄荷　桂枝　赤茯苓

右，水煎服。

**補中托裏散**　治痘瘡倒靨。

黄芪　人參　甘草　當歸　牛蒡炒　連翹　薄荷　桂枝　青皮　木香

右水煎服。

**白龍散**　治痘瘡潰爛。

黄牛糞

右燒過，取中心白者，研細篩敷之。

**桂枝解毒湯**　治痘瘡冬寒難靨。

薄荷　桂枝　赤芍　防風　蟬蜕　牛蒡

右水煎服。

**甘露解毒湯**　治夏熱難靨。

猪苓　澤瀉　地骨皮　麥門冬　木通　黄芩　甘草　連翹

右，水煎服。

**當歸解毒湯**

歸身　生地　麻黄　紫草　枳殼　大黄酒炒　連翹

右水煎服。

**參歸解毒湯**　治元氣素弱難靨。

人參　黄芪　當歸　甘草　牛蒡炒

右水煎服。

**葛根解毒湯** 治收靨大熱，毒火在内。

葛根 天花粉 木通 地骨皮 歸尾 甘草 連翹 牛蒡 酒芩 柴胡 人參

右淡竹葉爲引，水煎服。

**大補湯** 治痘瘡破損，不能成痂。

黄芪 人參 當歸 甘草 牛蒡 連翹 桂枝

右水煎服。

**升麻解毒湯** 治痘瘡盡破，膿血浸淫。

升麻 白芷 酒芩 連翹 當歸 牛蒡炒 酒木通節

右水煎服。

**當歸涼血湯** 治瘡破血出。

當歸 紅花 地骨皮 酒芩 生地黄 牛蒡 連翹 黄芩 人參 甘草

右水煎服。

**托裏回生散** 治瘡破血水乾枯陷伏。

黄芪 當歸 牛蒡子 連翹 甘草 桂枝

右水煎，調燒人屎服。

**調元固本湯** 治瘡表虚痂不脱落。

人參 黄芪 當歸 甘草 蟬蜕

右水煎温服。

**調元清氣湯** 治瘡痂皮不落。

人參 黄芪 當歸 甘草 麥門冬 酸棗仁 白朮 黄連 陳皮

右用大棗爲引煎服。《準繩》加白茯苓、糯米。

**滅瘢散**

密陀僧

右爲細末，以乳汁調敷瘡上，其瘢自平，黑色自退。

**必勝膏**　治痘後癰毒。一名拔毒膏。

馬齒莧 杵汁成膏　赤石脂 爲末

右二味，併蜜共熬成膏，塗上腫處。

**十六味流氣飲**　治同前，元氣虚弱者可服。

歸尾　川芎　赤芍　防風　人參　木香　黄芪　桂心　桔梗　白芷　檳榔　厚朴　烏藥　紫蘇　甘草節　枳殼 各四錢

右水煎服。血氣虚而自利者加熟附子，大便實者加酒大黄。

**連翹解毒湯**　治同前。亦係元氣素弱者可服。

連翹　白芷　歸梢　川芎　牛蒡　甘草節　木通　穿山甲　芍藥　酒大黄

右水煎服。太陽經加羌活、防風，陽明經加升麻、乾葛，太陰經加桂枝、防風，少陰經加黄連、五倍子、木通，厥陰經加柴胡、青皮。

**十全大補湯**　治癰毒已潰。

歸尾　川芎　赤芍　生地　人參　赤茯苓　白朮　黄芪　桂心　白芷　連翹　甘草節　金銀花

右水煎服，依前加引經藥。

**生肌散**　治同前。

龍骨 五分　貝母 去心二錢　赤石脂　白芨　白芷 各一錢

共研細末敷貼。

## 痘疹門

### 方

**防風敗毒散**《幼科全書》，下同　治痘後癮疹。

升麻　葛根　赤芍　防風　甘草

右水煎服。

**苦參丸**　治痘風瘡。

苦參　山梔仁　防風　枳實　元參　獨活　黄連　黄芩　大黄　甘菊花

右等分，煉蜜丸如豌豆大，每服五十丸，温酒送下。

**花蛇酒**　治同前。

白花蛇一條

右，蒸米一斗，缸底先用酒麯，次將蛇用絹袋盛之，頓於麯上，後用糜和勻，頓於蛇上，用紙封缸口，候三七日開缸取酒，將蛇去皮骨爲末，每服酒一盞，加蛇末少許同服；仍將酒脚并糟，同苦參末等分糊丸服。

**大補湯**　治痘後疳蝕瘡。

人參　黄芪　當歸　川芎　白芍藥　白芷　官桂　連翹　甘草　牛蒡子

右水煎服。

**密蒙花散**　治斑瘡入眼。

蟬殻九十八個　密蒙花酒洗　穀精草各五錢　夜明砂一兩

右爲末，用豶猪肝一兩批破，用本藥一錢擦在内，水煮熟，飲汁食肝。

**涼肝散**　治痘後羞明。

當歸　川芎　柴胡　龍膽草酒洗　防風　密蒙花　酒連

右爲細末，用豶猪肝煮汁調服。大便閉用瀉青丸。目昏加蟬蜕、夜明砂一錢。

**黄連解毒湯**　治痘後下痢膿血。

酒連　枳殻　歸尾　酒大黄　甘草

水煎服。

**和中湯**　治下痢膿血已盡。

人參　當歸　甘草　枳殻　木通

水煎服。

**調胃承氣湯**　治痘後便下膿血。

枳殻　酒大黄　檳榔末　甘草

水煎服。

**黄芩湯**　治同前。

酒連　酒條芩　當歸　川芎　甘草　木香　白芍

右水煎服。久不止加升麻，腹痛加酒大黄。

**四苓湯**　治痘後泄瀉。

即理中湯加猪苓、澤瀉。

**陳皮竹茹湯** 治痘後嘔吐。

陳皮 白茯 黄連用吴萸同炒，去吴萸不用 竹茹

右水煎服。

**知母解毒湯** 治痘後邪實煩熱。

知母 生地 石膏 地骨皮 花粉 升麻 酒芩 牛蒡子 甘草

右用淡竹葉爲引，水煎服。

**黄芪調元湯** 治痘後氣虚，熱不退。

人參 黄芪 甘草 當歸 麥冬

水煎服。

**桂枝解肌湯** 治痘後外感風寒發熱。

桂枝 赤芍 黄芩 甘草 葛根 柴胡 人參

右淡竹葉爲引，水煎服。

**補中益氣湯**

黄芪 人參 白朮 陳皮 枳實 神麯炒 麥芽 甘草 黄連炒 青皮 木香

右煎服。

**脾積丸** 治痘後傷食腹痛。

三棱酢煮 莪朮酢煮 枳殼各四錢 良薑 皂角炒 百草霜 丁香各二錢 青皮三錢 巴豆四十九枚

右用酢糊爲丸。

**雄黄解毒湯** 治痘後腹滿而痛，毒氣入裏。

雄黃一錢　郁金　巴豆霜各三錢

水煎服。

**保和丸**　治痘後過食，嘔逆，反不能食，以原物爲引。

山楂二兩　神麯　半夏　白茯　白朮各一兩　陳皮　連翹　蘿蔔子炒，各五錢

右爲細末，粥和丸如黍米大，米湯送下。

**集聖丸**　治痘後疳勞。

蘆薈　五靈脂　夜明砂淘　莪朮煨　陳皮　廣木香　史君子肉　川黃連炒　川芎藭　乾蟾炙焦，各三錢　當歸錢半　青皮一錢

右爲末，猪膽汁、粟米糊共和爲丸。

**補中益氣湯**　治痘後氣虚，乍寒乍熱。

黃芪　人參　白朮　甘草炙　柴胡炒　陳皮　青皮　桂枝　當歸　木香

右水煎服。

**調元生脈散**　治痘後手足厥冷。

人參　黃芪炙　甘草炙　麥冬　當歸　桂枝

右水煎服。甚加熟附子。

**導赤解毒湯**　治痘後神昏喜睡，口多妄語，下方同。

木通　生地　麥冬　山梔仁　茯神　甘草節　人參　石菖蒲

右加燈心爲引，水煎服。

**安神丸**

當歸　山梔仁焙，各二錢半　牛黃　黃連各五分

右共爲細末，米湯調蒸餅，以猪心和丸粟米大，硃砂爲衣，燈心湯送下。

**清神散火湯** 治痘後毒發未盡，火内攻心發搐。

木通 麥冬 元參 黄連 梔子仁 甘草

右燈心引，水煎，研辰砂調服。大便閉加大黄，自利加人參。

**當歸桂枝湯** 治痘後手足拘攣。

當歸酒洗 川芎 白芍酒炒 甘草炙 桂枝 黄芪炙 蒼朮製 黄蘗酒洗

右，水煎服。如感寒骨節痛，加羌活、防風。如氣虚少，加川烏引經，再入人參。

**寧肺湯** 治痘後欬嗽喘急。

知母 牛蒡子 馬兜鈴 地骨皮 軟石膏 桔梗 甘草 杏仁

右，水煎服。欬甚加貝母、蜜炒桑白皮，喘加葶藶子炒。

**五皮湯** 治痘後表虚，受濕腫滿。

五加皮 蒼朮 桔梗 木通 桑白皮 薑皮 防風 猪苓 澤瀉

右，燈心爲引，水煎服。

**厚朴湯** 治痘後腹脹如鼓，目胞微腫。

厚朴 陳皮 蒼朮 大腹皮 茯苓皮 猪苓 木香

右水煎服。傷於水者，加澤瀉、滑石、車前子、葶藶。傷於食者，加神麯、山楂、三稜、莪朮、枳實。喘加葶藶、杏仁。

**萊菔子丸** 治痘後虚腫。

萊菔子炒，五錢 胡椒用厚朴水煮曬乾，二分 白朮土炒，一兩

右爲末，湯浸蒸餅爲丸，陳皮湯送下。

**導赤散**　治痘後小便不利。

木通　甘草梢　瞿麥　車前子　滑石　赤茯苓

右燈心引，水煎服。

**潤腸湯**　治痘後大便難。

歸尾　生地　熟地　甘草　火麻仁研　桃仁泥

右水煎服。因於熱者，加紅花、酒大黄，名涼血潤腸湯。兼用膽導法。

**人參生津散**　治痘後作渴。

人參　麥冬　天花粉　葛根　甘草

右水煎服。有熱加知母、軟石膏，自利加白朮、升麻。

**黄芪湯**　治痘後自汗。

人參　黄芪　黄連炒　甘草　桂枝

水煎服。

**當歸湯**　治痘後盜汗。

黄芪　當歸　生地　麥冬　白芍炒　甘草炙

右用浮麥爲引，用豮猪心以竹刀批開煮湯，煎藥服之。

**涼血地黄湯**　治痘後吐衄。

歸尾　生地　黄連　甘草　元參　山梔仁

右藕節、柏葉爲引，水煎服。衄血加片芩、茅根，不止加蒲黄炒。

**黄連止蚘湯**　治痘後吐蚘。

黄連　黄蘗　烏梅肉　人參　白朮

水煎服。

**蠶蜕散** 治痘後走馬牙疳。一名馬鳴散。

尿桶埊刮下，以火煅令白 五倍子去蟲，各二錢 蠶蜕紙燒存性，一錢 枯礬三錢

右共爲細末，先以米泔水洗淨敗血，後搽上。又方，加銅青五錢，杉木灰一錢。

**黄連除蠶丸** 治痘後蟲食肛臟，成狐惑證。

黄連二錢 史君子肉一錢五分 川楝肉一錢 蘆薈 夜明砂 蟬蜕燒 蕪荑各一錢二分

右爲末，烏梅肉洗去黑水，杵膏和丸，米飲送下。

**陰陽散** 治痘後赤口瘡。

黄連二錢 乾薑一錢

右共爲末，先用地鷄擂水，洗淨敗血，後用此藥搽上。

**朱礬散** 治痘後白口瘡。

朱砂二錢 白礬一錢

右二味，同研爲末，先以白鵝涎洗淨敗血，後敷上此藥。

**洗心散** 治痘後赤白口瘡。

歸梢 生地 木通 黄連 麻黄 大黄酒洗 薄荷 牛蒡 桔梗 甘草 連翹

右用燈心爲引，水煎服。

**珍珠散** 治同前。

珍珠 片腦 元明粉 硼砂 人中白 槐皮

右等分爲細末，以荆芥湯洗患處，次吹前藥末於口内。

**參苓白朮散** 治痘後氣虚。

山藥　青皮　山楂肉　廣木香　縮砂仁　陳皮各一錢二分　白茯　白朮各二錢　人參　神麯炒，各一錢

右共爲細末，湯浸蒸餅爲丸，米湯下。有熱加訶子肉一錢二分。

**當歸益榮丸**　治痘後血虚。

當歸　川芎各二錢　黄連一錢五分　蘆薈　史君子肉各一錢

右共爲細末，蒸餅丸，米湯下。

**瀉肝散**　治婦人痘疹初熱，逢經水適斷，神識不清，妄視譫語。

羌活　防風　當歸　川芎　柴胡　梔子炒　酒芩　木通　龍膽草酒洗

右用竹葉為引，水煎空心服。便實加大黄酒製。

**涼血地黄湯**　治婦人發熱，經水適來，非經正期，此毒火内擾血海，急宜解之。

歸尾　桂枝　生地　白芍藥　條芩酒炒　酒紅花　酒連　升麻　甘草　牛蒡炒　連翹

右，水煎服。

**又**　治婦人發熱，經水正期而至，四五日不止。

當歸　川芎　白芍　生地　人參　酒條芩　升麻　甘草　白朮

右水煎服。

**瀉火越毒湯**　治女人一向經閉，茲值天行痘疹，使毒氣不得拂鬱。

川芎　歸尾　赤芍　木香　青皮　連翹　山梔　木通　甘草　枳殼　紅花

右，燈心爲引，水煎服。

**十全大補湯**　治女人一向崩漏，氣血已虚，時當痘疹，難任其毒，先宜服此。

人參　白朮　甘草　當歸　川芎　白芍酒炒　生地　青皮　木香　黄芪　升麻炒　柴胡炒　桂枝

右水煎服。

**大補湯** 治女子痘疹起發泡漿，數日忽然經行，恐血去裏虚而生陷伏，急宜服之。
人參 黄芪 甘草 桂心 當歸 川芎 生地 白芍 木香 青皮
右水煎服。
**當歸養心湯** 治證同前，兼聲音暴啞。
當歸 麥門冬 升麻炒 人參 甘草炙 生地酒炒
右燈心爲引，水煎服。
**調元内托散** 治女子月事大來，痘不起灌，平塌灰白黑陷。
黄芪 人參 當歸 桂枝 木香 青皮 赤芍 牛蒡炒 川芎
右，水煎服。虚甚加熟附子。
**安胎如聖散** 治孕婦痘瘡，胎熱不安。
條芩沉實者 白朮 歸身 砂仁連殼炒研 枳殼 甘草 大腹皮黑豆水洗三五次 陳皮 桑樹上羊兒藤
右水煎服。初發熱，加升麻、葛根、連翹。瘡出甚，加酒連、連翹、牛蒡、山楂。瘡不起發，加防風、大力子、白芍。渴，加麥門冬、知母、天花粉。
**大補湯** 治婦人痘出逢產。
人參 當歸 黄芪 川芎 熟地 桂心 甘草
右水煎服。虚甚加熟附子。腹中不和，有痰氣，加青皮、木香。
**黑神散** 治證同前，兼小腹急痛，恐有惡露，須微行之。
當歸 熟地 乾薑泡 桂心 蒲黄 木香 青皮 黑豆炒 香附童便炒
右，水煎服。
**大補湯** 治產後痘疹。

人參　黄芪　白朮　當歸　熟地　白芍　白茯　官桂　甘草　木香　青皮

一方有川芎。如發熱加升麻、葛根，出太甚加黄連、牛蒡，虚甚加熟附子，自利加訶子。

**防風解毒湯**　治斑疹初發。

防風　薄荷　荆芥　石膏　知母　桔梗　甘草　牛蒡　連翹　木通　枳殼　淡竹葉

右水煎服。此温煖之時，以此辛涼之藥發之。

**黄連解毒湯**　治同前。

防風　荆芥穗　酒黄連　酒黄芩　知母　石膏　桔梗　酒黄蘗　梔子仁　甘草炙　大青　元參　木通

右水煎服。此大熱之時，以此辛寒之藥發之。

**桂枝解毒湯**　治同前。

桂枝　麻黄　赤芍　防風　荆芥　羌活　甘草　桔梗　人參　川芎　牛蒡　生薑　赤芍

右水煎服。此大寒之時，以此辛温熱之藥發之。

**升麻解毒湯**　治同前。

升麻　乾葛　羌活　人參　柴胡　前胡　生甘草　桔梗　防風　荆芥穗　牛蒡子　連翹　淡竹葉

右水煎服。此時煖時涼，以此辛平之藥發之。王肯堂曰：右方雖曰因時制宜，亦不可拘泥。如冬月亦有不宜麻、桂而宜石膏者，正當以脈證爲主耳。若株守而不知通變，必致有失，不如用首二方之爲妥當也。

**麻黄散**　治斑疹過期不出。

升麻酒洗　麻黄蜜酒同煎　人中黄　牛蒡子　蟬蜕去土足翅

右水煎服。

**黄連湯**　治斑疹毒熱熏蒸，發汗遍身不止。

黄連　麥門冬　生地黄　黄蘗　黄芩　當歸　黄芪

右水煎去渣，調敗蒲扇灰服之。

**茅花湯** 治斑疹毒熱薰蒸，鼻衄不止。

當歸 茅花 生地黃 山梔子仁 黃芩

右水煎，調百草霜服。

**竹茹石膏湯** 治斑疹作吐。

陳皮 半夏 石膏 白茯苓 竹茹

右作一服，用水煎飲。

**猪苓湯** 治斑疹自利。

猪苓 澤瀉 滑石 赤茯苓 甘草 黃連 升麻

右水煎服。

**黃芩湯** 治斑疹滯下。

黃芩 黃連 赤芍藥 生地黃 木通 枳殼 甘草 人參 當歸梢

右，水煎，去渣服之。初加酒大黃與之微利。

**甘桔牛蒡湯** 治斑疹咽喉疼痛。

桔梗 甘草 連翹 牛蒡子 升麻

右水煎服。

**十宣散** 治證同前。

川黃連 黃芩 黃蘗各一錢 硼砂三分 乳香一分 兒茶 苦參各五分

右共爲極細末，每用五釐吹之，臨時入片腦少許。

**人參白虎湯** 治疹發欬嗽心煩。

知母　人參　石膏　天花粉　葛粉　麥門冬　粳米　淡竹葉

右，水煎，以米熟爲度。

**化斑湯**　治斑疹一齊涌出，如朱紅成瘡。

人參　知母　石膏　牛蒡子　連翹　升麻　甘草　地骨皮　淡竹葉　糯米

右，水煎服，以米熟爲度。

**益榮湯**　治同前。

人參　當歸酒洗　紅花酒洗　赤芍藥桂水炒　甘草

右水煎服。

**大青湯**　治同前。

元參　大青　桔梗　人中黄　知母　升麻　石膏　梔子仁　木通

右，水煎，調燒人糞服之。便閉者，加酒炒大黄。

**化斑解毒湯**　治疹出三四日不收。

元參　知母　石膏　人中黄　升麻　大青　牛蒡子　淡竹葉　連翹

右水煎服。閉結加大黄。

**清熱除疳丸**　治疹毒流連不退，髮枯膚瘁，漸成疳瘵。

黄連　當歸各二錢　川芎　乾蟾頭燒各一錢　青皮　陳皮　龍膽草各一錢五分　史君子　蘆薈各一錢二分

右共爲末，神麯糊丸，米湯送下。

**當歸養血湯**　治疹毒流連，搐掣煩躁。

當歸　川芎　麥門冬去心　木通　甘草　淡竹葉　山梔仁　燈心

《準繩》加生地黄。便閉，少加大黄。

**黃連安神丸**　治證同前。

黃連　當歸　龍膽草各二錢　全蠍七個　石菖蒲　茯神各一錢五分

右共爲末，湯浸蒸餅，杵猪心血爲丸，硃砂爲衣，燈心湯下。

**文蛤散**　治疹後走馬牙疳。

五倍子去蟲，二錢　蠶蛻紙一錢，燒灰存性　枯礬　雄黃各五分

右共爲細末，以米泔水洗淨，將藥敷上，一日三四次，以平爲度。

**化䘌丸**　治疹後脣瘡聲啞。

蘆薈　史君子肉　龍膽草酒炒，各一錢二分　黃連二錢　五靈脂　川楝肉各一錢五分

右共爲末，浸烏梅汁爲丸，滾湯下。

**雄黃散**　治同前。

雄黃一錢　黃蘗二錢　麝香半分

右共爲細末，先以艾湯洗之，後敷此藥，以平爲度。

**黃芩湯**　治疹毒流連，利下赤白，裏急後重，晝夜無度。

黃芩條實者　黃連　當歸　川芎　人參　木香　枳殼　檳榔　青皮　甘草

右，水煎，調益元散服。熱甚加酒大黃。

**門冬清肺湯**　治疹毒流連，欬嗽百聲不歇。

知母　天冬　麥冬各去心　石膏煅　糯米　桔梗　牛蒡子　貝母　甘草　杏仁　馬兜鈴

右，水煎服。

**煆臍服法**《痘疹心法》，下同

臍帶乾落安淨瓦上，四圍以炭炙之，止令煙盡，勿使成灰，取起以碗覆地，良久出火毒

右研極細，每一分加辰砂半分，共研勻，再以生地一撮，當歸一撮，同煎濃汁小半杯，調臍砂末敷於乳頭，令兒食乳，隨一日内作二三次，服盡永不生瘡疹。

**參蘇飲**

人參三分　蘇葉　桔梗　乾葛　前胡各四分　陳皮　茯苓各五分　枳殼三分半　半夏二分　木香一分半

右加生薑三片，不拘時用。

**雙解散**　即防風通聖散合益元散。

防風　川芎　當歸　白芍　薄荷葉　大黄　連翹　石膏　桔梗　黄芩各八分　白朮　荆芥　桂枝各二分　滑石二錢四分　甘草一錢

右加生薑三片，不拘時用。

**桂枝葛根湯**

葛根　桂枝　升麻　赤芍　防風　甘草各一錢

右加生薑三片，淡豆豉一錢，不拘時用。

**連翹升麻湯**

連翹　牛蒡子各一錢　升麻　葛根　桔梗　甘草各七分　木通八分　白芍五分　薄荷少許

右加淡竹葉、燈心煎用。

**三黄湯**

黄芩五錢　黄連　大黄各二錢五分

右爲細末，雪水爲丸菉豆大，硃砂爲衣，每服五七丸，食前燈心湯下。

**備急丸**

木香二錢半　大黄　牽牛用頭末，各五分

右爲末，神麯丸，每服五七丸，食前山楂湯下。

**羌活湯**

甘草四分　羌活　川芎　防風　龍膽草　山梔　當歸各八分

右加薄荷少許，淡竹葉水煎用。

**匀氣散**

木香　青皮各五錢　山楂肉減半

右爲細末，每服一錢，甘草湯調服。

**活血散**

當歸　川芎各等分

右爲細末，每服一錢，紅花湯調服。

**快斑散**

人參五分　當歸　防風　木通各一錢　木香　紫草　蟬蜕各二分　甘草三分

右剉細，水一盞，煎七分，去滓温服，不拘時。

**奪命丹**

麻黄　升麻各半兩　大力子　山豆根　紅花子　連翹各二錢半　人中黄三錢　蟬蜕　紫草各一錢半

右研細末，酒蜜和丸，辰砂爲衣，薄荷葉煎湯下。

**消毒飲**

牛蒡子　連翹　甘草　緑升麻　山豆根　紫草各等分

右剉細，水一盞，煎七分，去滓温服，不拘時。

**葛根解毒湯**

葛根　天花粉　麥冬　生地黄　升麻各等分　甘草减半

右用糯米泔水煎，入茅根自然汁一合服之。

**人參麥冬散**

麥冬　葛粉各二錢　人參　甘草　升麻　白朮各五分

加粳米一合，淡竹葉七片，煎米熟用。

**白虎人參湯**

人參二錢　知母三錢　甘草一錢　石膏五錢　粳米一合　訶子肉煨等分

右水煎米熟用。《準繩》去訶子。

**五苓散**

澤瀉一錢半　白朮　赤苓　猪苓各一錢　肉桂五分

右加生薑一片，棗一枚，水煎温用。

**桂枝大黄湯**

白芍　桂枝各二錢半　甘草五分　大黄一錢半

右加生薑一片，食前服。

**三乙承氣湯**

大黄　芒硝　厚朴　枳實各一錢　甘草五分

右加生薑一片，食前熱用。

**黄芪建中湯**

人參　黄芪　桂枝　白芍　甘草等分

右加生薑三片，棗二枚，水煎。

**化毒湯**

肉桂五分　白芍　甘草各一錢　青皮　木香　枳殼各七分　連翹　山楂肉各五分

不拘時用。

**丁香脾積丸**

三稜煨去皮毛　莪朮去皮炒　神麯炒，各七分　青皮　巴豆霜　小茴香　陳皮各五分　丁香　木香各三分

右酢調，神麯糊丸，每服五七丸，生薑湯下。

**導赤散**

木通　炙甘草　生地黃各等分

右加淡竹葉七片。一方加人參、麥門冬。

**牛黃清心丸**

黃連五錢　梔仁　黃芩各三錢　辰砂一錢半　郁金二錢　牛黃二分半

右臘雪水調糊，丸如黍米大，每服七八丸，燈心湯下。

**十宣散**　一名十奇散，一名托裏十補散。

桂心三分　川芎　防風　甘草　白芷各五分　黃芪　人參　當歸各二錢　厚朴　桔梗各一錢

每服一錢或二錢，木香湯調下。

**十全大補湯**

黃芪　人參　當歸　白芍　茯苓　生地　白朮各一錢　川芎　甘草各五分　官桂三分

右加生薑三片，棗二枚，不拘時用。

**寧神丸**

人參　歸身　生地　麥冬各一錢　梔仁　黃連炒　炙草各五分　菖蒲三分　辰砂末二分

右加燈心五分煎，去滓，調辰砂末匀，食後用。

**黄芩湯**

黄芩一錢半　甘草炙一錢　白芍六錢

右加大棗二枚，食前服。如加半夏二錢，生薑一錢，即黄芩加半夏湯。

**益黄散**

陳皮一兩　青皮　訶子肉　甘草炙，各五分　丁香二錢

右服二錢，不拘時用。

**安神丸**

黄連　歸身　麥冬　甘草　茯神各五錢　硃砂一兩　龍腦二分半

右和豶猪心血擣勻，丸如黍米大，每服十丸，燈心湯下。

**茱連散**

黄連五錢　吴茱萸二錢

右二味同炒研細，每服五分，生薑湯調下。

**橘皮湯**

陳橘皮半去白半留白炒，二錢　半夏一錢　白茯苓一錢五分

右加生薑五分，不拘時用。

**香連丸**

黄連一兩，以茱萸五錢同炒，去茱萸不用　木香　陳皮各五錢　石蓮肉二錢五分

右，酢糊丸麻子大，每服二三十丸，陳倉米湯下。

**瀉白散**　一名瀉肺散。

桑白皮　地骨皮各一兩　甘草炒半兩

右加粳米百粒，每服一二錢，食後用。

**葶藶丸**

甘葶藶　黑牽牛炒　杏仁另研　漢防己各一兩

右爲末，入杏膏，取蒸陳棗和搗，丸如麻子大，每服五七丸，淡生薑湯下。

**仙聖散**

紫草　木通　甘草　黄芪　枳殼各等分

右加糯米一百粒，水煎米熟，温用。

**紫草散**

紫草　芍藥　當歸　麻黄　甘草等分

右，水煎，不拘時服。

**加味四聖湯**

紫草　木通　木香　黄芪　川芎　甘草　人參等分　蟬蜕十個

右加糯米百粒，煎用。

**黑參地黄湯**

黑參　生地　丹皮　梔子仁各一錢半　甘草　升麻五分　白芍一錢

右加炒蒲黄五分，煎用。

**麻黄湯**

麻黄　杏仁　甘草等分　石膏倍用

右加臘茶葉一錢。一方無石膏，有桑白皮。

**當歸六黄湯**

當歸　生地黄　熟地黄　黄芪炙，各一錢　黄芩　黄連　黄蘗各五分

右剉細，水一盞煎服。

**敗蒲散**　一名止汗散。

故蒲扇燒灰

每服三錢，酒調下。

**荆防敗毒散**

柴胡　甘草　人參　桔梗　川芎　茯苓　枳殼　前胡　羌活　獨活　防風　荆芥各等分

右加薄荷葉五片温用。

**胭脂塗法**

升麻一味，煎濃湯去滓

右用胭脂，於湯内揉出紅汁，就以本綿蘸湯，於瘡上拭之。

**苦參丸**

苦參一兩　白蒺藜　胡麻　牛蒡子各五錢　甘草二錢半

右酒糊丸，竹葉湯下。

**滅瘢救苦散**

密陀僧　滑石各二兩　白芷五錢

右末，濕則乾摻，乾則好白蜜調敷。

**茵陳熏法**

乾茵陳

右研末，搗棗膏丸鷄子大，曬乾，烈火燒熏。

**消風化毒湯**

防風　黄芪　白芍　桂枝　荆芥穗　牛蒡子　升麻等分　甘草減半

右加薄荷葉七片，温用。

**羌活救苦湯**

羌活　白芷　川芎　防風　蔓荆子　桔梗　黄芩　連翹　升麻　大力子　人中黄各等分

右加薄荷葉七片，食後用。

**消毒化斑湯**

升麻　柴胡　桔梗　甘草　龍膽草　連翹　防風　蟬蜕　牛蒡子　密蒙花

右加淡竹葉十片，食後用。

**柴葛桂枝湯**

柴胡　葛根　甘草　桂枝　防風　人參　白芍各等分

右加生薑三片，不拘時用。

**五積散**

白芷　川芎各三分　桔梗一分半　芍藥　茯苓　甘草炙　當歸　桂枝　半夏各二分　陳皮　枳殼炒　麻黄各五分　蒼朮一錢　厚朴四分

右除桂枝、枳殼二味别爲粗咀外，十二味剉細，慢火炒令轉色，候冷，同桂殼末、加生薑三片，水煎，不時用。

**辰砂散**

絲瓜近蒂三寸，連子燒灰存性，此物發痘瘡最妙　辰砂一錢

右末，蜜水調，用紫草甘草湯調尤佳。

**黄連解毒湯**

黄連　黄芩　黄蘗　梔子等分

右水煎，温用。

**桂枝芍藥湯**

桂枝　白芍　防風　黄芪　甘草等分

右加棗子二枚，温用。

**木香大安丸**

木香二錢　黄連　陳皮　白朮各三錢　枳實　山楂　連翹　神麯炒　萊菔子炒　麥芽炒　砂仁各一錢半

右神麯糊丸，陳倉米湯下。

**闢穢香**

蒼朮一斤　大黄半斤

右細捻，放火爐中燒之，不可間斷。

**洗肝明目散**

當歸　川芎　防風　梔仁　龍膽草　柴胡　木賊　羌活　密蒙花等分

右末，每服一錢，淡砂糖湯下。

**蟬蜕散**

蟬蜕去土淨　密蒙花　黑豆殼　菉豆殼　明月砂各等分

右末，每用一錢，以猪羊肝一片，批開入藥末在内，麻紮定，米泔煮，頻與食肝飲湯。

**七物升麻丸**

川升麻　犀角屑　黄芩　朴硝　梔子仁　大黄各二兩　淡豆豉二升炒

右蜜丸黍米大。凡四肢大熱，大便難，服之微利即止。

**當歸丸**

當歸五錢　黃連一錢半，炒　大黃二錢半，炒　甘草一錢

先以當歸熬膏，後以三味研末，以膏和丸胡椒大，三歲以下十丸，七八歲二十丸，食前清米飲下，漸加，以利爲度。

**九味順氣散**　一名匀氣散。

白朮　白茯苓　青皮　陳皮　白芷　烏藥　人參各五分　炙甘草二分半　木香一分半

右水煎用。

**馮氏天花散**

天花粉　桔梗　白茯苓　訶子肉　甘草　石菖蒲等分

右末，用半匙水調，臨臥用。

**蟬蜕膏**

當歸　蟬蜕去頭足　防風　甘草　川芎　荆芥穗　升麻　白芍各等分

右蜜丸如芡實大，每服一丸，薄荷湯下。

**養脾丸**

人參　白朮　當歸　川芎各一分半　木香　青皮　黃連　陳皮各一錢　砂仁　山楂肉　神麯炒　麥芽炒，各五分

右神麯糊丸麻子大，每服三五十丸，陳米飲下。

**鼠黏子湯**

鼠黏子炒香　歸身　炙甘草各一錢　柴胡　連翹　黄芪　黄芩各一錢五分　地骨皮

右空心，用畢，休與乳食。

**解毒湯**

歸身　川芎　生地　白芍　人參　連翹　黄連　生甘草　陳皮　木通等分

右加淡竹葉十片，不拘時。

**瀉青丸**　一名瀉肝丸。

羌活　大黄煨　川芎　當歸　龍膽草　防風　梔子等分

右蜜丸鷄豆子大，每服半丸，竹葉湯同砂糖湯下。

**粉紅丸**　一名温驚丸。

朱砂研飛，一錢半　天竺黄五錢　龍腦五分　膽星四兩　胭脂一錢

右牛膽汁丸鷄豆子大，每用一丸，小者半丸，砂糖温水下。

**實表解毒湯**

黄芪　人參　歸梢　生地　白芍　甘草　片芩酒炒　柴胡　元參　地骨皮　升麻

加薄荷葉少許，淡竹葉七片，不拘時用。

**托裏快斑湯**

黄芪　當歸　川芎　木香　青皮　紫草　連翹　木通　防風　牛蒡子　桂枝　蟬蜕

加淡竹葉十片，不拘時用。

**通關散**　此藥通心經，利小便。

梔子仁　大黄炒，各一錢　木通　生甘草　車前子炒　赤苓　瞿麥　人參　滑石各三分　扁蓄炒，五分

右加燈心煎。

**蟬蜕明目散**

蟬蜕去足翅　黄連　丹皮　地骨皮　白朮　菊花　蒼朮米泔浸，各一兩　甜瓜子半斤　龍膽草五錢

右服一錢半，荆芥湯下，臨臥用。忌熱麪炒豆醬酢之類。

**紫草飲子**

紫草茸　人參　白芍　蟬蜕去足翅　甘草　穿山甲土拌炒，等分

煎五分，作三四次温用。

**經驗方**

白菊花　菉豆皮　穀精草去根半兩

右爲末，抄一大錢，用乾柿一個，生粟米泔一盞，熬米泔盡，將柿去核食之，一日可食三枚，用一月必效。

**快斑悦脾湯**

黄芪炙　白芍　桂枝　防風　甘草

右加生薑一片，棗一枚，煎。

**桃仁承氣湯**

桃仁二十個，去皮尖研泥，勿煎　大黄二錢　官桂　紅花各一錢　甘草五分

右水煎七分，去滓，入桃仁化開，食前用。

**酸棗仁湯**

生地　炙甘草　梔子仁　棗仁去殼取仁　麥門冬　人參　歸身各等分

右剉細，加燈心，水一盞，煎七分，去滓温服，不拘時。

**排毒散**

大黄一兩　香白芷　南木香另剉，各半兩　穿山甲七片，土炒

右共爲細末，看虚實大小加減，長流水煎沸，調服。

**莜粉方**

莜麥一味

磨取細麵，痘瘡破者以此敷之，潰爛者以此遍撲之。絹袋盛，撲此以襯卧，尤佳。

**升陽解毒湯**

當歸　升麻　柴胡　桔梗　甘草　蟬蜕　牛蒡子　密蒙花　連翹　防風　荆芥穗各等分

右剉細，水一盞，煎七分，去滓，食後温服。

**四白滅瘢散**

白芷　白殭蠶　白附子　鷹矢石　密陀僧等分

右研末，以水調搽，面䵟神效。

**流氣飲**

川芎　歸梢　白芍　防風　人參　蘇葉　木香　黄芪　桂心　甘草節　桔梗　檳榔　白芷　厚朴　烏藥　枳殼各四分

氣血虚而自利者加熟附子。大便實加大黄。

**小柴胡加生地湯**

柴胡　人參　黄芩　生地　半夏各三兩，泡　甘草二兩

右加生薑三片，棗一枚，煎三錢。

**箄衣湯**

炊飯箄衣

煮水，洗隱起疙瘩，神效。以炊箄煮湯亦好。

**消風散**

人參　羌活　川芎　炙甘草　防風　白茯　蟬蜕　厚朴　殭蠶炒　陳皮去白　藿香　荆芥穗各五錢

右末，每服二錢，清茶下。

**小柴胡加枳桔湯**

柴胡一錢　半夏麯　甘草各五分　人參　黄芩各二錢　枳殼　桔梗各一錢

加生薑三片，每服三錢。

**五皮湯**

桑白皮　地骨皮　大腹皮　生薑皮　五加皮

右加燈心，長流水煎。

**塌氣丸**

木香五錢　牽牛二兩，半生半炒，取頭末一兩　檳榔一雙，白者

右末，神麯丸黍米大，薑湯下。

**洗心散**

當歸　生地　木通　黄連　麻黄　大黄酒洗　薄荷葉各等分　加燈心煎。

**化䘌丸**

黄連五錢　川椒炒三錢　苦楝根白皮乾，二錢

右共研末，用烏梅七個，艾湯浸去核，搗爛丸，艾湯下。

**養血化斑湯**

歸身　生地　紅花　蟬蜕　人參等分

右加生薑一片，水煎。

**大青湯**

大青　元參　生地　石膏　知母　木通　甘草　地骨皮　荆芥穗等分

右，加淡竹葉十二片，水煎。

**柴胡橘皮湯**

柴胡　橘皮　黄芩　半夏　人參　白茯等分

右加生薑三片，竹茹水煎。

**柴胡四物湯**

柴胡　人參　黄芩　歸身　川芎　生地　白芍　知母　麥冬　地骨皮　淡竹葉

右水煎，不拘時用。

**門冬清肺湯**

天冬去心　麥冬去心　知母　貝母　桔梗　甘草　款冬花　牛蒡子　馬兜鈴　地骨皮　杏仁

右水煎，食後用。《準繩》加桑白皮。

**安胎飲**

條芩子實者酒洗，二錢　白芍　歸身　白朮　大腹皮　人參各一錢　川芎　陳皮去白　紫蘇葉黑豆湯浸酒洗淨曬乾，各八分　甘草　砂仁連殼，各五分

右，加糯米一撮，水煎用。

**麥錢散**《外科正宗》　治小兒痘風作癢，疊疊成片，甚則頑麻不知疼痛。

小麥一升，炒枯黄色，乘熱入鉢内，和　硫黄四兩　白砒三兩，細末攪勻，待冷取起，加　煙膠半斤　共研細末，臨用，葱湯洗淨，用麻油調搽，油紙蓋紮，三日一换，三次愈。

# 古今圖書集成醫部全録卷四百九十三

## 痘疹門

### 方

**溯源解毒湯**《證治準繩》，下同

當歸身　川芎　生地黄　白芍藥　人參　連翹　黄連　生甘草　陳皮　木通各等分

右剉細，加淡竹葉十片，水一盞，煎半盞，去滓温服，無時。

**保嬰丹**

紫草酒洗忌鐵　纒豆藤燒灰，各四兩，二味爲君　升麻取新者鹽水炒，引下不使侵肺氣　防風　荆芥穗去梗　牛蒡子炒研，各二兩，四味爲臣　天竺黄　蟾酥勿用赤眼者　牛黄各一錢二分　硃砂麻黄、荔枝殼煮過，就湯飛研，三錢，四味爲佐　赤小豆　黑豆　菉豆各四十九粒，炒，三味爲使　甘草梢去皮，二兩半和

右各取細末和匀，另用紫草三兩，入水三碗煎，去渣熬成膏半碗，入生沙糖半碗，和劑爲丸如芡實大，另用飛過朱砂爲衣。未出痘之先，濃煎甘草湯，每服小兒磨一丸，大人二丸。如已發熱之時，生薑湯磨服，厚蓋取汗。多者可少，少者可無，大有神效。

**滋陰三寶散**

當歸　黄芪　生地　白茯苓　芍藥　川芎　橘紅　甘草　防風　黑參　麥門冬二味加倍

右剉細，薑棗煎。

**四製白朮散**

白朮八兩，分作四分：一分砂仁炒，一分糯米炒，一分麩皮炒，一分壁土炒　揀淨爲末，量大小，乳酒調服。

**四珍膏**

人參一兩　蜜四兩　乳汁　梨汁同熬

右加製過紫河車，酒服兩匙。

**衛元湯**

人參　白朮　全蠍　山楂　半夏　當歸　橘紅　枳殼　烏梅

右薑棗煎，加乳服。一方有蒼朮、白茯苓。

**内托至奇湯**

天冬　麥冬　人參　白朮　當歸　茯苓　薏苡仁　川芎　陳皮　甘草　桔梗　銀杏　米煎，頻頻服。

**茯神湯**

生地　當歸各一錢　甘草六分　白芍藥　茯神　遠志　桔梗各八分

右加燈草、薑，煎服。

**野仙獨聖散**

扁柏炒黑　黑參　地榆　血見愁　芍藥　歸身各一錢　生地黄二錢　木通八分　甘草　乾薑各五分

**加減參苓白朮散**

人參　茯苓　山藥　白扁豆　白朮　陳皮　蓮肉　薏苡仁　當歸　防風　枳實

右剉爲散，隨宜加減。

**固真湯**

黄芪二兩，蜜炒　酸棗仁四兩　人參　白芍　當歸　生地黄　茯苓　甘草　陳皮

右㕮咀，生薑煎服。一方加粟米一錢。

**籠金湯**

木香　生地黄　白芍　紅花　當歸　甘草　白芷　土木鱉　橘紅　木通　桔梗　白朮

右加薑棗煎服。

**紫霞黄露飲**

乾薑　半夏　藿香　砂仁　枳殼　陳皮　豆蔻　白朮炒　青皮

右㕮咀，水煎服。

**龍旋散**

青皮　乾薑　官桂　元胡索酢炒　丁香　豆蔻　砂仁　枳殼　檳榔　厚朴　香附　山楂　艾葉

右煎服。

**貞元散**

甘草　桔梗　人參　白芍藥　黄芪　茯苓　木通　紅花　白朮　生地黄　白芷　升麻　陳皮　天花粉

右用燈草煎服。

**龍蟠飲**

人參　當歸　枳殼　白豆蔻　丁香　木香　官桂　青皮　半夏　山楂　三稜　二蠶砂　厚朴

右用生薑酒煎服。

**穀精龍膽散**

生地黄　紅花　荆芥　龍膽草　木通　甘草　赤芍藥　穀精草　白茯苓　鼠黏子

右加燈心煎服。

**消導飲**

厚朴　枳實　砂仁　山楂肉　半夏　神麯　檳榔　三稜　蓬朮　丁香

右加乾薑煎服。

**磨積散**

乾薑　陳皮　麥芽　二蠶砂

右加生薑煎服。

**浚牛膏**

大田螺

右用葱鹽加少麝搗爛爲膏，熱烘細絹攤貼小腹，用手摩之。

**安裏解毒防風湯**

防風一兩　地骨皮　黄芪　芍藥　荆芥　枳殻　鼠黏子各等分

右爲末，水煎四五錢服。若能食而大便實，當歸丸微利之。

**參芪飲**　即保元湯。專治元氣虚弱，精神倦怠，肌肉柔慢，面青㿠白，飲食少進，睡臥寧靜而不振者，不分已出未出皆治。

人參一錢　甘草五分，初熱生用，出定炙用　黄芪二錢　楊仁齋謂其能補益元氣，更名保元湯，蓋爲元氣虚弱者立也，後世治痘者多主之。不分元氣虚實之異，概用於血熱毒壅之證，是爲實實，豈不悮哉？

右用水一鍾，薑一片，煎四五分，不拘時服。如前虚證，辨認不差，以此方爲主，前後始終皆不可易。中間雜證兼見，雖或不同，要皆氣虚所致，則以本方而斟酌加減之，毋得過投發散苦寒之劑。初熱未出之際，只可少濟以開提匀氣之功，如桔梗、川芎之類。漿足之後，助以收斂，如白朮、芍藥、茯苓焉爾。出不快，加川芎、官桂，禁用蟬蜕、鼠黏子、人牙、紫草。小便赤，加大腹皮、茯苓，禁用車前、滑石、瞿麥、山梔。大便溏，加白朮、茯苓、肉果，禁用猪苓、訶子、龍骨、枯礬。小便短濇，加大腹皮、木通，禁用滑石、瞿麥。大便實秘，加酒炒當歸，禁用大黄、枳殼、生地。泄瀉，加白朮、肉果、木香，禁用龍骨、石脂、枯礬。嘔吐，加乾薑、丁香、橘皮，禁用半夏。煩渴，加麥門冬、芍藥、五味子，禁用天花粉、葛根、烏梅、半夏。減食，加白朮、人參、神麯，禁用山楂、砂仁。傷食，加神麯、麥芽、山楂，禁用枳實、蓬朮、三稜、巴豆、大黄。喘急在三四日前者，加桔梗、蟬蜕、杏仁；《幼幼近編》去蟬蜕加紫蘇。風則微散之，加紫蘇、防風。痰則從痰治，加杏仁、貝母。有虚證見者，決非實喘，不過是毒不得外達，上乘於肺耳，禁用麻黄、萊菔子、蘇子、枳殼下氣等藥。六七日後，或先曾泄瀉而後氣喘者，虚之極也，加人參則喘自止。腹脹，加大腹皮、厚朴，兼發散開提，禁用枳殼、萊菔子寬中下氣等藥。仍視小便秘與傷食否；亦有傷於生冷，或寒氣鬱遏而然，從内傷外感而治。内傷用丁香、官桂、神麯、木香，外感用防風等藥發散治之。當熱不熱，四五日間手足厥冷，冰硬不起，加丁香、官桂、炙黄芪、川芎，夏月減丁香。四肢不起，加防風，減川芎。頭面不起，加升麻。漿不足，加白朮、當歸、川芎藭；《幼幼近編》加木香、官桂。灌水泡，加白朮、防風、白芷、芍藥；《幼幼近編》加茯苓去黄芪。灌清漿，加白朮、茯苓；《幼幼近編》加官桂。喘嗽，加五味子、杏仁、麥門冬，禁用天花粉、桑白皮。發癢，加川芎藭、當歸、芍藥、白朮、茯苓，禁用殭蠶、蒺藜。癢甚，外用茵陳燒煙熏之，禁用沐浴發散之藥，恐成氣脱。表虚倍黄芪，内虚倍人參，虚寒及血虚俱加桂，脚闊加芍藥，血滯加陳皮，餘熱不退加金銀花、連翹，瀉不止加炒焦紅麯。陳三農曰：痘證發熱，即用蘇葛湯，令其表和，見點後用消毒飲，血藥隨證加減。貫漿時行補法，血藥不用。靨後消毒飲可用，但前不用人參，後則人參可用。唇破裂，口乾不渴，此係血燥，芎歸湯加連翹，或四物湯加蓮子。大便燥秘，只宜養血爲主。痘因表藥太過，遂至不發，宜理中湯温補，其痘自然出盡。凡痘出不快，禁用以毒攻毒之物。蓋毒藥入腹，攻臟搗腑，一時雖駕毒并氣血衝達肌表，痘亦隨而起發，少頃則中氣歸復，不相接續，藥氣少歇則毒反攻於内，痘亦隨而内陷矣，再將何藥以療之哉？若不得已而用毒藥，可急用參、芪、甘草、肉桂以内托之，慎勿令其既陷而後藥也。

**十神解毒湯** 專治身發壯熱，腮紅臉赤，毛焦色枯，已出未出，三日已前，痘點煩紅，燥渴欲飲，睡臥不寧，小便赤濇者，此熱盛也，并皆治之。

歸尾　生地　紅花　丹皮　赤芍　桔梗　木通　大腹皮　連翹　川芎　荊芥　此方治血熱痘疹，以涼血行血爲主；佐以桔梗、川芎，有開提發散之功；引以腹皮、木通，有疎利熱毒之效；臣以連翹、丹皮，有解毒之良。用此以治血熱痘疹，則內外分消，熱毒雖盛，庶幾解散，表裏自然和平矣。古人用黃連解毒湯，恐驟用寒涼，不惟冰伏，熱毒反出不快，抑且熱毒爲其所逼，則鬱於臟腑，或肚腹脹痛內潰而死者有之，豈若此方用之爲當？若不得已而用黃連、芩、蘗，亦須酒炒，一以制其寒涼之性，二以助其上行之勢，借連、蘗以解毒耳。身熱壯盛，加葛根、前胡。毒盛綿密，加荊芥、鼠黏。渴加花粉、竹葉、滑石。小便赤，加山梔。小便尿血，加犀角、山梔。大便黑，加犀角、黃連或桃仁。吐血乾嘔，加黃連、犀角。小便短濇，加猪苓、澤瀉。小便秘，加滑石、瞿麥。大便秘，加枳殼、前胡；《幼幼近編》加蘇梗、杏仁，去前胡。發紅斑，加犀角、黃芩、黃蘗、山梔、元參。煩躁，加天花粉、麥門冬。大便秘喘，加枳殼、前胡、大黃。煩渴狂亂譫語，加知母、麥冬、石膏。嘔吐，加猪苓、黃連。咽喉痛，加甘草、鼠黏、元參、荊芥、射干。泄瀉，加猪苓、澤瀉、防風。嘔，加橘皮。腰痛，加羌活、獨活。腹脹喘滿，目怒面浮，毛直枯燥，加麻黃。脣裂舌胎秘結，加大黃、人屎。出不快，加山楂、牛蒡、蟬蛻。腹脹，加山楂、史君子、厚朴。腹痛，因毒氣攻衝，加羌、防、牛蒡，去生地。已上并用燈心十四根，水煎服。血熱痘證，熱毒彌盛，然毒氣無所分消，只宜重用升提發散，使毒得以達表而從外解，引以滲泄，使熱得以潤下而從內消，佐以清涼消毒行血涼血之劑，則痘雖稠密，亦能消散，自易漿而易化也。所謂輕其表而涼其內，此方蓋得安表和中解毒三法盡善，誠痘科之神方也。丹溪曰：熱者清之，實者平之，其此方之謂歟？是故發熱至見點之後，三日以前，毒氣未盡達表，內外彌盛，血熱之證悉具，辨認不差，并只以本方處治之，切不得下參、芪、白朮、茯苓補氣之藥於熱證未漿之前，如悞而用之，是謂以實攻實，腹脹氣喘，狂亂譫語，咽喉腫痛，口舌生瘡，變證百出，所謂邪得補而愈盛也。嘔吐泄瀉，愼不得用半夏、丁、桂、乾薑、木香、藿香、訶子、肉果，如悞而用之，則是以熱助熱，氣得熱而愈亢也，燥證必至，咽疼狂亂，失血便秘，無所不至矣。至於龍骨、枯礬濇滯之物，且能使氣道阻塞，是欲其出而閉之門也，腹脹之患生而喘急之勢至矣，尤宜戒之！及至血疱已成，氣血定位，頭頂白光，勢將行漿，又宜易方，另行別議。

**羌活散鬱湯** 治實熱壅盛，鬱遏不得達表，氣粗喘滿，腹脹煩躁，狂言譫語，睡臥不寧，大小便秘，毛豎面浮，眼張若怒，幷有神效；幷爲風寒外搏，出不快者同治。

防風 羌活 白芷 荆芥 桔梗 地骨皮 川芎 連翹 甘草 紫草 大腹皮 鼠黏子

右爲粗散，水一鍾，燈心十四根，煎六分，温服。身初發熱，及見點之際，毒氣壯盛，外爲風寒所抑，或肌肉粗厚，腠理堅閉，肌竅不通，經絡阻塞，使清氣不得引毒達表，循竅而出，則熱毒壅遏於內，爲腹脹，爲喘急，爲秘結，爲狂煩，爲驚搐，爲失血，皮燥毛直，面急眼張，睡臥不寧，驚啼多哭，此熱毒壅遏證，辨認不差，急宜用發散開提之劑，佐以和解透肌之法，則熱毒不壅，而其出自易矣。羌活、白芷、防風，有升提發散解毒之長，桔梗有開提勻氣之能，荆芥、連翹、鼠黏善解鬱熱，地骨皮消壅熱於筋骨之間且能肅清臟腑，紫草滑肌通竅，大腹皮引熱下行，使內外有所分消，用此以治熱壅之證，效大而功用極妙。若驟用寒涼，如芩、連、升麻之類，則熱爲寒氣所抑，不得伸越，逗遛經絡，爲疽爲癰者有之，冰伏硬閉者有之。至於人參、黄芪、白朮、茯苓温補之劑悞用，則其壅盛，禍不旋踵。他如丁、桂、木香、薑、附之類以熱攻熱，殺人立至，尤宜戒愼！故發熱之初至見點之後，幷宜以本方處治，依後法而加減之：初發熱壯盛，腮紅面赤，毛焦皮燥，咳嗽喘急者，加升麻。煩渴，加天花粉、乾葛。腹脹喘急鼻塞，面赤若怒，毛直及枯，加麻黄。便秘加當歸、枳殼，甚則加大黄。嘔吐，加猪苓、澤瀉、橘皮，禁用生薑、木香、丁香、半夏。洞泄加升麻，禁用白朮、茯苓、豆蔻、龍骨等劑。喘嗽惡風，加桑皮、紫蘇。失血，加犀角、地黄、黄連。發斑，加黄連、黄芩、山梔。小便赤濇，加滑石、山梔、地黄、芍藥。鼻衄，加黄芩、犀角。驚悸，加木通、山梔。搐，加青皮；《幼幼近編》加鈎藤。不思飲食，加山楂。弄舌，加犀角。傷食，加山楂、神麯、麥芽。見點一二三日間，出不快利，加鼠黏子、山楂、蟬蜕，名透肌散。煩紅赤色，加生地黄、紅花、牡丹皮，去白芷、防風。皮急肉緊，身熱壯甚，加葛根、前胡。見點三日之内，并依本方加減。及三日之後，痘疹出齊，血泡已成，而前證悉平，不得復用此方，恐發散太過，難於行漿，另有方藥在後。其禁用藥劑，并從血熱痘證法而裁治之，故此方不立禁忌辯。

**太乙保和湯** 又名紫草透肌湯。專治血熱痘證，服十神解毒湯後，熱證悉去，内外和平，惟見點不易長大，用此保和元氣，活血解毒，助痘成漿，易痂易落也。

桔梗　紫草　川芎　山楂　木通　人參　紅花　生地黄　甘草　糯米五十粒

右用燈心七根，薑一片，水一鍾，煎六分，温服。便澁腹脹，加大腹皮。繁紅不潤，加當歸、蟬蜕；《幼幼近編》加滑石、連翹。出不快，加鼠黏子。陷塌，加酒炒黄芪。痛，加白芷。不匀，加防風。水泡，加白朮、芍藥。嗽，加五味子、麥門冬。渴，加麥門冬。癢，加白朮、芍藥。七八日後漿足，身復壯熱，便秘煩渴，腹脹喘急，前胡枳殼湯。漿足禁用此方，另立湯飲在後。

**益元透肌散** 專治壅熱痘證，服羌活散鬱湯後，壅證悉開，氣血和平，見點三四日後，不肥大，不成漿者，用之則能匀氣解毒，透肌達表，領出元陽，助痘成漿，而易結膿窠也。加減與保和湯同論。漿足之後，另有保嬰百補湯在後。

即太乙保和湯去生地、紅花加蟬蜕、鼠黏子、陳皮

右，水一鍾，加燈心十四根，棗二枚，煎六分，温服。

**保嬰百補湯** 專治痘瘡八九日漿足之後，別無他證，并以此方調理氣血，資養脾胃，不拘實熱二證，皆可服之。惟氣虚證八九日後，本方加黄芪二錢，官桂少許。若有別證，在審虚實，隨證加減而已。

當歸　芍藥　地黄　白朮　人參　茯苓　山藥　甘草

右水一鍾，棗二枚，煎六分，温服。

**秘傳八味二花散**

桃花蕊　梅花蕊二味不拘多少預取陰乾　紫河車洗去筋焙乾爲末，一具　鹿茸去毛酥製　天靈蓋一具，以皂角莢煎湯洗淨酥製爲末　人參　穿山甲取四足者酒炒　硃砂水飛過

右各預取另爲末。痘疹未出之先，以硃砂一兩爲君，梅花二錢、桃花三錢共一處和勻，每服五分或三分或二分半，用雄鷄與酒二杯灌之，與食倒懸，刺血入杯中，以熱酒調前藥同服。初發不起，以梅花一兩爲君，加桃花一錢，天靈蓋五分。氣血虛，灰白色，用紫河車一兩爲君，加天靈蓋一錢，鹿茸一錢五分，梅花一錢，桃花一錢或八分。黑陷不起，以穿山甲一兩爲君，加桃花一錢，梅花八分，天靈蓋七分，麝香五分。氣血虛不能灌漿，以鹿茸一兩爲君，加紫河車二錢，桃花一錢，梅花八分，天靈蓋七分，麝香五分，人參一錢。氣血虛不能收靨，以鹿茸一兩爲君，天靈蓋五分，桃花七分，梅花九分。落靨之後，瘢色白，氣血虛，以人參一兩爲君，加紫河車二錢，鹿茸一錢，梅花一錢五分。以上咸倣首條服法。

**保生散**

紫河車製如前　龜板酥炙　鹿茸酥炙，各一兩

右爲末，量兒大小用。血虛，川歸、茯苓、紫草湯下；氣虛，人參、黄芪、甘草湯下。

**荆芥散**　治麻痘子兼瘙癢，或癮疹，大便自過。

荆芥

右用少許爛研，以新井水將布帛濾過，入一滴許麻油，打勻令飲之，便不亂悶。麻痘已出，用黄蠟煎青膠水飲即安。青膠水乃牛皮膠也。荆芥治血風。麻子是疹子。常言風瘙癮疹，則皆出皮膚，其毒輕而浮，又以麻油打勻，此滑竅之理。又以黄蠟煎青膠水服則安。此滋血行榮衛，榮衛既順，麻疹出矣。指迷方荆芥湯，乃消毒飲加薄荷煎服之。

**羌活散**　解熱散毒，治風壅欲作瘡痘者。

羌活　獨活　川芎　桔梗　蟬蜕　前胡　柴胡　地骨皮　甘草炙　瓜蔞　天麻炙　荆芥　防風各等分

右爲細末，每服二錢，水三分盞，薄荷三葉，盞內煎至二分，通口服，量大小加減藥水。此藥詳其藥味，

治風治寒治驚，下痰涼脾，治血熱透肌，但實熱發，無所不治。如稟受怯弱，或脾弱，或外熱，目白睛青色，皆裏無熱，不可輕用。

**薄荷散**　小兒才覺是瘡疹，宜服之。

薄荷一兩　麻黄去節　甘草各半兩

右爲細末，每服二錢，水一中盞，棗二枚，生薑三片，同煎至六分，去渣放温，日三兩次服。此是小兒稟受壅實，毒氣甚者宜服之。蓋此方云小兒才覺是疹痘便服之。服之而汗出者，服調中散。服薄荷散若作寒熱脈反遲者，進脱齒散以温之。詳其理，非下藥之法也。實者服之未必安，虚者用之必危殆。

**羌活散**　此方初熱暫用，兼治驚搐。

羌活一錢二分　獨活　荆芥各八分　前胡　防風各一錢　柴胡　香白芷　蟬蜕去土　甘草各四分　細辛一分

右加薄荷三葉，水一鍾，煎五分，不拘時服。發搐及熱盛不退者，暫服。煎熟用製砂調下，治搐如神。

**正氣散**

甘草炙，三分半　陳皮　藿香　白朮各五分　厚朴　半夏俱薑製，各一錢半

右細切，作一服，加生薑三片，大棗一枚，水煎服。

**調解散**

青皮　陳皮　枳殼麸炒　桔梗去蘆　人參　半夏湯泡七次　川芎　木通　乾葛各四分　甘草　紫蘇各二分

右俱細切，作一服，加生薑三片，大棗一枚，水煎服。一方，加紫草、糯米。

**疏解散**　治痘初壯熱頭疼，腰痛，腹疼作脹，一切熱毒甚者。

紫蘇　葛根　防風　荆芥　白芷　蟬蜕　紫草　升麻　牛蒡子　木通　甘草各等分

右加燈心、葱白各七根，水煎熱服。

**和解湯**　解表和中。

升麻　乾葛各一錢半　白芍藥一錢　人參　防風各七分　川芎八分　甘草五分

右用薑一片，水煎服。以上方乃發表平劑。

**四物解肌湯**　即陳氏升麻黄芩湯去甘草。

芍藥　黄芩　升麻　葛根　每服四錢，水一盞，煎至七分，去滓服。或云小兒傷寒疫癘潮熱，瘡疹五日已衰，疑似不能辨别者，幷皆辛涼之劑調之，即以四物解肌湯之類。海藏云：此論即有表也。若内傷腹中有物，未得大便而發熱者，當以食藥去其物則可。若得便後，仍發熱在表者，亦宜此解肌湯，比錢氏升麻葛根湯，減甘草加黄芩，以有表熱之意也。

**防風蒼朮湯**　治小兒邪熱在表，惡風惡寒，瘡疹未出，可解表發斑疹。

防風　甘草炙，各半兩　蒼朮　石膏各一兩　川芎　黄芩各二兩

右爲粗末，每服二錢，加生薑三片，薄荷七葉，水煎，日二服。

**葛根橘皮湯**　治冬温未即病，春被積寒所折不得發，至夏熱得其寒解，冬温始發，肌肉斑爛癮疹如錦紋而欬，心悶但嘔吐清汁，服此。

葛根　橘皮去白　杏仁去皮尖　知母　黄芩　麻黄　甘草炙

右剉散等分，每服抄三錢，用水一盞，同煎半盞，去滓温服，不拘時候。以上四方辛涼之劑，表有實熱者宜之。

**加味四君子湯**

人參　白朮　茯苓　砂仁　橘紅各一錢　甘草五分　水一鍾，煎六分，食前温服。

**和中散**

厚朴薑製，錢半　人參　白朮　茯苓各一錢　乾薑泡　甘草炙，各六分　薑棗煎服。

**六一散**　治諸熱證，暫用。陳氏云：治痘疹初起煩躁作渴等證。

桂府滑石水飛過，六兩，淨　大甘草去皮爲末，一兩

右和匀，每一錢薄荷湯或冷水調下。內加製辰砂三錢，名辰砂六一散。治狂言，發搐驚悶，用防風、荆芥、薄荷、天麻煎湯，候冷調下。更加牛黄三錢，纏豆藤三錢，名退火丹。治痘初出時，大熱不退，及標影稠密成片者，用紫草、木通、蟬蜕、地骨皮、紅花、牛蒡子、片黄芩、燈草各等分煎湯，候冷調下，能減標稀痘，極良法也。本方加鬱金名牛黄六一散，治痘後瘡癤毒壅，及天行瘟疫，冷水調下，多服大效。《全書》云：痘疹腥臭，用蜜水調敷；焦痛，入胭脂水同敷。又名天水散。

**大靈丹**　治壯熱顛狂，驚搐譫語，紅紫斑焦乾陷一切惡證。

白滑石飛過，三兩　雄黄飛過　犀角各三錢　辰砂研飛，三錢半　牛膽黄　冰片各一錢　麝香五分

右研極細和匀，用升麻、甘草、防風、薄荷、燈草、牛蒡子、紅花、紫草、黄連各三錢，水二碗，煎至半碗，細絹濾去渣，加蜜四兩同熬，滴水成珠，和前藥丸如小龍眼大，金箔爲衣，每用一丸，燈心湯下。暑月冷水化下。

**小無比散**　治痘壯熱口渴，小水濇，大便秘，口氣熱，煩躁不寧，或焦紫，或紅斑，自發熱至起壯時有熱者，皆可用。痘後餘毒亦可用。

桂府滑石飛過，六兩　石膏飛過，一兩　粉草　寒水石各五錢　鬱金甘草湯煮乾爲末，七錢

右俱製淨末和匀，每五歲者服二錢，大人再加，冬月燈心湯下，夏月井水調下。熱甚不解者，井水磨犀角汁調下。若紅紫頂陷不起，加穿山甲末一分，麝香半分，紫草煎湯，加酒一二匙調下即起。

**大無比散**　治熱毒太甚，驚狂譫語引飲，痘瘡紅紫黑陷。

桂府滑石飛過，六兩　粉草一兩　辰砂飛，三錢　雄黄飛，一錢

右爲末，每三五歲服一錢，十歲服二錢。發熱之初，用敗毒散調下，亦能稀痘。若報痘後，用燈心湯下。

**玳瑁湯**　治時行豌豆瘡及赤瘡疹子，未發者令內消，已發者解利毒氣，令不太盛。

生玳瑁　生犀 各以冷水濃磨汁，二合

右同攪令勻，每服半合，微温服，一日三五服爲佳。又治出而未快者宜服之。又云：毒氣内攻紫黑色出不快，用玳瑁水磨濃汁一合，入豮猪心血一皂子大，以紫草濃煎湯，都作一服服之。玳瑁、犀角，其性微寒，以治熱毒，則知其無失也。二藥皆治瘟疫蠱瘴，解百毒，通血脈，消癰腫，故用之以解蘊毒，可多服也。又名二寶散，治痘紫色發熱，鼻衄小便如血，口渴亂語，二味磨汁頓服，即愈。

**犀角飲子** 解熱毒，去風疹。

犀角　甘草炙，各半兩　防風二兩　黄芩一兩

右爲粗末，每服五錢，用水一小盞，煎至半盞，去渣温服，不拘時候。一方加牛蒡。

**犀角湯** 治小兒痘疹瘡及赤瘡子。

犀角屑　大黄炒　桑白皮蜜炙　鈎藤鈎　炙草　麻黄各一兩　龍膽草半兩　石膏　瓜蔞　黄芪炙，各半兩

右爲粗末，每服一錢，水一小盞，煎至四分，去渣温服。量兒大小加減服。瘡子退後，濃磨犀角水塗之更良。錢氏附方亦同，以此藥治療瘡疹太盛，令不入眼，則名調肝散。此藥治風盛氣實，心肝血熱，津液内燥，大便不通，毒氣上盛，表熱未散之藥也。且大黄、瓜蔞治内燥，鈎藤、龍膽治風血熱，桑白皮、石膏治上焦熱，麻黄、黄芪散肌熱，犀角、甘草解毒。大抵用藥貴於與病相主治，則病去而正氣自復，苟爲不然，則反爲大害。如犀角湯，自非大便數日不通，喘急悶亂，煩躁譫語者，豈可服之？恐病藥不相主治也。

**奪命散** 治瘡疹已發未發，并宜服之。

升麻　糯米　紫草　甘草各半兩　木通二錢半

右剉爲散，每服一大錢，水七分，煎四分，去渣温服。出瘡疹熱毒勢甚者可服，解蘊熱，利小便。瘡痘初發氣盛，亦宜服。

**牛蒡散** 涼血解毒。

牛蒡子

右用炒爲末，水煎一盞服之。小兒冬月有非節之煖，及春月天氣煊煖，或甘肥之過，或重衣温厚，幃帳周密，傷皮膚，害血脈，瘡瘍發黄，是生多疾，宜豫常服之也。又名鼠黏子湯，炒熟爲末，同荊芥煎服。

**獨勝散** 治小兒發瘡痘，早微熱，晚大熱，目黄脅動，身熱手冷，發甚如驚者。又名牛蒡殭蠶散。

牛蒡子半兩　白殭蠶一分

右爲粗末，每服一大錢，水六分盞，紫草二七寸，同煎至四分盞，連進三服，其痘便出。此藥用牛蒡子出癰透肌，白殭蠶治遍身癮疹疼痛成瘡，爲末酒調服之立瘥。又以紫草煎之令利竅，是瘡疹證無虚寒證者，服之立出也。

**解毒疏痘湯** 豫服解熱去毒，已出解熱毒斑疹；又治紅紫口乾，壯熱譫語。

防風　荊芥　羌活　柴胡　川芎　白芷　當歸　連翹　黄芩　黄連　鼠黏子　紫草　蟬蛻

右薑葱水煎服。

**安斑散** 調理瘡疹。

升麻　赤茯苓　羌活　黄芪　人參　桔梗炒　枳殻麩炒　甘草各等分

右爲細末，每服一錢，水七分盞，紫草、薄荷少許，同煎至四分盞，去渣放温服之，量兒大小加減。此藥爲解毒凉血，生肌寛腸，導熱利小便，快膈之藥也。患瘡疹有熱無寒者，可服之。

**西來甘露飲** 清熱解毒如神。凡發熱之初，五日已前而熱不退，痘色紅紫，口渴大便結燥，服之即能紅潤。亦治疹家煩熱，口乾欬嗽，疹色枯燥，或譫語喘急，睡臥不安。

絲瓜藤霜降後三日，近根一尺剪斷，將根頭一節，倒插入新瓦瓶中，上以物掩之，勿使灰塵飛入，次日以好新罎一隻，將瓶中之汁傾在罎中，仍將藤照前插入瓶内，三日後汁收盡，將罎封固收藏，聽後取用　若發熱煩躁口渴，未見紅點，將茜根一兩，水煎濃汁二酒杯，攙絲瓜藤汁二酒杯相和服之立安，痘出亦輕。若已見標，顔色紅紫及稠密者，用紫草煎濃湯沖服，便見紅潤。若夾斑者，犀角、紫草、茜根煎湯冲服。寒月用酒煎冲服。蓋此汁極能解毒清熱，尤治天行時疫，每以生薑汁少許，加蜂蜜調勻，服之有神功。

**渾元汁** 專治氣虚血熱，痘色紅紫，乾枯黑陷等證，以此汁清而補之，其效立見。

即紫河車不拘男女，初胎者尤妙，入新瓦罐内封固其口，上以碗覆埋於土中，久則化而爲水是也 氣虚甚者，人參、紫草煎濃湯冲入服之。

**托裏快斑湯**

當歸 黄芪 川芎 木香 青皮 牛蒡子 紫草 連翹 木通 防風 桂枝 蟬蜕

右剉細，加淡竹葉十片，水煎温服，無時。

**清裏退火湯** 治痘帶熱而出，名爲火裏苗，急用此方，退其熱，則後無青黑變陷之候。

地骨皮 地膚子各一錢 牛蒡子 紫草 乾葛根各八分 連翹六分 川當歸五分 木通三分 蟬蜕二分

右加薑一片，水煎服。如熱不退，再服一劑，或爲末，燈心湯服。

**加減調中湯**

人參 白朮 黄芪 甘草炙 木香 桂枝 白茯苓 藿香 白芍藥酒炒 陳皮

右用生薑爲引，煎服。

**犀角消毒散** 治斑疹丹毒，發熱痛癢，及瘡疹等證。

牛蒡 甘草 荆芥 防風各五分 犀角二分 金銀花三分

右水煎熟，入犀角，傾出服。

**麻黄甘草湯** 治表實，痘毒焮盛稠密。

麻黄 生甘草

右水煎服。

**田氏調肝散**　治瘡疹太盛，令瘡不入眼。

生犀二錢半　草龍膽　麻黄　鈎藤鈎各一錢　黄芪　桑白皮炒黄　石膏各半兩　大黄　瓜蔞仁去皮　甘草炒，各二錢

右爲粗末，每服三錢，水煎，食後温服，微利效。

**龐氏地黄膏**

生地黄四兩　豆豉半升　雄黄一錢　麝香半錢

右以猪膏一觔，和勻，露一宿，煎五六沸，令三分去一，絞去渣，下雄黄、麝香攪勻，稍稍飲之，毒從皮膚中出即愈。

**透肌湯**　治痘不透。

紫草　白芍藥　升麻　秫米粉炒，各半兩

右三方，皆化毒湯加減法也。

**人參竹葉湯**　治夏月吐逆，煩躁口渴，心悶不寧，及疹後餘熱不退，小便赤或赤斑者。

人參　半夏　麥門冬　當歸　淡竹葉各等分

右剉散，每服三錢，水一盞，生薑一片，煎服。

**白虎湯**

石膏四兩　甘草節八錢　知母一兩六錢

右爲粗末，每服三錢，水一盞，粳米二十粒，同煎至半盞，去滓温服，不拘時。加入人參一兩二錢，名人參白虎湯。《聖惠方》加乾葛。

**紫草散**　治發斑疹。

鈎藤鈎子　紫草茸各等分

右爲細末，每服一字，或五分一錢，温酒調下，無時。

**四聖散** 治瘡疹出不快，及倒靨。一方有黄芪。

紫草茸　木通　甘草炙　枳殼麩炒

右等分，爲粗末，每服一錢，水一鍾，煎至八分，温服無時。劉提點云：疹痘最要大小分曉，錢氏四聖散用木通枳殼極好，若大小流利，不必苦泥。

**紫草回斑散** 治小兒痘疹出不快，或倒靨，毒氣入腹。

紫草茸　黄芪　桑白皮　木通　枳殼麩炒　白朮各等分

右爲粗末，每服三錢，水酒各半盞，麝香少許，同煎服。

**紫草木通散** 治小兒瘡疹。

紫草　木通　人參　茯苓　粳米各等分　甘草減半

右爲末，每服四錢，水煎，此小便不利之劑也。

**人參蟬蛻散** 治小便不利，痘瘡不散，煩躁多渴，戛牙咬齒，氣粗喘滿。

人參　蟬蛻　白芍藥　木通　赤茯苓　甘草　紫草茸各等分

右用水煎服。

**透肌散**

紫草茸　緑升麻　粉甘草各一錢

右細切，水煎服，或與消毒飲同煎服，尤妙。

**紫草透肌湯** 治痘熱而出不快，及頂陷者。

紫草一錢　升麻　木香各五分　牛蒡子　防風　荆芥　黄芪各八分　甘草三分

右薑水煎服。如色紫腹痛，加蟬蛻一錢。

**烏金膏** 治發熱至七日已前，或因風寒痘不起發，或紅紫，或驚搐，俱可用。

殭蠶酒洗　全蝎去足尾酒洗　甘草　紫草　白附子　麻黄各五錢　穿山甲炒末，二錢半　蟬蛻去頭足酒洗淨，二錢

右爲末，將紅花紫草各一兩，好酒二鍾，熬去大半，去渣，入蜜五兩，慢火同熬，滴水成珠爲度，丸如龍眼核大，每服一丸，燈心湯化下。

**紫金散**　治痘瘡出不快，及倒靨；亦治遠年不愈惡瘡。

紫草　蛇蛻炒焦　牛蒡子炒，各五錢

右爲細末，每服一錢，水半鍾，煎減半，温服。

**蘿蔔湯**　治痘疹出不快者。

開花蘿蔔

右用煎汁，時時飲之。蓋痘疹氣匀即出快，蘿蔔治嗽定喘，下氣消脹解毒。

**野通散**　治痘瘡出不快，及傷寒不語。

乾野人糞即獼猴糞火燒存性爲末　真冰片　真麝香各等分

右爲細末，每服五分，看大小，用新汲水入蜜調下。十歲已上者服一錢。按野人糞，治蜘蛛咬瘡，此治痘出不快，大效。若蜘蛛咬瘡久而不愈，其絲生皮膚，延蔓遍身不愈者，加雄黄、青黛水調，以蜘蛛試之，立化爲水，屢驗。蓋此三味，是治瘡疹當用之藥。取山中者，若人家所養之猴，食物味雜即不效，失其真也。

**秘傳大透肌散**

人參　芍藥　川芎　甘草　茯苓　白朮　木通　陳皮　黄芪　糯米

右各等分爲粗散，每服四錢，水煎服。

**秘方**

兎絲子

右一味，酢浸一宿，焙乾爲末。發熱時，每一歲兒服七分，量兒大小加減，好酒調服，甚易發易脹易靨，

且後無餘證。此方氣血弱者，未出之先可用，旣出之後不可用，用則托出太多。此方係胡黄谷祖仰山公宦游廣東得之，用者百發百中。但元氣厚者服之，不免太密，乃大補助火故也。或曰：痘未出之先，旣可服此，又奚取於保嬰丹乎？殊不知保嬰以解毒而使稀之，此則氣血弱不能出，服此而托之使出也。

**又**

臘月梅花

右，將開時採，曬乾爲末，煉蜜爲丸，未出之先，量兒大小三四服，可令痘稀。加朱砂尤妙。

**二花散** 治痘疹已出未出，不發不起，隱在皮膚之間；熱證幷治。

梅花一兩，陰乾 絲瓜陰乾 桃花各五錢，陰乾 朱砂二錢，水飛過 甘草一錢，去皮火煨

右爲細末，每服五分半，未痘時蜜水調下。服前藥仍不快，無諸惡候者，可服八味二花散。

**通天散** 治痘發熱不出，或已出而色不紅活。

人參 陳皮 桂枝各八分 川芎 熟地黄 芍藥各一錢 當歸 紫草各一錢半 紅花 廣木香各三分 生甘草六分 知母八分 荔枝殼十個

右用鷄汁一鍾，棗三枚，糯米一撮，煎服。初服到頸，再服到臍，三服到脚，神效。

**十補散** 滋養氣血，調補脾胃，能使瘡毒速出。有寒證者用之。加紫草、木香、糯米，各參芪内托散。

黄芪 人參 當歸各二錢 厚朴 桔梗 川芎 防風 白芷 甘草各一錢 桂心三分 每服四錢，水煎服。或爲末，温水調下一錢五分。

**藍根散** 治瘡疹出不快，及倒靨。一名二聖散，救小兒垂死。

板藍根一兩 炙甘草七錢半

右末，每服半錢，取雄鷄冠血三兩點，同温酒少許，食後調下，無時。甚則三五服，立效。丹溪云：藍能分散敗血。

**絲瓜散**　發瘡疹最妙。

絲瓜連皮燒灰存性

右百沸湯調下；或以紫草、甘草煎湯調服尤佳，米湯亦可。

**甘桔加梔子湯**　治痘疹煩不得眠。

桔梗　甘草　梔子

右各等分，煎服。

**阮氏萬全散**　治痘瘡出不紅潤。

防風　人參　蟬蛻各等分

右細切，每服四錢，水一盞，入薄荷三葉，煎六分，温服。熱而實者，加升麻。

**化毒湯**　治痘已出而熱毒未解，宜清熱涼血。毒一解，不致黑陷；血一涼，不致紅紫。

紫草　升麻　甘草　蟬蛻　地骨皮　木通　黄芩酒炒

右各等分，水煎服。

**解毒散**　治痘先發腫者，名爲痘母。後發者，十有九死。先發者吉。

金銀花五兩　甘草一兩　木通　防風　荆芥　連翹　牛蒡子各三錢

右用酒水各一鍾煎服。如瀉加訶子、豆蔻。痘紅者，加炒黄芩、芍藥。瘡癢者，加歸身、生地或加何首烏尤佳。疼痛者，加赤芍藥。

**露桃花散**　痘形一兩日，梟紅罩錦，或色焦紫，惡渴煩躁，睡臥不寧，再不宜以藥下之，準服露桃花散，自然紅活。

露桃花　紫草　紅花　白芍藥加倍　木通　生地黄　茯苓　甘草　橘皮

右用燈草煎服。露桃花性陰而和陽，取時須待將開含笑，清晨摘取，飯鍋上蒸熟焙乾，帶蒂入藥，不宜多用，多用則恐作瀉。若不預收，多加紫草茸、芍藥可也。

**黄連解毒湯** 痘出三兩朝，身中熱烙，焦紫無紅活色，梟炎猛烈之甚也。或眼紅臉赤，或小便澀結，須服黄連解毒湯、加減犀角地黄湯可也。

黄連 生地黄 芍藥 甘草 木通 車前草 殭蠶 桔梗 連翹 牛蒡子 荆芥 水煎服。或去殭蠶、翹、芥，加紫草茸、燈心。熱甚加柴胡、地骨皮。飽脹加全瓜蔞、枳實、山楂；氣弱不用枳、楂。

**加減犀角地黄湯**

犀角 木通 生地黄 芍藥 紅花 紫草 茯苓 車前草鮮者 地骨皮鮮者 甘草 水煎服。犀角須用井水磨濃，俟藥煎如度，投下服之，不可和内煎也。若身熱驚厥，加紋銀一塊同煎，蓋因肝木旺而心火炎上，故金以尅之耳。

**五龍湯** 痘一見形就是蚊蚤咬的形者，是痘毒緊輳心肝二經而然也，極是犯君。《痘經》云：臣陵於主逆天條，有福兒童驀地逃。總然和順成功去，也在刀山走一遭。好把化斑湯浴之，内服五龍湯。

黄連 紫草茸 芍藥各三錢 生地黄九錢 煎濃，水磨犀角汁和服。王氏治此多用大黄湯下之，徹逐其毒，隨用升表之劑，固爲美法。下後不能提峻，速致其死，不若五龍之爲妥也。

**化斑湯**

金綫薄荷 大水楊柳 荆芥 蒼耳草 四味共煎濃，去渣，將頭髮滾湯洗去油垢團攏，將熱湯徐徐浴之。必須置之煖處，外再服前藥，斑去而痘自鼎峻矣。

**四仙散** 痘起遍身，俱是黑色，論備載在前矣。要是元癸奪權爭先，如青天晴極而雲霧，静水風動而波浪行，第一奇痘也。只以化斑湯浴之於外，而内服四仙散，自然色變而爲美矣。

甘草紫草與通草，三般遇此多是寶。黄連連翹與石蓮，三味合浸共一炒。研末惟在空心時，砂糖調服霎時好。此痘得者甚鮮，非富貴之至者不能見此，若見形而盤縷失天元者，不在此例。按此即所謂鴉翎痘也。雖黑而光潤圈圓頂峻，與常痘同，得之者，必主大貴。

**玉泉散**　痘形一朝就結焦粒，是梟炎徹於肝桀，而元水弗剋和解，急服玉泉散，庶可挽治。

犀角二錢　白芎　川黄連各一錢，爲細末　冰片三分，另研　濃煎甘草湯，或建糖調服，大者五分，小者再減。此方屢治痘焦者，恆獲速效。但犀角人不諳用法，必須粗礪瓦盤，井水磨之，待澄淨去水，刷於綿紙上，略有乾燥方和前藥用之。若以鐵器剉下細末，犀不漬水則不效。

**涼血解毒湯**　痘出熱不退，紅不分地，或痘苗乾枯黑陷，急用此方，可起壯灌漿。

紫草一錢　生地黄　柴胡各八分　丹皮七分　赤芍藥　蘇木　防風　荆芥穗　川黄連　木通各三分　牛蒡子四分　天麻　紅花　甘草各二分

右用薑一片，燈心二十根，糯米百粒，水煎服。

**加味犀角飲**　痘已出不匀，心煩壯熱，口舌生瘡。

犀角　牛蒡子　荆芥　甘草　防風　升麻　桔梗　麥門冬　水煎服。

**神應膏**　治痘瘡入眼。一名黄蘗膏。

黄蘗一兩　真菉豆粉一兩半　甘草四兩　紅花一兩

右爲細末，用胭脂水和蜜水調塗兩眼四畔之瘡痘上，則不入眼。如瘡疹已出，右爲細末，生油調，從耳前至眼眶，幷厚塗之，日三兩次。如早塗瘡自不至面，縱有亦少。按《全書》先將黄蘗、甘草二味研細末，另收。用新汲涼水三盞，浸菉豆一晝夜，去豆不用。以浸豆水煮紅花，約減至二盞，去紅花，方入前末，慢火熬膏，於眼眶上下四旁塗之，則瘡不入眼矣。彭氏云：痘疹護眼，人多用胭脂，據亢醫云，不如錢氏黄蘗膏最好，諸家護眼法，無出此方也。

**胎元散**　痘不起發，不紅活，是血氣俱虛。

胎元

右焙乾爲末，加麝香少許，酒調服三五分。

**獨參湯**　治陽氣虛弱，痘瘡不起發，不紅活，或膿清不滿，或結痂遲緩，或痘痕色白，或嫩軟不固，或膿水不乾，或時作癢，或畏風寒。

人參

右用好者一兩，生薑五片，大棗五枚，水二鍾，煎八分，徐徐温服。嬰兒乳母亦服。

**祛邪湯**　痘號天花，最忌諸穢臭惡血。五六朝間，痘本美麗鼎峻，而一時失防，或觸於腥血，感於穢臭，倏忽更變，外宜祛邪湯浴之，而内服玉樞正氣丹可也。

鷄毛拔細軟者　升麻　荆芥　木通　紫蘇　荔枝殼　水楊柳

右用水煎濃，去渣洗浴。

**玉樞正氣丹**

玉樞正氣神功捷，生地紅花幷甘桔。參芪須倍橘紅扛，蟬蜕防風須愛覓。寅谷相朝嫩桃杪，五個和薑甘草列。煎濃投酒服須臾，不覺痘自還元吉。

**迴陽丹**　治痘塌不起。此方用於四五朝前，其效甚速。若用於六七日後則噬臍矣。

彌月將生胞羊一具

右用酒洗淨，隨用黄麻纏攏一團，把臘糟裹外，置新瓦上四圍炭火炙之，俟其外糟焦了如墨様，削去其糟，再焙乾另爲末，入官桂末、丁香末各五錢，人參末一兩，木香末三錢，再硏極細，升麻煎酒漿調服。十歲已上服二錢，十歲已下服一錢，十五歲已上服三錢。年多服多，年少服少，加減而用，無不獲效。若加大附子一兩去木香，則爲附子迴生丹。胞羊須預囑屠肆遇便收製，若特殺傷生，大不祥。

**不二散**　一名蓮肉散。治痘當起脹灌漿時，泄瀉不止，以此止之，只一服愈。如服此不已，是元氣已脱，不可爲。

蓮肉炒去心，一兩　真鴉片三錢，另研

右各取浄末和匀，每服三四分，米飲調下。此方不但止瀉，亦治煩癢二證。夫固大腸之滑脱易知也，斂心火之浮游難知也。

**雞鳴散**　男女發熱三四五日，或痘未形，或痘形隱隱，或才形於外而不能快利，或煩躁譫語，或腹疼嘔吐，或痰喘惡渴，急服此藥，則毒自表出矣。

炒朮　當歸　川芎　甘草　大力子　茯苓　木通　桔梗　蟬蜕　升麻　橘紅　山楂　紅花　燈草生薑煎，臨服入雄鷄血并酒妙。

**震蟄丹**　小兒熱三四朝，痘或隱隱伏於皮膚，或形於頭面一二顆，或標於身體四五顆，上不宜補，下不宜瀉，當服震蟄丹。

穿山甲四錢，酒洗淨，和砂仁、陳米炒卷，去砂仁米　白芍酒漿煮焙，四錢　紅麯三錢　蟾酥三錢

右共研細末和勻，每用酒漿，量兒大小增減，大者一分，小者半分。若踰十二三歲者，斟酌加之，用升麻煎酒調服，其效立見。

**天元接髓丹**　男子十七八歲，或二三十歲，破陽虧元，倏一時患痘稀少者，雖年大無妨。倘多密連布，欲其鼎峻充灌，勢必難矣，急服天元接髓丹。

歌曰：男兒陽破痘來臨，不遇奇方坐視沉。天元接髓丹功捷，世上醫家盡不明。真正酒漿澄十碗，一毫酸苦莫相侵。人參黄芪各二兩，橘蟬歸地半加贏。鹿茸乳汁一兩半，附桂半兩要調停。慢火甕中煨熟後，去渣出火莫胡斟。每鍾人乳三杯和，薄薄生薑二片存。再勻一沸仍温服，立見奇功若有神。此方屢獲明效，但製法要詳明。當歸去頭尾，懷地揀粗軟，人參覓清河，黄芪選綿白，橘紅連本蒂，蟬蜕要身全，附子連皮臍，官桂削外皮。煨時度候，只以米熟驗之。乳取來就不宜過夜入塵。辛酉年，杭城邵語溪子年二十六歲，平素寡弱，患痘，痘勢沉匿不起，單以此方倍加人參服之，後竟保全。

# 古今圖書集成醫部全録卷四百九十四

## 痘疹門

### 方

**内托散**《證治準繩》下同　痘不起發，根窠不紅，或灰白色，咬牙寒戰等證。

人參　黄芪　甘草　川芎　當歸　防風　白芷　桔梗　白芍　厚朴　木香　肉桂

右薑一片，棗一枚煎服。色紅紫者，去肉桂、木香，加紫草、蟬蜕。漿不滿，水酒各半煎服。色淡白者，去防風、白芷，加糯米。大便燥，加人乳。

**全蠍散**　治孩兒百日裏痘。

歌曰：全蠍要身全，五個蜜焙乾。蟬蜕不可脱，完身又完足。五個酒漿洗，和炒研細末。再加酒芍藥，砂糖調來服。自然痘森森，那怕月不足。月裏患痘，稀美者多，密惡者少，變蒸未踰，猛浪之劑，不宜妄投。是方斟酌，百投百效。

**羚羊散**　痘出五六朝，忽然手脚牽縮一團，不知者以爲驚使然耳，豈知陽明受梟毒之熬鑠，而筋絡不能榮血以滋養故也，謂之一把縛，須服羚羊散。

歌曰：白玉羚羊一兩霜，木通紫草生地黄。芍藥殭蠶全蠍桔，橘紅甘草荆芥防。按法服來隨妥貼，悮看驚治即多傷。

此痘多起於四五六朝則爲是，若起於兩三朝則爲驚縮，若起於八九朝則作寒戰治之可也。羚羊角必取其鋭尖處用之。

**六一散** 專發痘瘡之膿。

黄芪六錢　甘草炙，一錢

右㕮咀，每服二錢，水六分，入酒二分，同煎至半盞，温服；更加橄欖同煎尤好，加山藥亦得。加人參名保元湯，升膿亦妙。但參不可輕用，恐助癢發熱，以致抓破也。

**助漿丸** 治痘瘡七八日漿稀不來者，急服。

黄芪蜜炙，三兩　白芍　當歸俱酒炒，各兩半　鹿茸鮮潤色如琥珀，作鹿角膠香者，乳炙之　紫河車酒洗去筋炙乾　白朮煨　人參各一兩

右爲細末，煉蜜爲丸如芡實大，每服一二丸，炒糯米煎湯化下。

**升天散** 即灌膿起頂散，治痘灰白或紅紫黑陷乾枯，或清水不成漿，八九日十日皆可服。

人參六分　黄芪　山楂各八分　白朮土炒　當歸酒洗　川芎　橘紅各五分　甘草三分　淫羊藿　穿山甲土炒黄　廣木香各二分　肉桂三釐。此引經之藥也，多則癢

右薑一片，棗一枚，水煎服；或爲末服亦可。如嘔吐，生薑湯下。瀉，米飲下。肚痛，神麯煎湯下。煩躁，麥門冬湯下。渴，用麥門冬、五味子煎湯下。吐瀉，藿香、陳皮湯下。痘不成漿，多服數帖無妨。

**補漿湯** 痘灰白，不起壯，或漿清。

淫羊藿　穿山甲土炒，各三分　人參　當歸　山楂各八分　黄芪一錢半　枸杞子一錢　川芎　甘草　陳皮各五分　廣木香二分　白朮土炒，六分　官桂三釐　黄豆三十粒　笋尖三個

右加薑、糯米，水煎服。一方有白芷、防風。

**田單火牛湯** 痘標六七朝，正要翕會膿漿，遽乃色白洋洋，無紅活鼎峻之美，有土鐵塌陷之凶，火熱不退而有寒戰之狀，宜服田單火牛湯。

蔘子擇細葉者是。若川蔘則大葉，葉中有青點，宜細辨之，和穿山甲炒，甲氣盡去甲　人參　黄芪　當歸各二錢　附子一錢　甘草五分　桂三分　橘紅八分

右，水煎服。

**澄泉散**　治痘中板黄。

黄芪上，當歸中，紅花下。

右和酒入罈，固密煮之，另用蟬蜕、金丸（即雄鷄尾後硬石子），二味細研，以藥酒調服。

**轉環丹**

鷄一隻

右以參、芪、當歸、紅花、桂和蜜酒煮熟食之。

**回漿散**　治痘不收漿，結痂。

何首烏　白芍藥　黄芪　人參　甘草　白朮　白茯苓

右薑水煎服。

**象牙散**　治同上。

人參　黄芪　白朮各一錢　甘草炙，七分　茯苓一錢半　何首烏二錢

右加糯米二錢，棗二枚，水煎，調下象牙末一錢。

**防風白朮湯**　治痘日久不靨。

歌曰：防風剉五錢，炒朮與茯苓。當歸大腹皮，煎服得安寧。昔古杭俞氏專以四製白朮散，治痘瘡日久不肯結痂收膿者，此方之遺意也。但迴早之痘，元氣充足者則可，若元氣不足而迴速，必宜保護，不如痘之隨期而迴遲，何必勉强用藥以速其收功也。

**人參固肌湯**　治痘表發太過，致肌肉不密，痘痂黏肉，久不落者。

人參　黄芪　甘草　當歸　蟬蜕各等分　糯米一撮

右用水煎服。

**馬齒莧散**　治痘痂不落成斑痕者。

馬齒莧搗汁　猪脂膏　石蜜

右三味共熬成膏，塗腫處。

**退火回生散**　治痘血熱枯濇發渴。

滑石　辰砂各一錢　冰片三釐

右爲細末，冷水調服一分，睡片時，必轉紅活矣。

**如聖湯**　治痘已出，身熱如火。

紫草　升麻　葛根　白芍　甘草　木通　猴梨各等分

右加薑一片，葱白三莖，水煎熱服。心煩，加麥門冬、赤茯苓；煩渴，加生脈散；七八九日身如火者，加酒炒黄芩、地骨皮。

**連翹散**　治一切熱，兼治痘疹如神。

連翹　防風　梔子　甘草各等分

右爲末，水煎服。海藏云：治熱在外而不厥，此少陽藥也。

**梔子金花丸**

黄蘗　黄連　黄芩　山梔炒，各等分

右爲末，滴水丸如豆大，每服五丸，白湯下。

**通膈丸**　利上下氣血藥也。

大黄　牽牛　木通各等分

右爲細末，滴水丸如粟米大，每服三五十丸，量兒大小虛實加減。

**竹葉石膏湯** 治痘瘡表裏俱虛，胷中煩悶，小便赤濇，多渴，成赤斑點者，又宜服犀角散。

石膏 知母各二兩 麥門冬 甘草各一兩

右剉散，每服三錢，水一盞，淡竹葉一握，煎半盞，温服，不拘時。

**麥門冬湯** 治斑疹煩渴吐瀉，及痂後餘熱。

麥門冬 人參 甘菊 赤芍藥 赤茯苓 升麻各一錢 甘草五分 石膏三錢

右用水煎服。

**生脈散** 止煩渴，首尾通用。

人參 五味子 麥門冬

右水煎，當茶服。

**神功散** 治痘作渴。

人參 黄芪 甘草 牛蒡子 紅花 生地黄 前胡 紫草 白芍藥

右水煎服。

**紅花湯** 治同上。

紅花或子

右隨意煎湯飲，其渴即止。縱口中如煙，飲之即止。加牛蒡子尤妙。

**酸棗仁湯** 治痘疹虛煩驚悸不得眠。

酸棗仁炒 甘草炙 知母炒 白茯苓 川芎 麥門冬 乾薑炮，各三分

右水煎服。兒大倍之。

**梔子豆豉湯**

山梔四個　豆豉半兩

右水二盞，先煮梔子一盞，内豆豉煎至七分，去滓温服，得快吐即止。

**黄連解毒湯**　治發斑熱甚，心煩不得眠。

黄連　黄芩　黄蘗　山梔各等分

右每服四錢，水二鍾，煎五分，温服。若斑毒甚者，加青黛一錢，調入湯内服之。凡脈弦數，内外熱甚譫語者，合小柴胡湯主之。若脈洪數，内外熱甚，舌燥煩渴者，合化斑湯主之。

**牛黄清心丸**

生黄連五錢　黄芩　梔仁各三錢　鬱金二錢　辰砂一錢半　牛黄二分半　共研細末，臘雪調麪，糊丸如黍米大，每服七八丸，燈心湯送下。

**人參蟬蜕散**　治小便不利，痘瘡不發，煩躁作渴，咬牙喘滿。

人參　蟬蜕　白芍藥　木通　赤茯苓　甘草　紫草茸

右每服三四錢，水煎。

**人參竹葉湯**　治虚煩不得寐，或兼自汗。

人參　竹葉　甘草各二錢　半夏二錢五分　炒小麥　麥門冬各一錢五分

右每服二三錢，薑二片，粳米一撮，水煎服。

**梔子仁湯**　治煩躁譫語，驚狂發斑。

梔子仁　黄芩　石膏各二錢　大青　柴胡　豆豉　赤芍藥各一錢　知母　杏仁各一錢半　升麻八分　甘草五分

右水煎服。

**紅綿散**　解表之藥。

全蠍五個　麻黄去節　殭蠶　白芷　川芎　桔梗　天麻各二錢　甘草　蘇木各一錢

右爲末，每服一錢，加紅綿少許水煎。有熱，加荆芥梢熱服。一方，入薄荷葉三片，好酒四五點同煎。

**麻痘風搐方**

人參　羌活　防風　殭蠶酢炒　南星薑製　白附子薑製　甘草炙

右等分，生薑三片，水煎服，其搐立止。此解表之劑，潔古所謂外感風寒之邪，丹溪所謂宜發散藥者是也。

**解毒丸**

寒水石研　石膏研，各一兩　青黛半兩

右以二石研細如粉，入青黛和勻，湯浸蒸餅爲丸如芡實大，每服一丸，食後新汲水化下，或細嚼薑水下亦可。

**柴胡二連丸**　治肝經實火。

三歲兒服半丸，量歲數加減服之。

柴胡　宣黄連　胡黄連

右爲末，糊丸梧子大，每服二三十丸，白湯下。此解毒凉血瀉肝火之劑，有熱者宜之。

**瓜蔞散**　治痘熱極生風發搐。

瓜蔞根二錢　白殭蠶一錢

右，慢火同炒老黄色爲末，每服二三分，薄荷湯下。

**保命丹**　治一切驚風發熱。

天麻　鬱金　全蠍去尾　白附子炒　薄荷　殭蠶薑汁炒　蟬蜕　茯神　桔梗各五錢　防風　生甘草　青黛淘淨，各三錢　鈎藤鈎　牛黄各二錢　大半夏炒湯浸曬又薑汁浸曬炒　南星製同上，各一兩　麝香五分　辰砂五錢，爲衣

右末，煉蜜爲丸，芡實大，每服一丸，燈心湯下。

**消風散**

人參　羌活　川芎　甘草炙　防風　荆芥穗　白茯苓　蟬蜕去毒　厚朴　白殭蠶　陳皮　藿香葉各半兩

右爲末，每服二錢，清茶調下。

**車前葉湯**　治痘出兩三日溺血。

木通　生地黄　黄芪　赤芍藥　犀角　地榆　升麻　紫草　車前葉多用　燈心

右，水煎服。痛，加甘草梢、滑石、山梔。余治此痘，要在於清心解毒，使陰血總歸於榮。升麻、黄芪，貴宜詳察而投，不可執方以害人也。若便如黑豆汁者，毒已沖心，而榮元已離，十亡八九。致有小便澀留結血條如綿綫寸長，欲尿則號哭痛不可忍者，急用炒山梔末、青龍鬚草汁調服，再以木通湯飲之可也。

**浮麥散**　治胃虚自汗。

浮麥

右不拘多少，炒香，每服三五錢，煎服。

**斬關散**　治痘紫發熱，鼻紅不止。

生地黄　牡丹皮　黄芩各五分　升麻三分　藕節　茅根各一錢　菉豆四十九粒

右水煎服。

**六神散**　治脾胃虚弱，津液燥少，内虚不食，身發虚熱。

人參　白朮　茯苓　甘草炙　白扁豆炒　黄芪蜜炙

右等分爲細末，每服抄二錢，用水半盞，生薑一片，棗一枚，同煎至三分，去滓温服之，不拘時候。身熱甚者，加烏梅少許同煎服。

**七珍散**　調胃進食。

山藥　人參　茯苓　黄芪　白扁豆各一錢　白朮二錢　甘草七分

右剉爲粗末，加粟米一撮，薑二片，棗三枚，水煎，不拘時温服。

**人參養胃湯**　補脾進食之劑。

白朮　陳皮　神麯各一錢五分　人參　茯苓　梔子　黄芩各一錢　甘草八分

右剉散，分爲二服，水煎，不拘時服。

**二和湯**　消食扶氣之劑。

藿香　香附各等分

右爲極細末，滚水放温，調下二三錢。

**白朮苦參湯**　治小兒患痘，不進乳食。

白朮　白芍藥　檳榔　訶子　柴胡各一錢　青皮一錢　苦參一錢二分　鼠黏子　厚朴　陳皮　砂仁　烏藥　紫草各一錢

右剉散，每服四五錢，水煎，食遠服。

**陳皮枳實湯**　治患痘宿食不消。

陳皮一錢二分　鼠黏子　厚朴各一錢一分　枳實　青皮　烏藥　紫草茸　砂仁　神麯　檳榔　草果　桔梗各一錢　升麻八分

右剉散，每服四五錢，水煎，食遠服。

**白朮湯**　治欬嗽，嘔吐痰涎氣喘，通用。

白朮一錢半　陳皮　白茯苓　五味子　半夏　杏仁各一錢　甘草半錢

右，水一盞半，生薑三片，煎六分，分二服。

**五味子湯**　喘促欬嗽通用。

五味子二錢　人參　麥門冬　杏仁各一錢半　陳皮一錢　一方，無陳皮加薑、棗。

右剉散，水一盞，煎六分，空肚温服。兒小者分二服。

**杏甘湯**　治瘡痘煩喘渴燥。

麻黄　桑白皮　杏仁　甘草

右等分爲粗末，每服三錢，水一盞煎，食後服。

**生地黄散**　治小兒斑疹身熱，口乾欬嗽心煩等證。

生地黄半兩　麥門冬去心七錢　款冬花　杏仁　陳皮各三錢　甘草炙二錢半

右，每服三五錢，水煎，徐徐服，兒大加之。若痰氣痘熱内作，宜桔梗甘草防風湯。若痰上壅者，佐以抱龍丸。

**赤茯苓湯**

赤茯苓　甘草　大青　升麻　枳殼麩炒　梔子各一錢

右，用水二小盞，苦竹葉七片，豆豉三十粒，煎五分，分爲三服，看兒大小加減。

**葶藶木香散**　治大便自利，小便濇滯，喘嗽，腹脹不能食，宜多服爲妙。

猪苓　澤瀉　茯苓　白朮　官桂　葶藶　木通　木香　甘草各錢半　滑石二錢

右剉散，水一盞，煎半盞，空心温服。忌油膩。分爲二服。

**葛根黄芩湯**　治喘有汗，發熱欬嗽。

乾葛　黄芩各二錢　五味十一粒　甘草五分　黄連　芍藥　石膏各一錢

右水煎服。

**凉血消毒散**

犀角如無，用升麻　牡丹皮　當歸　生地黄　赤芍藥　生甘草各等分

右每服三五錢，水煎。

**補肺散**

阿膠一錢半，炒成珠　杏仁三粒，去皮尖雙仁　馬兜鈴半錢　甘草二分半　牛蒡子炒，三分　糯米一錢，炒　生黄芪五分

右爲末，分二服，水一小盞，煎六分，食後時時與之。一方有桔梗。

**八風散** 即八風湯。

藿香半兩，去土 白芷 前胡去蘆，各一兩 黄芪 炙草 人參各二兩 羌活 防風各三兩

右爲末，每服一錢，用薄荷少許，煎湯調服。

**清肺散** 治患痘咽乾聲啞。

麻黄一錢五分 麥門冬 桔梗各二錢 知母 荆芥 天花粉各一錢 訶子 石菖蒲各八分

右剉，分爲二服，入竹瀝薑汁，水煎服。

**梔子菖蒲湯** 治小兒痘證，因熱毒生風，瘖啞不語。

梔子一錢三分 石菖蒲 紫草茸各一錢二分 山豆根 生犀 黄連各一錢一分 羌活 木通 白殭蠶 杏仁 韭子

鼠黏子各一錢 升麻 蟬蜕 薄荷七分

右剉散，每服五錢，水煎，食遠服。

**紫河車散** 治小兒痘瘡毒氣不解，上攻咽喉，聲音不出，舌頰生瘡，過逆煩悶，潮熱面赤。

紫河車即金綫重樓 茜根 貫衆各三錢 白芍藥 甘草炙，各五錢

右，每服三錢，生薑一片，水煎服。一方有牛蒡子。

**噙化丸**

薄荷葉二兩 訶子 甘草 殭蠶炒，各七錢 桔梗 瓜蔞 鼠黏子炒，各二兩 風化硝五錢

右爲極細末，煉蜜丸如芡實大，噙化嚥津。兒小不能噙，則調化頻抹其口中。

**香蘇飲** 治小兒痘疹作瀉。

香附子 陳皮 紫蘇 川芎藭 生甘草 白芷各等分

右剉散，每服三錢，生薑葱白煎，或白水煎。瀉，加白朮、茯苓。嘔，加茯苓、白芍藥。

**紫草木香湯**　治痘出不快，大便泄利。

紫草　木香　茯苓　白朮各等分　甘草減半。一方無甘草

右剉散，入糯米百粒，水煎服，每貼三錢。紫草能利大便，白朮、木香佐之。脾氣虚者，加人參。陳文中曰：加人參，治痘瘡裏虚，癢塌黑陷悶亂。

**黄芩半夏湯**

黄芩一錢半　炙草八分　白芍酒拌九曬，三錢　半夏湯泡七次，二錢　生薑一錢　大棗二枚

右剉細，水一盞，煎七分，温服。渴，去半夏，加枇杷葉去毛炙二錢、蘆根、茅根各三錢。

**中和湯**　治中焦停寒，或夾宿食。

厚朴一錢　白朮八分　乾薑四分　甘草三分

右剉細，作一服，加生薑一片，水煎，稍熱服。

**竹茹湯**

橘紅　半夏　白茯苓　黄連姜炒，各一錢　甘草五分　竹茹一團　葛根一錢五分

右水一鍾，生薑三片，煎五分，不拘時温服，分三貼。

**和中湯**　治虚吐不止。即鎮胃止吐湯加人參。

人參　茯苓　炙甘草各五分　白朮壁土炒　半夏各八分　陳皮　藿香　砂仁各一錢

右，用生薑水煎服。

**藿香正氣散**　治初熱乾嘔。

藿香　紫蘇　大腹皮　陳皮　桔梗　甘草　茯苓　半夏　厚朴　白芷

右棗薑煎服。

**橘皮湯**　治嘔吐不止，飲食不入。

陳皮　生薑各一錢　人參五分

右水煎，作三四次服。

**橘皮半夏湯**

橘皮　半夏等分

右每服三錢，薑棗水煎。

**丁香煎**　治脾胃虚冷，嘔吐不食。

丁香不見火　紅豆　甘草　乾薑　青皮　川烏　陳皮　良薑　胡椒　益智各等分

右剉散，每服三錢，用水一盞，生薑三片，煎六分，加鹽一捏，不拘時服。

**加味鼠黏子湯**　治咽中有瘡作嘔。

桔梗　射干　山豆根　防風　乾葛　陳皮　荆芥　連翹

右水煎，細細呷之。

**燈心竹葉湯**　治乾嘔。

竹葉三十片　燈心三十根

右水煎服。

**秘方**　治嘔吐，并吐瀉不止，水穀不納者，速效。

多年竈心赤色土爲細末

右每服二錢，米飲調下；小兒只一錢。

**九味理中湯**

人參二錢　白朮　乾薑炮　訶子肉　茯苓　木香　藿香葉　肉豆蔻煨　甘草炙，各一錢

右水煎，食前通口服。

**參朮丸**　小兒脾胃傷冷，外熱裏寒，不思飲食，身常壯熱，大便或溏，色白，或患瘡疹，身有大熱，因冷物或冷藥過度，或瀉或腹脹，或已出瘡疹，瘢白無血色，此由裏寒脾胃伏冷，榮衛不行，致令毒氣內伏不出，宜服之。其瘡瘢白無血色者，皆從瘢白四圍紅暈，再起作膿結痂而愈。

人參　白朮　乾薑炮　甘草炙，各一分

右爲細末，米糕泡糊爲丸，如麻子大，每服百餘丸，温水吞下，或米飲亦得，乳食前服。前世之書，如仲景諸論治傷寒云，輕者用理中湯，重者用四逆湯。此乃胃足陽明經而感寒邪，脾胃乃爲中州之府，故用理中湯。曰辛甘發散爲陽，以退寒邪也。理中湯煉蜜丸而嚼下，曰理中丸，蓋添蜜甘以入脾胃，嚼而便化於中焦。今參朮丸以粳米糕爲丸，取其難化，服在脾胃滲漉，漸得消化，則中焦得煖，脾土喜燥，其熱自歸，此所以能治熱也。

**加減四君子湯**　治瘡疹不渴，臟寒下利。

人參　白茯苓　肉豆蔻　黄芪各半兩　甘草炙二錢

右㕮咀，每服一錢，水半盞，薑五片，棗一枚，煎三分。乳母倍服。若大瀉、手足厥冷，加附子用驗。大便不固，痘漸黑陷，小兒乳母同服。

**治中散**　治虚寒瀉利，不進飲食。

黄芪　人參　茯苓　白朮　川芎　當歸　肉桂各五錢　肉豆蔻麪包煨熟取去油淨　丁香一錢半　木香三錢

右爲末，每五歲用五分，好熱酒調下，衣被蓋煖，少頃痘變紅活而起。

**滋腎丸**

黄蘗炒黑　知母炒黑，各二兩　肉桂二錢

右爲末，水糊丸。

**黄芩清肺飲**

黄芩炒　山梔炒，各等分

右，每服二錢，水煎。

**連翹湯**

連翹　防風　瞿麥　荆芥穗　木通　車前子　當歸　柴胡　赤芍藥　白滑石　蟬蜕　黄芩　山梔子　甘草各五分

右剉細，加紫草五分，水一盞半，煎一盞，去滓，食前温服。

**紫草冬葵湯**　治小便不通，毒氣閉塞。

紫草茸　山梔子　黄芩各一錢二分　秦艽　苦參各一錢一分　冬葵子一錢半　露蜂房　白茯　木通　白芍　澤瀉　車前子各一錢　蟬蜕八分

右剉散，每服四五錢，水煎，食遠温服。如急數莖中痛者，加甘草梢八分，苦楝子一錢。如痛甚欲死者，加川牛膝一錢三分。如有赤如血色者，加胡黄連一錢三分。如小便血者，加當歸、川芎、龍骨火煅、菟絲子各一錢。紅甚者，加生地黄。白溺者，加使君子一錢三分、黄連一錢一分、韭子研一錢二分。濁甚者，加桑螵蛸一錢。

**洗心湯**　治痘瘡壯熱，大小便不利，狂言多渴。

大黄　甘草　當歸　麻黄去節　白朮　芍藥　荆芥各等分

右㕮咀，量病輕重多少，薑薄荷煎。温服則平，熱服則溏。

**加味四君子湯**

人參　白朮　黄芪　白茯苓　甘草　瓜蔞根　桔梗

右各等分，水煎服。海藏以此治瘡疹已出未出，大便秘濇，或時發渴。蓋有病者或因禀受不足，或因吐瀉之後，或因汗多，或利小便，元氣既虚，津液乾涸，不得潤滑，而致大便秘濇者，若妄行疏通，何異操刀！必須此藥治之。醫家切宜詳審，勿令悮也。

**紫草麻仁湯**　治瘡疹大便不通，致毒氣閉塞。

山豆根　紫草各一錢一分　生犀　青皮　鼠黏子　露蜂房　桃仁　麻仁　側柏葉　黄芩各一錢　杏仁一錢二分

右剉散，每服四五錢，水煎，食遠服。秘甚者，加烏梅肉七分。不已，再加冬葵子一錢五分。

**柴葛桂枝湯**

柴胡　乾葛　甘草　桂枝　防風　人參　白芍藥各等分

右剉細，加生薑三片，水一盞，煎七分，去滓温服，不拘時。

**袁氏獨附湯**　治寒戰。

大附子五錢，麪裹煨

右用水一鍾，燈草七根，煎服。右方加人參二錢，肉桂五分，黄芪二錢，橘紅一錢，甘草五分，當歸一錢，則爲附子振陰湯，治寒戰咬牙，捷效方也，但紫焦伏黑者不用。

**無憂散**　治臨危痘證，寒戰咬牙。

人牙自落者，不拘多少，火煆存性，焠入韭菜汁内，大牙三次，小牙二次，研極細末　雄黄　珍珠各五分

右俱研爲末，每服三五分，多則一錢，用荔枝煎湯下。一方有牛黄五分。

**透骨解毒湯**　治寒戰咬牙。

紫草　甘草　當歸　防風　陳皮　赤芍藥

右各等分，水煎服。

**催蟄丹**　治痘踰八九朝，膿漿雖不充裕，倏然寒戰咬牙，以此治之。

虎牙　人牙各一枚，酥炙

右研細，和人參丁香末，乳酒和服。

**滴滴金**　治寒戰咬牙。

狗頭去肉留腦髓酥炙脆

右細研爲末，濃煎酒下。

**參附湯** 治痘疹陽氣虚寒，咬牙寒戰，手足併冷，或吐瀉不食，飲沸湯不知熱。

人參煎湯，入 好真附炮如法，一錢

右每劑先加附一錢，未應，多加之；更不應，加至四五錢，或等分亦無妨。但用之以運其陽氣，如已脱者不治。

**二神散** 治傷冷體寒，肢冷腹痛，口氣冷，難發難壯，暫用。陳三農用治痘灰白不起無漿。

丁香九粒 乾薑一錢，煨

右爲末，每服五分，白湯送下，蓋被片時，令脾胃温煖，陰反陽回，則痘變順矣。量兒大小輕重用之。

**蟬蜕散** 治斑瘡入眼，半年已裏者，一月取效。

猪羊蹄甲二兩，入罐子内，鹽泥固封燒存性 蟬蜕去土取末，一兩

右二味，研入羚羊角細末二分拌匀，每服一字，百日外兒一二分，三歲三四分，漿水或新水調下，日三四，夜一二，食後。一年已上者不治。

**馬屁勃散** 治瘡疹入眼。

馬屁勃 蛇皮各半兩 皂莢子十四粒

右入小罐子内鹽泥封固，燒存性，研細，温酒調下三錢，食後。

**海藏地黄散** 治小兒心肝壅熱，目赤腫痛，生赤瞖，或白膜遮睛四邊散漫者，尤易治。若暴遮黑睛者，多致失明，宜速用此方。亦治瘡疹入眼。

熟地黄 當歸各一分 黄連 大黄煨 防風 羌活 生犀末 蟬蜕去土 木賊 穀精草 白蒺藜 沙苑蒺藜各一錢 生地黄 木通 甘草各一錢半 黑參五分

右爲細末，每服一字或五分，量兒大小加減，煎羊肝湯食後調，日三夜一。忌口將息。大人亦治。

**密蒙花散** 治痘入眼，瞖膜遮睛。

密蒙花 菊花 石决明 白蒺藜 木賊 羌活

右爲末，每服二三錢，茶清調下。

**兔糞散** 治痘入眼。

兎糞 炒黄爲末

右用蟬蜕、木通、甘草煎湯頓服；亦可煉蜜爲丸，酒送下三五十丸。

**兔糞丸** 治痘入眼或生瞖障。

兎糞炒，四兩 石決明煅 草決明 木賊去節 白芍藥 防風各一兩 當歸五錢 穀精草二錢

右爲末，蜜丸菉豆大，每服三五十丸，荆芥湯送下。

**吹耳丹**

輕粉 飛丹

右爲細末，左眼瞖吹右耳，右眼瞖吹左耳，只吹一二次。一方加雄黄、麝香少許。外用石燕子一對，檳榔一對，二味磨水常服。

**洗肝散**

大黄 梔子 防風 薄荷葉 當歸 川芎 羌活各等分

右剉散，每用三錢，水一盞，煎六分，不得煎熟，空肚涼服。

**防風散** 治痘疹後風熱上攻，目赤腫流血，及痘風瘡。

荆芥穗 當歸 川芎 防風 赤芍藥 防己 梔子

右各等分，爲細末，每服二錢，茶清調下；作湯煎服亦可。

**加味四物湯** 治瘡毒入目，血熱不散，兩眥皆赤，兼治瘡癧。

川當歸 川芎 白芍藥 防風 生地黄 荆芥各等分

右剉散，每服五錢，水一盞半，煎一盞，分作二三次服。

**羌活防風散** 日三服，一切瞖障皆可磨去。

羌活 防風 川芎 甘草 木賊 菉豆皮 荆芥各三錢 蟬蛻去土 蛇蛻 穀精草 鷄子殼用內薄皮，各二錢

右爲極細末，茶清調下，每服一錢，食後服。《幼幼近編》加白菊、密蒙花去芎、草。陳三農曰：若痘出時，眼虛腫流膿，赤紫瞖膜，用菉豆皮、穀精草、防風三味煎湯，時時飲之。

**秦皮散** 治大人小兒風毒赤眼，痛癢澁淚，昏暗羞明。

秦皮 滑石 黄連各等分

右每用半錢湯泡，乘熱洗。

**仙靈脾散** 治痘疹入眼。

仙靈脾 威靈仙各等分

右爲末，每服半錢，米飲調，食後下。

**蒺藜散** 治痘疹入眼。

蒺藜 甘草 羌活 防風各等分

右爲細末，每服二錢，水調服，如撥雲見日之效。

**菊花散** 治瘡疹入眼諸證。

白菊花 菉豆皮 密蒙花 旋覆草 穀精草 甘草各一兩

右每貼二錢，用柿餅一枚，粟米泔一盞，煎水乾爲度，取柿餅食之，五七日即效。丹溪曰：治痘後目瞖，穀精草、蛇蛻、菉豆殼、天花粉爲末，粟米泔浸煮乾爲度食之。

**浮萍散** 治痘疹入眼，痛楚不可忍。

浮萍陰乾爲末

右，每服一二錢。用羊肝半片，入杯內，以竹杖刺碎，投水半盞，絞汁調藥，食後服之。已傷者，十服九效。

**羚羊角丸**　治小兒腎虚目盲，宜補腎明目。

羚羊角取末　酸棗仁去皮，各半兩　肉桂五分　虎脛骨酢炙，五錢　防風　當歸　黄芪各一錢

右爲末，煉蜜丸如皂子大，每服一丸，食前温水化下。日進三服。

**羚羊角散**　治肝臟實熱，眼目昏暗，時多熱淚。

羚羊角鎊　羌活去蘆　黑參　車前子　黄芩　山梔仁　瓜蔞各五錢　胡連　菊花各三分　細辛一分

右爲細末，每服二錢，食後竹葉煎湯調服。

**羚羊角飲子**　治黑瞖如珠外障。

羚羊角　五味子　大黄　知母各一兩　芒硝　防風各二兩

右剉，每服五錢，水一盞，煎五分，去滓，食後温服。此方宜斟酌用之，不可輕率。

**撥雲散**　治小兒瘡疹後，眼中生瞖膜。

兎糞二斤，如蘆花色者佳　蟬蜕　木通各二兩　白蒺藜二兩半　甘草一兩

右同爲極細末，煉蜜爲丸如梧桐子大，每服八十丸，食後白湯送下，日進三服，或煎濃湯服亦可，頻頻服之，以瞖退盡爲度。此方經驗極效。

**兎糞檳榔方**

向東西地方上一去，不許回顧，尋取兎糞十四粒　檳榔用雄雌同磨

右二味，不落地井花水調服，甚效。

**甘草桔梗升麻湯**　治小兒斑出欲透，皮膚身熱，咽喉不利。

甘草　升麻各半兩　桔梗一兩

右剉細末，每服一大錢，水煎服。

# 古今圖書集成醫部全録卷四百九十五

## 痘疹門

### 方

**地黄丸**《證治準繩》下同　治小兒痘疹口瘡，咽喉腫痛，牙疳臭爛。

天門冬　麥門冬　黑參各三兩　生甘草　薄荷各一兩

右爲細末，生熟地黄汁和丸，櫻桃大，每服一丸，温蜜水化服。

**黑參升麻湯**　治痘疹後餘毒咽喉腫痛。

升麻　黑參　甘草各半錢

右剉散，水一盞，煎六分，幷滓温服。斑疹熱甚，涼服。

**玉鎖匙**　點嚥骨腫痛，或垂下，及喉舌强硬等證。

硼砂一錢　朴硝五分　殭蠶一條　片腦半分

右爲極細末，咽喉腫痛，每用少許，以竹管吹之。

**加減射干鼠黏湯**　治痘證熱毒上衝，咽喉腫痛。

射干　山豆根　白殭蠶各一錢一分　鼠黏子　紫草茸　紫菀各一錢二分　桔梗　石膏　訶子　木通各一錢　升麻　蟬蜕各八分　甘草五分

右剉爲粗散，每服四五錢，水煎，食遠服。

**利咽解毒湯**　治痘咽喉痛，首尾皆可用。

山豆根　麥門冬各一錢　牛蒡子炒　黑參　桔梗各七分　生甘草二分　川防風五分　菉豆四十九粒

右水煎服。

**三黄熟艾湯**　治痘後咽塞喉痺。

黄連　黄芩　黄蘗　艾葉

右各等分，水煎服。

**加味地黄丸**

熟地黄酒浸蒸透曬乾，八兩，杵膏　山茱萸肉　乾山藥　五味子炒，各四兩　澤瀉　白茯苓　肉桂厚者去皮取肉，一兩，發熱者以此加之，引虚火歸腎經而熱自止也　牡丹皮　鹿茸炙，各三兩

右各另爲末，入地黄和匀，量入米糊，丸服，煎服更佳。

**羌活當歸湯**　治腰背痛，初發熱時，便宜服之。

羌活　當歸　獨活　防風　川芎各一錢　柴胡一錢五分　桂枝七分　黄蘗　桃仁　紅花各八分

右酒水各半煎服。一方治腰痛，有蒼朮、漢防己。

**如神湯**　治腰痛。

當歸　桂皮　元胡索

右，各等分爲末，酒下二三錢。

**定痛散**　治傷寒肚痛，及冷氣痛。

神麯　香附各一錢　山楂二錢　良薑　當歸　甘草各五分

右用薑三片，棗二枚，水煎服。手足逆冷，加大附子二分。

**桂枝芍藥湯** 治腹痛。

桂枝 炙甘草各一錢 白芍藥酒炒二錢

右，生薑三片，棗二枚，水煎服。

**黃連湯** 治熱毒在胃，腹痛或欲吐，此藥能升降陰陽。

黃連 炙草 乾薑 桂枝各二錢 半夏 人參各八分

右棗二枚，水煎服。

**一味異功散** 治小兒諸般釣證，角弓反張，胷膈臍凸。

透明没藥

右爲末，薑湯調服。

**蟬蛻一物湯**

蟬蛻二十一個洗去泥爲末

右水一盞，慢火熬至半盞，去滓，量兒大小温服之。如覺瘡疹已出，便依前服三五次，不是瘡疹亦無害。小兒瘡疹欲發出，加甘草一錢五分，煎一盞，旋旋與服，累效。小兒所伏蘊積熱毒，蟬蛻味鹹寒可以制，況有暴感風作熱客於表者，蟬蛻亦治風毒充於皮膚，瘙癢不止，驚癇夜啼，癲疾寒熱驚悸，皆宜服之。

**木通芍藥湯** 治痘疹作渴，腹脹，小便不利。

木通 白芍藥 白朮各五分 川芎 陳皮 乾葛各三分 甘草二分

右水煎服。

**牛黃散** 治瘡疹陽毒入胃便血，日夜無度，腹痛啼哭。

牛黃一分 鬱金一兩

右爲細末，每服半錢，以漿水半盞，煎至三分，和滓温服，量兒大小，以次增減，日二服。

**和解湯**　三日前後用。

升麻　芍藥　葛根　人參　川芎　甘草　防風　羌活各等分

右，用水一鍾半，生薑三片，煎至五分，温服。

**紫草承氣湯**

厚朴二兩　大黄四兩　枳實　紫草各一兩

右爲粗末，每服五錢，水半盞，煎二三分，温服，以利爲度。如未利，加芒硝一字。

**桔梗枳殼湯**

桔梗　枳殼各二兩　甘草五錢

右剉，每服三錢，薑二片，水煎服。

**二陳加枳殼湯**

枳殼　半夏　茯苓　甘草　陳皮各等分

右剉，每用三錢，薑二片，水煎服。

**加味透肌散**

人參　黄芪　白朮　芍藥　川芎　甘草　茯苓　木通　陳皮　糯米　厚朴　大腹皮

右等分爲粗散，薑棗煎服。

**紫草厚朴湯**　治痘瘡煩悶痞滿，或堅急，或結聚不散。

紫草茸一錢二分　枳實　酒黄芩　川黄連　厚朴各一錢一分　露蜂房　白茯　蟬蜕　麥門冬　桃仁　石膏　旋覆花　山豆根　升麻各八分　白朮五分

右剉散，每服四五錢，水煎，食遠温服。

**紫草枳實湯**　治痘瘡腹脹，或熱毒，或因傷冷所致。

紫草茸 鼠黏子各一錢二分 白朮八分 厚朴 苦參各一錢一分 白芍藥 貝母 枳實 訶子 肉豆蔻各一錢 蟬蛻 桔梗 升麻七分 甘草六分

右剉散，每服四五錢，水煎，食遠服。

**五物木香散** 治痘出煩痛。

青木香二兩 丁香 零陵香 白礬各一兩 麝香一分

右每服四錢，水一小盞半，煎服之。熱甚者，加犀角一兩。如無犀角，以升麻代之。輕者一服大效。又方。以芒硝和猪膽塗瘡上，令動，痂落無瘢，仍用黃土抹之，良。此病小便濇有血者，中壞，瘡背黑黶不出膿者，死不療。

**青黛散** 治痘未作膿，痛甚，心膈煩躁，睡臥不安，并宜服之。

青黛如棗核大

右水調，服之即安。

**消毒飲**

牛蒡子三錢，炒 荊芥穗一錢 甘草生用 防風去蘆，各半錢

右細切，作一服，水煎。加生犀角尤妙。一方有桔梗。

**匀氣散** 即濟生方八味順氣散加木香也。

白朮 白茯苓 青皮 白芷 陳皮 烏藥 人參各五錢 甘草炙，二分半 木香一分半

右細切，作一服，水一盞，煎七分服；或細末，酒調亦可。

**白朮湯** 治痘瘡癢塌不掩。

白朮一錢半 黃芪炙 當歸 陳皮各五分 甘草炙些

**蟬花散** 治痘疹不拘前後始終，遍身作癢抓破，皆治之。

蟬蛻去頭足洗去土微炒 地骨皮炒黑色，各一兩

右共爲末，每服一茶匙，酒送下，一二服神效。

**二物湯**

蟬蛻淨洗，二十一枚　甘草炙，一兩

右爲末，水煎，時時服之。

**盒脾散**　治痘至八九日期，倏然身中梟癢，此痘證之最急者，以此治之。

炒朮　芍藥　生地黄　甘草　升麻　荆芥　防風　陳皮　大腹皮　殭蠶　蟬蛻

右水煎服。

**震澤湯**

人參　黄芪　芍藥　生地黄　防風　甘草

右水煎服。

**天元二仙丹**

渾天湯　人參乳浸　黄芪　生附子麵煨，各一兩

右四味，另研細，方和合一處，白蜜調勻，量兒大小加減，十歲已上一錢，十五歲已上二錢，服後隨以振元湯連進，癢遂止矣。

**七星散**

黄芪　芍藥各二錢　人參　桂心各一錢　黑魚一個

右前四味，共研爲末，置黑魚肚内，升麻酒煮熟，與痘癢者連藥食之。凡上焦癢吃頭，中焦癢吃身，下焦癢吃尾，亦驗方也。

**浴法**

經霜桑葉　蘇梗　升麻　荆芥穗　防風

右水煎十數沸，候温拭體。

**安常鬱金散**　治斑痘始有白泡，忽搐入腹，漸作紫黑色，無膿，日夜叫煩亂者。

鬱金一枚　甘草一分

右水半椀，煮乾，去甘草，切片，焙乾爲細末，入腦子半錢，同研一錢七，用生猪血五七滴，新汲水調下，不過二服，甚者毒氣從手足心出如癰狀乃差，此是九死一生候也。

**四聖散**　治黑陷倒靨，不起發，不紅活，小便不利。

紫草　黄芪　甘草　木通

右水煎服。熱甚色紫，倍加紫草、芩、連、紅花。大便秘，加枳殼；如常，加糯米。

**南金散**　治痘已出而復陷，其勢甚危，諸藥不效者，萬無一失。

紫背荷葉霜後搭水紫背者　白殭蠶洗去絲炒乾

右爲末，等分，每服看大小，大者一錢，小者五分，研芫荽汁和酒下，米飲亦可。治此證，多有用龍腦、人牙者，卒難措辦，惟此無毒而效且速，但紫背者甚難得，可於鹽鋪内尋之。

**橄欖飲**　治倒靨。

橄欖

右從中截斷，水服少許，服之立發。

**白花蛇散**　治痘疹黑陷倒靨。

白花蛇連骨，一兩，火炙乾勿焦　丁香二十個

右共爲末，每服五分或二分，熱酒送下。如黑陷者，移時轉紅甚效。

**人牙散**　治痘瘡方出，風寒外襲，或變黑，或青紫，宜温肌發散，使熱氣復行而斑自出。

人齒脱落者，不拘多少

右，瓦罐固濟，煅過出火毒研末。出不快而黑陷者，豶猪血調下一錢；因服涼藥血濇倒陷者，入麝香温酒服之。初虞世曰：此名回生散。用人牙灰入麝香少許，每服半錢，黄芪、白芍藥煎湯調下。錢氏曰：用温酒調

下。云岐子曰：用升麻、紫草煎湯調下。海藏曰：若平昔油膩腸垢者，通膈丸下之，硃砂爲衣，與宣風散相表裏。一方用鷄冠血調成膏，好酒半盞，人乳半盞，入葱白一莖，煎湯送下。凡服不可過多，每服止三分，多則陽氣盡出於表，恐痘斑爛無血色，陰氣内盛，必裏寒而濡泄，急以四君子加芎、歸服之。彭氏曰：只用紫草湯自好。痘瘡最怕麝香與酒氣觸，禁不可用。

**麻黄湯**

麻黄 剪去根節，五錢

右用蜜一匙，同炒良久，以水半升煎，候沸去上沫，再煎去三分之一，不用渣，病瘡疱倒靨黑者，乘熱盡服之。避風，俟其瘡復出。一法用無灰酒煎，更速。但小兒不能飲酒者難服，以此藥入表也。按世傳此法累用有效。萬全曰：凡痘子黑陷，古方用穿山甲者，取其穿腸透膜而善走也。用人牙者，取牙齒乃骨之餘，腎主骨可以入腎也。此二物者，但借爲嚮導引解毒之劑以施治則可，若單用之，何濟於事哉？有用燒人屎者，蓋屎大解疫毒，痘乃時疫所發，故宜用之。若加入發表和中解毒湯内尤良。右方皆通表發肌之藥，首一證感風寒，肌竅閉塞，血凝不行而黑陷者，宜之。

**斑疹黑陷方**

乾臙脂 三錢　胡桃 一個，燒存性　右爲細末，煎胡荽酒調下藥一錢，立效。

右，治死血黑陷。凡前方用穿山甲及麝香等藥治黑陷，皆爲氣滯者設也，右方皆裏藥。第二證所謂毒氣太盛，内外蒸爍，毒復入裏，必心煩狂躁，氣喘妄言，如見鬼神，大小便秘澀而腹脹者，所宜選而用之者也。

**奪命五毒丹**　治痘黑陷倒靨，乾枯不起，神驗。

月魄 即蟾酥，少許　銀紅 即硃砂，研飛，一錢　吐月華 即牛黄吐出者　梅精 即冰片，各一分　男王 即雄黄，三分

右五味，用豮猪尾血爲丸如麻子大，薄荷湯下一丸，移時活動。按此方始終犯者皆可用，但人多畏之。不知證既危急，非此等藥不能救，故發明之。陳三農曰：凡用以毒攻毒劑，若毒氣外發，則當調補氣血，使中氣實則無内攻之患，不然中氣既虚，復氣血不外旺，藥氣少歇，必内攻矣，慎之！

**談笑博金丹** 治同上。

取用寅亥戌未四時四靈丹

右加臍香下，俱用天靈蓋。

**大造保童丸** 治同上，兼治痘毒亦妙。

一孿子即人胎骨，炙過 二狼子即狗胎骨，酥炙 三猫子即猫胎骨，炙過

右加臍香下。

**一字金丹** 治同上。

紫花地丁 金綫重樓 山慈姑

**至寶丹** 治同上。

戌腹糧即將大米，淨室與犬食飽，取其糞，洗淨炙乾研細，每一兩，麝香一二分

**一粒金丹** 治同上虛證，雖死者可立活。

膃肭臍 冰片 原蠶蛾各二分 鴉片三分 麝香一分 已上六方，治危急痘證，有起死回生之妙。

**天真膏** 治黑陷乾枯，紅紫及斑不退，用此救之，十全四五。

初生小兒解下黑糞用磁罐收貯，加水銀二兩，麝香一錢，黄蠟封口埋於土中，愈久愈妙，久則化而爲水

右，每遇前證，看兒大小熱毒盛者，重與二三茶匙，酒煎紫草湯，對半和匀服之，立時紅潤活渾，真秘方也。勝天靈蓋枯臭無益之物萬萬矣。緣此糞原係母之真血所化，蓋以血補血，且入土日久，又得陰氣多，故能解毒。百日内小兒熱而煩躁，啼哭不止，用少許點入眼角二三次，便能神安氣和而睡，蓋又能清心熱也。

**大成散** 治痘出不快，或頂陷，或灰白黑陷，一切不起發之證，俱可用之。

穿山甲酒炒，一兩 甘草末，二錢 紫草三錢 雄黄 硃砂各一錢半 麝香二分

右每五歲兒用二分，冷證熱酒調下，熱證紫草湯下。寒者加入治中散内用，熱證加入小無比散内用。

**無價散**　治黑陷欲死者。

用無病小兒糞臘月將傾銀礶二個，上下合定，鹽泥固濟，火煅通紅，取出爲末

右蜜水調服一錢。一方加麝香、冰片少許。

**加減大紫草散**　治白痘似粉，人所不識者。

紫草　人參　茯苓　黄芪　白朮　芍藥　川芎　當歸　甘草　糯米

右各等分爲散，每服四五錢，水煎服。一方。有木通無黄芪，名紫草快斑散。又一方，去甘草加木通、防風，名參芪四聖散，治表裏俱虚。

**補元湯**　治痘頂充滿而根盤不聚，色不紅活，乃氣有餘而血不足也。

川芎　當歸　白芍藥酒炒　熟地黄各一錢　紫草　紅花各酒洗，七分　陳皮　甘草各三分　白朮土炒，一錢半

右酒水各半盞，糯米五十粒，棗二枚，煎服。

**活血散**　治痘色淡白。

當歸　赤芍酒炒　紫草　川芎　紅花各五錢　血竭一錢　木香二錢

右爲末，每五歲者服一錢，十歲已上者服二錢，好酒調下。熱極血焦不紅活者，酒煎紫草湯調下。

**保生散**　治氣血俱虚，灰白色，不灌膿回漿者。

紫河車一具，焙爲末　龜板酥炙，五錢　一方有鹿茸五錢。

右爲末，每服五七分或一錢。氣虚者，保元湯下。血虚者，芎、歸、紫草煎湯下。

**混元散**　治同上。

紫河車一具，分作五七塊

右用白糯米三合，水淘淨，入無油銚内同炒，以米黄色爲度，同爲末，每用五七分，兒大者一錢。極補氣血，能助灌漿如神，緣糯米性温，得紫河車之氣，純化爲河車，故其補功最速，譬之造酒，米從麯化意也。

**内助丹**

黄芪酒炒　人參酒炒　白朮　茯苓　當歸　陳皮　半夏　厚朴　肉桂　山楂

右薑三片，棗一枚，糯米五十粒，水煎服。如不食，加人乳一杯。癢甚，加大附子。寒戰不止，加附子、防風。渴，加麥門冬。瀉，加澤瀉、猪苓。不止，加訶子、肉果。

**助陽丹**　治瘡塌不起，根窠不紅。

甘草三分　紅花五分　陳皮八分　官桂二分　黄芪蜜炙　人參　白芍藥各酒炒　川芎　當歸各一錢

右，薑棗水煎服。

**回生起死丹**　治痘灰白，寒氣逆上，不食腹脹，嘔吐，肚痛，泄瀉清水，手足俱冷。

丁香九枚　乾薑一錢　水煎熱服，被蓋片時，令脾胃温煖，陰退陽回，痘自紅活。

**人參羌活散**　治時氣痘疹，兼於發表。

人參　羌活　獨活　柴胡　前胡　桔梗　茯苓　枳殼　川芎　天麻　甘草　骨皮各三分

右入薄荷五葉，薑水煎服，表證多者宜之。

**清和飲**

地骨皮鮮者　麥門冬去心，各二錢　生地黄　知母　貝母去心　橘紅　赤茯苓　甘草　荊芥穗各七分　牛蒡炒研，一錢半　桔梗五分　瓜蔞一錢

右，裏證多者宜之。虛者，加人參、黄芪。

**山梔子湯**　治痘瘡及斑毒，狀如蚊蚤所齧，毒盛黑色者。

山梔子仁　白蘚皮　赤芍藥　升麻各一兩　寒水石　甘草各五錢

右爲細末，每服一錢，水八分，紫草、薄荷各少許，同煎至五分，去滓，放温服。

**袁氏方**

紫草　紅花　犀角　木通　芍藥　生地黄　茯苓　甘草　蟬蛻

右燈草、金、銀煎服。外加荆芥、紫蘇、木通、荔枝殻、鳳凰蛻、升麻、楊枝，濃煎湯浴之。

**陽毒升麻湯** 治面赤狂言煩躁，腰背疼，下利，脈浮喉痛。

升麻五錢　犀角鎊　射干　黄芩　人參　甘草各二錢半

右，水煎服。

**陰毒升麻湯** 治陰斑。

升麻　當歸　川椒　鼈甲　雄黄　甘草

右水煎服。

**二聖散** 治痘疔挑破，以此點之。

雄黄二錢　紫草三錢

右研末，用油胭脂調。

**敷方** 治痂後痘疔潰爛成坑，内見筋骨，以此敷之。

赤石脂　膩粉　黄蘗　秔粉炒黑　血竭　伏龍肝各一錢　飛丹八分　髮灰五分　乳香　没藥各三分　冰片三釐　密陀僧飛過，二錢　有臭氣，加阿魏三四分

右爲細末，綿紙篩過敷之，用膏藥貼。内服人參敗毒散加穿山甲、蟬蛻、連翹。

**拔毒膏** 治痘疔。

雄黄研

右用胭脂重浸水令濃，調雄黄點疔痘上，立時紅活，亦神法也。蓋雄黄能拔毒，胭脂能活血也。

**飛龍奪命丹** 治痘疔痘毒痘癰，或麻木嘔吐，重者昏憒咬牙。

真蟾酥乾者酒化　輕粉各一錢　枯白礬　銅緑　寒水石　乳香　没藥　麝香各二錢　朱砂六錢　蝸牛四十二個，另研，如

無亦可

右各爲末，入蟾酥、蝸牛，或加酒少許，糊丸菉豆大，每服一丸，温酒或葱湯送下。重者外用隔蒜法灸，甚者多灸；或著肉灸。

**苦參丸**

苦參一兩　白蒺藜　胡麻　牛蒡子各半兩　甘草二錢半

右共爲末，酒調麪爲丸，竹葉湯下。

**牛黄丹**　治瘡子出定，大便不通，瘡中膿水不乾。

牛黄　大黄末生用　珍珠末　粉霜各一兩

右研勻，煉蜜丸如黍米大，每服十粒，人參湯下，量兒大小加減。

**生肌散**　治疳蝕不斂，併痘後膿血雜流不收等瘡。

地骨皮　黄連　五倍子　甘草　黄蘗各等分

右爲細末，乾摻瘡上。

**金華散**　治痘證後肥瘡疳瘡疥癬，能收水涼肌解毒。

黄丹水飛過火煅紅，二兩　黄蘗　黄連各五錢　黄芩　大黄各三錢　輕粉一錢　麝香一分

右爲細末，瘡濕乾摻，燥用臘猪油熬化調搽。

**白螺散**　專治痘瘡不收。

白螺螄殼不拘多少古牆上取

右，去土洗淨，火煅紅，取出存性爲極細末，瘡口濕處乾摻爲妙。

**乳香韶粉散**

即韶粉散加乳香三錢

**又方**

荔枝殼微燒存性　草紙燒灰存性　敗茅多年者

右三味，共爲細末，或搽或摻，自能收水結痂。

**又方**

黄豆殼

右燒灰爲末摻之。如痘風癬，以豆殼煎湯洗。

**秘傳茶葉方**　治痘爛遍身無皮，膿水流出，黏沾衣被。

茶葉

右揀去粗梗，入滾水一渫，即撈起，再揀去梗，濕鋪床上，用草紙隔一層，令兒睡上一夜，則膿皆乾。

**蟬花散**　治痘爛生蛆蟲，及夏月諸蟲咬傷，臭惡不可近者，服之蟲皆化而爲水，蒼蠅亦不敢近。

蟬蛻去足洗淨焙　青黛澄去灰土，各五錢　北細辛二錢半　蛇蛻一兩，燒存性

右爲細末，每服三錢，酒調下。仍以生寒水石細末摻之。

**定金湯**

綿黄芪　人參　炒朮　當歸　白芍藥　生地　白茯苓　甘草　白芷　防風　荆芥　升麻

右入芫荽一握，白銀一塊，燈心廿莖，同煎服。

**寒水丹**

鷄骨灰帶血肉燒過　銀硃各一錢　冰片　赤石脂各五分　棕衣灰二分

右研細末，洗淨徐徐摻之。

**治痘生蛆方**

經霜桑葉　野薄荷

右煎湯洗之，其蛆自去。或先用艾條熏之，後增紫蘇、甘草煎湯洗之，禁雄黃、礬石等藥。

**鼠黏子湯**　治小兒痘瘡餘毒未散，食穀太早，補住毒氣。

鼠黏子六錢　甘草五分　犀角　白朮各三錢　荆芥　防風　枳殼各一錢

右，水煎服。

**活血解毒湯**　治餘毒。

防風　荆芥　生地黃　赤芍藥　牛蒡子　當歸　連翹　黃連　紫草　甘草　蒼朮　薄荷　川芎　木通

右各等分，水煎服。

**樺皮散**　治痘瘡及乳癰，併一切腫毒。

樺皮木

右剉，煎温服。此藥味苦平無毒。若治乳癰，取樺皮燒存性爲末，酒調服之立消。

**十三味敗毒散**　治癰毒。

當歸　白芷　穿山甲土炒　金銀花　防風　乳香製　甘草　陳皮　赤芍藥　皂角刺　貝母　没藥製　天花粉　芍藥

右，各等分，酒水各半煎服。

**木香散**　治小兒斑後生癰如神。

地骨皮一兩　木瓜半兩　川山甲炙黃，三錢半　麝香一字

右爲末，米飲下二錢。

**東垣聖愈湯**　治膿潰心煩無寐，體倦少食。

熟地黃自製者佳　生地黃各二分　人參　川芎各三分　當歸　黃芪各五分

右水煎服。

**小柴胡加生地黄湯**

柴胡　人參　黄芩各三兩　甘草炙　生地黄　半夏各二兩，湯泡七次

右爲粗末，每服三錢，水一盞，生薑三片，棗一枚，煎至半盞，去渣温服。

**六味活血散**　治癰疽瘡痛，初起紅腫不散。

當歸　川芎　赤芍藥　生地黄　酒紅花　蘇木各等分

右水煎，量服之。

**人參敗毒散**　即荆防敗毒散。治餘毒癰腫。

人參　赤茯苓　羌活　獨活　前胡　薄荷　柴胡　枳殼　川芎　桔梗各等分　甘草減半　牛蒡子　防風　荆芥　連翹　金銀花　頭上加白芷、升麻，上身倍加桔梗，手加薄桂，腰加杜仲，腿足加牛膝、木瓜。

**替針丸**　治痘癰膿已成，不潰。

硇砂五錢　雄雀糞四十九粒，雄雀糞，直者是真　陳壞米一錢

右爲末，米粥丸如麥粒大，每用一粒，粘瘡頭上，以膏藥貼之，半晌則膿自出。若瘡頭透而膿不出，或出而愈痛，或發熱，血氣虚也，用托裏散。或作嘔，吐痰食少，體倦，脾氣虚也，用六君子湯。

**神效太乙膏**　治一切瘡疽潰。

黑參　白芷　當歸　肉桂　赤芍藥　大黄　生地黄各一兩

右㕮咀，用麻油四十兩，入銅鍋内，熬至藥焦，濾去滓，徐入淨黄丹一斤，再煎，滴水成珠，捏軟硬得中，即成膏矣。

**神效當歸膏**　治痘毒浸淫，或湯火等證，及瘡腐不能生肌收斂者。

當歸　黄蠟　生地黄各一兩　麻油六兩

右，先將當歸、地黄入油煎，去滓入蠟鎔化，候温攪勻，即成膏矣。

**豆豉餅**　治瘡瘍腫痛，或硬而不潰，及潰而不斂，併一切頑瘡毒癤。

江西豆豉

右爲末，唾津和成餅，大如銅錢，厚如三四錢，置患處，以艾鋪餅上灸之，未成即消，已成者祛逐餘毒。間有不效者，乃氣血虛敗之證，參疔瘡論灸法用之。

**如聖餅**　治一切瘡瘍硬腫，不能消散，或毒不能解散。

乳香　没藥　木香　血竭　當歸各等分　麝香少許

右各另爲末，酒糊和爲餅，炙熱，頻熨患處。惡瘡加蟾酥等分。

**三豆散**　治痘後癰毒，初起紅腫。

黑豆　赤豆　菉豆

右用醋浸研漿，時時以鵝翎刷上，隨手可消。

**鐵箍散**　治痘後癰毒。

鳳凰蜕燒灰

右醋調圍四畔，留頭出毒氣，甚佳。

**連翹飲**　治小兒痘疹癤，痘疹餘毒作楚，或生於頭面，耳疼頰赤生瘡。

連翹　黄芩　瞿麥　木通　滑石　牛蒡子　柴胡　荆芥　防風　羌活　赤芍　甘草各等分

右每服三錢，水一盞，煎半盞。又入生薄荷尤好。

**三黄散**　治疳熱生瘡，膿水浸淫，膿流處便濕爛。

松香　五倍子　黄連　黄丹　海螵蛸各一錢　輕粉　雄黄各五分

右爲末，用瑩肌散煎洗摻之。乾者香油敷。

**蜆子水**　治痘後發癮。

蜆子 不拘多少活者以水養五七日

右取其水洗之。

**黑參化毒湯**

黑參　當歸尾　赤芍藥　石膏　連翹　防風　木通　紅花 酒洗　生地黄　荆芥穗　淡竹葉　地骨皮

右水煎服。

**犀角消毒散**　治斑疹丹毒，發熱痛癢，及瘡疹等證。

牛蒡　甘草　荆芥　防風 各五分　犀角 二分　金銀花 三分

右水煎熟，入犀角，傾出服。

**加味解毒散**　治斑疹癢痛寒熱，甚者煩躁譫語，併痘毒發熱咽乾。

犀角 鎊五錢　連翹 炒二錢　牛蒡子 炒三錢　薄荷 一錢　甘草 五分

右爲末，每服一二錢，滚湯調下。

**凉肝明目散**　治痘後羞明。

當歸　龍膽草　密蒙花　川芎　柴胡　防風　酒連

右，各等分，雄猪肝煮湯煎服。

**望月沙散**　治痘後暗室中不能開者。

穀精草　密蒙花 酒洗　蟬蜕 去翅足，各五錢　望月沙 一兩

右爲末，雄猪肝一兩，竹刀批破，用藥一錢，摻入肝内，水煮熟，飲汁食肝，效。

**槐花散**　治斑瘡餘熱不退。

槐花　赤小豆 各炒，二錢　麝香 少許

右爲細末，每服半錢，蜜湯調服，不拘時候。

**黄芪散** 治壯熱不退，可涼肌膚散熱。

黄芪 柴胡 乾葛 甘草炙，各等分

右爲末，每服一錢，薄荷三叶，水半盞，煎至三分，約三呷，空心服。此藥治發熱數日未退者，其熱是瘡疹者，量其虚實用之也。

**鈎藤湯** 治痘後口噤僵直，遶臍腹痛。

鈎藤 紅花 木香 川芎 當歸 白芍 甘草 白朮 青皮 黄連 官桂 生薑

右各等分，水煎，不拘時服。

**當歸桂枝湯** 治痘後手足不能屈伸。

當歸 川芎 黄芪 甘草 薄桂 黄蘗 蒼朮炒

右各等分，水煎。如氣虚，少加川烏以行經，加人參爲主。如感風寒，以致骨節疼痛，加羌活、防風。

**燈心湯** 治瘡痘出後煩喘，小便不利者，宜進之。

燈心一把 鼈甲醋炙黄，二兩

右剉爲散，每服一兩，用水八合，煎取四分服，量大小加減。

**赤茯苓湯** 治小兒疹痘瘡出後欬逆，脅痛，不下食。

赤茯 炙草 大青 升麻 枳殼麩炒，各半兩 梔子一分

右爲粗末，每服一錢，水一盞，入苦竹葉七片，豆豉三十粒，同煎至五分盞，去滓，分爲三服，日三四服。看兒大小，以意加減。本方稱疹痘出後脅痛者，由病後毒氣混亂，阻於升降。左右脅爲陰陽之道路，氣之所行處，今氣滯爲脅痛，以枳殼寬腸下氣，令氣順脅不痛也。大青、梔子去藴熱，升麻解毒，赤茯導心火利小腸，無熱以剋肺氣，而欬逆自平爾。

**大和散** 治瘡痘後寒熱往來，嗜臥，煩悶躁亂。

生地黄　當歸　地骨皮　人參　甘草炙　白芍各等分

右㕮咀，每服一錢，水半盞，煎至三分，去滓温服。

**蓮肉湯**

蓮肉去心半斤　猪肉去皮油，一斤

右共水煮熟，下砂仁伏醬，朝夕與啖，其胃氣接養，蟲自安居不出矣。切不宜投以史君子、檳榔之物，痘中一投，命遂喪矣。

**黄連陰䘌丸**　治狐惑瘡。

川黄連二錢　蘆薈　乾蟾煅，各一錢二分　史君子二錢半　蕪荑一錢五分　川楝子一錢

右爲末，烏梅洗淨去核，搗膏和丸，米飲下。

**雄黄散**

雄黄　枯礬各一錢　麝香一分半　人中白五分

右共爲末，吹入鼻中；如吹不入，用麻油潤使進。

**人中白散**

人中白煅，一兩　黄蘗炒黑，三錢

右爲末，搽口内。

**吹口散**　治口疳。

黄連　青黛　孩兒茶　冰片

右爲末吹之。

**赴筵散**　治口瘡神效。

薄荷　黄蘗

右等分爲末，入青黛少許搽之。

**牙疳方** 治痘後餘毒攻牙齦疳腐，内宜服甘露飲。

人中白煅，三錢 枯礬 五穀蟲焙乾，各二錢 鹽梅七個，煅存性 麝香一分 白氈子灰一錢

右爲細末，先將葱茶洗去腐肉，須見鮮血，然後搽藥。

**麥湯散** 治水痘。

地骨皮 滑石 甘草各半錢 甜葶藶 麻黄 大黄 知母 羌活 人參各一錢

右剉散，水一盞，每服二三錢，小麥七粒，煎六分，不拘時温服，分二貼。

**麥煎散** 治小兒夾驚傷寒，吐逆壯熱，表裏不解，氣粗喘急，面赤自汗，或狂語驚叫，或不語無汗，及癮疹遍身赤癢，往來潮熱，時行麻痘疹子，餘毒未盡，渾身浮腫，痰涎欬嗽，或變急慢驚風，手足搐搦，眼目上視，及傷風頭疼併治之。

滑石 地骨皮 赤芍藥 石膏 白茯 杏仁 知母 甘草 葶藶子 人參 麻黄各一兩半

右爲末，每服一錢，麥子煎湯下。如初生牙兒感冒風冷，鼻塞身熱，噴嚏多啼，每一匙用麥子煎湯調下。

一方去地骨皮、滑石加羌活、川芎，薄荷湯調下。

**瀉白消毒散**

桑白皮 地骨皮採鮮者，各三錢 牛蒡子炒研 荆芥穗各一錢半 桔梗 生甘草各一錢 浮萍曬乾，二錢

右爲粗末，每服三五錢，水一盞，煎六分，濾清服。

**加味金沸草散**

旋覆花去梗 麻黄去節水煮曬乾 鼠黏子 浮萍 前胡去蘆，各七錢 荆芥穗一兩 炙草 半夏湯泡七次薑汁拌炒 赤芍藥各五錢

右爲末，每服三錢，生薑二片，薄荷葉三片煎。

**麻黄湯**

麻黄去根節製過　升麻　牛蒡子炒　甘草　蟬殼洗淨去足翅，各一錢

右剉細，加臘茶葉一錢，煎七分，去滓服。煩渴，加石膏末四錢。

**檉葉散**　治沙疹發未出，喘嗽煩躁悶亂。

檉亦名西河柳，亦名采絲柳，青茂時垂葉曬乾爲末

右每服一二錢，茅根煎湯調下。

**茅花湯**

茅花　真鬱金　生地黄　梔子仁　黄芩

右水煎，調百草霜服。

**加味黄芩湯**

黄連　黄芩各一錢半　白芍藥　滑石各三錢　甘草七分

右水煎服。若滑石不煎，調服止於一錢。血痢加地榆二錢。

**十全散**

黄連　黄芩　黄蘗各一錢　苦參　孩兒茶　雄黄各五分　硼砂　元粉各三分　乳香一分　片腦少許臨時入

右共爲極細末，每用五釐吹之。

**白虎合解毒湯**

石膏研粗末，四錢　知母　天花粉　黄芩　黄連　山梔仁各一錢　生地　麥門冬各二錢

右，入淡竹葉十片，水二鍾，煎一鍾，更磨入犀角汁，索湯水則與之。覺胃熱渴甚，宜以此方多與之，胃清乃止，庶免牙疳之害。直至疳成而後清胃涼血解毒，往往噬膚無及，慈親仁人，宜早爲之所，毋事姑息。

**加味地骨皮散** 治痘出發熱不退，飲食不進。

地骨皮鮮者，三錢 桑白皮鮮者 麥冬各二錢 柴胡 赤芍 乾葛各一錢 甘草 犀屑各五分

右水煎，調大小無比散五七分。亦治喘急不止。

# 古今圖書集成醫部全録卷四百九十六

## 痘疹門

### 方

**清肌透毒湯**《救偏瑣言》，下同　治痘瘡已發未發，爲風熱所感，腠理阻塞者，此湯主之。

乾葛八分　前胡一錢　桔梗四分　甘草二分　山楂二錢　荊芥穗　蟬蜕各三分　加薑一片

**直達透肌散**　治痘將出未出，無甚外感，亦不至内傷，但身熱嘔吐，眸子眊焉者，此湯主之。

蟬蜕　山楂　陳皮　前胡　葛根　加薑一片　嫩芋頭一個

**温肌透毒散**　治痘已發未發，爲寒邪固閉者，此湯主之。

防風五分　川芎藭八分　蟬蜕去土　桔梗　麻黄蜜炒黑色，各三分　山楂二錢　甘草二分　陳皮六分　加薑五分

**寬中透毒飲**　治痘已發未發，而飲食内傷者，此湯主之。

山楂三錢　青皮六分　葛根四分　陳皮五分　前胡八分　萊服子七分　麥芽一錢　桔梗　蟬蜕各三分　加薑三分

**疎肝透毒散**　治痘前驚跌而發搐者，此湯主之。

殭蠶炒去絲嘴　羌活各四分　蟬蜕　木通　荊芥各三分　薄荷二分　鈎藤　前胡各六分　青皮七分　山楂二錢　加燈心一分　薑二分

**清熱解毒湯**　治痘放點乾紅色滯，壯熱煩躁者，此湯主之。

荆芥穗　紅花　蟬蛻去土　木通各三分　牛蒡一錢　滑石三錢　前胡八分　地丁四分　牡丹皮　青皮各七分　生地　山楂各二錢　黃連六分　加燈心一分

**調中湯**　治末痘時，先因吐瀉裏虛，隨感時行見痘，目眶低陷，神情困倦者，此湯主之。

人參五分　陳皮四分　蟬蛻三分　川芎八分　甘草二分　穀芽六分　扁豆　枸杞各一錢　加薑二分，大棗二枚，此權宜之劑也。精神稍醒，即當加減。

**涼血攻毒飲**　治痘毒火内伏，煩渴躁亂，身體反涼，痘色紫滯礬紅，徹夜無眠者，此湯主之。

生大黃二錢　荆芥穗五分　木通　蟬蛻　紅花各四分　牛蒡　丹皮　紫草各一錢　赤芍八分　葛根　青皮各七分　生地四錢　加燈心一分

**松肌通聖散**　治痘腠理阻塞，血凝氣滯，窠粒隱隱於肌肉之間，痘色乾紅晦滯，神情悶悶者，此湯主之。

羌活　荆芥　紫草　紅花　木通　赤芍　地丁　青皮　牛蒡　山楂　蜂房　當歸　防風　加蘆笋、胡荽

**清涼攻毒飲**　治痘瘡大熱如火，紫艷深紅，煩渴顛狂者，此湯主之。

石膏研，三錢至一兩　川黃連一錢至三錢　大黃三錢至六錢　木通　紅花　荆芥各四分　牛蒡一錢五分　犀角磨汁，三分　青皮七分　丹皮　地丁各一錢　生地五錢至一兩　加燈草一分

**清暑透毒湯**　治痘值酷暑，神情煩悶，不時哈舌，大渴思冷，濈然汗出，或身涼如暈，痘瘡淹滯，此因暑氣閉塞故也，此湯主之。

陳皮去白　厚朴　甘草各四分　乾葛根　蟬蛻各三分　澤瀉　香薷各五分　黃連　青皮各七分　滑石三錢　扁豆一錢　加燈心一分

**疏邪實表湯**　治痘屬氣虛，皮薄色淡，身涼體靜，兼有表邪外束者，不拘漿前漿後，此湯主之。

黃芪　防風　荆芥　甘草　川芎　白芷　桔梗　加薑一片　胡荽一錢

**必勝湯**　治痘血瘀氣滯，窠粒實而不鬆，痘色滯而不活，或乾紅，或紫黯，或斑點，諸般痛楚，或貫珠，

或攢簇，毒火兩伏，此湯主之。

大黄小劑七分至三錢，大劑三錢至一兩，勢急者以一半同煎，一半臨起投下　青皮五分至錢半　桃仁去皮尖二錢至四錢　紅花五分至錢半　赤芍藥一錢半至三錢　木通三分至八分　荆芥　葛根俱三分至錢半　生地一錢至兩半　牛蒡七分至二錢　白項地龍三條至念一條　紫花地丁小劑三錢，中劑七錢，大劑一兩五錢　蟬蜕二分至六分　山楂大劑一兩五錢，中劑一兩，小劑五錢　蘆根三兩煎湯代水煎。

**旣濟湯**　治痘火毒太盛時值隆冬閉塞，此湯主之。

荆芥穗　乾葛根　石膏　川黄連　大黄　麻黄去根，蜜炒將黑，地上出火氣　蟬蜕　牛蒡　加薑二片，胡荽一錢，陰陽水煎。

**清金攻毒飲**　治痘毒壅於肺，聲音不清，喉間痛楚，煩渴壯熱，痘不起者，此湯主之。

桔梗　甘草　牛蒡　大黄　元參　前胡　山楂　山豆根　枳殼　荆芥穗　蟬蜕　殭蠶　加燈草一分

**涼膈攻毒湯**　治痘熱毒壅於上焦，胷膈煩悶，壯熱發渴，揭衣棄被，痘色紫艷深紅者，此湯主之。

大黄　黄連　石膏　荆芥　地丁　元參　黑梔　赤芍　生地　桔梗　木通　牛蒡子　甘草　薄荷　枳殼　加燈草一分　竹葉三十片

**消斑快毒飲**　治痘有夾疹夾斑，膚紅如醉者，此湯主之。

連翹　元參　生地　牛蒡　木通　蟬蜕　赤芍　牡丹皮　黄連　甘草　地丁　荆芥穗　加燈心二十莖　極熱者，加大黄。

**窮源透毒飲**　治痘瘡毒火深潛，累日不起，色有乾紅，有紫滯，或煩躁，或昏沉，身體不熱者，此湯主之。

大黄　青皮　穿山甲　紫草　歸尾　地丁　川牛膝　羌活　荆芥　紅花　木通　加蘆笋十株

**散結湯**　治痘血濇氣滯，色乾紅而囊不松者。

青皮　羌活　赤芍　紫草　地丁　山楂　荆芥　緑升麻　川芎　木通　牛蒡　丹皮　加蘆笋十株，鮮芋頭三個

**養榮附氣湯** 治痘窠囊蒼老，歸附不厚而淡白者。

當歸 熟地 川芎 紅花 生地 甘草 加薑一片

**實氣飲** 治痘血至而氣不至，歸附則厚，郛殼不長，或平或陷，而不充肥者。

丹皮 荆芥 青皮 山楂 穿山甲 牛蒡 赤芍 殭蠶 蟬蜕 木通 加蘆笋十株，臨服和大桑蟲。

**濬榮飲** 治痘氣至而血不至，郛郭飽滿而根窠晦者。

紅花 歸尾 紫草 丹皮 地丁 牛蒡 荆芥 木通 赤芍 加地龍三條，臨服和猪尾膏半盞。

**滌邪救苦湯** 治痘毒火下注大腸，邪毒逼迫，欲解不解，毒垢穢臭無倫者。

黄連 大黄 牛蒡 紅花 滑石 木通 蟬蜕 荆芥 澤瀉 青皮 赤芍 山楂 加燈心二十莖，陰陽水煎。

**萬兩黄金散** 一名無價散，一名四聖散。治痘瘡氣爲毒滯而陷，血爲火灼而黑者。

人糞 猫糞 猪糞 犬糞 臘月辰日，收取四糞乾結者，用礱糠火煅黑存性爲末，各等分研細，以蜜水調服三分至七分。《準繩》：每服三錢。

**養榮透毒湯** 治痘瘡血虚淡白，并囊窠不起者。

桔梗 甘草 當歸 川芎 熟地 紫草 山楂 蟬蜕 木通 穿山甲 加蘆笋十株

**蜞針法** 治報痘有紫硬，有黑陷，有歪斜，并諸痘内色紫黑，根腫硬，獨大於衆痘者用之。取水蜞大者，放於患處，將蛤殼合於蜞上，用軟絹束之，吮出毒血；次以藥胭脂膏封貼。如無此物，以銀針挑破，令奶母含金銀花汁以吮之。

**散火松毒飲** 治毒爲火鬱，不能透發，色紫滯而囊不松者。

丹皮 木通 連翹 防風 赤芍藥 紫草 山楂 露蜂房蜜炙 荆芥穗 青皮 牛蒡 加燈心半分

**平順清解飲** 痘至起齊，不犯氣虚，無甚血熱，稍用清解者，以此湯主之。

桔梗　甘草　山楂　殭蠶　木通　連翹　紅花　牛蒡　白芷　生地　加炒占米百數粒

**托裏無憂散**　痘至六七日，身不熱痘不燥，亦不甚紅，囊不充肥者，以此湯主之。

黄芪　人參　甘草　殭蠶　白芷　桔梗　當歸　川芎　加炒占米　大棗。

**賽金化毒散**　治痘内有伏毒，啼號不已，經日不起，并發癰發疔者，以此散用蜜湯調服。痘若搔傷，或攢簇堆聚，或報點臭惡，乾焦紫黑板硬等象，悉以此散調入油胭脂内，用綿紙做如膏藥樣以貼之。

乳香　没藥各一錢，研細配衆藥　貝母去心炒　雄黄　黄連　天花粉各一錢，生用　赤芍炒　大黄半炒半曬，各二錢　甘草七分
牛黄二分　冰片一分半　珠子四分，研極細以無聲爲度

**保元八珍湯**　治痘一切氣血兩虚，囊薄色淡，身涼體静，頂平頂陷，漿清皺軟者，此湯主之。

人參　黄芪　甘草　當歸　川芎　山楂　熟地　枸杞子　外加薑二片　炒糯米百數粒

**迴陽返本湯**　治痘氣血虚虧，皮薄漿清，錫皮灰白，虚惕寒戰者，此湯主之。

人參　黄芪　當歸　川芎　肉桂　甘草　鹿茸酒炙剉片用酒煎膏配藥　山楂　熟附　外加大棗二枚

**實脾固本湯**　治痘脾虚滑瀉，此湯主之。

人參　白朮　茯苓　木香　廣皮　訶子　炙甘草　肉果完穀不化者，加麪裹煨用　外加薑　棗

**納穀散**　治痘神不煩，熱不熾，痘不燥，而飲食不思者，此湯主之。

人參　白朮　茯苓　廣皮　山藥　炙甘草　外加陳倉米　大棗　煨薑。

**瀉黄納穀散**　治痘邪熱犯胃，唇口燥烈，口中膩渴，甚至舌起芒刺，嘴黑如煤，漿後身猶壯熱，種種燥熱而不思食者，此方主之。

石膏　黄連　生地　丹皮　木通　牛蒡　甘草炙用　生甘草　山楂　荊芥穗　重者加大黄，外加燈心。

**補液湯**　治痘津液不足而發渴者，以此湯主之。

人參　麥冬　五味　訶子　桔梗　甘草

**清金解渴湯** 治痘金被火爍而咽乾口渴者，以此湯主之。

石膏 生地 黄連 桔梗 荆芥 甘草 花粉 牛蒡 連翹 葛根 加燈心三十莖 竹葉三十片

**安神散** 治痘後邪毒淨盡，心虚不寐者。

人參 棗仁 茯神 甘草 當歸 麥冬 柏仁 白芍 加燈心 蓮肉

**清宵忘晝飲** 治痘邪熱，擾亂，心神不寧，夜不成寐，不拘首尾，以此湯主之。

黄連 丹皮 生地 木通 甘草 荆芥穗 黑梔 加燈心 竹葉。

**金蓋散** 治痘腐爛不收，和皮脱去，以此散撒在褥席上，令兒眠上。若以絹袋盛之，通身撲之亦可。

取黄牛糞尖曬燥，礱糠火煅黑存性，研細末用。

**滑肌散** 治痘漿足坐靨，紅暈未收，壯熱未和，以此散包於絹内撲之。

滑石六兩 甘草二兩 菉豆粉三兩 爲極細末用。

**水楊湯** 治痘板實不鬆，或礬紅或紫黯，八九日不行漿，甚至有作癢者，以此湯浴之。

**取水楊柳** 連枝帶葉剉斷四兩，長流水十數杓，煎十數滚，去渣，將三分之一傾於脚桶内，以手探之，不可太熱，亦不令太温，先以應服之藥服之而後浴，其湯漸漸添下，浴後以細絹收乾，逾時以燈照之，隱隱松浮漿脚動矣，冬月宜於帷帳中更備脚爐旺火於兩旁，不使寒侵爲妙 此柳生於水灘，四月間才有，其柳不生旁枝，長者三尺許，粗者如細篠，其葉較垂楊葉更厚，帶有白意，至五月葉下開細細紫花者是。此名水楊柳，非忍冬藤，亦非等閒柳樹也。須預備風乾得用。其性最能活血脈，利筋骨，大人有患拘攣，手不能握，足不能步者，用酒煎服，不能酒者水煎，其效有靈氣。按《萬氏心法》水楊柳五六觔，春冬用枝，秋夏用枝葉，治痘不起發，不光壯，浴洗不拘次數。

**保元回漿散** 痘有身涼體静，漿不滿足，膿囊漸闊，至收靨自是不齊，此湯主之。

人參 當歸 甘草 黄芪 白芍 米仁 茯苓 加薑 棗

**活絡透毒飲** 治痘收靨時，熱毒留連，愁容可掬，將來餘毒，在所不免，却不易來者，以此湯預活之。

羌活　紅花　荆芥　牛蒡　木通　當歸　牛膝　蟬蜕　青皮　連翹　外加地龍。

**忍冬解毒湯**　治痘痂初褪，大局無虞，疤少榮潤，熱欠清和，防餘毒竊發者，此湯主之。

甘菊　牛蒡　紅花　甘草　金銀花　土貝母　荆芥穗　木通　連翹　地丁　外加胡桃。

**撥雲散**　治痘後熱毒在肝，兩目通紅，甚至起障生瞖者，以此湯。

生地　黄連　木通　甘草　荆芥穗　穀精草　赤芍　木賊　甘菊　羌活　羚羊角　金銀花　大黄一分至三分　望月沙加燈心　白芙蓉葉。

**消疳解毒散**　治痘後牙疳。

兒茶　天花粉　青黛水澄　硼砂各一錢　薄荷五分　冰片　牛黄各一分　人中白三錢　甘草　雨前茶　黄連各五分　珠子二分　研極細，以無聲爲度，先以濃茶拭淨方吹。

**加味内托十宣散**　治痘後餘毒，白而不紅，平而不起，按之不熱，愁容可掬，此本氣血兩虚，漿不滿足而致乎毒也，以此湯主之。

人參　黄芪　當歸　牛膝　金銀花　木通節　甘草　白芷　羌活　紅花　川芎　皂角刺　加胡桃二枚

**回漿合宜散**　痘瘡血收漿足，别無燥熱之證，以此湯斂之。

白芍　防風　米仁　甘草　茯苓　山楂　扁豆　加大棗

**百花膏**　治痘收靨燥熱，痂皮濈起作痛者。

蜂蜜不拘多寡，大約四兩，配大黄細末一兩，和滚湯攪勻，以鵝翎拭之，痂亦易落。

**快肌膏**　治痘值炎天，膿漿燥實，遍體如霞，煩熱如火，身無安放者。

生大黄曬乾爲末，一兩　敗草散五錢　調入猪膽汁，宜薄不宜厚，以鵝翎輕輕間拭之，不可通身塗滿。

**牛黄八寶丹**　不拘已痘未痘，嬰兒諸般惡瘡惡毒，此丹有靈氣。

牛黄　冰片各二分　珍珠四分　劈砂水飛　雄黄透明者　元參瓦上焙或曬燥，各五錢　川連土炒　犀角　羚羊角　青黛水澄

乳香　没藥共出汗盡　川貝母炒淨　羌活炒，各三錢　琥珀二錢

右十五味，如法製爲細末聽用。將揀淨金銀花二兩，甘菊一兩，甘草五錢，胡桃肉二兩擊碎，紫花地丁連根帶葉理淨勿雜青苔、剉斷二兩，長流水五碗，砂鍋内慢火煎，至及半取汁，將渣絞乾，以綿濾清，桑柴火熬膏，入煉熟老蜜盞許，再熬至黏箸，將前末和丸，每丸三分，一歲左右者，日服一丸，三歲左右者，日服二丸，蜜水調服。

**奏凱和解飲**　痘瘡收痂，厚而滋潤，寢食俱安，可以弗藥而調理和解者，以此湯。

金銀花　土貝母　牛蒡　山藥　扁豆　山楂　荆芥　當歸　人參　甘草　加核桃肉　蓮肉。

**參歸化毒湯**　治痘餘毒留連，氣血虚弱，何以取驗？淡白不振，身凉愁困者，是也。

人參　當歸　黄芪　甘草　金銀花　皂角刺　牛膝　紅花　貝母　山楂　白芷　加胡桃肉。

**和脾宣化飲**　治痘後飲食過傷，氣壅飽悶，叫喊不已者。

廣皮　萊菔子半生半炒　前胡　卷舒　麥芽　大腹皮去黑翳黑豆湯泡洗

右用山楂一兩至二兩，煎湯代水煎。

**雙仙化毒膏**

錦紋大黄一兩，剉片　麻黄去根，五錢，剉斷　麻油二兩　將二味入於油内，煎至如煤之黑，取油去渣，於水盆内頓出火氣；再將煮熟鷄蛋十個，去白取黄，於小銅杓内細細搠碎，熬至黄沫泛溢，繼而焦黄，至極焦黑，青煙將起，油將來矣，漸有漸逼，以盡爲度，亦於水盆内出火氣，與麻油合併濾清聽用；復用大黄一兩，一半曬燥，一半與風化石灰同炒，炒至石灰如桃花色，去灰取黄，地上出火氣研爲細末；又松香五錢爲末，入於葱管内，用苧絲紮葱口，於銅杓内煮葱黄熟，去葱取松香爲末；又川黄蘗去粗皮淨五錢，一半曬燥，一半將猪膽汁炙透爲末；又青黛水飛五錢，合前藥總調於藥油内，其搽法如搽合掌丸，以漸而施。

**第一日方**《石室秘錄》岐天師傳，下同　見小兒身熱，眼如醉眼者，此出痘兆也。若不是醉眼，則非出痘，不可用此

方，用治外感方治之。若見醉眼，急投此方，則痘點即見，必不待三日而自出也。

黃芪　茯苓　元參各三錢　白朮　甘草　柴胡　荆芥各一錢　升麻　陳皮各五分　當歸　川芎　麥冬各二錢　先用金銀花五分，水三碗，煎湯二碗，再煎藥至五分，與小兒飲之。此方五歲已上俱照此分兩，五歲已下減半，週歲內者又遞減之。服此藥後，自然神思清爽，病家不肯服藥，勸其速服，包其速愈，不妨身任之。服後見點，再用第二日方。

**第二日方**

白朮　桔梗　白芥子　茯苓各二錢　麥冬　黑參　白芍　金銀花各三錢　甘草　柴胡　荆芥各一錢　當歸　生地各五錢　升麻三分　水煎服。服此藥後，一身盡見點矣。其色必紅，而無色白色黑之虞矣。

**第三日方**

人參五分　白芍　茯苓各三錢　神麯三分　白朮　黑參各二錢　丹皮一錢　水煎服。此方服後，盡皆灌漿，無不氣血之足，永無退證之虞矣。再服第四日方。

**第四日方**

人參　甘草各一錢　當歸　白芍各二錢　熟地黃自製，五錢　白茯苓　金銀花　黑參　白朮各三錢　陳皮　神麯各五分

服此方後，小兒必然口健，要吃食不已，不妨少少頻與，亦不可多食也。第五方可不必用矣。然更傳之者，恐小兒多食別生他病，故又傳此方。

**第五日方**

人參　甘草各一錢　茯苓三錢　白朮二錢　有食加麥芽五分，山楂五粒。若不傷食，不必加，止加金銀花三錢。

能服此五方，期七日前而回春也。已上小兒年歲小者，俱照第一方減之。如小兒已身熱三日則用第三方，四日則用第四方，如壞證另用壞證方。

**疹方**

黑參　金銀花　生地各三錢　蘇葉　天花粉　甘草各一錢　麥冬　桂枝各二錢，按桂枝二錢宜酌用之　升麻五分　陳皮三分　黄芩八分　水鍾半，煎五分，熱服。小兒初生數月減半，一週俱照此分兩。夏月加青蒿三錢。

**壞證方**秦真人傳　治痘瘡壞證已黑者，人將棄之，下喉即活。

人參三錢　陳皮　荆芥穗各一錢　蟬蜕五分　元參　當歸各二錢　水二鍾，煎八分，灌下即活。大約壞證皆元氣虚而火不能發也。今用參以助元氣，用元參以去浮游之火，用陳皮去痰開胃則參無所礙而相得益彰；荆芥以發之，又能引火歸經；當歸以生新去舊，消滯氣；蟬蜕亦解毒去斑。世人如何知此妙法！初起不可服，必壞證乃可。一劑即回春，不必再劑也。

**必全湯**雷真君傳　痘瘡壞證，最爲可憐。身如黑團之氣，口不能言，食不能下，世人到此盡棄之溝中，醫者到此亦置而不顧，誰知盡人皆可生之乎？

人參三錢　黑參　金銀花各一兩　荆芥一錢　陳皮三分　水煎五分，灌之下喉而眼開，少頃而身動，久之而神氣回，口能言，食能下矣，不必再服他藥，痘瘡自面而生全，至奇至神之方也。蓋痘瘡壞證，皆氣虚而火不能發也，火毒留於中而不得泄，故形如死狀。其實臟腑未壞，故用參以固元氣，用元參以去火，用金銀花以消毒，用陳皮以化痰，用荆芥以引經而發出於外，内中原有生機，所以一劑回春也。

**痘瘡初起方**張真人傳，下同

白芍　生地各二錢　當歸　柴胡　甘草　桔梗　麥冬　乾葛各一錢　廣陳皮五分　荆芥八分　防風三分　水煎服。

痘瘡惡者可變爲良。

**痘瘡出齊方**

人參　黄芪　甘草各一錢　白芍　生地　麥冬各二錢　柴胡八分　紅花五分　水煎服。有熱，加黄連五分，或黄芩、梔子各一錢亦可。有驚，加蟬蜕去翅足三分。色黑者，加肉桂五分。大便閉結不通，加大黄三分。腹痛，加芍藥、甘草各一錢。泄瀉，加茯苓一錢。有汗，倍加黄芪。有痰，加白芥子一錢。癢，加荆芥子六分。身痛，加廣木香三分。色白者，寒也，加肉桂一錢，人參、黄芪俱多加。痘瘡頭不突者，氣虚也，倍黄芪。腰不滿者，血虚也，加當歸一錢，熟地二錢。

**痘瘡將回方**

人參　白朮　白茯苓各一錢　甘草五分　桔梗三分　水煎服。升提其氣而又益肺金，使皮毛得諸補藥之益也。有紅紫乾燥黑陷者，熱未退也，加黄芩一錢。如痘色白黑灰黑色而陷，寒虚也，加肉桂三分，人參一錢。灌膿者，倍加人參，再加黄芪、當歸各二錢。泄瀉，加乾薑五分，茯苓一錢。心慌悶亂者，多加人參。嘔吐者，加人參、乾薑。身癢者，加廣木香三分。按癢字當作痛，原本疑誤。當靨不靨，多加人參。大便秘者，加大黄三分。口渴者，熱也，加麥冬二錢，黑參一錢。失音者，加石菖蒲三分，桔梗一錢。痘瘡入眼成瞖者，加蟬蜕五分。從前初起方中，即加蟬蜕七個，則目無痘矣。咽喉之中，防其生痘者，初起方中即用桔梗一錢，即無此證。小兒痘證，有此三方，再無死法，神而通之，可稱神醫矣。壞證亦以此方治之，無不生者。總之小兒宜補不宜散，一言盡之矣。

**疹方**　疹乃熱也，不可用人參、白朮，當用補血而不可散血。

當歸二錢　黑參三錢　升麻　甘草各三分　乾葛一錢　水煎服。此治疹奇方也。有此奇方爲骨，又出入加減可也。心火熱極，加黄連三分。肝火，加梔子六分。肺火，加黄芩、麥冬各一錢。辨各經病，亦看小兒山根之色，然看之時，須用洗去面上塵土細看之。《痘疹全書》統諸證以立言，而余總秘要以傳方。有此四方爲骨，參之彼書，出入加減，神奇之極矣。

**痘瘡神方**錢真人傳　不論起初灌漿收靨俱用之，神妙無比。

人參　白芍各一兩　白朮　黑參各八錢　茯苓五錢　陳皮　甘草　神麯　蟬蜕三錢　柴胡　山楂各二錢　黄連五分　各爲細末，水打成丸如菉豆大，遇前證，與一錢，未起者即起，已起者即灌漿，不收靨者收靨，神奇之極，毋視爲尋常也。願將此方廣傳人世。

**回毒即消丹**岐天師傳，下同　治回毒。

淨金銀花五錢　生甘草一錢　人參二錢　黑參三錢　水二碗，煎三分，與小兒服之，一劑即消大半，二劑全愈，不須三劑也。

**疹方**　治夏日發疹者神效。

紫蘇葉　桔梗　甘草各一錢　升麻五分　元參　青蒿各三錢　麥冬　生地各二錢　水煎服。岐真人曰：張真人治四時之疹，余方治夏時熱疹也。切記此二方，何患疹病之難治哉？

**水痘方**　亦治熱證而有水氣也。

柴胡　桔梗各一錢　茯苓二錢　生甘草　黄芩各五分　竹葉十片　燈草一團　水煎服。有痰者，加天花粉三分。有食，加山楂三粒，麥芽三分。有火，加黄連一分，餘可不必。有此一方，水痘無難治矣。

**治回毒歲久不愈方**

金銀花　當歸　人參　白朮土炒，各一兩　黄芪二兩　薏苡仁炒，三兩　生甘草二錢　白芥子三錢　柴胡　肉桂各五分

先將薏仁用水四碗，煎湯二碗，再煎前藥半碗，飢服一劑；再用金銀花、黄芪、薏苡仁各一兩，白朮土炒、當歸各五錢，甘草、白芥子各二錢，陳皮五分，水三碗，煎半碗，四服全愈。其服藥之時，更須用藥洗之：金銀花一兩，生甘草三錢，生葱三條，煎二碗。

# 古今圖書集成醫部全録卷四百九十七

## 痘疹門

### 單方

預解痘毒：七八月間，或三伏日，或中秋日，剪壺盧鬚如環子脚者，陰乾，於除夜煎湯浴小兒，則可免出痘。《唐瑶經驗方》，下同

消解痘毒：紫草一錢，陳皮五分，葱白三寸，新汲水煎服。

預解痘毒：五六月取絲瓜蔓上卷鬚陰乾，至正月初一日子時，用二兩半煎湯，父母只令一人知，温浴小兒身面上下，以去胎毒，永不出痘，縱出亦少也。《體仁彙編》

小兒將痘發熱失表，忽作腹痛，及膨脹努氣乾霍亂，由毒氣與胃氣相搏，欲出不得出也，以商陸根和葱白，搗敷臍上，斑止痘出，方免無虞。《摘元方》

嬰童痘疹三四日，隱隱將出未出，色赤便閉者：紫草二兩剉，以百沸湯一盞泡封，勿泄氣，待温時服半合，則瘡雖出亦輕。大便利者，勿用。煎服亦可。《經驗後方》

預解痘毒：用白水牛蝨，一歲一枚，和米粉作餅，與兒空腹食之，取下惡糞，終身可免痘瘡之患。《譚野翁方》

又：用白牛蝨四十九枚焙，菉豆四十粒，硃砂四分九釐，研末，煉蜜丸小豆大，以菉豆湯下。《本草綱目》，下同

又：每至除夜，以白鴿煮炙飼兒，仍以毛煎湯浴之，則出痘稀少。

浴兒免痘：除夕黃昏時，用大烏魚一尾，小者二三尾，煮湯浴兒遍身，七竅俱到，不可嫌腥，以清水洗去也。若不信，但留一手一足不洗，遇出痘時，則未洗處偏多也。此乃異人所傳，不可輕易。楊拱《醫方摘要》

身上有熱，疑似痘麻，用防風、蘇葉、陳皮、赤茯苓各三分，蟬蜕三隻，羌活二分，車前子四分，甘草、薑各一片，煎服，熱退身涼即止。如前大熱有效，呵欠眼淚噴嚏者，是麻。若無效有驚悸者，是痘。貧者止用生薑一錢，陳皮八分，煎湯服之。富者，請醫調理。《窮鄉便方》，下同

稀痘：用上好真正麻油，浸頭髮擦兒背及腰肋等處，便出皆黑，其痘自稀。若痘瘡血熱毒甚者，宜用紫草茸。

預解痘毒：十二月取兎頭煎湯，浴小兒，涼熱去毒，令出痘稀。《飲善正要》

痘疹煩熱：用人中白或老糞缸白垢，洗淨研末，每白湯或酒服二錢。《痘疹便覽方》

預解痘毒：初發時或未出時，以硃砂末半錢，蜜水調服，多者可少，少者可無，重者可輕也。丹溪方

預解痘毒：用鷄卵一枚，活地龍一條，入卵內，飯上蒸熟，去地龍與兒食，每歲立春日食一枚，終身不出痘也。《保和方》

又：用鷄卵一枚，童便浸七日，煮食之，永不出痘。李氏方，下同

又：用頭生鷄子三五枚，浸厠坑内五七日，取出煮熟與食，數日再食一枚，永不出痘。徐都司得於浙人之方。

預解痘毒：用白鴿卵一對，入竹筒封置厠中，半月取出，以卵白和辰砂三錢，丸菉豆大，每服三十丸，三豆飲下，毒從大小便出也。小兒食之，永不出痘，或出亦稀。《濁江方》

嬰孺風疹在皮膚不出及瘡毒：取慎火苗葉五大兩，和鹽三大兩，同研絞汁，以熱手摩塗，日再上之。《圖經》

痘疹不出：用蘿蔔子生研末，米飲服一二錢良。《衛生易簡方》

斑痘不出：端午日用硃砂半兩，乳香一兩爲末，猪心血圓梧子大，乳香湯下一粒。《中藏經》

小兒痘疹不發：韭根煎湯服之。《海上方》

痘瘡不發：荔枝肉浸酒飲之，并食荔肉忌生冷。聞人規《痘疹論》

痘不發：櫻桃核二三十個打碎，薑一片，葱頭一個，煎服，出汗即起發，暑天不蓋被。《身經通考》方，下同

又：用菊花根取汁，少加水，入穀糠淋下，服之即起。

痘瘡出時不快，壯熱狂躁，咽膈壅塞，大便閉濇，咽腫不利，若大便利者勿服。牛蒡子炒一錢二分，荆芥穗二分，甘草節四分，水一盞，同煎至七分，温服，已出亦可服。《和劑局方》

痘疹出不快：乾山楂爲末，湯點服之，立出紅活。《危氏得效方》，下同

又：猴楂五個，酒煎，入水温服，即出。

痘瘡不快，初出或未出，多者令少，少者令稀：老絲瓜近蒂三寸，連皮燒存性，研末，砂糖水服。《直指方》

斑痘不快：乳香研細，猪心血和丸芡子大，每温水化服一丸。聞人規《痘疹論》

痘瘡倒陷：胡桃肉一枚燒存性，乾胭脂半錢，研勻，胡荽煎酒調服。《儒門事親》

痘瘡乾黑危困者：用棠毬子爲末，紫草煎酒，調服一錢。《全幼心鏡》

痘瘡倒靨：鄭州麻黄去節半兩，以蜜一匙同炒良久，以水半升煎數沸，去沫，再煎去三分之一，去滓，乘熱服之，避風，其瘡復出也。一法用無灰酒煎，其效更速。寇宗奭方

痘瘡變黑歸腎：用竹圓荽草煎酒，噴噀遍身，其痘即起。《直指方》

痘瘡黑陷：牛黄二粒，硃砂一分，研末，蜜浸胭脂取汁調搽，一日一上。《王氏痘疹方》

痘瘡黑陷：沉香、檀香、乳香等分，爇於盆内，抱兒於上，熏之即起。《鮮於樞鉤元》

痘瘡惡證，如斑痘倒陷，毒氣壅遏於裏，則爲便血昏睡不醒，其證甚惡，用抱出鷄子殼，去膜，新瓦焙研，每服半錢，熱湯調下。嬰兒以酒調抹脣舌上，并塗風池、胷背神效。《本草綱目》

痘瘡倒陷：臘月收人中白火煅爲末，温水服三錢，陷者自出。《儒門事親》

痘瘡倒靨：用白狗一隻，或黑狗，餧以生粟米，候下屎，淘取未化米爲末，入麝香少許，新汲水調服一錢。

《總微論方》，下同

痘靨：白丁香末入麝香少許，米飲服一錢。

痘靨發搐黑陷者：用桃膠煎湯飲之；或水熬成膏，酒化服之，大效。

痘瘡狂躁心煩，氣喘妄語，或見鬼神，瘡色赤未透者，用豶猪第二番血清半杯，酒半杯，和勻，入龍腦一分，温服，良久，利下瘀血一二行，瘡即紅活。此治痘瘡黑靨惡候，醫所不治者，百發百中。

痘瘡黑陷：臘月收豶猪心血，瓶乾之，每用一錢，入龍腦少許研勻，酒服，須臾紅活，神效。無乾血，用生血。沈存中方

痘瘡變黑：穿山甲蛤粉炒爲末，每服五分，入麝香少許，温酒服，即發紅色如神。《直指方》

痘陷而作泄甚者：用雲南啞芙蓉末五釐，兒小者用三釐，蓮肉末四分，以老米湯調吞立效。此藥凡痘癢痘燥服之，皆有奇效。《窮鄉便方》

痘色灰白，頂陷倒靨，起死回生：紅花子、蓖麻仁、麝香各三釐，共搗如泥，真香油、生蜂蜜調成膏，如錢大，貼百會穴，輕者三四寸香，重者五六寸香，立起如珍珠。《身經通考》方

痘疔：雄黄一錢，紫草三錢爲末，胭脂汁調，先以銀簪挑破搽之，極妙。《痘疹證治》

痘瘡濕爛：黑大豆研末敷之。《本草綱目》

痘瘡生蛆：用嫩柳葉鋪蓆上臥之，其蛆盡出而愈。《李樓奇方》

痘瘡：猪肉煮汁洗之。譚氏方

痘瘡潰爛：枇杷葉煎湯洗之。《摘元方》

痘瘡癢，悮搔成瘡，及瘡痂欲落不落，用上等白蜜塗之，其痂自落，亦無紫黑瘢痕，神妙。陳氏方

痘瘡作癢：房中宜燒茶煙恆熏之。《本草綱目》

痘瘡痛癢：用乾山藥、白芨爲末，燃而熏之。《幼科全書》，下同

又：用升麻、蒼朮、麻黄、槐枝、桑枝煎水，乘熱拭之。

痘瘡作癢：用蟬蜕三七枚，炙甘草各一錢，水煎服之。《全幼心鑑》

痘瘡稠密：用生犀於濇器中新汲水磨濃汁冷飲。錢氏方

痘瘡，便秘四五日：用肥猪膔一塊，水煮熟，切如豆大，與食，自然臟腑滋潤，痂疕易落，無損於兒。陳文中方

斑痘始有白泡，忽搐入腹，漸作紫黑色，無膿，日夜叫亂者，此毒入心：鬱金一枚，甘草二錢半，水半碗，煮乾，去甘草，切片焙研爲末，入真腦子半錢，每用一錢，以生猪血五七滴，新汲水調下，不過二服，甚者毒氣從手足心出如癱狀，乃瘥。此乃五死一生之候也。《本草綱目》，下同

痘疹不收：用象牙屑，銅銚炒黄紅色爲末，每服七八分，或一錢，白水下。《王氏痘疹方》

痘不落痂：砂糖調新汲水一杯服之，白湯調亦可。日二服。劉提點方

痘後癰毒：赤小豆末，鷄子白調塗傅之。《本草綱目》

痘風手足不仁：用橙葉煎濃汁百滾，傾大盆内，坐其上蒸之，頻加熱汁，蒸至稍温，入浴即愈。《身經通考》方

咽喉痘疹：牛蒡子二錢，桔梗一錢半，粉甘草節七分，水煎服。《痘疹要訣》

防痘入眼：用菉豆七粒，令兒自投井中，頻視七遍，乃還。《本草綱目》，下同

痘瘡入目：白柿日日食之，良。

痘瘡入目：猪蹄爪甲燒灰浸湯，濾淨洗之，甚妙。《普濟方》

斑疹入目：紫貝一個，即蚜螺也，生研細末，用羊肝切片，摻上紮定，米泔煮熟瓶盛，露一夜，空心嚼食之《嬰童百問》

防痘入目：胭脂嚼汁點之。《集簡方》

防痘入目：白芥子末，水調塗足心，引毒歸下，令瘡痘不入目。《痘疹要訣》

痘瘡入目，羞明生瞖：畢澄茄末吹少許入鼻中三五次，效。《鴻飛集》，下同

斑痘入目：鷄子殼燒研，入片腦少許點之。

痘後目翳：用石決明火煅研，穀精草各等分，共爲細末，以猪肝蘸食。

痘瘡入目生翳：用兎屎日乾爲末，每服一錢，茶下即安。《普濟方》

斑痘入目生翳障：用白菊花、穀精草、菉豆皮等分爲末，每用一錢，以乾柿餅一枚，粟米泔一盞，同煮，候泔盡食柿，日食三枚，淺者五六日，遠者半月，見效。《直指方》

痘疹目翳：水煮螺螄常食，佳。《濟急仙方》

痘後生翳：水銀一錢，虢丹五錢，研作六丸，坩鍋糊定，火煅一日，取出，薄綿裹之，左翳塞右耳，右翳塞左耳，自然墜下。危氏方

痘後障翳：用蛇蜕一條洗焙，天花粉五分爲末，以羊肝破開，夾藥縛定，米泔水煮食，子女及甥皆用此得效，真奇方也。《齊東野語》

痘後目翳：蟬蜕爲末，每服一錢，羊肝煎湯下，日二服。錢氏方

痘風赤眼：初生小兒臍帶血，乘熱點之，妙。《海上方》

痘瘢：黄明膠炒研末，温酒調服一錢匕。痘已出者服之無瘢，未出者服之瀉下。《本草綱目》

痘瘡赤瘢：用鷄子一個酒醅浸七日，白殭蠶二七枚，和匀，揩赤塗之，甚效。《聖惠方》

痘瘡瘢痕：羊胚二具，羊乳一升，甘草末二兩，和匀塗之，明旦以猪蹄湯洗去。《千金方》

## 針灸

《陳氏痘疹方》曰：治痘疔毒氣熾盛，使諸痘不能起發，已起發者不能貫膿，已貫膿者不能收靨，或大痛或麻木痛者，灸至不痛，不痛者灸至痛，其毒隨火而散。京師常見治此者，即以銀針挑破出毒血，諸痘隨時貫膿，若挑破不痛不出血者難治。若用此法，灸之即知痛，更用針挑破，紫血隨出，諸痘隨貫，亦有生者。其法用大

蒜頭切三分厚，安痘疔上，用小艾炷於蒜上灸之，每五壯易蒜再灸。若紫血出後，腫痛不止，尤宜當灸。治者審之！

## 醫案

錢氏《小兒直訣》曰：睦親一大王病瘡疹，先用抱龍丸解之，彼另用藥下之，其疹稠密。余曰：瘡疹始出，未有他證，但用平和之藥解之。如三日不出，或出不快，宜微發之，更不出，當再發之，出而不多，脈平和無他證者，瘡本稀少，不可更發。若瘡起發能食者，大黄丸下一二行。若初起就用下劑，則裏虚瘡不能盡出而稠密難治。至三日，其瘡黑陷，喜不寒戰，遂用百祥丸、牛李膏各一服，瘡復紅活而愈。蓋黑者歸腎也，腎旺勝脾故脾虚，寒戰則難治，所用百祥丸瀉膀胱之邪，自不盛也。

五太尉因墜鞦韆，患急驚發搐，或用表散之藥，不愈，此急驚當先退其熱，以大黄丸、玉露散、惺惺丸加牛黄、龍、麝解之。至三日肌膚尚熱，余曰：再二日不愈，必發斑瘡。已而果然。服必勝散七日而愈。此乃初因悮散其表，内熱不止而斑自生也。

十太尉瘡疹未出，呵欠頓悶驚悸，乍涼乍熱，手足冷，面腮赤，欬嗽時嚏，此五臟證具也。以其別無他候，故未發出，若已出則歸一臟也。用抱龍丸數服，瘡疹出而諸證愈。

張子和《儒門事親》曰：河間劉光濟之子病疱後，嘔吐發昏，用丁香、豆蔻之類不效。適麻先生寄其家，乃謂光濟曰：余有小方，無毒，人皆知之，公肯從乎？光濟曰：先生之言，必中於理，何敢不從！麻先生曰：劉河間常言涼膈散可治瘡疱，戴人用之如神。況《内經》言少陽所至爲嘔涌。少陽者，相火也，非寒也。光濟欣而從之。此日利二行。適王德秀自外入，聞其利之也，乃曰：瘡疱首尾不可下。麻自悔其多言，業已如此，姑待之。比至食時，下黄涎一合，日午問之，兒已索游於街矣。

萬氏《家傳痘疹心法》曰：邑人黄鳳山一子五歲，請預解痘毒法。予曰：令嗣氣色明潤，胎稟壯實，痘出必疎，更服藥則益疎矣。乃與代天宣化丸服之，後痘甚疎，不藥而起。

邑令朱雲閣義男，一子甫周歲以示予。予曰：笑無情，恐出痘耳。訣云：喜引才方笑。此子不待喜引自笑，謂之無情。笑者，心之聲，火象也，經曰：諸痛癢瘡瘍，皆屬心火，故恐出痘也。朱公忽焉。未幾，果痘，頭面腫癢，死。

友人胡三溪中年得子，項小聲小。予告之曰：項者頭之莖，名曰天柱。項不任元，天柱頽矣。聲者氣之發，聲微不揚，元氣弱矣。誠恐出痘，不能勝毒。果九歲出痘，乍見乍隱，鼻滴血，死。

邑人李新芳子四歲得驚風，予醫之愈，乃曰：以吾兒託公。予曰：令嗣胎稟怯弱，精神短少，若調理數年，胃氣充實，出痘無妨，但恐痘太急耳。次年，果痘密甚，不成膿，死。

邑人周柳溪止一子，五歲，未出痘，癸丑正月念三日發熱，請予視之，見面多青黑色，目無神，元氣怯弱。予曰：當亟治。周不喜予言。予曰：邪氣有餘，元氣不足，若不亟治，後發血泡，不可爲也。彼更請醫作外感治，且汗且下，至念八日，果發血泡，卒。

蘄水周惠長男婦魯氏新寡，二男二女皆未痘，請予視之。予見二男長女面色嬌赤，神光太露，額有青紋；惟小女形實氣充，面色明瑩。乃告之曰：若出痘，惟小女吉也。魯以言太直，不聽。半月後，長女二男相繼以痘殞，小女存。

蘄水徐長溪三子，癸丑春出痘，季子先病痘卒，次子又卒，惟長子存，亟延予治之。時未發熱，予觀長溪色憂情苦，預告之曰：令嗣當出痘時，精神爽健，氣色光晶，年壽明潤，印堂黃光，此壽相，又順候，其痘必疎，不須醫治，無疑慮也。頃之，果出痘甚疎，不藥而愈。

邑訓導馬公順，蜀人也，一孫五歲，出痘至八九日，膿成將靨，忽腹痛煩哭，大便秘。馬駭甚。予曰：此結糞也，當急下之。馬公曰：痘瘡首尾不可下，今當收靨，中氣要實，敢下耶？予思不急下，加腹脹氣喘，且不救，乃作桂枝湯，暗入酒蒸大黄煎服，下燥糞，腹痛即止，痘靨而安。馬公知之，謝曰：非子通變，幾誤此孫。

邑人汪我溪次女，丁卯冬出痘，延長男邦忠視之，起發貫膿時，昏睡不思食。予謂忠曰：此心血不足，邪火内熏，神昏證也。命以龍腦安神丸與服。有頃甦，痘亦平。

程希文次子，辛未春出痘，發熱現形時，煩躁譫語，來告予以病證，予授一方，用木通、山梔仁、麥門冬、牛蒡子、連翹、甘草、燈心作引，水煎，調辰砂末，連服三劑，病退痘出，如期愈。

鄖陽撫院孫一女七歲，己巳四月七日發熱，全在幕下，見其面赤腮燥，知是痘證。次日口角傍便見紅點，如蚊迹狀，不成顆粒，一逆也；腰痛腹痛，二逆也；昏睡譫語，三逆也；乾嘔，四逆也。初九日，公見其狀，撫膺大慟。全以色脈無恙，再三慰之。不信，但垂淚曰：爾痘疹書明言不治，何又相誑也？全告曰：此病在經絡，猶可治也。但因中氣久虚，不能驅毒外出耳。孫乃命進藥。予用保元湯以補中氣，加羌活、防風、荆芥、柴胡發散表邪，木香、山楂驅逐裏邪，調辰砂末以解毒。初九、初十、十一日，連進三劑。十三日午時，忽昏暈，目閉口噤，神色俱變。孫與夫人皆哭。全急告曰：此有冒汗來也。汗出，痘亦隨出，謂之冒痘。須臾視之，果得大汗，而痘盡出矣。復用錢氏異功散加黄芪、白朮，調理而愈。孫拱謝曰：不負吾爲爾梓痘疹書也。

壬申春，郡人王蒸湘子出痘，請予往治，痘已盡出，問其詳，時有董醫在，答曰：正月廿七日發熱，廿八日現形，自額上起，今三日矣。予思額上初出者重，三五成叢者重，五心俱有者重，鎖項者重，乃逆證也。及審其證，腹脹大而緊，腸中汩汩有聲，大便如黄金色，乃脾敗逆證也。因其一子，託治甚切，設法調治，腹脹不減，腸鳴如故。起發之初，心窩中有一痘戴漿者，隨即破滅，背瘡盡成水泡，目中淚出，兩拳緊握。予甚恐，此脾土敗肝木勝之候也。蓋肝爲水泡，其爲變也，握不泣而淚出，肝絶也。未五日而脣瘡乾黑，背瘡盡破，診其脈，濡弱沉細，其脈又逆，六日而癢作，摇頭扭項，逆證也；且求粥食且急，病名除中，又逆證也。予急進保元湯，合桂枝湯調獨聖散服之，復見紅點。蒸湘喜曰：此有生意矣。予曰：若漸出一層小痘則吉，只恐膏之將滅也，必大明而後滅。果紅點復隱，加喘而絶。

邑令朱一子九歲，庚申三月發熱嘔吐，召全視之，全曰：痘也。公曰：不然。昔在蜀已出過，痘跡固在。

全曰：此水痘瘢，非正痘瘢也。朱又堅執爲傷食。全辨之曰：痘疹發熱，與傷寒傷食相似。傷寒發熱則面紅，手足微温；傷食發熱則面黄白，手足壯熱；痘瘡發熱，男則面黄體涼，女則面赤腮燥，其足俱涼。今身熱面黄足涼，乃痘疹也。經云：痘乃胎毒，五臟各具一證，發熱呵欠驚悸，心也；項急煩悶，肝也；欬嗽噴嚏，肺也；吐瀉昏睡，脾也；耳涼骫涼足涼，腎也。以此論之，乃痘疹，非傷食也。朱曰：未見五臟諸證，只嘔吐足涼，恐非痘也。全曰：此子脾胃素弱，痘毒乘虚，故發在脾。但見嘔吐一證，熱才三日，姑待明旦再議。次日，以燈視之，皮下隱隱紅點，而脣邊已報痘矣。朱惟一子，心甚憂懼。全告曰：顆粒分明，部位正當，此順痘也。朱問宜服何藥？全曰：痘無病，不宜服藥，但適其寒温，調其飲食，期十三日安。後果然。

黄岡索希文爲羅田吏，一子十三歲，發熱腹痛煩渴，萬世喬先作傷食治，熱不除，腹痛甚亟，復延予。予曰：此痘也。腹痛者，毒氣内攻也。煩渴者，神不得安，津液乾也。法當解毒托裏，不可緩也。世喬堅執爲傷食證。五日後，其痘一齊涌出，未及起發，乾枯内陷而卒。其母泣曰：悔不用萬君之言。

英山一富家子，年十六，患痘，發熱腰痛，來請予治。問曾婚否？曰：未也。連進人參敗毒散二服，痛止痘出而安。若曾有房室者，不可治也。

邑人胡元溪一子，甚珍愛，未痘，延予視之。予曰：令嗣五嶽端立，三關明潤，骨堅肉實，神俊氣清，出痘必疎。壬寅五月末旬，發熱作搐，元溪夫婦憂惶無措。予曰：此佳兆也。以辰砂散投之，搐止痘出。予又曰：凡痘起脹，未有頭面不腫者，此痘顆粒緊小，必不大腫，面貌如常，期十二日安。果然。

予次男邦孝辛卯春方四歲，發熱卒驚而絶，其母大哭。予曰：此痘疹也。乃掐合谷得甦，與導赤散、瀉青丸，一服而搐止，痘出甚密，幸無他病，十三日而靨。予時制滿起復，追崔宗師至棗陽，往返半月，抵家，又出疹愈。

邑人胡玉峯第三子，方二歲染痘，自利三日不止，請予治之。彼欲進理中湯加訶子、肉豆蔻。予曰：不可，此協熱利也，宜用黄芩芍藥湯。但觀其形色，利當自止，不必服藥。次日痘出，利果止。

一小兒發熱之時，自利，大孔如竹筒狀，清水流出，逆證也。予思乃火盛於内，肺金不行收令也，以黄芩芍藥湯加烏梅一服而利止。

邑人胡三溪子，已酉冬痘，時常以手自掩面，身下縮，頻呼曰：我怕，若有所見者。請予視之。予曰：逆證也。經曰：腎敗者失志，目中見鬼，死不治。錢氏云：腎則病下竄，此痘發於腎，不可爲也。果然。

一婦人年二十餘，發熱五日，痘不出，常起摸牀壁，昏不知人，口喃喃不休，請予視之，曰：死證。果然。

本邑周璜子年十三，染痘發熱五日，痘不出，發狂譫語，請予治之。予往，見其族兄周尚貴在，亦明醫也，乃問曾服藥否？曰：連進保元湯三劑矣。予曰：悮矣！犯實實之戒也。凡治痘者，發熱之初，驚者平之，渴者潤之，吐利者和之，便秘者利之，熱甚者解之。如無他證，不須服藥。今觀此子，元氣素厚，飲食夙强，乃以保元湯助火爲邪，毒氣鬱遏至於狂妄，熱已劇矣，宜急下之。與三黄湯，得利狂止，痘出，至十七日靨。

蘄水汪沙溪家，癸丑年出痘，請魯家湖黑神托巫語云：爾家十八人，六人不可救也。初出痘，一婢死，急請予往。又一婢發熱顛狂，予見之曰：熱劇矣，當速解之。沙溪曰：專爲吾孫請公，非爲此婢也。且神言不吉者六人，奈何？予曰：人有貴賤，醫無分別，僕到當悉活之，神言不足信也。乃作三黄湯大劑與之，得利熱減，神清，痘出而安。餘十七人悉活之。

里中林霄年二十餘，染痘，初發熱，小便血，聞之，予嘆曰：不可爲矣。或問故？予曰：乙未春蘄水桃坳徐氏出痘死者十八人，皆小便血也。霄越三日殞。

余長孫祖善，邦孝長子，二歲時染痘發熱，三日内忽寒戰似瘧。孝泣曰：死矣。予笑曰：爾爲醫，救病如篙工然，忽遇風浪，手足自亂，何以渡人？此兒元氣充盛，毒氣微少，邪不勝正，故作寒戰而退，試觀其痘必少也。果止五七粒，七日愈。

胡三溪子已酉冬出痘，初發熱便咬牙，戛戛有聲，精神昏憒，予見之，嘆曰：逆證也。乃腎虚證。蓋腎主骨，齒者骨之餘，腎水不足則毒火無制，火氣扇動故上下相戛而有聲。陳氏所謂齒槁者是也。果卒。

黃岡程旋溪子未一歲，時值家中出痘，請予視之。予見此兒多笑，知其心火有餘，乃令蔡朝宸用黃連一錢，山梔仁七分，辰砂五分，水爲丸服之。三日後笑漸少，時辛未三月十九日也。廿一日發熱，忽作喘，喉中涎響，汨汨有聲。旋溪驚，予曰：肺熱證，幸不肩息足冷。乃作清金散火湯，一劑而減半，再劑而喘定。

麻城周愚齋長媳寡，惟一女出痘，使使延予，予問狀曰：發熱五日餘，未見痘出，但背上發一腫毒。予曰：不可治也。非癰，乃痘母也。三日後，果有凶聞。

蘄水李雙溪家出痘，長子病痘死；次子痘三四粒，未起發而隱，身亦無熱。幼子病，請予往。予曰：小令嗣神采明潤，形體充實，出痘必輕。次令嗣氣色昏黯，精神倦怠，出痘必重。衆皆曰：已出三二粒收矣。予曰：不然。痘出雖有輕重，未有不成膿結痂者。先者試痘，其證爲逆，身無熱，伏在内也。時一日者，言次君有大災如予言，衆哂之。數日，次子作大熱，痘齊涌出，身無空膚，予用參、芪、歸、芎、甘草節以養氣血，荆、防、木通、青皮、牛蒡子、連翹、金銀花、酒炒芩、梔、桔梗以解毒，作大劑，一日一服。調理至十三日後，遍身潰爛，不即收靨，予改用十全大補湯去桂加白芷、防風，外用敗草散貼襯，前後三十餘日而安。日者亦抵掌曰：予言如何！

邑人王雲野子二歲發熱，出紅點一二粒，請予視之，見額紋青氣，年上赤光，乃告之曰：此險痘也。先出者名試痘，中氣不足，毒氣隱伏，故出不快也。以調元湯加防風、木香，服後有痘旋出，喜無他證，十三日安。

邑人余光庭，庠生也，年十九，染痘發熱，五日不出，請予及韓兩峯治之。兩峯佳醫，與予素善。予問其證，未解已三日，診其脈細而數，雖有下證，元氣怯弱，不可下也。乃謂兩峯使作膽導法，不得通。病者煩躁，家人惶惶。予思發熱日久，毒流其中，燥糞閉塞，肛腸乾枯，氣不得行，血不得潤，膽導力小，不能通也。自立一法，取猪尿胞一枚，以猪膽汁半杯，清油半杯，蜜半杯，三物攪勻入胞中，如作膽導法，取下燥屎二十餘枚，氣通熱解，神清痘出。予笑曰：此法外意也。

胡三溪初生二子，丁酉年入監，乃以長子托予，次子托萬紹。戊戌春長子先出痘，予守治十一日安。隨次子出痘，予聞其乍熱乍退，兩足冷，數日不大便，痘先出者，猶是紅點，亦不起發，念三溪之常好，往視之，驚曰：此逆痘也。紹曰：熱微毒亦微，熱甚毒亦甚。今熱不甚，順痘也。予曰：不然。痘本火毒，待熱而發。如發熱而不煩不渴，大小便如常，精神清爽者，此熱在表，其裏無邪，毒火發越，而痘易出易靨也。若煩躁不安，大小便艱，昏昏喜睡，此毒火內蘊，不得發越，表熱雖微，內熱則甚，何謂熱微毒亦微也？此子乍熱乍退者，毒火往來也；大便不通者，毒火鬱遏也；痘見紅點而不起發者，毒火之陷伏也；足冷者，火之極而兼水化，謂之厥逆也。紹不以爲然。至次日，紅點俱沒，煩躁轉甚。紹曰：此內收也。予嘿不應。因嘆曰：醫貴同心，執己見以悞人命耶，此何爲者！翌日死。

麻城鄒清溪一子，五歲出痘，先請傅醫治之，服保元湯，熱益甚。又請李醫，到曰：險痘也。清溪不安，延予視之，曰：此順痘也。期十八日安，不須服藥。衆曰：今自發熱日計，已六日矣，何以須十八日？況痘不服藥，何以得痊？今進保元湯三劑，尚有一劑未服。予曰：痘不可以日期算，出已盡，發已透，膿已滿，而後收靨可期也。今痘出而熱轉甚者，出未盡也，由服保元湯犯實實之戒，故令出遲靨亦遲也。吾聞善攻不如善守，本無他病，何以藥爲？吾爲爾保全是子，無憂也！後果然。

邑人胡近城次子庚午冬，未痘先兩頰赤燥，請予八子邦靖視之。予謂靖曰：《傷寒論》云，面色緣緣赤者，陽明熱也。若不預解，至出痘時，此處必甚稠密而赤，貫串難靨。教以升麻葛根湯加防風、牛蒡子、連翹，三服而紅色盡去，痘出亦踈。

汪懷江次子五歲，出痘甚密且紅艷。懷江恐其不吉，請予四子邦治醫。予謂治曰：險痘也。氣實血熱，可治也。教用當歸梢、赤芍藥、生地黄、防風、荆芥穗、牛蒡子、連翹、桔梗、甘草以解其毒，連進三劑，紅色盡退，猶未發透。再教用黄芪、防風、甘草、赤芍藥、牛蒡子、桔梗、青皮、山楂肉、連翹，調理十五日而靨。

英山馬四衢一子五歲，出痘，痘不起發，延予視之。予曰：此順痘也。馬氏兄弟曰：不起發何如？曰：毒甚者則頭面腫，毒微者則頭面不腫，非不起發也。又呼咽痛，四衢憂之。予曰：此乃痘家常病，可喜者喉舌無瘡，頸項間痘稀，不足怪也。乃以甘桔湯加牛蒡子水煎，細細嚥之，咽痛即止，飲食無阻，十三日安。四衢曰：向吾小兒咽痛，服藥輒效，何神也？予曰：痘疹者，火毒也。火氣上熏，咽喉豈不作痛？故用桔梗之苦以開其結，甘草之甘以瀉其火，牛蒡子之辛以解其毒，是以效也。若喉舌有瘡則壅塞潰爛，頸項多痘則封鎖熏炙，必爲嗆水失聲之證，令嗣無之，故曰不足怪也。馬氏稱善。

圻水羅良制妻魯氏年二十七歲出痘，遍身紅斑如蚊跡，衆醫視之，皆曰不治，請予往。予視其神識精明，語言清亮，診其六脈調勻，問其飲食如常，大小便調，不煩不渴，但遍身紅斑，稠密無縫，色且艷。予曰：此夾斑痘證也。魯畏死，乞救甚哀。予曰：此病非吾不能治。斑痘相雜，故難識耳。解去其斑則痘自見，汝切勿憂！亟作荆防敗毒散加元參、升麻，作大劑一服，次早視之，則斑迹不見，痘粒可摸矣。再進一服，其痘起發，調理半月而安。

圻水汪白石女方二歲，出痘遍身，紅點大小相雜，無有空處。白石曰：此女難治。予曰：此斑疹夾痘證也。乃教吾次男邦孝以升麻葛根湯加防風、荆芥、元參、連翹、牛蒡子、淡竹葉、木通，一服減十之三，再服減十之七，三服痘磊落明白。白石曰：先生神術也。

本邑各衙出痘，先二衙一子一女出，長子後發熱見紅斑，予疑是夾斑證，三四日後，其斑盡收，熱退身涼，痘不出。四衙小男女正出痘，一子發熱亦出紅斑，亦亡恙。乃信人有不出痘者，或發斑，或發疹，或發水痘，皆可折過也，必在正出痘時方論。

英山鄭斗門一子，出痘將見形，作癢不能禁，亟請予治，迎謂曰：吾只此子，今痘作癢奈何？予曰：起發時作癢者逆也，貫膿時作癢者逆也，將靨時作癢者險也。險者可治，逆者不可治。出見便癢，經傳中原無是證，待吾思之。頃之，予謂之曰：吾思仲景《傷寒正理論》〔一〕云：太陽經病身癢者，此邪在表，欲出不得出也，桂枝麻黄各半湯。陽明經病，皮中如蟲行者，此肌肉虛也，建中湯。令嗣身癢，正是痘欲出不得出，與太陽證同，

注〔一〕傷寒正理論　疑成無己《傷寒明理論》之誤。

非陽明肌肉虚證也。乃以各半湯方内去桂、杏，加升麻、葛根、牛蒡子，一服而癢止，痘出甚密。留予守治，半月而安。斗門謝曰：非公達仲景之妙，安能有此子也！

吾第七子婦徐患痘，大熱大渴，眼紅脣裂，自利清水，妄見妄語，循衣摸牀，遍身紅斑，俱如蚊跡，皆逆證也。人皆危之。予議曰：此毒在三焦，表裏俱熱，非大發大下之劑，不可救也。乃以通聖散全料大劑與之，才一劑而前證悉去，痘即出現甚密；復用十全大補湯去桂加防風、金銀花、連翹、桔梗，調理愈。其痘自下收起，亦奇事也。

圻水羅野松年十六出痘，其父月湖延予視之。予往，先有張醫在。張之言曰：凡出痘者，春夏爲順，秋冬爲逆。今冬出痘，時逆也；痘起發頭面要腫，今被寒氣鬱遏，毒不得出，故頭面不腫，證逆也。奈何？予曰：不然。春夏爲順，秋冬爲逆，非以時言，以痘疹言也。蓋春夏者，發生長養之令也；秋冬者，收斂閉藏之令也。痘本陽毒，自出現而起發，自起發而成膿，如苗而秀，秀而實，故曰春夏爲順。如應出不出，應發不發，謂之陷伏，故曰秋冬爲逆。頭面不腫者，順痘也；頭面浮腫者，險痘也；頭面預腫者，逆痘也。今痘本磊落，尖圓堅實，其毒輕微，故起發而頭面不腫。若頂平根闊，肌肉鮮紅，此爲毒甚，不待起發，而頭面先腫矣。張曰：起發大遲，由虚寒始，宜服温補。予曰：痘無病，不須服藥。吾觀此痘紅潤鮮明，表氣實；大小便調，裏氣實也。無熱無渴，無他病也。於此補之，謂之實實。公且止！吾計十數日必收靨矣。果未嘗進一刀圭藥也。

徽人吴印墩子出痘，胡三溪邀予同往視之。磊落紅活，順痘也。其兒脾胃素弱，起發略遲，復請醫萬世喬，見不起發，謂其氣虚，妄投陳氏木香散一劑，痘轉平不起。又投陳氏異功散一劑，其家驚懼，再請予同三溪視之，曰：噫！死矣！

圻水一屠家子出痘，正貫膿時，請一巫者，誦呪噀水解厭後，忽加瘙癢，痘形平塌，其色青白而氣腥臭。予往視之，曰：此犯房室穢氣也。急令買膠棗一觔，燒煙薰之，瘡轉紅活而癢亦止。問其故？老巫他往，而子代之，有房事。

邑人胡半峯子五歲出痘，起發時頂平而陷，請予視之。予曰：順痘也。凡出痘者，以氣血和平爲主，尖圓堅實者，氣也；紅活明潤者，血也；紅活平陷者，血至而氣不足也；圓實而色白者，氣至而血不足也；平塌灰白者，氣血俱不足也；焮腫紅綻，氣血俱有熱也。令嗣痘出即密，時日未到，氣血未周，以漸起發，得其常也，故曰順痘，不須服藥。已果然。

圻水汪沙溪子痘出膿成，時頭面腹背皆飽滿，惟手足自肘膝至掌指猶未起發。予驚曰：脾主四肢，此子脾胃何甚弱也？祖母葉氏曰：吾孫生三日，母即死，是吾嚼粥飯養大也。予用建中湯加黄芪、防風，只一服而痘盡起腫作膿矣。時沙溪夫婦信奉魯湖黑神於家，此子寄名於神，未出痘先，神降童云，壇保吾老黑承管，只要痘出得少。至是痘甚密，予等朝夕笑玩，以計逐之使去。

圻水李望松在監時，其子一歲，在家中出痘，請吾往視之。起發時，都是水痘。予曰：痘乃胎痘，五臟各具一證，肝爲水疱，肺爲膿疱，心爲斑，脾爲疹，腎爲黑陷。此乃肝臟之證，喜皮厚肉堅而色蒼蠟。若皮薄色嬌，不可治也。乃以四君子湯加黄芪、防風、牛蒡子，母子同服，十三日安。

邑令梁厚村子出痘，起發時多成膿疱，請予治之。予告之曰：此險痘也，治晚矣！公曰：但盡爾術。越二日，瘙癢作而死。

英山鄭兩川子九歲出痘，起發時額上兩頰皆成水疱。吾曰：逆痘，不可治也。痘證自有次序，初出一點，血化爲水，水化爲膿，膿成而毒解矣。如苗而秀，秀而實。今方苗而秀，吾恐早發還先萎也。七日後更論。未及七日，大癢而死。

一男子年二十餘，出痘甚密，起發時腫異常，面如錫餅，形狀可畏，人皆危之。予所喜者，飲食如常，大小便調，安静而睡。一醫欲投木香散。予曰：痘疹無疾，不須服藥。色白者痘出太多，氣血未能周遍也，數日之後，自然收靨矣。果二十餘日安。

一小兒出痘甚密，不甚起發，面如錫餅，食少而渴。一醫欲投木香散。予曰：此兒無吐瀉裏虚之證，不可用也。乃以保元湯加當歸、赤芍藥、防風、桔梗、牛蒡子，調理而安。

一婦人二十四五，出痘甚密，面腫甚，身無完膚，七八日後，眉心唇上有成血漿者，或謂正當作膿之時。予曰：未也。面瘡帶赤，猶是血也。未曾化水，遽爾成膿，此惡候也，後必潰爛死。果然。

一小兒起發作癢，予曰：諸癢爲虚。此非虚也，乃火邪也。人以湯沃之，火炙而癢，可以例推。乃用升麻葛根湯加防風、荆芥、紫背浮萍，只一服而癢止。

一小兒痘起發時，痘瘡作痛而呻吟。予曰：痘脹作痛者佳，膿成痛自止矣。今痛太甚者，血熱也。升麻葛根加紅花、連翹、牛蒡子、忍冬花，服之即止。

邑令朱雲閣子出痘，至起發時，項後手背有二痘變黑者，摸之則痛，此痘疔也。急取胭脂數帖，水浸取汁塗之，盡汁而止。次日視之，已紅瑩起發矣。

邑人汪我溪子出痘，起發時有變黑者，予以雲閣子之事語之，教取胭脂汁塗之。其内周氏不聽。予謂我溪曰：不用吾言，蔓延不可爲也。後果一身盡成黑痘而塌，復出一層又塌，如此者三而卒。

王思泉子出痘起發，時漸變黑，急請予治，已蔓延一身矣。其兄少峯議曰：吾聞痘瘡變黑歸腎者不治。公謂何如？予曰：黑痘有二證：一則乾枯變黑者，此名倒陷，乃邪火太熾，真水已涸，故曰歸腎不治；一則痘色變黑，未至乾塌，此疫毒之氣，所謂火發而熏昧者也。令姪之痘，正是此類，吾能治之。乃用當歸梢、生地黄、赤芍藥、酒紅花以涼血，黄芪、人參、生甘草以瀉火補元氣，酒炒芩、連、牛蒡子、連翹、升麻以解毒，防風、荆芥以疏表，每劑入燒人屎一錢，連進十三劑，痘色轉紅，膿成而收靨矣。少峯曰：吾未見能治黑痘者，人奪天巧，信哉！

李良臣子出痘，至起發時，變黑而乾，急延予治，乃問其大小便何如？乳母答曰：自初發熱，到今未大便。曰：此熱盛於内，宜急解之。因製一方，用麻黄酒蜜拌炒焦黑、紅花子、紫草、人中黄、連翹、酒蒸大黄、燒人屎，水煎服；外用膽導法，取下燥屎，痘轉紅活。後以四物湯去川芎加紫草、木通、枳殼、生甘草，調理收靨而安。

圻水汪白石子出痘方八歲，請予治。起發時有黑枯者，予曰：此痘疔也。用四聖散，胭脂汁調，銀簪撥開痘頭塗之，即轉紅活，亦不延蔓。數日後，應收不收，問之，不解已七日矣，知其腸内燥結。其家信佛事禁殺，予强取猪肉爛煮和汁與食，果腸潤便通，痘旋收靨。

英山鄭鄙子出痘，請予往治。起發時，肩膊腰臀間，有數個乾黑者，急以胭脂塗調四聖散，銀簪撥開痘頂，入藥於中，須臾起發紅活，亦不延蔓。時鄙叔鄭斗門善醫，同在調理，因問予曰：痘瘡變黑，有可治，有不可治者，何也？予曰：痘瘡變黑，其證爲逆，治之貴早，不可緩也。緩則延蔓傳變，倏出倏没，迤邐而死矣。治此痘者，亦有數法：如四圍有水中心黑陷者，只用胭脂塗法，須頻頻作之，直待轉紅起胖而止。如痘子乾黑，根脚堅硬者，可用四聖散，即今之治法也。若皮肉不活，根脚不腫者，決死勿治。若起發有水，頂平而黑者，宜内服涼血解毒藥加燒人屎，外用胭脂塗法。若大便不通者，此裏熱熏蒸得之，宜内服四物三黄湯，外用膽導法，得利後而變紅活也。若泄瀉者，此虚寒也，宜用保元湯加木香、桂。如盡乾黑煩躁悶亂者，決死不可治。斗門稱善。

李廷讓子四歲出痘，十日後，予視之，見其痘頂平陷，根窠紅紫，昏睡不食。予曰：不可救也。次日死。

張月山妹出痘，起發止空殼，延予視之。予曰：此氣有餘而血不足也，責在肝經。用四物湯、小柴胡湯服之，雖作膿，亦未飽滿而收。予曰：凡痘瘡不成膿，或膿少者，皆發癰毒。此足厥陰肝病，必發項疽。已果然。

予長子邦忠三歲出痘。先君年八十，始得一孫，與先母珍愛甚篤。至膿成將靨時，忽作泄瀉，瘡變灰白。先君曰：此虚寒證。命作木香散服之。未盡其劑，泄止瘡復紅活。時鄰居民曾顯榮長子出痘密甚，將靨，亦作泄瀉，痘變灰白，又作癢，亟來請藥。先君即以前未盡劑姑與服之，泄亦止，而瘡轉紅活不癢矣。

郡别駕壬峯蕭公女七歲出痘，請杜近林治之，連服保元湯。公因瘡密憂甚，延予視之。予曰：表裏俱實，雖密，順痘也，不必服藥。公江西永豐人，彼處出痘者，專食鷄。予以理實告，鷄不可食。公不聽，日取大鷄爛煮，以汁飲之。至膿成將靨時，忽大泄，日夜五六次，所下皆清水，公命止之。全曰：裏氣太實，正須泄耳。次日，泄益甚。予視其痘飽滿紅活，不與服藥。公怒曰：吾女好痘，莫有失也。予曰：保無他。杜亦惑之，欲進肉豆蔻丸，予止之。至第三日大泄水一行，予告公曰：泄止矣！公問未服藥何以止？予曰：此坐飲鷄汁太多，水留腸胃之中，今泄者，名蓄水泄也，水盡泄自止。與四君子湯加陳皮調理而安。公甚稱服。

一小兒痘本輕疏，因傷食腹痛而嘔，用平胃散加砂仁、藿香葉、煨生薑而嘔止。

一小兒因食生冷，傷脾胃而嘔，痘變灰白，用錢氏異功散加砂仁、丁香、桂而嘔止。

一小兒痘密甚，喉舌都是，將靨時，嗆水嘔食，雜膿血痂皮痰涎而出，用甘桔湯加牛蒡子頻呷之，調理而安。

一小兒膿成將靨，忽作乾嘔，雖不飲食，當忽自嘔噦。予視其痘不作膿，不滿頂，曰：此逆痘也。乃誦冰凍葉落絃絶聲嘶之言以告之。後失聲悶亂而死。

胡三溪女七歲出痘，初發熱，兩手如撚物狀。時喻正甫亦在。予曰：此肝病也。經云：其爲病也握，宜平其肝。以瀉青丸方去大黄加甘草、柴胡、青皮，一服而握止。予欲再進一劑，其母匡氏不喜，喻順其情，呼曰：好痘勿藥。予曰：噫！凡肝病者，多水泡而作癢，吾欲止之未發之前，既不聽，七日後再議。予但言用心守護。果至第六日夜，面瘡盡抓破矣。匡乃大哭，請予治之。喻亦嘆曰：何變之速耶？予曰：向欲預防此變，爾等不信，今何嘆惜哉？請勿憂！予能治之。乃用保元湯加防風、白芷，一服癢止，再服著痂而瘡亦平。

吳近濱二女出痘，請予調治。長女順吉。次女將養膿，面上有乾靨者，犯倒陷逆證，原無治法。乃主一方，用黄芪、人參、甘草節、當歸、赤芍藥、生地黄、金銀花、牛蒡子、連翹、麻黄蜜酒拌炒黑、紅花子，水煎調穿山甲末。且告之曰，此藥服後，若瘡先乾者，復起作膿；未乾者，胖壯飽滿。痘空地上再出小痘，上也；痘不作膿，不補空，或發癰毒，次也。否則無可爲計矣。連進三服，已乾者不腫，未乾者飽膿，空中補痘不多，手足發癰，後以十全大補湯加金銀花、連翹調理而安。

蘄水丘蓮塘季子出痘，正作膿瘙癢煩哭，亟請予往。見其面痘磊落紅綻，膿漿未熟，兩頰先乾，皮肉木硬，因其珍愛，難以凶告。但曰：左頰屬木，肝也，肝主血，藏魂。右頰屬金，肺也，肺主氣，藏魄。兩頰木硬，氣血不榮，魂魄不靖，所以煩哭也。蓮塘固請用藥，余辭不能治。欲解其毒則中氣反傷，欲補其中則邪火正盛，因告退。是夕加煩而死。

蘄水徐桂山子文禎年十七出痘，請予調治。至膿成將靨時，忽發狂妄語起舞，或毆人罵人，皆平日讎恨者，一身瘡盡迸破。父母恐有魘呪，亟延田巫禳之。田盡其術，病者不少寧，乃問予。予曰：信巫不信醫，待巫無驗，吾方治之。田亦自知非魘，乃告予曰：請用藥，勿相徇也。吾用安神丸百粒，作二次服，良久始省，問其所爲，夢也。

麻城鄒清溪子出痘，至養膿時大渴不止，予議用人參麥門冬散，傳醫即依本方修合。予謂曰：此乃瘡出太甚，津液不足之證。白朮燥津液，茯苓滲津液，皆所禁也。吾借古方而行己意，教以本方去白朮、升麻加生地黄、天花粉、知母、淡竹葉，一服渴止。

邑孝廉萬賓蘭子出痘，至養膿時大渴不止，予用人參麥門冬散去白朮、升麻加生地黄、天花粉，作大劑代湯飲之，一服渴止。

蘄水李宅一女出痘，至膿成將靨時，發腹脹且痛，氣喘呻吟，請予治之。予視其瘡既胖壯，膿又飽滿，診其脈弦滑。予曰：此非痘毒，乃傷食也。因問曾食鷄肉糯米飯，予曰：急下之！女之祖知醫，乃曰：痘瘡首尾不可下，恐虛其裏，不靨也。予曰：病不執方，藥貴對證，有是病則投是藥，下之無妨。遂以原物作湯，吞丁香脾積丸，得利而安。

英山金宅一子出痘，成膿時忽腹脹作痛，氣喘煩悶，延予視之。其痘光壯飽滿，非毒也，必曾傷食。問之，果因麪食過飽。乃用原物湯送下丁香脾積丸，得利病稍定；再用錢氏異功散加青皮、山楂，一服愈。

邑丞雷省齋次孫五歲出痘，延予四子邦治視之。此孫嘗拜醫萬世喬爲恩父，世喬恃熟，專恣無忌，邦治用藥，必力阻之，衣之以厚綿，圍之以厚被，日夜向火，任其飲酒，未七日而靨。予聞日期未足，其收太急，親往視之，見其自面至腰，潰爛平塌，無作痂者。乃告曰：此非正收，是倒靨也。亟用托裏解毒之藥，減去衣被，再勿近火飲酒，可保無事。因立一方，以黄芪、白芷排膿托裏，防風、蟬蛻以疏表，青皮、桔梗以疏裏，牛蒡子、甘草以解毒，只一服而潰，瘡復脹，大便膿涎，此毒氣中外無留矣。予辭歸，又告曰：勿再服藥，恐生他病也。已而安。

予長子邦忠婦李氏，年十八出痘，至成膿時，經水忽行，所下血塊且多，吾妻錢氏以告。未踰日，婦猝失聲，問之但揺頭垂淚，自知必死。家人懼甚。予思痘瘡變黑歸腎，宜有猝失聲之證。今痘已成膿，飽滿紅潤，何以有是逆證也？沉吟良久，亟呼邦忠曰：勿亂！吾得之矣。《内經》云：婦人重身九月而啞者，少陰之脈不榮於舌也。夫少陰者心也，心生血，諸瘡皆屬於心，瘡毒之火，内起於心，迫血下行，故經血來也。舌者心之苗，血去則心血虚，不能上榮於舌，故舌萎縮而猝失聲，不能言也。乃以生脈散去五味子加當歸身、生地黄服之良，頃之愈；後以十全大補湯加麥冬調理而起。

圻水蕭家一子三歲出痘，請吾長子邦忠治，將靨時忽失聲，邦忠以問予。予乃示以四證。忠曰：啼哭有聲，但言語重濁，不清響也。予曰：此肺熱也。教以甘桔清金散，服之而安。

邑人胡玉峰子出痘甚密，請予調治。予曰：此兒脾胃素弱，當用補胃之劑，使血氣旺而痘易成就也。玉峰不聽。至成膿後，過期不靨，遍身潰爛，寒戰咬牙，失聲悉具。玉峰恐不祥，先倩匠合木，而吾至逐之。玉峰問故？予曰：戰者，遍身潰瘡，坐臥艱難，不能自任，非鼓頷寒戰也。咬牙者，齦瘡相聚相戛而鳴，非神昏鬬齒也。失聲者，欲得肉食，子不與，日夜啼哭思之，非咽爛嗆水也。子不用吾言，以至此極，若肯進補脾之藥，則即靨矣。乃從吾言。予用調元湯加防風、白芷，暗入熟附一片，連進三劑而安。

邑庠生余光庭十九歲出痘，延予與韓鳳岐治之。十日後，膿成漿靨，忽作厥逆，診其脈，促而代，予謂韓曰：厥逆者，惡證也。促代者，怪脈也。痘瘡順正，飽壯明潤，何以得此脈證也？韓亦憂疑。予思厥逆三證，一曰胃寒，二曰水逆，三曰胃敗，皆不相干。經曰：諸氣逆沖上，皆屬於火。此火氣炎上之象。乃問其大便何如？曰：自出痘到今，七日未更衣。予曰：燥屎壅塞，下竅不通，毒火炎上，出於上竅，故厥逆也。促代之脈，得之厥逆，氣逆脈亦逆也。又取猪胞導之，取下燥屎，厥逆即止，而脈亦調匀，隨起。

圻水徐淑道十三歲出痘，請先君菊軒醫治。一日，歸家而嘆，全問何事？先君曰：圻水徐生出痘，父喪母寡，今不可治矣。全問其證，先君曰：痘已成膿，只待收靨，今變黑歸腎，故不可治。全曰：全能治之。乃往視之。見其痘磊落，膿漿飽滿，神識清爽，語言清亮，自告予曰：先生救我！問其大便，五日未通。全告先君曰：此痘正宜收靨，裏實熱蒸故潰爛也。其色蒼黑，亦正色也。但解其裏即靨矣。先君問以何方？全曰：四順清涼飲。與之一服，下燥屎二十餘枚，痘隨收靨而安。先君問全曰：汝未習醫，何以知其變色爲正色，非歸腎也。全曰：此在邵子皇極經世中，乃誦其東赤南白西黃北黑之言而詳解之。先君曰：爾以儒爲醫矣！

# 古今圖書集成醫部全録卷四百九十八

## 痘疹門

### 醫案

萬氏《家傳痘疹心法》曰：邑人汪大賓有三子，長子次子皆死於痘，少子汝愚，痘將靨，灰白潰爛，神昏不醒。大賓之兄大川，亟請予往，謂：此姪之病，與前相似，幸而得生，吾弟有後，但恐不可治也。予視之，曰：無傷！不必服藥，但與公同守，三日收靨也。大川問不服藥何以能痊？予曰：瘡白者，乃熟太過而白，如果熟潰爛之狀，非虚也。神昏者，乃邪盡正迴，否極泰來之兆，非昏瞀也。再待三日，正氣復而病痊矣。果然。

英山沈瀚女年十九，出痘，其婿請予視之。起發未透，膿漿未成，收靨太急，非正靨也。適占得涣之巽，予曰：病既逆，卦象又凶，不可爲矣。果死。一子十歲出痘將靨，亦與其姊證同，及卜，亦得涣之巽，人皆懼。予曰：勿憂！此可治也。其婿曰：同一病，同一卦象，有可治，有不可治，何也？予曰：以病言之，令正收靨太急，面無完瘡，故曰不治。令舅面瘡半靨，膿腫尚存，故曰可治。以卦言之，先以夫占妻，用財爲主，卦中無財，兄弟發動，又剋妻財，所以凶也。後以父占子，用子爲主，子孫旺相，兄弟發動，能生其子，所以吉也。已而果然。瀚曰：公何但神醫，亦神卜也。

邑文學胡小山長女未嫁，出痘甚密，膿成過期不靨，請予調治。此女平日脾虚食少，性不肯服涼劑，予乃以錢氏異功散加木香、青皮，煉蜜作丸，米飲送服，調理而愈。

小山子胡仁山幼時，出痘甚密，膿成不靨，漸至潰爛，請予調治。予問自起發以來，未得大便，裏實熱蒸，故不成痂，議欲下之。小山曰：此子素弱，恐不可下。時有一術士王克廉符水甚驗，乃書一符，焚而服之。少頃，腹中鳴而利下清水，衆皆稱謝，予亦喜之。但思久未更衣，豈無燥糞？至次日，痘益潰爛，予作膽導法，取下燥糞三十餘枚，如彈子大。衆又笑曰：此法更妙。痘即收靨，至腰又不收，大便自燥糞下一次又未行也。予曰：作符乎？作膽導乎？王亦曰：不如膽導。再取下燥糞十四枚，後皆溏糞，痘亦收盡而安。

一小兒因渴飲水過多，濕傷脾胃，不能收靨，以四君子湯，以人參補中、白朮燥濕、茯苓滲水、甘草解毒，加防風以勝皮毛之濕，白芷以逐肌肉之水，肉桂以利關節而去寒水之邪，砂仁以温胃止渴，調理而安。

一小兒大便不通，熱蒸於內而生其濕，以致浸淫不能成痂，用當歸梢、生地黃以涼血，麻子仁以潤燥，酒大黃以瀉熱開結，生甘草以和中，得利而安。

一小兒泄瀉不止，食少，此裏虛不能收靨，用陳氏木香散合肉豆蔻丸服之，愈。

邑人蔡承盛子出痘甚密，先延甘醫，視後膿成，後過期不靨，面瘡潰腫，起止呻吟，嗆水吐食，語音不清，甘謂不治而去，復請予。予視其病面瘡腫起，正在貫膿，遍身皆然，非倒靨也。嗆水嘔食者，口脣腫硬，吞嚥不便，非咽喉潰爛也。語音不清者，鼻中壅塞，氣不得通，非失音也。瘡毒盡出，表病裏和，可治也。乃製一方，用苦參酒浸、牛蒡子、白蒺藜、何首烏、荆芥穗各等分爲細末，酒糊爲丸，淡竹葉煎湯下，調理一月起。時鄰居一小兒病證相同，亦請予視。予曰：不可治也。或問故？予曰：證不同也。彼痘過期，痘熱宜靨；此痘猶生，未得成膿，不宜靨者，一也。彼痘腫脹猶貫膿血；此則面平目開，皮脱肉乾，二也。彼痘喉舌無瘡；此則咽舌潰爛，嗆水失聲，三也。彼家私與蔡氏求藥，服之無效死。

胡三溪長女十二歲出痘甚密，延喻南麓視之，以參、芪大補之劑服之，二十日後，過期不靨。予往視，見其瘡已潰爛，幸非倒靨，乃犯温補藥多，裏邪盡出，表毒不解，急宜解表，勿使皮肉腐爛。喻猶强執爲是。又過五日不收，復請吾長子邦忠。予教用防風、荆芥、升麻以解表勝濕；白芷以蝕膿逐水；連翹、牛蒡子、甘草以解其鬱蒸之毒。肺主皮毛，因參芪之補，肺熱且甚，時值夏火正旺，用黄芩酒炒以瀉肺中之火，解時令之熱，調理一月而安。

蘄水董希周女十九歲，辛丑十二月中旬出痘，請江萬吉治，延至歲終，不得收靨，精神已昏，飲食俱廢。江不能治而去。予往視之，僵臥如死人，任其開衾詳看，無所知識。及診其脈，洪實調勻。其祖父廷憲在，素知醫者，予告曰：此痘倒靨，逆證也，不可治。惟脈洪實調勻，不疾不徐，予今棄證，從脈治之。若得壞瘡復起，新痘復出，人事清爽，飲食如常，則無事矣。乃用升陽散火湯加黄芪、當歸、木香、青皮，連進三劑。初三日復出一層新痘，舊者盡乾。初五日出盡，周匝一身，病者亦漸甦醒，能言語，求飲食，依期起發養膿，至十三日靨。後以十全大補湯調理。希周父子拱謝曰：此病皆曰不可爲，非公神手，何以生此女耶？予曰：痘倒靨必歸腎，今幸愈，又當慎目疾也，宜預解。希周不聽。半月後，右目痛不能開，果喪明。

邑文學盧半默妻李氏出痘甚密，未及成膿破，皮腫膿聚，氣多腥臭，過期不靨，飲食漸少，鎖喉嗆水，請予視之，曰：形證俱惡，恐不能痊。延二旬餘殞。

一小兒痘靨後，復出一層小痘，其家驚憂，請予視之。曰：佳兆也。痘科云：輕者作三四次出，大小不一等，重者一齊涌出。此痘最輕，且無餘毒，發已盡矣。其人大悦。

邑人吴若泉子三歲出痘，請予長男邦忠視之，予偕往。予曰：毒氣有餘，穀氣不足，此兒食少，故不靨也。問服何藥？予謂邦忠曰：無藥可解，能食則生，不能食則死。次日思食，所食且多，予聞嘆曰：死急矣！邦忠亦疑曰：能食而曰死急，何也？予曰：謂之能食者，久不食而今思食，自少加多，胃氣復也。今忽多食，乃胃敗火盛，邪火殺穀，名曰除中。況膏之將滅，必大明而後滅，死在旦夕矣。次日果死。

一痘將靨，忽作泄瀉，口渴飲水，小便短少，其痘胖壯紅潤，此内熱也，用五苓散加黄芩、芍藥煎調益元散服之，愈。

一痘起膿成能食，一向溏泄未止，用錢氏異功散加木香、訶子肉服之，愈。

一痘成膿，面部將靨，因渴引飲過多，以致自利，用白朮散服之，渴瀉俱止，愈。

一痘成膿，少食，忽作瀉泄不止，痘變灰白，用木香散、豆蔻丸服之，愈。

一滑瀉不止，食少腹脹不止，足冷，痘灰白色，脈細無力，此犯五虛，不治而死。

蘄水柴大愚妻周氏二十七歲，出痘甚密，膿成時，請予治。予見鼻準先乾，曰：此凶證也，不可治。或問此證將收而不治，公悮耶？予曰：起發未透，膿漿未熟，不當靨也。况痘瘡收靨，自有次第，形色亦殊，先自口脣兩旁收起，滿漿堆膿，面瘡皆然，自項而下，則成疕殼。今痘未熟而靨，乃倒陷也。自鼻先收，失其序也；不滿漿者，乾枯也。予不能治。辭去後，三日死。

一小兒靨後，痂皮不脱，問予。予曰：此脾肺二證不足也。蓋肺主皮毛，脾主肌肉，其氣不足，故痂難脱。乃用錢氏異功散加黄芪、桂服之愈。

一小兒痘後一身盡靨，痂皮盡脱，惟頭與足不靨，其家甚憂，延予治。予曰：此常候也。何勞治！蓋天地間物以陽濟陰，以陰濟陽，陰陽相濟而成造化。人之一身，諸陽皆聚於頭，乃陽中之陽，謂之孤陽；諸陰皆會於足，乃陰中之陰，謂之寡陰。孤陽不生，寡陰不育。所以頭瘡不收者，孤陽無陰也；足瘡不收者，寡陰無陽也。久當自痊，但遲遲耳。不須服藥，亦無妨也。請者喜而退。

一小兒痂落後，其瘢白色，或問予。予曰：此氣虛也。肺爲氣之主，其色白，當用參、芪大補之劑，否則有變。其人曰：痘已收完，何變之有？一月後，大喘而死。

邑丞雷省齋次孫出痘，落痂月餘，面瘢凸腫，今始發泄也。凡毒自内而外者吉，用當歸梢、赤芍藥、防風、荆芥、連翹、牛蒡子、黑參、蟬蜕、升麻作散，淡竹葉煎湯調服，安。

一小兒痂落後，瘢内凸起且作癢，請予。予曰：此風熱也。用人參敗毒散加防風、荆芥一服安。後有患此者，用荆芥敗毒散加人參服之，外浴水楊湯，皆效。

一小兒落痂後，瘢毒不平，人問予。予曰：痘家戒食薑，恐靨不齊，瘢不平也。問之，果然。

一小兒落痂後，瘢腫復成瘡，久不愈，請予治。予曰：此痘毒瘡也。由犯手搯掐，不得自脱，故皮肉受傷而復作瘡，以苦參丸與服愈。

郡别駕蕭壬峯一女乙丑冬出痘，請全調治。緣嬌惜太過，非鷄與煎熬厚味不食，而彼處風俗，有病必食雄鷄，全請戒之，不聽。全告曰：不肯慎口，他日蓄毒作病，必費調理。公不肯信，自丙寅年後，兩目出淚，眼絃亦爛。全曰：此毒發於肝，肝火旺也。公曰：目上下瞼屬脾，脾有熱乎？全曰：此因淚出不止，浸淫爛潰也。乃用瀉青丸方去大黄加柴胡、黄芩、密蒙花，煉蜜爲丸，服半年後而目不出淚，眼絃平復。丁卯夏又小便如靛青，點滴著肉處，皆爛成瘡泡。全曰：此亦肝火也。公曰：膀胱之熱。全曰：肝色青，乃肝移熱於膀胱也。又用瀉青丸方去大黄加柴胡、木通、車前子，煉蜜爲丸，服之安。公曰：悔不早聽佳論耳。

邑文學胡近濱長女出痘不甚密，亦不十分光壯飽滿，與藥點滴不入口，蓋平生不肯服藥也。收靨時，一片薄殻，逆痘也。足膝發癰毒，與藥一飲而盡。近濱夫婦喜，余曰：勿喜，病不可爲也。近濱問故？予曰：脾主味，開竅於口。經曰：口和則知五味。令愛素不肯服藥，今肯服藥且盡，是不知味而脾敗矣。况膝臏之處，脾實主之，脾敗則亦不能成膿。及請方士蔡谷陽針之，果皆清水。次日死。

蘄水夏佐南長子痘後，手足發癰，請予視之，見其面色黎黑，精神疲困，飲食且少。予曰：令嗣之痘，未得起壯，收靨太急，今發癰毒，乃倒陷歸腎證也，必不能成膿而死。果然。

一小兒痘後發癰，急請予治，予用十全大補湯加連翹、金銀花治之愈。蓋其癰已潰，故用是方。凡潰癰者，以是治之，未有不愈者。

一小兒痘後發癰，即請予治，予用解毒内托散調理愈。

黄岡蔡丹泉子痘後卵腫，吾子邦正視之，作厥陰肝經病是也。丹泉不自安，使人問予。予曰：非癰，乃厥陰肝病。因寄一方，用小柴胡湯加青皮、木通、山楂肉，調理愈。

邑丞雷省齋一孫出痘，七日倒陷，予往視，發出。雷問曰：再服何藥？予曰：痘即發出，毒猶太甚。欲解其毒，中氣素虚，恐傷中氣，又致倒靨；欲補其中，恐助毒火，又傷其目。不如節飲食，適寒温，以待自安。時萬世喬欲進補中藥，聞予言止。偶因傷食發熱，予不在，世喬言於衆曰：昔欲用藥，密齋力阻，今亟矣，奈何？雷怒，乃作參、芪温補劑服之，韓鳳岐與吾子邦治不敢止。予聞之，往問曰：勸勿服藥，恐其傷目，何求效速耶？雷曰：但得生，雖帶疾何妨，蓋謂必不得生也。予又告曰：令孫必無事，他日損目，須記吾言。今果兩目俱盲，雷始悔不用予言，遽疎世喬。

邑司訓王月山子，痘後兩目畏明，予曰：肝火太旺，宜服瀉肝散加柴胡、蟬蜕、黄芩。初一劑，用酒製大黄，其子畏藥苦不服，果成内障目盲。

邑人徐少柳子痘後兩目不開，吾兒邦治醫不效，乃請予視之。予曰：兩泡高腫而不流淚，決非痘遺，乃脾經濕熱也。遂製一方，用蒼朮童便浸、黄連酒炒、防風、升麻、生甘草爲末，蜜水調服愈。

邑人蕭天秩子痘後，目有白瞖，延予視之，曰：此痘瘢也，治之無功。果盲。

蘄水徐淑道出痘不靨，先君命全治之。蕭桂屏再請團風李醫視之，用陳氏木香散一服。予曰：悮也，必損目矣。果損一目。

蘄水周望峯女出痘後，目閉不開。予曰：令愛痘順無餘毒，必羞明證也。乃試之，向暗則開，目不赤，向明則閉，又不流淚，此肝經火邪未除耳。乃用羌活、防風、當歸梢、川芎、柴胡、蔓荊子、密蒙花、生甘草、淡竹葉，一服而目開，遍身痘瘢腫凸而起；再用四物湯加防風、荊芥、人參、連翹、生甘草服之愈。

吾邑多雲山周宅一小兒九歲，痘後出外，忽頭腫兩目不開，請甘大文視之。大文問予，予曰：此非毒痘，乃風熱也。因口授一方，用羌活、防風、升麻、柴胡、當歸、川芎、藁本、蔓荊子、細辛、甘菊花、黄芩酒炒。大文依予往治之愈。

邑人張國重子痘，靨時面瘡潰腫，膿水浸淫，泄下膿血，後重不食，先請聞延南，作噤口痢治，不效，請予治之。予察其證，乃是倒靨，非痢也。在痘科中利下膿血痂皮者生，水穀不化者死。在《傷寒》厥陰經病論則曰：熱畜於裏，當便膿血，勿治，利盡膿血自愈。予思此疾不死，不可亟治，乃買藥製藥，故延緩以待之。數日後度其膿血將盡，乃用四君子湯加白芍藥、枳殼、黄連、木香，一服後重除利稍止，再服而能食，三服而痘靨告痊。

一小兒痘後發熱，大小便難，瘡瘢帶赤，他醫言虚，欲用保元湯。予曰：不可！此實熱也，因食辛熱之物得之。果食鷄而得。以連翹飲服之，愈。

一小兒痘後發熱不止，食少喜睡，延予視之，瘡瘢黑黯，乃知痘毒有陷也。予問此兒痘瘡膿水必清，痂皮必薄否？其家答曰：果然不成膿，不結疕，但水出皮脱而乾也。予告之曰：凡痘出初壯熱昏睡，常候也。痘既收後，則邪氣已盡，正氣當復，熱漸退，食漸加，精神漸爽，亦常候也。今皆不然，吾恐術無用矣。遂辭歸。半月後，忽昏冒死。

邑染匠徐姓者，一子痘後發熱，諸醫或用小柴胡湯，或用竹葉湯，或用黄連解毒湯，皆不效，熱益甚，請予治之。予用保元湯加當歸、炒黑乾薑，一服熱去。

邑令唐肖峯子十二歲，戊辰正月出痘，時唐要吾偕入京，乃延予四子邦治、八子邦靖同韓鳳岐醫治。痘靨後，右肩發一紅腫，非癰也，韓以針刺之，其手不能舉。三月末，肖峯北歸，至上蔡聞之，甚憂。予慰之曰：勿憂！及至察之，其手不痛，但軟弱無力，不能自舉，必用左手持之乃能舉。唐問故？予曰：此肝熱氣虚也。蓋肝主筋，資血以養，寒則縮，熱則張，惟補氣養血，則病自痊。乃製一方，用人參、黄芪、當歸、川芎、白芍藥、川續斷、甘草節、白朮、桔梗、木香、薏苡仁、防風爲末，山藥作糊爲丸，服至半月愈。

蘄水汪元士子癸丑四月出痘，靨後忽然悶絶，目閉口合，一家大哭。予曰：勿哭，吾固知有此病也。乃命吾次子邦孝作調元湯加麥門冬濃煎汁，斡開口少與嚥之；又令煮粥湯相間進之，須臾平復如故。元士曰：神哉術也！敢問何以預知有此？予曰：正氣虚弱，邪氣方盛，壯火食氣，氣益弱矣。今邪氣既退，正氣將生，乃否極泰來之兆，所以戒勿擾亂，待其自蘇。人不知此意，卒見悶絶，便將抱動，呼喚號哭，神氣一散，其不救者多矣。時有二醫在側，周醫云：向者起病日犯太乙天符，尚恐有變。予曰：運氣之論，岐黄之秘旨，專論其年，非謂起病日也。况主客之氣，勝復之變，一歲之中，難以預料，豈可以是料病吉凶也。信如爾言，太乙天符日起病者凶，然則太乙天符年有病者，皆不可治也？向醫曰：尚有餘毒。予笑曰：取錢氏小兒書來！痘後餘毒有三：一者疥，二者癰，三者目赤，未言有昏瞀也。蓋痘瘡或出不盡，發不透，靨不齊，或空殼無水，或清水非膿，此則有餘毒也。今此痘起發胖壯，膿水飽滿，有何餘毒哉？

黄岡陶前墩子出痘將靨時，欬嗽喘急，吾子邦正醫之，用甘桔湯加牛蒡子、麥門冬服之未效，請予視之。予謂正曰：汝用方是。此證肺有火邪，火鬱宜發之。即如前方去麥門冬加紫蘇、地骨皮，一服即效。

一小兒痘後洗浴，面目一身盡腫，請予治。予曰：此水氣也。用四君子湯以補脾去濕，加黄芪以實表，防風以勝肌表之濕，麻黄以逐皮間之水，一服而腫減。後以錢氏異功散加猪苓、澤瀉，調理而愈。

胡松山子出痘，在母黄氏懷，半夜後，此兒却在地下；蕭楚梧子出痘，日中時，忽聞蒜氣過；胡三溪子出痘，有鴉日日叫噪；胡淑卿子出痘，近夜時樓上忽聞桌倒聲，視之無他；王來樓子出痘，有蝙蝠飛入室，後皆凶。

邑人胡道松四歲病疹，先請甘大文視之。三日，疹不出，煩躁甚，乃請予。文又作荆防敗毒散，予止之曰：此皆發熱之藥，無解毒之用。况天大熱，又無時令之藥一二味在内，則陽愈勝，陰愈虧，陰陽不和，此疹所以不出也。吾作東垣涼膈散加元參、升麻，一服疹出，三日起。

甘大文從吾學醫，長男發熱，予見之曰：疹也。三日不出，身涼神倦，坐臥不寧。予謂大文曰：汝子疹毒不出，外涼内熱，毒火内伏，故煩而坐臥不安也，不急治，且危。文泣求醫，予乃用葛根湯加麻黄、石膏以發之，一服疹盡出，色白不紅。予曰：此血虚也，用四物湯加防風，一服色變紅，隨愈。

鄖陽楊舉人子疹後利下鮮血，予授一方，用當歸梢、生地黄、白芍藥、炒條芩、炒黄連、人參、生甘草、枳殼、烏梅肉調理愈。時郡中出疹，但病利血者，楊氏授此方皆效。

郡人周小川族人一小女，疹後欬嗽失聲，予授一方，以甘桔湯加炒牛蒡子、炒枯芩、天花粉作散，薄荷葉湯調，再煎一沸，服之愈。

邑文學程文達一女年二十出痘，且有娠五月矣，請予治之。診其脈，男胎也，惟以清熱解毒，和中安胎爲主。乃用黄芩、白朮爲君，人參、生甘草、當歸身、生地黄、白芍藥、紫蘇葉佐之，自初出至成漿，無他苦。予聞家中被盜遄歸，適蘄水郭醫至，進藥一服，胎墮，果男胎也。亟請予至，痘變灰白，平塌成倒陷，裏虚故耳。詢所用方，乃獨聖散。予曰：噫！穿山甲、麝香皆墮胎藥，胎去氣血益虚，瘡毒内陷，不可救也。遂辭歸，三日卒。

萬氏《育嬰家秘》曰：痘瘡有收後落靨，肉色不紅，遍身肉色盡白者，時羅田西門王紫玉所生一女名折哥有此證，日夜無時啼哭，遍身潮熱，不思乳食。予曰：此證若不急治，或一月二月，或四十日或二三年，潮熱不退者，縱有靈丹，亦不可治，必致成疳而死。紫玉不信吾言，其女果死矣。後紫玉之長子名逢老哥出痘亦有此證。渠問予曰：小兒此證，當服何藥？吾答曰：要先服十全大補湯數劑，後服三合湯治之，其熱即退，其哭即止，俟遍身頭面手足痘疤，肉色盡紅，方可止藥，後服加減八寶湯，得保全安。三合湯即四君子、四物湯加半夏、陳皮，蓮肉十五粒，膠棗兩個，糯米四十九粒，煨薑三片爲引，此證若未出痘之先，生瘡日久，氣血俱虚而有痰滯氣不得行，氣不行則血不行，而成大疾病矣。

《薛氏醫案》曰：一小兒出痘，不起發紅活，腹脹瀉渴，皆以爲不治。施院使謂表裏虚寒，用十二味異功散，一劑即起發紅活，諸證頓退；又用參芪内托散貫膿而靨。

儒者薛戒甫子五歲，出痘三四日，下紫血，日數滴，至八日不止而瘡不起。御醫錢春林謂脾氣虚寒，用木香散二劑，用丁香十一粒，人參五錢，一日服之。次日痘皆起而有膿，由是血漸止，二十餘日而愈。

一小兒起發紅活，但不時作癢，口渴作乾，便血面赤發熱，先君謂腸胃有熱，先用濟生犀角地黄湯加柴胡，一劑諸證漸退，形體倦怠，此邪氣去而形氣虚弱耳，用四君子湯加當歸、黄芪、紅花二劑而安。

一小兒痘瘡赤痛，煩熱作渴，或便血，或衄血，先君用犀角地黄湯而血愈，又用紫草快斑湯加黄芪、芍藥而愈；後瘡痕色白，用四君歸芪治之而痊。

一小兒出痘吐血，其痘赤痛如錐，或瘡出血，余謂肝火熾盛，用小柴胡湯加生地一劑，隨用濟生犀角地黄湯一劑頓愈，又用芹菜汁而痊。

一小兒痘瘡下血而不起發，先君謂氣血不足，用紫草快斑湯加參、芪、歸、朮治之；血止瘡起，但貫膿遲緩，用八珍湯倍加參、芪數劑；瘡靨而根白癢，此氣血虚而熱也，用八珍湯二十餘劑而愈。

一小兒痘疹，大便下血，小便甚赤，瘡顆色赤，發熱飲冷，先君謂熱毒鬱滯，先用八正散一劑，後用解毒防風湯一劑，頓愈；又飲芹菜汁而全痊。

一小兒痘正發而便血，倦怠少食，作渴飲湯。余謂倦怠便血，此脾虚而不能攝血也。少食作渴，此脾虚而津液短少也。用五味異功散加升麻、紫草治之，愈。

一小兒便血腹脹，困倦發熱，口乾飲湯，四肢逆冷，先君以爲脾氣虚寒，不能攝血，用五味異功散加丁香十粒、炮薑五分，二劑血止，痘貫而靨。

一小兒七歲患痘瘡，腹脹八九日矣，先君云當急補脾土。不信，乃服消毒之藥，大便下血甚多而歿。

一小兒作渴泄瀉，發熱飲冷，脣舌皺裂，瀉糞穢臭，先君以爲内熱所作，用前胡枳殼散一劑，稍愈；又用清涼飲加漏蘆，乳母服之，兒頓安。

一婦人患時疫將愈，更出痘瘡，大起發，體倦痛，甚則昏憒煩渴，飲湯不思食，用十全大補湯及硃砂末，其痛頓止，食進體健。仍用前湯倍加參、芪十餘劑而貫膿，又數劑而愈。

一娠婦發熱作渴，遍身骨節作痛，用仙方活命飲二劑，諸證稍愈。至十一日出痘百餘顆，形氣甚倦，用紫草木香散，又出少許，但口乾作渴，用人參白朮散而渴止，用八珍湯加柴胡、丹皮而貫膿，後去丹皮、柴胡倍加參、芪數劑而痘靨。

一男子年將三十出痘，根窠赤痛，發熱作渴，服紫草飲之類，前證益甚，痘裂出血。余用小柴胡加生地、犀角二劑，諸證頓減。又用聖濟犀角地黄湯而貫膿，再用八珍湯而結痂。

一小兒煩躁飲冷不止，先君用濟生犀角地黄湯頓愈。後渴而喜熱，又用當歸補血湯而痊。惟倦怠少食，用七味白朮散而痊。

一小兒患此飲冷不止，或痘脹痛，先君用濟生犀角地黄湯幷芹菜汁而頓愈。

一小兒九歲出痘，六日癢塌寒戰，院使錢密菴用十一味木香散二劑貫膿，用參芪托裏散而靨。後痕白作癢，用十全大補湯而愈。

一小兒痘瘡，膿未滿，面赤作癢，余謂氣血虚而有熱，欲用温補之劑。不信，乃服清熱之藥。至十三日，瘡痕色赤，虚煩作渴，腹痛不食，手足逆冷而歿。

一小兒未週歲，痘瘡焮痛出血，哭不能已，診其母，有肝火，先用小柴胡加山梔、生地與母服，子飲數滴，頓愈；又用加味逍遥散而痊。

一小兒出痘，内有痘疔數枚，雖挑破出黑血，熱毒不解，餘痘不發，皆以爲不治。先君以仙方活命飲，徐灌一劑，痘疔解而諸痘亦愈。

一小兒痘疔患在臀間，色黑大痛，挑出黑血，仍復堅痛，皆以爲不治。先君用隔蒜灸數壯，痛止色淡而軟，挑出黑血甚多。灌以活命飲，患處及諸痘貫膿而愈。

一儒者年三十餘，因勞役倦怠發熱，服補中益氣湯數劑，發赤點；以爲斑，另服升麻葛根湯一劑；更加惡寒，仍服益氣湯四劑。至九日出痘甚多，余用八珍湯加黄芪、白朮、紫草四劑，至二十日膿始貫；用十全大補湯，月餘而靨。

一小兒第五日不紅活，至九日貫膿不滿，余謂氣血虚弱，用十全大補湯治之，庶無後患。不信，至脱痂痕作癢色白，至十四日而歿。

一小兒第七日膿清不滿，形氣倦怠，飲食少思，大便不實，用托裏散二劑；手足指冷，咬牙作渴，用木香散倍用參芪一劑，諸證頓退；又用參芪四聖散四劑而愈。

一小兒腹脹渴瀉，氣促體倦，先君以爲表裏俱虛，用六君子湯加歸、芪送四神丸，一服諸證頓退，瘡勢頓正。但膿遲而渴，仍用前湯加歸、芪二劑，瘡色紅活，形體頗安，任其貫膿而痊。

一小兒第九日不紅活，不貫膿，醫云歿于十三日。陳院長謂屬虛寒，用十一味木香散二劑，漸紅活貫膿；又用紫草木香湯及人參白朮散而愈。

族姪孫衍慶六歲出痘稀少，瘡痂悉落，至十三日，身煩熱而畏寒，手足逆冷，厚衣圍火不能温，皆謂不治。余思大熱而不熱者，是無火也，急用人參理中湯煎服一杯，肢體頓温；更用人參白朮散調理而痊。

一男子年二十餘，發熱煩躁，痘黯出血，足熱腰痛，用聖濟犀角地黄湯二劑而貫膿，用地黄丸料數劑而瘡靨。

一男子年將三十，出痘色紫，作渴飲水，腰痛足熱耳聾。余謂腎虛之證，用加減八味丸料，煎與恣飲，熱渴頓止；佐以補中益氣湯加五味、麥門冬而愈。

一小兒十二歲出痘，色黯，兩足及腰熱痛，便秘，咽舌乾渴，引飲不絕。衆謂腎虛不治，先君用加減八味丸料，作大劑煎與恣飲，至二斤，諸證悉退；又佐以補中益氣湯及八珍湯各十餘劑而痊。

一小兒痘疹甚密，至九日貫膿不滿不紅活。或云當歿於十二日。余以爲血氣虛弱，用八珍湯内加糯米百粒數劑，至十五日，膿完色正，結痂而愈。

一小兒五歲出痘，密而色白，屬虛弱也，始末悉用補托之藥而安。旬餘，飲食過多，忽作嘔吐，面白兼青，目脣牽動，先君以爲慢脾風證，用五味異功散加升麻、柴胡。不信，翊日，手足時搐，服前藥而不應，急加木香、乾薑，二劑而愈。

一小兒第五日矣，稠密色黑，煩躁喜冷。先君以爲火極似水，令恣飲冷芹汁，煩熱頓止；乃以地黄丸料服之，至二十餘日而愈。

一小兒九歲出痘，第七日發熱，煩躁，不貫膿，色灰白，寒戰咬牙，瀉渴腹脹，手足冷，時仲夏飲沸湯而不熱，腹中陰冷，先用木香散二劑益甚，用異功散一劑頓安；又用六君子加附子三分，二劑後用調補之劑，至十四日而愈。

一小兒頭生一癤，出膿將愈，忽癤間腫脹，發痘二十餘顆，遍身赤點，用快斑湯而漸出，用紫草散倍加參、芪而出完，用托裏消毒散而膿貫，用托裏散而瘡靨。

一小兒痘已靨，其痕色赤而錯縱，日食粥七八椀，作渴面赤，先用白朮散二劑，渴減五六，粥減大半；又用四君加蕪荑、黄連，二劑痕平色退；乃用八珍湯加蕪荑、山梔而痊。

一小兒痘瘡，愈後泄瀉，飲食不化，此脾腎氣虛，用六君子加補骨脂、肉豆蔻治之而愈。

一小兒痘瘡將愈，患泄瀉，侵晨爲甚，飲食不化，屬脾腎虛也，朝用補中益氣湯，夕用二神丸而愈。

一男子患痘瘡作痛，發熱不止，其勢可畏，皆以爲不起，施銀台用消毒救苦湯治之，諸證頓退。余先用仙方活命飲，痛全止；又用八珍湯加紫草三錢，四劑貫膿而靨。

一小兒患痘稠密，大痛發熱，勢甚危急，先君用消毒救苦湯一劑，安臥良久，遍身出小痘，頓消；再劑俱貫膿而靨。

一小兒六歲患痘，第七日根顆赤痛，大便秘結，小便赤澀，煩躁飲冷，或用清涼解毒之劑，未應。錢密菴以爲熱毒内蘊，用四順清涼飲一劑，并猪膽汁導下結糞而安；又用犀角地黄湯，其痘自靨。

一小兒痘瘡發熱作渴，焮赤脹痛，大便秘結，先用四順清涼散一劑，諸證頓退；又用四味鼠黏子湯一劑，諸證全退；再用紫草湯而貫膿，用消毒飲而痘靨。

一小兒痘愈而聲瘖面赤，足心發熱，小便赤少，先君以爲腎經虛熱，用六味地黄丸、補中益氣湯而愈。其時患是證，用清熱解毒者，俱不起。

一小兒十一歲患痘，第四日根盤紅活起發，因痛甚不止，至七日形氣甚倦，痘色淡而欲陷，此因痛盛而傷元氣也，先用仙方活命飲一劑而痛止，再用八珍湯而貫膿。

一小兒痘瘡十二日，患欬嗽十餘日不愈，所服皆發表化痰。余曰：此脾肺氣虛，復傷真氣而變肺癰也。不信，仍服前藥，果吐膿血，用桔梗湯而愈。

一小兒痘將愈欬嗽，面色黃白，嗽甚則赤，用五味異功散調補而愈。

一小兒痘赤壯熱，欬嗽痰甚，煩熱作渴，用人參清膈散一劑，諸證頓退；日用芹菜汁，旬餘而靨。

一小兒痘瘡狂喘燥熱，作渴飲冷，痰涎不利，先君用十六味清膈散、犀角地黃湯各一劑頓愈，又用當歸補血湯而愈。

一小兒痘赤狂喘，大便不利，先君治以犀角地黃湯、芹菜汁而痊。

一小兒痘愈後，涕唾口乾飲湯，鼻塞，或腹作脹，先用白朮散二劑，後用六君子湯而愈。

一小兒患痘赤痛，痰喘作渴，大便不利，錢密菴用前胡枳殼散一劑，諸證頓退；又用濟生犀角地黃湯二劑，月餘而愈。

一小兒第八日，根顆赤腫，脹痛作渴，大便下黑血，煩渴痰喘，飲冷呻吟，求治。施銀台以爲血熱毒蓄於內，用聖濟犀角地黃湯一劑，諸證悉退；又用消毒丸及化斑湯而愈。

一小兒痘根色赤，作痛發熱，口渴喜冷，大便堅實，用清涼飲，一劑，痛熱少減；再劑，便利渴止；却用聖濟犀角地黃湯而安，用芹菜汁而靨。

一小兒痘根色赤，作渴熱痛，喜飲冷水，大便不利，先用五味前胡枳殼散，大便利而熱渴減；又用聖濟犀角地黃湯而安，用芹菜汁而靨。

一小兒大便不利，小便赤濇，作渴飲冷，先君用涼膈散一劑漸愈，又用濟生犀角地黃湯及芹菜汁而痊。若乳母有肝火，兒患此證，必用加味逍遥散加黃芩、犀角，兼治其母。

一小兒痘已愈而痕赤作痛，內熱作渴，二便不利，先君用濟生犀角地黃湯及芹菜汁而痊，後用四物黃芪而安。

一小兒痘痕白，或時癢，作渴飲湯，大便稀溏，先君用五味異功散加當歸、黄芪而痊。

一小兒痘痕白，時或癢，先君以爲氣血俱虚，用八珍湯補之。不信，自用解毒之劑，後卒變慢脾風而歿。惜哉！

一小兒痘毒蝕陷，敷以雄黄散及服加味解毒散而愈。

一小兒痘毒，遍身腐潰，膿水淋漓，以經霜茅草研末，鋪於寢席；更服九味解毒散頓愈，用神效當歸膏敷之而痊。

一小兒痘毒後，腿膝腫痛，此脾腎虚而毒流注，先用活命飲四劑，腫痛頓減；再用補中益氣湯及六味地黄丸而痊。

一小兒痘毒後，腿膝腫潰而膿水不止，内熱晡熱，體倦肌瘦，先君以爲復傷，宜補陰，用八珍湯、六味丸，三月餘而愈。

一小兒痘已愈，兩目昏閉，先用鼠黏子湯加山梔、龍膽草、犀角，目開而有赤白瞖；佐以蛇蜕散，外用二粉散，尋愈。

一女子痘痂將脱，因其穢氣，以湯浴，已而身熱如炙，四肢强直如發痙然，此腠理開泄，熱毒乘虚而入，用十全大補湯一劑頓安。

一小兒痘出甚密，先四肢患毒膿潰而愈，後口患疳，延蝕牙齦，先用大蕪荑湯、活命飲各一劑，又用清胃散加犀角及蟾蜍丸而愈。後發熱作渴，口中作痛，服蟾蜍丸、搽人中黄而安。

一小兒痘瘡，目生昏瞖，或作或徹，服退瞖之藥，不愈。診之，脈弦細而數，此皆肝腎有疳證，余用九味蘆薈丸及六味地黄丸，又與輕粉黄丹散，尋愈。

一小兒患兩目赤腫，痛不可當，此肝火爲患，用四物合小柴胡加山梔、牛蒡子、生甘草，倍用穀精草，數劑而愈。

一小兒痘愈後，眼痛不開，用犀角地黄湯加柴胡湯一劑而開；又生赤瞖迷滿，仍用前藥加穀精草治之而愈。

薛氏《外科心法》曰：一小兒痘瘡已愈，腿上數枚變疳蝕陷，用雄黄、銅緑等分爲末敷搽，兼金銀花散數服而愈。若患遍身，用出蛾綿繭，將白礬爲末，填繭内燒礬，候汁乾取出爲末，放地上，以碗蓋良久出火毒，敷之效。

一小兒痘後瘙癢，搔破成瘡，膿水淋漓，予用經霜陳茅草爲末敷搽及鋪席上，兼飲金銀花散而愈。若用菉豆、滑石末敷之亦可，但不及茅草之功爲速耳。

聶久吾《痘疹論》案曰：予第四兒生四十日即出痘，其初頭上併身上不過三四點，兒身不甚熱，飲乳如常。看者皆謂此兒痘極少，當不滿百粒。予以爲未必然，即令禁風調理。再越二日而遍身出痘甚多，頭上胷腹腰背手足，俱稠密之甚，至於頦上、面上及陰囊等處，俱一片純紅，不分顆粒；臍内痘甚多，臍因腫大突出；舌上痘亦多，形如白粟，膿漿布置滿舌。看者皆以爲兒小痘多，又有不順諸證，此必不可爲矣。予見其痘出紅活，又頗能飲乳，以爲尚可調治。慮其血氣難支，因以人參、黄芪、熟甘草煎濃汁，時與乳相間服之，以助其灌膿起脹。至於五六日後，其頭上之痘，多有膿漿而間有水泡，至於身上及手足，則水泡大半而膿泡僅小半耳。予以爲兒小而血氣有限，其理宜然，不足憂也。獨憂其頦上面上一片純紅者，無一點膿漿，以爲必得皮下有膿，而後毒氣可散，仍時以參、芪、甘草汁與之，以助其灌膿。至於第七日一更時分，頦上純紅者，忽有一二處轉黑色，予見之而大驚，先大人亦見之而大驚，以爲此毒盛而將變逆證也。然察兒精神與飲乳，則又未見困憊。是夜三更時，見其陰囊，亦轉黑結痂，予因悟而喜曰：此非惡候，乃痘欲收而結痂也。緣兒小而血氣易於周浹，是以七日後即收靨，不可拘以九日常期也。果而第八日寅卯時分，自上至下，遍身俱結痂，至晚而結完。第九日自上至下，遍身俱落痂，至晚而落完。痂落完後，遍身復發大熱。予曰：此痘毒未得盡發，是以速收速落，而復發熱如此。蓋餘毒盛而欲發癰也，急宜解毒。因以大連翹飲濃煎汁，每用半酒杯，以茶匙緩緩挑服之。凡一日一夜，服至三酒杯而熱退身涼，可無癰患矣。其鼻上痂落一層，又結一層，封閉鼻氣不得出，因以蜜潤其痂，用銀耳乞挑開鼻孔，以出其氣，其一片純紅處，痂雖落而膿水未乾，以黄蘗、黄連、甘草、地骨皮、五倍子爲細末，摻之而愈。其陰囊流清水數日不愈，諸藥不效，用綿繭散摻之而愈。夫以此極小之兒，極多之痘，極危之證，而隨證用藥，其見如神，立起迴生，其效甚大，已試之明驗，章章可覩矣。而古人之著書，與世人之治痘，一遇兒小痘多，與夫穿臍純紅水泡等證，即棄而不治，不亦大誤矣乎！生靈夭死，何可勝計也！雖往者不可如何，而來者猶及救也。有司命之責，懷慈幼之仁者，急宜知之。

予次女六歲出痘，發熱甚緩，至二日而面與手，微有痘影數點，熱至第四日而痘影仍是數點，且帶白色，但困倦嗜臥，不思飲食。時醫視之，謂其痘瘡輕少，不滿百粒。予心疑之，以爲若痘不滿百，其兒當精神清爽，飲食如常；今困倦嗜臥，不思飲食，而痘影淡白，此其痘不少，因血氣虚弱，送毒氣不出故也。因以温中益氣湯托之，服一劑而皮下紅點，隱隱欲出者甚多；服二劑而痘始出大半；一日一夜，連服四劑而遍身出齊，稠密之甚。緣此女未出痘數日前，曾患發熱嘔吐，稍傷胃氣，是以血氣弱而送痘不出，必待温中托裏而後痘出也。其時有一婢與之同日發熱，其困倦嗜臥，不思飲食，痘影淡白等證，一一與之相類。但此婢數月前，曾經出赤痘，遍體稠密，其父母誤認以爲已經出痘，遂謂前證不是痘瘡，勿令服藥，但時以葛菜湯及粥食與之而已。至於第六日，忽然變證，痰涌直視，須臾死矣。此痘不得出，而内攻之禍也。借令予女不于第四日用藥托出痘毒，而延至第六日，不與此婢同斃乎？以此知治痘於當出不出之時，若不能察其虚實而逐之出外，其不測之變，甚可畏也。

予妹年二十三歲，有娠三四月，夜間偶爲盜賊所驚，因歸寧到家，不數日而半産，又不數日而發熱，二日而痘出頗多，至四五日而痘出齊，稠密可憂，又兼嘔吐，痘色淡白。諸醫見其稟氣怯弱，半産虧損，痘出又多，皆不敢施治。予曰：豈有坐視而待斃者乎？因以參、朮、陳皮等安和胃氣，止其嘔吐，而痘色亦略轉紅活。予喜曰：此可温補而調治也。因以參、芪、歸、芎、炙草、官桂、丁香、木香等大補劑屢投之。每服補劑後，其痘色輒轉紅活，若半日不服藥則又轉而淡白，予因一日一夜，必投以兩大劑。至於痘正灌膿時，聞其血路尚未淨，予曰：此注漏巵也。急於前補劑中去官桂、木香，加炒黑乾薑、蜜炒升麻、柴胡各一錢二分，阿膠、艾葉各八分，服二劑而血路立止。乃除此五味，依前補劑頻頻投之，其膿漿漸漸充滿，至二十餘日而後收靨獲安。後又患眼腫，瞖頗甚，服清毒撥瞖湯數十劑而愈。當其服大補劑時，每劑用參、芪各三錢，丁、桂各一錢，他藥多寡稱是，前後二十日服過四十餘劑。遇此極虛之證，若不用此峻補之藥，其能拯危爲安乎？區區常格，又何足拘！

一表弟年十五，出痘遍身稠密，至八九日，當灌膿時，其痘粒粒陷入成窩，諸醫用木香、異功等藥治之，其陷伏愈甚，惟有待斃而已。予往視之，見其痘色紅紫，而體氣頗旺，予曰：此非虛弱，乃毒氣壅蔽血氣，是以陷伏不行漿也，因以清毒活血湯與之。辰時投一劑，至午時而陷伏立起；再投一劑而膿漿充滿，不必服藥矣。

及至將靨時，又發熱蒸蒸，不靨，投以回天甘露飲而收靨獲安。

一表弟年四歲，出痘至八九日，當灌膿時，尚無一點膿漿，然其痘色紅紫，予知其毒盛血熱，是以漿滯不行，亦以清毒活血湯與之，服完一劑而膿漿即日充滿，竟獲全安。

予妻弟年十八出痘，痘甚稠密，既已收結，而煩悶不食，口鼻時微有血，危困之甚。予妻兄治之，以爲證不可爲矣。予視其證，知其元氣雖弱而毒氣壅盛未解也，治以酒炒芩連、酒洗歸芍、前胡、桔梗、牛蒡、連翹、木通、紫草之類，服二劑而精神清爽，能進飲食，可保無虞矣。予因戒令且勿服藥。歸而語予婦曰：汝兄暗於理而莽於醫，彼見吾治汝弟以清涼取效，必將執泥其方，而施於不當用者，不知將誰受其害也。已而越數日，妻弟痘痂尚未落淨，而眼忽赤腫，妻兄果謂其熱毒盛而可用清涼也，遽投以生三黃、生梔子、生石膏等大寒之劑。午前才投一劑，午後忽然變證，須臾死矣。切慮其將執方以悞他人，不虞其即以殺其弟也。嗟乎！同一清涼之藥，同用之一人之身，用得其宜則可以生之，用失其宜則因以殺之，用藥者，可以弗慎乎哉！

一表姪孫年十歲出痘，痘極稠密而頸項甚多，俗謂之鎖頸痘；又有暴脹痘數粒在各處，謂之賊痘；又其痘初出帶紫黑色，諸醫技窮束手，以爲斷不可治之證也。其家星夜請予視之，予至時，其痘已出六日有餘，正當灌膿之時，而尚無些少膿漿。醫者因其兒體氣素强又有賊痘等疑，尚以解毒藥與之。予曰：此但得灌膿充滿則可生，何必拘拘以鎖頸與賊痘爲疑也。且到此灌膿時，又何可解毒也？其兒素驕，不肯服藥而喜飲酒，予曰：此時正宜於飲酒，可因之以爲用。遂製參歸鹿茸湯一大劑，令其濃煎汁，而以好酒相半和勻，與兒頻頻飲之。自先日申時分起，至次日辰時分，服完一劑。視其頭面各處，痘瘡已灌膿漿大半矣。是日午刻，忽然溏泄二次，知其内虛而脾弱也，因製參朮散投稀粥内，服二三錢而泄立止。後再服參歸鹿茸湯，一劑而膿漿充滿矣。

收靨後，餘毒頗盛，大便秘澀，用大連翹飲加酒炒大黃一錢二分，服數劑而安。

一族姪年四歲出痘，正起脹時，泄瀉大作，醫投以參、朮、訶、蔻之類，竟不能止，勢甚危急。予以參朮散投之，服數次，約有五六錢許而泄立止，因以獲安。

一幼兒年三歲，出痘將靨時，泄不止，諸藥不效。予以七味豆蔻丸數十粒與之，亦不能止。其丸從大便中泄出，予知其虛滑甚也。仍以豆蔻丸數十粒，教令以米飲浸軟，研爛如泥，和粥少許食之，其泄立止，痘靨而安。予用此二方，以止痘中虛寒泄瀉，起危救困，不可勝計，姑舉一二以概其餘。

一幼女年六歲出痘，其痘虛弱，先服補藥已多，至於痘已結痂，而忽然泄不止，投以異功散加訶、蔻亦不止，醫將以七味豆蔻丸與之。予因思此女一向服補藥，何以一旦虛滑若是？因審其大便時多努力，且所泄糞又少而色黃，此必毒氣流注而泄也，因以加味四苓散與之，一服而泄止。後因其大便濇滯，復加入檳榔、青皮、炒枳殼等藥，數劑而安。予用加味四苓散，治痘中熱毒泄瀉，取效甚多，姑舉一以概其餘。

# 古今圖書集成醫部全録卷四百九十九

## 痘疹門

### 醫案

喻昌《寓意草》曰：葉茂卿乃郎出痘，未大成漿，其殼甚薄，兩月後尚有著肉不脱者，一夕，腹痛大叫而絶。余取梨汁入温湯灌之少甦，頃復痛絶，灌之又甦。遂以黄芩二兩煎湯，和梨汁與服，痛止。令製膏子藥頻服，不聽。其後忽肚大無倫，一夕痛叫，小腸突出臍外五寸，交紐各二寸半，如竹節壺頂狀，莖物絞摺長八九寸，明亮如燈籠，外證從來不經聞見。余以知之素審，仍爲治之。以黄芩、阿膠二味，日進十餘劑，三日後始得小水，五日後水道清利，臍收腫縮而愈。門人駭而問曰：此等治法，頑鈍一毫莫解，乞明示用藥大意。答曰：夫人一身之氣，全關於肺，肺清則氣行，肺濁則氣壅。肺主皮毛，痘不成漿，肺熱而津不行也。殼著於肉，名曰甲錯，甲錯者多生肺癰，癰者壅也，豈非肺氣壅而然與？腹痛叫絶者，壅之甚也，壅甚則并水道亦閉，是以其氣横行於臍中，而小腸且爲突出。至於外腎弛長，尤其剩事矣。吾用黄芩、阿膠清肺之熱，潤肺之躁，治其源也，氣行而壅自通，源清斯流清矣。緣病已至極急，惟單味多用，可以下行取效，故立方甚平而奏功甚捷耳。試以格物之學爲子廣之：凡禽畜之類，有肺者有尿，無肺者無尿。故水道不利而成腫滿，以清肺爲急，此義前人闡發不到。後之以五苓、五皮、八正等方治水者，總之未晤此旨。至於車水放塘，種種刦奪膀胱之劑，則殺人之事矣，可不辯之早歟！

顧諟明乃郎種痘，即請往看，其痘苗淡紅磊落，中含水色，明潤可愛且顆粒稀疎，如晨星之麗天，門下醫者，先夸爲狀元痘，昌未知也。躊躇良久，明告曰：此痘熱尚未退，頭重頸軟，神躁心煩，便泄清白，全是一團時氣外感，兼帶内虚，若用痘門通套藥，必危之道也。諟明毫不動念。余造其契戚言之，此痘必得一二劑藥，先退其外感，則痘不治自痊。若遲二三日，緩無及矣。其戚聞言即往，余亦回寓，修書投之，其辭激切，不避嫌疑。傍晚，一僕携回書至，擲於几上，忿忿而去。余以爲諟明之見責也，拆視則云：必欲得方，始肯服藥。余即定一方，併詳論方中大意，令僮輩賫送。僮輩竊謂余之不智也，一日三四奔走大人之門，是自忘其恥辱矣。吁嗟！余豈不自愛？但當羣小蒙蔽時，倘得一撥立轉，所全頗鉅。於是親送其方至門，則内户已扃，閽人收之，次早送進。余暗地獨行，往返六里以圖心安。次日，再託其戚，促之進藥，則云：既是狀元痘，何必服藥耶？此後即欲一造其庭末繇矣。吁嗟！使余得與其側，此兒即不服藥，亦必無死法。蓋感證在身，而以鰕魚鷄筍發痘之物雜投，悮上加悮，適所以促其亡耳。才至六日而壞，正應感證壞期。若痘出既美，即有意外變證，亦在半月一月矣。越二日，三公郎即發熱佈痘，仍夾時氣外感，仍用前醫，復六日而壞，旬日間兩兒爲一醫所殺，諟明引爲己辜，設局施藥於城隍庙。余偶見之，蹙然曰：盛德之人，恐懼修省，皇天明神，豈無嘿庇？然賞善自應罰惡，而殺兒之醫，寧無速奪其算耶？一夕，此醫暴亡，余深爲悚惕。然尚有未暢者，左右之宵人，未蒙顯誅也。

《救偏瑣言》曰：孫貞老遺一子四歲，庚寅暮春出痘，甚勻朗稀疎而綻突，其熱宜和，其神宜爽，而躁亂如失水之魚，乾熱如紅爐之炙，頭汗卒如雨下，蓋痘梟毒内擾則躁亂，烈火燔極則燥炙，痘瘡最惡者也。況頭汗如淋，頭爲諸陽之首，輕清最上之地，邪毒不易犯者而犯之，以下可知。所以先賢謂毒參陽位者死證，屬不治。所幸惟初見勢雖騰涌，而毒尚未有定位，用大黄二錢，石膏生地各三錢，黄連六分，佐以地丁、青皮、荆芥、蟬蜕、木通、山楂，連投三劑而頭汗即收，熱勢頓減；因減石膏、黄連，加丹皮、滑石、牛蒡，服過四劑，痘五朝仍壯熱而紅暈如硃，以痘起齊而毒火盡發於外也。躁亂如前而更渴，大便日三四次，照前方復用黄連、石膏倍加生地。至九朝，漿甚老而少滋潤，紅暈未淡，胃氣不開，熱亦未減，寢亦未安，以一方至十二朝，諸邪悉退，寢食俱復；以金銀花、貝母、甘草、山楂、牛蒡、荆芥、木通、門冬、扁豆，收痂落靨而愈。

驥村嚴五侯之子，甫及週歲，出痘稀朗，可以數紀，且紅潤可觀，至其身熱如炮，愁楚不堪，兼窠粒不鬆，此内有伏毒也。若以稀疎紅潤而概目之，則悞矣。余即以大黄六分，石膏、生地各錢半，佐以荆芥、丹皮、山楂、蟬蜕、葛根、青皮，連投二劑，大便去三四次，熱與愁楚稍緩；又投二劑，熱和神定，窠囊亦鬆，宛然順痘矣。然此壽色，乃藥力强制而來，非天然之本質也，藥一不繼，毒勢必復然矣。有一不韻同道而讚曰：此痘本順，爲其所愚，再用此劑，必然致悞。不知重劑妄投，痘即極順，一瀉而即變矣，何能反得鬆透而神定也？主人不解其理，遂中止弗藥。至八朝，仍復熾熱，徹夜叫哭而至失聲，頭面擦破，身上紫滯，悔聽讒言，徬徨無措，復邀余視。尚喜破傷而未乾焦，色滯而囊未隱，仍用前方，倍加大黄、生地、黄連減葛根，臨服和入大桑蟲，日以二劑，速以化毒丹調入油胭脂内，將綿紙做如膏藥，以貼破傷之處，次日癢即止，色轉紅活，叫哭頓愈。又二劑，漿足飽滿，頭面復貫，連紙鬆擡，膿漿四溢，壯熱亦和。十二朝，用金銀花、地丁、生地、牛蒡、荆芥、木通、甘草、連翹、山楂，調治收功。痘後，乳食倍進，大便較痘前反實，神色甚旺。夫以一歲芽兒痘且似順，一有伏毒，必得如此而後愈，餘可知矣。

先君有一孫友，己酉歲，其長子忽一日因内傷而吐，次日見痘甚密，自朝至暮，絶無起勢。先君投鬆肌透表二劑，猶之弗藥。次日，便以保元湯，參、芪各一錢，加芎、歸、蟬蜕，外加薑、桂少許以投之，使日進二服，景况依然。三朝，以參、芪各三錢，餘亦類加。至四五朝，略起，終頂陷囊薄。七朝，以參、芪五錢，配嫩鹿茸膏半盞，餘佐如前，仍無沛然之勢。一友從旁論曰：抑邪得補而愈盛耶？先君曰：果爾則煩熱躁渴，痘色蒼老礬紅。今皮薄色白，頭温足冷，求一熱而不得，是不可以得其故乎？乃以參、芪各一兩，鹿茸膏大半盞，一劑而痘即峻發，綻突如珠，根紅頂白，不一日而漿即肥膿，其後收痂落靨，不假餘力。是以補爲瀉之一驗也，今無是證矣。

雉城臧佺葵之子，年已八歲，羸瘦如疳證丁奚，僅存皮骨，庚寅仲春見痘。若以理論，脾主肌肉，瘦削如此，脾憊當何如耶？况痘賴氣血，終始其功，而氣血之源，根於脾胃，是痘之當以保脾爲先，可無再計。而孰知身熱如炮，目紅如火，燥渴不已，溺血如膏，痘色則椒紅黯滯，此梟毒與烈火，發即内攻，若不通變，七日期當内潰矣。余以大黄四錢，石膏七錢，生地兩許，佐以桃仁、赤芍、荆芥、地丁、牛蒡、木通，臨服和猪尾膏一盞，日服二劑或三劑；六朝加黄連。自放點以至成痂，以一方而終始其局，約用大黄斤餘，生地、石膏二十餘兩，猪尾血十餘碗而始收功。若此者，以毒火雄烈，首尾如一日也。苟不滌除淨盡，不免功虧一簣矣。痘後精神焕發，飲食大進而肌肉生長，是以瀉爲補之一驗也。

朱吉人小郎，甫及百日外，忽一夜身熱如焚，躁亂不寧；次早，舌即有胎，乾燥如炙，口内如爐，頻頻乾嘔，筋抽脈惕，腹硬如石而有痘象。余固知其惡痘將萌，烈毒沸涌，故發始便猖獗也。勢雖危篤，幸痘尚未見，挽回惟冀此耳。即以黄連三分，石膏七分，大黄三分，佐以荆芥、葛根、地丁、赤芍、木通、丹皮、蟬蜕、青皮，乘毒無定位時，連投二劑，勢不稍緩；照前方加生地錢許，又二劑而痘見矣。其細密如針砂，色甚乾紅，絶無生理，仍以前方用大黄七分，桑蟲一大枚，又二劑，解毒垢甚多。三朝，如針砂者悉行退去，稍成顆粒者色轉紅活，筋脈尚惕，熱猶火熾，徹夜啼號，其餘減半；以一方貫至九朝，根紅頂白，肥潤可觀；十朝成漿頓足，神亦稍安，熱亦減半，照前方減大黄石膏十分之四；十一朝，熱勢復然，啼號如故，膿漿迅速，乾焦紅暈，尚是焮赤，前方倍加生地、大黄、石膏，外和猪尾膏，并大桑蟲以鬆透其餘；十二朝，發斑如霞，晚即安睡，焦痂松抬，色亦滋潤；至十四朝，如前惡證，般般復作，牙齦臃腫，有細細二牙，爲毒擁出，點乳不能進，是時予在潯中，次兒將針挑去，照前方調牛黄珠末分許，方得吮乳，諸證稍愈；十六朝，予歸往視，腦後與環跳起一大癰，前方加貝母、羌活，減生地、石膏、乾葛，服至二十朝，出膿收功。

張仲文二郎，癸未仲冬，忽身熱如火，神即昏憒，舌刺如煤，唇口焦黑，身上如針刺血斑，不紀其數，溺血紅鮮，肉瞤筋惕，有若驚悸，固知其痘趨百竅而然。第此惡象，宛然一悶痘景色，斷非輕劑可挽，即用石膏一兩，大黄五錢，黄連三錢，生地一兩，佐以青皮、荆芥、地丁、丹皮，天寒稍配蜜炒麻黄三分、薑一片以行之，大劑灌下即嘔，仲文曰：奈何？余曰：毒火上衝，水火搏激，兩不相下故爾。任其嘔逆，彼上而我下之，藥一進步，當必受納矣。二劑便覺稍差，漸而得進；直至第八劑，方全受納。如此大劑服過十餘劑，方始見痘。及其見痘，可以數紀，唇舌猶然煤黑，溺血復然。至九朝後，焦唇始退，舌亦有津，年已八歲，問之方答，神覺蘇醒。至十二朝後，尿血得淡，胃氣日開，十六朝而全愈。服過大黄十餘兩，石膏、生地約有二斤，得以成功，是早圖之一驗也。

竹溪沈公抱小愛，年及週歲，一日身熱如焚，汗出如雨，兩目徬徨，如畏刀鋸，即用大黄四分，黄連三分，石膏二錢，余佐以丹皮、木通、山楂、青皮、蟬蜕，連進二服；次日神色定，放標數點，磊落分明，熱勢復然；又二劑熱和神爽，痘甚稀疎，色亦頗潤；遂減苦寒蕩滌以中和之劑，至八朝，漿足回好。

先君治一痘兩朝，稠密無縫，皮薄色淡，身涼體靜，睡不合眼，神情困倦，面顔皖白，吐蛔數條而俱死，此虚寒而鄰於逆者也。先君即以保元湯加芎、歸、肉桂、山甲數劑，而證僅中止，絶無起勢；仍以前方用參三錢、芪五錢，外加熟附五分，日服二劑；六朝痘漸起，色漸紅，囊漸蒼老，肢體亦煖，參至四錢，芪六錢，附七分；喜便不瀉，更加懷熟地膏半盞，鹿茸膏數匙。至十朝而漿得肥濃，神情爽朗，寢食俱安；十四朝回結收功。因痂乾燥，防其餘毒，以參歸化毒湯，重以忍冬膏調理而安。

孝廉嚴蔚翁子六歲，丙戌仲夏見痘，乾紅色滯，頂陷不鬆，身熱如烙，煩躁不寧，按其胷膈愁痛，口有噯腐氣，累日不起，此毒火伏於内，而中宫有停滯也。以大黄二錢，青皮錢許，兼之蟬蜕、荆芥、赤芍、紅花、地丁，外用山楂一兩，煎汁碗半以代水，連投二劑，解宿糞甚多，痘即頓起，痘色焮赤；仍用前方加黄連、生地，漸漸放白成漿；第壯熱未和，虐𧗠尚在，前方貫至十二朝而始收回脱靨，得以成功。

孺山鍾晉叔有一小愛痘，值炎天受暑，煩擾非常，壯熱如焚，痘色乾紅，累日不起，渴思井水，不敢多與，僅一碗許，便覺爽朗，求之不止，不覺飲及一斗，通身微汗而神情始快，痘即隨起，色赤紅活；終以清火解毒收功。

韓子蘧子甫及週歲，忽一日身熱如烙，昏迷不醒，似驚非驚而有痘象。余固知其必痘，却屬火裏苗之證，非輕緩之劑所能取勝者，乃以大黄錢許，加石膏、黄連，佐以清透達表之味，連投二服而痘遂見，勢亦減半。至三朝，痘頗稀朗，自起發以至結痂，無甚風波而愈。向非早爲之計而釀成之，其禍殆有不可知之局矣。

一故友朱漢卿小郎，痘稠密乾紅，一友以痘色乾滯，便以清火而兼升發，累日不起。予見鼻流清涕，體涼而且靜，時在春初，寒風凜凜，此熱毒輕而感寒重，毒火爲外邪所閉也，以温肌透毒散，陳皮換荆芥，連投二劑，身體即煖，痘即頓起。次日，鼻塞眼封，而痘發煌，身漸熱，痘日肥，清解治毒，調理收功。

韓聖翁第五子痘，歲在己丑，稠密不鬆，眉愁腹痛，終夜煩躁不寐，其毒盛可知；又蒼白乾滯，涕唾稠黏，頭温足冷，其毒爲風邪阻塞可知。因急爲疎風以開其牖，佐之攻毒以達其滯，至四朝體漸熱，痘漸起，色漸紅活，但眉宇不開，筋脈時惕，以活血驅毒，貫漿結痂而回。

一兒痘在三朝，目紅鼻塞，時或噴涕而涕甚濃，氣粗壯熱，痘甚稀却，色滯乾紅，無甚内證，呆呆不起，以大劑荆芥穗、葛根、前胡，佐以黄芩、牛蒡、木通、丹皮、蟬蜕、青皮、赤芍，三劑後而起勢沛然，六朝肥紅綻突，不假餘力，而順叙收回。

予三兒辛酉生，兩歲出痘，時在孟夏，壯熱昏迷，痘色乾紅，顆粒稠密，然得分珠，亦不脚塌，自放點以至三朝，絶無起勢，惟氣粗煩悶，轉矢氣極臭，細審未痘前曾食何物，却食一芋頭圓子，重以枳實、山楂、桔梗、前胡、廣皮、麥芽，佐以赤芍、蟬蜕、牛蒡，解結糞甚多而痘即立起，且色亦紅潤；嗣後以痘甚密，功力雖難，而破竹之勢，殆由此也。

孝廉施禹翁季弟幼時出痘，道中始事之友極其升發，四朝毫無起勢，狂煩叫喊，至於咽啞，目時上竄。始事者，告辭去矣。予至，舉家號泣，以爲必無生理。禹翁昆弟篤於孝友，懇予甚切。予視痘雖不起而根窠尚在，第稠密攢紅，頂陷乾滯，身體反凉。予按其胷膈手足皆起，診其右手寸關洪滑而實，予知其内傷太重，而致痘閉塞也。遂以枳實五錢，青皮、前胡各三錢，桔梗五分，佐以荆芥、蟬蜕，用山楂二兩，煎湯代水，是夜連進兩頭汁，次日午後又進一劑，下午一解宿垢極多，痘前縱食鷄肉，完而未變；將晚又解一次，仍前極多。痘即頓然起發，神即安靜，身體大熱，但痘色依然未轉。前因中宫停滯，故毒火内伏而不熱；今得通達，則火毒發見於外矣，神故得以安靜。嗣後以至結痂，終以涼血清解，痘漸紅活，漿漸肥濃，痂亦不薄，收功而愈。聊舉一二，以驗内傷阻痘者。

清溪章繼美兒三旬矣，戊寅季冬，在外家王復之處，忽然腰痛如杖，昏憒如迷，烈熱如炙，叩之不答，身體振振，肉瞤筋惕，痘之象也。但腰如被杖，其痘必逆，猶幸其岳復老信余甚專，余得即用大黄、山楂各六錢，青皮、羌活、桃仁各二錢，佐以荆芥、乾葛、元參，乘痘未見，萌芽甫動而預爲之地，庶望轉機於萬一，令一見痘，腎已受攻無及矣。自申至卯，連服二頭汁，次早發出如芥如沙，色更焦紫，自頭至足，幷無容針之地，形色幷逆，神情又惡，希冀何在？予亂弗藥。主人哀懇甚切，情不容却，遂用大黄八錢，石膏一兩，黄連二錢，生地兩半，佐以荆芥、羌活、葛根、牛蒡、紅花、桃仁、蟬蜕等劑，加白頸地龍，每劑十條，又以猪尾膏半盞，和於藥内，連服二劑；次日，其如芥如沙幷焦紫色即退，顆粒分明，紅活可觀，竟若改换，但無空隙之地，神情猶然昏憒，身體仍炙如炮，生機却在手矣。翁壻原是甥舅，尊與堂與其兄公瑾皆至，且驚且駭，且信且疑。復老力主其事云：如是之痘，非如是治法，萬無生理。余亦爲熱腸身任，前方不減不增，服至九朝，圓綻如珠，漿黄如蠟，神情與熱法，終復如故，大便日去六七次而不暢快，自始發以來，水米不沾。内遣老嫗問曰：不食可無恙乎？余曰：安穀則昌，絶穀則亡，寧得無恙？第是痘不食，非以寒涼太過，非以蕩滌傷胃而然。胃果受傷，氣血乏本，氣血果虚，漿從何自？此痘本逆，所賴治於未發，臟腑不至潰敗，氣血得以融通，故得成漿如此。然藥力僅可以搜刮隱伏之毒，未能驅除焞炙之火，上焦清氣，何能便徹？只恐梟惡之毒，終非藥力能淨爲畏耳。次日十朝，正面有回意，絶不思食，日期漸迫，用大黄、石膏各一兩，生地兩半，黄連、山楂四錢，佐以荆芥、牛蒡、甘草。十二朝，胃氣忽開，神情才爽，熱勢亦和，回結頗佳。時值獻節，渴想年糕，因而無物不思，次日便飯，便食肉。十五朝回到，諸證悉愈，痂落如鬆皮。後又滿口生疳，齒牙幾落，又服牛黄、珠末，幷黄連解毒湯，十餘劑而漸愈。月外復發一身血風瘡，身無餘膚，將百日始得霍然。是痘疎表達里，驅毒導瘀，涼血清火，自巔至末，不撤一劑而得收功。當危疑時，議論紛紛，有云平昔斲喪腎虚而故腰痛者，有云稟氣素薄而故神情昏倦者，有云從來肥甘不能入口而胃弱者，有云如此稠密氣血有限何能當此蕩滌者，有云痘瘡何曾有此治法深以爲怪誕者。非復翁明時局，專信任，亦何能奏功！

銓部錢孺翁一愛，平時内熱，瘦骨如柴，乙未仲夏出痘，熱如炮熾，腹痛異常，身體不能轉側，口穢噴人，紫滯稠密，但不細碎，惟幸初朝毒火雖惡，尚未有定位，以大黄四錢，石膏七錢，生地六錢，黄連一錢，佐以青皮，山楂，荆芥，葛根，赤芍，桃仁，地丁，紅花，地龍，臨服和猪尾膏盞許，以一方服及六朝，色漸肥紅放白，腹痛稍緩，餘俱未減，仍用前方；至九朝漿甚充足，腹痛與熾熱較前尤甚，眼雖封而眼角流血，譫語不寐，飲食不思，前方增犀角，倍加大黄，生地，石膏，減猪尾血，臨服以化毒丹調入牛黄一分，珠末二分；至十二朝，頭面發臭，方能進粥碗許，一日三次，腹痛與熾熱依然；至十八朝而始跳脱。疎表達裏，涼血導瘀，清火驅毒，自始以至終，一方成之。是首尾疎達，又一驗也。如此治驗，難以數紀，聊附一二以證其大略耳。

姚無奇幼時，于壬戌之秋，忽一夜吐瀉三十餘次，口不能合，兩目失神，絶不身熱，痘出驀然，若不知何自而致。痘甚細密，而且一齊涌出，僅得分珠，却無空隙之地，顆粒固滿，却似水珠，有頂無盤，乃劇虚劇寒之證，與逆相去幾希矣。證象固危，所希冀者，氣血尚未離散，乃早圖之，或可挽回。疎表達裏之劑，一不相及，初朝即用保元湯加白朮、木香、當歸、熟地、訶子；如是之劑，服至六朝，僅得中守而已，倍加參、芪外，用鹿茸、肉桂。至八九朝，身得温煖，窠囊覺厚，漿水及半，但不蒼老，前方減鹿茸、肉桂、訶子，加白芍、茯苓、金銀花，神目開爽，乳食大進，而回痂終軟薄，可見虚劇之證，首尾温補，尚不滿其分量，其可循規則而疎達也乎？第今無是證矣。

逢仲老公郎痘止八十三顆，始事者以痘甚稀，僅以輕緩之劑，按日期規則以治之。十六朝，咸以爲功成矣。

延至念六朝，逢老意中未能釋然。予適雉城歸，邀予往視，但見兩目徬徨，如臨白刃，乾嘔不止，愁楚非常，陰囊兩傍，俱有一小毒如桃核大，隱於肌肉之下，色且黑黯，此餘毒悶焉者也。予亂弗藥，是晚即斃。

一徐友一愛未及半週而痘甚稀，頗紅活，宛然一順證。惟身熱如火，至漿後躁亂不寧，霎時收斂，而紅暈焮赤，痂甚焦燥，腰間與環跳處，發出兩癰如掌大，板硬如石，焮腫如拳，其餘小疔，不計其數，痛楚甚慘，以必勝湯日服二劑，外以胭脂調入化毒丹貼之。十朝至十六朝，以一方治之，疔漸起漸退，二癰潰而成膿；後以忍冬解毒湯加地丁、當歸，調治收功。

一范氏女三歲，痘可以數紀而且綻突如珠，紅潤可觀，據痘似可弗藥，究其烈熱如炮，晝夜叫喊不已，左目焮腫如桃，以大黄、生地、荊芥、甘菊、赤芍、黄連、木通、地丁、青皮，自三朝服及十四朝，始得身涼體靜，回好目亦無恙。如是之痘，不能枚舉，聊紀一二以驗大略云耳。

雉城臧明遠子幼時出痘於壬戌，甚密而得充肥。臧以稠密憂虞，余曰：痘雖密，顆粒綻突，色不乾滯，慮不在此。所可虞者，近於紫艶，身體太熱耳。以清熱解毒湯日進二劑，五朝大解一次，餘無別證，未思飲食。次日而漿即老，紅暈焮赤，大便又三日不解，恐其成火褟證，謂主翁曰：急宜潤其大便，使毒以利鬆爲妙。成一火褟，餘毒太重矣。前方重以生地、滑石兩許，更加黄芩，藥未及熟而燥癢即發，舉家徬徨，急服之，更餘解黑糞，極臭極硬，即爽快熟睡，紅盤漸淡漸收，飲食大進，以忍冬解毒湯調治而愈。

竹溪沈氏子二歲時痘，熱不二日，放標於足脛，歪邪闊大如螺靨，緊貼皮肉，週身細密無空隙。次日，蘸沙疊錢間於通身，惡形不計其數。且痘色與肉色一般，肌膚板實，無粒不陷，叫哭不已，脈惕筋抽，是毒滯血鬱之痘也，與逆之相去間不一寸矣。以必勝湯減桃仁、生地加當歸，日進二劑，不見起發，乳不及半，大便去五六次；大桑蟲日以四枚，六朝稍起而未鬆；減蟬蜕、葛根，倍增大黄，大便日去十餘次；至八朝漸鬆漸紅，身漸熱，成粒者起綻，成塊者松泛如球，始成膿，乳食大進，未得安睡，時或叫哭咬牙；悉照前方，十四朝堆結如殼，痂亦滋潤；以忍冬解毒湯加當歸，調治全愈。

驥村錢東白幼子，痘及七朝，行漿期矣，通身頂陷紫滯，其環跳處堆聚如燕窩，俱板實不鬆，眼與鼻若未痘者然；并其頭面俱板實，晝夜躁亂，殆無寧刻，時常乾嘔，筋脈抽惕，此毒伏於內，氣壅血滯故耳。始其事者，謝絶去矣。余以大黄四錢，紅花、生地、蟬蜕、牛蒡、地丁、荆芥、元參、青皮、黄連，外加白項地龍五條，服過三劑，大便日去三四次，痘稍有起勢；服及十劑，大便方去十五六次，所解皆是黑垢如膠漆，臭惡無倫，通身頭面，頓爾起脹，即時眼封鼻塞而漿沛然矣。其環跳堆聚者，尚未鬆泛；仍以此方，服至次日十一朝，大解約去二十餘次，僅似清水。一老嫗驚惶而問曰：如此頻解，可無害乎？予答曰：痘今成膿，前躁亂，今安靜，皆便中來也。可許收功乎？予曰：必得環跳穴處，成漿結痂，飲食能進，便許無恙矣。至十四朝，臀上漿行且飽滿，胃氣頓開，大便即止。不假一分滋補，不假一分止塞，飲食日增，方以和解餘毒之劑而收功。

雉城臧君陶幼時出痘於庚申，甚稠密，甫及三朝，即起綻如珠，囊窠飄薄，歸附不厚，不甚安靜，身體微熱；四朝即用保元湯加芎、歸、熟地；六朝漸漸肥紅；八朝囊漸蒼老，漿未及半，大便不實而漿停，重劑參、芪加川芎、鹿茸膏、木香、白芷，漿得充足；後調理收功。

後林潘中山幼時痘證，囊似天泡之薄，紅暈焮紫如霞，徹夜無眠，身熱如火。渠尊公宗老在江右任所內，與乳母深以皮薄爲不足，徬徨無主。予力辨其故而始信。即用黄連、犀角、大劑生地，佐以荆芥、丹皮、蟬蜕、牛蒡，臨服調牛黄一分，自第二朝服至六朝，漸漸蒼老，散漫遊紅，亦漸歸附，根盤圓淨，頂白根紅；仍以前方服至九朝，膿漿滿足；前方加金銀花、元參，始終以涼血清火解毒收功而愈。脱痂之後，尚多餘火，一路清解霍然。

予一鄉親年十七，勇力過人，忽一日，身熱昏迷，遇時即痘一齊涌出，稠密無空地，形與色宛似水珠，但根窠結卓，呼吸之氣甚雄，薄之非因虛也明矣，平昔勇力無論矣。其所以然者，氣與血均爲毒閉，兩不至之故也。以荆芥、葛根、赤芍、紅花、木通、地丁、紫草，重以青皮，外以山楂二兩煎湯代水，日服三劑。次日，頓然蒼老；第四日，即頂白根紅，復用前方；七朝漿足飽滿，其體原厚，緣爲毒遏種種故爾，一開其牖，正氣勃然莫御矣。兩痘浮衣則同，一爲火炮氣蝕，故壯熱游紅；一爲毒涌血鬱，故昏迷色白。一涼血清火，一鬆毒活血，各究其致，游紅者斂，色白者紅，囊窠俱厚矣。

烏程陳大尹乙巳歲，一孫痘稠密乾紅，始任事者有三人焉。先以升發，後以涼解，五朝頂平囊扁，七朝眼有開意，鼻將有息，三人辭陳某而去，延先君以決生死。先君驗其頭温足冷，非熱毒可知；而且身安體靜，毒已盡行於肌表又可知。曰：此氣血虚餒，非毒滯不鬆之謂也。陳某意中以爲必斃，問先君曰：此證可挽回萬一乎？先君答曰：痘瘡放點以至落痂，一以氣血終始其功。氣血充達則得以領毒而起脹，氣血鼓盪則得以化毒而成漿，氣血還源則得以解毒而落靨。今痘不起脹，猶之更籌一般，籌得依刻而起，非籌自起也，必需漏水下壺，更籌得起。論及于此，陳某大悦。先君以參五錢，芪八錢，鹿茸膏半盞，佐以芎、歸、淮熟地，少加肉桂，連投二劑而痘即起脹如珠；再二劑而漿即充滿。後以參歸化毒湯收功而愈。是證不概見矣。

孝廉王遇老一小兒，甫三歲，痘在五朝，通身稠密，全不起脹，人不狂躁，熱亦不甚，有似餒而不充。余按其皮肉則板，探其口内如脂而多乾嘔，則知其毒壅於内外，故不能起，非氣虚不振之論也。以大黄爲君，佐以疏表活血之劑。至臨服時，復持疑而問曰：毒滯攻之，固其宜矣，萬一精神亦從而蕩焉，奈何？余曰：妄投則然，對證不惟不損，正以護精神之地也。二劑服後，便有起勢，乾嘔減半而身反勢矣，是毒透達之象也。前方加黄連、生地，服至十二朝；後以忍冬解毒湯而愈。

馮春元一小愛三歲，痘甚密，八朝絶不起脹，頂陷色滯，筋抽脈惕，日夜不寧，頻頻乾嘔，大便日去二三次，宛似一内虚平扁之證。始事者，謝絶去矣，舉家哀號待斃。余視之，頂雖陷而板實，色雖不榮而紫黯，未有内虚而形板實者也，而况紫黯其色乎？至於種種見證，皆毒火發泄無門之象。余以大黄、青皮、山楂達其裏，荆芥、牛蒡、桑蟲疎其表，紅花、桃仁、赤芍、猪尾膏以導其瘀，黄連、石膏、生地以清火涼血，二劑稍有轉機；又二劑，更用化毒丹調入牛黄、珠末以化毒清火，大便日去十餘次，多而且暢，穢垢般般，頂即起，盤即潤，漿亦迅速，餘證未能跳脱，首尾一方，至二十朝而始霍然收功。

戊午，一沈氏子痘密而紅，色嫩而薄，身不甚熱，察其神情，内證絶無隱伏深藏之毒，先以疎透，四朝而囊窠悉起；即以參、芪、芎、歸、淮熟地、甘草、山楂，日進二劑；七朝漸蒼，次日漿行；十朝漿頗膩而不能老，寢食亦安，減血藥加白朮、山藥、茯苓、金銀花，調治收功。自甲子以來，是痘百無其一矣。

王含叔一愛三歲，痘方見點，即便咬牙，周身痘色俱白，宛似氣虚，探其口膩如脂，背上有三四點紫黯乾紅者，微露其端，則知其門牙者，肝腎之毒火也；色白者，血爲毒鬱而然也。以活血散火疎肌透發之劑，痘色漸紅，但紅而不潤，顆粒不鬆，頻頻乾嘔，夜不成寐。三朝，用黄連、生地、丹皮、牛蒡、荆芥、木通、紅花、青皮、蟬蜕、山楂，臨服和猪尾膏半盞，日進二服；色頓鬱紅而未活，唇口漸黑如煤，前方倍用黄連、生地加滑石、地丁，外以牛黄七釐，并猪尾膏服；至七朝，色方紅潤，頭面放白，乾嘔減半，大便日去四五次；十朝漿亦堪回，唇殼已脱；照前方至十二朝，唇復焦黑，痂老而燥，仍復咬牙，大便日解十餘次，絶不思食；前方大劑生地加石膏，日進二服。牛黄每服一分，珠末二分，猪尾膏亦如前。至十五朝，鐵嘴復退，終不思食，大便約去三十餘度，痂落八九，四肢强直，仰臥如屍。十六朝唇口又黑，咬牙比前更甚，大便無度，俱如膠漆，或如藥汁，點乳不進，以蓮肉、紅棗、扁豆煮濃汁，灌入其口嚥下，而此汁即出如漏。乳母以寒藥太過，脾氣損傷如此，皆有怨言。主人明理，謂此藥不投，何能起發，以至落痂？第痂已落，何復如此？叩予之故。予曰：痘貴乎終，以餘毒脱卸之難也。若餘毒内攻，事已去矣。餘毒得透，可無虞矣。其餘毒必結於大腸而故暴利如傾，又結於肝而故咬牙不已，不則何以唇口猶如乾漆，三退而三結也？必得内毒成熟，有膿血便出，方可保全；然得精神有三四日可支，内毒一二日可熟便妙。是日十八朝矣，以牛黄七分，珠末一錢四分，爲兩服，蜜汁調下。傍晚，解紫血甚多；踰時夾膿夾血，倍於初次，即睡去。至夜，便尋乳食，咬牙頓止，唇口鬆退，神即蘇爽；至天明，解一硬黑糞如石，大便五日不解，乳食大進，收功而愈。

余一孫女四歲，戊子暮春一晚，大熱如炮，躁亂不寧，不踰時而衄如注，血紫成條，有意亂心慌之象。是夜即以涼血攻毒飲減紅花、紫草，加石膏、元參、地丁，連投三劑。次日，午刻見痘，不紅不紫，如晦色椒皮，窠囊不起；第二朝，衄止，熱亦減半，叫喊不已，躁亂如初，暫減石膏，同大桑蛀，用猪尾膏盞許，和於藥內，日服二大劑；服及七朝，漸起漸紅，大便日去七八次；九朝漿行，漸入佳境，藥餌遂懈。十朝晚，身復大熱，叫喊仍不絶口，滿面搔破，猶幸鮮血淋漓，急用胭脂調入化毒丹貼之；前方重以大黄五錢，生地、石膏俱兩餘，三劑後，十三朝始定，收結而痂尚燥，寢食僅得其半，以忍冬解毒湯減紅花加大黄、生地，十六朝收功。

徽州程氏一子三歲，丙戌殘冬，一日，大熱煩渴，口熱如爐，舌胎即芒刺而黑則其咽乾可知，見點於肌肉之間，隱隱若麻，乾紅晦滯，彷彿乎逆，幸在初朝，以清涼攻毒飲加蜜炙麻黄二分，以隆冬也減犀角，二劑細碎者悉退，顆粒分明。又二劑，色亦稍轉。四朝，淚流如膽汁，脣漸堆結如煤，謂之鐵嘴，大便晝夜約去十餘次，一方服至六朝起脹；八朝行漿，胃氣未開，神情未快；十二朝，鐵嘴鬆褪，寢食漸安。首尾一方，收結成痂，以忍冬解毒湯至十六朝收功。

七里温廣心大郎八歲，出痘於乙酉仲冬，值久瘧後，精神疲敝，飲食不思，痘毒溺血如膏，胷膈閉悶，脣黑如煤，舌胎如刺，兩頰不分界地，天庭明朗，身上稠密乾紅，腹更有紫背浮萍斑點，如是毒火，身反不熱，內鬱故也。以涼血攻毒飲，大黄爲君，加桃仁，每劑和大桑蟲，日服二大劑；五朝未見轉機，前方倍大黄五錢，生地兩許；七朝兩頰鬆透，紅活成顆，身體大熱，餘痘亦俱紅潤，腹斑漸淡，前方減葛根、蟬蜕、紫草、紅花、桑蛀，加黄連、石膏，每服調牛黄化毒丹一錢，日進二服；十朝漿足，腹斑悉退，胃氣頓開；十二朝脣殼褪脱，舌竟紅活，頭面堆砂收結，身上氣足血收，寤寐俱安，前方減大黄、黄連、石膏、桃仁，加金銀花、貝母攻伐之劑，止一劑不及，便不思食，神情仍復不快，痘即停止。予駭其故，豈攻之太過而真元不繼耶？抑攻力未足而毒火竊發也？猛省其故，失檢其溺，取視猶然，使內邪淨盡，小腸何猶乃爾也？悉如前法，連進二劑，諸象速轉，捷於影響。服及十八朝，而溺始淡黄其色，以忍冬解毒湯始得收功。

孺山鍾晉叔一郎七歲，甲戌出痘，未見點時，腰腹倏爾疼痛，至欲解更甚，及解逼迫異常，急不能待，而卒不能解，因艱塞而努力，因努力而愈艱塞，不惟不得解，努力之極，氣反上涌而面顏俱變，俄頃而惡象復然，此毒深藏於脾腎也，以必勝湯去生地，連投二劑，身體壯熱，見點稠密不松，乾紅色滯，痘與皮肉按之俱板，氣壅煩悶，身無安放。前方服及四朝，大便見毒垢，如漆如膠，紫黯其色，前方加黄連、石膏、生地；服及七朝，頭面焮腫如毬，周身四體脹滿如吹，有如氣鼓，目之可駭，所幸痘亦得脹；十二朝漿行；十四朝漿斂，悉以一方主之。大黄用及斤餘，大便日止一次，口内成疳，目睛起障，身熱未和，以撥云散合忍冬解毒湯，調牛黄、珍珠；服至十七朝，所進僅止稀糊，所存惟有皮骨，與參湯數匙，口即乾膩；嗣後弗藥，惟以牛黄、珠末日服二分，佐以吹藥，疳與障漸愈，飲食漸進；月餘後，肌肉生長，精神康復。次年患一悶沙，不及進藥而斃。惜哉！

黄復初八郎，癸酉孟春，一日身體燥熱，肉瞤筋惕，兩目昏沉，痘之象也。愁容萬狀，稍動其衣被，痛楚等於剝膚，是穎毒鬱於皮膚也。即用必勝湯減桃仁加桔梗，用大黄四錢，連進二劑，痛不稍減。照前方，大黄六錢，又二劑透出，一身紫滯乾紅，綿密無縫，痛始減半，大熱如火。前方加黄連、石膏減葛根，服二劑，顆粒分明；六朝充肥，九朝漿勢沛然。因痘象可觀，藥即懈弛。次日燥癢難禁，頭面搔破，血流滿面，急以藥胭脂貼之，悉如前方，外以牛黄二分，珠末四分，匀分三服，調於藥内，日進三頭汁，次日復灌；十二朝堆沙漸收，腐爛作臭，胃氣日開，神情日爽；十六朝收功。用大黄斤餘，牛黄二錢。

余戊子一孫，壬辰初夏一晚，大熱如烙，叫喊不已，如蚓在灰，次早大小便去血，解後稍緩，俄頃復然，急以必勝湯加石膏，連投二劑；日晡即見痘，窠粒不鬆，痘色紫黯，大解皆紫黑成片成條，散者成流，叫喊愈甚，照前方重以大黄、生地、石膏，晝夜三大劑，每劑和猪尾膏一大盞，幷大桑蟲；服及七朝，色漸紅活，囊漸鬆透，終是叫喊不已，前方減葛根、蟬蜕；九朝放白；十一朝行漿，諸證減半，大便日去七八次。藥餌稍緩，仍復猖獗，更加燥癢，痘頂穿破若圈，喊不絶口，悉如前日進三大劑，十四朝得有霉色；十六朝叫喊復作，愁楚萬狀，便出紫黑血片如蟄皮，散瘀血有一糞杓，即安睡，醒餘便思食，身熱始和，大便頓愈，溺猶血水。念六朝夜半，驟然躁亂，舌起一疔，以牛黄分半，珠末三分，蜜湯調服；以忍冬解毒湯加大黄錢許，用地丁煎湯服；及念八朝，舌疔即褪，月餘始得安痊。約用大黃三十兩，石膏、生地俱二斤半。

一凌姓之兒僅週歲，身體壯熱，躁亂不寧，如蚓在灰，痘未見而兩目昏眊，是痘象，知其毒壅上焦之故也。即以涼血攻毒飲去生地、紅花加山楂、地丁，一劑而神即安，日晡見痘如麻；再二劑而細碎者漸消，朗朗分珠。其祖父稱謝不已。照方用生地、紅花并大桑蟲，日進二服。以一方服至十二朝，順敘收功。此僅躁亂一項，更得治於未痘，故潮頭無甚風波。

孺山鍾去疑年及二旬餘，一日府試歸見痘，昏沉不語，有疑其爲虚者，有云其爲勞者，五日矣。窠粒不鬆，盤暈焮赤，兩頰通紅，不分界地。且氣粗壯熱之極，此熱毒上涌，清氣阻塞，心竅爲痰所迷，虚勞何與焉？以涼血攻毒飲減紅花、蟬蜕加貝母、地丁，日投二劑；七朝界地漸分，痘漸鬆泛，神情猶然昏憒，前方減葛根加石膏、黃連；八朝始省人事，方知己之出痘；九朝而漿沛然；十二朝收結，遂弗藥而愈。俱以一方終始其功。

一賀氏子四歲，出痘於仲春，滿目愁容，天柱不舉，神情躁而若倦，身不甚熱，痘點隱躍於皮膚，按之板實，板則非不振矣；且多游蠶，不拘其數，其色乾滯而多白黯，黯則非真白矣。且有椒色間乎其中，溺血如膏，口穢若腐，則此天柱不舉，愁容厭倦，全是毒火內擾，以故情緒難支，用必勝湯減桃仁、紅花，稍加蜜炙麻黃一二分，和桑蟲一大枚，日投二劑；服及四朝，身漸熱，色漸紅，顆粒亦漸起，時常乾嘔哈舌，前方加黃連四劑；毒火涌發，驟熱如焚，盤若塗硃，天柱頓起，外加石膏減乾葛、麻黃。自七朝以至十朝，放白成漿，大便日去五六次，皆毒垢，愁容不轉，壯熱未和，飲食不進。十四朝堆結發臭，飲食得進，諸證平康，惟溺血未止。十八朝仍復壯熱泛疱，口内成瘖。一方貫至念朝外，始得痊愈。

李姓一幼弟，卒然腰痛，以及兩脅兩肩骨節皆疼，愁楚不堪，次日即報點於左腰，如豆大而色黯滯；又有數點，似痘非痘，隱躍於皮膚而多晦色，按之板實。以必勝湯四劑後，顆粒稍起而終不松，晦色稍退而未紅潤，續出者可以數紀，只是痛楚呻吟，晝夜不息，寢食俱廢。以一方服及八朝，略鬆泛而得半漿；服過十二朝，痛楚方息，稍能寢食，將就收結而愈。是證幸痘稀疎，故得成功而且易。若一稠密，便如章繼美之歷盡艱難險阻矣，腎證之可畏也如是夫！

嚴璞菴一孫歲未滿週，一日壯熱昏沉，筋脈抽惕，以清肌透毒湯加木通、青皮一劑；次日即見痘，頭額如麻，身上隱躍，以必勝湯減桃仁、赤芍、生地加當歸；三劑後細碎者漸退，隱躍者漸透，雖見顆粒，却密而不鬆，滯而不紅，胷背多游蠶珠殼，抽惕如故，減葛根加丹皮，每劑和大桑蟲一枚，日服三劑；至七日頂白根紅，惟游蠶珠殼未鬆；服及十朝，通身脹滿，漿勢沛然，獨抽惕未已，壯熱未和而多愁楚，大便自見點，晝夜十餘次，皆毒垢，幸乳食如常。一方貫至十六朝，諸證平康，戲之方笑，以忍冬解毒湯；念朝外發出紅斑如霞，調理收功。

臧比玉大郎四歲，一日，遍體燔灼，面頰通紅，氣壅昏憒，以必勝湯減桃仁、紅花，加石膏三劑，後見痘如麻。又二劑，細碎者悉退，顆粒分明，但鋪紅若錦，熱不稍減，神思復然。重以大黃五錢，生地石膏各一兩，日投二劑；至五朝減蟬蛻加犀角；八朝漿足，大便日去四五次，神思始清；十二朝稍思飲食，有收結意，盤暈猶然焮赤；十四朝仍復泛疤，轉側愁楚，口內生疳。一方服至十八朝，諸證霍然，方以忍冬解毒湯收功。

驥村嚴青宇七歲一愛，壯熱如火，四肢冰冷，下部直過環跳，躁亂如失水之魚，無瞬息寧靜，兩頰一片通紅，不見點粒，胷背乾紅晦滯，皮壅肉板，主人以爲必斃，置之若棄矣。然痘在初見，毒無定位，以必勝湯，大黃五錢，連投二劑；四肢稍温，即加黃連、石膏，每劑和大桑蟲一枚；又四劑伏火通透，兩頰紅中泛點，四體頓熱。一方貫至九朝，遍體充肥，粲然可觀。主人喟然嘆曰：前者兒女輩斃於痘者十數人，凶象皆未及此。是痘得痊，往者不堪回想矣。乃竟首尾，一以攻毒涼血鬆肌。十二朝漿黃如蠟，漸收漸結；十八朝諸證霍然，痂落收功。嗣後，口復生疳，兩目腫赤多淚，以撥雲散去木賊加牛蒡、元參、花粉痊愈。約用大黃二十餘兩，石膏、生地各二斤，大桑蟲四十餘枚。

乙未，郡尊一子，歲未滿週，一日，身熱如火，汗如雨下，左眉稜焮腫如桃，愁楚不寧而有痘象，乘痘未見，毒無定位時，即以必勝湯減桃仁、紅花、葛根、地龍，加石膏、丹皮、羌活，連投兩小劑；外以牛黃半分，珠末一分，調入化毒丹三匙，蜜湯調送，分爲兩服。次日見痘，頭額細碎如針頭，悉如前服。又次日細碎者俱退去矣，而汗亦收，顆粒分明，第膚赤如霞，熱仍火熾，愁楚復然，惟喜乳食能進。一方服及六朝，頂白根紅，減蟬蜕；八朝漿足飽滿，熱勢不減，眉宇未開；九朝迅速收痂，耳骪便起一毒，如鷄卵，照原方用桃仁、紅花；十二朝出膿，背上腰胯，隨起四毒，通如前劑，并化毒丹；至十六朝，亦俱成膿平復，相繼又起大大小小十數餘癰，更多惡色青紫，如傷目之可畏，以金銀花、赤芍、地丁、貝母、羌活、牛蒡、當歸、元參、甘菊、甘草，仍合化毒丹，服至念四朝而始收功。是痘熱法名爲火裏苗，毒先於痘名疙瘩塊，令不早圖，痘其焦紫内潰矣。

陳白菴一愛三歲，一日驟熱如爐，燥炙如煙，惟額汗如雨下，至晚，即見點於太陽，兩頰如榴皮，紅而黯滯，連成一片，不見點粒，通身稠密乾紅，口渴煩躁，徹夜無眠，第幸在初朝，毒火雖熾，尚可撲滅。以大黃、生地、黃連、紫草、地丁，佐以木通、荆芥、丹皮、牛蒡、山楂、青皮、赤芍，日服三頭汁；次日汗收而熱減半，前方減黃連加蟬蜕、大桑蟲；服及四朝，兩頰紅中泛痘，色漸光澤，神情未舒，胃氣閉塞，前方每劑調牛黃半分，日投二劑；七朝頂白根紅，神情半爽，身復壯熱，仍用黃連，減蟬蜕、桑蟲。守此一方成漿結靨，至十六朝，邪毒退聽，正氣康復，瘢痕尚燥。幾及一月，復發血風瘡，以忍冬解毒湯加生地、黃連、赤芍減紅花，又一月而痊愈。

慎復菴長子其章，九歲時痘，烈熱如焚，紫滯乾紅，窠囊平板，無一隙地，通身焮腫如吹，四體强直如鑄，仰臥而不能轉側，猶如捆綁，痛楚非常，叫喊不已，此梟毒烈火，表裏俱狂，以大黃八錢，石膏兩餘，生地兩半，黃連三錢，佐以清喉鬆肌透表活血，更以猪尾膏調入盞餘，日投二劑；六朝勢不稍緩。時值炎天，畏熱如爐，乃以藤席鋪地以安之，猶云背下如火；外取三七草，搗自然汁，用鵝翎以拭之；仍以前方。服過八朝，景色如故，計無所施，將鷄溏矢醬色而有尖頭者，和六一散爲細丸；又用六一散和冰片二釐，研勻爲衣，燈心湯送服。踰時身振體戰，臭汗如漿，霎時涌出大黑螺疔於肩背四肢十五六處，烈熱頓和，痘即肥紅光澤，方得屈伸轉側，終是愁楚未開，水米不沾，尚屬可畏。其疔即以銀針挑破，用胭脂膏貼之；仍以原方首尾一轍而得成漿收結痂落收功。二十朝外，口復生疳，尻骨又生癰毒，一僧治之而愈。

朱嘉直子一日熾熱煩躁，愁容萬狀，腦後先起兩毒如桃，不知其爲痘之疙瘩塊也。嗣即見痘，稠密乾紅，僅不細碎，然顆粒不鬆，以必勝湯加元參，自二朝服至七朝，大便日去四五次，色漸肥紅，囊漸鬆泛，神情頗安，大有行漿之勢。第壯熱未和，一老嫗譖曰：痘子惟恐脾胃不實，反用大黄宣他，今痘根俱泄出矣。相公當自有主意。果惑於其言，遂中止兩日，漿亦中止，神情復躁，熾熱更甚，頻頻乾嘔，頭面破傷幾半，口穢若腐，唇口焦裂，徬徨之極，復邀余視。余諭之曰：中氣果泄，無論別證，有不頭温足冷者乎？何以其熱更熾耶？急以前方加黄連減蟬蜕；其破傷處以藥胭脂貼之。至十一朝破傷復灌，通身漿亦復行，兩疙瘩併成一大疔，黑硬成坑，亦以胭脂膏貼之。越三日，其疔腐爛，膿漿旁溢，軟絹拭乾重貼。十六朝漸爾收結，胃氣漸開，諸證漸得平復。其疔至念朝外收疤，首尾以一方成之。口内生疳，終以清熱解毒收功。

一許友幼時見痘，細如針砂，頭面焮腫，未及兩朝而眼即矇閉，熱如炮熾，愁楚之聲不絶，以必勝湯加黄連、石膏，連投三劑，即大解七八次，而細碎者悉行退去，兩目仍開，熱亦減半，痘雖成顆，尚頂陷不鬆，乾紅未潤；前方減黄連、石膏，服及七朝，囊鬆色潤，眼封鼻塞；八朝，有放白行漿之勢，未得沛然，大便約去二十餘度，始如膠漆，繼若清水。乃尊疑其虚滑不禁，果爾痘變灰白矣；尚嫌伏毒鬆而未暢，故下利清水，暢則矢必黄結矣。仍以前方，服及十朝，漿足，胃氣漸開；十二朝神情開爽，大便頓實，收結而愈。後左小股發一餘毒，以忍冬解毒湯收功。

箬溪高氏子，痘頗匀朗，明潤粗壯，道中一友，目之爲順，投以平和升發之劑。主人以夜不成寐，身體壯熱爲慮。不知更有血絲繞於目胞之下，拳毛倒豎如鎗，可慮更甚；若壯熱不寐，又其次矣。喜僅在三朝之内，猶可攻逐。用大黄三錢，佐以赤芍、紅花、地龍、大桑虫，余不過鬆肌透發之類；服至五朝，血絲漸淡而眼合，壯熱稍和；十朝漿足肥濃，攻發似乎可已，第兩太陽未脹，毒根猶未盡徹，神情未爽，恐虧一簣，大黄與桑虫服過十三朝，方得如意而回。

一宋姓者三歲一子，痘頗磊落綻突，而根無盤暈，其色則晦滯灰黯，宛若爲塵垢所蒙，體不甚熱，口中穢氣滿幄，躁亂不寧，此係熱毒遏鬱於内，故見證乃爾，身體則不熱也。是病在血而不在氣，以大黄、紅花、紫草、赤芍、丹皮、地丁、荆芥、山楂、牛蒡，自三朝服至六朝，色漸紅活，亦漸安；八朝頓熱如火，穢氣減半，頂白根紅，減紫草、紅花、赤芍，加生地、黄連；九朝漿成迅速，寢食漸復，以忍冬解毒湯調治收功。

一張氏之室，年十九歲，忽然壯熱如烙，喉間刺痛，不能嚥津，咬牙不已，神情躁亂，次日即見痘如針砂，色似胭脂，道中一望而去者不一矣。其證雖惡，以其尚在初朝，毒無定位，以大黄、石膏各五錢，生地七錢餘，佐以荆芥、地丁、丹皮、赤芍、乾葛、元參、牛蒡、木通、甘桔，用蘆笋兩許煎湯代水，日投三劑。次日三朝，頭面即顆粒分明，前方更用桑蟲一大枚；五朝色轉肥紅；七朝放白；九朝漿勢沛然，咬牙方止，熱猶火熾，僅咽稀粥碗許，猶苦難吞；十朝頭面堆結，愁楚未舒；十二朝血收氣足，回膿結靨，發臭難近，飲食大進，諸證悉愈，首尾以一方成之。

張金友子二週，癸巳季冬，忽一晚身熱躁亂，咬牙弄舌，痘象迭呈，以清肌透毒湯加大黄、牛蒡、青皮；時值初寒，佐以炒黑麻黄、羌活。二劑後臭毒騰涌，躁亂更甚，兩目徬徨，啼號乾嘔，筋抽脈惕，大便傾瀉如注，此熱毒内亂，下注大腸，不容傳送而故涌泄也。乘痘未見，勢雖猖獗，毒未内攻，因勢而利導之，是攝萬象於兩儀，關竅在此。前方減羌活、麻黄，加丹皮、地丁、木通，三劑後瀉即止，諸證未降，以衝突之勢稍緩，不至奔騰下注耳。所謂大黄能止瀉，信不誣也。見標數點於左額，細如針頭，當喉十餘點，犯蚊跡咽關，照前方倍加大黄暨元參，每劑和猪尾膏盞許，大桑蟲一枚，日服二劑。次日三朝，天庭清楚，但是不鬆，地角細密，即以胭脂膏貼之；右顴不成點，身幸分珠，其間遊蠶珠殼者，不計其數，悉如前方。至五朝弄舌止，右顴方見點，口内脱皮，乳不能吮，食之煮熟紅棗，不變而出，大便復去五六次，以全體惡毒涌發，火性奔騰，不暇分消而故直出，是謂邪熱不殺穀，前方減葛根加白芷。七朝痘漸肥紅；八朝右顴及游蠶珠殼俱起脹，大便去黑垢甚多，如膠如漆，日進米糊二三碗，兩太陽未能起脹，以毒根未盡透也，日服大桑蟲四枚，猪尾膏盞許，前方減蟬蜕加山甲、生地。十朝通身漿足；次日漸漸收結，大便復止，寢食俱安，聲音不亮，間或咬牙，前方減山甲、大黄及半，加金銀花、甘菊，外以牛黄半分，日服兩次。十四朝諸邪退聽，調理收功。是證始終以攻毒疎透爲主，補拓收斂，毫不與焉。即寒涼之味，亦不相及，以熱毒深藏隱伏也。痘本凶暴無倫，朝頭無甚風波，末路得無餘證，皆得早圖之力也歟！

蔡文清一愛五歲，忽一晚躁亂如涸轍之魚，未幾即昏憒，面如土色，兩目失神，若立刻可斃者。以大黄、羌活、青皮、紅花、蟬蜕、殭蠶、炒黑麻黄、荆芥穗、木通、山楂，連投二劑；次日神情稍醒，兩頰通紅，身上見痘數點，照前方減麻黄、殭蠶，加丹皮、地丁、赤芍，和猪尾膏半盞；三朝身體壯熱，人即醒豁，兩顴隱隱見點如針砂，頷下稠密，近於托腮，即用胭脂膏封之。身間珠殼甚多，喜磊落成顆，但嫌乾紅少潤，前方去羌活加黄連、生地，每劑和入一大桑蟲。四朝顴即清楚，五朝色轉紅活，鼻塞眼封；七朝珠殼起頂，食薄粥一茶甌，大便日去三四次；九朝頭面堆結，身上漿滿，壯熱未和，腹痛異常，愁楚不能轉側，倍以大黄，臨服調入化毒丹二三匙；十二朝痛漸緩，漸得轉側，飲食大進，以忍冬解毒湯調治回好。

錢氏子忽身熱如烙，次日痘即一齊涌出，細若針頭，白頭至足，渾無隙地，色滯乾紅，時時乾嘔，徹夜無眠。以大黄爲君，佐以青皮、山楂、荆芥、地丁、蟬蜕、赤芍、紅花、紫草、黄連、木通，臨服和猪尾膏一盞，連投三劑；第二日兩頰即成顆粒，但界地未分；至三朝通身亦分珠磊落，第壯熱未和，乾嘔稍稀，前方加生地；五朝肥紅光澤，熱勢減半，前方去蟬蜕、黄連加甘草；八朝放白成漿，稍思飲食，去紅花、紫草、猪尾膏加連翹；九朝復壯熱大渴，時或咬牙，仍加黄連，重以生地、石膏；十二朝諸證漸退，寢食漸安，方以忍冬解毒湯調治收功。約用猪尾血三碗餘。

閔佺木子報痘於脊，黑陷歪斜，按之板硬，餘痘隱躍於皮肉間，點粒甚細，色滯乾紅，躁亂不寐，體不甚熱，速將母痘挑破，以胭脂膏貼之，用必勝湯減生地；服四劑後，報痘圈即松白，盤即紅潤，中心尚黑，餘痘透發成顆，未能光壯，照方用生地減桃仁、乾葛加殭蠶，每劑和大桑蟲一枚；五六朝起綻如珠，主痘成漿，如爛頭癤，神情未快，飲食未進；九朝漿足飽滿，寢食得半；十二朝收結霍然，方用解毒養榮調理收功。

閔明生一愛四歲，痘頗稀疏，顆粒細結，俗呼爲石痘者是也。兩頰界地不清，周身乾紅晦滯，至胷腹間遍滿此斑，眉愁腹痛，寢食不安，身不甚熱，以必勝湯撤生地加紫草，每劑和猪尾膏半盞，日服二劑；至五朝斑色漸淡，兩頰漸清，前方減葛根、蟬蛻，用生地、當歸；九朝其斑悉退，漿甚充滿，腹痛頓止，照方減桃仁、紅花幷猪尾膏；次日收結甚速，身體反熱；十一朝根盤復泛，兩顴疤內纍纍重出二痘，但神情爽朗，不爲檮杌，仍用大黃、蟬蛻、赤芍、金銀花、荊芥、當歸、牛蒡、地丁、山楂；服至十五朝，半漿半靨，模糊收結；嗣以忍冬解毒湯痊愈。

庚辰臧比玉子三歲，一晚徹夜躁亂，兩眼矇眊，次日發出一身蚤斑，按其體膚，頭溫足冷，神情昏憒，是毒伏藏於內，血受其殃，凝結成瘀，外呈此象。幸在發始，庶可破滌，此瘀一活，不惟毒透，幷火亦鬆，以必勝湯生地換歸尾，用大黃五錢，桃仁三錢；服過六劑，斑不見退，痘不見起，更佐猪尾膏盞許，併大桑蟲和入劑內以助之；服過十一二劑，斑漸淡漸退，而痘方見點，三朝即齊，痘可數紀，蚤斑悉退無餘，神情終不開爽，乳食點滴不進，前方減葛根、蟬蛻；服至八朝，痘將收結，景況依然，大便日去十數次，如藥水，終是藥力未充，守前方服；及十二朝，痘痂悉退，胃口只是不開，若謂胃氣受傷，何以痘能透發以至落痂？若謂痂落無恙，豈有絶穀得生者乎？熟思其故，是證本惡，餘邪自未能淨，力主前方；直至十六朝，胃氣頓開，神情始快，大便即止。以三歲小孩，大黃約用斤許而得收功，以見有病病受如此。

吾宗漣漪一愛四歲，身熱如火，神情昏憒，兩頰通紅，鼻衄成流，身上隱隱數點，色滯乾紅，以必勝湯減紅花、地龍加元參二劑，後紅中泛點，細碎如麻，周身稠密如鋪而多游蠶，珠殼亦間乎其間；前方服至三朝，兩頰界地未清，却成顆粒，滯色略轉，每劑和大桑蟲一枚；六朝滯變爲紅，色猶如絳，唇口腫裂，前方減蟬蛻、葛根，加黃連、石膏；七朝放白珠殼泛頂；九朝游蠶統脹成條，時或咬牙腹痛，熱猶火熾；十一二朝，頭收斂而痂燥，身漿滿而盤暈猶赤，神情尚困而未舒，以一方貫及十六朝，發臭異常；二十朝諸證頓愈，寢食得安而收全功。後左眼赤痛多淚，以撥雲散治之得痊。

張又卓小郎方一歲，一日壯熱如烙，遍體如霞，痘不甚密，色滯而平，有蟢窩見於手背，神情愁楚，不時叫哭，是腹痛使然。以消斑快毒湯加大黄，臨服和桑蟲一枚，日服二劑，手背以胭脂封貼；六朝霞色清，愁眉散，手背鬆浮泛白；七朝氣尊血附，俱放白成漿，熱勢減半，去大黄、蟬蜕、黄連，加連翹、元參，日服一劑，十二朝回好。

一錢氏子四歲，痘在五朝，脣裂焮腫，體熱如火，頭面稠無隙地，身上疎朗，板實礬紅，四肢胷脅疊錢者不一而足，躁亂不寧，以涼血攻毒飲加山楂、地丁減犀角，和大桑蟲一枚，日服二大劑；更以金汁日服盞餘，外用胭脂膏封貼；至八朝鬆泛如蒸餅；十朝通身漿足；十二朝發臭收結；十四朝身熱始和，寢食俱安，方易忍冬解毒湯收功。

韓尺龍子六歲，乙未仲夏，忽一日身熱如爐，頭面通紅，神情昏憒，見痘稠無餘地，僅不細碎，盤若塗硃，内有珠殼幾半，以涼血攻毒飲，倍生地、大黄，去紅花、紫草，加元參、地丁；四朝加黄連，每劑和大桑蟲一枚；五朝神情清爽；七朝珠殼皆透，減蟬蜕、葛根、桑蟲；九朝漿足；十朝紅暈漸淡，飲食漸進，頭面收結；十二朝壯熱方和，遂去大黄，減生地及半；十六朝回足。如此血熱，不致帶火成痂，爬肌抓肉，大黄、生地、荆芥之力不淺也。後以忍冬解毒湯調治，落痂未久，腠理未固，餘毒亦未能盡淨，見風太早，忽爾昏暈，急以疎風消毒飲而愈。

吾宗倜如一子，一日身熱如火，汗出如油，神情困苦難支，似痘非痘，數點隱隱於頭面，色滯乾紅。痘本是而若非，且熱如火，汗如油，非惡痘不爾。以清熱透肌湯，未用生地加大黄，二劑後，次日頭面細碎如麻，身上見點處若集，隱伏處若無，此氣爲毒滯而通塞不均也。又二劑，頭面顆粒分明，色亦覺潤，汗即頓收，遍體涌出，内間鼠跡瓤沙，難以數紀，囊窠不鬆，色近於白，此血爲毒鬱而未著，非血虚白也，不則有一體兩局者乎？前劑每服和大桑蟲一枚；五朝窠脚漸鬆，囊頂未起，色轉深紅，神情得定，熱不稍減，前方重以生地，加黃連、石膏；至九朝頂綻，食稀粥碗許；十一朝鼠跡與瓤沙俱得統脹如泡，而漿俱濃；十四朝盤暈始淡，頭面收結；十六朝身得溫和，胃氣日强，方以忍冬解毒湯調治；至二十朝收功弗藥。

# 古今圖書集成醫部全録卷五百

## 痘疹門

### 醫案

《救偏瑣言》曰：一段氏子三歲，見痘三朝，兩顴細如蠶種，背多雁行，更有瓠沙間乎其間，椒紅色，叫喊不已，熾熱如焚，以清涼攻毒飲和桑蟲一枚，日服二劑；四朝顴即成顆；六朝色即紅活；八朝怪象俱統脹放白；十朝漿足，猶愁楚不能進食；一方服及十四朝，眉宇方舒，得進飲食，身體温和，收靨落痂而愈。

一女年及十四歲，倏爾身熱如火，神即昏憒，兩眼如畏刀鋸，遍體如霞，痘未及見，死期若將至矣。即以大黄、石膏一兩，生地七錢，佐以荆芥、赤芍、青皮、葛根、木通、牛蒡，日投三頭汁；次日午後見痘，細似泥沙，色似礬硃，通身無一隙地，前方又服四劑；即成點粒，却稠密如鋪，方叫腹痛，略知人事，大渴不已，揭衣棄被，前方加黄連、犀角、生地，兩半，幷大桑蟲；服至九朝，始得紅潤，周身起脹；十一朝貫漿，連成一片如鬆皮，不能轉側，大便日去四五次，水米不沾；十四朝發臭滿室，頭將收結，脣黑如煤，身若寒戰，熱仍如火。一方貫至十六朝，頓思飲食，夜臥得半，熱渴稍減。二十朝外，痂成一片，如脱一殼，得脱此難，方易忍冬解毒湯，月餘痊愈。約用大黄斤半，生地、石膏二斤餘。是痘得治於未見之前，更得首尾一轍，庶得挽回。若令見點，其勢便成，牢不可破矣。

閔中介三公郎，方半週，痘出稠密如鋪，色滯乾紅，顆粒平板，内多蟹爪，身體壯熱，脈惕筋抽，時在二朝，以鬆肌透毒散加大黃七分，和入桑蟲錢許一枚，日服二頭汁；次日粒數即磊落，四朝紅潤；八朝鬆泛；九朝行漿，遂減大黃；十朝安睡，乳食如故，大便如常，收回而愈。

徐明涵一孫，身熱如火，燥炙如煙，兩頰通紅，頭面胸腹，肩背四體，痘密無容針之地，頂陷囊實，乾紅紫滯，叢簇象燕窩者，在於大股，大便日去三四次，始事者以斷無生理而勇退矣。余取其囊厚色老，雖密成顆，可冀者此耳。以大劑必勝湯，用大黃五錢，生地兩許，加石膏兩半，每服和一大桑蟲，日進二劑；服及六朝，頭面起脹，眼封鼻塞；八朝胸背鬆透，色轉紅活，頭面成漿；十朝燕窩統脹如蒸餅，身漿亦足，第熱猶火熾，愁楚未舒，自膝至脛，猶紫滯不鬆；至十四朝，腐爛作臭，漿及足脛，邪毒盡發於外，寢食頓復，方易忍冬解毒湯，成痂落靨；至十八朝收功弗藥。用大黃一斤，生地、石膏二十餘兩。痘後，大便但嫌燥結。

吳大雍兄二公郎，八歲患痘，顆粒頗朗，有鳥跡其形於肩背，兼多珠殼囊窠，通身平實，乾紅色滯，烈熱如炮，愁容可掬，云胸膈煩悶難堪，以涼血攻毒飲，重以大黃，加石膏、地丁、山楂；四劑後胸膈漸寬，滯色漸活，第紅艷若絳，前方加黃連幷大桑蟲，每服和入一枚；又六劑，頭面通身起脹，鼻塞眼封，惟鳥跡與珠殼未鬆，毒根猶未透也，更倍以大黃、地丁加山甲；至八朝珠殼者圓綻如珠，鳥跡者統脹成條；九日膿漿充滿，飲食大進，大便不過三四次，終是燔熱不減，紅暈焮赤，前方減山甲、蟬蜕、紅花，倍以石膏、生地；服及十朝，熱漸減，赤暈漸淡，頭漿斂而身漿遍，減石膏、大黃；十二朝收痂過半，險變順矣。是晚徹夜不寐，氣粗煩悶，腹脹如鼓，變出意外。若以爲伏毒未盡，而囊無不綻，漿無不滿；若以爲餘毒歸內，而血收已盡，痂厚而肥。決之於脈，氣口洪滑有力，知其飲食停滯，究之果然。以寬中透毒湯減陳皮加萊菔子、大腹皮，外用山楂二兩、麥芽一兩，煎湯代水，服二頭汁，腹即轉動，隨解而寬；嗣以忍冬解毒湯調治收功。

同袍鍾徽老九歲一公郎，見痘一朝，體不甚熱，囊窠不鬆不實，痘色不潤不乾，痘頗疎朗，似乎險中之順，及神情則愁楚異常，云胸膈鬱悶，目睛昏定，身無安放，此伏火伏毒之凶象也。以必勝湯去桃仁、生地，連投二劑，次日顴上發起寸許血絲兩條，一横一直，如反手丁字，此非尋常血絲路也，貫珠而未能透耳。更以猪尾膏，每服和入盞許，又二劑；至晚漸粗如綫，繼而更粗如芥，仍以前方和大桑蟲，每服一個；五朝方透點於血條，密排二十餘顆，遊蠶最惡者也，身體大熱，紅暈如硃，胷膈稍舒，原用生地減紅花、葛根、蟬蜕，加黃連、石膏，大便日去五六次，飲食未思。至九朝，諸痘峻頂放白成漿，其游蠶亦統脹成膿，遂撤猪尾膏，寢食得半，熱勢未減；前方服及十二朝，胃氣大開，夜臥甚熟，體漸溫和，漸次收結，而且嘻笑自若矣，前方減大黃、石膏、黃連，加金銀花、貝母。次日，忽然昏暈，神色俱變，按脈無影，變出意外，然以如是收局，自非隱毒攻心，尤非真元虛脱，須知游蠶既見於頭面，而第見血絲，越三日而後見點，此毒伏而又深，故前局乃爾，結局亦自宜有此變。餘毒驟涌，一時難以發泄，是冒悶之使然，猶傷寒冒汗之象也。仍以發始前方，連投二大劑，發出如芥如麻血疹一身，即時開爽而安。又以消斑快毒湯二劑，嗣以奏凱和解飲調理痊愈。喜主人明理，始末信任，不則未必不致虧一簣也。

有馮其姓者，江右一游客也。年踰不惑，一日壯熱煩渴，目紅腹痛，沖沖欲嘔，疑以感寒，烹茱萸湯一碗下咽。俄頃，煩渴倍甚，吐出血水碗許，內有血絲，邀予診視。其太陽有二三點是痘，顆粒不鬆，乾紅色滯。余曰：兄痘矣。此翁愕然曰：痘果未曾，今在客館奈何？余以無恙慰之。連投消斑化毒湯，用大黃三錢；二劑後涌出一身，細者半，粗者半，紅艷如硃，稠密如鋪，熱更如炮，倍以大黃，又加石膏，并生地俱兩許，臨服和猪尾膏半茶甌，日投二劑。次日三朝，痘即疎朗，細碎者不知從何去矣，色亦可觀，煩渴減半而熱仍熾，有履底者三寸長寸餘闊，見於兩小股，按之板實而痛，以胭脂封貼，前方配大桑蟲，每一服一枚；六朝眼封鼻塞；八朝行漿，履底鬆抬，前方減蟬蜕、桑蟲加牛膝；十二朝忽思粉食，以糯米水圓食之甘，神情爽朗，自上而下，次第收結，履底成膿，減大黃、石膏加金銀花、貝母；十四朝兩小股腐爛作臭；念餘朝全愈。

一兒三歲，忽身熱如炮，膚紅若錦，煩躁啼號，次日痘即涌出，稠無隙地，兩頰如泥沙，乾紅滯色，臂上鐲痕，痘如纍珠纏子，密密環繞；又有錢許大者，一在於肩，一在於脛，顆粒板實，界地連環紫滯，以必勝湯減蟬蜕、地龍加黃連，止服二劑。次日，頭面周身即疏朗成顆，色俱明潤，痘若改換，惟四處環珠形色如故，證亦未減。以一方服及十二朝，痘得次第應手，證亦逐日平復，以忍冬解毒湯調治收功。

歐余方三歲一子，痘頗疎朗，却色滯乾紅，有平有陷，顆粒不鬆，至巔頂盤集，覆釜其形，是毒參陽位之一證也。以鬆肌透毒散和大桑蟲，雖見起發，不能光壯，早欲用猪尾膏、化毒丹鬆之，因與一不韻者同事阻。及七日期，滯而更燥，陷而漸板，愁容可掬，不容復緩，前方減羌、防加荆芥、當歸，臨服和猪尾膏幷化毒丹，連投二服，外用胭脂膏搽貼，身即壯熱，頭面焮腫，通身光壯，却徹夜無眠，以毒火潛伏日久，藥與釁戰，以故不寧，藥得其勝，氣血暢達，故得煥發。不韻者，不諳是理。第見擾亂，歸咎於生猪血而致變，料不能起，勇退而去，舉家悲號。孰知猪尾膏最能透伏毒之深藏，毒血內瘀，非此不活。更有化毒丹潛消默奪而共濟之，毒根自不容藏，次日即安睡。九朝漿行，壯熱如燔，前方減白芷、蟬蜕、蜂房加黃連、生地；十一二朝漸漸收痂，猪尾膏遂撤，巔頂燥癢之極，仍不能寐，以荆芥穗、金銀花、茵陳、大黃、地丁、甘草煎湯，止浴其頂，拭乾，復以胭脂膏貼而癢即止。仍復貫漿，堆結甚厚，餘熱未和，痘痂亦燥，前方倍加生地，臨服調牛黃半分，珠末一分，日進二服，至十五朝日漸回和，口內生疳，以忍冬解毒湯，外用消疳散，又數日痊愈。

孝廉王乃老一公郎，未及三歲，體弱而兼病後，及見痘，蒙頭鎖項，攢胷攢背，兩顴細碎，滿腹斑點，皆紫背浮萍，痘色晦滯，宛似蒙垢，痘犯不治，不一而足，所希冀萬一者，惟在初見，毒未有定位耳。以必勝湯，臨服和猪尾膏盞許外，復以牛黃半分、珠末一分，總匀在內，日服二劑，次日色即有紅意，兩顴便成顆粒；四朝胷背覺磊落鬆綻，惟頭與項布而不清，却亦鬆泛，腹斑漸淡漸退；六朝浮萍悉退，前方減葛根桃仁；八朝漸漸放白，但寢食俱艱，眉宇愁蹙，九朝漿行未能充溢，時或乾嘔，身熱驟熾，聲音半啞，以毒火涌泄也，以涼膈攻毒飲；十朝頭面夾紙鬆抬，有膿漿滲漏，身漿幾足；十二朝收痂少潤，寢食僅半，眉宇未舒；十六朝燥痂復泛，口內生疳，以消疳解毒散，日吹三四次；二十朝外，方得全愈。是痘始以必勝，繼以涼膈，佐以猪尾膏、化毒丹，總以攻毒導瘀而保元拓裏，腐談從不溝及，痘得保全而卒無虧本體，見有病病受如此。

予一孫歲未滿週，仲冬一日，忽然發搐，口眼歪斜，周身肉瞤筋惕，兩眼彷徨，以清肝透毒散加羌活，臨服調入牛黄丸七分灌下，踰時神醒，身即壯熱；次日便見痘，頭面細密如麻，上自肩至乳，下自臍至足，稠無隙地，但得成顆，中段絶無一點，此兩截痘也，日夜叫喊不已，急以必勝湯減桃仁加當歸，佐以猪尾膏，日進二頭。服四劑後，大便去毒垢甚多，頭面便成顆粒，身上漸得粗壯，大便日頻，晝夜約去三十餘次，繼之清水若溺，夜即安睡，遂減大黄；至晩仍復叫喊，痘即奄駐，不得已而復用，晩又安睡。次日，漿勢沛然，乳食大進，食之以糯米細圓，甚喜。十朝頭面堆結甚厚，但欠肥潤，神情大快，第身熱未和，不免以大熱一退，虚寒繼至爲虞，大黄不敢復用。停及一日，燥癢難禁，滿面搔破，熱血成流，又喊不絶口，與食則拒，要其所以然者，以痘犯兩截，壅塞固閉之毒，餘氛未殄，害仍竊發，不得以輕鬆者概論也，力主前方，第減葛根，紅花，蟬蜕，加石膏、元參、黄連。是方服過十六朝，始得痊愈，胃口甚强，痘後精神頗旺。

雉城臧以用，顧渚之孫也，幼時出痘，犯攢背，頭面稠密如鋪，肩背以上紅深如絳，以下紫若胭脂，身體燔熱，神情昏憒，以必勝湯，用生地兩許，減紅花加石膏、黄連；自三朝服及七朝，大便日去四五次，通身色轉紅潤，背得鬆浮，減葛根；至十朝，頭面漿足，背得腐爛作臭，餘亦成漿，唇黑如煤，熱猶火熾，一方服至十四朝而愈。時有同事，日以脾胃爲慮，余曲諭之，得不拒有成。

一邢姓者，六歲一兒，痘及五朝，全不起發，日夜躁亂，如蚓在灰，舉家涕泣，以爲必斃。痘頗疎朗，按之不鬆，根窠紫滯，頂陷而黑，至環跳處，攢聚如掌，犯鱗坐形，伏毒深藏，抗拒諸痘。始事者，但知疎肌透發，而不諳其故，毋惑乎暢達無由，目淹滯而至猖獗也。急以窮源透毒散和猪尾膏，連投二劑；更以大桑蟲酒漿調服二枚，外以胭脂膏貼，次日便覺鬆泛。又二劑，七朝痘即峻頂成漿，神即安爽，但環跳處鬆而未腫。服及十朝，漿湧連紙鬆擡如蒸餅。嗣以忍冬解毒湯，十二朝收結成功。

一徐氏女四歲，痘期兩日，甚匀朗稀疎，却陷而不鬆，紫而乾滯，身熱如烙，兩腰貫珠環遶，而犯此證，是毒伏於腎，貫珠之最惡者也。日期尚淺，餘痘尚疎，猶可挽回，恐此翁不明是理，亂之弗任。不期此翁止此一女，豫爲痘計，屬意已專，以予弗任，大慟哀懇，情甚悲切。以必勝湯加牛膝、黄連、石膏，稍用炒黑麻黄以行之，并和猪尾膏，連服二頭汁，腰痛難忍，繼之於汗而欲解，解後而痛即止，便云爽快。次日三朝，凡服藥後景况，亦復如此；至八朝而痛不作矣。然其所以然者，伏毒之證，犯幾朝敗者，日期未至，毒雖暴烈，猶未作難，以其尚伏也，故爾得安。時師不諳而多忽，殆至發難時，毒已潰而無及矣。見於機先者，攻之而不容，其伏毒又盛而未肯遽降，藥毒鏖戰，自不能寧，至於藥力戰勝而貼然矣，何痛之有？嗣後放白成漿，腰間纏毒，統脹如連殼豇豆，漿亦滿圍，但熾熱未和，飲食未半，前方減蟬蛻、桃仁、葛根、紅花、麻黄，服及十二朝，日漸回和，收結痊愈。

吾宗叔澹五歲一愛，烈熱如爐，不及一日而痘即見於地角頷下，細如針頭，而色近白，托腮之象未成，托腮之穎已露，正面周身所見，俱不成粒，色多礬紅，徹夜躁亂，將來攢簇惡象皆所有者。痘鄰於逆，所冀者，惟在初見。以必勝湯減桃仁加石膏、元參，日服三大劑頭汁，即用胭脂膏封貼；次日正面與身即成顆粒，却無隙地，是方和大桑蟲，每服一個，五朝神情得安；七朝圓綻肥紅，地角頷下，隔紙鬆綻，亦得纍纍，前方減蟬蛻、乾葛；十朝漿甚充滿，惟壯熱未和，盤暈焮紅，飲食不進，大便日解五六次皆毒垢；十一朝，正面堆沙漸次收結，以及周身；十三朝，胃氣頓開，痘痂尚燥，紅暈未得全收；服至十六朝，諸象回春，始終以一方成之。才以忍冬解毒湯加生地，二十朝痊愈弗藥。約用大黄二十餘兩，石膏二斤。

一李氏子三歲見痘，兩朝色似胭脂，頂陷不鬆，火熱如烙，煩渴不已，至陽毬攢簇，宛若荔殼，瑕内求瑜，惟磊落耳。以消斑快毒湯加大黄、石膏、桃仁、地丁、山楂，服及五朝得松；六朝紅活，猶然絳色，前方減桃仁、蟬蛻；九朝漿足，紅暈未淡，熾熱复然，時生地已幾十餘兩，黄連三兩餘矣。至十二朝，熱得稍緩，紅暈略淡，寢食亦以之而稍安，前方減石膏；十四朝，先收者疤赤而多浮皮，後結者焦痂而紅暈猶附，體膚燥熱如初。夫固餘毒之先機也，不越二日，神即昏迷，從頭至足，於空地及疤内重出一身，似痘非痘，不成顆粒，脚地模糊，色如塵垢，無一隙地，上則抱鼻，而更層纍以及人中，下復囊毬以及小便，紫腫痛楚非常，仍不能寐。稀粥與之則噍，不與則不思，而痘復始矣。較前局更惡，此名謂檮杌痘。檮杌乃惡獸，其性反復，痘與相類，故以是名。此痘古來有之，第罕見耳。以窮源透毒散減山甲、歸尾，加桔梗、牛蒡、生地、黄連、金銀花、青橘葉，臨服調牛黄化毒丹錢許。四劑後色漸紅而猶滯，囊漸壯而猶平；服及五朝，仍眼封鼻塞；七日行漿，通身漸漸堆沙收結，痂成一片；十餘日而退及過半，頭面黑硬堅牢，反不能落，其鼻聳抱如螺，拂及則痛，人中亦燥裂迸血，其小便龜頭於中段腫處，頂出陽毬老靨，抓肉爬肌，眉宇不舒，餘熱不解，前方重加生地兩餘、黄連二錢，以金銀花湯煎藥，服及月餘而熱始和，痂始鬆，以熟猪油調入官粉，沃其頭面而得退，改形换相，非初退時面目矣。嗣後寢食俱安，調理收功。人中與陽毬，俱陰陽交會之地，惡毒上下關鎖，痘故如此。若不開辟於前，亦烏覩其后局若此也。

嚴君弢一小愛，歲未滿週，而痘鄰於逆，先見於兩鬢，攢簇如麻，繼而頭面通身，遍及無餘，色近於白，而窠粒卒不鬆，體不甚熱，而神情卒躁亂，似虚似實之間，然虚者僞而實者真也；兼於脈惕筋抽，不時乾嘔，兩目預腫而預合，種種皆伏毒之象，而况抱鬢其形，伏毒已先昭於前乎？一不韻者，認爲氣虚，痘反有隱意，勢甚猖獗，急以涼血攻毒飲，以當歸易生地，減赤芍加山楂、地丁、甘桔，和桑蟲一枚，日服二劑，四朝頭面有鬆意，根窠稍有紅暈，眼腫減半，閉而復開，生機在此。七朝身體壯熱，頭面起脹，頂白根紅，眼封鼻塞，有行漿之勢，大便日去六七次，身尚復然，餘證未減，前方減蟬蜕、葛根，原用生地加黄連；服至十二朝，身得鬆透，寢食得半，下部痘瘡板實，皮肉擁腫如炊，前藥加牛膝、羌活，更以牛黄化毒丹，日以五分佐之，并大桑蟲；至十八朝身漿始沛，并及足脛；二十餘朝，上退下結，前證日愈，惟眉宇未舒，眼開有障，口内生瘖，頭角與小股，起一大毒如拳，以忍冬解毒湯加羚羊角、羌活、赤芍、地丁、胡桃，口内吹以消瘖散，至月餘痊愈。約大黄四十餘劑，桑蟲大小約有六十。

張武老一繼愛三歲，一日熱如炮熾，次早即見痘，一齊涌出，稠無隙地，通身紫滯，神情躁亂，大渴不止。凡毒火燔灼於放標時者，是痘爲火裏苗。若不清其源，而但以疎肌透表爲發，勢必至焦黑而内潰矣。急以消斑快毒湯加大黄、石膏、桃仁，服及六朝，色轉紅活，顆粒亦鬆，熾熱未減；至八朝，辰刻放白，午刻而漿即肥濃，以見血熱之痘，患火不清，一清而轉移之象勃然矣，寢食猶未能復，外以牛黄一分，珠末二分，以佐前方；

至十二朝，發臭，熾熱頓和，寢食俱安，漸收漸結，痂似鬆皮；嗣後又發血風瘡，終不外涼血解毒之劑調治而愈。

顧元仲六歲時，出痘頗勻朗粗綻，却紅艷如絳，燥炙如火，腹內時痛，神情煩躁，徹夜不寐，此火炮於外而內又毒伏也。以清涼攻毒飲減紅花加赤芍藥；服至五朝痛止，肌潤得睡，仍用前方加甘草；至七朝絳色漸淡，頂白而肥；八朝漿即肥濃，大便日解五六次，熱亦減半，飲食漸想，前方去大黃、石膏、犀角，加連翹、元參；十朝頭面先收，痂燥而白，其根底猶附綫紅，至晚身復壯熱，睡不甚安，是後來餘毒之漸也，復用石膏倍加生地，外以牛黃一分、珠末倍之，和於劑內，日進二服；至十六朝俱得平復。後用忍冬解毒湯，調治收功。

雉城臧氏八歲一孫，身熱如炙，口渴煩躁，痘甚稠密而色礬紅，三日期矣。始事者，第以升發爲透，乾而幾黯，躁亂愈甚，身無安放。以必勝湯，用大黃三錢，加石膏、黃連，日服二大劑；五朝頭面紅潤，身尚未轉；七朝面部放白，行漿通身，乾而得潤，神情半爽；八朝成漿而迅速黃熟矣。漿近板黃，凡血熱之痘，烈火一透，漿無漸次，惟嫌太驟；漿無不滿，惟慮板黃。板黃者，火褐倒靨之象也。倍大黃五錢，石膏、生地兩餘，三劑後，漿色潤澤，大便日去五六次，飲食稍思，熾熱未減。其外祖王氏至，見此藥劑，大以爲怪，停及一日，是晚躁亂如初；次日炮熱更熾，身戰如寒，漿殆變而躁實矣。悉如前方，連投二劑，振戰即定；再劑而漿色復潤，紅暈亦漸收漸淡；服及十四朝，虐燄將熄，寢食漸安，遂弗藥聽其自回。厥後通身泛疤，環跳處起兩癰如拳，痛楚非常，以忍冬解毒湯加羌活、赤芍，服及十餘劑而愈。

小莆黃元澄一郎，稟賦甚薄，時方二歲，出痘於癸酉春，體不見熱，徹夜擾亂，叫不絕聲，口膩如脂，痘無容針之地，晦色者如蒙垢，乾紅者似椒皮，顆粒不鬆。此毒伏於內，體故不熱；叫喊擾亂，以氣血受錮，神故不安；晦色椒紅，表裏雙關，痘鄰於逆者也。法當攻其伏，不使毒橫於內，制其毒，使氣血發煌於外，庶得挽回於萬一。若以稟薄爲慮，縱毒肆虐，是不知務者矣。以鬆肌通聖散加大黃減羌活、白芷；以其燥也，臨服和豬尾膏半盞。服及三朝，如水澆石，大便日去六七次，眼即矇閉，脣口腫硬，亦毒參陽位之一證也，前方佐以大桑蟲，每劑一枚，服及六朝，身體頓熱，脣黑如煤，痘色變紅而却燥，仍以前方加生地、黄連，減蜂房、赤芍；至八朝，滯色悉退，放白而不能肥，煩叫依然，面腫若有退意，是伏毒未能淨盡，而氣血一時不能充達故也，權宜之際，減大黄、青皮，用參七分、芪一錢而暫充之，和入大桑蟲一枚，二劑後，痘即肥泛，面即光榮，眼縫推脂，熱却如火。凡熱毒之證，乍虚乍乏，與虚寒之證不同，一唤即醒，醒當即止。今熱如火，雄烈仍在，以消斑化毒湯減蜂房、赤芍，日投二劑；外以牛黄一分，珠末二分以佐之。服及十朝漿滿；十二朝黑嘴鬆退，神情始安，乳食大進，痘痂終燥，身熱未和；服及十六朝發臭，臂與膝生兩毒，減生地加當歸、金銀花、貝母；念朝外俱得平復收功。

有一朱姓之子三歲，痘在五朝，熱如火熨，痘色紫艶，若花内鷄冠，脣裂迸，血亦紫，躁亂如蚓在灰，厥父母涕泣，以爲必無幸矣。然猶可冀者，面目焮腫，雖紫能肥。速以必勝湯，重以大黄五錢，生地兩許，加石膏亦如其數，減紅花、蟬蜕；服及七朝，紫變爲紅，繼即放白成漿，次日便老，更喜烈熱漸解，前方去葛根、桃仁、紅花，加元參重劑減半，又四劑回好。

陳止宜長子出痘於幼時，顆粒亦朗，其頂平平，若爲火熨者然。其色白如宿腐，盤暈焮赤，心煩壯熱，因以滌邪救苦湯去澤瀉加紫花地丁、生地黄、丹皮，日服二劑，大便日解二三次。次日三朝，佐以大桑蟲，每日二枚。前方服及六朝，頂漸起而根脚漸活。陳之岳翁舉其族中一同道至，以頂平而白，認爲氣虚，拘古法而傍日期，直用保元湯。幸止宜明理，信任弗貳。前方服及十朝，減滑石、紅花、桑蟲；服至十二朝，亦得次第奏效；十四朝收痂燥硬，身熱未和，根底尚附綫紅，此熱毒未盡，將來餘毒之象也，倍用生地黄兩餘，外加石膏，亦如其數，幷金銀花、元參、貝母；至十六朝，餘毒聚於頸項，腫痛非常，强直不能俛仰，周身泛疤，寢食俱廢，又加地龍五條。一方服及念四朝，始得脱然全愈。

王紹賓之孫偉之二子，三歲，痘密如鋪，邪殼礬紅，其頂黑如煤，儼若火焠者，大都居半，身無安放，然體不甚熱，此乃毒伏於内也。余以必勝湯，每服和猪尾膏半盞；服及三朝，更和大桑蟲以佐之；七朝頂與邪殼俱轉紅活，減桃仁、乾葛、蟬蜕，加當歸；八朝身體壯熱，有放白成漿之勢，飲食大進，神情開爽，見景象進長，恃爲無恐，而藥即懈弛。次日，仍復躁亂，燥癢難禁，兩顴搔破，痘色變而紫滯，悔之無及，速以胭脂膏貼其破傷之處；前方加黄連，重以大桑蟲一枚，和於劑内，連投二服，諸證減半，兩頰膿水滲溢，痘色復轉，繼而成漿結痂，神情寢食俱安。以一方貫之十六朝而得收功。

有一陳氏子五歲，見痘於隆冬，頂陷且深，時雖嚴寒，却煩渴躁亂，脣裂迸血，頂雖深陷，囊實根腫，而色乾赤，此氣血爲熱毒壅遏，不得申其領載之權，以故陷而不起，非寒凝不透，尤非氣虚不峻也。一始事者不諳其理，徒以升發爲事，累日不起；至六朝驟然作癢，手舞足蹈，竭定癢之法而莫禁，痘色更晦，頻頻乾嘔。此翁計無所施，謝絶去矣。據膿未成而癢沸，證固危篤，猶幸兩顴擦而未破，更憐其未得對病之劑而竟棄之，覺爲不忍。先以胭脂膏貼其兩顴，以必勝湯減桃仁、地龍加黄連錢許、蜜炒麻黄二分，臨服和大桑蟲二枚，日服三頭汁，大便去三四次，俱如膠漆，伏毒一鬆，頭面即脹而癢遂定，上身亦起。又二劑色轉紅活而渴愈甚，體熱更熾，是毒火發見之象也，下身猶熱板滯，減麻黄加石膏。酷好橘，非此不樂，每服必五六枚。至十朝頭面漿足，下部亦鬆，減葛根；十二朝頭漿斂而身漿遍，飲食得進，神情未開，前方減蟬蜕、桑蟲；十六朝諸證脱然，痂落過半，始易忍冬解毒湯調治；未及兩日，身復炮熱，眉宇復愁，肩發一毒，周身泛疤，復加黄連、赤芍，外又以牛黄化毒丹，日服錢許，至念四朝痊愈。

朱石公五歲一孫，痘初見點，火熱如爐，悶亂喘急，昏暈如迷，遺尿目閉，正面一片礬紅，隱隱細如針刺者，目之有點，按之無粒，身上數點而色焦紫，勢甚危篤。所冀惟在初見，以清涼攻毒飲，重以大黄減犀角加地丁、桃仁、蟬蜕，二劑後顴即透發成粒，通身俱透點成顆而且圓綻，惟色紫滯，神情半開。又二劑，顴即光澤，身猶未轉；外佐以大桑蟲，四朝，紫漸變紅而未潤，服及七朝，頭面成漿，周身放白，胃氣未開，前方減桃仁、紅花、蟬蜕；九朝思食而壯熱未減，盤暈焮紅，重以生地兩許，防其成火褐也；服及十二朝，諸證貼然，漸收漸退，後易忍冬解毒湯而愈。

陳錫甫七歲一郎，痘見三朝，勻朗粗綻，色甚肥紅而少淡，痘象頗佳，身却熾熱愁容可掬，徹夜不寐，云胷膈悶而不快。假令傷食而然，痘其不能焕發矣。今紅而且深，緣毒火涌盛，氣血領載。然有及與不及，所不及者，毒在於内而故有此證。以滌邪救苦湯減紅花、澤瀉加地丁。四劑後，大便去三四次，胷膈便爽，睡臥亦安，熱亦減半。因痘可觀，攻不敢過，前方減大黄三劑；至七朝前態復然，痘覺停滯，求其故而未得，忽喉間沖沖欲吐，俄頃咯出濃痰於乃尊之手，痰熱如沸，以見攻之未可已也，前方倍以大黄二劑，通身放白成漿，諸邪復退，惟熱未和，一方服及十二朝痊愈。是痘因形色而忽其證，至變紫變黑而斃者，不可勝紀矣。

凌長康一孫二歲，身不見熱，驀然左顴一報痘，脚地扁闊，色赤而乾，中心黑陷，按之板實，身有三四點，似痘非痘，俱淡白色，已三日矣。寢食如常，神情如故。所以然者，以痘之所中有淺深，淺者其毒鬆，其出易，形圓而色潤，深則反是矣。機雖萌動，全體尚伏於包孕之地而未發，故若未痘者然。及所報之點，却如此形色，若不杜患於將來，任其自至，有越六七日或八九日，有十餘日外涌出如麻，非紫黯即椒紅而不可救藥矣。有所謂等伴痘者，即此是也。令將銀針挑破，胭脂膏貼之，以必勝湯減桃仁、生地；服及五劑，日以大桑蟲一枚而身始熱，大便連去三次，通身透發，痘得疎朗，奪其勢於未成也。窠囊尚不鬆泛，又四劑，圓綻光澤，標痘根抬頂腐，神情愁楚，以全軀毒涌，未得成熟也，前方減葛根，蟬蜕，服及十二朝收功。

王洪崖一孫三歲，痘紅如絳，熱熾如火，徹夜不寐，急以涼膈攻毒飲，用生地黄三錢，大黄錢許，日投二劑；三朝，大解僅二次，劑輕不能駕馭，頭面起二點飛漿，老黄如蠟，紅艶漸滯，前方用大黄三錢，生地七錢，石膏兩許，連投二劑，挑破飛漿，點以胭脂膏，是晚得臥，熱亦稍和，重劑減十分之三；五朝又起飛漿十數點，景色復然，仍以重劑服；至七朝放白，八朝成漿，寢食俱安，惟熱未減；十朝漿老頭面有斂意，紅暈未淡；十二朝足小股起一癰如桃，夜復不寐，以胭脂膏敷其四圍，剩出其頂。一方至十六朝出濃，諸證平復。口生痘疳，佐以消疳解毒散吹之，方易忍冬解毒湯調治痊愈。

一施氏女十三歲，痘患血熱氣滯，窠粒不鬆，紅盤肆溢，遍體如霞。以貧窘不事醫藥，八朝涌泡，幾三分之一，餘俱平板；九朝泡俱破傷，其浮皮有如麥殼破傷之色，乾赤有如膚剥，火熱如炮，痛楚非常，衣衾難動，證在垂斃。厥父母哀號悲切，余憐其坐視以貧而就死地，未免希援於望外。以生地兩半，石膏一兩，大黄三錢，與衆藥同煎三錢，臨起投下，余佐以荆芥穗、地丁、赤芍、山楂、青皮、木通，投下二劑，連解六七次，破傷處俱有濃水濕潤，平板者略覺鬆浮；又二劑通身毒化成漿，頓思飲食；再劑而熱減半，漸漸收結；發癰發斑，以忍冬解毒湯痊愈。

雉城周彝仲一子五歲，出痘於初夏，大熱如火，煩渴不止，兩頰通紅，隱隱如針砂，身上稠密如鋪，乾紅滯色。二三同道，以危疑而推委。彝仲憂慮而致廢寢食。余慰之曰：毒火誠烈可畏，幸得發揚，治之得宜，當無患者。主翁稱謝不已。以涼血攻毒飲，加黄連三錢，生地六錢，連投三頭汁。次日顴上纍纍成珠，第燔熱更熾，前方加石膏七錢，黄連四錢，每服和大桑蟲一枚。時有徐培者至，與余甚合。是方服及八朝，色得紅潤，前方減乾葛、蟬蜕、紅花；九朝放白成漿；十朝正面便有斂意，及盤暈未淡，熾熱未和，恐防火褐，重以生地、石膏各兩半，黄連五錢，以制陽光，不令驟斂毒復歸於内耳。血熱之證，不慮難收，惟慮熱毒未清，乾收爲患，不得以九回十褐同論也。服及十三朝，面痂已老，身靨將半，胃氣漸開，熱亦稍和。有一友用白芍錢許，助其收斂，是晚煩擾不寐，未必因此作祟，見血熱之不可爲收斂計也。次日頭面赤腫，身熱復熾，煩擾如初，是餘毒涌發之象，悉如前方加蟬蜕，日服三頭汁。次日十五朝，發出血疹紅斑，自頭至足，無不遍及，夜即安睡，神復開爽而熱未和。是方服至十七朝，方得霍然。以忍冬解毒湯加羚羊、穀精草，以目白紅也。念朝外全愈。

丁巳，先君治一痘，十二歲，皮薄色淡，頂平脚塌，始以透發，繼而大劑保元湯加芎歸淮地膏，得以成漿。至十朝不思飲食，主翁疑以過補。先君曰：果爾漿必蒼老，痂必燥硬，體或煩熱，種種反是，焉得云過？以納穀散，重以參、朮各五錢，胷膈豁然，胃氣大開，無物不想，收痂落靨而愈。

戊午，錢氏一女，年十五，適值經後，痘出甚密，鬆而囊薄，紅淡而乾，身體温和，人若失志，睡中時獨語二三句，氣血兩虛，心神不足之證。始以養榮透毒湯，四劑後，痘雖起發，形與色俱不振；四朝即以保元拓裏，人參每劑二錢至六錢，黄芪四錢至一兩，芎、歸、熟地亦俱重劑，服及十朝，漿僅七分；十二朝，寢食得半，痂不甚厚，疤欠光澤；十四晚，徹夜不寐，語言不清而無頭緒。父母疑以過補使然。果爾身必熾熱，氣必雄猛，痂必燥硬，渴而思冷，脈按洪數有力，如是不寐，方是火毒内擾。種種反是，緣以痘本不足，而又值經後，明屬心舍空虛，以寧神解毒湯加柏子仁，用參四錢，二劑即愈。

庚申，一兒四歲，痘在八朝，漿色淡薄而滯，根盤紅淡而乾，神倦而不容安，似躁而不能逞，身涼指冷，咬牙不已，兼有戰意，斃可立待。厥父母呼天號地。始事者，曾以保元輕而無效。余用參三錢，芪四錢，嫩鹿茸膏、淮熟地膏各半盞，熟附五分，佐以芎、歸，外山楂三錢以行其滯，連進二頭汁；更以大桑蟲一枚，服後若時雨之化，薄者厚，淡者濃，滯者潤，冷者温，咬牙頓止，神情遂開。嗣後去茸、附，前劑分量減半。十二朝左臂發一癰，以忍冬解毒湯調治收功。甲子以來，是證不概見矣。

余荆，己酉仲秋，忽壯熱如火，次日即見痘，細如芥子，色似胭脂，余是時未諳此道，先君以升麻葛根湯加蟬蜕、山楂、牛蒡而升發之；二劑後，狂煩譫語，先君以犀角地黄湯加荆芥、木通、蟬蜕，以大桑蟲一枚，三劑後，熱即和，神即靜，周身起脹而頂即白，以見曩時毒火之易退聽如此。時懷娠七月，惟恐裏虛，即以保元湯加芎、歸、淮熟地、白芷、殭蠶，日投二劑，每劑用參二錢。其如痘密無縫，氣血不繼，至八朝頭面灰白如錫皮，通身渾如嫩腐皮無二，摇頭鼓頷，寒戰非常，危在瞬息。先君以參、芪各一兩，芎、歸各五錢，熟附二錢，肉桂一錢，熟地膏二盞，傍晚投下，戰即稍定，沉沉睡去，至夜半大有轉機，醒來思食與粥，兩碗不饜所欲。次早又一劑，午後通身漿足，身體和煖，不復戰矣，前方去桂附，參芪減半。十朝腐爛作臭，膿水淋漓，以敗草散收之，約用一斗。飲食大進，神氣日爽，以參歸化毒湯全愈。論胎前熱劑在所大忌，况桂附而重用乎？然痘犯大虛大寒，而不權其當務之急，勢必不起，可有身外之胎乎？母安則子安，理蓋如此。又當究其所以宜爾者，以其灰也，白也，濕也，皺也，身涼而神蕭索也，若是亢極作戰而混治焉，其害可勝道哉！

嚴貞生一子三歲，出痘于壬戌，八朝清漿，未半而癢沸，禁止不定，面幾破碎，眼將露縫，大便艱塞，糞少垢多，日去三四次，囊窠嫩薄，體不燥熱，紅暈則肆溢如霞，身無安放，所謂氣虛血旺者非乎？至頻解多垢，總氣虛不能化毒，毒不成膿，而故垢從便出也。急以胭脂膏貼其兩顴，用淮生地五錢安置其血，人參三錢、黃芪四錢振作其氣，殭蠶、白芷、大桑蟲爲催漿托頂之佐，白芍五分束其遊行，山楂四錢、木香三分以行其滯，傍晚投服即睡著。夜半又一劑，次早盤即歸附，漿即肥濃，眼縫堆脂，正面堆沙，便亦減半。嗣後收痂，落靨不脫，保元清解，易若破竹收功。

馮素若一子三歲，其時丁巳，痘出甚密，人靜身温，囊殼不老，頂白而不肥，盤紅而乾淡，六朝眼合不緊，鼻塞而鬆，起而少脹。夫固已見氣血兩虛矣。七朝滑瀉，日去三四次，淡黃其色，口渴不已，停飲於中宮，水聲漉漉，又見土虛不能制水矣。始事者，因燥渴乾紅，且囊殼無漿，不敢實脾，恐益其燥。不知燥而實者，火爍金也，宜制陽光而金自平；燥而虛者，土不生金也，宜固中央而燥自解。況痘賴氣煦血化而成漿，氣血之源在於脾胃，今瀉而身温，渴而停飲，紅而乾淡，囊薄而靜，種種不足，見乎其間，烏可齊其末而不揣其本也？以實脾固本湯，用參二錢，加黃芪三錢，暨薑棗，連投二劑，轉機及半；又二劑，十轉其七，漿不甚濃，却亦堪回。嗣以五味異功散加防風、白芍收結而愈。是證今不概見矣。

一兒三歲，痘在八朝，膿漿滿足，盤暈焮赤，忽生振戰，衽席皆動，按其身熱如炮，此亢陽作戰也。以清涼攻毒飲，用石膏五錢，生地八錢，黃連一錢，大黃五分，減紅花、地龍，犀角，加薑一小片，以行重寒之劑，連投二頭汁，其戰即止；又二劑，紅暈漸淡；至十二朝，熱得和平，收功弗藥。

朱元卿之長子，幼時痘犯血熱之證，自放點以至成膿，極其涼血解毒清火。漿甚濃厚，至收靨時，大便忽頻，日去二十餘度，至次日，難以數紀。乳母與婢輩，苦以穢惡不堪，嫌以寒涼太過而然。烏知熱毒下利之理？果因寒涼，身體不宜熾熱，唇口不宜焦裂，神情不宜煩躁，痂皮不宜燥硬，今種種其然，脾豈虛寒者乎？以瀉黃納穀散加地丁、金銀花、貝母，服至十四朝，左顴頓起一大癰如桃，大便即止，諸證減半；更以牛黃一分，珠末二分，調入化毒丹内，用貝母湯，送服。十六朝，膿自口出，前方減生地加連翹、甘草，十八朝全愈。是證難以筆記，聊附其一，以證其概耳。

吾郡吴二公祖有孫四歲，痘稠密而氣血兩虛，五朝以保元湯加芎、歸、淮地而得成漿，終不肥濃；八朝發渴，頻頻思飲，與之盞許即拒，俄頃又乾，身熱不壯，神情懶倦，便亦不實，以補液湯加芪、朮、薑、棗；服及十朝，渴得漸解，脾氣亦實，減訶子、黄芪，加茯苓、白芍；十四朝眼白起紅障多淚，以奏凱和解飲減當歸、牛蒡，加甘菊、穀精草調治收功。

沈同袍治一痘證，放點以至起脹，乾紅晦滯，平者半，陷者半，身涼而神却躁，頻頻腹痛，欲解不解，此毒火遏鬱使然，以鬆肌活血攻毒；服及五朝，大便連去四五次，火毒一鬆，身即壯熱而神靜，色轉深紅，發渴不已，重以攻毒清火；八朝放白成漿，險變爲順。與一不韻者同事，惟恐虛寒繼至，減大黄、石膏，二劑前證復然，更多不寐而渴更甚，仍如前方，十四朝漸安渴解，十六朝調理收功。

顧韞翁一子四歲出痘，屬血熱毒盛，放點色似胭脂，漿老盤猶焮赤，結痂燥硬乾焦，始終壯熱煩渴，初朝即以涼血清火攻毒，進藥甚艱，服不及半，至熱毒難清，喜得進牛黄化毒散不拒，日服錢許，自七朝服至十六朝，熱毒漸減，幾一月始得全愈，熱渴難解如此。若魏氏論渴云：火非虛不發，一以保元湯加麥門、五味，欲壯水之源以制陽光，理固有之，其可以概施也耶？

一女七歲，痘未見點，壯熱如焚，靜則燥炙如煙，一轉側而汗即沾衣，俄頃即燥，動即復然；次日見痘，細密如麻，紫艷與礬紅各半，煩渴躁亂，以涼血攻毒飲減山豆根加紫草，服及四劑，顆粒分明而汗即止；五朝頭面肥潤；七朝通身放白行漿，自上而下，景象頗佳，但烈熱如故，絶不思食，神情尚楚；前方服至十朝，胃氣略開，夜臥將半，頭面收結，痂色乾燥，身上將靨，而紅暈未收，熱終未減；前方減紫草，服及十二朝，通身復汗如蒸，踰時而燥熱等證，與夫寢食神情蒙蔽之象頓開矣。方易前方，以忍冬解毒湯調治收功。然變幻之證，難以悉載，能以數項推類以盡其餘，庶不爲似是者誤矣。

韓人穀一子三歲出痘，十二朝絶不思食，筋抽脈惕，徹夜不寐。始事者，以胃弱心虚，以宿夜曾受驚恐，藥以安神開胃而愈甚。邀余往視，痘甚磊落，第熱尚如烙，盤暈焮赤，膿囊大半爲烈火燔灼而焦，宛若螺靨，神情散亂，而毒已歸於内矣。其未變者，猶然圓綻肥黄。余曰：是痘熱毒未清，未宜收斂，以故痂如螺靨，黑而又薄，是倒靨而非正收也，奈何？此友毅然曰：君不見其膿之滿足耳！膿老自是當回。愉然信爲無恙。余遂别，是夜即斃。

潘氏五歲一愛，痘犯血熱，十朝壯熱未和，膿成未熟，紅暈未淡而即乾收，宛如火焠，其兩頤平斂，痂燥而薄，面猶赤腫。始事者，亦知其爲熱毒已清解於前矣。第清而未暢，次日又便利作癢，似乎補瀉難施。謝事去矣，勢在纍卵。但血熱尚熾，證必因之，自無兩局，以滌除救苦湯減大黄、紅花加地丁、生地，外以牛黄一分，珠末二分，即以藥調送，兩頤以胭脂膏封貼，服二劑而癢定，四劑後平陷俱鬆，燥黑者轉而滋潤矣。減青皮加金銀花，至十四朝，熱和神爽，大便頓止，寢食俱安，遂以忍冬解毒湯調治收功。

己未，有一陳氏子四歲，痘甚稠密而且一齊涌出，但得分珠頂平脚塌，囊薄色淡，人静身涼，種種犯氣血兩虚之證。四朝乘氣血尚未離散，即以保元湯，人參一錢，黄芪錢半，加芎、歸、淮熟地、山楂；六朝頂起而囊不蒼，盤紅而色終淡，眼欲合而未緊，鼻將塞而猶通，進不勇者防退速，前方倍以參、芪加河車、鹿茸二膠，方得行漿，終不能肥；九朝寒戰漿色腐白，前方重以參四錢，芪六錢，更以熟附六分，肉桂四分，漿轉肥濃；十朝漸收漸結，寢食漸安，見景象得轉，以艱於進藥，姑恤停止；十二朝，忽眉宇不開，是晚臥不能安；次日以參芪僅錢許，故淹滯如前，重以三錢一劑即潰。左肩與右肋，又起一毒，紅腫且熱，以毒未盡，故復發。此曲池二穴俱發一癰，其色淡白，按之不熱，拂之痛甚，以加味内托十宣散，四劑後方紅活；三日後不潰亦不退，得氣血振作，故熱而紅腫，是已十八日矣。前方減參芪俱半，以胭脂膏塗貼，留出其頂，漸消平復。聊記其一，以見大意。血熱之餘，已散見於前，不贅。

有一許氏之室，懷娠四月，身忽大熱如火，不一日而見痘，稠無隙地，細碎如麻，躁亂不寧，胸膈迷悶，痘鄰於逆。所可取者，色得肥紅耳。猶在初見，余欲攻毒導瘀，兼清肌疏透，庶幾内毒一鬆，得分顆粒，未必非挽回之一機也。厥夫惑於不韻者之言，執意不欲。予辭弗藥。九朝而斃，而胎卒墮。其所以墮者，豈脾虚血弱之故，烈毒内攻，熱血煎熬，臟腑且潰，而胎有不墮乎？況小産者亦多矣，何嘗墮而必斃？則知其墮也以毒，而斃亦以毒也歟！

一友朱良老其閫懷娠六月，出疹於隆冬，躁亂不寧，燔熱如火。道中一友，以寬氣養血安胎爲主，佐以甘桔、牛蒡、蟬蜕、荆芥，疎肌透發，三朝疹非不透，熱終如火，煩渴不已，嗽而增喘，徹夜無眠。至五日不惟不寐，幷不能就枕，不惟喘急，幷不能出聲，面如土色，目睛直視，手指厥冷，渴想西瓜，六脈絶無影响，其娠追下，小腹痛楚難禁，身無安放，立刻可斃。舉家但願得母無恙足矣。余殆弗藥，惜其未得一對病之劑。覺有不忍，爲熱腸所迫，以大黄五錢，石膏一兩，滑石、生地各七錢，炒黑麻黄三分，佐以赤芍、丹皮、牛蒡、荆芥、地丁、木通、甘桔，以蘆笋煎湯代水，二劑後諸證稍緩，遍覓一大西瓜，陸續以濟其渴。又二劑，其疹又透，諸證減半，而娠不追下矣。前方減麻黄，仍以二劑，面顔頓轉，喘定而得伏枕，熱渴亦殺大半，娠即安然。但欬嗽不止，前方去大黄、赤芍、丹皮，減石膏、滑石及半，加元參、花粉、黄芩、金銀花，二劑熱渴俱平，胃氣大開。據垂斃重證，幸而復生。尚須調理，見安和而遂弗藥。越數日後，娠復不安，但不追下，飲食減半。復有餘熱，口内生疳，以消斑快毒湯，減蟬蜕、丹皮、赤芍，加金銀花、花粉，佐以消疳散吹之，痊愈。是證所用湯劑，據常格胎前所大忌者，而得既保其母，幷安其娠，見有病病受，不第無損於胎，正見所以安之之妙。疹與痘雖異，其所異者，惟氣虚痘耳。若烈毒之證，原同一軌，令是證但留其母，猶畏大黄等味，利害幷存，尚費躊躕，竟爾子母俱全，凡志醫者，可不深思而潛玩也耶？有懷娠而宜峻補回陽者，若余荆之證可徵矣，不贅治驗。

余甲寅生一兒，百日内生肥疥瘡，曩時亦惑於人言而不敢治，漸漸通身布滿，無容針隙地，日夜啼號，乳食減半。余思痘固當慮，尚在日後，而况未確，瘡毒如此猖獗，危在旦夕，孰緩孰急，當務自在。選合掌丸如前法治之，內以忍冬解毒湯減紅花加黃蘗、生地、元參，治及半月而愈。後來出痘頗密，而透發甚易，人言不足憑如此。

嚴琢菴、吾宗倜如、茅奕啓諸人之子，俱百日内生胎毒瘡，其瘡成暈成圈，中低陷而圈浮突，宛如梅毒，目之可畏。有繞臍者，有在耳畔者，有繞肛門者，餘處難以數紀，俱以牛黃八寶丹五分一丸，日進二服；外以化毒丹，調入胭脂内一一貼之，週時一換；更佐以忍冬解毒湯加羌活、元參、黃蘗、桃仁、赤芍，減紅花，與丸間服。乳母忌魚腥麪食薑椒。奕啓子幾百日而愈。倜如子愈而復發，幾及兩載而痊。惟嚴琢菴所藏牛黃，金光寶色，川中亦不偶者，内服與外治，兩倍於二子，不及兩月痊愈。嗣復出痘，皆收功無恙。

臧顧渚一孫生雙胎，先下地者，三朝便生毒瘡，細似針沙，赤如紅霞，三日後連成一片，一擦而膚剝去，遍體如焚，以痘前瘡當任其生，不事醫藥，十數朝即斃。其次焉者，於十朝後亦發此瘡，與前無異。余曰：是瘡於母腹中，受積熱積毒而發，名爲血霞瘡，治之不早，有性命之憂，不但不利於痘也。余言及此，追悔無已。云：初生者，昨已斃於瘡矣，今治之可無恙乎？余授雙仙化毒丹併牛黃八寶丹二方，一治其内，一治其外而愈。厥後出痘，何嘗受治瘡之累？如此治驗，難以筆記，聊存一二以證焉耳。

吾郡中有爵尊望重年逾五旬者一鄉紳，止有一子，兩月内生胎毒瘡，與前三證宛肖，竟憑老嫗婢尼之言，以痘前瘡宜發不宜醫，反令乳母食魚鮮鷄笋以發之，其瘡日盛。延一不韻者，以是瘡似梅毒，與大人梅瘡同治，用川椒一兩、全蠍五錢與乳母，假道於乳，亦妄冀震拔其毒，服及過半，其瘡愈大，圈愈突，陷愈深，隙地復增，血點細瘡，無不遍滿，熾熱如火，膚赤如霞，目紅口燥，徹夜煩擾，邀余往視，勢猖獗矣。以兩月芽兒如是之毒，如是治法，不覺爲之愴然。予大戒其乳母忌口，急録牛黃八寶丹方，令速修合，將如治三家之法治之，容或可挽。先以消斑化毒湯減蟬蛻，二劑後，猖獗之勢亦得稍緩。嗣復聽卜云：爻象無咎，但別有天醫。以余方爲廢紙，老嫗輩仍復主張將所餘震發之劑罄盡，當忌之物大啖，遂至不救。惜哉！

姚世所三歲一愛，瘡將愈矣，惟兩小股至足，尚未結靨而痘繼之。九朝漿及下部，痘與瘡統成一片，浮浮癢沸；十朝愈甚，兩股交擦，和皮剥去，痛狀可慘。惜頭面及身成痂過半，因兩足作楚，連垂成者，亦歸於敗，十一朝而斃。瘡之惡也如是夫！